科学出版社普通高等教育案例版医学规划教材

供药学、药物制剂、临床药学、中药学、制药工程、医药营销等专业使用

案例版

天然药物化学

第3版

主　　编　张勇慧　高　昊
副 主 编　都述虎　尹　胜　陈广通　徐一新
编　　委（按姓氏笔画排序）

王文静（中南民族大学）
付雪艳（宁夏医科大学）
刘　涛（中国医科大学）
齐昌兴（华中科技大学）
李广哲（大连理工大学）
何细新（广州中医药大学）
陈广通（南通大学）
郑俊霞（广东工业大学）
胡琳珍（湖北大学）
贾爱群（海南省人民医院/海南医科大学附属海南医院）
梁　东（广西师范大学）
尹　胜（中山大学）
朱虎成（华中科技大学）
刘小宇（四川大学）
李　宁（沈阳药科大学）
杨小龙（安徽中医药大学）
张勇慧（华中科技大学）
陈国栋（暨南大学）
郝新才（湖北医药学院）
都述虎（南京医科大学）
徐一新（上海健康医学院）
高　昊（暨南大学）
舒晓宏（大连医科大学）

科学出版社
北　京

郑 重 声 明

为顺应教学改革潮流和改进现有的教学模式，适应目前高等医学院校的教育现状，提高医学教育质量，培养具有创新精神和创新能力的医学人才，科学出版社在充分调研的基础上，首创案例与教学内容相结合的编写形式，组织编写了案例版系列教材。案例教学在医学教育中，是培养高素质、创新型和实用型医学人才的有效途径。

图书在版编目（CIP）数据

天然药物化学 / 张勇慧，高昊主编. —3 版. —北京：科学出版社，2025.1

科学出版社普通高等教育案例版医学规划教材

ISBN 978-7-03-078410-0

Ⅰ. ①天… Ⅱ. ①张… ②高… Ⅲ. ①生药学–药物化学–高等学校–教材 Ⅳ. ①R284

中国国家版本馆 CIP 数据核字（2024）第 078604 号

责任编辑：钟 慧 / 责任校对：宁辉彩

责任印制：张 伟 / 封面设计：陈 敬

科 学 出 版 社 出版

北京东黄城根北街 16 号

邮政编码: 100717

http://www.sciencep.com

三河市春园印刷有限公司印刷

科学出版社发行 各地新华书店经销

*

2010 年 6 月第 一 版 开本：787×1092 1/16

2025 年 1 月第 三 版 印张：33

2025 年 1 月第九次印刷 字数：976 000

定价：128.00 元

（如有印装质量问题，我社负责调换）

前　言

天然药物是人类长期以来抵御疾病、提高生存质量的重要武器，同时也是临床药物的主要来源。天然药物化学是天然药物研究领域最重要的分支之一，在天然药物质量控制、合理利用、临床疗效、新药发现等方面都发挥着重要作用。《天然药物化学》（案例版，第 2 版）自 2017 年 1 月出版以来，因丰富灵活的视窗、案例等内容受到了广大师生的好评。近年来，天然药物化学相关领域的研究有了更新更快的发展，许多结构新颖的活性化合物被发现，许多新技术新方法被用于天然药物化学。因此，科学出版社决定在第 2 版的基础上，进行再版。

本次再版根据天然药物化学学科的发展需求，增加了微生物天然产物和各类天然产物生物合成的内容。微生物天然产物是现代药物的重要组成部分之一，青霉素、链霉素、阿维菌素、洛伐他汀等大量临床中应用的药物来自微生物天然产物或其衍生物，故本教材新增了微生物天然产物一章。天然产物的生物合成是近年来天然药物化学学科迅猛发展的重要领域，了解生物合成知识对天然产物结构鉴定、仿生合成及合成生物学具有重要的指导意义，故在相关章节增加了生物合成内容，同时对第二章生物合成内容进行了强化。为了强调天然药物在创新药物研究中的重要性，增加“药味”，讲好天然药物故事，在多个章节增加了天然药物的研究实例。本着与时俱进的精神，其他各章也做了适当的修订和调整。

在编写、修订本版教材的过程中，编者力求结合天然药物化学在科研和生产中的实际应用情况，适当调整内容，使编写内容做到深入浅出、循序渐进、图文并茂、条理清晰，具有较好的可读性。本教材的使用对象仍以高等院校药学、中药学及其相关专业本科生为主，同时也可作为相关专业的研究生、青年教师和科技人员、成人本科生的自学参考书使用。

本教材由张勇慧（第一章）、高昊（第二章）、尹胜（第三章）、徐一新（第四章）、何细新和梁东（第五章）、刘小宇（第六章）、陈国栋（第七章）、舒晓宏（第八章）、郑俊霞和贾爱群（第九章）、朱虎成和齐昌兴（第十章）、郝新才和王文静（第十一章）、陈广通（第十二章）、杨小龙和胡琳珍（第十三章）、李广哲和李宁（第十四章）、刘涛和付雪艳（第十五章）、都述虎（第十六章）等 23 位教授、副教授修订编写。其中张勇慧和高昊担任主编，都述虎、尹胜、陈广通和徐一新担任副主编，齐昌兴兼任秘书。

在本教材编写过程中，科学出版社和兄弟院校有关同行给予了热情鼓励和支持，提出了很多宝贵的意见和建议，在此一并表示衷心的感谢！

此外，本教材中部分化合物无标准中文名，故只能用英文描述。尽管我们做了种种努力，不当之处在所难免，敬请广大师生和读者予以指正。

编　者

2024 年 6 月

目　　录

第一章 绪　论

学习目标

1. **掌握** 天然药物化学学科特点、研究内容及其在药学中的作用和地位。
2. **熟悉** 天然药物化学学习的目的和意义。
3. **了解** 天然药物化学的发展概况、发展趋势、主要研究方法和研究方向。

第一节 天然药物化学的概念和主要研究内容

一、天然药物与天然药物化学

天然药物指来源于自然资源的药物，主要包括植物、动物、矿物和微生物，以及从这些资源中分离得到的单一化学成分。天然药物是药物的重要组成部分，也是创新药物和先导化合物的重要来源。天然药物化学（natural medicinal chemistry）是运用现代科学理论、方法和技术研究天然药物中化学成分、药效学作用及寻找药效成分的一门学科，其研究内容主要包括各类天然药物化学成分（主要是生理活性成分或药效成分）的结构特征、理化性质、提取分离和纯化方法、结构鉴定、生物合成途径、药理活性、全合成、结构修饰和构效关系等。在现代药物研究发展的进程中，许多影响重大的药物都包含着天然药物化学研究者的研究成果。

天然药物能够防病治病的药效物质基础是其中所含的有效成分。然而，一种天然药物往往含有结构、性质不同的多种成分。天然药物中所含有的化学成分通常分为有效成分、有效部位和无效成分、杂质。有效成分（effective constituent）指天然药物中对于某种疾病具有明确治疗或预防作用的单一化学成分。有效部位（effective fraction）指天然药物中具有治疗作用的一类化学成分的总称，如总黄酮或总生物碱等某一大类成分。无效成分（noneffective constituent）指与有效成分共存的通常不具有药效作用或其他不良反应的化学成分。有些天然药物除有效成分和无效成分外，还含有某些能够产生不良反应的成分，称为不良反应成分。无效成分和不良反应成分均属于杂质，需要尽可能地去除。此外，天然药物化学中经常使用生物活性成分（bioactive constituent）的概念，指的是针对某种生物活性评价方法具有活性的单一成分。

有效成分和无效成分的划分是相对的。首先，“有效”指的是针对特定疾病的治疗和预防。其次，同类成分对于不同天然药物而言情况可能完全不同。再次，随着研究的不断深入，一些“无效”成分被发现具有新的药理作用，这些“无效”成分就变成了有效成分。对于中药复方而言，有些成分虽然没有特定的疗效，但可能起到增效、减毒的作用，或者有助于药效成分的溶出或稳定。例如鸦片（opium）中含有吗啡（morphine，4%～21%）、可待因（codeine，0.8%～2.5%）、罂粟碱（papaverine，0.5%～2.5%）等生物碱类物质，其中吗啡具有强效镇痛作用和麻醉作用，是鸦片镇痛和催眠的主要有效成分；可待因具有显著的镇咳作用，而其镇痛效果只有吗啡的 1/10，因此可待因是鸦片镇咳的主要有效成分，是镇痛作用的次要有效成分；罂粟碱则几乎没有镇痛或催眠作用，但具有解痉和扩张血管活性，可用于治疗胃痉挛和支气管痉挛。这三种不同作用的有效成分，分别代表了鸦片的主要治疗作用，就鸦片的镇痛作用而言，吗啡和可待因均是有效成分，而就鸦片的解痉作用而言，罂粟碱就是其有效成分。

二、天然药物化学成分的分类

视窗 1-1

天然药物化学成分结构复杂，种类繁多，其分类方法有多种，可根据其化学结构、生物活性、来源、生物合成来源（生源）关系或生源结合化学等进行分类。

1. 化学结构分类法 主要依据分子的骨架结构（skeletal structure）特征进行分类，是最常见的分类方法，包括直链脂肪族类化合物、脂环类化合物、芳环类化合物和杂环类化合物等。这种分类方法只关注化合物的结构，不能反映天然化合物间的内在联系。

2. 生物活性分类法 依据化合物所具有的生物活性进行分类，是一种常用的分类方法，如激素、维生素、强心苷等均属于此种分类法。显然，这样划分的每类化合物结构种类繁多、生源关系复杂。

3. 来源分类法 将化合物按其植物来源进行分类。不同类别的植物化学成分常存在于特定的植物种、属、科中，反之，每种植物中也常含有许多结构类似的成分。例如，鸦片含有的 40 多种生物碱几乎来源于同一前体化合物，因此该类化合物被视为罂粟属植物的特征成分，被统称为鸦片生物碱。来源分类法对化合物的分类描述简洁，但这仅是粗略分类，不能确切反映植物成分之间的内在本质，即生源和化学上的关联。

4. 生源分类法 即按生物合成来源（生源）进行分类。例如，植物体经光合作用产生糖类，由肉桂酸和乙酸-丙二酸途径产生黄酮、鞣质等酚类，由氨基酸途径产生肽类、蛋白质和生物碱等，由乙酸-丙二酸途径产生脂肪酸和聚酮类，由甲羟戊酸途径产生萜类和甾体成分等。基于生源的分类不仅简便实用，而且成功地简化了对复杂结构的理解。

5. 生源结合化学分类法 是将生源分类法和化学结构分类法相结合的分类方法，与上述四种分类法相比，这种方法能够更好地反映天然化合物的生源和化学本质及其相互关系，因此被广泛采用。这也是本书采用的分类方法。本书分 16 章，主要介绍糖和苷、脂肪酸和聚酮、苯丙素、醌类、黄酮类、萜类和挥发油、三萜及其苷类、甾体及其苷类、生物碱类，而海洋天然产物、微生物天然产物、天然药物新药研究与开发分别单列一章进行介绍。

第二节 天然药物化学发展概况

人类发展和进化的历史也是一部人类与疾病斗争的历史，在人类与疾病的长期斗争中，不断尝试使用从自然界得到的各种天然药物来治疗疾病，经过世代的探索积累了丰富的经验，逐渐形成具有各民族或区域特色的医药学理论。世界四大文明古国（中国、古埃及、古巴比伦和古印度）对天然药物的发展作出了重要贡献。天然药物化学的产生和发展经历了传统医药学发展的萌芽期、与有机化学相伴的初步发展期及基于现代方法学和研究体系的高速发展期。传统医药学的产生和发展对天然药物化学的产生起到了关键作用，传统药物的发展和壮大促成了天然药物化学的萌芽，而近代分离、分析和结构鉴定技术的发展及化学与生物学、医学的密切结合，使微量、痕量及某些难分离成分的获取得以实现，兼之复杂化学成分的结构鉴定技术已取得突破性进展，使得天然药物化学研究得到迅猛发展。

一、国外天然药物化学发展概况

18 世纪后期，瑞典化学家谢勒（Scheele）运用酸碱化学反应从多种植物中分离得到酒石酸等多种有机酸，促成了天然有机化学科学的形成。1803 年，法国科学家德罗森（Derosne）首先从鸦片中分离得到天然产物那可丁（narcotine），1806 年，德国药剂师塞图纳（Sertürner）又从鸦片中分离得到强镇痛成分吗啡（morphine），由此激发起人们从各种植物中获取生物碱的热情，形成了生物碱研究的一个辉煌时期。因此，吗啡的发现被认为是天然药物化学研究的开端。随后，依米丁（emetine）、士的宁（strychnine）、奎宁（quinine）、咖啡因（caffeine）、小檗碱（berberine）、莨菪碱（hyoscyamine）等重要生物碱及瑞香苷（daphnoside）、苦杏仁苷（amygdalin）、甘草甜素

（glycyrrhizin）和洋地黄毒苷（digitoxin）等重要苷类化合物逐渐被发现。相应地，这些化合物的理化参数及活性数据也获得了大量的积累。

随着有机化学的不断发展和大量天然产物的不断发现，瑞典化学家贝尔塞柳斯（Berzelius）提出了著名的"生命力学说"，认为有机化合物只能依靠具有生命力的动植物来制造。1828 年，德国化学家弗里德里希·维勒（Friedrich Wöhler）采用无机物成功合成了有机化合物尿素（脲），动摇了"生命力学说"的基础。在维勒合成尿素之后，另一位德国科学家科尔贝（Kolbe）又合成了乙酸。不断增多的人工合成有机化合物不仅进一步推翻了"生命力学说"，也标志着有机合成化学的开始。特别是生物碱类成分的提取分离、结构鉴定及其合成研究为有机化学和天然药物化学创立了许多新的研究方法和技术，而萜类、黄酮、香豆素、皂苷、甾醇等类型天然产物的相继发现，极大地促进了天然药物化学的发展。

1933～1935 年，德国科学家合成了磺胺米柯定（sulfamidochrysoidine），即轰动一时的红色"百浪多息"（prontosil），德国生物化学家多马克（Domagk）证明它具有显著的抗葡萄球菌和链球菌感染的活性，并因此荣获 1939 年诺贝尔生理学或医学奖。随后，科学家们合成了上千种磺胺类化合物并开发成大量磺胺类药物，其他的合成药物也相继上市，开启了合成药物研究的黄金时代，而天然药物化学研究则进入低潮。然而，在此类合成药物上市高潮中，一些较严重的药源性药害不断涌现，如氨基比林、甘二醇、非那西汀、己烯雌酚等均造成严重后果，于 1959～1962 年发生的震惊世界的沙利度胺事件，在欧洲造成了数以万计的短肢畸胎儿（"海豹婴"）。当年使用的沙利度胺（thalidomide）是外消旋化合物，用于治疗妊娠呕吐，随后的研究发现其 *R* 型异构体具有良好的镇静和止吐作用，而 *S* 型异构体则具有强烈的致畸作用。

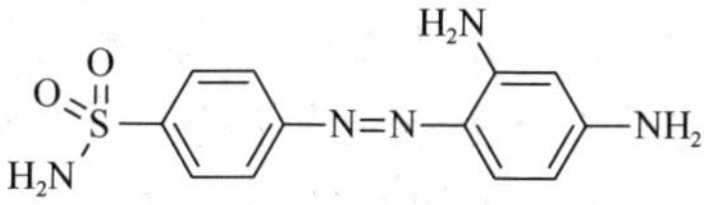

磺胺米柯定 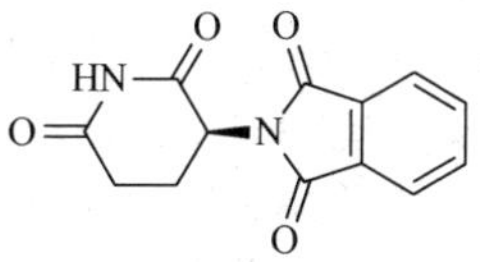　　(*S*)-沙利度胺 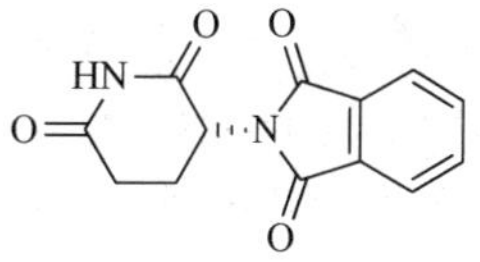　　(*R*)-沙利度胺

由于这些严重的不良反应事件，世界各国纷纷加强了对药物研发和上市的监管，尤其加强了新药研究中药物相关毒性（包括致畸、致癌、致突变）的实验要求，使得新药上市数量急剧下降。同时，人们又重新重视起具有千百年临床实践的天然药物，促使天然药物化学研究迅速发展。

1952 年，研究者从印度民间作为蛇药、解热镇痛药的蛇根木（*Rauvolfia serpentina*）的根中发现了利血平（reserpine），并将其开发成为镇静、降压药，其结构于 1954 年阐明，1956 年完成全合成，这标示着现代天然药物化学研究和兴盛的开始。1958 年，加拿大科学家罗伯特·诺贝尔（Robert Noble）从长春花（*Catharanthus roseus*）中分离出具有抑制肿瘤细胞微管聚合活性的长春碱（vinblastine），1961 年又分得长春新碱（vincristine），两者分别于 1960 年和 1963 年作为抗肿瘤新药上市。1966 年，研究者从喜树（*Camptotheca acuminata*）中发现具有抗肿瘤活性的喜树碱（camptothecin），1969 年又发现 10-羟基喜树碱（10-hydroxycamptothecin）。基于 10-羟基喜树碱的结构，研发人员分别于 1985 年和 1989 年半合成了经典抗肿瘤药物伊立替康（irinotecan）和托泊替康（topotecan）。1972 年，研究者从卵叶美登木（*Maytenus ovatus*）果实中发现含量仅千万分之二的微量成分美登木素（maytansine），其抗肿瘤活性强、毒性低，曾轰动全球。

1987 年，由美国默克集团率先上市了第一个羟甲基戊二酸单酰辅酶 A（HMG-CoA）还原酶抑制剂洛伐他汀（lovastatin），因其降低胆固醇作用而受到广泛的临床应用。基于洛伐他汀的研究，他汀类药物辛伐他汀（simvastatin）、普伐他汀（pravastatin）、美伐他汀（mevastatin）和合成药物氟伐他汀（fluvastatin）、阿托伐他汀（atorvastatin）、西立伐他汀（cerivastatin）等相继上市，为人类高胆固醇血症、心脑血管疾病等由胆固醇升高引起的疾病的治疗提供了强力武器。

随着现代科学技术的不断发展，天然药物化学研究水平也在不断提高。例如，吗啡早在 1804

年就被发现，1925 年才被提出了正确的化学结构，到 1952 年最终完成全合成工作，前后历经约 150 年才完成其结构确证及合成工作；而结构更为复杂的利血平则在 1952 年完成了提取、分离和结构鉴定工作，1956 年就完成了全合成，前后仅用了 5 年时间；沙海葵毒素（分子式 $C_{129}H_{223}N_3O_{54}$）最早于 1974 年从海洋生物毒沙群海葵（*Palythoa toxica*）中分离得到，面对如此复杂的碳骨架，科学家们仅用不到 10 年时间就确定其化学结构，这在以往是不敢想象的。上述例子充分体现了天然药物化学学科的飞速发展。

二、我国天然药物化学研究概况

视窗 1-2

在我国，中草药防治疾病已有数千年的历史，诸多古代医药著作中记录了很多“本草化学”相关内容，如《本草纲目》记载了升华法制备、纯化及精制樟脑的操作过程；《医学入门》（1575 年）中则详细描述了采用发酵法制备没食子酸的全过程，这是全世界最早制得有机酸的记录，比瑞典化学家谢勒还早两百余年。此外，《本草纲目拾遗》（1765 年）中关于“射罔膏”的制备：取草乌汁，通过沉淀、过滤、清液置碗中日晒蒸发，至瓶口出现“黑砂点子”，再放炉内低温蒸发至下层为稠膏，上层出现白砂糖状的结晶，该物质“上箭最快，到身走数步即死”，这种极毒的结晶即乌头碱，在欧洲 1860 年才得到乌头碱晶体。因此，我国天然药物化学起步最早，且长期领先于世界，英国科学家约瑟夫·尼达姆（Joseph Needham）在《中国科学技术史》中也指出，11 世纪到 17 世纪是中国药物化学的一个灿烂的时期。

在近代，由于欧洲工业革命及科学技术的进步，且当时我国处于半封建半殖民地社会，我国的医药水平落后于西方发达国家。直到 20 世纪 20 年代，我国以有机化学先驱赵承嘏先生为代表的科学家们才开始运用近代化学方法研究天然药物。1929 年，我国药理学奠基人陈克恢先生通过一系列药理学研究证实了麻黄（*Ephedra sinica*）中天然活性分子麻黄碱的平喘作用，麻黄碱作为第一个治疗哮喘病的药物不仅首开β受体拮抗剂先河，而且奠定了我国天然麻黄素制药工业的基础。20 世纪 30 年代，我国科学家利用植物化学经典方法对延胡索、防己、陈皮、贝母、细辛、洋金花、雷公藤、三七及柴胡等 30 多种中草药的化学成分进行了研究，取得了显著的成果，其中赵承嘏和黄鸣龙等首次从延胡索中提取分离得到四氢帕马丁，该药物作为我国研发的第一个镇静药沿用至今。20 世纪 40 年代，我国学者研究了中药常山的抗疟活性成分，确定了常山碱的分子式和母核结构，并对远志、前胡、丹参等也进行了研究。总体而言，自 20 世纪 20 年代到中华人民共和国成立前，尽管我国天然药物化学取得了一些进步，但由于各方面条件限制，相关研究仍少有重大突破，我国天然药物化学学科也长期落后于欧美国家。

中华人民共和国成立后，在中国共产党的领导下，各项事业都取得了蓬勃发展。自 1958 年毛泽东同志明确指出“中国医药学是一个伟大的宝库，应当努力发掘，加以提高”后，中药和天然药物研究开始了一个崭新的时代，很快改变了我国天然药物“出口麻黄，进口麻黄碱；出口当归，进口当归露”的窘境。我国科学家基于本国丰富的药用植物资源，生产了芦丁、洋地黄毒苷、咖啡因、加兰他敏和黄连素等天然药物，而我国一向依赖进口的麦角新碱、秋水仙碱、阿托品、东莨菪碱、地高辛等也顺利实现自给自足。特别是 20 世纪 50～80 年代，全国范围内实行大规模的“中草药运动”和“中药现代化”举措，使我国天然药物化学研究领域出现空前的繁荣，研制出抗疟药青蒿素、胆碱酯酶抑制剂山莨菪碱和樟柳碱、保肝药物联苯双酯、抗阿尔茨海默病药物石杉碱甲和黄皮酰胺、钙通道阻滞剂川芎嗪等一批重要的天然创新药物，对我国创新药物的发展具有重要意义。在合成天然产物方面，我国从零开始，实现了黄连素、咖啡因、川芎嗪、山莨菪碱、薯蓣皂苷元等天然产物的半合成或全合成等工作，不仅解决了我国需求，还大量出口。朱子清、汪猷、黄鸣龙、朱任宏、曾广方、许植方、邢其毅、龙康候、刘嘉森、高怡生、黄量、梁晓天、屠呦呦、张亭栋等一批学者成为我国天然药物化学的奠基者和开拓者，而这一时期的研究成就都是运用经典天然药物化学方法与技术完成的。

改革开放以来，随着国家对科学研究工作的日益重视，我国天然药物化学的研究日新月异、蓬勃发展，各种新技术新仪器的出现和应用，如高效液相色谱法、高速逆流色谱法、大孔树脂材料、超临界流体色谱法等，使我国天然药物化学成分的分离制备水平和效率得到空前的提高。二维核磁共振技术、单晶 X 射线衍射技术、电喷雾电离质谱法、液体二次离子质谱法等的应用也使天然复杂成分的结构鉴定变得简单而准确。据统计，中国学者于 1999～2008 年在美国化学会主办的天然药物化学顶级期刊《天然产物杂志》（*Journal of Natural Products*）发表了 400 多篇论文，约占总数的 11%，而在 2009～2018 年，则发表了 900 多篇论文，约占总数的 25%。这充分证明，相比较于欧美发达国家，我国天然药物化学研究水平已经从中华人民共和国成立初期的“跟跑”及改革开放初期的“并跑”，发展为目前的“领跑”，各项成果位居国际前列。这些突破及进步离不开党和国家的正确领导与大力支持，也离不开一代又一代天然药物化学工作者的艰苦奋斗与无私奉献。

第三节 天然药物化学在药学中的重要作用

从人类药物发展的历史来看，天然药物始终占有非常重要的地位。与合成化合物相比较，天然药物活性成分往往具有生物体在自然界长期进化而形成的独特化学结构，可与多种药物靶点蛋白相互作用而产生相应的生物活性，且其分子量和脂水分布系数等方面具有更好的成药性。据权威期刊 *Journal of Natural Products* 统计，1981～2019 年美国食品药品监督管理局（FDA）批准上市的 1881 个新药中，约 75%药物与天然产物相关，其中约 25%药物具有直接天然产物背景，包括天然产物、天然产物衍生物和植物提取物，另有约 50%药物具有间接天然产物背景，包括具有天然产物药效官能团的合成药物及天然产物类似物。可见，天然药物是临床药物的重要组成部分，是人类与疾病斗争过程中必不可少的武器。天然药物化学则是运用现代科学理论及方法研究天然药物中化学成分的一门学科，而青蒿素、青霉素、紫杉醇、环孢素等大量经典临床药物均是通过天然药物化学研究而被发现并被开发成创新药物的。由此可见，天然药物化学在药学中也具有非常重要的地位。

视窗 1-3

一、直接来源于天然活性分子的创新药物

（一）直接源于植物的活性分子是临床药物的重要来源

鸦片是由罂粟果汁烘干而制成。早在两千多年前，古希腊人就开始把罂粟的花或果榨汁入药，用于镇痛、安眠。1806 年，德国化学家赛图纳（Sertürner）首次从鸦片中分离得到吗啡，1826 年，德国默克公司开始出售第一种商业化生产的天然产物吗啡，时至今日，吗啡仍然是人类使用量最大的强效镇痛剂之一，在急性剧痛、癌性疼痛、心肌梗死、心源性哮喘等疾病的治疗中起重要作用。

自吗啡诞生以来，从植物中寻找天然来源活性分子就一直是人类获取创新药物的主要途径。例如，抗疟药奎宁是法国科学家皮埃尔·约瑟夫·佩尔提埃（Pierre Joseph Pelletier）等于 1820 年从金鸡纳属植物金鸡纳（*Cinchona ledgeriana*）的树皮中分离得到的；1831 年，德国药剂师迈因（Mein）从颠茄属植物颠茄（*Atropa belladonna* L.）的根中分离得到解痉药阿托品；1930 年，西德尼·史密斯（Sydney Smith）从植物毛花洋地黄（*Digitalis lanata*）成功分离出地高辛，该药物是临床上应用最多的强心药之一；20 世纪 60 年代，美国科学家门罗·沃尔（Monroe Wall）和曼苏珂·瓦尼（Mansukh Wani）从太平洋紫杉（*Taxus brevifolia*）中分离得到了经典抗肿瘤药物紫杉醇，并从喜树（*Camptotheca acuminata*）中分离得到另一种经典抗肿瘤药物喜树碱，在药物研究史上，同一个研究团队发现两种经典临床药物的例子并不多见。除此之外，抗疟药青蒿素、降压药利血平、抗痛风药秋水仙碱、抗肿瘤药长春碱、抗病毒药鬼臼毒素、保肝药水飞蓟素、强心药洋地黄毒苷、抗胆碱药山莨菪碱和东莨菪碱、中枢兴奋药咖啡因、抗阿尔茨海默病药物加兰他敏和石杉碱甲、镇咳药可待因、麻醉药可卡因、抗帕金森病药物左旋多巴、拟肾上腺素药麻黄碱等诸多经典临床药物均直接来源于植物。

由此可见，植物来源的天然活性分子种类众多、化学结构新颖、临床应用广泛，为保障人类生命健康发挥了重要作用。

（二）微生物为创新药物研发直接提供了大量活性分子

1928 年，英国科学家亚历山大・弗莱明（Alexander Fleming）发现了一种青霉属真菌能够分泌某种抑菌物质，并将其称为青霉素。随后十多年，德国生物化学家恩斯特・鲍里斯・钱恩（Ernst Boris Chain）和澳大利亚病理学家霍华德・沃尔特・弗洛里（Howard Walter Florey）等继续对青霉素展开系统性研究，最终于 1943 年成功将其用于临床。青霉素的横空出世，不仅拯救了数千万人的生命，也在一定程度上加速了二战中盟军的胜利，而弗莱明、钱恩和弗洛里也因在青霉素研究中所做出的突出贡献，共同获得了 1945 年诺贝尔生理学或医学奖。1943 年，美国科学家塞尔曼・亚伯拉罕・瓦克斯曼（Selman Abraham Waksman）从链霉菌中分离得到抗结核药物链霉素，这为当时认为是不治之症的肺结核的治疗带来了革命性突破；1952 年，瓦克斯曼因链霉素的发现而获得诺贝尔生理学或医学奖。除了链霉素之外，瓦克斯曼还发现了抗肿瘤药物放线菌素和抗菌药物新霉素，同时从多种微生物次级代谢产物中得到了经典活性分子棒曲霉素及链丝菌素等。

青霉素和链霉素的成功问世，正式开启了人类针对微生物来源药物发现的新纪元。20 世纪 70 年代，来源于微生物的免疫抑制剂环孢素 A 成功上市，为自身免疫性疾病的治疗带来了新希望，也引领了一系列免疫抑制类药物的问世。随后，分离自筑波链霉菌（*Streptomyces tsukubaensis*）的他克莫司、吸水链霉菌（*Streptomyces hygroscopicus*）来源的雷帕霉素等直接来源于微生物的免疫抑制剂相继上市。此外，抗肿瘤药物多柔比星是从波塞链霉菌（*Streptomyces peucetius*）的培养液中提取得到的；抗肿瘤药物博来霉素则是从轮枝链霉菌（*Streptomyces verticillus*）的发酵产物中发现的；抗真菌药物卡泊芬净来自真菌 *Glarea lozovensis*；降糖药阿卡波糖分离自放线菌 *Acetinoplades utahensis*；首个他汀类降血脂药物洛伐他汀来源于丝状真菌土曲霉（*Aspergillus terreus*）；杀虫药阿维菌素分离自阿维链霉菌（*Streptomyces avermitilis*），其发现者威廉・坎贝尔（William Campbell）和大村智（Satoshi ōmura）也因此与我国科学家屠呦呦共同获得 2015 年诺贝尔生理学或医学奖。

二、为新药研究提供天然先导化合物

尽管部分天然活性成分能够表现出较强的药用价值，具有一定的成药性，但仍然存在着活性不够强、毒性大、溶解度差、药动学性质差等不足，无法直接作为药物用于治疗疾病，还需对其结构进行改造或衍生，这类化合物即天然先导化合物。通过对天然先导化合物进行结构修饰，能够获得活性更好、毒性更小、成药性更强的分子，这是创新药物研究的最重要途径。

古希腊“医学之父”希波克拉底利用柳树（*Salix babylonica*）来减轻分娩的痛苦；1828 年，法国药学家亨利・勒鲁（Henri Leroux）和意大利化学家拉法叶・皮里亚（Raffaele Piria）成功地从柳树皮里分离提纯了水杨酸，其具有较强的解热镇痛活性，但对胃的刺激很大，许多患者甚至认为用它的治疗比病症本身更难忍受；1897 年，德国拜耳公司的化学家费利克斯・霍夫曼（Felix Hoffman）对水杨酸进行了衍生化，在其分子上加了一个乙酰基，发明了乙酰水杨酸，成功地降低了水杨酸刺激性的味道，也就是现在的阿司匹林；1899 年，阿司匹林的临床试验获得成功，并成功投入市场。截至 2024 年，阿司匹林已在临床上应用了 120 多年，仍然是世界上应用最广泛的解热镇痛药之一。后续研究表明，阿司匹林还具有较强的抗血栓活性，是目前防治心脑血管疾病的一线药物。从柳树到天然先导化合物水杨酸，再到临床药物阿司匹林，科学家们通过化学结构修饰的方法对天然活性分子进行优化，最终获得创新药物，其研发过程为其他天然先导化合物的衍生提供指导，天然药物研究也因结构修饰而变得更加生机勃勃。

继阿司匹林之后，还有大量临床药物是由天然先导化合物衍生而来，如通过对天然活性分子喜树碱进行结构优化得到抗肿瘤药物托泊替康、伊立替康和羟基喜树碱；抗肿瘤药物依托泊苷和替尼泊苷来源于鬼臼毒素；青蒿素衍生物双氢青蒿素具有更强的抗疟活性，且便于制剂；局麻药普鲁卡因是可卡因结构简化的产物；通过对天然五味子丙素进行结构修饰获得联苯双酯和双环醇等保肝药物。

三、有效部位新药的药效物质基础研究

除单体药物外，从天然药物中开发有效部位创造新药越来越受到重视。从本质上讲，有效部位仍属于提取物，是从一味药材或复方中提取的一类或几类化学成分的混合物，且是该药材或复方治疗相应疾病的有效成分。有效部位新药体现了中药多成分、多靶点、多途径发挥药效的特点，是创新药物研发的重要方向之一。例如，1965 年，德国施瓦伯公司上市银杏提取物制剂（TEBOONIN）用于治疗心脑血管疾病，疗效显著；2006 年，FDA 批准绿茶有效部位新药 Veregen™软膏用于治疗外生殖器和肛周疣（尖锐湿疣）。

我国具有十分悠久的中药使用历史和丰富的使用经验，从中草药中寻找和发现有效部位新药更是我国新药研发的优势和特色。天然药物化学通过对中药成分化学结构、理化性质、药理活性、作用机制等方面的研究阐明中药预防和治疗疾病的物质基础，不仅对探索中药理论具有重要意义，而且会推动具有自主知识产权新药的开发。

中药复方是中药防病治病的主要手段，在临床上以中药理论指导配伍而成，其物质基础和作用机制非常复杂。研究者运用天然药物化学的知识进行深入研究，不断探索中药复方不同化学层次的配伍规律、药效和作用机制，运用现代科学理论阐明中药复方的药效成分及作用机制，使其安全、有效和质量可控。

我国虽然是中药大国，但目前主要以原药材出口为主，高附加值的制剂在国际医药市场上占有率不高。中药化学成分复杂，影响因素众多，如何以现代技术确定有效成分或特征成分，如何对中药质量进行控制是制约中药走向世界的瓶颈。天然药物化学关于中药药效物质的阐明对于解决以上问题具有举足轻重的作用，是中药现代化研究的关键，并已经在中药资源开发、中药炮制、质量控制及标准的制定等方面得到广泛应用。

第四节 天然药物化学研究的发展趋势

天然药物的分离纯化、结构鉴定、结构修饰和构效关系研究促进了天然化合物活性与作用机制的研究；同时作用机制和生物学意义的阐明对天然药物化学研究本身起着导向作用。各种生物学评价方法的出现，计算机与网络的广泛普及和多方位数据信息库的开发，加上组合化学、高通量筛选和计算机辅助药物设计的配套，使得天然药物化学研究达到了前所未有的高度。

今后，天然药物化学主要的发展趋势：第一，研究内容和范围不断扩大，研究对象不仅包括传统的药用植物、动物和矿物，还将延伸到微生物及海洋生物，研究内容以资源开发、活性机制、全合成和生物合成为主；第二，生物活性追踪分离将逐渐取代传统的系统分离，以多指标活性筛选体系为指导对化学成分进行快速、智能化追踪，促进活性化合物的合理开发；第三，以天然化合物作为新药来源将更加引起重视，天然化合物结构复杂且具有独特生物活性，是新药先导化合物的重要源泉；第四，研究热点逐渐由主成分向微量、痕量成分，由小分子化合物向多糖、多肽等大分子化合物发展，水溶性成分也将越来越受到重视。

一、天然产物的规模化制备

以往，在合成化学与合成生物学被广泛应用之前，从天然药物中提取分离是获取天然活性小分子的最主要途径，甚至是唯一途径。但对于部分微量成分而言，提取分离的成本极高、难度极大，因而无法满足临床需求。目前，合成化学与合成生物学的发展为经济高效地实现天然药物的规模化制备带来了无限可能。例如，头孢菌素在其产生菌产黄头孢霉（*Acremonium chrysogenum*）中的产率较低（$<1g/L$），但经过几十年的选育，青霉素产生菌产黄青霉（*Penicillium chrysogenum*）产青霉素的产率可高达 70g/L，故荷兰皇家帝斯曼集团（Royal DSM）的科研人员将产黄头孢霉中扩环酶和假单胞菌中酰基转移酶的编码基因转入产黄青霉中构建了工程菌株，在添加已二酸盐的条件下培养，实现了头孢氨苄的低成本与低能耗生产。

在未来，合成化学与合成生物学仍将在天然活性成分的规模化制备中扮演重要的角色，其中化学合成的主要优势在于结构的可变性及多样性，而生物合成的主要优势则在于过程的经济性。两个学科的交叉融合则可实现优势互补，不仅使天然产物的合成更加高效且多样化，更为基于天然骨架的新型活性分子的合成提供了思路。因此，生物合成与化学合成相互交融的研究方向将有望成为主流。化学合成与生物合成的融合，将更加关注目标分子的结构与生物功能的协同，从生物合成的途径、反应酶及基因等多角度展开研究，通过挖掘自然界中的生物合成与生物催化，并在此基础上通过基因调控、编辑、重构等手段，对天然产物进行深入挖掘、结构优化及规模化制备，最终达到构建标准生物合成元件库并阐明复杂天然产物的生物合成装配线及装配机制等目的。另外，未来人工智能技术的不断发展及应用，将进一步促进基于生物合成与化学合成相结合下的天然产物合成途径与催化元件的发掘，最终促使更多、更新天然活性化合物与功能物质的产生，并有助于进一步提高生产效率，增加生产效益，降低人类对自然资源和石化原料的依赖。

除上述合成化学与合成生物学等新方法外，随着现代科学技术的不断进步，传统的天然药物化学提取分离也在突飞猛进，焕发出勃勃生机。在天然产物的提取方面，超声波萃取技术、超临界流体萃取技术、酶提取技术、闪式提取技术、超滤提取技术、微波萃取技术等极大地提高了提取率；分离纯化方面，在常规现代色谱技术的基础上，膜分离纯化技术、分子印迹技术、分子蒸馏技术、多孔炭材料吸附技术、逆流色谱分离纯化技术等技术使得天然活性成分的分离效率得到了极大的提升。

二、天然产物的药理活性筛选

天然产物被分离和鉴定后，须对其进行药理活性筛选，并对表现出显著活性的天然产物进行系统性药效学评价，最终挖掘出有开发前景的先导化合物。

随着计算机技术及生物技术的不断进步，天然产物的药理活性筛选也迎来了较大进展，特别是计算机虚拟筛选技术可基于蛋白质结构进行配体筛选，在揭示药物与机体靶标的作用机制及在新药研发的过程中发挥着极大的作用，极大地缩小了人工方法进行配体活性筛选的研究范围，缩短了筛选及排查时间，大幅提高了筛选效率。高通量筛选技术、高内涵筛选技术、表面等离子体共振技术、微流控芯片技术、酵母双杂交技术、受体技术、基因芯片技术及生物信息学技术等在天然产物药理活性筛选过程中也起到非常重要的作用。另外，在转基因技术基础上发展而来的转基因动物模型在医学研究中可真实地体现目的基因的活动特征，把整体水平、细胞水平、分子水平的研究有机联系起来，可在不破坏原有系统的前提下，对一个或多个因素进行研究，使问题简单化，避免了传统动物模型与人类疾病在致病原因、机制方面不尽相同的缺点，特别是在抗肿瘤药物、肾脏疾病药物、抗阿尔茨海默病药物、抗帕金森病药物的筛选中取得了突破性进展。此外，各种疾病的模型数量也伴随着现代科学技术的进步不断增加，为综合性评估天然产物的药理活性带来了可能。

三、天然活性分子的作用靶点发现

天然活性分子是天然药物发挥药效作用的物质基础，其通过与体内的药物靶点相结合而发挥作用。迄今已发现的药物靶点包括受体、酶、离子通道、转运体等生物大分子，其中受体、酶类等最为重要，因此成为以靶点驱动新药研发的主要方向。以往由于认知局限及技术手段的限制，科学家们对天然活性分子主要集中于药理活性和临床治疗效果的研究，而对于其生物活性作用靶点研究较少。例如，对乙酰氨基酚作为临床最常用的解热镇痛药之一已有数十年应用历史，然而该药物的具体作用靶点却一直不清楚。近年来有学者发现其能够通过抑制环氧合酶-2（COX-2）的活性来降低炎症反应，也有学者认为对乙酰氨基酚的代谢物可激活小鼠和人类脊髓中的瞬时感受器电位A1（TRPA1），然而，其他学者对上述靶点的发现提出较大的质疑，使目前对乙酰氨基酚的作用靶点仍未阐明。

尽管详细地了解天然活性分子的作用靶点对临床使用而言似乎并不是必需的，但是认识药物作用靶点有助于科学家们理解药物在机体内的具体变化过程，因而有助于开发新的具有更高活性、更少副作用的衍生物。鉴于此，近年来随着现代生物技术的迅猛发展，天然活性成分与蛋白质相互作用的研究方法也层出不穷，除了表面等离子共振技术、荧光共振能量转移技术、生物膜干涉技术、分子对接技术、蛋白芯片技术之外，化学分子探针、分子靶点“钩钓”技术、定点突变技术及靶蛋白共结晶技术等新型方法为天然活性成分作用靶点的精准研究提供了强有力的技术支持。例如，天然产物山羊豆碱的衍生物、降糖“神药”二甲双胍早在 1957 年就获批上市用于治疗糖尿病，但数十年来其具体作用靶点却仍不清楚。直到 2022 年 2 月，中国科学家林圣彩院士等通过合成光敏性二甲双胍化学探针的方法，从超过 2000 种候选蛋白质中筛选出 113 个能与二甲双胍结合的蛋白质，通过基因沉默依次抑制这 113 个蛋白质的表达，最终发现只有当早老素增强因子 2（PEN2）的表达被抑制时，细胞才对二甲双胍的治疗变得不敏感，这一结果说明二甲双胍靶向的正是 PEN2。尽管该药物的具体作用靶点仍待进一步证实，但林圣彩院士团队利用新型化学分子探针技术，合成了光敏性药物化学探针并以此来阐述药物的具体作用靶点，为活性分子作用靶点研究提供了很好的借鉴。

四、天然活性分子的结构修饰

天然活性分子的结构修饰是指在保留天然产物原有基本化学结构的基础上，仅对其中某些官能团进行结构改变，其主要目的在于提高药物生物活性、降低不良反应、改善药物的转运与代谢过程、提高生物利用度、改善药物理化性质和不良嗅味等，这对于提高天然活性分子的成药性具有十分重要的意义。

目前，构效关系和作用靶点仍然是进行天然活性分子结构修饰的基础，其中构效关系指的是药物或其他生理活性物质的化学结构与其生理活性之间的关系，最早期的构效关系研究以直观的方式定性推测生理活性物质结构与活性的关系，进而推测靶酶活性位点的结构和设计新的活性物质结构，随着信息技术的发展，以计算机为辅助工具的定量构效关系成为构效关系研究的主要方向，定量构效关系也成为合理药物设计的重要方法之一；而作用靶点则是药物与机体生物大分子的结合部位。

在构效关系的基础上，通过化学法进行天然活性分子的结构修饰是新药开发的一大主流，该方法主要分为组合化学法、点击化学法和生物电子等排法等。①组合化学法是一种将化学合成、计算机辅助分子设计和机器人相结合的技术，能够在短时间内将不同结构的基础模块以共价键的形式进行反复连接，从而产生大批相关化合物，然后通过化合物活性筛选寻找活性分子，该技术的最大优势就是可在短时间内合成大量的化合物。②点击化学是由化学家巴里·夏普莱斯在 2001 年引入的一个合成概念，主旨是通过小单元的拼接，来快速可靠地完成形形色色分子的化学合成。它尤其强调开辟以碳-杂原子键（C—X—C）合成为基础的组合化学新方法，并借助这些点击反应简单高效地获得分子多样性，可很好地满足大量新型分子的合成需求。③生物电子等排法则是将天然活性分子结构中的某些原子或基团，与其外层电子总数相等或在体积、形状、构象、电子分布、脂水分配系数 p*K*a、化学反应性和氢键形成能力等重要参数存在相似性的原子或基团进行替换，而产生新化合物的一种方法。例如，M 胆碱受体激动剂毛果芸香碱结构中存在内酯结构，易水解且不稳定，通过生物电子等排法将环上的—CH═转换成电子等排体—N═，变成氨基甲酸内酯结构，其稳定性变强且药理活性未受到影响。

除化学法之外，基于作用靶点的计算机辅助药物设计也是结构修饰的最重要方法之一。计算机辅助药物设计是在计算机技术、分子药理学和分子生物学等多学科交叉发展的基础上形成的药物开发新技术，其一般原理为首先获得作用靶点的空间结构，并采用分子模拟软件分析活性分子与作用靶点结合部位的结构性质，包括疏水场、静电场、氢键作用位点等，然后采用数据库搜寻，并识别所得分子形状和理化性质与受体作用位点相匹配的分子，合成并检测上述分子的活性，即可发现新的活性分子，极大地减少了新药创制的盲目性和偶然性。例如，我国科学家运用计算机辅助筛选技术探究了血小板活化因子抑制剂银杏内酯的体内作用机制，得到了银杏内酯可能作用靶点三维结构的假想模型，从而设计了新的银杏内酯类似物，最终经过化学合成和药理活性测试，筛选出活性比银杏内酯更高的衍生物。

五、天然活性分子的成药性评价

天然活性分子的成药性评价是指评价天然活性化合物的 ADMET[即吸收（absorption）、分布（distribution）、代谢（metabolism）、排泄（excretion）和毒性（toxicity）]性质，其包括适宜的物理化学、生物化学、药动学、安全和结构新颖性等属性，是评价药物能否进入Ⅰ期临床试验的最主要依据。

随着计算机技术与药物研发联用的发展，近年来计算机辅助成药性预测越来越广泛地应用于药物成药性评价中，相较传统的体内实验，其优势主要体现在计算机程序可以对化合物进行批量处理，并只需要提供化合物的结构即可在计算机程序中预测 ADMET 性质，不需要耗费人力和物力，因而效率更高、成本更低，常用平台包括 pkCSM、SwissADME、Molsoft 等，其中 pkCSM 可较为准确地预测出天然活性分子的最大耐受剂量、大鼠口服急性毒性、大鼠口服慢性毒性、肝毒性、皮肤致敏性、梨形四膜虫毒性及鲦毒性等数十项成药性数据，从而表征化合物的 ADMET 性质；SwissADME 则可将化合物的预测结果分为理化性质、脂溶性、水溶性、药动学性质、类药性、药物化学性质这 6 个方面，并提供鸡蛋图和生物利用度雷达图。

六、天然活性分子研究实例

紫杉醇（paclitaxel，Taxol）是分离自太平洋紫杉（*Taxus brevifolia*）的天然活性分子，也是临床最常用的抗肿瘤药物之一，于 1992 年获美国食品药品监督管理局（FDA）批准上市。该药物主要通过促进微管蛋白聚合抑制解聚，保持微管蛋白稳定，抑制细胞有丝分裂，使癌细胞终止于对放疗敏感的 G2 和 M 期，临床主要用于卵巢癌、乳腺癌、肺癌、宫颈癌和胰腺癌等恶性肿瘤的治疗，被称为“晚期癌症的最后一道防线”，而该药物的研发过程也被誉为“现代天然药物开发的典范”。

（一）紫杉醇的发现

紫杉醇的研究历史最早追溯到 20 世纪 60 年代，1962 年 8 月，美国植物学家亚瑟·巴克雷（Arthur Barclay）采集了一批产自华盛顿州的太平洋紫杉的树枝、树皮和果实样本，并通过农业部转交给美国国家癌症研究所（NCI）。初步的研究发现树皮粗提取物对人口腔表皮样癌细胞（KB）有细胞毒性作用，这意味着太平洋紫杉树皮中含有某种抗癌物质。1964 年 9 月，巴克雷又收集了一批太平洋紫杉的树皮并提供给了 NCI，这批样品最终辗转交给了化学家门罗·沃尔（Monroe Wall）和曼苏珂·瓦尼（Mansukh Wani）。沃尔和瓦尼在收到样品后，对其进行研磨、提取及纯化，得到了一种粗提取物，这种粗提取物对 Walker 256 肉瘤、B16 黑色素瘤细胞等肿瘤细胞具有很强的抑制作用。1966 年 9 月，沃尔和瓦尼经过反复的尝试后，终于从 12kg 的太平洋紫杉干树皮中分离得到了 0.5g 抗肿瘤活性成分（产率约 0.004%）。由于当时这种活性成分的具体结构还不清楚，但肯定是醇类化合物，且因它是从太平洋紫杉中获得的，故他们把这种物质称为“紫杉醇”。1969 年，紫杉醇通过了 NCI 严格的抗肿瘤药筛选程序，成为了官方认可的潜在抗肿瘤药；1970 年初，借助单晶 X 射线衍射技术和核磁共振技术，沃尔和瓦尼终于完全解析了紫杉醇的化学结构；1971 年 5 月，沃尔和瓦尼在《美国化学会杂志》（*Journal of the American Chemical Society*）上报道了紫杉醇的化学结构及其显著的抗肿瘤活性，这引起了全球科学家的关注。1979 年，分子药理学家苏珊·霍尔维茨（Susan Horwitz）发现，紫杉醇可以稳定和增强微管蛋白的聚合，防止微管的解聚，抑制细胞的分裂过程，导致肿瘤细胞发生凋亡，这可能是紫杉醇抗肿瘤作用的主要机制。

1980 年，紫杉醇进入动物实验阶段，其在多种动物模型中均显示显著的体内抗肿瘤活性；1983 年，紫杉醇的临床试验开始，结果表明紫杉醇对黑色素瘤的疗效显著，更重要的是，它对复发性卵巢癌的有效率高达 30%，这在当时简直是爆炸性新闻，因为那个时候，所有药物对于复发性卵巢癌几乎无效，紫杉醇一跃成为明星药物，而太平洋紫杉也随之变成了举世瞩目的抗癌药材。尽管紫杉醇表现出极为出色的抗肿瘤活性，此时却出现了极大的问题。由于太平洋紫杉生长极其缓慢且不易繁殖，一棵高度 9m、树龄约为 125 年的紫杉仅能够获得 2kg 左右的干树皮，而从 30t 干树皮中才能得到大约 100g 紫杉醇。据 NCI 推测，若用紫杉醇治疗全美国的黑色素瘤和卵巢癌患者，那么每年需要砍伐 36 万棵太平洋紫杉树，这在当时是不可能的。

（二）紫杉醇的大规模制备

为了获得充足的临床药物，科学家们从 20 世纪 80 年代开始在尝试用全合成和半合成的方法来获得紫杉醇。1994 年，有机合成大师基里亚科斯・科斯塔・尼古劳（Kyriacos Costa Nicolaou）在《自然》(*Nature*)上发表的重磅论文，首次宣告紫杉醇的全合成获得了成功。除此之外，1994～1999 年，罗伯特・霍尔顿（Robert Holton）、塞缪尔・丹尼谢夫斯基（Samuel Danishefsky）等化学家也通过不同的化学合成路径完成了紫杉醇的全合成工作。尽管上述研究具有很强的科学价值，然而这些全合成方法的合成步骤太多、成本较高，反应条件极难控制且合成的总体收率非常低，因此均不适合工业化生产。

幸运的是，科学家们在紫杉醇的半合成研究中获得了革命性突破。1981 年，法国科学家皮埃尔・波捷（Pierre Potier）从英国紫杉（*Taxus baccata* L.）的叶子中分离得到了天然产物 10-去乙酰巴卡亭Ⅲ（10-deacetyl baccatin Ⅲ，10-DAB），它跟紫杉醇的结构非常相似，只是缺少侧链基团，但其含量可达 0.1%。1988 年，以 10-DAB 为原料半合成紫杉醇获得了成功，为工业化生产紫杉醇带来了启示。其后，罗伯特・霍尔顿采用另一种紫杉叶中的紫杉醇结构类似物巴卡亭Ⅲ（baccatin Ⅲ）为原料半合成了紫杉醇，其反应路径短，产率高，为紫杉醇的工业化生产提供了可行的方法。值得注意的是，10-DAB 和巴卡亭Ⅲ均大量存在于紫衫的叶子中，由于枝叶再生能力强，采集枝叶不会对该物种的生存造成影响，故紫杉醇的生产成本得到了大幅降低。1994 年，百时美施贵宝公司开始采用罗伯特・霍尔顿的半合成方法生产紫杉醇，标志着紫杉醇的大规模制备获得了成功，直到今天，该路径仍然是工业化生产紫杉醇的主要方法。近年来随着生物学技术的不断发展，树皮细胞培养法也被逐渐用于紫杉醇的工业化生产。通过培养红豆杉树皮细胞来合成紫杉醇，无须引入外源基因，可避免外源酶催化产物造成的细胞毒性，且无须消耗植物资源、不依赖土壤种植。

除了半合成法及树皮细胞培养法这两种被普遍应用的紫杉醇工业化生产方法之外，内生真菌培养法、微生物异源合成法、植物底盘合成法等潜在的工业化生产方法研究也取得了迅猛突破。其中，内生真菌培养法是通过培养产紫杉醇的内生真菌来获取原料药，提取产物周期短，条件可控，成本低廉，但也存在着产量不稳定等不足，还需要进一步优化；微生物异源合成则主要是植入紫杉二烯合成酶、细胞色素 P450 单加氧酶、P450 还原伴侣蛋白细胞色素还原酶等，最终合成关键前体或紫杉醇，具有操作难度低，可规模化培养等优点；利用植物细胞异源合成复杂的天然产物，相对微生物底盘具有多种优势，但相比微生物底盘，其在操作难度、培养条件、规模化培养等方面却存在着一定的难点。总的来说，通过上述新方法进行紫杉醇或其关键前体的生产存在着各种各样的问题，仍有待进一步研究。

（三）紫杉醇的后继改良

由于紫杉醇的水溶性较差，第一个紫杉醇制剂泰素（Taxol）被推出时，加入了聚氧乙烯蓖麻油，其能够引起机体释放组胺，导致严重过敏反应，甚至在临床试验时就导致了患者死亡，故用药前必须经过糖皮质激素及抗组胺药等预处理。为解决紫杉醇的水溶性问题，科学家们又研发了一系列紫杉醇新剂型，如包合物、脂质体、植入剂、乳剂、纳米粒和药物释放支架等，其中应用较多的是乳剂和脂质体，两者均可有效降低紫杉醇的不良反应，而空间稳定型微型乳剂、空间稳定脂质体、隐形脂质体、前体药物脂质体则能提高紫杉醇血浆药物浓度，延长药物滞留时间，从而提高其抗肿瘤作用。这些新剂型中，目前已上市的有白蛋白紫杉醇（Abraxane）和紫杉醇脂质体（力扑素），与第一个紫杉醇制剂泰素相比较，这些新剂型很好地解决了紫杉醇水溶性差和辅助溶剂聚氧乙烯蓖麻油的毒性问题，在药动、药效及毒性反应方面也显示了优势，具有更广阔的临床应用前景。

除了剂型改良之外，科学家在紫杉醇结构类似物研究方面也获得了成功。20 世纪 80 年代，皮埃尔·波捷在探索用 10-DAB 合成紫杉醇的过程中，发现中间产物 RP5676（距离紫杉醇的合成还有两步反应）比紫杉醇有着更强的微管蛋白结合能力。这个中间产物 RP5676，后来被开发成为抗癌药多西他赛（Docetaxel），其水溶性比紫杉醇高，临床上主要用于治疗晚期乳腺癌、非小细胞肺癌、前列腺癌、胃腺癌等，该药物上市后，市场应用率很快就超过了泰素。

第二章　生物合成

学习目标

1. 掌握　一次代谢、二次代谢、一次代谢产物和二次代谢产物等生物合成基本概念。乙酸-丙二酸、甲羟戊酸、莽草酸、氨基酸等主要生物合成途径。

2. 了解　主要生物合成反应类型和生物合成的基本原理及生物合成的意义。

天然化学成分大多数是由生物体内的酶催化形成的，通常用生物合成（biosynthesis）来表述这一生物化学过程。生物合成通常泛指生物体内进行的同化反应的总称。生物合成具有如下几种不同的生理意义：①合成生长增殖所必需的物质；②在稳定状态时，合成用于补充消耗掉的物质成分；③为长期和短期的储藏进行必要的合成。一般来说，生物合成是吸能反应，多数向分子结构复杂化的方向进行。生物合成可分为由主要原料进行的全合成（从头合成，如光合作用）和由部分分解产物进行的合成。生物体内的各种生物合成途径相互影响，形成复杂的调控网络。本章主要讨论天然产物的生物合成。

视窗 2-1

天然产物是如何产生的？这是一个相当复杂的过程，不但包括多步骤的生物合成途径，还需要对代谢网络进行协调控制。天然产物的生物合成就是研究天然产物形成规律的科学，是从分子遗传学和生物化学水平对这一天然过程的理论揭示。在生物体内，对次级代谢途径的阐明，将回答生物学家、化学家和药学家共同关注的基本问题：自然界中存在着哪些生物化学反应？这些生化反应的酶学机制是什么？这些酶催化反应如何联系在一起，通过顺序协作的方式共同负责具有复杂化学结构天然产物的形成？在生物体内，这一连续的酶催化反应过程是如何调控的？最终将如何控制这一代谢途径，以达到提高天然产物的产量或发现和发展更具有临床应用价值的天然产物的目的？生物合成中的一些基本概念和规律，在药物化学、有机化学和药物代谢等其他学科领域得到了广泛的应用，如仿生合成和合成生物学等。因此，它不仅是天然药物化学学科的基础，也是药学、化学、生物科学和医学的基础。

研究天然药物生物合成的目的是探讨生物体次级代谢产物的生源途径及形成规律，研究从前体经中间体至产物的形成历程、涉及的反应机制等，为新药研发中先导化合物的发现和天然药物资源的可持续发展提供理论依据和新思路。

回顾药物发展的历史，天然药物中以植物提取的药物和以微生物发酵产生的药物一直占有重要的位置。自从 1806 年从鸦片中分离出吗啡以后，天然药物化学得到迅速发展。20 世纪 50 年代后，随着生物学的快速发展，一些重要的抗生素如青霉素、链霉素、四环素和大环内酯等的发现和应用，加深了人们对天然药物的认识。生物转化、生物药物学等学科的相继诞生加快了天然药物生物合成学科的发展。20 世纪 80 年代，随着生物技术水平的提高，开辟了以基因工程为主导的生物合成新纪元，在微生物工程、细胞工程和酶工程领域中，突变生物合成技术和选择性生物催化合成等生物技术为生物合成药物的飞跃式发展奠定了基础。

天然药物主要来源于植物、动物、微生物及矿物，尤其植物来源的天然药物种类繁多、结构复杂，一种植物所含有的化学成分就有几十至数百种之多，并且结构各异，形成机制复杂。因此，对天然产物生物合成途径进行科学分类对认识结构多样性的天然药物意义重大。

自然界不可思议地将一些结构简单的原料转化成成千上万个天然产物，让我们领略到生命体系形成及作用规律的神奇，也给我们提出了一些问题：这些天然产物是如何形成的？结构之间是否存在关联？原料（前体）是否相同？反应机制是否相似？下面初步介绍生物合成的基本概念，简要分析天然药物的形成规律。

视窗 2-2

新陈代谢简称代谢（metabolism，希腊语的意思是交换）是指细胞内发生的并由复杂的酶促反应网络催化的生物化学物质的改变。生物有机体就是以代谢的方式不断与外界进行物质交换和能量交换，并通过该过程来维持生命，建立起其特有的形态、旺盛的生命并繁殖后代。生物合成途径（biosynthesis pathway）是指生物代谢产物的生源（biogenesis）和合成途径（synthetic pathway），研究代谢产物在生物体内形成过程中的前体（precursor）及中间体（chemical intermediate）的变化过程，以及终产物（end-product）的形成。

人们对天然产物生物合成的认识始于20世纪初。瓦拉赫（Wallach）在研究从植物中提取的挥发油过程中，发现其主要成分是低分子量、不饱和的有机分子，这些分子与以前认识的低分子量有机烃类化合物的性质大不相同。这些小分子有机化合物都是由两个或两个以上异戊二烯（isoprene）单位构成的聚合物，他将这类化合物命名为萜烯（terpene）。瓦拉赫曾运用最简单的化学试剂如HCl、HBr等解析了许多天然精油中$C_{10}H_{16}$萜烯的结构，并在1909年发表了学术著作《萜类与樟脑》。瓦拉赫首先提出了“异戊二烯法则”，即天然萜类化合物都是异戊二烯的聚合体，或者说自然界存在的萜类化合物都是由异戊二烯头尾相连聚合并衍变的，此规则也被称为“一般的异戊二烯法则”、“经验的异戊二烯法则”或“化学的异戊二烯法则”。鲁齐卡（Ruzicka）在瓦拉赫的研究基础上，于1953年提出了“生源的异戊二烯法则”，即所有天然萜类化合物都是经甲羟戊酸（mevalonic acid，MVA）途径衍生出来的化合物，或者说萜类化合物都有一个活性的异戊二烯前体化合物。20世纪50年代中期，罗伯特·罗宾森（Robert Robinson）发现了几类天然产物结构之间的生源关系，提出了“聚酮次甲理论”，首次采用聚酮生物合成进行表述。但所有这些理论都是基于推断，还没有实验进行证明。

生物合成理论研究的辉煌期是20世纪60年代中期，其重要的标志是异戊二烯途径和氨基酸途径的确立。用放射性同位素追踪标记方法验证了Ruzicka提出的生源的异戊二烯法则，发现甲羟戊酸可作为乙酸替代物而起作用，进而确立了异戊二烯途径在萜和甾体类化合物生物合成中的重要作用。1950年，德国生物化学家吕嫩（Lynen）发现了异戊烯焦磷酸（IPP）的存在。1956年，美国化学家福克斯（Folkers）发现了甲羟戊酸的存在，由此证明了“生源的异戊二烯法则”假设成立。1993年，法国学者罗默（Rohmer）发现了新的非甲羟戊酸途径（non-mevalonic acid pathway）。20世纪50年代中期，罗宾森还提出了氨基酸是生物碱的生物合成前体物，在60年代被巴特斯比（Battersby）等学者用放射性同位素标记方法所证实。迄今，生物合成已经发展成为颇具生命力的学科，其研究范围已经涉及几乎所有类型的天然产物。

一、初级代谢与初级代谢产物

初级代谢（primary metabolism）又称一次代谢，或初生代谢、一级代谢，是维持生命活动必不可少的过程，几乎存在于所有的生物体中。我们以植物中糖、蛋白质、脂质和核酸这些物质的形成为例说明一次代谢与一次代谢产物。

图2-1是植物体内光合作用和糖代谢等产生一次代谢产物的过程。在绿色植物一次代谢产物的形成过程中，叶绿素发挥着重要作用，它通过光合作用将二氧化碳和水合成为糖类。光合作用产生的糖进一步通过糖代谢产生丙酮酸（pyruvic acid）、磷酸烯醇丙酮酸（phosphoenolpyruvate，PEP）、赤藓糖-4-磷酸（erythrose-4-phosphate，E4P）、核糖（ribose）、腺苷三磷酸（adenosine triphosphate，ATP）和辅酶Ⅰ（即还原型烟酰胺腺嘌呤二核苷酸磷酸，NADPH）等物质，进一步合成核酸、脂质及蛋白质等一次代谢产物。例如，丙酮酸经过氧化、脱羧后生成乙酰辅酶A（acetyl CoA），再进入柠檬酸循环（citric acid cycle，又称三羧酸循环，TCA）体系中，生成一系列有机酸，然后通过转氨反应等形成不同的氨基酸。上述过程几乎存在于所有的绿色植物中，它是维持植物生命活动的基础，被称为一次代谢过程。糖、蛋白质、脂质、核酸等对植物机体生命活动来说不可缺少的物质，则被称为一次代谢产物。

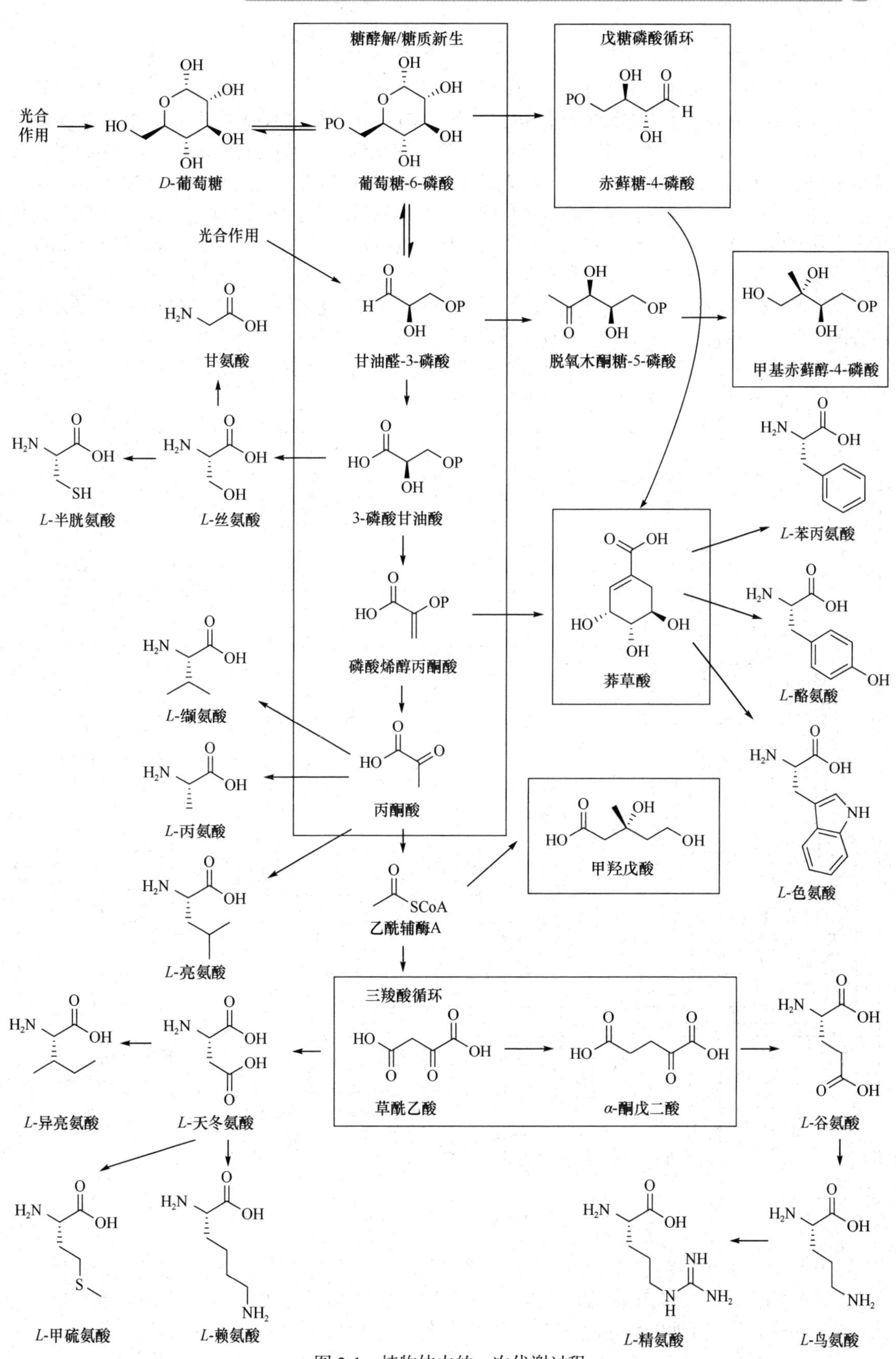

图 2-1 植物体内的一次代谢过程

二、次级代谢与次级代谢产物

在特定条件下，一些一次代谢产物经过进一步代谢产生新的代谢产物，该代谢称为次级代谢（secondary metabolism），又称次生代谢或二级代谢，其产生的代谢产物称为次级代谢产物（secondary metabolite），又称二次代谢产物。例如，乙酰辅酶A、丙二酸单酰辅酶A、莽草酸及各种氨基酸等作为前体，经历二次代谢产生黄酮类、萜类和生物碱等二次代谢产物。二次代谢产物在生物体内的分布具有特异性，这也是植物化学分类学的基础，如紫杉烷类化合物仅分布于紫杉属，乌头生物碱也仅分布于毛茛科少数几个亲缘关系比较近的属。这些探讨研究化学成分和植物亲缘关系的成果支持了化学分类学的建立和发展。

图2-2所示为绿色植物和藻类体内碳的代谢途径及一次代谢产物与二次代谢产物，以及连接它们的前体物之间的关系。为了便于理解，可将代谢过程大致分为4个区（A～D区），A区是光合作用产生的葡萄糖及其糖酶解，这部分是全部代谢的基源，B区主要是葡萄糖代谢产生的主要有机酸，C区是前体物，D区是二级代谢产物。

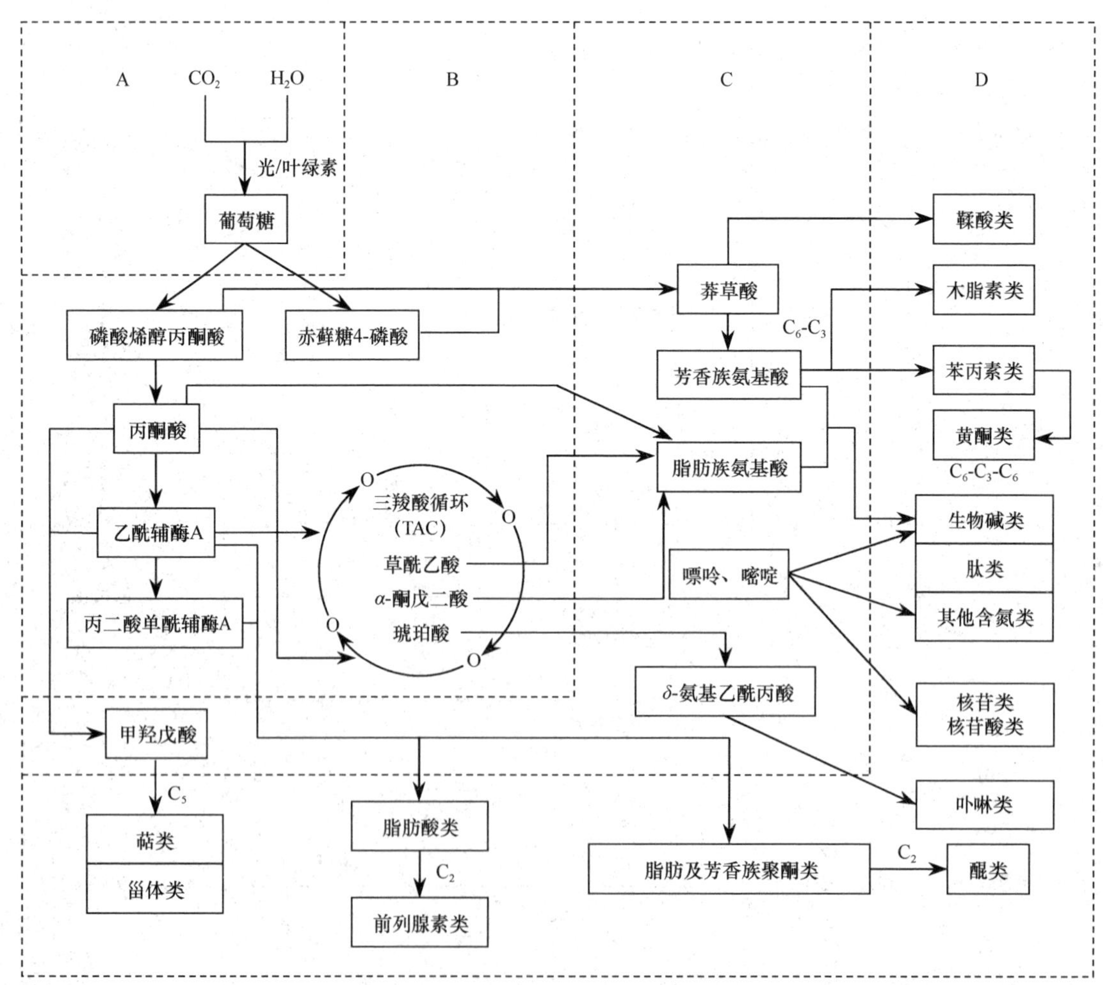

图2-2 植物体内的物质代谢与生物合成过程

二次代谢产物由一次代谢产物产生，但二者并无严格的界限，有许多介于二者之间的天然产物存在。二次代谢产物对维持生命活动的作用次于一次代谢产物，但越来越多的证据表明它们也是生物进化的结果，是与其他生物进行信息交流和竞争的物质基础，具有明显的生理活性。天然药物化学的主要研究对象为二次代谢产物，很多二次代谢产物成为先导化合物研究的主要资源，是新药研发的主要来源之一。

三、生物合成的主要"构件"

尽管已知的天然产物数量繁多，结构复杂，但从生物合成的角度分析，所有含碳和氮原子的天然有机化合物都是由非常有限的几类前体物生物合成而来。其结构的复杂性和数量的多样性，主要归于生物合成过程中多次环合和各种酶促反应引起的 C—C、C—N 和 C—O 键的氧化（oxidation）、还原（reduction）、环化（cyclization）、甲基化（methylation）、重排（rearrangement）及消除（elimination）、异构化（isomerization）等反应。从天然有机分子的构建来看，主要由图 2-3 所示的基本构件（building block）或生物合成单元（biosynthetic unit）构成。图 2-4 简单形象地说明了这些最基本的构件是怎样构成复杂的天然产物的。

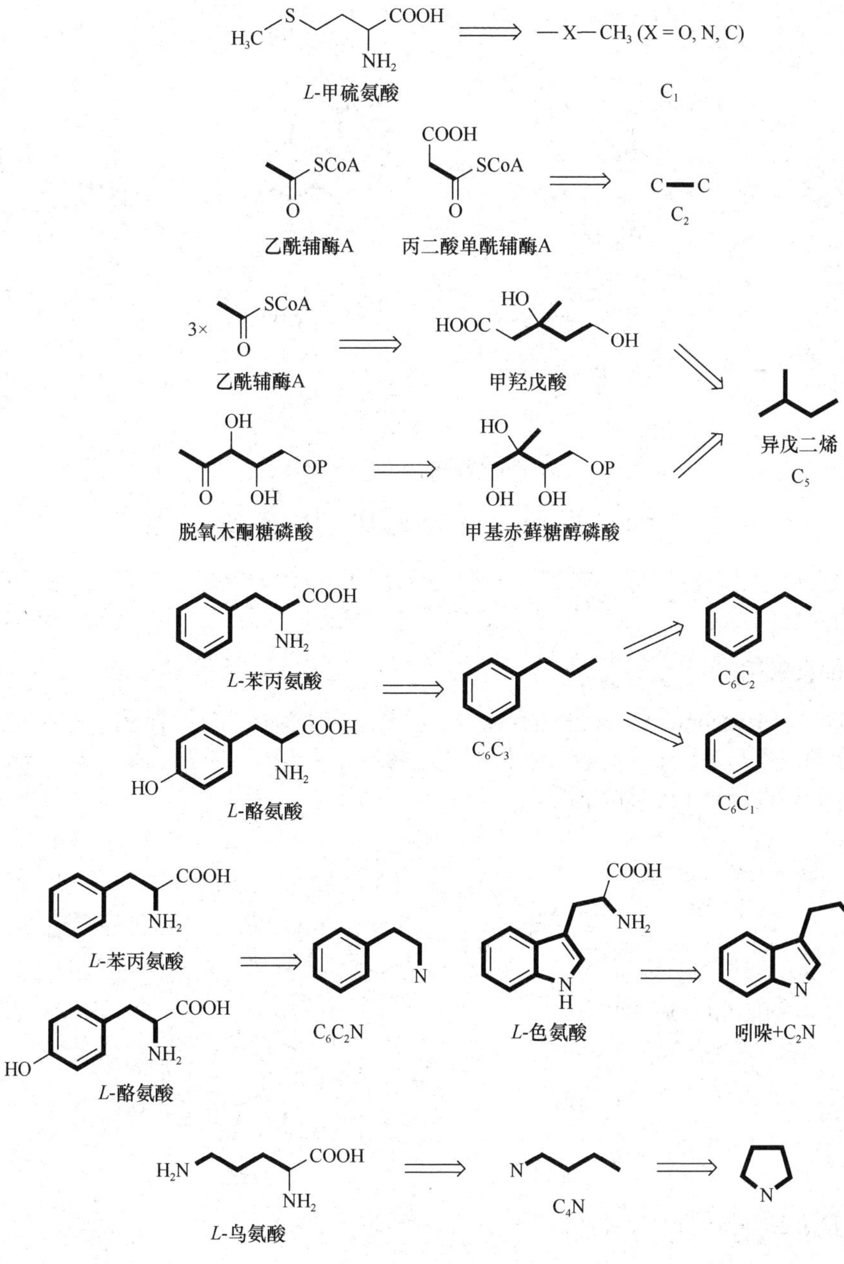

L-甲硫氨酸 ⟹ —X—CH_3 (X = O, N, C) C_1

乙酰辅酶A　丙二酸单酰辅酶A ⟹ C—C C_2

3× 乙酰辅酶A ⟹ 甲羟戊酸 ⟹ 异戊二烯 C_5

脱氧木酮糖磷酸 ⟹ 甲基赤藓糖醇磷酸 ⟹ 异戊二烯 C_5

L-苯丙氨酸、L-酪氨酸 ⟹ C_6C_3 ⟹ C_6C_2、C_6C_1

L-苯丙氨酸、L-酪氨酸 ⟹ C_6C_2N

L-色氨酸 ⟹ 吲哚+C_2N

L-鸟氨酸 ⟹ C_4N ⟹ (吡咯烷环)

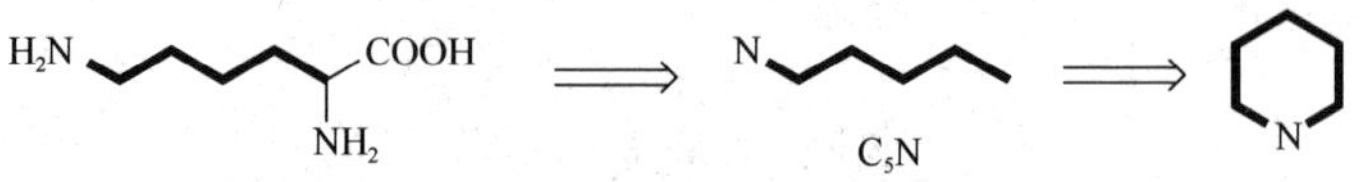

H_2N COOH NH_2 *L*-赖氨酸 ⟹ N C_5N ⟹ N

图 2-3 各种天然产物生物合成的基本“构件”

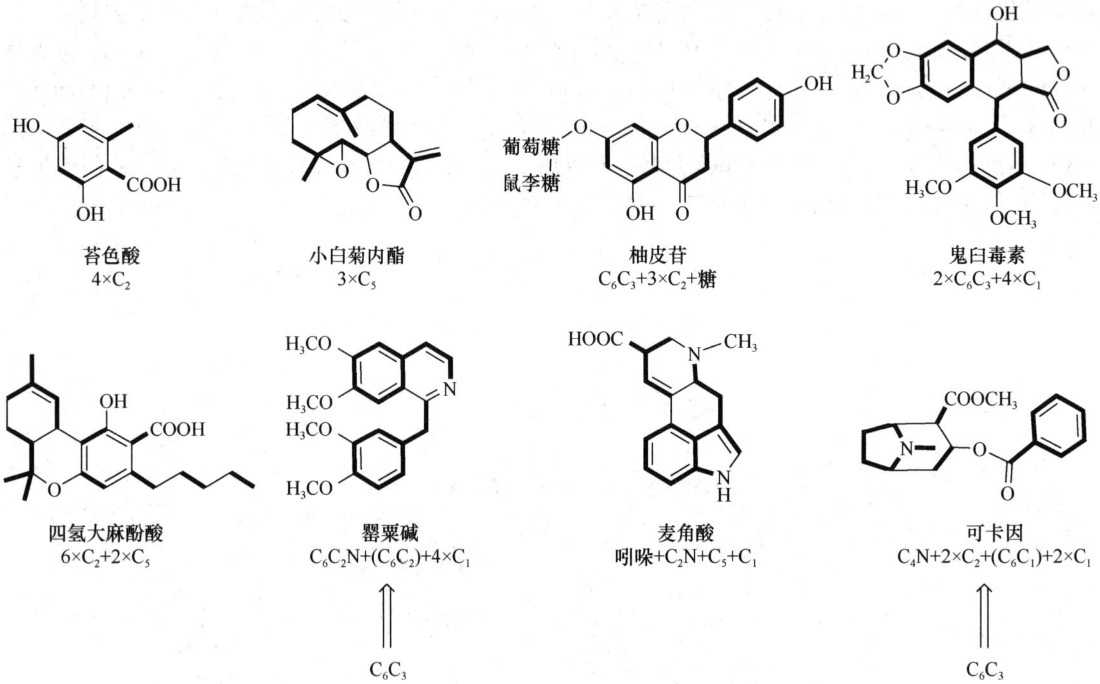

苔色酸 $4\times C_2$

小白菊内酯 $3\times C_5$

柚皮苷 $C_6C_3+3\times C_2$+糖

鬼臼毒素 $2\times C_6C_3+4\times C_1$

四氢大麻酚酸 $6\times C_2+2\times C_5$

罂粟碱 $C_6C_2N+(C_6C_2)+4\times C_1$ ⇑ C_6C_3

麦角酸 吲哚$+C_2N+C_5+C_1$

可卡因 $C_4N+2\times C_2+(C_6C_1)+2\times C_1$ ⇑ C_6C_3

图 2-4 各类天然产物中的基本“构件”

四、生物合成的主要反应类型

生物合成反应遵循基本有机化学反应原理，要了解复杂天然产物的生物合成途径，首先要掌握生物合成的主要反应类型，包括缩合反应、消除反应、氧化还原反应、环合反应、环加成反应等。

（一）缩合反应

缩合反应（condensation reaction）是生物合成主要反应类型之一。缩合反应遵循基本有机化学反应原理，在酶的参与下，缩合反应的选择性和立体专一性很强，如土霉素（oxytetracycline）母核结构的形成需要进行分子内羟醛缩合。

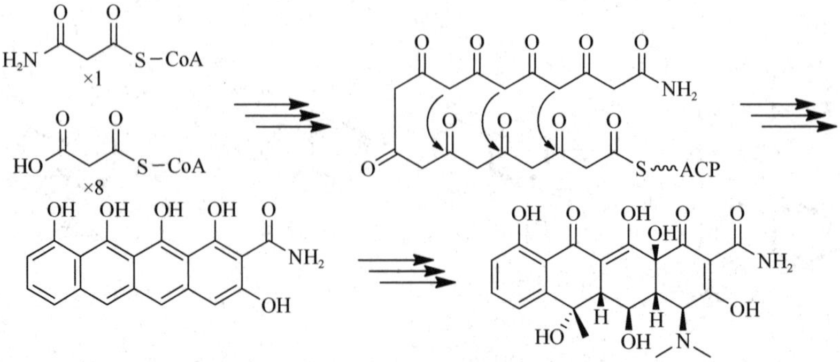

土霉素

（二）消除反应

消除反应（elimination reaction）在生物合成中经常发生，反应通常脱去一个中性分子，如水、氨、小分子烯烃等。脱氨是消除反应的一个例子，通常是指氨基酸在脱氨酶的作用下脱去氨的反应，如苯丙氨酸在苯丙氨酸脱氨酶（phenylalanine ammonia-lyase，PAL）催化下脱去氨基形成肉桂酸。

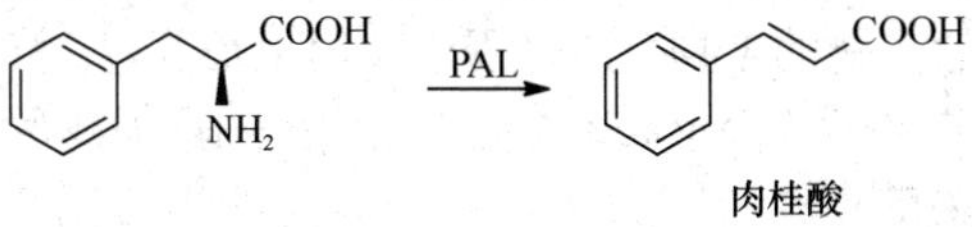

肉桂酸

脱羧反应是生物合成过程中的另一种重要消除反应，生物合成中的脱羧反应与有机化学相似，主要发生在氨基酸和氨基酸途径中含羧基的中间体上，得到的产物为有机胺，是生物碱的前体。如二羟苯丙氨酸（*L*-DOPA）在多巴脱羧酶（DDC）作用下脱羧后形成多巴胺，多巴胺是苄基异喹啉类生物碱的前体。

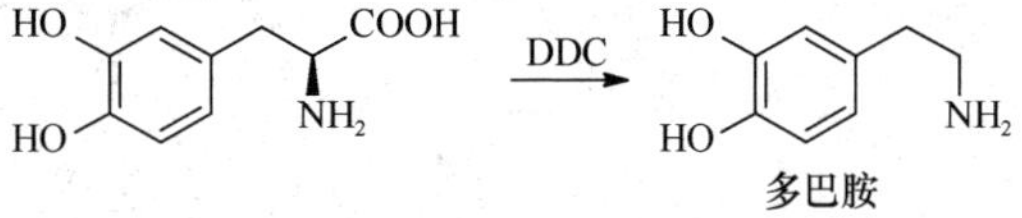

多巴胺

（三）氧化还原反应

氧化还原反应（oxidation-reduction reaction）存在于大多数生物合成反应中，是天然产物生物合成过程中广泛发生的重要转化，并且反应具有选择性，如下反应式所示，将醛氧化成酸及将醛酮还原成醇。氧化还原反应涉及生物体系中电子的转移，电子转移体系有烟酰胺腺嘌呤二核苷酸（nicotinamide adenine dinucleotide，NAD）、黄素腺嘌呤二核苷酸（flavin adenine dinucleotide，FAD）、铁卟啉类（iron-porphyrin）、细胞色素类（cytochrome）和泛醌（ubiquinone）。

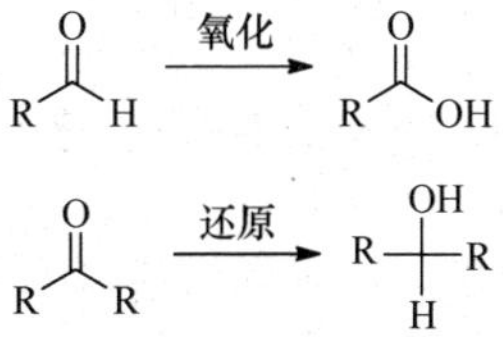

（四）环合反应

环合反应（cyclization reaction）是形成碳环或者杂环的过程，常见于天然产物的骨架结构形成过程，如焦磷酸香叶基香叶酯（geranylgeranyl pyrophosphate，GGPP）在二萜环化酶的作用下形成具有 5–8–5 三环骨架的壳梭菌素型（fusicoccane）二萜 myrothec-15(17)-en-7-ol。

GGPP

myrothec-15(17)-en-7-ol

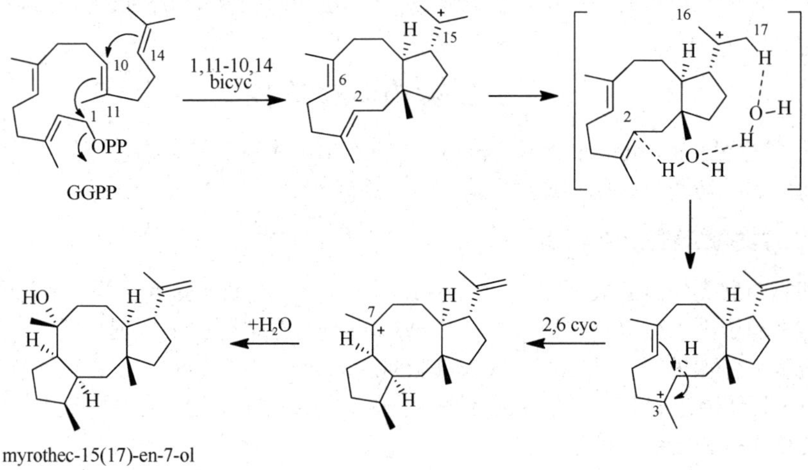

（五）环加成反应

环加成反应（cycloaddition reaction）是指两个或多个带有双键、共轭双键或孤对电子的分子相互作用，形成稳定环状化合物的反应，是有机化学合成反应中非常重要的碳碳键形成的手段和常用的反应之一。这类反应在天然产物的生物合成过程中应用也很普遍，特别是通过环加成反应形成更为复杂的多环化合物，如由周环酶（pericyclase）催化的[6+4]环加成反应是大环内酯类聚酮化合物 streptoseomycin 生物合成的关键步骤。

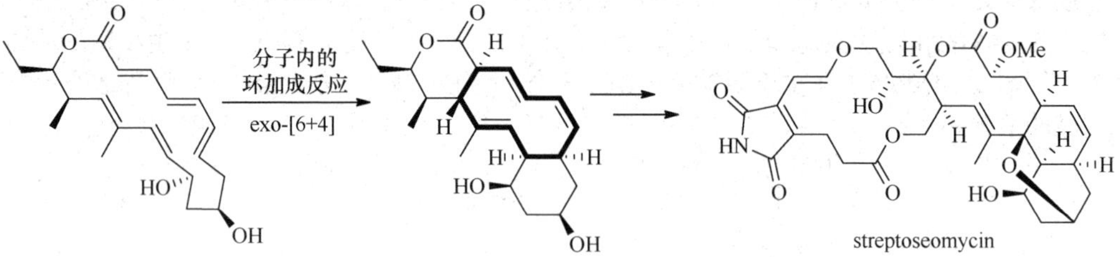

分子内的
环加成反应
exo-[6+4]

streptoseomycin

第一节 主要的生物合成途径

天然产物主要为糖和苷、苯丙素类、醌类、黄酮类、萜类和甾体、生物碱等类型化合物，它们具有三个特点：①化合物总数多，并且增长速度巨大；②结构复杂，即使相同类型的化合物结构上差异也很大；③生物合成起源相近，尽管结构相差明显，但具有共同的生物合成途径。为了方便天然产物生物合成途径的研究，习惯上按一定的基本单位进行分类，天然产物均按此基本单位进行组合形成。

常见的基本单位类型如下。

C_2 单位（乙酸单位）：以两个碳的乙酸为基本单位，按不同数目、不同方式组合成天然产物，如脂肪酸、酚类、蒽酮类等化合物。

C_5 单位（异戊烯单位）：以五个碳的异戊二烯为基本单位形成的化合物，如倍半萜、二萜类、三萜皂苷、甾体皂苷等化合物。

C_6 单位：以苯环的 6 个碳为主构成的 C_6 和 C_6-C_3 等为基本单位，经一定的代谢方式形成的天然产物，如香豆素、木脂素等苯丙素类化合物。

氨基酸单位：以各种氨基酸为基本单位形成的生物碱类化合物，如小檗碱等生物碱类化合物。

复合单位：由上述单位复合构成。

下面介绍几种天然产物的主要生物合成途径，这些途径已经采用多种技术包括同位素示踪实验证实。

一、乙酸-丙二酸途径

乙酸-丙二酸途径（acetate-malonate pathway，AA-MA 途径）是生物合成的主要途径之一。天然产物中脂肪酸类、酚类、蒽酮类等物质均由这一途径产生。

（一）脂肪酸类化合物的生物合成

天然饱和脂肪酸类均由乙酸-丙二酸途径生成。该途径从乙酰辅酶 A 出发，活化形成乙酰-酰基载体蛋白，与来源于丙二酸单酰辅酶 A 的丙二酸单酰-酰基载体蛋白缩合延长碳链，还原后完成一次碳链延长过程，依次缩合、还原可完成长链脂肪酸的合成（图 2-5）。该途径的特点是出发单位是乙酰辅酶 A，延伸碳链的是丙二酸单酰辅酶 A。碳链的延伸由缩合及还原两个步骤交替而成，得到的饱和脂肪酸中碳原子数为偶数。

同理，由丙酰辅酶 A（propionyl CoA）与丙二酸单酰辅酶 A 经缩合、还原等可得到碳链为奇数的脂肪酸化合物。我们称丙酰辅酶 A 是奇数脂肪酸的前体，乙酰辅酶 A 是偶数脂肪酸的前体。以此类推，支链脂肪酸的前体应为异丁酰辅酶 A（isobutyryl CoA）、*α*-甲基丁酰辅酶 A（*α*-methylbutyryl CoA）或甲基丙二酸单酰辅酶 A（methylmalonyl CoA）等。

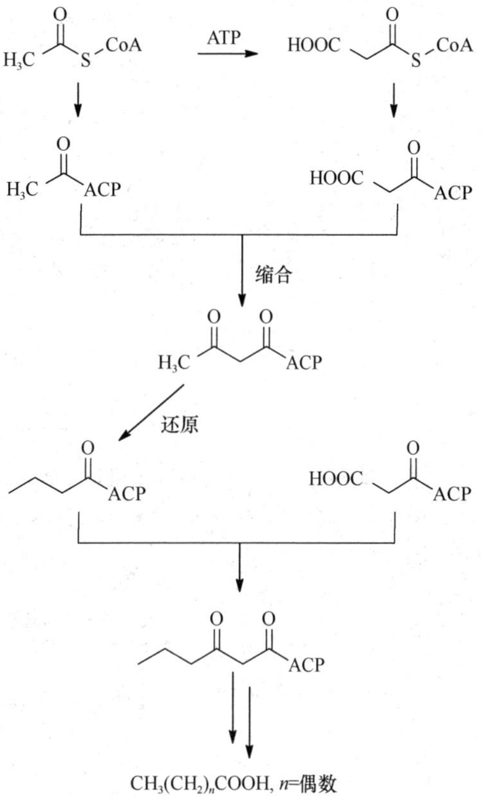

$CH_3(CH_2)_nCOOH$, *n*=偶数

图 2-5　饱和脂肪酸的生物合成途径

（二）酚类和蒽酮类化合物

天然酚类和蒽酮类化合物也是由乙酸-丙二酸途径生成，主要由乙酰辅酶 A 和不同比例的丙二酸单酰辅酶 A 缩合形成聚酮，再环合形成酚类和蒽酮类化合物。与脂肪酸生物合成途径相比不同之处是碳链延伸过程中不会将聚酮链还原为高度饱和的烷烃链，生成的聚酮链的大小与丙二酸单酰辅酶A比例相关。聚酮类化合物的分类是根据分子结构中含有乙酸单位的数目进行，如聚戊酮类（pentaketide）、聚己酮类（hexaketide）、聚庚酮类（heptaketide）等（图 2-6），例如，乙酰辅酶 A 和丙二酸单酰辅酶 A 的摩尔比为 1∶3，则生成聚丁酮，聚丁酮经不同的环合方式可以得到苔色酸、乙酰间苯三酚和四乙酸内酯（图 2-6、图 2-7）。芳环、萘环和蒽环等均按此方式构成。聚酮羰基位置通常是芳环上的含氧取代基形成的位置，故天然酚类和蒽酮类化合物的羟基和甲氧基（$—OH$、$—OCH_3$）多互为间位。

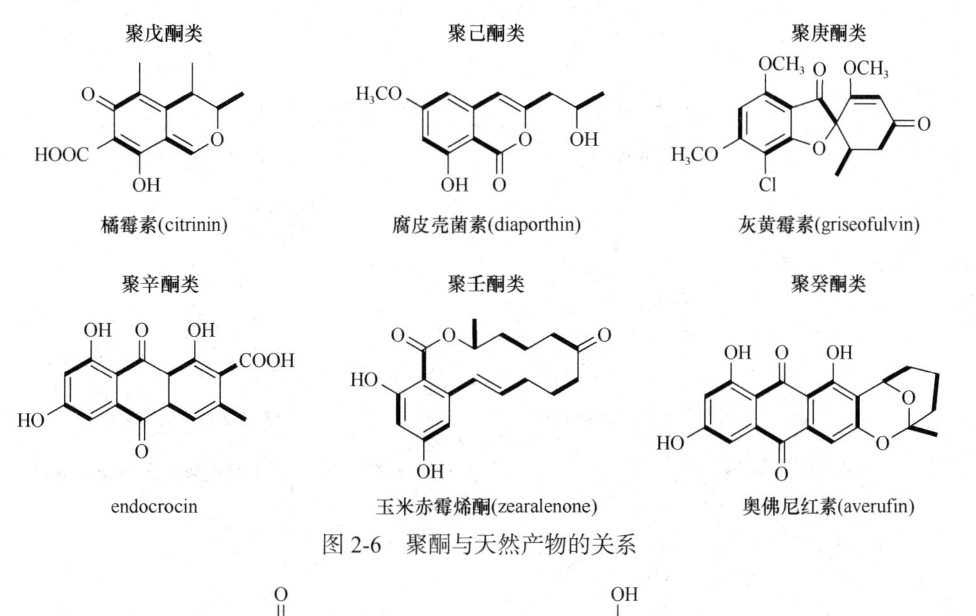

图 2-6　聚酮与天然产物的关系

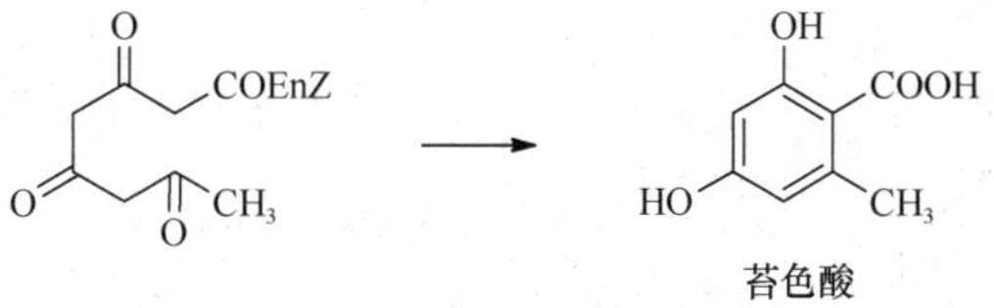

苔色酸

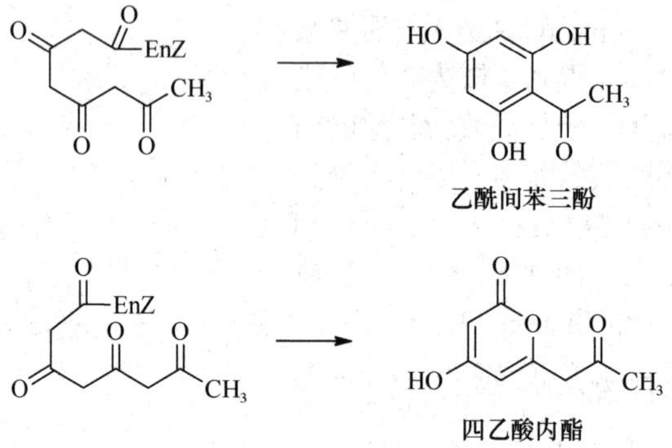

乙酰间苯三酚

四乙酸内酯

图 2-7 聚丁酮不同的环合方式

二、甲羟戊酸途径

甲羟戊酸途径（mevalonic acid pathway，MVA 途径）是由乙酰辅酶 A 出发，经甲羟戊酸形成二甲基烯丙焦磷酸（DMAPP）或异戊烯焦磷酸（IPP），进而以不同方式形成萜类化合物的途径（图 2-8）。

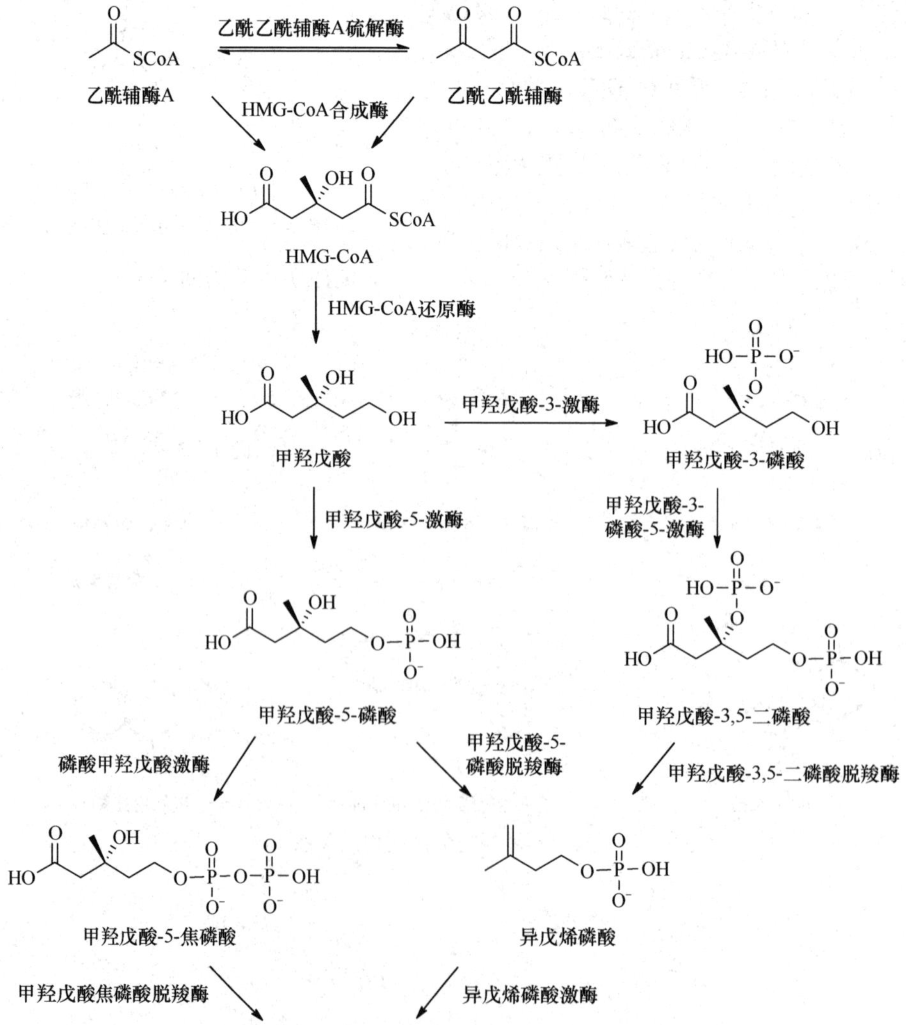

乙酰乙酰辅酶A硫解酶

乙酰辅酶A

乙酰乙酰辅酶

HMG-CoA合成酶

HMG-CoA

HMG-CoA还原酶

甲羟戊酸

甲羟戊酸-3-激酶

甲羟戊酸-3-磷酸

甲羟戊酸-5-激酶

甲羟戊酸-3-磷酸-5-激酶

甲羟戊酸-5-磷酸

甲羟戊酸-3,5-二磷酸

磷酸甲羟戊酸激酶

甲羟戊酸-5-磷酸脱羧酶

甲羟戊酸-3,5-二磷酸脱羧酶

甲羟戊酸-5-焦磷酸

异戊烯磷酸

甲羟戊酸焦磷酸脱羧酶

异戊烯磷酸激酶

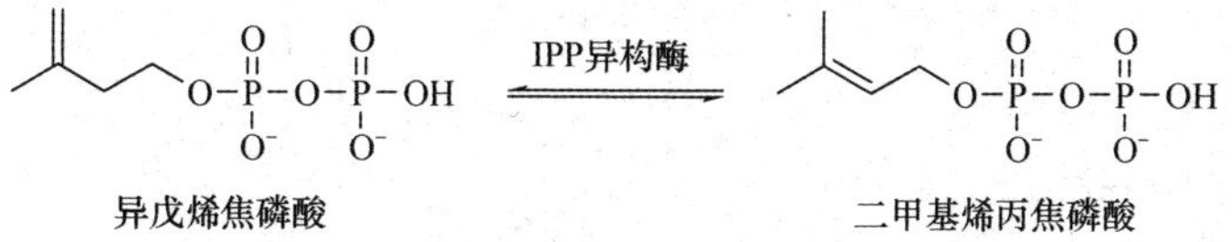

图 2-8 甲羟戊酸途径

近年来发现甲羟戊酸途径并不是形成萜类化合物的唯一途径，至少还有一条脱氧木酮糖磷酸（deoxyxylulose phosphate，DOXP）途径。因该途径中有中间产物 2-*C*-甲基-*D*-赤藓糖醇-4-磷酸酯（2-*C*-methyl-*D*-erythritol-4-P, MEP），因此又称“MEP 途径”，又称非甲羟戊酸途径（non-mevalonic acid pathway）（图 2-9）。在植物中，甲羟戊酸途径在细胞质中进行，而非甲羟戊酸途径主要在叶绿体或其他细胞器中进行。不论是甲羟戊酸途径，还是非甲羟戊酸途径，它们都是先形成 C_5 单元 DMAPP 和 IPP，然后通过不同连接方式，如头-尾相接，头-头相接构成不同长度的聚异戊烯链，然后再在其他酶的作用下形成千变万化的萜类与甾体化合物（图 2-10）。

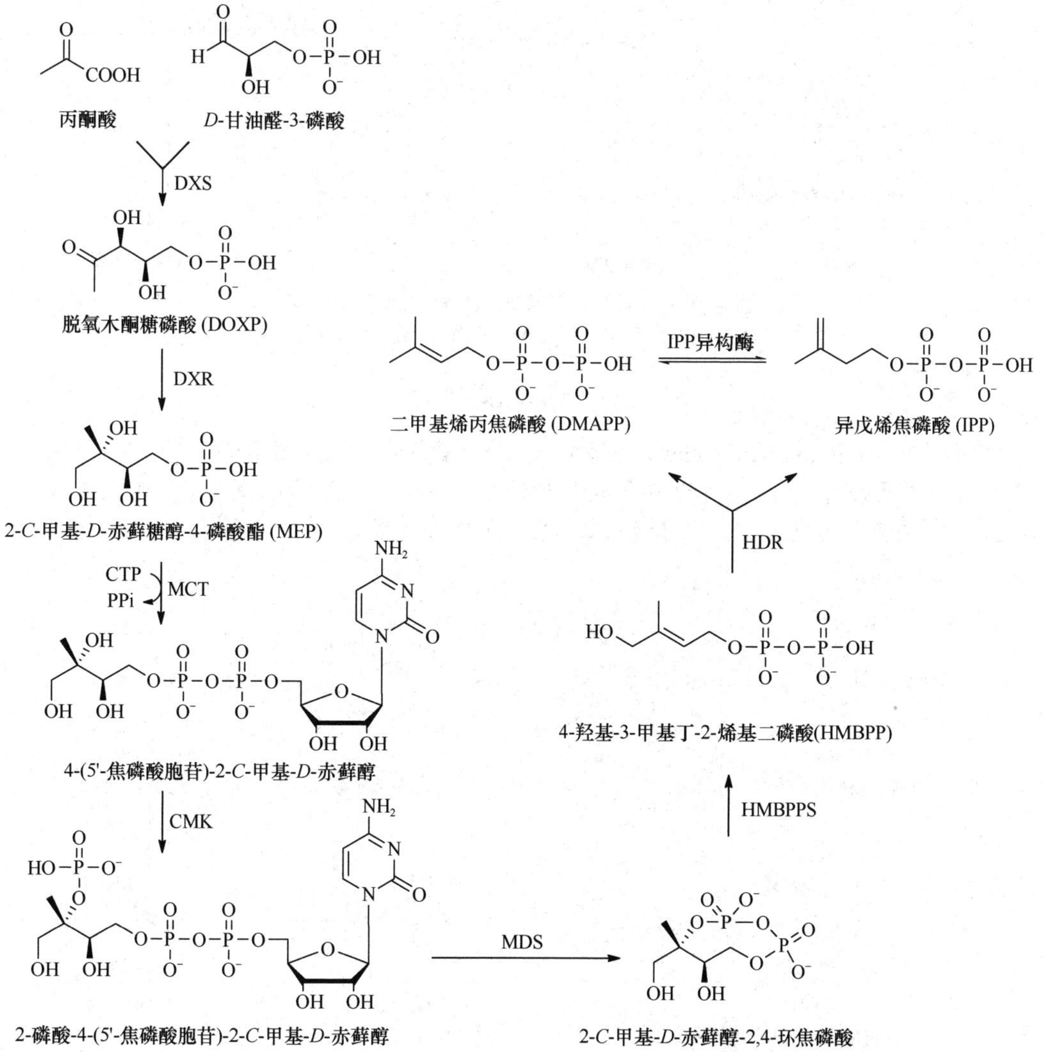

图 2-9 非甲羟戊酸途径

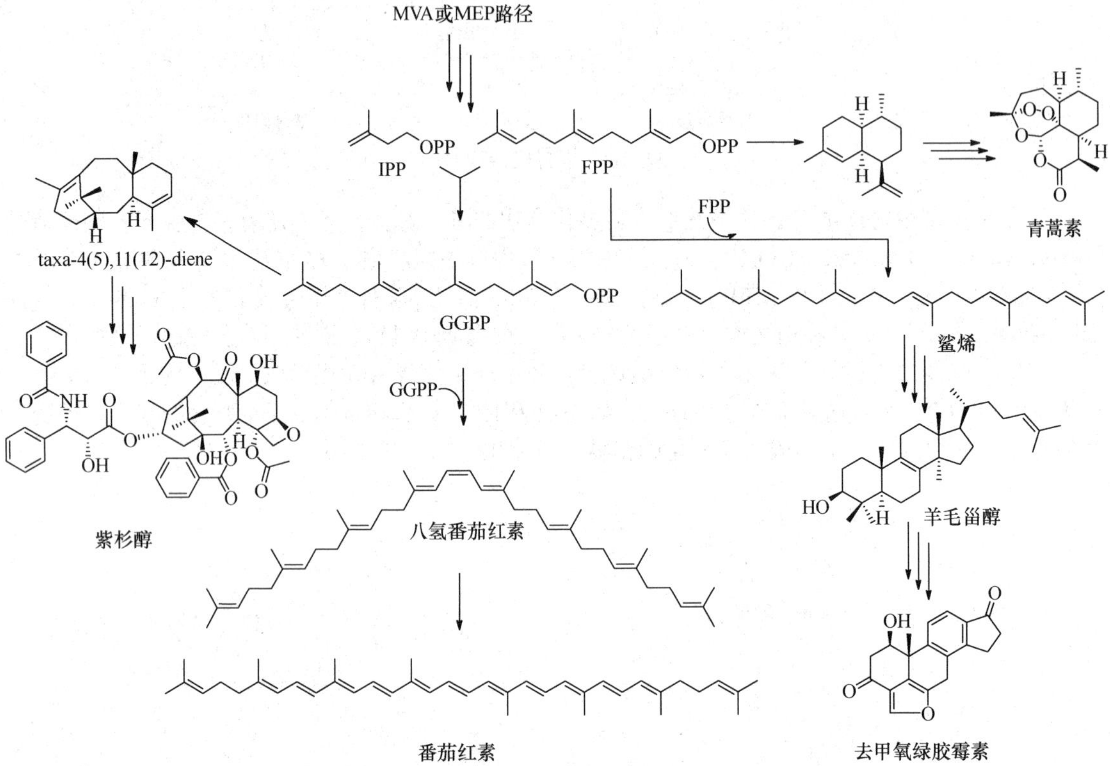

图 2-10 代表性萜类化合物与甾体的生物合成

FPP：焦磷酸金合欢酯；GGPP：焦磷酸香叶基香叶酯

三、莽草酸途径

莽草酸途径（shikimic acid pathway）是由赤藓糖-4-磷酸与磷酸烯醇丙酮酸（PEP）经缩合、环合、脱水、还原形成莽草酸，进一步转化成芳香氨基酸、肉桂酸衍生物及香豆素、木脂素等的生物合成途径。芳香氨基酸的生物合成过程见图 2-11，肉桂酸及其衍生物的生物合成过程见图 2-12。

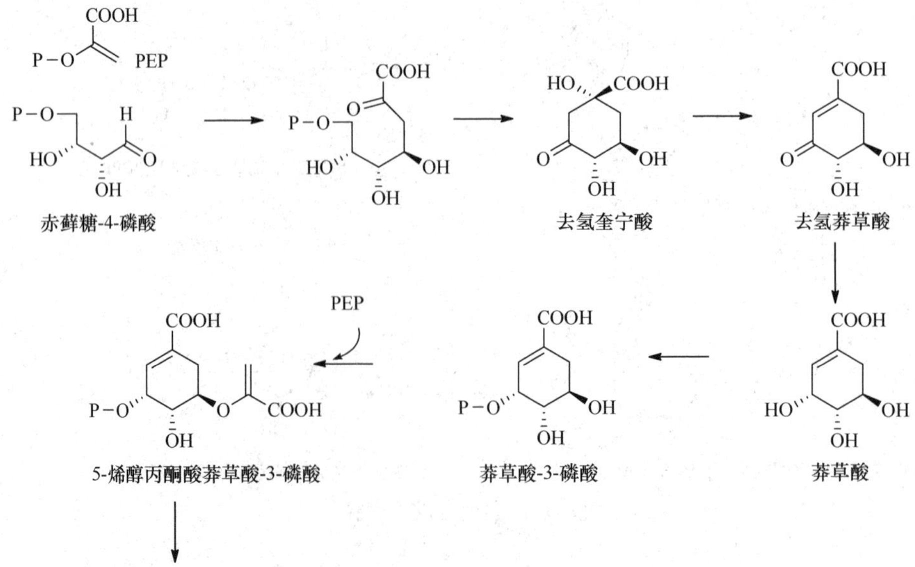

COOH
OH
O
COOH
分支酸
HOOC
O
HOOC
O
OH
预苯酸
COOH
O
苯丙酮酸
COOH
NH_2
苯丙氨酸
COOH
NH_2
邻氨苯基甲酸
丝氨酸
COOH
O
OH
对羟基苯丙酮酸
COOH
NH_2
OH
酪氨酸
COOH
NH_2
N
H
色氨酸

图 2-11 芳香氨基酸的生物合成过程

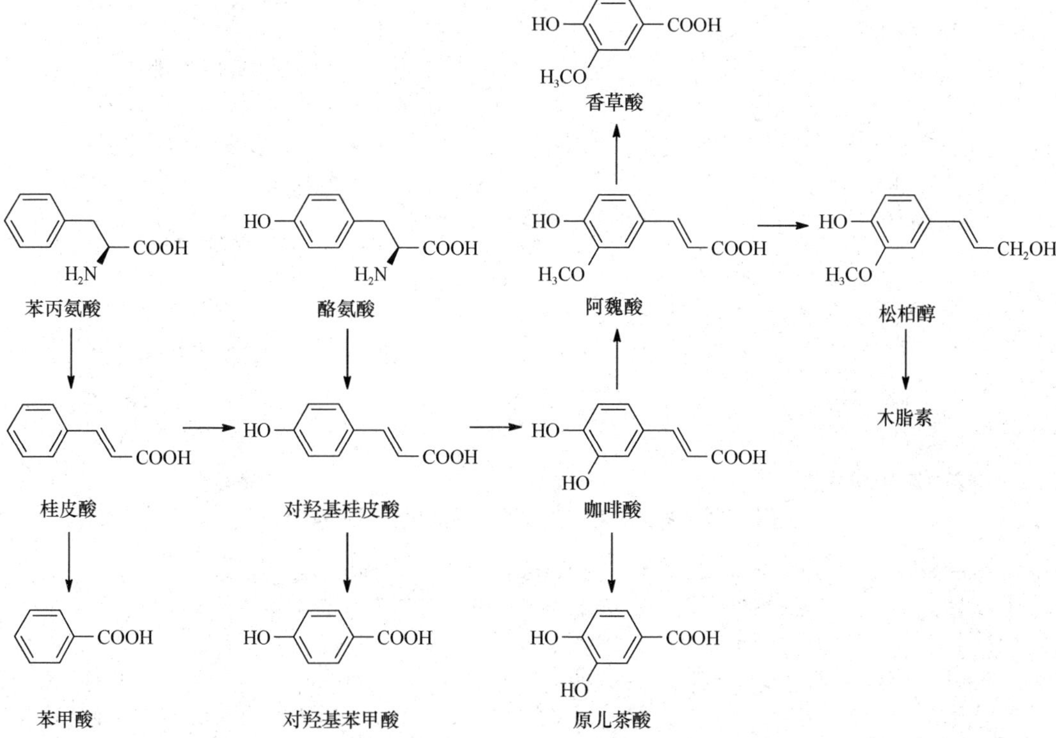

图 2-12 肉桂酸及其衍生物的生物合成过程

四、氨基酸途径

氨基酸途径（amino acid pathway）以氨基酸为前体，脱羧形成有机胺中间体，再经环合、氧化还原、重排等反应形成以生物碱为主的天然产物的生物合成途径。作为生物碱前体的氨基酸通常有鸟氨酸（ornithine）、赖氨酸（lysine）、苯丙氨酸（phenylalanine）、酪氨酸（tyrosine）和

视窗 2-3

色氨酸（tryptophane）等。鸟氨酸和赖氨酸是脂肪族氨基酸，主要用于合成吡咯里西啶类、托品类、哌啶类、喹诺里西啶类等生物碱（图 2-13）。苯丙氨酸、酪氨酸和色氨酸等是芳香族氨基酸，主要用于合成苯丙胺类、四氢异喹啉类、β-卡波林类生物碱等（图 2-14、图 2-15）。

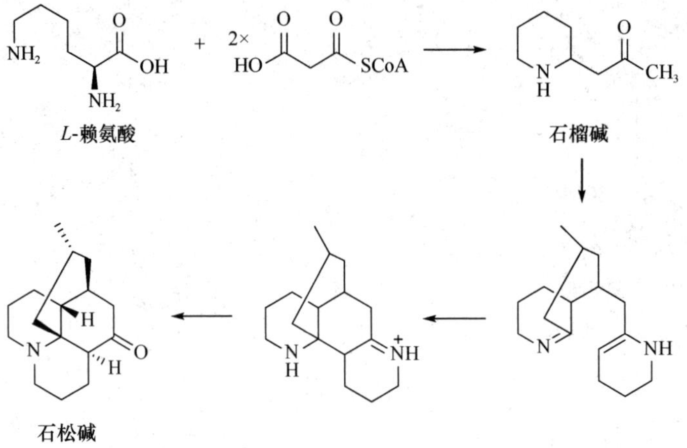

L-赖氨酸 石榴碱 石松碱

图 2-13 来自赖氨酸的喹诺里西啶类生物碱石松碱的生物合成

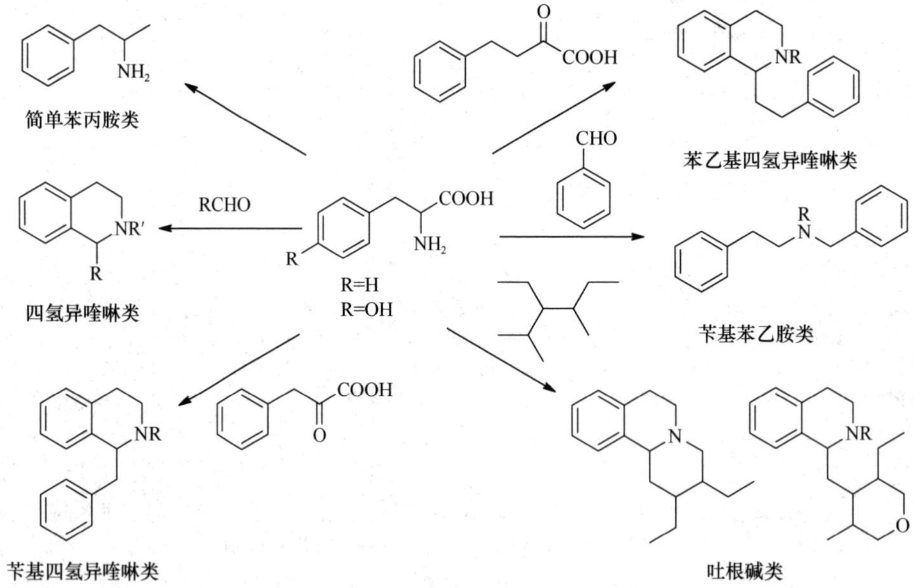

简单苯丙胺类 苯乙基四氢异喹啉类 RCHO 四氢异喹啉类 R=H R=OH 苄基苯乙胺类 苄基四氢异喹啉类 吐根碱类

图 2-14 来自苯丙氨酸和酪氨酸的生物碱示意图

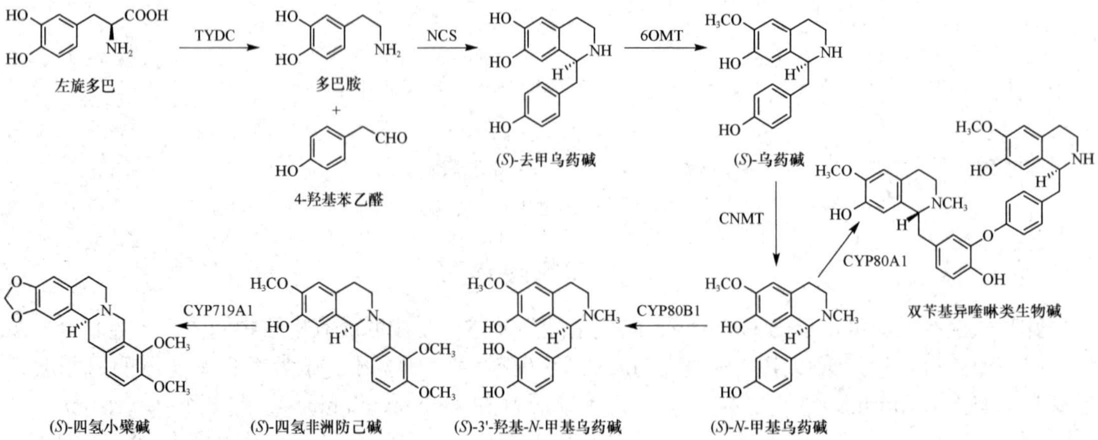

左旋多巴 TYDC 多巴胺 4-羟基苯乙醛 NCS (S)-去甲乌药碱 6OMT (S)-乌药碱 CNMT (S)-N-甲基乌药碱 CYP80A1 双苄基异喹啉类生物碱 CYP80B1 (S)-3'-羟基-N-甲基乌药碱 (S)-四氢非洲防己碱 CYP719A1 (S)-四氢小檗碱

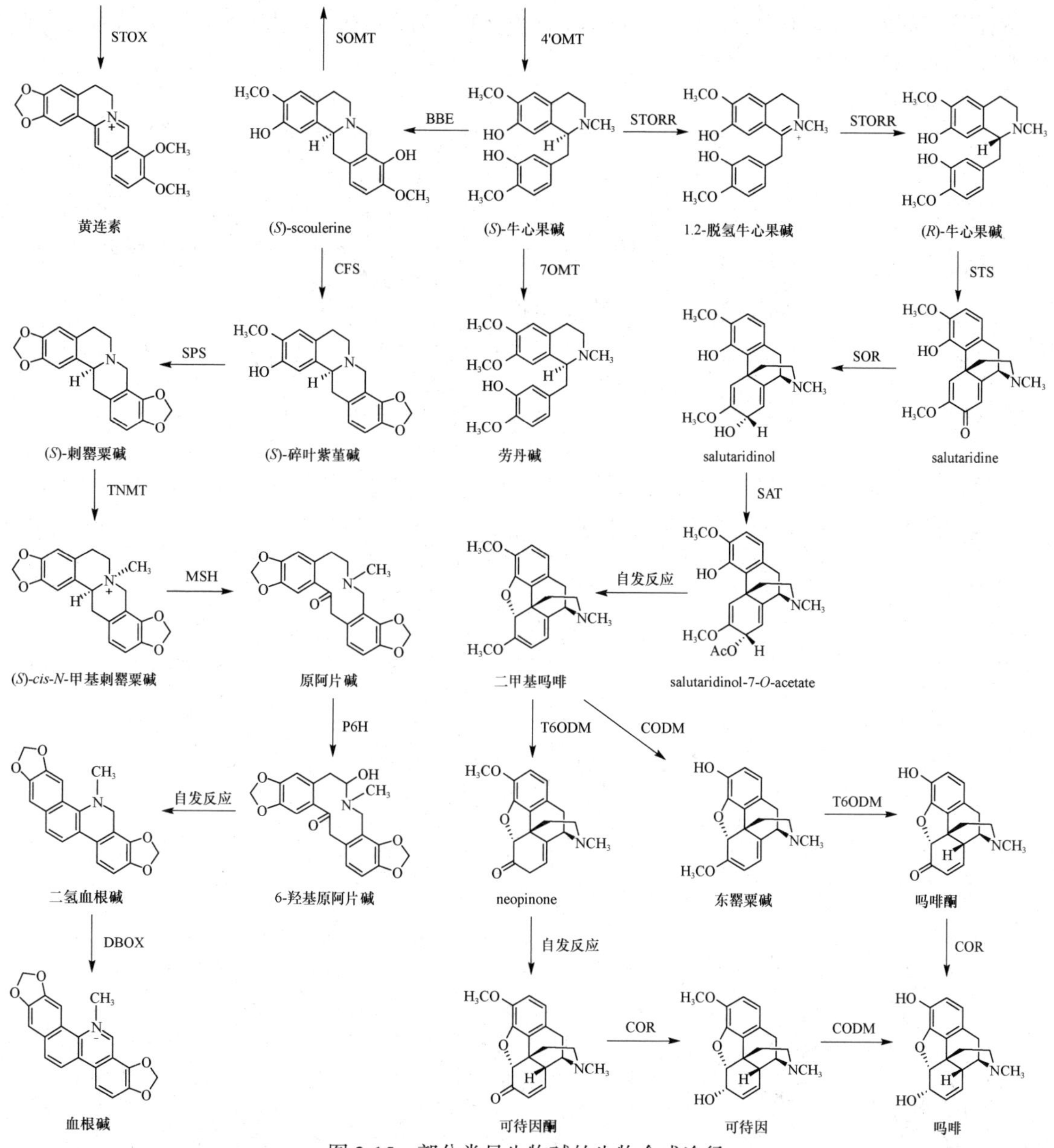

图 2-15 部分常见生物碱的生物合成途径

TYDC：酪氨酸脱羧酶；NCS：去甲乌药碱合酶；6OMT：去甲乌药碱 6-氧甲基转移酶；CNMT：乌药碱-氮甲基转移酶；CYP80A1：黄芦木碱合酶；CYP80B1：氮甲基乌药碱 3′-羟化酶；CYP719A1：四氢小檗碱合酶；STOX：四氢原小檗碱氧化酶；SOMT：金黄紫堇碱 9-氧甲基转移酶；4′OMT：3′-羟基-氮甲基乌药碱 4′-氧甲基转移酶；BBE：小檗碱桥酶；STORR：牛心果碱差向异构酶；CFS：碎叶紫堇碱合酶；7OMT：牛心果碱 7-氧甲基转移酶；STS：salutaridine 合酶；SPS：刺罂粟碱合酶；SOR：salutaridine 还原酶；TNMT：四氢原小檗碱-氮甲基转移酶；SAT：salutaridinol 7-氧乙酰转移酶；MSH：氮甲基刺罂粟碱 14-羟化酶；P6H：原阿片碱 6-羟化酶；T6ODM：蒂巴因 6-氧脱甲基酶；CODM：可待因氧脱甲基酶；DBOX：二氢苯并菲啶氧化酶；COR：可待因酮还原酶

五、复 合 途 径

复合途径（combination pathway）指经过两种或两种以上生物合成途径合成二次代谢产物。复合途径又可分为含氮和不含氮的两大复合途径。在复杂天然产物的形成过程中，经常涉及多种途径共同完成，不同途径构成不同的结构片段，经环合、缩合、氧化还原等过程形成最终产物。常见的生物合成复合途径有下列几种：①乙酸-丙二酸-莽草酸途径；②乙酸-丙二酸-甲羟戊酸途径；③氨基酸-甲羟戊酸途径；④氨基酸-乙酸-丙二酸途径；⑤氨基酸-莽草酸途径。例如，大麻二酚酸（cannabidiolic acid）和四氢大麻酚酸（tetrahydrocannabinolic acid）的生物合成途径是由乙酸-丙二酸途径和甲羟戊酸途径构成（图 2-16）；黄酮类化合物的生物合成途径均由乙酸-丙二酸途径和莽草酸途径构成（图 2-17）。

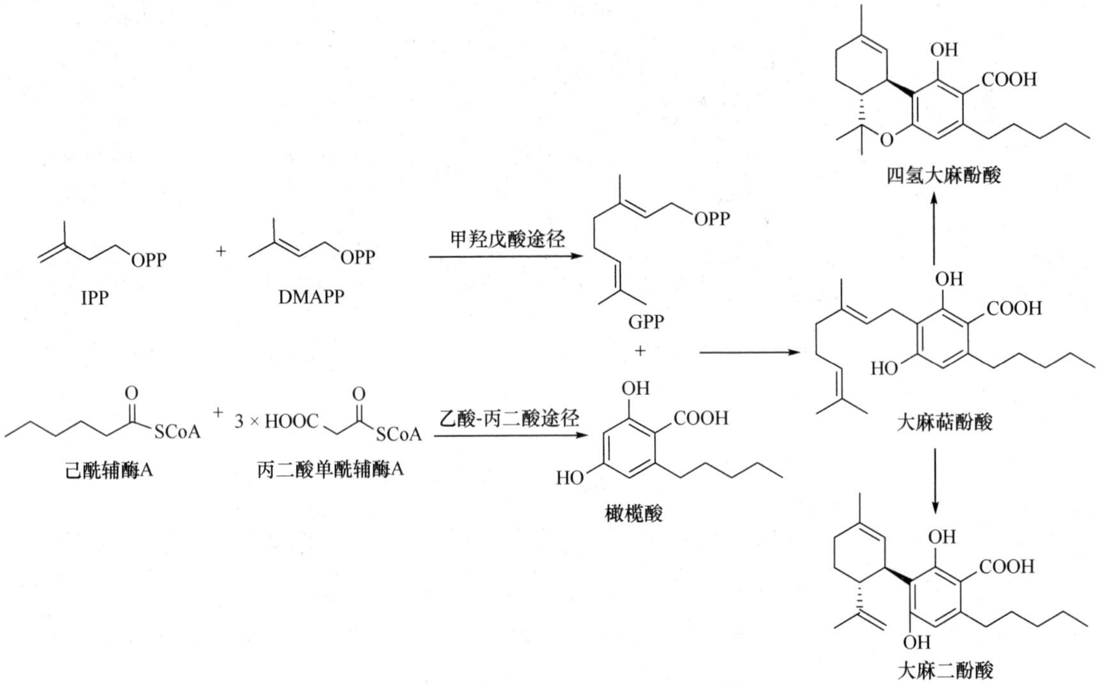

IPP + DMAPP —甲羟戊酸途径→ GPP
己酰辅酶A + 3 × 丙二酸单酰辅酶A —乙酸-丙二酸途径→ 橄榄酸
GPP + 橄榄酸 → 大麻萜酚酸 → 四氢大麻酚酸；大麻萜酚酸 → 大麻二酚酸

图 2-16　大麻二酚酸与四氢大麻酚酸的生物合成
GPP. 焦磷酸香叶酯

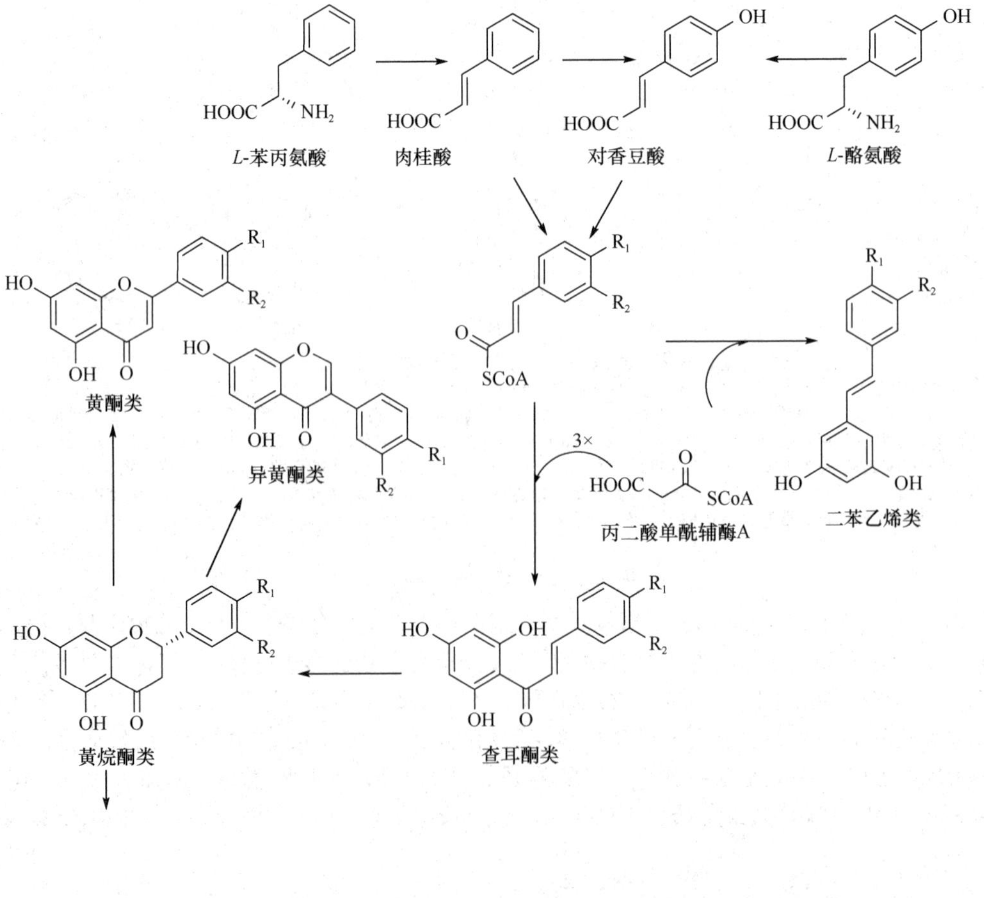

L-苯丙氨酸 → 肉桂酸 → 对香豆酸 ← L-酪氨酸
肉桂酸、对香豆酸 → 辅酶A酯 —3× 丙二酸单酰辅酶A→ 查耳酮类 → 黄烷酮类 → 黄酮类、异黄酮类
辅酶A酯 + 丙二酸单酰辅酶A → 二苯乙烯类

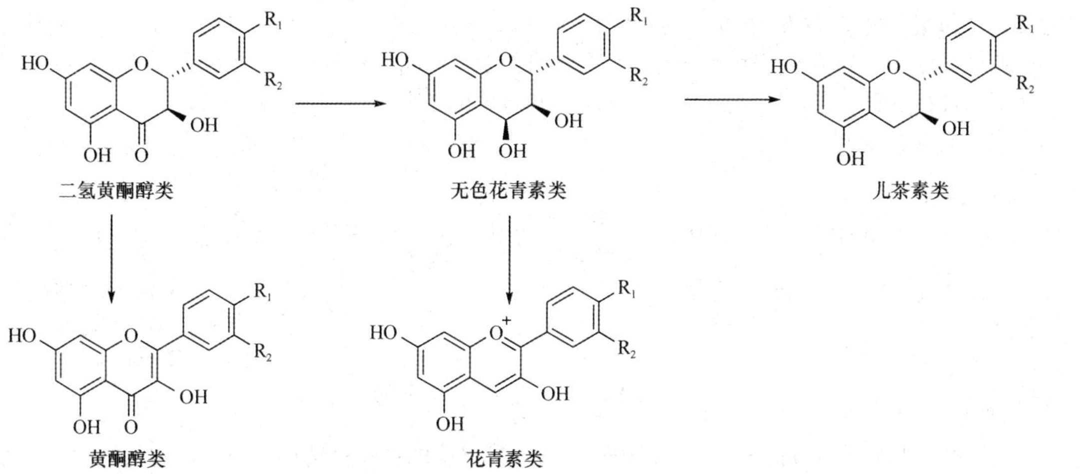

图 2-17 黄酮类化合物的生物合成

第二节 生物合成的意义

通常动物、植物与微生物中活性天然产物的含量较低，因此直接从动物、植物或微生物中分离目标化合物很难满足工业需求。化学合成被认为是实现天然产物高效制备的有效手段，然而天然产物复杂的结构增加了化学合成的难度。因此，生物体如何将简单的原料进一步转化构成数目庞大、结构各异的天然化合物，涉及的反应类型及机制等，引起了人们极大的兴趣。化学家们期望通过模拟天然产物的生物合成来设计化学合成方法从而提高合成效率，即仿生合成。此外，近年来随着生物技术的发展，在解析天然产物生物合成途径的基础上利用底盘细胞重构天然产物生物合成途径以实现天然产物高效制备，即绿色生物制造，也受到广泛关注。由此可见，天然产物的生物合成研究具有重要的意义与应用潜力。

一、仿 生 合 成

案例 2-1 阿托品是一种莨菪烷型生物碱，是副交感神经抑制剂，可作扩瞳药、泻药等。结构见右图：

分子中含有吡咯环以桥连形式存在，构成化合物的主体。

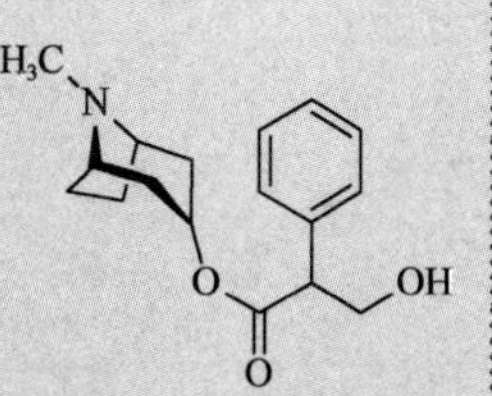

问题： 1. 含氮桥环是如何形成的？

2. 该生物碱的生物合成途径是什么？

3. 按仿生合成原理，该化合物的主要合成路线是什么？

视窗 2-4

视窗 2-5

很多天然产物的生物合成原理为有机化学合成提供了新思路。阿托品（atropine）又称颠茄碱，是一种莨菪烷型生物碱，是 *D*-莨菪碱和 *L*-莨菪碱的对映体混合物，结构如图 2-18 所示。阿托品存在于颠茄、曼陀罗等茄科植物中，是副交感神经抑制剂，可用作扩瞳药、泻药，还可缓解花粉症、伤风鼻阻和肠痉挛，也用于治疗小儿夜尿症，有时用于缓减输尿管和胆管痉挛。

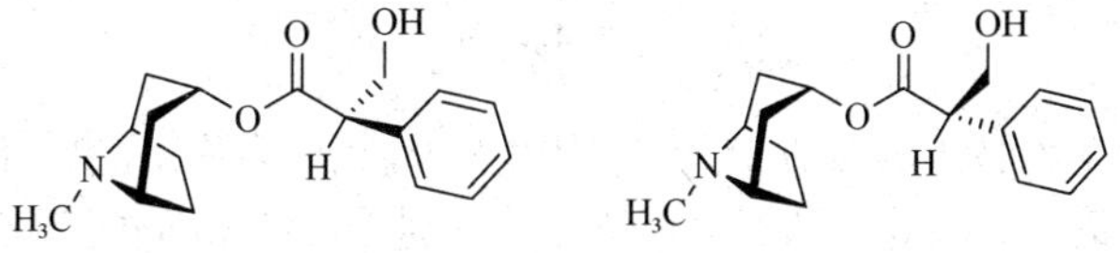

图 2-18 阿托品的结构

阿托品是来源于鸟氨酸的生物碱，分子中含有一个吡咯环与哌啶环形成的桥环结构。阿托品的全合成是利用曼尼希（Mannich）反应进行的第一个仿生合成。曼尼希反应是指含活泼氢的化合物与胺及另一分子的醛或酮三组分一锅法合成曼尼希碱（Mannich base）。曼尼希反应已经成为 β-氨基羰基化合物经典的合成方法，也是生物碱生物合成的主要途径之一（图 2-19）。

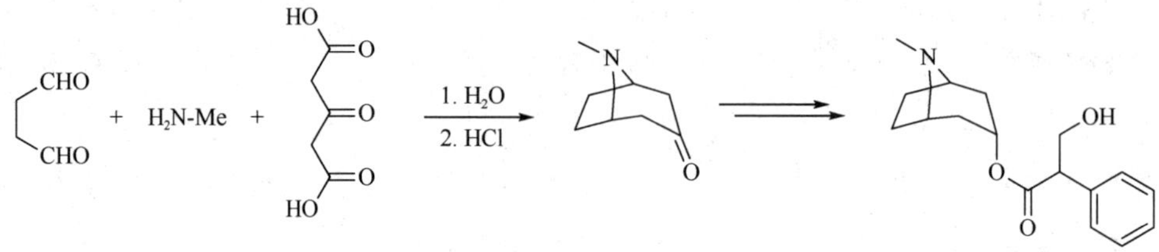

图 2-19 阿托品的仿生合成

虎皮楠生物碱（*Daphniphyllum* alkaloid）是一大类从虎皮楠科植物中分离得到的结构复杂的活性天然产物，在化学和生物学等方面具有重要的研究价值。化合物 dihydro-*proto*-daphniphylline 的合成是采用仿生合成的方法实现的。1992 年，克莱顿（Clayton）等依据仿生合成原理合成了 dihydro-*proto*-daphniphylline，他们采用甲酰化的角鲨烯经曼尼希反应，环合、水解得到 dihydro-*proto*-daphniphylline，合成路线如图 2-20 所示。

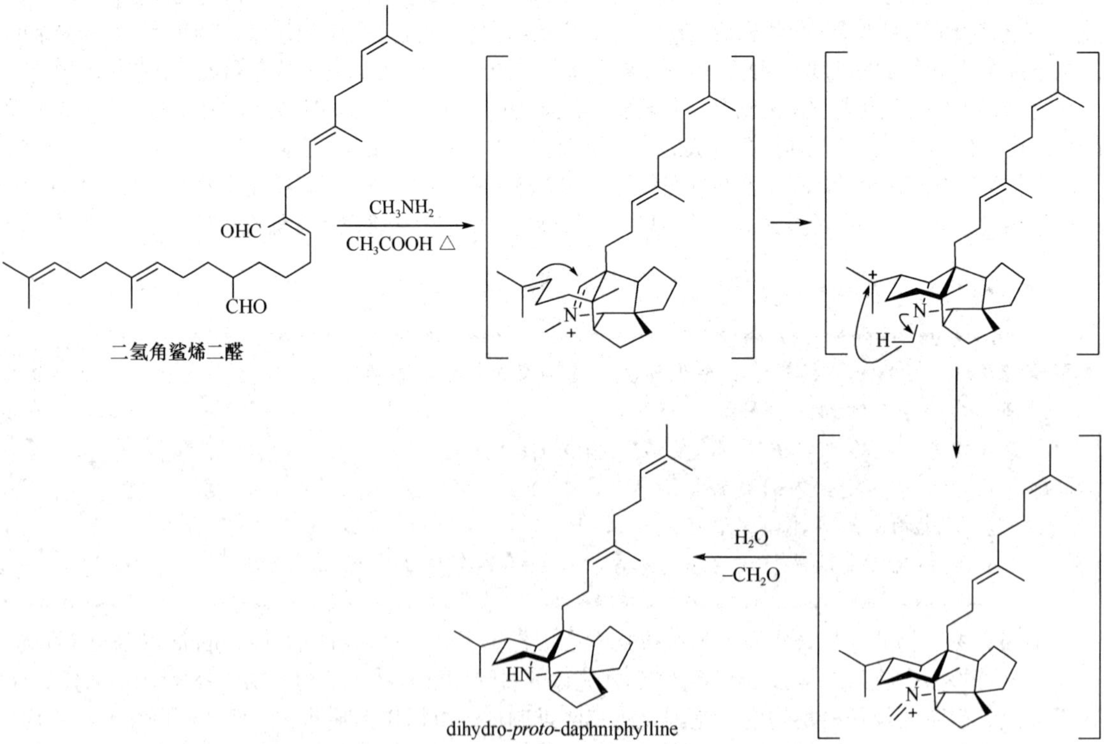

图 2-20 虎皮楠生物碱 dihydro-*proto*-daphniphylline 的仿生合成

二、生物制造

生物制造是以工业生物技术为核心手段，利用生物体生产燃料、材料、化学品或进行物质加工的先进工业模式，具有清洁、高效、可再生等特点。特别是近年来随着基因组学、转录组学、蛋白质组学、代谢组学和生物信息学等多学科交叉领域研究的不断深入，通过物质/能量代谢及其调控通路的重构，在同源或异源微生物细胞中实现天然产物的生物全合成引起了全球的广泛关注。生物制造在天然产物制造领域最具代表性的例子是抗疟药青蒿素前体在工程酵母菌中的大量合成。

中药青蒿为菊科蒿属植物黄花蒿（*Artemisia annua* L.）的干燥地上部分，在疟疾治疗上具有悠久的使用历史。20 世纪 70 年代，屠呦呦从中医典籍《肘后备急方》关于青蒿截疟的记载“青蒿一握，以水二升渍，绞取汁，尽服之”中获得启发，采用低沸点溶剂乙醚成功从黄花蒿中提取到有效抗疟成分青蒿素，为全球疟疾防治作出巨大贡献，也因此获得了 2015 年诺贝尔生理学或医学奖。作为全球抗疟疾的一线药物，青蒿素的市场需求日益增长。然而，从黄花蒿中直接提取分离青蒿素的传统方法存在占用大量耕地，产量不稳定，成本高等问题。因此，迫切需要寻求更经济高效的青蒿素生产方式。2006 年，美国伯克利大学杰伊·基斯林（Jay Keasling）教授研究团队率先解析了青蒿素生物合成重要中间体青蒿酸的生物合成途径，然后在工程酵母中实现了青蒿素关键前体青蒿酸的高效生物制造（图 2-21）：首先过表达了酿酒酵母中 HMG-CoA 还原酶（tHMGR）和 FPP 合

视窗 2-6

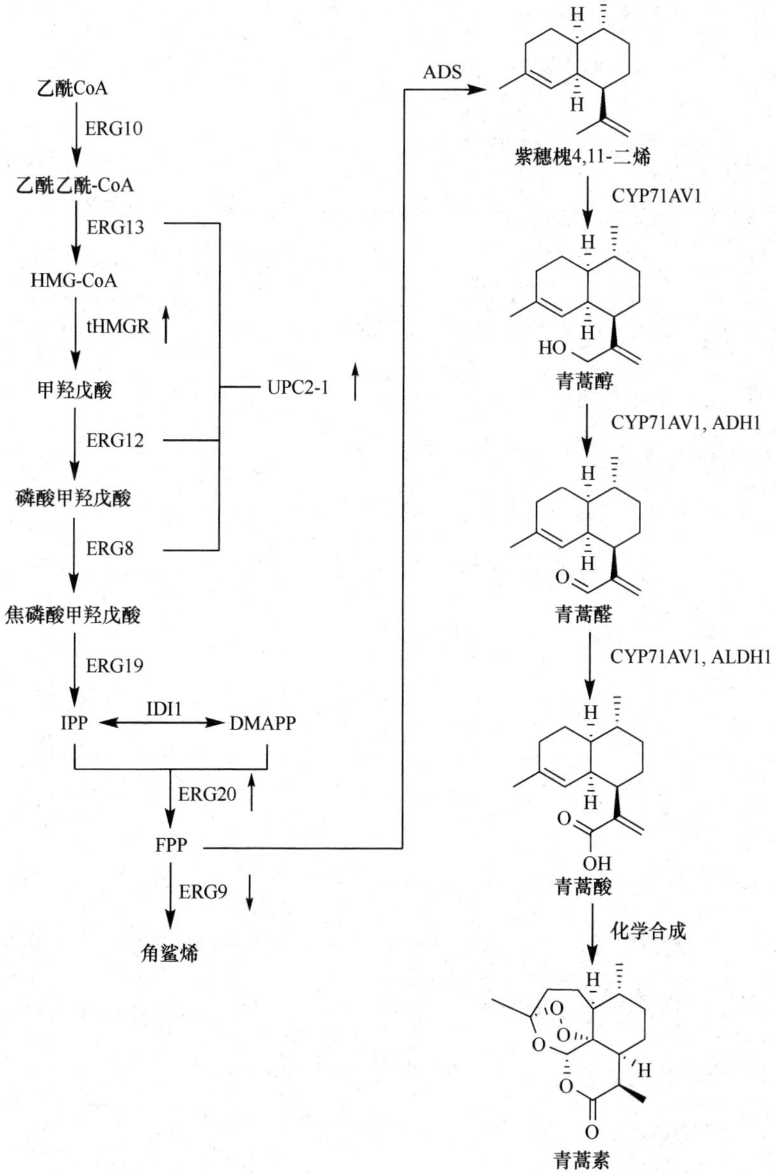

乙酰CoA
ERG10
乙酰乙酰-CoA
ERG13
HMG-CoA
tHMGR ↑
甲羟戊酸
UPC2-1 ↑
ERG12
磷酸甲羟戊酸
ERG8
焦磷酸甲羟戊酸
ERG19
IPP
IDI1
DMAPP
ERG20 ↑
FPP
ERG9 ↓
角鲨烯
ADS
紫穗槐4,11-二烯
CYP71AV1
青蒿醇
CYP71AV1, ADH1
青蒿醛
CYP71AV1, ALDH1
青蒿酸
化学合成
青蒿素

图 2-21 基于生物制造与化学衍生化相结合的青蒿素的高效制造

ERG10：乙酰乙酰 CoA 硫解酶；ERG13：HMG-CoA 合酶；ERG12：甲羟戊酸激酶；ERG8：磷酸甲羟戊酸激酶；ERG19：甲羟戊酸二磷酸脱羧酶；IDI1：异戊烯基二磷酸异构酶；ERG9：角鲨烯合酶；UPC2-1：酿酒酵母中 UPC2 基因的一个特定等位基因

酶（ERG20），同时通过过表达全局调控因子 UPC2-1 提高了 ERG13、ERG12 和 ERG8 的表达，从而极大地促进了青蒿酸前体 FPP 的合成，另外采用低效启动子下调了 ERG9 基因表达从而抑制 FPP 消耗；然后，研究人员将紫穗槐 4,11-二烯合酶（ADS）和紫穗槐 4,11-二烯氧化酶（CYP71AV1）整合到上述 FPP 高产底盘细胞中，首次实现了青蒿酸在微生物中的高效合成（100mg/L）。2013 年，研究者通过进一步优化，在酵母中导入高效的青蒿醇氧化酶 ADH1 和青蒿醛氧化酶 ALDH1，使青蒿酸产量达到 25g/L。青蒿酸可通过几步简单的化学反应转化成青蒿素。青蒿酸的高效微生物制造为青蒿素的供应提供了新的选择。

第三章　天然药物的提取分离方法

学习目标

1. 掌握　提取分离的主要方法和基本过程。主要色谱分离方法的基本概念和基本原理。

2. 了解　制定分离策略的重要性。

天然药物的提取分离是天然药物化学的首要任务。天然药物发挥防病治病的作用与其所含的活性成分密切相关。因此，进行天然药物化学成分研究时，首先必须进行提取分离并得到相应的活性成分（单体化合物），才能进一步对其进行结构鉴定，从而阐明药物发挥药效作用的物质基础，并进行新药研发。

视窗 3-1

天然药物中所含的化学成分种类复杂、结构多样、数量庞大，使得天然药物功效具有多样性，同时也增加了提取分离的难度。而天然药物中的许多生物活性成分含量甚微，或者稳定性差，这就要求研究者必须制定系统、严谨和全面的提取分离方案，在获得足够多的化学成分的前提下避免天然药物中的化学成分发生结构改变，否则将无法真实体现天然药物实际的药效活性。本章内容包括天然药物提取分离程序，以及天然药物的主要提取和分离纯化方法，着重阐述色谱分离方法的基本原理及在天然药物分离研究中能够解决的问题，最后简要介绍天然药物分离的策略及人为因素对天然药物成分的影响。

第一节　天然药物的提取分离程序

天然药物的提取分离就是将植物、动物、微生物等天然药物中所含的化学成分从样品中分离出来的过程。提取分离的目的是通过提取、分离、纯化和富集获得所需要的有效部位和化学成分单体。天然药物的分离纯化是确定天然化合物结构、理化性质和生物活性的前提，在天然药物化学研究中始终占有重要地位。天然药物的提取分离过程通常可划分为提取（extraction）、分段（fractionation）、分离纯化（isolation and purification）和定量评价（quantification）四个阶段。

视窗 3-2

一、提　　取

提取方法的选择取决于样品的性质和目标化合物的种类及性质。在选择提取方法之前，必须明确提取目标，如是某种未知的生物活性化合物还是已知物，是某类化合物还是所有类型的化合物等。此外，还需要考虑提取结果能否保证得到足够量的纯化合物用于结构鉴定和进一步研究，如药理或临床研究等。典型的提取过程，尤其对植物样品而言包括下列步骤。

1. 样品的前处理　干燥和粉碎，新鲜组织（如植物的叶、花等）采用研磨方法或对整个样品进行溶剂浸渍。

2. 选择溶剂　包括极性溶剂，如水、乙醇（EtOH）、甲醇（MeOH）等；中等极性溶剂，如乙酸乙酯（EtOAc）、二氯甲烷（DCM）等；弱极性溶剂，如正己烷（*n*-hexane）、石油醚（PE）、三氯甲烷（俗称氯甲烷，$CHCl_3$）等。

3. 选择提取方法　浸提法、回流法、索氏提取法、超临界流体萃取法、升华法和水蒸气蒸馏法等。

二、分　段

天然药物的提取物大多是由多种成分组成的混合物，很难采用单一分离技术从中直接分离得到单体化合物。因此，通常先将这种粗提取物中的化合物按极性或分子大小分成几个相对独立的部分，这种操作简称分段。这些段可以是明显的、客观上相对独立的部分，如液-液萃取中的两相，也可以是从色谱柱中依次流出的分段洗脱物。

三、分离纯化

设计分离方案时应该着重考虑存在于粗提取物或分段中的目标化合物的性质。有助于确定分离方案的物质性质包括溶解性（疏水性或亲水性）、酸碱性、带电性质、稳定性和分子大小。对于已知化合物，较容易获得有关分离方面的文献资料，从中可以选择最合适的分离方法。但对于完全未知的成分，设计其分离方案较为困难。在这种情况下，需进行化学成分的预试验，并建立用于分析的薄层色谱法（TLC）或高效液相色谱法（HPLC）的特征图谱。

应用于天然药物分离的色谱技术可以大致分为两类，即经典色谱技术和现代色谱技术。经典的色谱技术包括薄层色谱法、制备薄层色谱法（PTLC）、常压柱色谱法（CC）、快速液相色谱法（flash chromatography，FC）等。现代色谱技术指高效薄层色谱法（HPTLC）、平行快速色谱法（如 Biotage®）、离心制备薄层色谱法、固相萃取法（如 Sep-Pak®）、液滴逆流色谱法、高效液相色谱法、中压液相色谱法（MPLC）、色谱-波谱联用技术[如高效液相色谱-二极管阵列检测联用（HPLC-DAD）、液相色谱-质谱联用（LC-MS）、液相色谱-核磁共振波谱联用（LC-NMR）、液相色谱-质谱-核磁共振波谱联用（LC-MS-NMR）]。

四、定量评价

当分离纯化过程完成后，所得化合物的产率对天然产物研究非常重要。采用各种常规的分析技术可以对每个分离阶段的回收率进行估计，但这些方法都需要使用对照品。在生物活性指导下的分离，会对每个阶段分离得到的化合物进行活性检测，而化合物生物活性的定量评价通常采用系列稀释法来实现。定量生物活性评价为我们提供了有关活性化合物回收率的清楚认识，也可以确定该活性是由单一成分还是多种成分产生。

产率低（poor-yield）或回收率低是天然产物分离中存在的主要问题之一。这导致资源的极大浪费，甚至威胁生态环境，必须在天然药物研发过程中予以解决。例如，从 15t 长春花 *Catharanthus roseus* 的干燥叶子中仅能分离得到 30g 的长春新碱（vincristine）。与此相似，27 300kg 生长极为缓慢的紫杉树（*Taxus brevifolia*）的树皮仅能得到 1.9kg 紫杉醇。

第二节　天然药物的提取方法

视窗 3-3

天然药物的提取方法大致可分为经典提取方法和现代提取方法。常用的经典提取方法分为溶剂提取法、水蒸气蒸馏法和升华法。提取可在室温下或加热条件下进行。一般而言，冷提效率低、杂质少，而热提效率高、杂质多。若所提取样品的化学成分性质未知，为防止热不稳定成分发生变化，应首先考虑冷浸，提取液回收时应控制温度在 60℃以下。在提取分离过程中应该注意到复杂的混合物在各成分间可能存在助溶的作用，干燥析出或逐步提纯后，很多部分或成分往往难溶或不溶于原来的提取溶剂。现代提取方法包括超临界流体萃取法、超声波辅助提取法、微波辅助提取法、加压溶剂提取法和酶解提取法等。

提取前一般将药材粉碎，可大大提高提取效率。特殊药材需进行特别的处理，如油脂含量高的药材为提高提取效率需先进行脱脂处理。同时，提取时间、提取温度及设备条件等因素也都直接影响提取效率和提取质量，应认真考虑。为避免在提取过程中发生成分的变化，通常采用玻璃或搪瓷器皿。

一、经典提取方法

（一）溶剂提取法

溶剂提取法主要依据提取溶剂与样品中存在的化合物间性质的“相似相溶”原理。通常按极性化合物易溶于极性溶剂，非极性化合物易溶于非极性溶剂来进行选择。溶剂提取法是目前天然药物化学中最常用的提取方法，通常反复提取数次，使活性成分尽可能溶出，再合并所有提取物。

其中最常用的溶剂提取法包括浸渍法、渗滤法、煎煮法、回流提取法、索氏提取法等。在选择时应根据药材情况和有效成分性质，比较几种常用方法的优劣和效率高低。

1. 浸渍法（maceration）　指在室温条件下将粉碎好的原料放入盛有适当溶剂的密闭容器中浸泡以溶出其中化学成分的方法。此方法既适用于预试验，又适用于大量提取，方法简单，目前仍被广泛使用。提取过程中进行定时或不定时的搅拌。提取后，滤出提取液，加入新溶剂对样品进行多次重复浸渍，再将所有提取液过滤后合并。如果粉末太细不能过滤，则需采用离心法分离。

浸渍法的主要缺点是提取效率差，费时，少则需几小时，多则需数周时间；要达到浸渍提取完全需要消耗大量溶剂，也可导致所提取化合物和原料的潜在丢失，某些化合物如果在室温下溶解性很差则不能被有效提取。由于浸渍法提取在室温下完成，热不稳定化合物不易降解，因此本法适用于有效成分遇热易被破坏及含有大量多糖、淀粉、树胶、果胶和黏液质的药材的提取。采用水作为溶剂进行浸渍时，需要防止发生霉变，可加入适量三氯甲烷、正丁醇等。

2. 渗滤法（percolation）　将粉碎好的药材先浸泡于渗滤筒（percolator，一种底部带活塞的圆筒状或锥状容器）的溶剂中。然后，在原料的顶部加入溶剂，并保持在一定液层厚度下使其缓慢平稳地向下移动，最后从底部流出渗滤筒（图 3-1）。由于在渗滤筒的出口装有过滤器，渗滤液不需要进行过滤。渗滤法既适用于预试提取，又适用于大规模提取。与浸渍法相比，连续渗滤可以通过向渗滤筒中不断添加新溶剂并收集合并提取液来实现对原料中目标成分的完全提取，提取效率较高。为了保证渗滤完全，可以采用特殊试剂检测渗滤液中存在的化合物。本方法的缺点是溶剂用量大，耗时长。

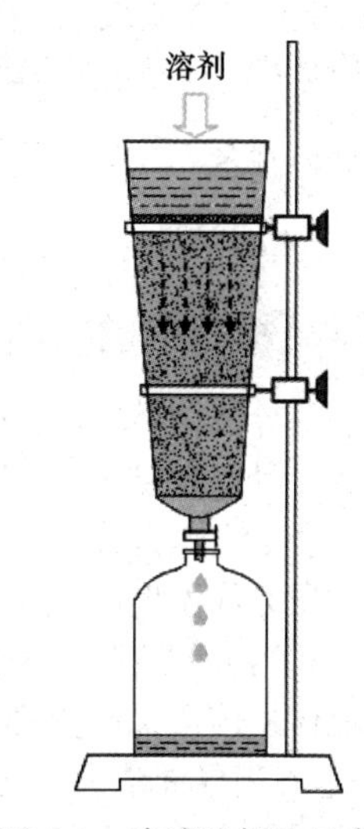

图 3-1　渗滤法提取示意图

3. 煎煮法（boiling）　将粉碎好的药材加入适量水中充分浸泡，加热煮沸，保持沸腾一定时间，滤出提取液，反复操作，将提取液合并浓缩后得到提取物。煎煮法是中药临床最常用的传统提取方法。此方法简便，药材中的成分可被不同程度地提取出来。但杂质较多，挥发性成分及有效成分遇热易破坏的中药不宜采用此法，对含有多糖类成分的中药，煎煮后提取液较黏稠，过滤困难，实际工作中要注意避免使用此方法。

4. 回流（reflux）提取法　采用加热回流装置，以有机溶剂为溶媒进行加热提取。一般反复提取数次。这种方法既能提高效率，又能减少溶剂的消耗。既适用于分析、预试验提取，又能完全满足大量提取的要求。其缺点是长时间的加热回流会破坏热不稳定的化合物，因此，样品中若含有受热易被破坏的成分时，不宜采用本法。

5. 索氏（Soxhlet）提取法　将植物粉末置于提取室的纤维素筒内，下面与收集烧瓶相连，上面与回流冷凝管相连。将适当的溶剂加入烧瓶中，然后进行加热回流。当冷凝的溶剂聚集在筒内达到一定高度时，则通过虹吸管送入下面的烧瓶（图 3-2）。

索氏提取法的主要优点是提取为连续过程，与浸渍法和渗滤法相比，需要消耗的时间和溶剂更少。索氏提取法的主要缺点是热不稳定化合物易遭到破坏，因此，存在受热易分解成分的样品不宜采用本法。

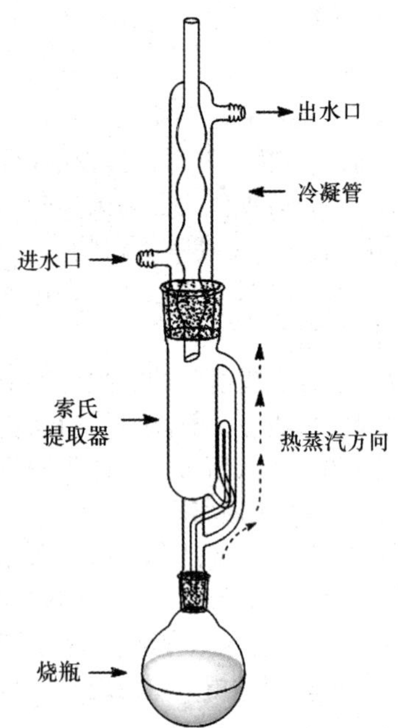

图 3-2　索氏提取法示意图
箭头示冷却水流出方向（下进上出）

（二）水蒸气蒸馏法

水蒸气蒸馏法适用于不溶于水且能随水蒸气蒸馏（steam distillation）而不被破坏的挥发性成分的提取。植物中的挥发油，一些小分子物质如麻黄碱、烟碱和槟榔碱等生物碱，丹皮酚、香豆素和内酯类成分等酸性或中性物质均能采用本法提取。对于一些在水中溶解度较大的挥发性成分可采用蒸馏液重蒸馏方法，收集最先流出部分以分出挥发性成分，也可采用盐析法将蒸馏液中挥发性成分用低沸点非极性溶剂如正己烷、石油醚、乙醚等萃取出来。水蒸气蒸馏法的主要缺点是热不稳定成分可能会被降解。

（三）升华法

升华指某些固体物质如水杨酸、苯甲酸和樟脑等受热时，在低于其熔点的温度下，可不经熔化直接变成气态，遇冷后又凝结成固态的现象。天然产物中凡具有升华性质的化合物，如茶叶中的咖啡因，樟树中的樟脑等均可应用升华法（sublimation）进行提取纯化。

升华法简单易行，但往往分离不完全，常伴有成分的分解现象，产率低。采用减压加热升华可避免分解，但本法很少用于大规模制备。

二、现代提取方法

（一）超临界流体萃取法

视窗 3-4

超临界流体萃取（supercritical fluid extraction，SFE）法是利用超临界流体提取天然药物化学成分的一种新的技术。超临界流体是温度和压力均超过相应临界点时处于液体与气体间的一种流体。超临界流体具有以下特性：①密度接近液体，与液体溶剂有相近的提取能力；②流体在临界点附近的压力或温度的微小变化都会导致流体密度产生相当大的变化，从而使溶质在流体中的溶解度也产生相当大的变化；③超临界流体的扩散系数介于气态与液态之间，其黏度也接近气体，因此超临界流体的传质性质更类似于气体；④当流体状态接近于临界区时，蒸发热会急剧下降，至临界点时，气-液相界面消失，蒸发焓为零，比热也变为无限大。因此，在临界点附近进行分离比在气液平衡区进行分离更有利于节能。

SFE 操作时，将欲进行提取分离的原料装入提取器，排出所有杂质气体后，注入超临界流体，在压缩机驱动下，使其在提取器和分离器之间循环。溶有提取物的高压气体自提取器顶部离开，经节流阀节流，降压析出溶质，进入分离器，溶质自分离器底部排出，超临界流体则进入压缩机经压缩后进入提取器循环使用。该方法提取速度快，通过改变压力及加入改性溶剂，可以调整溶剂的溶出能力。选择适当的压力和温度能提高提取的选择性能并获得更干净的提取物。该方法无须使用大量有机溶剂，常用的超临界流体为二氧化碳，具有显著的安全性。超临界二氧化碳对低分子量、低极性或亲脂性的成分，如油脂、萜、醚和环氧化合物等表现出优秀的溶解性，适用于对热及化学不稳定的化合物的提取，以及从混合物中提取低极性的组分；但对极性较大、分子量较高的化合物，如皂苷类、黄酮类和多糖类等的提取较为困难。天然产物种类繁多，各类成分的化学性质差异极大。为保证提取完全，必须有针对性地将超临界流体萃取与其他提取技术配合使用。目前，超临界二氧化碳萃取法已广泛在中成药、原料药、保健品、食品、化妆品等产品类别上应用。

（二）超声波辅助提取

超声波辅助提取（ultrasonic-assisted extraction，UAE）是一种利用外场介入强化提取过程的技术。超声波具有三大效应：①机械效应：即超声波使介质质点在其传播空间内产生振动，从而强化介质的扩散和传质的效应。②空化效应：即指超声波使介质中溶解的气泡产生振动，当声压达到一定值时，气泡由于定向扩散而增大，形成共振腔，然后突然闭合，使其周围产生高达几千个大气压的压力，造成生物体细胞壁及整个生物体在瞬间破裂，释放出有效成分。③热效应：超声波在传播过程中，声能可以不断被介质所吸收，吸收的能量几乎全部转变为热量，从而导致介质本身和待萃取成分温度升高，增大了有效成分的溶解度。这种吸收声能引起生物体组织内部温度的升高是瞬时的，因此可使被提取成分的生物活性保持不变。此外，超声波的一些次级效应，如乳化、扩散、击碎、化学效应等也促进了生物体中有效成分的溶解、扩散和与溶剂的充分混合。

目前大部分超声提取研究使用的是化学实验室常规的超声清洗器，主要用于少量分析样品的提取。

（三）微波辅助提取法

微波辅助提取（microwave-assisted extraction，MAE）过程中，极性分子特别是水吸收微波并产生热，从而使细胞内温度迅速上升，水气化产生的压力冲破细胞壁，形成小孔；进一步加热使水分损失，细胞形成褶皱。这种小孔和褶皱有利于溶剂进入细胞并溶出细胞中的化学成分。物质不同，对微波能的吸收程度不同，因而产生的热量及传递给周围其他物质的热量也必然有所差异。微波辅助溶剂提取过程中，在选用非极性分子作为溶剂时，由于非极性分子的介电常数较小等原因，这时提取剂对微波来说是透明的，微波可以直接到达被提取物料内部，对微波敏感性的差异使得物料内部的某些目标成分被选择性加热，从而使得目标成分物质从体系中分离出来。

采用微波辅助提取可以使溶剂提取过程更为有效。由于微波可直接到达被提取物料内部，所以传统的溶剂提取法，如浸渍法、渗滤法、回流提取法、索氏提取法等均可采用微波辅助提取以提高效率。

（四）加压溶剂提取法

加压溶剂提取法又称“加速溶剂提取法”，是采用加压的方式，使提取溶液相较其他方法具有更高温度的提取方法。高温和高压提高了溶剂渗透进入样品的能力及溶解能力，提高了提取速度和提取率。此外，低溶剂消耗使加压溶剂提取法成为比常规方法更经济且环境友好的替代方法。此法最适用于大量样品的快速、可重复的预试提取。

（五）酶解提取法

酶解提取法是将药材事先加酶处理后再用溶剂提取的方法。本法可使天然药物成分的提取效率明显提高。一般的方法是采用纤维素酶或复合酶处理，破坏药材细胞壁，使细胞内的成分容易释放。本法的特点是条件温和、收率高，可节约能源。

三、提取方法和提取溶剂的选择

理想的提取过程应当保证提取完全、快速简便且化学成分不发生改变。选择提取方法主要依据将要完成的工作及所研究的代谢物是否为已知成分。

如果原料的选择是根据民族或民间记载，重复传统上采用的提取方法以提高分离得到潜在的生物活性化合物的机会。传统提取方法主要采用冷水或热水、乙醇及不同比例的乙醇-水混合物，经浸渍或煎煮等处理后制成相应制剂内服或外用。如果一种植物已经进行过化学研究，进行文献检索能明确前人研究所采用的提取方法，然而这不能排除选择其他方法得到不同代谢物的可能性。如果一种植物首次被研究，由于缺乏合适的提取方法信息，把选择权留给了研究者，这种选择将由所提取原料的性质和数量决定。如果要提取大量原料，必须考虑初试提取易于转换成大规模提取。

提取溶剂应不易形成人为产物并具有低毒、低易燃性和低爆炸性风险。此外，选择的溶剂还应便宜且易于蒸发回收，这在大规模溶剂提取时尤为重要。

提取方法可以是“选择性的”，也可以是“整体性的”。

在选择性提取中，遵循“相似相溶原理”，非极性溶剂用于溶解亲脂性强的化合物（如脂肪酸、色素、甾醇、某些萜类等），而极性较强的溶剂用于提取极性较大的化合物（如黄酮苷、皂苷和某些生物碱等）。水不是常用的初始提取溶剂，即使是为了提取水溶性成分（如糖苷、季铵生物碱、单宁等）也是如此。选择性提取也能采用极性逐渐增大的溶剂依次完成。这种提取方法的优势是可以将存在于原料中的代谢物初步分离在几个不同的部分，使进一步的分离简化。

在整体性提取中，采用一种极性有机溶剂（如乙醇、甲醇或醇-水混合溶剂）试图提取尽可能多的化合物。这是基于含醇溶剂能够增强细胞壁渗透性，使各种极性的大量成分易于充分提取出来。

通过改变提取水相的 pH 以选择性溶解不同类别代谢物（如酸或碱）的特殊方法也能被采用。例如，此法可用于提取生物碱（其大多数以水溶性的盐类存在于植物中）。在用碱溶液处理植物原料时，生物碱以游离碱的形式释放出来，通过分配进入与水不溶的有机溶剂进行回收。随后通过液-液萃取和改变 pH 能够完成生物碱与其他成分的分离。作为另一种可选择方案，生物碱能够在酸性条件下以盐的形式从植物原料中提取出来。酸提取也应用于提取花青素。然而，酸碱处理的一个缺点就是它能产生一些人为成分或导致某些化合物的降解。

最后，单一溶剂或混合溶剂都能够用于提取方案。当必须使用混合溶剂时，通常采用二元溶剂混合物（两种互溶的溶剂）。在索氏提取中，优先考虑使用单一溶剂，以避免提取容器中溶剂比例的改变。

四、天然药物提取前的处理

天然药物在生长发育过程中要进行一系列代谢过程，生成并积累多种化学成分。以植物为例，它能产生大量具有不同结构的二次代谢产物，包括蜡和脂肪酸、聚炔、萜类（如单萜、倍半萜、二萜等）、甾体、苯丙素、黄酮、鞣质、醌类、生物碱和糖衍生物（如皂苷、强心苷、黄酮苷）等。天然药物化学成分种类的复杂性决定了其生理活性的多样性。随着天然药物化学研究的不断深入，这些天然活性成分与其药效间的关系会逐步得到阐明。

（一）原料的选择

为开展天然药物化学研究所收集的药材品种和部位通常都经过有目的的选择。可以将传统医药学的某些特定应用经验作为选择的依据，尤其是已被用作传统药物治疗某些疾病的动植物更能让人相信其中含有药用价值的生物活性成分；可以依据化学分类学数据选择被研究的植物；也可以特定药理活性为研究目的选择研究对象。在选择的初期，查阅文献数据库可获得一些前人研究的资料，从中了解已分离得到的天然化合物类型及相应采用的提取分离方法。

（二）收集和鉴定

收集生物整体还是特定的部位取决于所要研究代谢物的存在状态。对于植物而言，地上部分（如叶、茎、花枝、果实、种子、皮）和地下部分（如鳞茎、块茎、根）可以分别收集。收集的样品应无病虫害，真菌、细菌或病毒感染可能导致代谢产物整体特征发生改变。此外，还要考察其他因素的影响，如生长年限和环境条件（如气候、土壤特性和纬度等），这对于保障代谢物特征具有可重现性非常重要。样品必须经过专业的分类学家对其进行鉴定。任何与样品收集相关的特征，如名称、收集部位的特征、地点和日期等应该作为凭证的一部分记录下来，留作以后查验。

（三）干燥和粉碎

如已知生物中含有挥发性或热不稳定化合物，收集后应尽快将样品速冻储存在冰箱中（–20 ℃下）或进行冷冻干燥。接下来，将其在装有液氮的研钵中磨碎，立即对研碎的粉末进行提取或储存于冰箱中以防代谢产物发生改变。更实际的做法是将样品在室温和适当通风的室内，放在盘子中干燥。干燥条件必须防止样品霉变和成分的进一步降解。可以采用烘干法加快干燥速度，最大限度地降低酶促反应速率。干燥好的样品应放入密闭容器内并置于干燥和凉爽处。

粉碎可增大样品表面积使溶剂更易于渗入细胞来改善提取效率。机械粉碎是最常用的方法，应注意粉碎过程中产生的热可能使热不稳定的代谢物降解。

一般来讲，粉碎（因为粉碎使细胞大量被破坏，提取主要依赖于代谢物的溶解度）和提高温度（有利于增强溶解能力）使样品更易于提取。有机溶剂挥发后或水溶液通过冷冻干燥即可得到干燥的粗提取物。

第三节 天然药物经典的分离纯化方法

从天然药物中提取得到的提取物多为复杂的混合物，通常需要进行粗略分离再进行进一步的分离和纯化。常用分离方法的原理：①根据物质溶解性的差别进行分离，如利用物质在不同温度时溶解度不同，进行重结晶或在不同溶剂中溶解度的不同进行分步沉淀；②根据物质在两相溶剂中分配比的不同进行分离，如液-液萃取法和液滴逆流分配法；③根据物质吸附性能的不同进行分离，如活性炭脱色或硅胶柱色谱；④根据物质分子的大小和形态进行分离，如凝胶色谱和膜分离；⑤根据物质离解程度不同进行分离，如离子交换法或电泳法。通常将溶剂萃取法、分馏法、沉淀法、结晶法等迄今一直被采用的方法称为经典分离方法，这些方法一般操作比较简单，无须复杂昂贵的仪器。

一、溶剂萃取法

溶剂萃取法利用混合物中各成分在两种互不相溶的溶剂中分配系数的不同实现相互间的分离。溶质的分配系数 K 在一定温度和压力下为一常数，即

$$K=C_U/C_L$$

式中，C_U 和 C_L 分别代表溶质在上相和下相溶剂中的浓度。提取物中各成分在两相溶剂中分配系数相差越大，则萃取分离效率越高。分离的难易用分离因子 β 来表示，β 为两种溶质在同一溶剂系统中分配系数的比值，即

$$\beta=K_A/K_B$$

$K_A>K_B$。一般情况下，$\beta\geqslant100$ 时，仅需一次萃取即可实现基本分离；$10<\beta<100$ 时，则需萃取多次（10 次左右）；$2<\beta\leqslant10$ 时，需要 10～100 次的萃取才能达到基本分离。$1<\beta\leqslant2$ 时，则需进行 100 次以上萃取才能实现基本分离；$\beta\approx1$ 时，表明两种物质分配系数差别很小，采用该溶剂系统难以实现分离，则应考虑选择其他溶剂系统。

溶剂萃取法有多种操作方式，常用简单萃取法和连续萃取法。

（一）简单萃取法

简单萃取法指使用普通分液漏斗等容器进行的非连续性萃取操作。对于脂溶性成分可以采用有机溶剂如正己烷、二氯甲烷或乙醚与水进行液-液萃取，除去糖类、无机盐等水溶性物质。对于亲水性成分可以将其水溶液用弱亲脂性溶剂（如乙酸乙酯、正丁醇等）萃取。在分离生物碱时常采用 pH 梯度萃取法，可使强碱性生物碱与弱碱性生物碱得到初步分离。由于天然提取物成分复杂，往往采用极性由低到高的几种溶剂依次进行液-液萃取，即系统溶剂萃取法。

（二）连续萃取法

为克服使用分液漏斗必须进行多次萃取的烦琐操作，可使用连续萃取法。连续萃取法的原理是利用相对密度不同的两种溶剂自然分层，而当分散相液滴穿过连续相溶剂时溶质即在两相间发生传质。选择连续萃取法时，需根据所用溶剂的相对密度大于或小于被提取的水溶液相对密度的情况，而采用不同形式的萃取装置。此法操作简便且可避免乳化，由于两相呈动态逆流运动，并能经常保持较大的浓度差，萃取过程能连续进行，所以溶剂用量不多而萃取效率较高。

二、分馏法

分馏又称分级蒸馏或精馏，是将液体混合物在一定的设备内同时进行多次部分气化和部分冷凝，从中提取纯物质的蒸馏过程，其基本原理是利用混合物中各组分的沸点不同而进行分离。液体物质的沸点越低，其挥发度越大，因此液体混合物沸腾并部分气化和部分冷凝时，挥发度较大的组分在气相中的浓度比在液相中的浓度高，相应的难挥发性组分在液相中的浓度高于在气相中的浓度，分别收集气、液两相，可达到分离轻重组分的目的。分馏法既能克服多次普通蒸馏的缺点，又可有效地分离沸点相近的混合物。目前，工业上主要是用于挥发油的分离，因挥发油中的某些成分在沸点的温度下常被破坏，故通常采用减压分馏。

三、沉淀法

利用有机物的溶解性或与某些试剂产生沉淀的性质可实现样品成分的初步分离。应用时需要考虑所加入试剂的选择性，沉淀方法对目标成分的活性和化学结构是否破坏，残留物对人体的危害等因素。对所分离的成分而言，这种沉淀反应应该是可逆的。

1. 溶剂沉淀法 是在有机化合物水溶液中加入有机溶剂后，显著降低待分离成分的溶解度从而使其沉淀析出的一种方法。溶剂沉淀法的优点是选择性好、分辨率高、溶剂易回收；缺点是若条件控制不当，损失较大。

2. 盐析沉淀法 是随水溶液中盐浓度逐渐增大，待分离有机物，尤其是大分子的酶和蛋白质的溶解度逐步下降直至沉淀析出的方法。盐析沉淀条件中，多价盐的沉淀效果优于单价盐，阴离子的盐析效果优于阳离子。待分离组分采用盐析的方法处理后，一般有夹带，常需脱盐处理。

3. 沉淀剂沉淀法 是添加某种化合物与溶液中的待分离组分生成难溶性的复合物，从而使其从溶液中沉淀析出的方法。沉淀剂沉淀分离主要有金属离子沉淀法、酸类及阴离子沉淀法、非离子型聚合物沉淀法及均相沉淀法等。最常用的沉淀剂是中性乙酸铅或碱式乙酸铅，它们在水或烯醇溶液中能与许多物质生成难溶性的铅盐或配合物沉淀，可以用于分离。脱铅方法：常用硫化氢气体将沉淀分解并将其中的铅盐转变为不溶性的硫化铅沉淀脱铅；也可用硫酸、磷酸、硫酸钠、磷酸钠等脱铅。

另外，等电点沉淀法、变性沉淀、絮凝沉淀法等可以根据需要采用。

四、结晶法

结晶（crystallization）指固体物质以晶体状态从蒸气、溶液或熔融物中析出的过程。在天然药物研发和生产中常遇到从溶液中结晶的过程。对已得到的晶体再次结晶操作称为重结晶（recrystallization）。反复重结晶是天然化合物分离纯化的常用方法，为数众多的天然药物是应用结晶法分离或纯化得到晶态物质。

溶液结晶一般按产生过饱和度的方法分类，而过饱和度的产生方法又取决于物质的溶解度特性。对于不同类型的物质，适于采用不同类型的结晶形式。溶解度随温度变化较大的适于冷却结晶；溶解度随温度变化较小的适于蒸发结晶；还可以通过加入降低溶质溶解度的溶剂进行盐析结晶。

冷却结晶通常先采用适量溶剂将待结晶的化合物在较高的温度（必须保证化合物稳定）下溶解制备成饱和溶液，然后逐步冷却至室温或冰箱的冷藏或冷冻室温度使溶液达到一定的过饱和度析出结晶。蒸发结晶是依靠蒸发除去一部分溶剂的结晶过程，它使母液在加压、常压或减压下加热蒸发浓缩而产生过饱和度，从而实现溶质的结晶析出。在天然药物研究中，蒸发操作通常在室温下进行，一般将溶液敞开置于空气中，可以在其表面覆盖打孔铝箔减慢其蒸发速度，也可以直接将氮气以缓慢流速引入溶液表面加快蒸发速度。盐析结晶的特点是向待结晶的溶液中加入某些物质，它可较大程度地降低溶质在溶剂中的溶解度导致结晶。在天然药物的分离纯化中常引入另一种溶剂实现盐析结晶的目的，这种方法又称混合溶剂法，对于只有少量化合物的样品非常实用。即先将化合物溶于溶剂 1，然后逐滴加入第二种可与之混溶的溶剂 2，化合物在混合溶剂中的溶解性应比在单独的溶剂 1 中稍低。当溶液第一次变浑浊（即刚好过饱和），加一滴溶剂 1 使溶液澄清，此时接近于饱和点。过滤除去较大的污染物颗粒，再采用蒸发或冷却方法使溶液达到过饱和从而使化合物析出结晶。

选择重结晶溶剂的原则是使目标化合物具有适当的溶解度，过大和过小都不合适。化合物的溶解度随溶剂变化显著，利用混合溶剂可方便地将溶解度调节到所需水平，在溶剂极性和重结晶温度的选择上有很大的灵活性。此外，结晶溶剂应不与被结晶成分发生化学反应且沸点适中。

通常，有机小分子的溶解度随温度降低而下降。通过控制冷却的速度和程度（即控制过饱和程度）来控制成核速度及晶体生长速度。冷却速度可以用水浴来控制，而且可以简单地通过观察成核及生长情况来调节快慢。若形成微晶，则表示冷却速度过快，过多晶核的迅速形成，最终生成大量微小的晶体。因此，减缓结晶生长，防止形成多余的晶核有利于形成较大的晶体，尤其是在单晶培养中更应该严格控制晶核的数量。

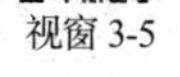

视窗 3-5

结晶法是天然药物分离纯化后期常采用的方法。过多杂质的存在，有时甚至是少量杂质就会阻碍晶体的析出，因此，进行结晶法分离前应尽可能地去除杂质。有些天然化合物的过饱和溶液放置很长一段时间而不产生结晶。如果不是纯度问题，可以尝试下列操作。①搅拌：虽然过度的搅拌可产生相反的影响，但搅拌可以通过增加溶质的碰撞频率而增强成核作用。②敞口置于有灰尘的空气中：结晶可能在外来物表面生长，可以将锥形瓶敞口置于有灰尘的空气中，这是刺激结晶所需要的，如果有晶种就更为有利。③冷却结晶或玻璃棒摩擦内壁：将热溶液过滤进入冷的锥形瓶中，以快速冷却，这种操作通常可以诱导快速结晶，用玻璃棒摩擦玻璃锥形瓶内壁对结晶同样会有所帮助。④交替变化温度：温度交替变化可能是有利的。过饱和溶液先冷却至冰箱的冷藏或冷冻室温度，以降低溶解度，并且希望诱导成核，然后再升至室温，促进晶核生长为结晶。这样做防止了因过分冷却而增加溶液黏度，从而导致阻碍结晶进程的可能性。

视窗 3-6

五、膜分离技术

膜分离是以选择性透过膜为分离介质，当膜两侧存在压力差、浓度差或者电位差时，根据化学成分分子的大小进行分离、分级、提纯和富集的方法。根据分离膜的不同，主要分为微滤、超滤、纳滤、透析，它与传统过滤的不同在于可以在分子范围内进行分离。采用膜分离技术可对天然提取物的目标成分进行富集，除去不需要的杂质和有害物质，为进一步分离打好基础。膜分离过程不发生相变，与其他分离方法相比，能耗低，分离系数较大，污染少。膜分离技术通常在常温下进行，因而特别适用于对热敏性物质的分离、分级、浓缩和富集，已广泛应用于药品的生产。

膜按其结构分为对称膜、非对称膜及复合膜；依据其孔径的不同（或截留分子量），可将膜分为微滤膜、超滤膜、纳滤膜和反渗透膜（图 3-3）；根据材料的不同，可分为无机膜和有机膜。无机膜主要是陶瓷膜和金属膜。有机膜是由高分子材料（包括纤维素类、聚酰胺类、芳香杂环类、聚砜类等）制成。无机膜因具有热稳定性高、耐化学侵蚀、无老化问题、使用寿命长、可反相冲洗等

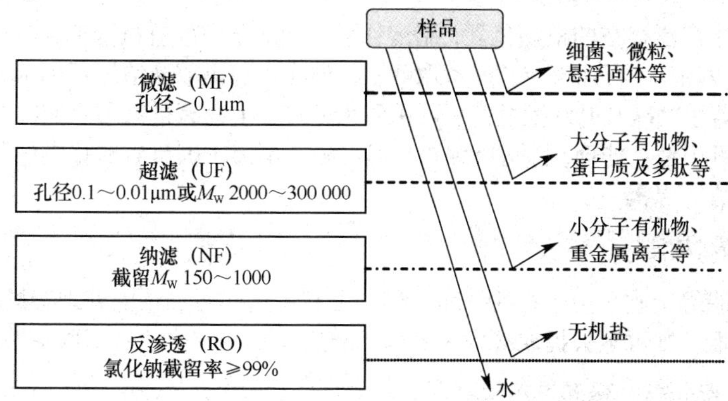

图 3-3 膜的分类及分离特征

M_W，分子量

优势，受到越来越多的重视，部分产品已在工业生产中应用。

微滤膜孔径>0.1μm，适用于细菌、微粒、悬浮固体的分离。超滤膜孔径为 0.1～0.01μm，用于溶液脱大分子及大分子分级。纳滤膜孔径平均为 2nm，适用于从水溶液中分离除去小分子物质，具有离子选择性，可用于浓缩及脱盐。反渗透膜孔径<0.002μm，适用于低分子无机物和水溶液的分离，多用于制水。电渗析以电位差为推动力，适用于从溶液中脱出或富集电解质，主要用于水的脱盐。气体分离以溶解扩散为推动力，主要用于混合气体的分离。反渗透和电渗析已成为经典技术，微滤和超滤技术作为现代分离技术日臻成熟。

膜分离技术具有许多传统方法无法比拟的优点，在提高产品质量、提高产率、减少环境污染等方面具有积极作用，应用前景广阔。随着膜技术的不断改进和提高、天然提取物分离应用研究和规模化生产的深入探索及经验积累，将大力推动我国天然药物和现代中药行业的蓬勃发展。

六、常见杂质的去除方法

在天然药物的提取过程中，如果采用的提取溶剂选择性比较低，或者工艺条件比较剧烈，则会有许多杂质成分伴随有效成分一起被提取出来，这些杂质的存在很可能给后续的分离纯化工作带来很大的麻烦。因此我们要在提取分离方案的设计过程中，尽量减少杂质的提出。另外，若采用高效液相色谱仪等要求较高、较精密的仪器进行分离制备，要先对样品进行去杂处理。杂质的去除方法需要根据所含杂质的性质进行选择，在去除杂质的过程中应注意避免目标成分的损失。

（一）鞣质

鞣质是普遍存在于植物中的多酚类成分，一般作为杂质除去。鞣质有涩味，按其结构可分为缩合鞣质与可水解鞣质两大类。鞣质能与生物碱、蛋白质等生成水不溶性沉淀，能溶于水和乙醇，不溶于苯、三氯甲烷等有机溶剂，对水溶性成分的分离影响较大。除去鞣质的方法如下：

1. 明胶沉淀法 样品水溶液加 4%明胶水溶液，至沉淀完全，过滤，滤液减压浓缩至小体积，加 3～5 倍量的乙醇，使过量的明胶沉淀，然后滤去沉淀。若过量明胶尚未除尽，可将滤液浓缩后再用乙醇沉降一次。

2. 生物碱沉淀法 常用的是咖啡因。样品水溶液加入 1.5%咖啡因水溶液至沉淀完全，过滤，滤液用三氯甲烷振摇，除去过量的咖啡因。从该沉淀中可回收咖啡因和鞣质。

3. 乙酸铅沉淀法 试液中加入饱和乙酸铅水溶液至沉淀完全，沉淀和滤液需脱铅。但该法缺少专一性，许多物质均可发生沉淀，需避免有效成分的损失。

4. 聚酰胺法 聚酰胺能与鞣质形成较强的氢键，可用于去除鞣质。其缺点是价格贵，选择性较差，有时可吸附一些除鞣质外的多酚类成分。

（二）叶绿素

叶绿素是植物中广泛存在的植物色素，脂溶性强，能溶于一般有机溶剂，较难溶于水。样品水提液中的叶绿素可以用苯、石油醚或乙醚萃取除去。样品乙醇提取液浓缩后加水放于冰箱中，叶绿素常可沉淀析出。若生物碱和叶绿素共存，可用酸水处理，生物碱进入酸水而叶绿素不溶。叶绿素能溶于碱水，有时可用碱水处理，除去叶绿素，但仅限于不溶于碱且对碱稳定的目标成分。用乙酸铅沉淀法也可以除去叶绿素。

（三）油脂、蜡和树脂

油脂、蜡和树脂等杂质可溶于石油醚和乙醚，可利用这些溶剂预先处理待提取的样品而除去。若直接采用乙醇提取，则可蒸去提取液中大部分乙醇后用石油醚或乙醚萃取除去此类杂质。

（四）蛋白质、无机盐、糖和淀粉等杂质

这几种杂质在采用有机溶剂提取时不会被提取出来。当用水提取时，水提取液中的蛋白质可以

用乙醇或甲醇沉淀除去，即常用的“水提醇沉”法，也可用铅盐法除去。少量无机盐一般不影响分离。如果目标成分溶于乙酸乙酯、三氯甲烷或正丁醇等有机溶剂则可用其进行萃取，无机盐将保留在水中。对于含有大量糖和淀粉的样品，尽量避免使用水来提取，若无法避免可将水提取液蒸干，用无水乙醇处理，糖和淀粉不溶无水乙醇，可除去。若目标成分溶于乙酸乙酯、三氯甲烷或正丁醇等有机溶剂则可用其进行萃取，糖和淀粉将保留在水中从而被去除。目前，也常采用大孔吸附树脂法去除糖和淀粉等杂质。

第四节　色谱分离法

色谱分离法是天然药物化学最有效、最重要的制备分离技术之一，是包括生命科学在内的许多研究领域和生产行业必不可少的分离手段。由于色谱分离法应用广泛，而不同应用领域需要的产品制备量差别很大，通常按制备规模将色谱分离大致分为实验室研究、小批量制备及产业化生产。在天然药物化学研究中，对于阐明天然化合物的化学结构及进行生物活性筛选，分离出 5～10mg 纯物质即可；定性鉴定和含量测定所需对照品一般需要 100mg 以上；开展天然化合物结构修饰、优化和构效关系研究通常需要分离制备克级以上的量；在大规模生产中，千克甚至更大的制备量都是可能的。对于前三项应用，分离制备在实验室即可解决；而小批量制备和产业化生产一般要求特殊的仪器设备，并且应把经济因素放在重要位置予以考虑。色谱分离的特点是分离效果好、分离效率高，尤其是高效液相色谱法等新技术的应用，大大提高了分离能力。近年来各种色谱新技术的发展，使天然药物的分离朝着自动化、精密化、高速化的方向发展。

视窗 3-7

一、色谱过程及其分类

色谱分离法：基于物质溶解度、蒸气压、吸附能力、立体结构或离子交换等物理化学性质的微小差异，其在流动相和固定相之间的分配系数不同，当两相做相对运动时，组分在两相间进行连续多次分配，从而彼此分离。色谱分离法具有三个共同特点：①色谱分离体系都有两相，即流动相和固定相；②色谱过程中，流动相与固定相做连续的相对运动，流动相浸没通过固定相；③被分离样品各组分在色谱分析中称为溶质，与流动相和固定相具有不同作用力，一般为分子、离子作用力。色谱过程是多组分混合物在流动相带动下通过色谱固定相，实现各组分分离。色谱法较单一分离技术更有效且普遍适用，其理论的形成和技术的发展使分离技术上升为“分离科学”。

色谱是包括多种分离类型、检测方法和操作方式的分离分析技术，有多种分类方法。其中比较方便的色谱分类方法是根据参与分离的各相的物理状态进行分类。如图 3-4 所示，当流动相是气体时称为气相色谱（gas chromatography，GC），固定相可以是固体或液体，两者分别称为气-固色谱（gas-solid chromatography，GSC）或气-液色谱（gas-liquid chromatography，GLC），比较而言，气-液色谱更为通用。当流动相是超临界流体时称为超临界流体色谱（supercritical fluid chromatography，

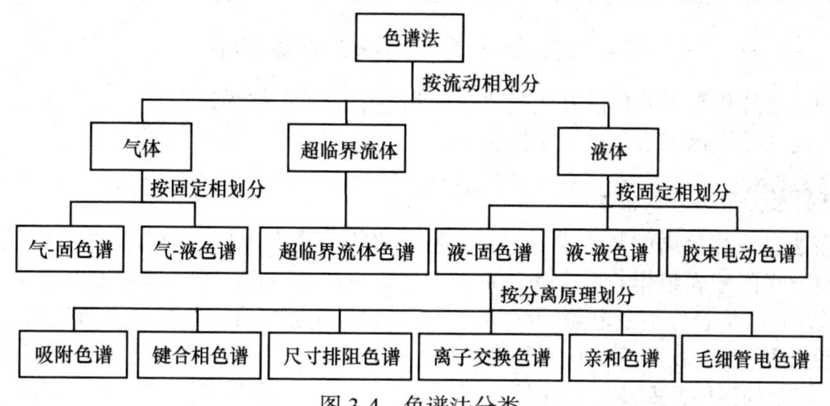

图 3-4　色谱法分类

SFC），其固定相可以是固体或不流动的液体。对于气相色谱和超临界流体色谱而言，主要的分离机制是两相间的分配和界面吸附。

当流动相是液体时称为液相色谱（liquid chromatography，LC），其固定相可以是固体、液体或胶束（micelle）。液相色谱具有更为广泛的分离机制，因此其分类通常以分离过程中所涉及的物理化学原理为基础。采用固体吸附剂作固定相时，根据样品各组分在吸附剂上吸附力的大小不同而吸附平衡常数不同相互分离的方法称为吸附色谱法（adsorption chromatography）。液-固吸附色谱习惯上称为液-固色谱（liquid-solid chromatography，LSC）。采用液体作固定相，利用试样组分在固定相中溶解、吸收或吸着（sorption）能力不同而在两相间分配系数不同将组分分离的方法称为分配色谱法（partition chromatography）。在液-液分配色谱中，根据流动相和固定相相对极性不同，又分为正相分配色谱和反相分配色谱。一般来说，以强极性、亲水性物质或溶液为固定相，非极性、弱极性或亲脂性溶剂为流动相，固定相的极性大于流动相的极性时称为正相分配色谱（normal phase partition chromatography），简称正相色谱（NPC）。若以非极性亲脂性物质为固定相，极性、亲水性溶剂或水溶液为流动相，固定相的极性小于流动相的极性时，则称为反相分配色谱（reversed phase partition chromatography），简称反相色谱（RPC）。采用离子交换剂为固定相，主要的分离机制是流动相中的离子和固定相上的离子间的静电相互作用，此方法称离子交换色谱法（ion exchange chromatography，IEC）。采用一定尺寸的化学惰性的多孔物质作固定相，以水或有机溶剂作为流动相，试样组分按分子尺寸大小进行分离的方法，称尺寸排阻色谱法（size exclusion chromatography，SEC）。因其通常采用各种凝胶作固定相，因此又称凝胶色谱法（gel chromatography）。以共价键将具有生物活性的配体，如酶、辅酶、抗体、受体等结合到不溶性固体支持物或基质上作固定相，利用蛋白质或大分子与配体之间特异的亲和力进行分离的方法称为亲和色谱法（affinity chromatography，AC）。亲和色谱法主要用于蛋白质、多肽和各种生物活性物质的分离和纯化。此外，在流动相中采用二次化学平衡，离子化合物很容易通过离子抑制（suppression）、离子对（ion pair）或络合作用（complexation）进行分离。采用装有固定相的色谱柱，同时采用电渗流作为流动相驱动力的色谱技术称为电色谱，而这种电色谱技术必须采用毛细管尺寸的色谱柱，所以称此技术为毛细管电色谱法（capillary electrochromatography，CEC）。离子表面活性剂能够形成胶束并作为连续的一相分散在缓冲溶液中。在外加电场的作用下，这些带电胶束与缓冲溶液的整体流动具有不同的速度或方向。中性化合物将根据其在胶束和缓冲溶液间分配系数的不同而得到分离，此色谱分离技术称为胶束电动色谱法（micellar electrokinetic chromatography，MEKC）。离子化合物在 CEC 和 MEKC 中，受外加电场的影响以色谱和电泳相结合的方式进行分离。上述所有的色谱法都将固定相装在色谱柱内，因此都属于柱色谱法（column chromatography）。如果将固定相均匀涂铺在玻璃板、铝箔或塑料板等支持物上，使固定相呈平板状，流动相则沿薄板移动进行分离，此方法称为薄层色谱法（thin layer chromatography，TLC）。如果采用滤纸作为支持物则称为纸色谱法（paper chromatography，PC），由于纸色谱法分离能力差，目前基本上已被薄层色谱取代。

二、色谱分离技术的分离机制

天然药物分离纯化常用的色谱方法主要是液相色谱法，根据固定相类型主要包括吸附色谱法、分配色谱法、尺寸排阻色谱法和离子交换色谱法。

（一）吸附色谱法

吸附色谱法是液相色谱的基本模式之一，利用吸附表面对不同组分吸附性能的差异来实现分离。被分离组分吸附于固定相的程度受一系列因素影响，如氢键作用、范德瓦耳斯力、偶极-偶极相互作用、酸碱性、络合作用及电荷转移等。一般来讲，能够观察到的溶质保留是以上某几种作用相结合产生的结果，并且这种保留行为是可逆的。选择合适的固定相和流动相对于获得最佳分离效果、溶质最大程度的还原及避免溶质在填充材料上的不可逆吸附是至关重要的。吸附色谱最常用的吸附剂是硅胶、氧化铝、聚酰胺、键合硅胶和大孔吸附树脂。

1. 硅胶（silica gel）　液相色谱应用最多的固定相填料，它是液-固吸附色谱的主要固定相，也是液-液分配色谱最重要的载体，更是化学键合相填料的主要基质材料。硅胶为多孔性无定形或球形颗粒，是应用最广泛的一种极性吸附剂。它的主要优点包括化学惰性，具有较大吸附量并易于制备成不同类型、孔径、表面积的多孔性硅胶。硅胶具有多孔性的硅氧环及—Si—O—Si—的交联结构，其表面因带有硅醇基（silanol-）而呈弱酸性（pH 4.5），一般以 $SiO_2 \cdot xH_2O$ 通式表示。硅胶表面的硅醇基与极性或不饱和化合物通过氢键、偶极等相互作用而表现其吸附性能，由于化合物的极性及不饱和程度的不同产生相互作用的强弱不同而得以分离。

硅胶的吸附性能取决于硅胶表面有效硅醇基的数目，数目越多，其吸附能力越强。硅胶能吸附水分形成水合硅羟基而降低吸附能力，随着含水量的增加，吸附能力下降。吸附色谱一般采用含水量为 10%～17%的硅胶，含水量小于 1%的活性最高，而硅胶含水量大于 17%时，吸附力极弱，不能用于吸附色谱，只能用作分配色谱的载体。将含水量高的硅胶加热到 150℃使其失去吸附的水后，可重新获得活性，此过程称为活化。适当降低吸附活性的硅胶能显著改善分离性能，增加样品的负载量。常规柱色谱分离用硅胶通常在使用前放入 110℃烘箱中加温约 1h 进行活化，这样活化的硅胶相当于Ⅱ～Ⅲ级活性，含水量约为 10%。硅胶含水量与其活性的关系列于表 3-1 中。硅胶的表面积、表面结构、微孔体积及微孔半径均直接影响着色谱分离的效果。

常用柱色谱硅胶有 100～200 目、200～300 目和 300～400 目等规格可供选择，常压操作使用最多的是 100～200 目硅胶，常用于复杂样品的初步分离和易分离样品的分离。颗粒更细的硅胶需要增加操作压力，适用于加压色谱分离，可获得更高的分离效率。硅胶适用于分离酸性和中性物质，碱性物质能与硅胶作用，易产生拖尾而不能很好地分离。为了使某一类化合物得到满意的分离，有时可以向硅胶中掺入某种试剂，以改良吸附性能，提高分离效果，称为改良吸附剂。例如，以硝酸银处理的硅胶对不饱和烃类有极好的分离作用。

2. 氧化铝　在吸附柱色谱中，氧化铝（alumina）是仅次于硅胶的分离填料。氧化铝的吸附能力通常比硅胶的吸附能力更强，因此适用于亲脂性物质的分离制备；氧化铝比硅胶具有更高的吸附容量，价格低廉，因此应用也比较广泛。

对于氧化铝而言，不同结构的有机化合物在其表面可能通过四种作用产生吸附效果，包括偶极-偶极相互作用、成盐作用、络合作用和氢键作用（图 3-5）。氧化铝通常可按制备方法不同分为碱性、中性和酸性三种。通常使用的氧化铝是碱性氧化铝，它可直接由氢氧化铝高温脱水制备，其水提取液 pH 9～10。碱性氧化铝常用于碳氢化合物的分离，能从碳氢化合物中除去含氧化合物；它还能对某些色素、甾体化合物、生物碱、醇及其他中性物质、碱性物质进行分离。中性氧化铝吸附剂一般采用 5%乙酸溶液处理氧化铝以除去其碱性制备而得，其水提液 pH 为 7.5，适用于醛、酮、醌、某些苷及酸碱溶液中不稳定的化合物，如酯、内酯等化合物的分离，因此应用范围比较广泛。酸性氧化铝是将氧化铝用 2mol/L 盐酸溶液处理而得，其水提液 pH 为 4～4.5，适用于天然及合成酸性色素及某些醛、酸的分离。

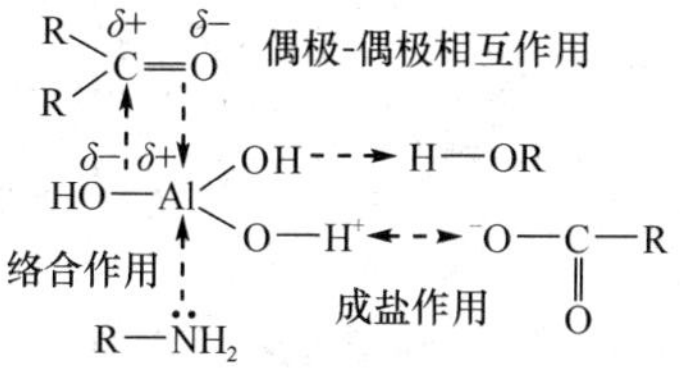

图 3-5　氧化铝与有机化合物间的相互作用

氧化铝的活性也与含水量的关系极大，表 3-1 列出了氧化铝含水量与活性的关系。一般情况下，直接使用商品氧化铝进行柱色谱分离就能基本满足分离的要求。对于湿度较大的季节或地区，将氧化铝在110～120℃烘干0.5～1h即可保证一般的活度要求（Ⅲ～Ⅳ级）而无须进行烦琐的活性测定。氧化铝活性太高易使样品发生不可逆吸附而造成较大的样品损失，甚至导致化合物的结构变化；反之，活性太低会使样品不易发生吸附分离。常用填料粒度为100～160目，大于200目时需要采用加压分离。

表3-1 硅胶和氧化铝含水量与活性的关系

硅胶含水量（%）	活性级别	氧化铝含水量（%）
0	Ⅰ	0
10	Ⅱ	3
12	Ⅲ	6
15	Ⅳ	10
20	Ⅴ	15

3. 聚酰胺（polyamide） 是一类高分子聚合物，又称锦纶或尼龙。聚酰胺同时具备较高的亲水和亲脂性能，既可用于分离水溶性成分，又可用于分离脂溶性成分。它可溶于浓盐酸、甲酸，微溶于乙酸、苯酚等溶剂，不溶于水、甲醇、乙醇、乙醚、三氯甲烷、丙酮、苯等常用有机溶剂；对碱较稳定，对酸，尤其是无机酸稳定性较差，温度高时更敏感。

聚酰胺分子中既有酰胺基，又有非极性脂肪链，因此具有双重保留机制。当采用极性流动相时（含水溶剂），聚酰胺作为非极性固定相，作用相当于反相分配色谱，如分离萜类、甾类和生物碱等很难与聚酰胺形成氢键的物质常采用极性流动相；当采用非水流动相（如$CHCl_3$-MeOH）时，聚酰胺作为极性固定相，其色谱行为类似正相色谱。但对于能够与聚酰胺形成氢键的化合物，氢键吸附作用起主导作用。聚酰胺分子中的酰胺羰基与酚类、黄酮类化合物的酚羟基，或酰胺键上的游离氨基与醌类、脂肪羧酸上的羰基形成氢键缔合而产生吸附（图3-6）。至于吸附能力则取决于各种化合物与之形成氢键的能力，溶剂通过改变聚酰胺对溶质的氢键结合能力而影响吸附过程。聚酰胺形成氢键缔合的能力在水中最强，在含水醇中则随醇浓度的增大而逐渐减弱。在含水溶剂系统中的吸附规律：①形成氢键的基团数目越多，其吸附能力就越强；②成键位置对吸附力也有影响，易形成分子内氢键者，其在聚酰胺上的吸附即相应减弱；③分子中芳香化程度高者，则吸附性增强，反之则减弱。各种溶剂在聚酰胺柱上的洗脱能力由弱到强的顺序为水＜甲醇＜丙酮＜氢氧化钠水溶液＜甲酰胺＜二甲基甲酰胺＜尿素水溶液。

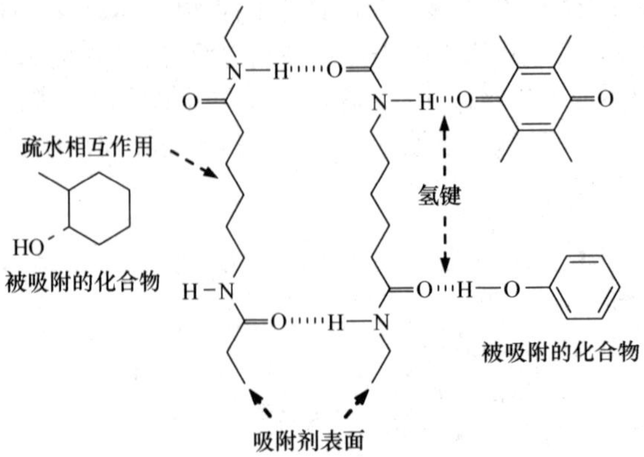

图3-6 聚酰胺与有机化合物间的相互作用

聚酰胺色谱柱的填装通常采用湿法装柱，每100mL聚酰胺一般可上样1.5～2.5g。样品先用洗脱溶剂溶解，浓度20%～30%，直接上样。若不易溶于洗脱剂，可选用易挥发的有机溶剂溶解，拌入聚酰胺干粉后将溶剂减压蒸去，用洗脱剂分散后装入柱顶。洗脱剂常采用水-乙醇系统，递增乙醇比例至浓乙醇或三氯甲烷-甲醇系统递增甲醇比例至纯甲醇洗脱。若仍有组分未洗脱下来，可采用稀氨水或稀甲酸胺溶液洗脱，分段收集。

聚酰胺薄层色谱是探索聚酰胺柱色谱分离条件和检查柱色谱各流分组成及纯度的重要手段，通常采用聚酰胺薄膜。展开剂既可采用含水极性溶剂系统，也可采用非水流动相。若在各种溶剂系统中加入少量的酸或碱，可克服色谱中拖尾现象，使斑点清晰。

4. 键合硅胶（bonded silica） 是借助化学反应的方法将不同的有机基团以共价键形式连接到硅胶表面的硅醇基上，它具有良好的色谱热力学和动力学性能。根据键合基团的不同，键合硅胶主要分为极性键合硅胶和非极性键合硅胶。

极性键合硅胶指键合某种极性有机基团。常见的极性键合相有氰基（—CN；cyano-）、氨基（$—NH_2$；amino-）、二醇基[$—(OH)_2$；diol-]等（图 3-7）。极性键合硅胶作为一种永久性去活硅胶其应用逐渐增加。它是一种弱吸附剂，具有较均匀表面、低化学吸附和催化活性，对各种化合物的分离与硅胶类似，但保留值比硅胶低。极性键合相大多数采用非极性或弱极性溶剂，形成正相色谱体系。保留值随溶质极性增加而增加，随溶剂极性增加而降低。对于强极性化合物，极性键合相也能用于反相色谱，例如，采用乙腈-水作为流动相分离糖类或多肽类化合物。极性键合相的分离选择性取决于键合相的种类、溶剂强度和样品性质。溶质与固定相上极性基团间作用力是决定色谱保留和分离选择性的首要因素。

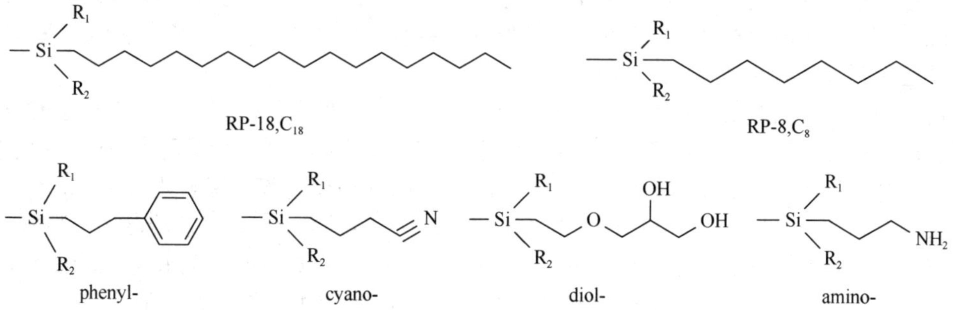

RP-18, C_{18}　RP-8, C_8

phenyl-　cyano-　diol-　amino-

图 3-7 分配色谱常用的反相键合固定相

非极性键合硅胶指在硅胶表面键合非极性或极性很小的烃基，是最主要的反相色谱固定相。已使用的烷基链长有 C_2、C_4、C_6、C_8、C_{16}、C_{18}、C_{22} 等，还有苯基（phenyl-）和多环芳烃。其中应用最多的是十八烷基键合硅胶（即 ODS，RP-18, C_{18}），其次为辛烷基键合硅胶（RP-8, C_8）和苯基键合硅胶，可根据实际条件和实验要求进行选择。

键合相的烷基链长和键合量是影响固定相样品容量、溶质保留值、柱效和分离选择性等色谱性能的重要因素。作为经验规则，当键合相表面浓度相同时，烷基链长增加，碳含量成比例增加，溶质保留值增加，固定相稳定性也提高。这是 ODS 固定相比其他烷基键合相应用更普遍的重要原因。当键合相表面浓度不同时，溶质在长链烷基键合相上一般有较大保留值；而链长一定，表面键合量增加，溶质保留增加，柱效提高。烷基链长和碳含量影响分离选择性。一般认为含有较长烷基链和较高键合量的固定相对较大的非极性溶质分离选择性比小分子溶质选择性好。键合烷基 C_6～C_{12}，对小分子溶质选择性随碳链增加而增加；C_{12} 以后选择性趋于常数。短链烷基（C_6、C_8 等）硅烷由于分子体积较小，比长链烷基有更高的覆盖度和较少的残余硅羟基。这类固定相适于极性和离子性样品的分离，能使用酸性较强的流动相。而长链烷基（C_{16}、C_{18} 和 C_{22} 等）键合相，由于空间障碍，键合羟基数减少，但键合分子大，对残余羟基掩盖作用增强，有较高的碳含量和更高的疏水性，对各种类型分子结构的样品有更强的适应能力。非极性键合相的样品容量随碳链增长而增加。从 C_4 到 C_{18}，柱容量增加将近一倍。ODS 键合相样品容量约 2mg/g，与裸体硅胶相似。样品容量也随固定相碳含量增加而增加，但非线性关系。随流动相有机溶剂比例的增加及温度升高，样品容量也增加。

键合硅胶的颗粒形状根据基质（matrix）硅胶的不同有球形和无定形之分。一般来讲，无定形填料比同样大小的球形填料有较大的外表面积，通过粒子边界的质量传递速率应该更大，获得更高柱效。但无定形填料的稳定性和重现性不如球形填料，通常需要更高的操作压力。

反相色谱采用极性溶剂及其混合物作流动相。溶剂极性越低，其洗脱能力越强，溶剂强度越高。水是反相色谱中强度最弱的溶剂，也是使用最广泛的流动相。乙腈、甲醇、乙醇、丁醇、四氢呋喃等有机溶剂是常用的反相色谱流动相，偶尔使用卤代烷等有机溶剂。为了获得各种不同强度淋洗剂，通常采用水-有机溶剂混合物，如水-乙腈、水-甲醇、水-四氢呋喃。甲醇与水的性质相似，都是质子给予体和接受体，将甲醇加入水中，只改变溶质的保留值，而洗脱顺序不变。乙腈加入水中或四氢呋喃加水不仅改变保留值，溶质洗脱顺序也将发生变化，后者更能显著改变色谱系统分离选择性。

5. 大孔吸附树脂（macroporous adsorption resin） 是一类不含离子交换基团、具有大孔网状结构的高分子吸附剂，属多孔性交联聚合物。大孔吸附树脂的骨架结构主要为苯乙烯（a）和丙烯酸酯（b），其次还有丙烯酰胺、亚砜、异丁烯等，交联剂主要为二乙烯苯。骨架结构决定了树脂的极性，通常将大孔吸附树脂分为非极性、弱极性、中等极性、极性和强极性五类。非极性和弱极性树脂由苯乙烯与二乙烯苯聚合而成，中等极性树脂具有甲基丙烯酸酯的结构，极性树脂含有氧硫基、酰胺基、氮氧等基团。大孔吸附树脂一般为白色、乳白色或黄色颗粒，有些新型树脂为黄色、棕黄色至棕红色，粒度通常为 20～60 目。物理、化学性质稳定，不溶于水、酸、碱及亲水性有机溶剂，加热不溶，可在 150°C 以下使用。树脂一般有很大的比表面积、一定的孔径、吸附容量，有较强的机械强度，含水量 40%～75%。

大孔吸附树脂具有良好的网状结构和很大的比表面积，是吸附性和分子筛分离原理相结合的分离材料，它具有吸附性是范德瓦耳斯力或产生氢键的结果。不同极性、不同孔径的树脂对不同种类的化合物的选择性不同，从而达到分离纯化的目的。一般非极性树脂适用于从极性溶液（如水）中吸附非极性有机物质，相反，高极性树脂（如 XAD-12）特别适用于从非极性溶液中吸附极性物质；而中等极性吸附树脂，不但能从非水介质中吸附极性物质，而且具有一定疏水性，能从极性溶液中吸附非极性物质。由于树脂的吸附机制属于物理吸附，被吸附的物质较易从树脂上洗脱下来，树脂本身也容易再生。因此，大孔吸附树脂具有选择性高、机械强度高、再生处理方便、吸附速度快等优点。

目前，国内外已有很多厂家生产商品树脂。国外厂家主要有美国 Rohm-Haas 公司生产的 XAD 系列产品和日本三菱公司生产的 Diaion HP 及 SP 系列产品。国内厂家主要有南开大学化工厂、天津南开和成科技有限公司、沧州宝恩吸附材料科技有限公司（历史名称：沧州宝恩化工有限公司）等。实际工作中从非极性到强极性，有不同品牌和型号的商品树脂可供选择。影响吸附的因素有大孔树脂本身的性质，如比表面积、表面电性、能否与化合物形成氢键等；另外也与化合物本身的性质有关，除化合物的极性、分子量及在洗脱剂中的溶解性外，还与化合物本身的存在形式有关。酸性成分在酸性条件下易被吸附，碱性成分在碱性条件下易被吸附，中性成分在中性条件下易被吸附。

普通的商品树脂常含有一定量未聚合的单体、致孔剂、分散剂、交联剂和防腐剂等杂质，主要有苯、甲苯、二甲苯、苯乙烯、二乙烯苯、二乙苯、萘及一些长链烷烃或脂肪醇等，都具有不同程度的毒性并影响树脂的吸附性能，使用前必须进行预处理。树脂预处理的方法有回流法、渗滤法和水蒸气蒸馏法等。最常用的方法是渗滤法，即采用有机溶剂（如乙醇、丙酮等）湿法装柱，浸泡 12h 后洗脱 2～3 倍柱体积，再浸泡 3～5h 后洗脱 2～3 倍柱体积，重复浸泡和洗脱直到流出的有机溶剂与水混合不呈现白色乳浊为止；最后，用大量蒸馏水洗去乙醇即可使用。当单独使用有机溶剂处理杂质时，可以结合使用酸碱处理，即先加入 2%～5%盐酸溶液浸泡、洗脱，水洗脱至 pH 中性后，加入 2%～5%氢氧化钠溶液浸泡、洗脱，水洗至 pH 为中性。目前，部分厂家已有符合标准的药用树脂出售，只需简单的溶剂冲洗即可正常使用。

样品一般用水溶液上柱，依次加大有机溶剂（通常为乙醇）比例洗脱。实际工作中，大孔树脂一般用于样品的富集和初步分离。洗脱液一般选择不同浓度的 MeOH、EtOH、Me_2CO 溶液，流速为 0.5～5mL/(cm^2·min)。非极性大孔树脂用洗脱剂极性越小，洗脱能力越强。中等极性大孔树脂常采用极性较大的有机溶剂进行洗脱。

（二）分配色谱法

分配色谱法根据样品成分在固定相和流动相之间分配系数的差异而实现分离。对于液-液分配色谱而言，其分离原理与前面所讲的溶剂萃取法相同。作为固定相的溶剂通常吸附在多孔物质上固定不动，与之互不相溶的另一种溶剂作为流动相进行色谱洗脱。常用吸附水的硅胶作为固定相，低极性有机溶剂作为流动相进行天然化合物的分配色谱分离。纸色谱法也是一种液-液分配色谱法，滤纸纤维作为支持物，其上吸附的水分作为真正的固定相，相当于正相分配色谱。对于液-固分配色谱法而言，其分离机制较为复杂。通常认为保留主要是溶质的非极性部分受水和极性溶剂的排斥而与作为固定相的非极性键合基团缔合。水具有很高的内聚力，溶质与水的作用小于水自身的相互作用，溶质受水排斥，所以在反相色谱中溶质和固定相表面非极性键合基团的缔合，实际上是由于疏溶剂作用。在缔合物形成过程中，暴露在溶剂中的分子表面积减少，所以这两者容易缔合。溶质中的极性官能团能增强与极性溶剂的相互作用而减少缔合。在溶质和键合基团之间的非极性相互作用的程度取决于这两种影响之差。另外，当形成的缔合物的接触面较大，或溶剂的表面张力较高时，缔合也较强。

1. 硅胶分配色谱 将硅胶露置于开放环境易吸收水分，而其吸附能力与含水量成反比。当水分达到 17%以上，硅胶失去吸附性能，此时可作为分配色谱填料使用，固定相为吸附于硅胶表面的水，流动相为水饱和的弱极性有机溶剂。除硅胶外，硅藻土、纤维素也可作为支持剂。

2. 纸色谱法 纸色谱法是以纸为支持剂，以一定的溶剂系统展开而达到分离目的的分离方法。本方法以水为固定相，与水不相溶的有机溶剂为流动相，使被分离的化学成分在纸上慢慢移动而进行分配，因不同化合物的分配系数不同而实现分离。

（三）尺寸排阻色谱法

尺寸排阻色谱法所使用的固定相是具有空间网状结构的非吸附性多孔颗粒，又称为分子筛色谱。当被分离的化合物分子大小不同时，它们能够进入固定相内部的能力不同，因此在移动速度上产生差异，溶液中分子以不同速率通过颗粒内孔径和颗粒间空隙达到分离目的。此方法中固定相与溶质之间基本没有相互作用，分离现象仅仅由于被分离化合物的分子尺寸大小不一及分子形状的差异产生，样品分子按尺寸由大到小的顺序洗脱，样品回收率高。在常用的凝胶渗透色谱中，固定相对溶质具有一定的吸附作用，对洗脱顺序具有一定的影响。

凝胶是具有多孔立体网状结构的多聚体，孔隙大小有一定范围。商品凝胶是干燥的颗粒，不溶于水但可吸水溶胀呈球形颗粒。只有将凝胶在适当的溶剂中浸泡，使其充分溶胀后才能使用，此时，不同类型的凝胶形成各种不同尺寸的微孔。商品凝胶的种类很多，常见的有葡聚糖凝胶（Sephadex G）、羟丙基葡聚糖凝胶（Sephadex LH-20）、聚丙烯酰胺凝胶（Bio-Gel P）、琼脂糖凝胶（Sepharose B，Bio-Gel A）等。本部分主要介绍天然化合物分离中应用最多的前两种凝胶。

葡聚糖凝胶由葡聚糖和甘油基通过醚键相交联而成的多孔型网状结构。葡聚糖凝胶的商品型号以凝胶吸水量的 10 倍数值来定义，它代表着糖链之间的交联程度，即交联度，如 Sephadex G-25 表示每克干凝胶溶胀需要 2.5mL 水。选择葡聚糖凝胶时，首先要看交联度的大小，交联度大，网孔小，可用于小分子量物质的分离；反之，交联度小，网孔大，可用于大分子量物质的分离。葡聚糖凝胶系列只适于在水中使用，不同规格适合分离不同分子量的物质，如 Sephadex G-15 适于分离分子量小于 1500Da 的物质，Sephadex G-25 适于分离分子量 100～5000Da 的物质。

分离天然化合物，尤其是获得非极性和中等极性小分子化合物的实验研究中，应用最为广泛的凝胶是 Sephadex LH-20。它是在 Sephadex G-25 的侧链上进行羟丙基化的产物。这个衍生化反应增加了凝胶的亲脂性，同时还保留着它的亲水性。由于加入了亲脂性基团，Sephadex LH-20 能够在有机溶剂中充分溶胀，用来处理易溶于有机溶剂的天然化合物。Sephadex LH-20 适用于分子量在 100～4000Da 样品的分离，特别是从植物提取物中去除叶绿素，使用 Sephadex LH-20 凝胶柱的效果十分明显。Sephadex LH-20 除具有分子筛特性，可按分子量大小分离物质外，在非水溶剂，包括极性溶剂与非极性溶剂组成的混合溶剂中常具有反相分配色谱的分离效果，适用于多种类型天然化合物的分离，在天然药物分离中已得到广泛应用。Sephadex LH-20 可以反复再生使用，通常情况下样品的洗脱过程就是柱子的再生过程。Sephadex LH-20 在不同溶剂中的溶胀程度不同，在使用前应保证其在相应溶剂中充分溶胀。在最常使用的甲醇和三氯甲烷中，其溶胀后的体积相差很小（≈4mL/g），可以方便地进行不同比例混合溶剂间的转换。

（四）离子交换色谱法

离子交换色谱法利用离子交换树脂分子中的解离性基团（交换基团）与水溶液中存在的阳离子或阴离子进行可逆的交换反应，随着洗脱剂洗脱能力的增强，被交换的离子按其与交换基团的作用从弱到强的顺序依次洗脱下来。

离子交换树脂是具有特殊网状结构和离子交换基团的合成高分子化合物，外观呈球形或为无定形颗粒。物理性质的描述一般包括粒径、形态、孔隙度和表面积。对于常压到中压液相色谱分离粒径范围通常为 10～200μm，而 HPLC 的粒径为 2～10μm。颗粒形状可为不规则形或者完整的球形。颗粒孔隙度是指表面孔体积与颗粒总体积的比例。

骨架上所带有的能解离的基团作为离子交换基团。按解离出离子的类型，离子交换树脂分为阳离子交换树脂和阴离子交换树脂。每类树脂根据它的解离性能大小，又分为强、中和弱型。

强酸性阳离子交换树脂和强碱性阴离子交换树脂具有相同的苯乙烯骨架（图 3-8），但离子交换基团分别为磺酸基（$—SO_3H$）和季铵基[$—N^+(CH_3)_3Cl^-$]。在弱酸型阳离子交换树脂骨架上连有许多羧基（—COOH）作为离子交换基团；而弱碱型阴离子交换树脂骨架上连有许多氨基（如 $—NH_2$、═NH、≡N）作为离子交换基团。

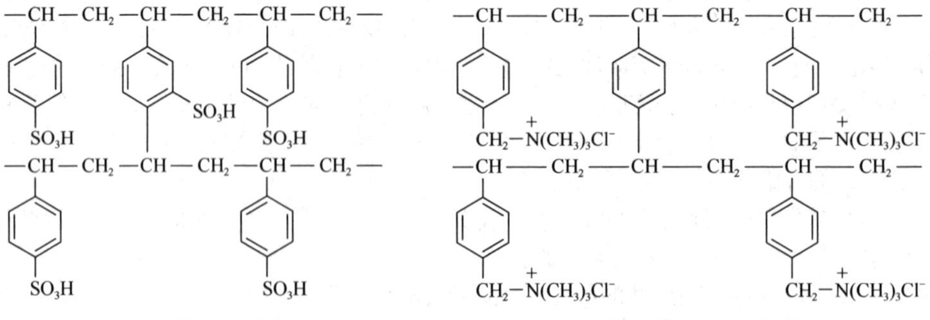

苯磺酸型强阳离子交换树脂　　季铵碱型强阴离子交换树脂

图 3-8　离子交换树脂的结构骨架

离子交换树脂的交换能力取决于离子交换基团的数量，用交换容量表示，即每克干树脂所含交换基团的毫摩尔数，通常在 1～10mmol/g。树脂的选择主要考虑被分离物质所带电荷、解离基团的类型及电性强弱。如果被分离物质带正电荷应选择阳离子交换树脂；如带负电荷则应选择阴离子交换树脂；如被分离物为两性离子，则一般应根据其在稳定 pH 范围内所带电荷的性质来选择树脂的种类。被分离的离子交换能力强，选用弱酸或弱碱型离子交换树脂，反之，选择强型树脂。被分离物质分子量大，选用低交联度树脂。

三、经典色谱技术

（一）薄层色谱分离技术

薄层色谱法（TLC）是指将作为固定相的分离材料平铺在玻璃、铝箔等载体上形成薄层，样品在此薄层上进行分离的方法。操作时一般将样品加于薄层板的一端形成一个点或一条窄带，然后将板放进装有展开剂的层析缸内，溶剂通过毛细管作用在固定相表面迁移，样品在与固定相和展开剂的吸附与解吸附过程中实现分离。作为最为简便、经济的技术，硅胶吸附薄层和反相 C_{18} 分配薄层技术已广泛应用于天然药物化学研究。

1. 系统选择　选择薄层色谱条件时要正确地将样品极性、固定相种类及展开剂的展开能力配合起来。展开剂的选择是能否达到理想分离效果的关键。理想的分离是指所有组分斑点或样品带的比移值（R_f值）在 0.2～0.8，清晰集中并达到最佳分离度。

展开剂的选择通常以单一溶剂或二元溶剂系统为起点，根据被分离物质在薄层上的分离效果，进一步考虑改变展开剂的极性，再根据需要选择不同的展开系统以改变溶剂的选择性。必要时加入少量弱酸或弱碱改善色谱行为，形成三元或四元溶剂系统以改善样品展开行为。展开方式可以选择等度展开系统或梯度展开系统，二者各有优势，且都可用于多次展开方式。该法特别适用于所含成分区带间隔较近样品的分离。

2. 天然药物的薄层色谱检测方法　无论是分析还是制备 TLC，有效的检测方法是获得纯品化合物的关键。检测手段一般分为非破坏性和破坏性两种，前者可以从吸附剂上回收化合物，而后者化合物被检测试剂污染或破坏，不能回收。紫外检测法是最常使用的非破坏性检测方法，配合硅胶 GF_{254} 薄层板和氧化铝薄层板使用。在波长为 254nm 紫外光照射下，薄层呈黄绿色荧光，被检测化合物呈暗的斑点。在波长为 365nm 紫外光照射下，薄层呈淡紫色荧光，被检测化合物呈不同颜色的荧光斑点。若化合物对 254nm 和 365nm 紫外光均无吸收，则在薄层上看不到这些化合物的斑点，此时应该选择其他方法，如显色法等。大多数显色剂是通用的，适用于多种类别的天然产物，如硫酸-乙醇、香草醛-硫酸、磷钼酸、钼酸铵等；还有专属显色剂，如适用于多类生物碱检测的碘化铋钾试剂。通常情况下显色反应需要加热完成。

3. 制备薄层色谱法（preparative thin layer chromatography，PTLC）　一直是天然药物化学研究人员常用的分离手段。近几年由于高压液相层析和逆流色谱的迅速发展，PTLC 的应用受到影响。而且 PTLC 不需要昂贵的仪器就能完成从 1mg 到 1g 样品的快速分离，获得满足结构确证所需要的样品量。

PTLC 常作为分离过程最后的纯化步骤。一般来说，混合物中含有三个以内主成分的样品才考虑进行 TLC 制备。复杂样品则一般先进行其他方式的分离，得到半纯品再进行薄层制备。

吸附剂颗粒小和颗粒分布范围窄可以提高薄层色谱的检出灵敏度和分离度。商品硅胶常用一些字母符号表示其性质，如硅胶 H 表示不含黏合剂的硅胶，硅胶 G 表示含有煅石膏黏合剂，F 为含有荧光物质，F_{254} 表示在波长为 254nm 的紫外光照射下薄层板呈黄绿色荧光，F_{365} 则表示在 365nm 波长的紫外光激发照射下薄层板发出荧光，P 表示制备用硅胶。

待分离的样品尽量溶解在最小体积溶剂中（一般浓度为 10～20mg/mL），用毛细管等将样品点于距平板底部 1.5cm 区域形成窄线（2～4mm）。溶剂前沿展至薄层板近顶端后取出置通风橱内晾干。用铅笔标记含有化合物的色带，然后从平板上刮下附着化合物的硅胶。采用适当的溶剂将化合物从吸附剂上洗脱下来，较合适的溶剂有丙酮、三氯甲烷或三氯甲烷：甲醇（9：1 或 8：2）等。甲醇可溶解硅胶及其中含有的一些杂质，因此，并不适用于从吸附剂上洗脱被分离的化合物。洗脱液浓缩即得到化合物，此外，化合物与吸附剂接触时间不宜过长。

PTLC 吸附剂中含有黏合剂及荧光指示剂等杂质随洗脱剂极性增大而更易被洗脱进入样品中；并且这些杂质通常没有紫外吸收，在对纯化合物进行薄层检测时，难以发现其存在。塞凯伊（Szekely）对从空白硅胶板提取出的杂质进行了红外光谱和氢-1 核磁共振（^{1}H-NMR）谱分析，结果明确显示出邻苯二甲酸盐及聚酯的存在。因此，通过 PTLC 制备的纯化合物最好采用 Sephadex LH-20 作为最后的纯化手段。

4. 二维薄层色谱（two-dimensional TLC，2D TLC） 经常用于复杂混合物的筛选。如果研究的目标是寻找已知的化合物或作为标准品使用的化合物，那么 2D TLC 则是功能强大的 TLC 形式。将提取物按常规方式在薄层板上点样，然后展开、干燥，再将薄层板旋转 90°进行第二次展开（图 3-9）。该法的优势在于将组成混合物的多个化合物放在二维平面上进行分离，大大提高了各成分间的分离度和 TLC 分离能力。尤其是第二次展开可以选用不同的溶剂系统，进一步增强分离能力。展开后的薄层色谱可以在紫外光下观察，也可以喷洒显色剂达到检测的目的。

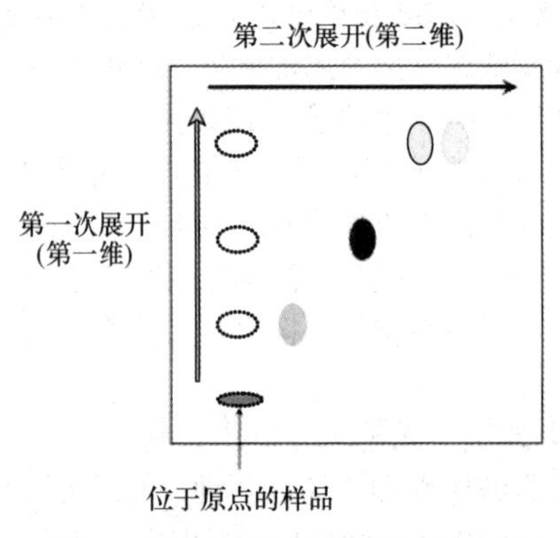

图 3-9 经过两次展开后的 2D TLC

传统实验中，分析型 TLC 应用于分离过程中化学成分的检测和监控，一般在进行柱色谱或高压液相层析分离后采用 TLC 跟踪天然产物的分离结果，需要采用三种或三种以上溶剂系统作为展开剂进行分析来确定所得到的化合物的纯度。同一种属植物的不同提取物间成分的相似性及分离方案的确定都可以通过该法判断。对于植物中普遍存在的成分如植物激素和某些酚酸可以在前期通过适当的标准方法确定。某些情况下，在薄层板上喷洒特定显色剂使薄层上样品发生显色反应，同类化合物往往表现专属的显色行为，借此可将提取物所含成分进行分类。另外，许多天然产物还利用传统的 PTLC 进行分离，尽管当前制备液相成为分离复杂天然产物的流行工具，PTLC 仍然以其简便、经济、快速及分离毫克级样品的优势成为天然产物分离工作中非常实用的方法。

（二）常规柱色谱法分离技术

柱色谱法是目前天然药物化学成分分离最重要的方法之一，特别是前期的分离。常规柱色谱法的分离机制取决于色谱柱中分离材料的种类和流动相的选择。常规柱色谱法的操作主要包括固定相与流动相的选择，装柱、洗脱及收集的一般程序。将固定相填装在柱中，再把样品均匀装于柱顶端，储液瓶置于柱上方使流动相依靠重力通过色谱柱进行分离，各流分可采用手工或流分收集器收集。从粗提物中分离纯化已知化合物相对比较容易，而且化合物的性质可以用来指导固定相的选择。但对于大多数天然药物分离而言，成分常未知。此时，提取和粗分过程中表现的极性大小及判断化合物类型的定性试验对常规柱色谱法分离具有指导意义。

在天然药物分离过程中，每个流分都可以采用 TLC 或 HPLC 进行分析以评价分离效果。更为先进的方法是在流分收集前应用紫外或示差折光检测器监控流分的收集，但这需要相应的仪器设备。

制备色谱分离得到的流分合并后，可采取减压蒸馏的方法回收样品中的各组分和相应的溶剂。最常使用的设备是旋转蒸发仪，对于水含量较大的溶剂也可采用薄膜蒸发仪。回收得到的样品组分经重结晶或蒸馏（对于液态组分）即可得到各个纯组分。

四、新型分离技术

（一）制备高效液相色谱法

近年来，制备高效液相色谱法（prep HPLC）逐渐成为天然药物分离研究的重要手段，起着越来越重要的作用。其原理与常规液相色谱技术相同，HPLC 采用微球作为固定相载体，因粒径小、比表面积大，分离效果远优于传统的液相分离技术。另外，HPLC 技术的不断革新和应用方法的层出不穷使制备液相色谱已得到广泛普及和深入推广。

1. prep HPLC 的类型　prep HPLC 系统采用计算机和软件系统进行自动控制及数据处理，分离操作自动化程度高。prep HPLC 包含正相 prep HPLC、反相 prep HPLC、凝胶色谱法和离子交换色谱法四种典型的色谱模式。选用哪种模式是由固定相、制备柱、流动相及研究对象与柱填料的适用性共同决定的。不同厂家的色谱柱即便是相同类型的填料（如都为反相 C_{18}）也会有明显的性能差异。

正相 prep HPLC 通常选用极性固定相（如硅胶）和弱极性洗脱剂（非水溶剂）。化合物的分离取决于洗脱过程中样品在固定相表面的吸附能力与其对非极性洗脱剂的亲和力的差异。反相 prep HPLC 常用流动相为水与乙腈、甲醇、四氢呋喃等强极性有机溶剂组成的混合溶剂，另外，有时需要加入缓冲盐、酸或碱，达到抑制化合物电离或控制自由硅醇基解离的效果，从而减小峰拖尾，改善色谱行为。反相 prep HPLC 可用于大多数天然化合物的分离纯化，因此它成为从混合物中分析和纯化各种成分，尤其是鉴定未知化合物的首选方法。凝胶色谱法主要用于蛋白质和寡糖的分段及纯化，有时也用于分离小分子化合物。典型固定相是由聚乙烯/二乙烯苯共聚物制成的刚性球形颗粒，具有疏水性（类似反相填料）、物理及化学惰性等性质。凝胶色谱法已成为天然提取物中分子量相近的化合物分离的重要辅助手段。离子交换色谱法采用阳离子或阴离子固定相用于分离酸或碱性化合物。固定相载体可能是硅胶或苯乙烯-二乙烯苯共聚物，如果对样品混合物所含化学成分已有了解，也可选用离子交换柱，但该方法不作为首选。

2. prep HPLC 的方法建立　prep HPLC 的方法通常由分析型 HPLC 方法转换而来。

分析型液相色谱柱也可直接通过过载方式用于小量样品的制备分离，进样量一般＜10mg。实验室常用的半制备柱内径为 8～10mm，每次可进 5～50mg 样品；制备柱内径一般＜25mm，适用于每次 50～500mg 样品的分离纯化。

分析型 HPLC 转换成 prep HPLC 的过程包括以下三个基本步骤。

（1）确定分析型 HPLC 的分离条件：可以采用 TLC 考察初始分离条件，然后经对比并优化确定色谱柱种类和洗脱溶剂系统；也可以根据样品的极性和溶解性质直接开发 HPLC 分析方法。然后，优化溶剂强度和选择性，寻求目标组分具有较小容量因子（$k<2$）和较大分离度（>1.5）的等度分离条件。对于混合物样品，其组分的容量因子应控制在 2～8，达到节约流动相、缩短循环时间、方便多次进样的目的。若难以实现这个目标，最好进行前处理分段或进行多次 HPLC 制备。

（2）prep HPLC 条件的转换：在色谱柱种类、洗脱溶剂组成和线速度等方面尽可能使制备型液相色谱柱与分析型液相色谱柱保持一致，首选通过增大色谱柱直径来实现更大的柱容量，这样可以简便准确地实现分析条件与制备条件的转换。虽然增加色谱柱的长度也可以增大载样量和分离度，但同时增加了柱压和分离时间，制备效率没有明显改变。通常，制备型液相色谱柱的流速（v）及进样量（x）可按式（3-1）和式（3-2）从分析型液相色谱柱的相应参数计算得到，即

$$v_2 = v_1 \cdot \frac{r_2^2}{r_1^2} \tag{3-1}$$

$$x_2 = x_1 \cdot \frac{r_2^2 L_2}{r_1^2 L_1} \tag{3-2}$$

式中，v_1 和 x_1 分别为分析型液相色谱柱的流速和进样量；v_2 和 x_2 分别为制备型液相色谱柱流速和进样量；r_1 为分析型液相色谱柱半径；r_2 为制备型液相色谱柱半径；L_1 为分析型液相色谱柱柱长；L_2 为制备型液相色谱柱柱长。色谱柱的载样量取决于柱的直径、长度、柱填料的颗粒度及装填的紧密程度。上述计算结果常需要根据实际分离效果进行适当调整。

（3）制备操作方式的选择和条件优化：确定 prep HPLC 条件后，需要根据分离的目的选择制备方式并进行相应的条件优化。对于一般的实验室研究所进行的分离，主要要求达到一定的纯度和回收率；而对于生产规模的分离，关键指标则是产量。生产能力和产品纯度是两个相互制约的因素，只有根据具体样品的分离情况选择恰当的制备方式才能最大限度地兼顾这两个因素。在低样品浓度条件下，随着样品量增加，容量因子改变超过 10%时可认为色谱柱处于过载状态；通常的制备操作都在过载状态下进行。色谱柱过载有浓度过载（concentration overload）和体积过载（volume overload）两种途径，前者是在保持进样体积不变下增加样品的浓度，色谱峰接近于直角，呈现竖直的前沿和倾斜的拖尾；后者是在保持样品浓度不变下增加进样体积，色谱峰变高变宽，显现出对称的平头峰。制备速度随进样体积和进样浓度的增加而增大。这两种方式都使组分的峰变宽，因而控制一个进样量的上限是提高制备速度的有效方法。当对两个或多个相距很近的主要成分进行分离时，若色谱系统的选择性不足以将该混合物分开，此时可采用边缘切割结合循环色谱法（recycling chromatography）进行分离。此外，为提高制备速度和分离效率，当目标组分含量较大时，可采用大幅度过载进样，利用中心切割（heart-cutting）技术进行分离，此种情况需避免主要色谱峰前后两端微量组分的污染（图 3-10）。

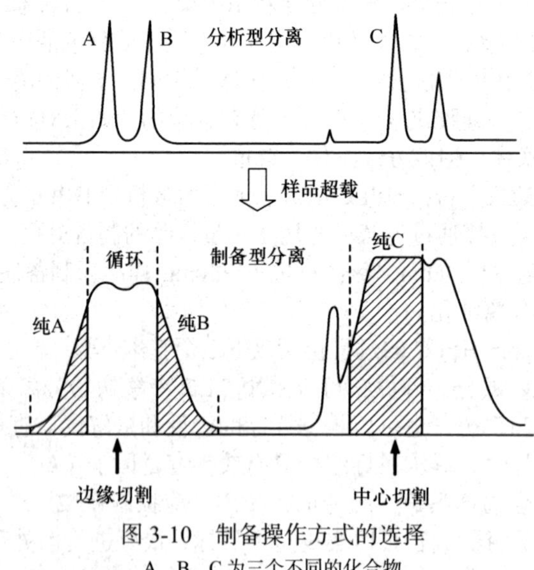

图 3-10 制备操作方式的选择

A、B、C 为三个不同的化合物

视窗 3-8

案例 3-1 紫杉醇最后纯化过程的主要问题就是要除去与其性质非常接近的类似物 cephalomannine 和 7-*epi*-10-deacetyltaxol，常规柱色谱法的柱效远低于 prep HPLC，不能很好地将其分开，且常规柱色谱法操作不利于大规模、高效率地重复生产。

在分析型液相色谱柱和制备型液相色谱柱的分离材料完全相同的前提下，根据式（3-1）和式（3-2）可以计算制备分离条件。当采用正相制备时，流速 v_2 和进样量 x_2 分别为

$$v_2 = 0.7 \times \frac{(21/2)^2}{(4.6/2)^2} = 14.6 \text{ (mL/min)}; \quad x_2 = 12.5 \times \frac{(21/2)^2 \times 250}{(4.6/2)^2 \times 250} = 260.5 \text{ (mg)}$$

当采用反相制备时，流速 v_3 和进样量 x_3 分别为

$$v_3 = 1.0 \times \frac{(21/2)^2}{(4.6/2)^2} = 20.8 \text{（mL/min）}; \quad x_3 = 20 \times \frac{(21/2)^2 \times 250}{(4.6/2)^2 \times 250} = 416.8 \text{（μg）}$$

上述计算表明正相色谱分离的进样量远高于反相色谱，较低的流速显著减少溶剂消耗。此外，正相溶剂的黏度低适于通过提高流速增加柱通量，分离纯化的组分易于通过蒸除溶剂进行回收。

（二）低压及中压液相色谱法

低压液相色谱法（low-pressure liquid chromatography，LPLC）和中压液相色谱法（middle-pressure liquid chromatography，MPLC）是天然药物化学前期分离的重要手段，其原理与 HPLC 相似，均属于加压色谱法。其固定相填充物的粒径介于常压液相色谱和 HPLC，在外部给洗脱液施加压力的情况下实现分离操作的过程。其分离效率也介于常压液相色谱和 HPLC。并且具有设备简单、操作方便、经济易行、分离快速等优点，有逐渐取代常压液相色谱的趋势。

（三）逆流色谱法

逆流色谱法（counter current chromatography，CCC）的分离基于样品在两种互不混溶的溶剂间的分配作用，溶质中各组分在通过两溶剂相的过程中因分配系数不同而得以分离。这种方法可避免样品的不可逆吸附、样品不易变化，非常适合于生物活性物质的分离。逆流色谱的发展过程中曾出现多种类型的设备和技术，如液滴逆流色谱法、旋转小室逆流色谱法、离心逆流色谱法和高速逆流色谱法等。其中，真正得到广泛应用的只有高速逆流色谱法。

1. 液滴逆流色谱法（droplet counter current chromatography，DCCC） 是由流动相形成液滴，通过固定相的液柱时，混合物中各组分在两种液相间分配系数的差别达到分离纯化的目的的分离方法。一般情况下，该仪器由图 3-11 中所示的三部分组成：①输液部分，由微型泵、流动相溶剂瓶和进样器组成；②萃取管部分，由内径约 2mm，长度为 20～40cm 的萃取管串联而成，萃取管通常在 300～500 根；③监测收集部分，由检测输出器及收集器组成。操作时需先将两相溶剂充分混合达到平衡，然后将分开的两相分别作为固定相和流动相。以下层溶剂（重相）作为固定相，上层溶剂（轻相）作为流动相时称为上行法（ascending method），反之则称为下行法（descending method）。由于流动相形成液滴，在细的萃取管中与固定相有效地接触和摩擦而不断形成新的表面，促使溶质在两相中分配，其分离效果很高，且不会产生乳化现象。也可采用氮气驱动流动相，被分离物质不会因接触空气中的氧气而氧化。

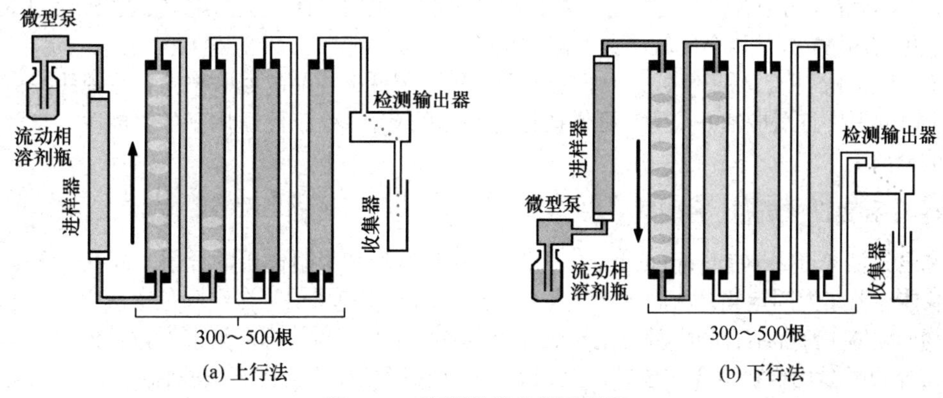

图 3-11　液滴逆流色谱示意图

2. 高速逆流色谱法（high speed counter current chromatography，HSCCC） 是一种无载体的分离方法，利用螺旋管在行星运动时产生的离心力，使互不相溶的两相不断混合，同时保留其中的一相作为固定相，利用恒流泵连续输入另一相作为流动相，随流动相进入螺旋柱的溶质在两相之间反复分配，按分配系数的次序被依次洗脱。在流动相中分配系数大的先被洗脱，在固定相中分配系数大的后被洗脱。如图 3-12 所示，在靠近离心轴心大约有 1/4 的区域，固定相与流动相激烈混合；在静置区两溶剂相分成两层，重相溶剂层相在外部，轻相溶剂层在内部。

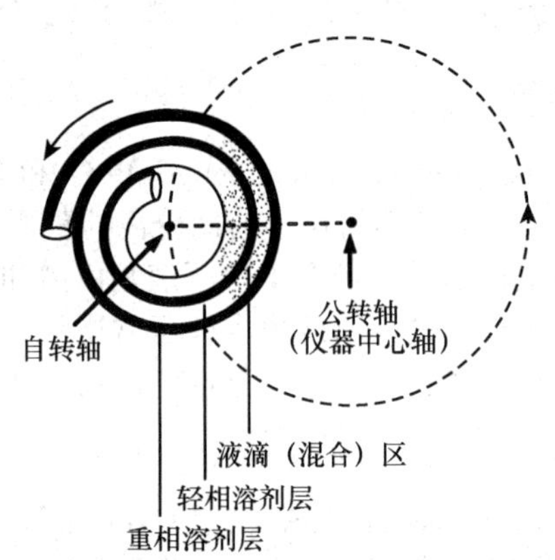

图 3-12 高速逆流色谱分离原理示意图

高速逆流色谱仪由恒流泵、进样阀、主机、检测器、记录仪或色谱工作站及流分收集器组成，主机是其核心部件。在主机箱的中央有一根中空的转轴，分离柱与平衡器对称分布于转轴的两侧。分离柱由长 100～200m、内径为 1.6mm 左右的聚四氟乙烯管沿具有适当内径的内轴绕成若干层，一般称为 Ito 多层线圈，其管内总体积约 300mL。平衡器是一个金属制成的转轴，通过增减金属配件可以调节重量，使转两边重量平衡。仪器转动时，电动机的轴带动主机的中心轴转动，使仪器做离心公转运动；同时，通过齿轮传动装置使分离柱和平衡器做自转运动，通过速度调节器控制转速和转动方向。从 Ito 多层线圈分离柱中通过中空的中心轴同时牵引出线圈的两端，一端泵入液体，一端输出液体。此外，现在已有主机里面同时装三个互成 120°的分离线圈的仪器，不用平衡配重，进一步提高了仪器的性能和分离能力。目前，高速逆流色谱仪已形成分析型、半制备型和制备型三个系列，柱容量可达 1000mL，最大进样量可达 20g。

有效的溶剂系统需满足两个基本要求：①样品在其中的分配系数为 0.2～5，最好接近 1；②两相的分层时间尽可能短，一般应短于 30s。选择溶剂系统时可参考相关的文献数据，也可以采用 TLC 或 HPLC 判断混合物中各组分的分配系数，指导溶剂系统的选择。正己烷/乙酸乙酯/正丁醇/甲醇/水和三氯甲烷/甲醇/水是两个比较经典的溶剂系统。

HSCCC 操作简便、易于掌握，对样品的前处理要求低；样品的回收率高，重现性好；分离效率高，应用范围广且适应性好。由于可供选择的溶剂系统很多，广泛适用于各类极性与非极性天然化合物的分离。

（四）亲和色谱法

亲和色谱法（affinity chromatography，AC）是将有亲和吸附作用的分子（配基）偶联在固体介质（载体）上作为固定相，从而分离纯化目标产物的液相色谱法。在亲和色谱法中，先将能与目标化合物（配体）特异结合的配基固定于载体上制备固定相，再将样品溶液通过色谱柱，其中与配基特异结合的目标化合物结合在色谱柱上，改变流动相后目标化合物再被洗脱下来，实现化合物的分离。亲和色谱法可应用于实验室及工业规模生产，通常用于蛋白质、多肽、氨基酸、核苷、核苷酸、核酸等的分离。近年来，随着技术的发展，出现了分子印迹亲和色谱法、免疫亲和色谱法、细胞膜色谱法等新型亲和色谱法。

与其他液相色谱法相比，亲和色谱法最大的优点是可对天然生物活性物质进行高效特异的分离和纯化，具有高的浓缩效应，可从大量样品中分离纯化出少量的目标活性物质。

（五）制备型气相色谱

制备型气相色谱是在一般分析型气相色谱的基础上增加样品收集系统的一种气相色谱。大部分制备气相色谱都使用填充柱，一般使用短而粗的填充柱，但对于复杂的分离工作，则需要采用长而细的高效柱。对于分离组分的检测，通常采用热导检测器或离子火焰检测器。制备型气相色谱主要应用于挥发性成分的分离，特别是那些在常用溶剂中难以获得高产率的成分的分离，也适用于HPLC不能分离的混合物中微量纯物质的分离。

五、其他色谱技术

（一）分子蒸馏技术

分子蒸馏（molecular distillation，MD）又称短程蒸馏（short-path distillation），是在高真空、低温条件下进行的连续蒸馏。分子蒸馏是一种特殊的液-液分离技术。其原理是在高真空度下，蒸发面和冷凝面之间的距离小于或等于被分离物分子的平均自由程，当分子从蒸发面上形成的液膜表面蒸发溢出时分子不相互发生碰撞，毫无阻碍地到达冷凝面凝聚。不同种类分子逸出液面后的平均自由程不同，依据这种性质的差异分离混合物。分子蒸馏技术作为对高沸点、热敏性物质的有效分离手段，自20世纪60年代以后，得到了工业应用。近二三十年来，人们对分子蒸馏技术进行了深入的研究，分离设备不断完善，分离技术得到了高速的发展。分子蒸馏技术具有蒸馏温度低、蒸馏压强低、受热时间短、分离程度高等特点，大大降低了分离成本，很好地保护了热敏成分。因此，本方法特别适用于高沸点、热敏性、黏度大和易氧化化学成分的分离。

（二）分子印迹技术

分子印迹技术（molecular imprinting technique，MIT）又称分子印迹模板技术，是将高分子科学、材料科学、化学工程学、生物化学等学科相结合，制备对某一特定分子（模板分子）在空间结构或结合位点上具有特异选择性的聚合物而进行分离的过程。

其原理：首先使功能单体与模板分子通过共价键或非共价键的作用形成分子复合物，然后加入交联剂，形成共聚物，并固定功能基的排列。去除模板分子后，得到与模板分子结构相匹配的立体空穴，能与模板分子相互作用的功能基团，可以和模板分子表现出特异性的吸附和结合能力。

与传统的分离技术相比，分子印迹技术具有良好的物理化学稳定性、使用简便、高度选择性等特点，在天然药物的提取分离工作中得到了广泛的应用。主要的不足：只能在有机相中进行聚合应用，而天然药物分子识别系统大多在水溶液中进行；在分离过程中，目标分子与分子印迹聚合物结合速度慢，引起峰宽、拖尾等现象，降低分离效率；印迹聚合物的容量低，导致部分结合被掩埋到结构内部而不能被利用等。

（三）电泳法

电泳法（electrophoresis）是在电场的作用下，由于待分离样品中各种分子带电性质和分子大小形状的不同，带电粒子产生不同的迁移速度，从而达到分离的目的。根据分离原理的不同，可以分为区带电泳、移动界面电泳、等速电泳、等电聚焦电泳，根据支持物的不同可分为纸电泳、粉末电泳、凝胶电泳、毛细管电泳等。

电泳广泛地应用于分析化学、生物化学、食品化学、微生物学、免疫学等行业。目前在天然药物的分离过程中也得到了广泛的应用，主要用于蛋白质、核酸、多肽等大分子的分离。而毛细管电泳也可用于黄酮、酚类、蒽醌、香豆素、生物碱、有机酸和糖类的分离。

第五节　天然药物分离策略及实例

天然药物的分离过程是一个复杂的系统工程。通常，天然药物中的化学成分种类复杂、数量众多，仅靠一种分离手段很难达到分离目的，往往需要采用多种分离方法和许多步骤才能完成分离工作。实际工作中，为兼顾效率和成本常将若干分离纯化技术联合使用。在此过程中，选择合理纯化技术固然重要，而如何将这些技术合理地组合和灵活运用也是分离能否成功的关键。

一、分 离 策 略

分离策略即指实现分离所选择的技术及其相互间的配合使用。它取决于多种因素，包括提取方法、提取物或混合物样品的复杂程度、样品的制备、样品的极性、溶解度和稳定性、样品量，以及分离技术的互补性等。在确定一种分离策略时，要使用一些选择性差别尽可能大的方法。此外，如果在分离的整个过程中只采用一种固定相，要通过改变洗脱剂来最大限度地增加分离的选择性。

在分离的初始阶段应能分离较大量的样品，可以采用相对便宜的固定相（如硅胶、氧化铝、聚酰胺或 XAD 离子交换树脂）进行各种常规柱色谱分离。随着分离的进行，操作规模不断减少，一些因价格昂贵，或载样量少而不适用于初始阶段的填料可以在后续阶段采用，以提高分离效果。如反相填料具有不可逆吸附少，可反复使用的优点。而凝胶柱可以除去可能不可逆吸附于固定相上的成分，提高分离效率。当分离到达最后阶段时，样品量较少，一般使用高分离度的高效液相色谱柱进行分离。

极性较大的天然产物的分离是一个难点，如多糖、肽类、皂苷等，因此，寻找简单、温和的分离方法或这些方法的组合是必要的，常用的方法如下：①液-液分配与液相色谱配合使用。②液-液分配与分子排阻色谱法配合使用。凝胶可根据混合物中各组分分子量大小的不同对其进行分离，适用于从样品中除去聚合物等高分子成分，减少给后续逆流色谱法或加压液相色谱法分离带来的麻烦。Sephadex LH-20 凝胶过滤不仅可作为一种有效的初步分离手段，还可被用于最后的分离，以除去其中残留的微量固体杂质、盐类或其他外来物质。当化合物的量很少且含有一定杂质时，可使用 Sephadex LH-20 进行纯化以减少样品的损失。③分子排阻色谱法与液相色谱法配合使用。大极性苷类成分可用分子排阻色谱法及液相色谱法纯化。除此之外，配合使用分子排阻色谱法和液相色谱法，可方便地对单宁类成分进行纯化。④聚合物单体与液相色谱法的配合使用。在分离的开始阶段，高极性样品通过聚合物单体可很好地除去其中的亲水性杂质（如氨基酸、糖类等）。例如，先用大孔树脂（Diaion HP-20 或类似型号的大孔树脂）分段，然后进行常压硅胶柱色谱和（或）C_{18} 半制备型高压液相色谱法分离。另外，也常应用 Amberlite XAD-2 树脂，这种树脂可以从溶液中可逆地吸附化合物，在得到目标组分之后再采用其他吸附剂进一步分离单体。⑤不同液相色谱法配合使用，如配合使用快速色谱法、中压液相色谱法和半制备型高压液相色谱法。

在对亲脂性化合物的分离中，可以配合使用液相色谱法与 TLC。考虑到经济因素及易于操作的特点，常配合使用常规硅胶柱色谱法和 PTLC。一种更快速的方法是先采用 HPLC 进行初步分离，然后进行 TLC 分离，TLC 的分辨率足以保证得到化合物纯品。快速色谱适用于对粗品进行快速的初步分离，但它不具备其他现代色谱技术的分辨率。因此，为了获得化合物纯品，经常需将快速色谱技术与一种具有高分辨率的色谱技术配合使用。

在拟定天然药物化学成分分离方案时要考虑下列基本原则：①查阅国内外文献资料，掌握被提取原料中所含的化学成分、目标成分的稳定性、共存杂质的类型；②根据提取原料的质地选择前处理条件，如已知被提取成分的极性、稳定性等参数，结合杂质的理化性质，选择适宜的提取溶剂并确定提取温度、时间、次数、除杂方法、溶剂回收的要求和注意事项；③根据目标成分的要求，设计分离方案，达到预期目的，综合使用各种色谱技术的同时，应充分考虑被提取物质的性质和所选用色谱技术的原理。

二、分 离 实 例

（一）黄花夹竹桃中强心苷类化合物提取分离

黄花夹竹桃 *Thevetia peruviana* 为夹竹桃科黄花夹竹桃属植物。花期几乎为全年，可作为观赏植物。性寒味苦，树液和种子有毒。具有强心、利尿、祛痰、发汗等作用。临床上用于治疗心力衰竭、闭经、跌打损伤等。其果仁中分离得到多种强心成分，其中黄夹次苷混合物已作为强心药（强心灵）得到广泛应用。强心苷类化合物极性较大，可溶于水、丙酮、甲醇等极性溶剂。提取时常用甲醇或70%乙醇溶液，提取效率高，且醇提能破坏酶的活性，防止在提取过程中强心苷被酶水解。本实例中采用的为黄花夹竹桃果仁，由于种子类原料含油脂类杂质较多，一般可以先用醇提取，再使用石油醚、环己烷等萃取，以便去除亲脂性杂质。接下来使用各种反相色谱柱进行分离，在分离的最后阶段当组分较为复杂且各化合物极性差异不大时，常使用高效液相色谱柱进行细分，最终得到纯化合物。

（二）长春花中生物碱类化合物提取分离

长春花 *Catharanthus roseus* 为夹竹桃科长春花属药用植物，全草入药具有止痛、消炎、安神、通便及利尿等功效。其乳汁中所含的生物碱，长春碱（vinblastine）和长春新碱（vincristine）可作为多种癌症的治疗药物。长春碱和长春新碱都属于亲脂性生物碱，且碱性较弱。弱碱性生物碱不容易与酸结合成稳定的盐，需用水先湿润药材粗粉，再用苯等有机溶剂提取，即可使强碱性生物碱则留在粗粉中，而在有机溶液中得到弱碱性生物碱。

（三）多被银莲花中三萜类化合物提取分离

毛茛科银莲花属植物多被银莲花 *Anemone raddeana* R.的根茎称竹节香附，入药可治疗风湿性关节炎、腰腿痛及疮痈肿毒等病症。齐墩果酸属于广谱抗菌药，有护肝作用。三萜类化合物通常直接使用乙醇或甲醇提取，之后对提取物采用反复硅胶柱层析进行分离。

（四）番红花中黄酮类化合物提取分离

鸢尾科番红花属植物番红花 *Crocus sativus* L.的花柱及柱头供药用，即西红花。味辛，性温，有活血化瘀，凉血解毒，通经镇痛等功效。花被中含有黄酮类化合物槲皮素糖苷等，通过抗脂质过氧化、清除活性自由基等发挥其抗氧化活性。黄酮及黄酮苷类一般使用溶剂提取法，最常用的黄酮类化合物提取溶剂为甲醇或乙醇。它们既可溶解游离状态的黄酮，也可以溶解黄酮苷。之后使用乙醚提取可得到游离黄酮，继续用乙酸乙酯或正丁醇提取可以得到黄酮苷类。在番红花花被的甲醇提取物的分离过程中也可以直接使用硅胶柱层析，依次得到目标黄酮类化合物。如图 3-13 所示，番红花花被的提取分离流程如下：

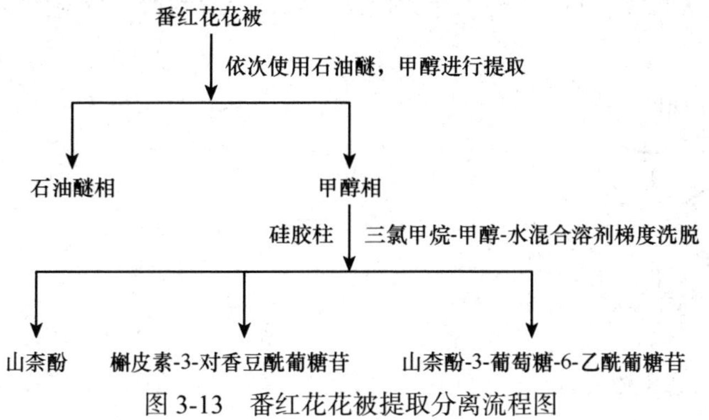

图 3-13　番红花花被提取分离流程图

（五）虎杖中羟基蒽醌及酚类化合物提取分离

虎杖为蓼科虎杖属植物虎杖 *Polygonum cuspidatum* Sieb. et Zucc.的干燥根和根茎，为我国传统中药，有利湿退黄，清热解毒，散瘀止痛，止咳化痰等功效。虎杖可用于治疗湿热黄疸、风湿、经闭、水火烫伤、淋浊、肺热咳嗽等。虎杖中的主要成分为羟基蒽醌、黄酮及酚类化合物，主要有大黄素、大黄酚及白藜芦醇等。其中，白藜芦醇及白藜芦醇葡糖苷属多酚类化合物，是天然的抗氧化剂。大黄素、大黄素葡糖苷等羟基蒽醌类成分具有抗炎活性，且《中国药典》（2020 年版）一部规定，虎杖药材干燥品中含大黄素量不得少于 0.60%。

虎杖中以上活性成分的提取分离流程如图 3-14 所示。

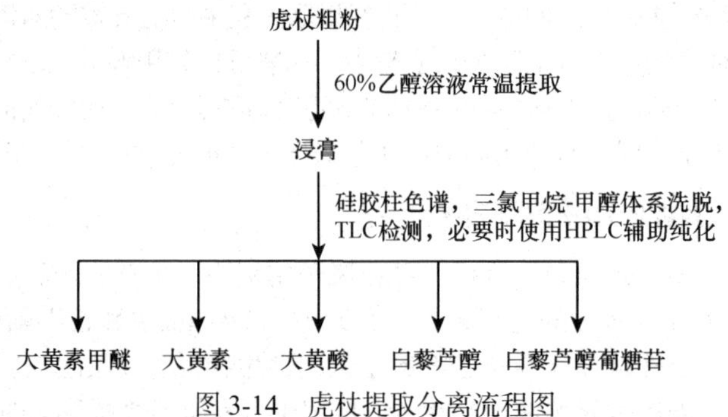

图 3-14　虎杖提取分离流程图

第六节　原生产物与人为产物

原生产物（original product）是指在自然条件下实际存在于生物体内的各类成分。相对于原生产物，那些在收集、加工、储存、炮制和提取分离等过程中由于各种人为因素而产生的化合物称为人为产物（artifact）。例如，酸碱、加热、光照、酶解、溶剂及分离材料等因素引起的化学反应所产生的成分。

（一）酸碱的影响

天然药物活性成分的分离应选择尽可能温和的条件以避免人为产物的产生。以有机溶剂进行提取、萃取或色谱分离等操作，采用减压回收溶剂。而对于水溶液，大体积时采用吸附法浓缩，小体积时用固相萃取小柱浓缩。冷冻干燥（freeze drying，lyophilization）是一种温和的浓缩技术，对于含无机盐或酸溶液的浓缩具有优势，可以避免因采用较高的温度而引起的成分变化。例如，鬼臼毒素（podophyllotoxin）类成分在弱碱或中性水溶液中都会发生 C-3 位差向异构形成混合物（图 3-15），导致原生生物活性成分的含量仅为 1%。同样，弱酸条件也可导致一些成分发生改变。例如，化合物 a 三氯甲烷溶液若接触稀盐酸、中性氧化铝或硅胶则都会导致脱水反应的发生从而生成化合物 b（图 3-16）。

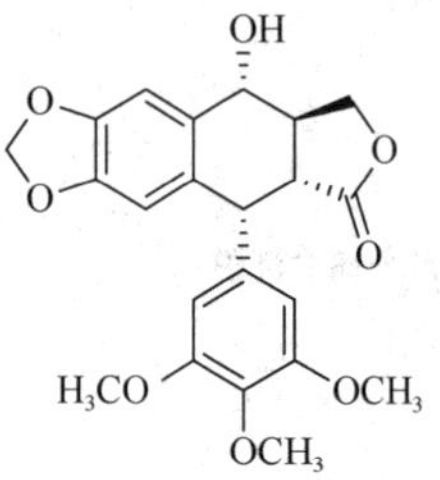

图 3-15　鬼臼毒素的结构

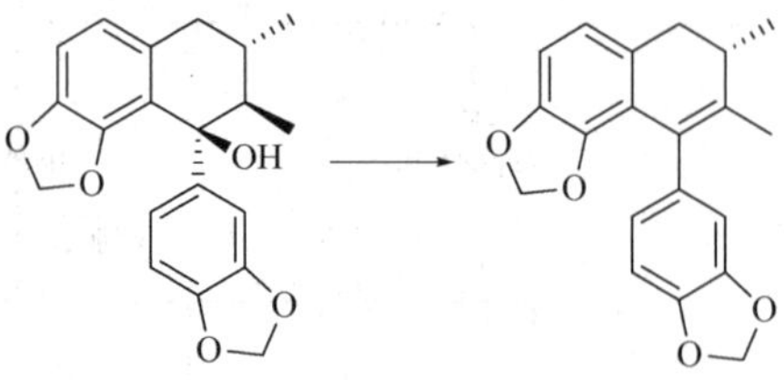

图 3-16　弱酸引起的脱水反应

（二）光照的影响

当样品在日光下暴晒，或者长时间在非避光的条件下进行纯化时，一些对光照很敏感的化合物会发生一些结构的变化。例如，反式查耳酮 tepanone 纯化后对光照不稳定，如果将其溶液置于实验室光线下则会导致其异构化反应的发生，生成 *E*-和 *Z*-异构体的平衡混合物（图 3-17）。

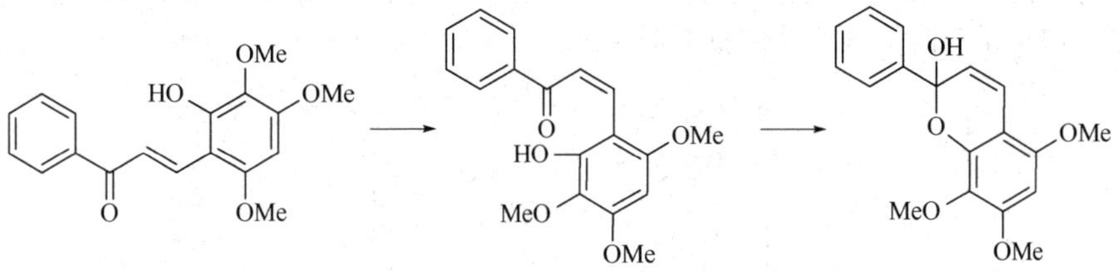

OMe HO OMe O OMe *E*-tepanone O HO OMe MeO OMe *Z*-tepanone OH O OMe MeO OMe

图 3-17 化合物 tepanone 在光照下的异构化

（三）溶剂的影响

虽然在进行天然产物提取分离过程中使用的溶剂通常都呈现惰性，但有时惰性溶剂也会引起人为产物产生。如甲醇、乙醇或正丁醇有时会与天然化合物中的酸形成相应的酯；用乙酸乙酯提取分离时，可能发生乙酰基转移；丙酮可能会与天然化合物中的二醇基形成缩酮结构。充分考虑上述因素，有助于判断所分得的化合物是否为真正的天然产物。例如，化合物 eleutherobin 是从一种澳大利亚软珊瑚（*Eleutherobia* spp.）中分离得到的化合物，具有与紫杉醇类似的活性，且体外检测活性强于紫杉醇 50 倍。研究表明，该化合物是化合物 desmethyleleutherobin 的 C_4 半缩醛接触甲醇后产生的人为产物。如果在提取分离过程中排除使用甲醇则会得到半缩醛（图 3-18），而如果使用乙醇则会得到 C-4 的乙基缩酮（ethylketal）。

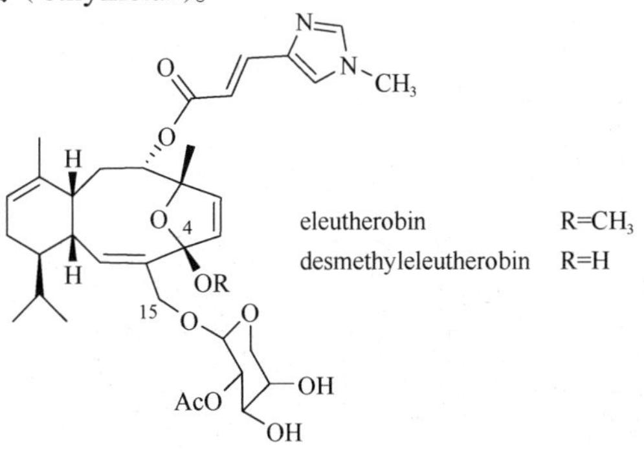

eleutherobin R=CH_3
desmethyleleutherobin R=H

图 3-18 溶剂对半缩醛结构的影响

（四）酶的影响

生物体内含有多种酶类，在原料采集、保存和提取过程中使相应的化学成分发生酶促反应而改变。因此，若想获得生物体内原有的天然产物，必须抑制或消除酶的活性。常用的方法是将新鲜原料采集后进行快速干燥或直接采用有机溶剂提取。对于苷类的提取，如果要提取原生苷，需要在得到原料后迅速低温冷冻干燥，从而抑制酶活性；但如果目标为次级苷则可在 25～40°C 下进行操作，从而保留酶活性。

（五）其他影响

从小檗科狮足草属植物 *Leontice leontopetalum* 中分离得到两种生物碱，花瓣碱（petaline）和狮足草碱（leonticine），结构如图 3-19 所示。研究证明，花瓣碱的雷氏盐或其氯化物或碘化物在通过 Amberlite IRA-400(OH)阳离子树脂柱时，发生霍夫曼降解反应可形成狮足草碱。综上所述，即使在温和的前处理和提取分离条件下，生物体中的天然化合物也时常会发生变化转化成人为产物。判断一个化学成分是否为人为产物，常需要采用不同的方法，通过分析对比确定；或者采用化学反应，通过相关化合物间的转化研究来确定。原生产物和人为产物间存在着必然的内在关系，其化学结构和生物活性往往具有相似性。因此，在天然药物化学研究中要对人为产物问题引起足够重视，它不仅能够为药材在采集加工、保存和提取分离过程中的质量控制提供科学依据，也可以为寻找活性更好的化合物及相应制备方法提供重要信息。

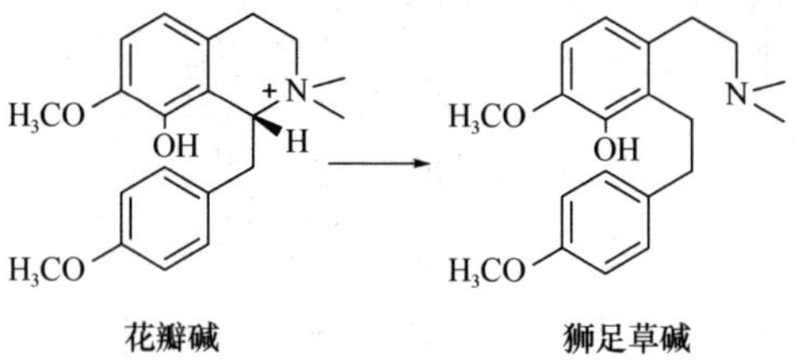

图 3-19　花瓣碱与狮足草碱

现代分离技术的使用使天然产物分离发生了革命性的变化。新的分离方法使分离速度更快、分辨率更高，并可避免不稳定化合物在分离过程中的改变。各种分离方法之间的配合使用，已成为研究人员的有力武器。新的分离方法不断涌现并发展，可组合使用的分离方法也不断增多，希望这将使复杂的分离工作不断得到简化。

随着科技的全面进步，经典提取分离方法和几种较新发展起来的提取分离技术必将得到进一步的发展，形成互补、交叉、综合或融合，也可应用电场、磁场、射线等对某些提取分离过程进行改进或强化。各种色谱-波谱联用技术止得到快速发展。总之，未来的天然产物化学成分的提取分离技术必将向着安全高效、易于操控、成本低廉、环境友好的方向发展。

第四章 天然药物的结构研究

学习目标

1. 掌握 结构鉴定的主要方法和基本程序。核磁共振、质谱、红外光谱和紫外光谱的基本概念和结构鉴定方法。

2. 熟悉 旋光光谱、圆二色谱和X射线衍射的基本概念。

天然药物的结构研究是天然药物化学的主要研究任务之一。从天然药物中经过分离和活性筛选得到的活性成分，只有确定了化学结构才能开展结构修饰与改造并探索其构效关系，进而深入研究甚至开发成为创新药物。

天然化合物的结构研究难于合成化合物。通常，根据反应原料和反应条件可以推测合成化合物及其可能的副产物，而天然化合物在结构鉴定前往往不知其生物合成途径，难以预测其结构类型。并且，许多生物活性成分为微量成分，在结构研究中限制了经典化学方法的应用，主要依靠尽可能不消耗或少消耗试样的波谱学方法解决问题，必要时再辅以化学手段。本章在介绍天然药物结构研究的主要方法和基本程序的基础上，着重阐述质谱、核磁共振等波谱学方法和化学方法在结构研究中能够解决的问题，以及结构鉴定方法的综合运用。

案例 4-1 **青蒿素的结构研究**

青蒿素（artemisinin；arteannuin）是一种从民间治疗疟疾的草药黄花蒿 *Artemisia annua* 中分离出来的抗疟活性成分，其衍生物蒿甲醚、青蒿琥酯和蒿甲醚-本芴醇复方已被世界卫生组织列入“基本药物目录”。青蒿素于 1972 年 11 月 8 日被分离纯化，随后开展了结构研究。经元素分析、质谱和核磁共振谱推断其分子量为 282Da、分子式为 $C_{15}H_{22}O_5$，属倍半萜类化合物。但进一步的结构鉴定却遇到了不少困难，主要问题是如何在 15 个碳原子的骨架中安排 5 个氧原子。后经化学反应和波谱学分析确定其结构中含有过氧基团及部分结构片段，但未能给出正确结构。最终采用 X 射线晶体衍射法于 1975 年 11 月 30 日确证了青蒿素的化学结构。由于青蒿素的抗疟活性为人类健康作出了重大贡献，主要发现人屠呦呦获得了 2015 年的诺贝尔生理学或医学奖。

问题： 1. 青蒿素结构研究的难点在哪里？采用了哪些研究方法和基本程序？

2. 青蒿素的结构最终采用哪种技术确证？采用这种技术需要哪些条件？有什么优势？

第一节 结构研究的主要方法和基本程序

一、结构研究的主要方法

天然化合物的早期结构研究主要是利用各种化学方法将分子降解成几个稳定的小分子，这些分子通常是比较容易鉴定或可以通过合成方法来进一步证明的简单化合物，然后按照降解原理合理推导其可能的化学结构，最后采用全合成方法确证该结构。例如，1806 年，德国药剂师泽尔蒂纳（Sertuner）分离得到吗啡单体，此后，化学家们进行了大量的实验，逐步获得了结构片段信息。直到 1925 年，才由牛津大学的化学教授罗宾森（Robinson）爵士首次正式确定其结构。1952 年，盖茨（Gates）首次通过全合成证实了罗宾森推导的结构的正确性。1955 年确定吗啡的绝对构型，1968

视窗 4-1

年证明其绝对构型。

显然，化学分析方法存在花费时间长、样品用量多、准确性相对较低的特点。而现代天然药物化学研究中，常常呈现天然化合物结构复杂、相似结构较多、样品量少的特点，因此，必须综合使用仪器分析方法，其中，波谱学方法可以快速、准确地测定天然化合物的分子结构。常用的波谱学方法（spectroscopy）包括核磁共振（nuclear magnetic resonance，NMR）、质谱（mass spectrometry，MS）、红外光谱（infrared spectroscopy，IR）、紫外-可见吸收光谱（ultraviolet-visible spectroscopy，UV-VIS）、旋光光谱（optical rotatory dispersion，ORD）、圆二色光谱术（circular dichroism spectroscopy，CD）和单晶 X 射线衍射（single crystal X-ray diffraction，SXRD）法等。

四大波谱中，UV、IR、NMR 主要利用了电磁辐射对物质的影响来进行结构分析，遵循波谱分析基本定律——朗伯-比尔（Lambert-Beer）定律，都属于吸收波谱。电磁波的不同波长对化合物分子内电子或化学键或原子核的影响及其对应的光谱类型分类见图 4-1。而 MS 不同于上述三类光谱，它是利用被测样品在离子源中发生电离，产生不同质荷比（*m/z*）的带电离子，经过加速电场的作用进入质量分析器而得到分离，从而检测得到谱图，因此，MS 的原理与 UV、IR、NMR 等波谱技术有本质的不同，为非吸收波谱。

视窗 4-2

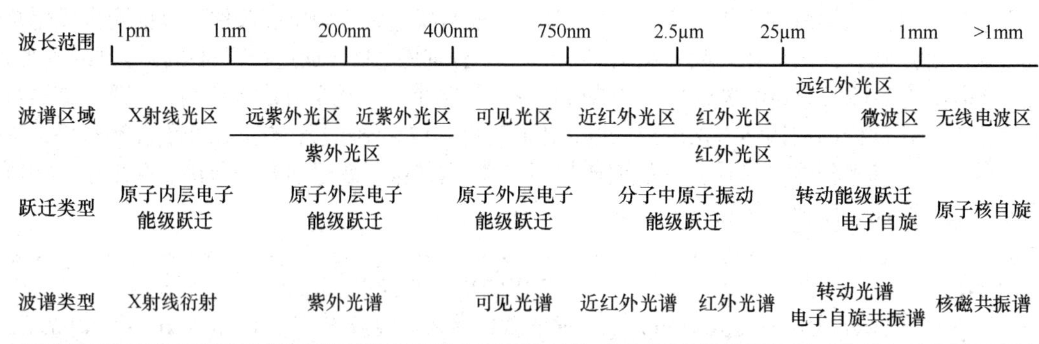

图 4-1 照射波长范围与波谱类型关联示意图

总之，波谱学方法以快捷、准确、提供信息多、所需样品量少、重现性好、可回收等优势逐步取代了化学方法，化学方法已经转变为结构研究中的辅助手段。尽管如此，在某些情况下，特别是对于具有复杂结构的未知化合物的结构鉴定，化学方法与波谱学方法的配合应用和结果的相互佐证是不可或缺的。

二、结构研究用化合物的纯度判断

在进行化合物结构或性质研究之前必须先确定其纯度，纯度不合格会增加结构鉴定的难度，甚至得出错误的结论。判断化合物纯度的方法很多，单一方法往往具有局限性，通常需要综合考虑多种方法的结果进行判断。

1. 根据化合物形态、色泽和熔点等进行判断 纯化合物都具有一定的存在形态、色泽和相应的物理常数。通过观察其形态、色泽是否均匀，结晶性固体有无明确、敏锐的熔点等可以初步判断样品的纯度。通常在同一种溶剂中得到的纯化合物结晶，其晶型和色泽均匀一致，熔点测定时的熔距应在 1～2℃，熔距较长表示化合物不纯。非结晶性固体没有明确的熔点，不能应用此法判断；具有双熔点特性的化合物，也不能应用此法来判断。纯液体物质应有恒定的沸点，除高沸点物质外，其沸程不应超过 5℃。此外，纯液体物质还应有恒定的折光率及密度。

2. 采用薄层色谱或纸色谱法进行判断 TLC 和纸色谱法是最常用的化合物纯度判断方法。通常需要在三种以上的溶剂系统中展开，若均呈现均一斑点（R_f 0.2～0.8），可以认为是一个纯化合物。对于正、反相薄层色谱法均适用的化合物，也可以采用反相薄层色谱法或反相纸色谱法进行纯度判断。

3. 采用气相色谱法或高效液相色谱法进行判断　GC 和 HPLC 都是化合物纯度判断的重要方法。GC 适用于检测在加热条件下能气化且不分解的化合物，如植物挥发油中的各种单体成分。HPLC 适用范围更为广泛，可采用多种方式对挥发性或不挥发性的成分进行检测。尤其是 MS 与 GC、液相色谱联用技术的发展，以及二极管阵列检测器（DAD）、蒸发光散射检测器（ELSD）等的应用都极大地提高了两种色谱技术的检测灵敏度、检测范围，具有高效、灵敏、准确的优点，现已广泛应用于化合物纯度检测。

三、结构研究的基本程序

确定一个天然化合物的分子结构是一项比较复杂的工作，涉及面广，很难有一个固定的、一成不变的研究程序。具体研究思路和方法的运用在很大程度上取决于研究者对各种研究方法和技术的侧重及掌握运用的熟练程度、个人的经验与习惯及所研究化合物的类别和难易，往往是化学研究、波谱分析、植物化学分类学及文献研究的相互配合和综合分析才能得出预期的结果。对于未知化合物的结构鉴定通常采用图 4-2 所示的基本程序，而对于已知化合物的鉴定，则应从节约研究经费的角度出发，采用灵活多样的方法确定结构，没有固定的程序。

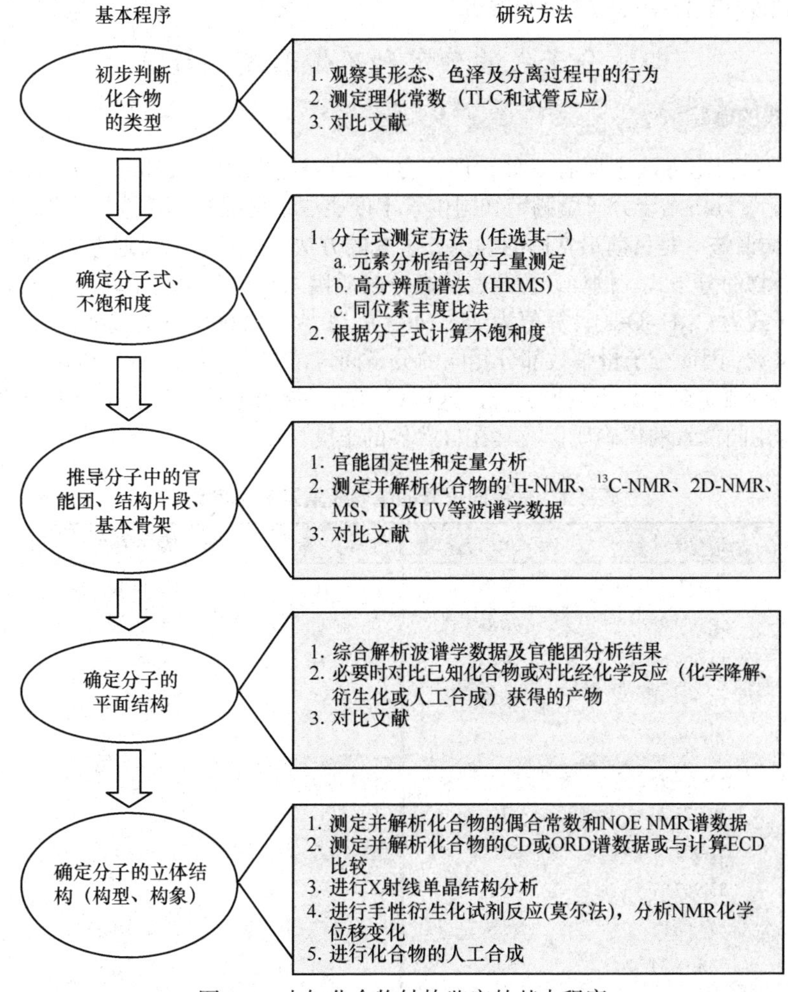

图 4-2　未知化合物结构鉴定的基本程序

值得重视的是文献检索、总结和数据对比几乎贯穿结构研究工作的整个过程。应用最多的文献数据检索工具包括美国《化学文摘》（*Chemical Abstracts*，网络版为 Scifinder Scholar）、贝尔斯坦数据库（Beilstein Crossfire）和《天然产物词典》（*Dictionary of Natural Products*），在检索到具体文献后再查找各原文数据库或纸质出版物。系统严谨的文献调研不仅可以在开始研究之前为我们提供相同或相近种属化学成分研究现状、水平、研究方法和取得的成果，还可以帮助我们利用分类学上的亲缘关系推测可能存在的化合物类型；在研究过程的各个阶段都可以通过对比化合物的理化性质和各种波谱学数据，逐步推断所得化合物的结构类型、基本骨架和可能的结构，判断该化合物是“已知”还是“未知”的化合物，提示进一步研究所采用的方法和策略直到完成结构研究工作。

视窗 4-3

近年来，多个商业化核磁数据库（如微谱数据库、ACD/Labs 数据库）的出现，大大提升了基于核磁数据比较的化合物鉴定效率。通过与已报道的化合物核磁数据比对，一般情况下相同的核磁数据即意味着具有相同的结构。但值得注意的是，在一些特殊情况下，一些非对映异构体之间也会呈现相同的核磁数据，这一现象被称为“表观等价非对映异构”（apparent-equivalent diastereoisomerism），这些异构体互为表观等价非对映异构体（apparent-equivalent diastereoisomer）。成为表观等价非对映异构体的条件是：结构中至少存在两个手性簇，非对映异构体之间任一手性簇绝对构型相同或相反；且手性簇之间间隔 5 个或以上原子，即簇间隔离。对于表观等价非对映异构体，不能仅根据核磁数据是否相同推断结构是否相同。对于含有多手性簇且簇间隔离的分子，隔离的手性簇要分别进行立体结构的鉴定和解析。

四、分子式的确定和不饱和度的计算

（一）分子式的确定

常用的分子式测定方法主要有三种，即高分辨质谱法（high resolution mass spectrometry，HRMS）、元素定量分析结合分子量测定和同位素丰度比法，可根据条件选择应用。

1. 高分辨质谱法 是目前最常用的确定分子式的方法，这种方法可通过测定分子的精确质量直接计算出化合物的分子式。例如，青蒿素的高分辨质谱法给出分子离子峰为 *m/z* 282.1472，据此可计算出其分子式为 $C_{15}H_{22}O_5$（计算值为 282.1467）。以 ^{12}C=12.000 00 为基准，则各元素原子的精确质量均不是整数，因而分子量整数部分相同的分子间肯定具有不同的小数部分。高分辨质谱仪可将物质的质量精确测定到小数点后第三位，这样我们就可以根据分子量的小数部分将它们区分开。表 4-1 给出了常用同位素的精确质量及其在自然界的丰度比。

表 4-1 常用同位素的精确质量及其丰度比

同位素	精确质量	丰度比（%）	同位素	精确质量	丰度比（%）
^{1}H	1.007 83	99.985	^{2}H	2.014 10	0.145
^{12}C	12.000 00	98.829	^{13}C	13.003 35	1.108
^{14}N	14.003 07	99.635	^{15}N	15.000 11	0.365
^{16}O	15.994 91	99.759	^{17}O	16.999 13	0.037
^{18}O	17.999 16	0.204			
^{19}F	18.998 40	100			
^{31}P	30.973 76	100			
^{32}S	31.972 07	95.018	^{33}S	32.971 46	0.750
^{34}S	33.967 87	4.21			
^{35}Cl	34.968 85	75.537	^{37}Cl	36.965 90	24.463
^{79}Br	78.918 34	50.52	^{81}Br	80.916 29	49.48
^{127}I	126.904 48	100			

蜂疗中的蜂针液含有许多蜜蜂警戒信息素（bee alarm pheromone）。采用低分辨质谱法（low resolution mass spectrometry，LRMS）测定其中一种成分的分子量为 114Da，但 $C_7H_{14}O$、C_8H_{18}、

$C_6H_{10}O_2$ 或 $C_6H_{14}N_2$ 等多种分子的分子量均为 114Da，因此，低分辨质谱法无法确定分子式。而采用高分辨质谱法测定该分子的精确质量为 114.1039，虽然与计算值仍有一定的误差（表 4-2），但与测定的精确质量数值在小数点后第三位还能很好符合的分子式只有 $C_7H_{14}O$。一般来说，高分辨质谱仪能从库中调出适合匹配的分子式供选择。

表 4-2　蜜蜂警戒信息素及同分子量化合物的精确质量计算值与本案测定值的比较

分子组成	M^+计算值	M^+测定值	误差（ppm）
C_8H_{18}	114.140 844	114.103 9	369
$C_6H_{14}N_2$	114.115 693	114.103 9	118
$C_7H_{14}O$	114.104 457	114.103 9	5
$C_6H_{10}O_2$	114.068 075	114.103 9	358

此外，现在还经常采用低分辨质谱法结合无畸变极化转移增强（distortionless enhancement by polarization transfer，DEPT）技术确定化合物的分子式。

2. 元素定量分析结合分子量测定　元素分析通常委托专门实验室完成，对于完全未知的化合物一般需要先经过元素定性分析确定化合物所含的元素种类再进行元素定量分析。常用的元素分析仪可以测定碳、氢、氮、硫和氧的准确含量，需要的样品量在几毫克之内。通常，仅含上述五种元素的化合物，只进行前四种元素的定量测定，氧的含量则采用扣除法通过计算求得。若含有其他元素则需要采用相应的含量测定方法，如重金属元素的含量可以采用原子光谱法测定。通过元素定量分析，只能获得化合物中各元素间的比例，据此计算出该化合物的实验式；要想推定化合物的分子式，必须结合分子量的测定结果。分子量的测定方法有冰点下降法（固体物质）、沸点上升法（液体物质）、黏度法、凝胶滤过法等，但最常用的还是低分辨质谱法。特别强调的是供元素分析的样品必须具有足够的纯度，否则测定的结果对于分子式确定而言没有任何意义。

例如，青蒿素经化学反应确证无氮元素，元素定量分析结果为 C 63.72 %，H 7.86 %。因此氧元素百分含量为

$$\text{氧元素百分含量}=100\%-63.72\%-7.86\%=28.42\%$$

以每种元素的百分含量除以该元素的原子量，即可求出三种元素各自所占的比例，再以其中数值最小的一项除各数，即得三者原子比。运算如下：

运算过程	原子比
$C=63.72\div 12.01=5.31$	2.98
$H=7.86\div 1.008=7.80$	4.38
$O=28.42\div 16.00=1.78$	1

按倍比定律，原子间的化合一定是整数，若将上述原子比化约为 C_3H_4O，则由该实验式计算得到的各元素百分含量值与实测值差别较大；若将上述原子比化约为 3∶4.4∶1（C∶H∶O），其最小公倍数即 $C_{15}H_{22}O_5$ 的计算值与实验值基本一致。相关数据对比如下：

实验式 C_3H_4O 的计算值：	C，64.27%;	H，7.19%;	O，28.54%
实验式 $C_{15}H_{22}O_5$ 的计算值：	C，63.81%;	H，7.85%;	O，28.34%
实测值：	C，63.72%;	H，7.86%;	O，28.42%

显然实验式 $C_{15}H_{22}O_5$ 的计算值与实测值比较相近，故确定该化合物分子式为$(C_{15}H_{22}O_5)_n$，n=1，2，3。确切的分子式需要测定分子量后才能确定。该化合物经电子轰击质谱法测得的分子

量为 282，则

$$(C_{15}H_{22}O_5)\times n=282,\ n=282/282=1$$

故分子式为 $C_{15}H_{22}O_5$。

以上即为元素定量分析结合分子量测定推定青蒿素分子式的过程。

3. 同位素丰度比法 从表 4-1 我们可以看出，天然化合物中常见的大多数元素存在天然同位素。其中碳、氢和氮三种元素的主要重同位素均比其最常见同位素高 1 个质量数，存在这些元素则会在其质谱图中出现一个比其分子离子质量数大 1 个单位的同位素峰（isotopic ion），即 M+1 峰。对于氧、硫、氯和溴四种元素的主要重同位素，其质量数比最常见同位素高两个单位，它们在化合物中的存在会在其质谱图中给出 M+2 同位素峰。

对于所含原子数目不太大的分子，采用同位素丰度比法确定其分子式可按下面方法进行。若一个未知化合物 A 的分子离子（$M^{\dot{+}}$）在其质谱图中不是基峰，首先需要计算 M+1 峰和 M+2 峰相对于 $M^{\dot{+}}$ 峰的强度。例如，图 4-3 所示质谱数据，该化合物在 m/z=72 处的 $M^{\dot{+}}$ 峰不是基峰，因此需要计算质谱中 m/z 73，74 峰相对于 m/z 72 峰的强度百分比。将每个峰的相对强度除以 $M^{\dot{+}}$ 峰的相对强度 73%，然后乘以 100，结果见图 4-3。

m/z	相对强度(相对于基峰)(%)	m/z	相对强度(相对于基峰)(%)
28	15.0	43	79.0
29	54.0	44	100.0（基峰）
39	23.0	72	73.0
41	60.0	73	3.3
42	12.0	74	0.2

72	$M^{\dot{+}}$	73.0 / 73 × 100 = 100
73	M+1	3.3 / 73 × 100 = 4.5
74	M+2	0.2 / 73 × 100 = 0.3

计算相对于 $M^{\dot{+}}$ 的强度

图 4-3 同位素峰相对强度的计算

然后，我们按如下顺序确定分子式：

（1）分子离子（$M^{\dot{+}}$）是奇数还是偶数？根据质谱中的氮规则，如果是偶数，则化合物必须含有偶数个氮原子（零看作偶数）。化合物 A 的 $M^{\dot{+}}$ 是偶数，所以该化合物必须含有偶数个氮原子或不含有氮原子。

（2）M+1 峰相对于 $M^{\dot{+}}$ 峰的强度表明了碳原子的数目。碳原子的数目等于 M+1 峰的相对强度除以 1.1，这是因为 ^{13}C 是 M+1 峰最重要的贡献者（表 4-1），其天然丰度约为 1.1%。因而，化合物 A 的碳原子数目=4.5/1.1=4。

（3）M+2 峰相对于 $M^{\dot{+}}$ 峰的强度表明分子中是否存在 S（4.4%）、Cl（33%）或 Br（98%）（表 4-1）。

化合物 A 的 M+2 峰=0.3%，据此可以认定该分子中不存在 S、Cl 和 Br。

（4）现在即可以通过确定氢原子的数目，并且如果需要，再加上适当氧原子数目来确定分子式。

化合物 A 在 m/z 72 处的 $M^{\dot{+}}$ 峰给出了偶数的分子量，因此该化合物不应含有氮。因为即使含有两个氮原子，四个碳加两个氮（76）也已超过该分子的分子量。

如果该分子仅由碳和氢组成：H=72–（4×12）=24，但 C_4H_{24} 是不可能的。

如果该分子由碳、氢和一个氧组成：H=72–（4×12）–16=8，因此，化合物 A 的分子式为 C_4H_8O。

随着分子中所含原子数目的增加，这种计算会变得越来越复杂且耗时。而计算机的应用可以很容易地解决这个问题，目前已将分子量在 500Da 以内的由常见元素形成的化合物分子的 M+1 峰和

M+2 峰的相对强度值列成表格供实际使用。

同位素丰度比法试样用量少，对分子量在 500Da 以下且能生成稳定分子离子的化合物是一种值得优先选用的方法。

（二）不饱和度的计算

分子式确定后，可按下式计算分子的不饱和度（index of unsaturation，u）

$$u=N_{Ⅳ}-N_{Ⅰ}/2+N_{Ⅲ}/2+1 \quad (4\text{-}1)$$

式中，$N_{Ⅰ}$为一价原子（如 H、D、卤素）的数目；$N_{Ⅲ}$为三价原子（如 N、P）的数目；$N_{Ⅳ}$为四价原子（如 C、Si）的数目。

二价的 O、S 等原子与不饱和度无关，故不必考虑。

以青蒿素 $C_{15}H_{22}O_5$ 为例，其不饱和度计算如下：

$$u=15-22/2+0/2+1=5$$

青蒿素分子的不饱和度为 5。

核磁共振可以提供不饱和键的信息，但不能提供环的个数信息，通过计算不饱和度可以知道化合物中含有几个环，这对推导未知化合物的结构尤其重要。

第二节 质 谱 法

质谱法（MS）就是采用一定的方法（如采用具有一定能量的电子或快原子进行轰击）将有机物的分子转变为不同的带电离子，然后这些离子依据其所带电荷和质荷比（m/z）的大小被质量分析器分开，经检测和数据处理后以质谱图（mass spectrum）的形式表示，即以离子的质荷比为横坐标，以它们的相对强度（relative intensity）为纵坐标所形成的谱图。质谱法有两个突出的优点：①质谱法的灵敏度和精确度远远超过其他方法，在样品量极低的情况下即可利用质谱裂解规律推测相关化合物的分子结构和立体结构；②质谱法是唯一可以直接确定分子式的方法，而分子式及分子量对推测结构至关重要，特别是对于判断是否含有杂原子及化合物环数。质谱法的缺点是样品不能像其他方法一样回收。

本节将通过重点对离子化方式的介绍，学习质谱法如何在天然药物结构鉴定中发挥作用。

一、离子化方式

被测样品分子的离子化是质谱分析的首要关键步骤。近年来，新的离子化技术不断出现，但哪种技术都不可能满足所有化合物的测试要求。有的技术通过失去或获得一个电子而使分子转变为自由基正离子[$M^{+\cdot}$]或自由基负离子[$M^{-\cdot}$]；有的通过结合或失去一个质子产生$[M+H]^+$或$[M-H]^-$离子。在某些方法中还能看到分子与碱金属阳离子（如 Na^+或 K^+）和阴离子（如 Cl^-）的加合峰。选择哪种离子化方式在很大程度上取决于所研究样品的性质和希望从中获得的信息类型。离子化技术的发展使质谱在确定化合物分子量、分子式和由裂解碎片检测官能团、推测残基序列、辨认化合物类型、推导碳骨架等方面发挥着重要作用。下面介绍常用离子源的电离方式及应用特点。

（一）电子轰击质谱法

电子轰击质谱法（electron impact mass spectrometry，EI-MS）即样品经加热气化后进入电离源，经高能电子流轰击产生气相离子。一般在 70eV 电子能量下，大多数有机物气态分子电离后首先生成失去一个电子的阳离子自由基，即分子离子，并能进一步发生键的断裂形成各种质荷比的碎片离子和中性分子，再经质量分析器检测分析给出离子质荷比。电子轰击电离源是应用最普遍和最成熟的离子源。其优点是结构简单、稳定，易于操作，重现性好，便于计算机检索和比对；易于实现电离，碎片离子多，能提供较多的分子结构信息。其缺点是难以气化或易发生热分解的化合物，如糖苷、醇和部分羧酸、糖聚合物、肽类等通常不能生成分子离子峰，只能看到碎片峰（fragment peak）。

因此，此法只适用于具有一定挥发性和热稳定性的小分子化合物。例如，肉桂酸乙酯（ethyl cinnamate）分子在电子轰击下产生了分子离子和一系列碎片离子（图 4-4）。

视窗 4-4

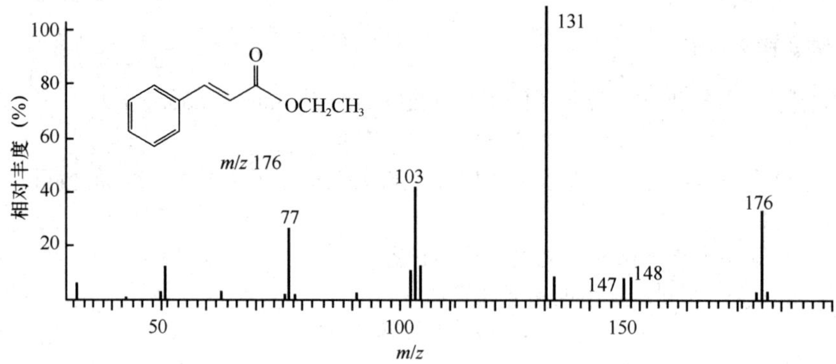

图 4-4 肉桂酸乙酯的 EI-MS 谱图

（二）场解吸质谱法

场解吸质谱法（field desorption mass spectrometry，FD-MS）是将试品涂布在作为离子发射极的金属丝上作为阳极送入离子源，在真空高电压状态下，通过在细丝上通以微弱电流，提供样品从发射极上解吸的能量，解吸出来的样品即扩散到高场强的场发射区域进行离子化。本法不需要将样品加热气化即可使化合物电离，因此特别适用于分析难气化和热稳定性差的固体样品，如糖苷、氨基酸、肽类、核苷酸等。FD-MS 谱图中准分子离子信息较多，常出现$[M+H]^+$、$[M+Na]^+$、$[M+K]^+$等准分子离子（quasi-molecular ion）峰，缺点是碎片离子峰较少，可提供的结构信息少。

（三）快速原子轰击质谱法

拜博（Barber）等于 1981 年发明了快速原子轰击质谱法（fast atom bombardment mass spectrometry，FAB-MS），其原理如图 4-5 所示。氙原子（Xe）在原子或离子枪中与电子碰撞生成 Xe^+，经加速后，在碰撞室与中性氙气碰撞并交换电荷，产生高速中性粒子 Xe^0。该高速中性粒子撞击到分散于基质中的样品即可使之电离，得到准分子离子及其进一步裂解的碎片离子。碎片离子类型与 FD-MS 基本相同。FAB-MS 也可以进行负离子检测，在负离子模式下记录形成的负的准分子离子及相应的负的碎片离子。负离子质谱与正离子质谱间可以相互补充，增大了质谱的信息量和可信程度。

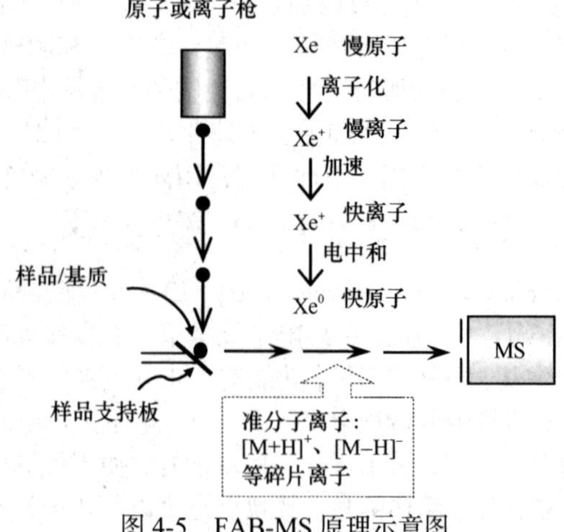

图 4-5 FAB-MS 原理示意图

FAB-MS 适用范围较广，在天然有机化合物的结构研究中应用比较普遍。由于 FAB-MS 的电离过程不必加热，常用于难气化、热不稳定、高极性化合物的质谱分析。对于糖苷类化合物而言，除得到准分子离子峰和失去糖残基的碎片峰外，FAB-MS 通常还可得到苷元结构的碎片峰，这是比 FD-MS 的优越之处。

香草素（capillipnin）是从细梗香草 *Lysimachia capillipes* 中分离得到的戊基苯糖苷类化合物。在其正离子 FAB-MS（图 4-6）中出现 *m/z* 537（$[M+H]^+$）的准分子离子峰和依次失去两个葡萄糖的碎片峰 *m/z* 374（$[M-162]^+$）和 *m/z* 212（$[M-2\times162]^+$）。此外，还存在许多碎片峰可提供相关的结构信息。

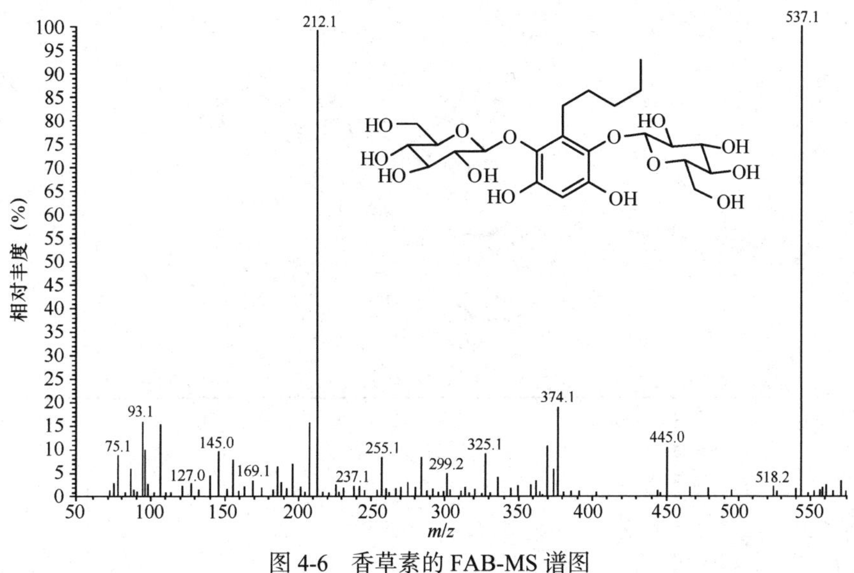

图 4-6　香草素的 FAB-MS 谱图

（四）电喷雾电离质谱

电喷雾电离质谱（electrospray ionization mass spectrometry，ESI-MS）是一种使用强静电场的电离技术，其原理示意图见图 4-7。连续引入样品溶液的不锈钢毛细管，其末端被施加 3～4kV 的高电压与其周围处于大气压区的反电极形成强静电场。被测样品溶液在毛细管出口被雾化，并在电场作用下形成高度荷电的小液滴，在向质量分析器移动的过程中，液滴因溶剂的蒸发逐渐缩小，其表面的电荷密度不断增大。当电荷之间的排斥力足以克服表面张力时，液滴爆裂，分散成更小的液滴。反复经过溶剂蒸发和液滴爆裂过程后，最终产生单个多电荷离子。

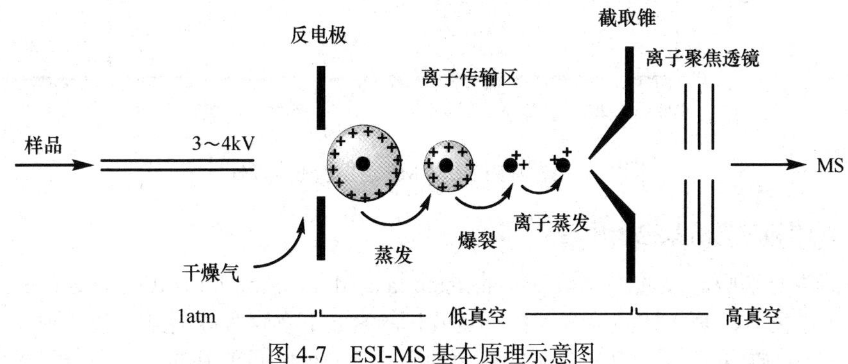

图 4-7　ESI-MS 基本原理示意图

ESI-MS 应用范围广泛，既可分析小分子，又可分析大分子；既可以在正离子模式，又可在负离子模式下检测。被测离子的极性可以方便地通过在毛细管上施加偏电压进行选择。ESI-MS 已成为天然化合物结构研究中的常规技术。对于小分子化合物，通常会产生$[M+H]^+$、$[M-H]^-$及$[M+Na]^+$、$[M+K]^+$等离子，易于得出其分子量。而对于分子量高达 20 000Da 左右的大分子，常生 成一系列多电荷离子，通过数据处理也能得到样品的分子量。通常，电喷雾电离碎片离子峰较少，常用于与液相色谱技术联用。

甘草酸（glycyrrhizic acid）是常用中药甘草 *Glycyrrhiza uralensis* 的主要有效成分，属于三萜皂苷类化合物，其 ESI-MS 谱图示于图 4-8。在正离子模式下出现准分子离子峰 *m/z* 845（$[M+Na]^+$）和 *m/z* 823（$[M+H]^+$），以及 *m/z* 647（$[M+H-176]^+$）、*m/z* 453（$[M+H-176-194]^+$）碎片峰；在负离子模式下出现准分子离子峰 *m/z* 821（$[M-H]^-$）。

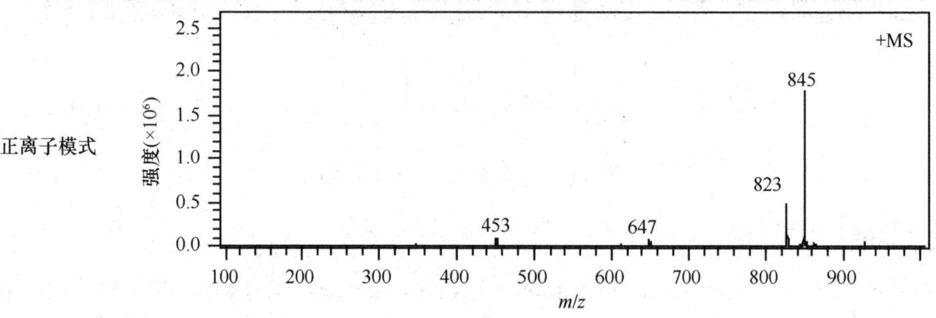

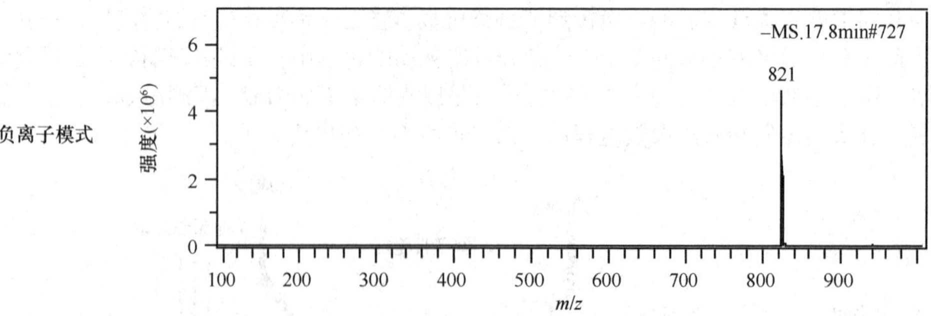

图 4-8 甘草酸的 ESI-MS 谱图及裂解方式

（五）基质辅助激光解吸电离质谱

基质辅助激光解吸电离质谱（matrix-assisted laser desorption ionization mass spectrometry，MALDI-MS）电离方法是将样品溶解于在一定波长的激光下有强吸收的某种基质中，利用该激光脉冲照射分散在基质中的样品，基质分子能有效地吸收激光的能量使基质和样品分子投射到气相并解离成离子。脉冲式激光的应用使其非常适合与飞行时间质谱仪配合使用，因此 MALDI-TOFMS 一词已成为频繁使用的专门术语。该质谱技术特别适用于结构较为复杂、不易气化和电离的大分子

（如多肽、蛋白质和核酸等）的研究，所得质谱图中碎片离子峰少，常产生分子离子、准分子离子及样品分子聚集的多电荷离子。

（六）串联质谱

串联质谱（tandem mass spectrometry，tandem MS）作为鉴定和定量测定复杂混合物中化合物的分析工具已经达到令人羡慕的程度。串联质谱常用 MS/MS 表示，它代表两级质量分析串联在一起，随着串联级数的增加进而表示为 MS^n，n 代表串联级数。串联质谱可以是空间上串联（tandem-in-space），也可以是时间上串联（tandem-in-time）。前者以三级四极质谱仪 [采用三个四极（quadrupole）质量分析器而以中间一个作为碰撞室，简称 QQQ] 和四极-飞行时间质谱仪（quadrupole-time-of-flight mass spectrometer，Q-TOF）为典型代表；后者应用普遍的是离子阱（ion trap）质谱仪。对于所有的质谱离子化技术而言，只有 EI 能够提供丰富的结构信息，其他离子化技术要想得到更多的结构信息，就必然要进行 MS/MS 研究。串联质谱主要应用于未知化合物的结构推导、复杂混合物中成分的鉴定、质谱裂解途径的推导、实际样品中化合物的定量测定等。中药或植物药复杂样品中化学成分的结构研究和快速鉴定常采用这种方法。从一级质谱中获得各成分的分子离子，再通过对各个分子离子的二级及至 n 级质谱分析，在未加分离的情况下实现对药材中各种成分的快速鉴定。

二、有机化合物分子的裂解方式和质谱结构解析要点

有机化合物分子进入离子源后，在外界高能电子或原子等的作用下可以生成（准）分子离子，也能因作用能量的提高发生部分或大部分的裂解生成碎片离子。有机化合物分子的裂解过程可以分成三个层次进行描述，即基本裂解方式、特征裂解方式和类型裂解方式。

（一）基本裂解方式

有机化合物分子的裂解涉及分子中化学键的断裂。基本裂解方式则是指化学键的两种基本裂解：均裂（homolysis）和异裂（heterolysis）。

均裂是指化学键裂解时构成该化学键的电子云均匀分布到构成该化学键的两个原子上，此时分子离子的正电荷不发生移位。而异裂是指化学键裂解时，其电子云或构成该化学键的两个电子都向一个方向或一个原子转移而形成电子云不均匀分布的现象，此时正电荷要发生移位。苯甲酸分子离子（m/z 122）发生均裂，生成失去羟基的离子（m/z 105，基峰）。该离子再发生典型的异裂，失去 CO，生成碎片离子（m/z 77）（图 4-9）。

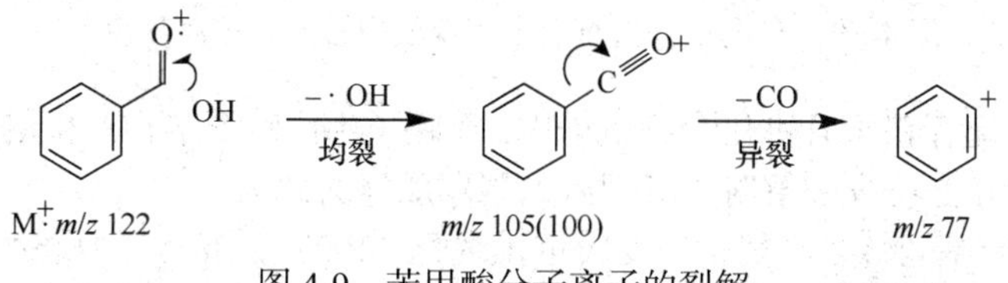

O+ OH —·OH 均裂 C≡O+ −CO 异裂 +

$M^{+\cdot}$ m/z 122　　m/z 105(100)　　m/z 77

图 4-9　苯甲酸分子离子的裂解

均裂时采用鱼钩"⌒"来指示电子云的分布方向，异裂时采用箭头"⌒"表示电子云不均匀分布的方向

（二）特征裂解方式

从质谱裂解的角度来看，有机化合物的化学结构可以归纳成几种基本结构特征，这些基本结构特征主导了有机化合物的裂解方式，由此形成的裂解方式被称为特征裂解方式（characteristic fragmentation pattern）。例如，C—X 和 C═X（X═N，O，S，Cl 等）基团在质谱中常保持不变，而与该基团相邻的其他各化学键易于裂解。特征裂解方式可归纳为α-裂解和β-裂解，下面分别介绍。

1. α-裂解　具有 C—X 和 C═X（X═N，O，S，Cl 等）基团的有机分子中，与该基团碳原子直接连接的单键，即α-键发生的裂解称为α-裂解。在电子轰击条件下，上述α-键易于断裂。α-裂解

产生的碎片离子通常为偶数电子离子，用一个“+”号表示。图 4-9 中形成的 m/z 105 和 m/z 77 离子均为α-裂解产生的偶数电子离子。

2. β-裂解 具有 C═X（X═C，N，O，S 等）基团的有机分子中，与该基团相连碳原子上连接的化学键，即β-键发生的裂解称为β-裂解。在电子轰击条件下，上述β-键很易断裂。β-裂解又可分为以下四种。

（1）苄基裂解（benzyl cleavage）：指烷基苯、烷基萘和烷基吲哚等化合物形成苄基正离子的裂解。如图 4-10A 所示烷基苯的裂解。

（2）烯丙裂解（allylic cleavage）：指烯类或共轭烯类化合物形成烯丙正离子的裂解。如图 4-10B 所示烯类的裂解。

（3）麦氏重排裂解（McLafferty rearrangement cleavage）：指醛、酮、羧酸、酯、酰胺等的羰基β-键，乃至碳-碳双键的β-键断裂的同时转移γ-氢原子到羰基氧原子上或碳-碳双键中远端碳原子上的裂解，反应通过六元环状过渡态进行。该裂解的必备条件是存在γ-氢原子、α-、β-和γ-碳都不与其他双键相连。由于同时存在两个键的裂解所得的两个碎片均为小分子，两个碎片中有时一个带正电荷，有时两个都带正电荷。如图 4-10C 所示醛酮的裂解。

（4）逆第尔斯-阿尔德裂解（retro Diels-Alder cleavage，RDA 裂解）：指环己单烯类化合物进行环内双键的双β-裂解生成乙烯和丁二烯或其取代物的裂解。生成的两个碎片有时一个带正电荷，有时两个都可带正电荷。如图 4-10D 所示环己烯的裂解。

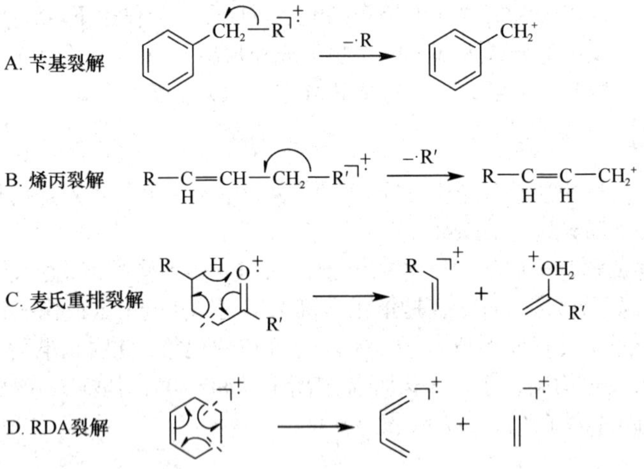

A. 苄基裂解

B. 烯丙裂解

C. 麦氏重排裂解

D. RDA裂解

图 4-10 有机化合物质谱中的特征裂解方式（β-裂解）

上述裂解方式普遍存在于有机化合物质谱中，反映了不同特征结构产生的不同裂解。当一个有机分子可以发生两个以上特征裂解时，其裂解的强弱顺序大致为

苄基裂解＞α-裂解＞麦氏重排裂解，RDA 裂解＞烯丙裂解

除上述主要的特征裂解方式外，还存在一些裂解较弱的特征性裂解方式，统称次级特征裂解方式（secondary characteristic fragmentation pattern），如环外裂解、多分支裂解、张力裂解和位阻裂解等。当分子中缺乏发生特征裂解方式的特征性结构时，次级特征裂解方式上升为主导裂解方式。

（三）类型裂解方式

天然有机化合物通常按照骨架特征分为多种结构类型，结构类型的差别是引起不同裂解方式的本质因素。结构类型相同的天然有机化合物具有相同的裂解方式，通常将这种与结构类型密切相关的质谱裂解方式称为类型裂解方式。特征裂解方式是类型裂解方式的基础，类型裂解方式是特征裂解方式的具体体现。掌握了某类化合物的类型裂解方式，即可应用于该类化合物的结构鉴定。本书后续各章所介绍的各种类型化合物结构鉴定中的质谱裂解规律均为各类化合物的类型裂解方式，可随着学习的不断深入逐步体会和应用。

（四）质谱结构解析要点

质谱结构解析主要采用 EI-MS 图谱所提供的质谱信息，必要时借助软电离质谱（FAB-MS、FD-MS、ESI-MS 等）和高分辨质谱的信息来推导未知物的结构。对于质谱的裂解要坚信和遵守质谱特征裂解方式，学会总结和应用类型裂解方式。质谱结构解析的要点如下：

（1）确认谱图中各峰的质荷比（*m/z*）；找出分子离子峰，如果没有分子离子峰，可以使用软电离质谱获得准分子离子峰的数值。

（2）分析谱图中分子离子峰的相对丰度值、碎片离子峰的多少、系列峰簇之间的质量差等，结合已知的类型裂解规律对未知物的结构类型作出推测。

（3）分析同位素峰中（M+1）/M 及（M+2）/M 的数值大小，判断分子中是否含有 Si、S、Cl、Br 等元素。

（4）根据特征裂解方式找出特征离子峰，尤其是高质量端的离子峰，它们与分子离子的关系比较密切，不管是由简单裂解还是重排产生，都可以推测未知物的部分结构。

（5）必要时采用高分辨质谱确定分子离子峰的组成（分子式）及重要碎片离子峰的组成，这对推测未知物的结构或部分结构很有帮助。

（6）被测物若有标准质谱图，可以通过与标准质谱图比较推断结构。如结构类型已知，可通过类型裂解规律与其类似物的质谱图相比较推导其结构。对于分子量较大或结构比较复杂的未知物，应该和 IR、NMR 等谱图进行综合分析，才能准确地鉴定出其化学结构。

（7）和低质量离子的关系：合理的中性碎片（小分子或自由基）的丢失。M–3 到 M–13、M–20 到 M–25 之内不可能有峰。

（8）应用氮规则：当化合物不含氮或含偶数个氮时，其分子量为偶数；当化合物含奇数个氮时，其分子量为奇数。

目前，一般新置质谱仪会根据客户需要自带一两个质谱库，这些质谱库可以是质谱厂家构建的标准谱库，如常用农药库、有机溶剂库等，也可以是相关科研机构建立的泛用型质谱库。

第三节　核磁共振谱

视窗 4-5

在静磁场中，具有磁矩的原子核（如 ^{1}H、^{13}C 等）存在着不同的能级，若使用某一特定频率的电磁波照射样品，并使电磁波的频率 ν 满足公式：$\nu=\gamma B_0/2\pi$（B_0 为静磁场强度，γ 为磁旋比），此时，原子核便发生能级的跃迁而形成共振信号，此现象称为核磁共振，按一定规则记录共振信号的图谱称为核磁共振谱。在天然化合物分子结构鉴定中，氢-1 核磁共振（^{1}H-NMR）谱和碳-13 核磁共振（^{13}C-NMR）谱是两种最重要的工具，能提供分子中有关氢及碳原子的类型、数目、相互间的连接方式、周围化学环境乃至空间排列方式等结构信息，也可以用来判断天然药物化学成分的基本骨架。近年随着超导脉冲傅里叶变换核磁共振仪的普及，各种二维核磁共振（2D-NMR）技术发展迅速并日趋完善，大大加快了分子结构鉴定的速度和效率。对于分子量在 1000Da 以下的化合物，通常仅需几毫克甚至零点几毫克就能通过 NMR 测定确定其分子结构。因此，对天然药物化学成分的结构鉴定而言，NMR 的作用极其重要。

一、氢核磁共振谱

^{1}H 的天然丰度比最大（表 4-1），且 NMR 信号灵敏度高，因此，^{1}H-NMR 测定快速、简便，应用最为广泛。^{1}H-NMR 能提供三个重要参数：质子的化学位移（chemical shift，δ）、峰面积和耦合常数（coupling constant，J）。图 4-11 给出了(*E*)-1-甲氧基-4-(3-甲基丁-1-烯-1-基)苯[(*E*)-1-methoxy-4-(3-methylbut-1-en-1-yl)benzene]的 ^{1}H-NMR 及可获得的相关分子结构信息。

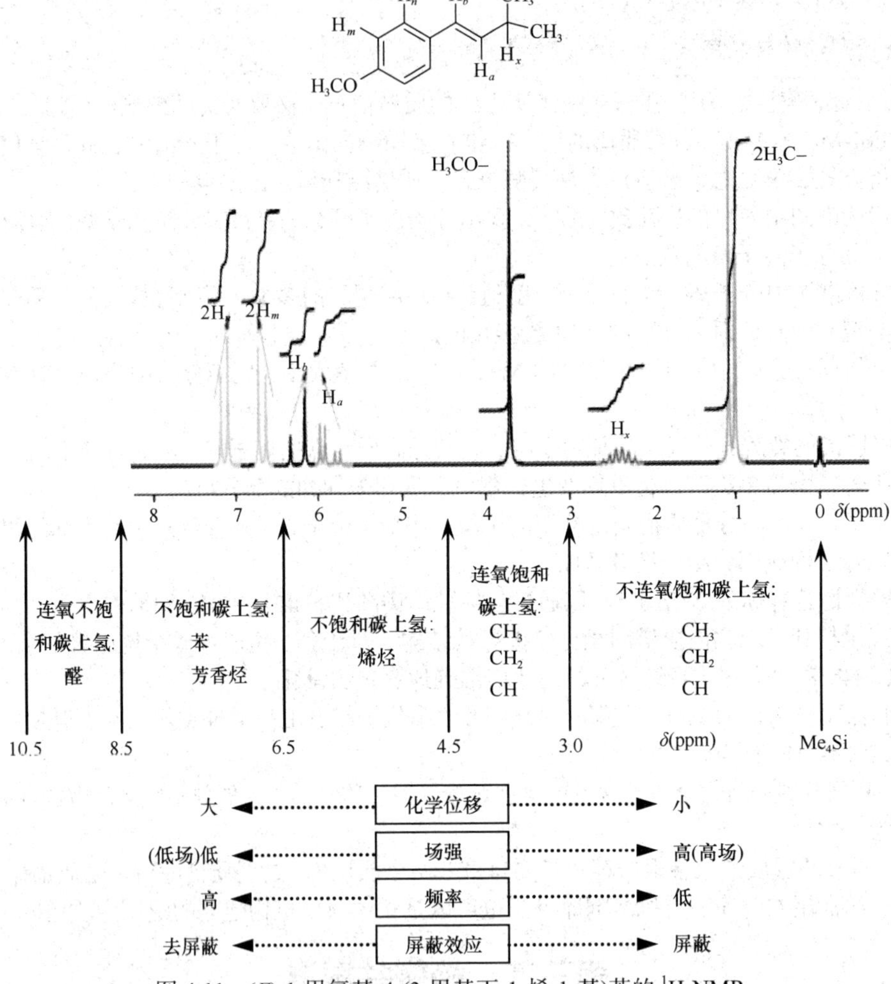

图 4-11 (*E*)-1-甲氧基-4-(3-甲基丁-1-烯-1-基)苯的 ^{1}H-NMR

（一）化学位移

^{1}H 核因周围化学环境不同，其外围电子云密度及绕核旋转产生的磁屏蔽效应（magnetic shielding effect）不同，不同类型的 ^{1}H 核共振信号出现在不同的频率区域，据此可以识别。由于屏蔽常数很小，不同化学环境中氢核的共振频率相差很少，习惯上采用核共振频率的相对差值来表示化学位移，符号为 δ，用百万分率（parts per million，ppm）为单位，但它是一个相对值，应为无量纲单位。常见的各类化合物 H 质子的化学位移范围见图 4-12。

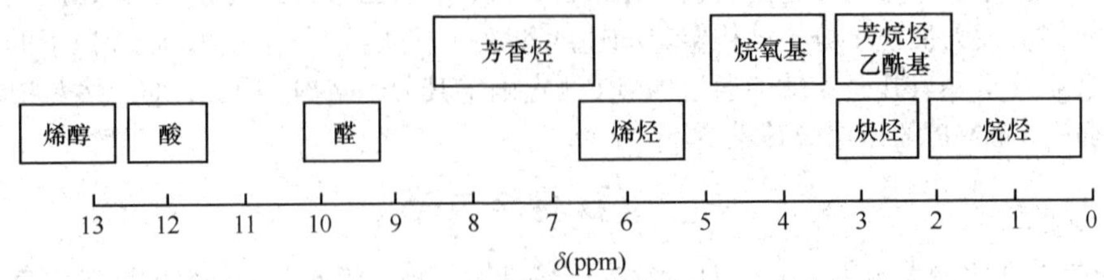

图 4-12 常见各类化合物 H 质子的化学位移范围

化学位移是 NMR 的定性参数，通常以四甲基硅烷（tetramethylsilane，TMS）或氘代溶剂的残基作为化学位移的基准。

影响 ^{1}H-NMR 化学位移的因素主要有取代基团的电负性、相连碳原子的 *s-p* 杂化程度、环状共轭体系的环电流效应、相邻键的磁各向异性、相邻基团电偶极、范德瓦耳斯华力和氢键及溶剂等方面。氢的化学位移为 0～20，常见的为 0～13。

（二）峰面积

^{1}H-NMR 上积分面积与分子中的总质子数相对应，分析图谱时，只要通过比较共振峰的面积，就可判断氢核的相对数目；当化合物分子式已知时，就可以求出每个吸收峰所代表氢核的绝对个数。如果氢谱中给出的氢质子的信号少于化合物分子式中氢的个数，说明分子是对称的或有活泼氢存在。

（三）峰的裂分与耦合常数

视窗 4-6

视窗 4-7

视窗 4-8

已知磁不等同的两个或两组氢核，在一定距离内因相互自旋耦合干扰而使信号发生裂分，称为自旋-自旋裂分。由于这种裂分现象产生了磁共振信号的多重性，不裂分的信号为单峰（singlet，s），裂分的信号可分为二重峰（doublet，d）、三重峰（triplet，t）、四重峰（quartet，q）等。表示磁性核裂分强度的参数是耦合常数，用 *J* 表示，单位 Hz，可通过计算裂分的多重峰谱线间的间距获得相关数据。上述三重峰、四重峰的组内峰间隔相同，即只有一个耦合常数 *J*。由 *n* 个不同耦合常数组成的多重峰，则以 *n* 个多重峰表示，如 2 个二重峰（double doublet，dd）、2 个三重峰（double triplet，dt），更复杂的多重峰组可表示为多重峰（multiplet，m）。

在低级耦合系统中，某一质子受邻近的 *n* 个 H 核干扰，裂分的峰数为 *n*+1。裂分峰间的距离为耦合常数，用于表示相互干扰的强度。耦合常数不受静磁场强度影响，其大小仅与相隔化学键的种类和数目有关。通常在 *J* 的左上方标以两核相隔的化学键的数目，如 H_a—C—C—H_b 中两个质子之间的耦合常数标为 ^{3}J。因为自旋耦合是通过成键的电子来传递的，所以耦合常数随着化学键数目的增加而迅速下降。一般相互耦合的两个或两组 ^{1}H 核信号其耦合常数相等。所以测量并比较裂分间的距离对于判断 ^{1}H 核间是否相关非常有用。通常超过三个单键的耦合可忽略，但在共轭体系中，由于电子流动性较大，即使超过三个键的间隔仍可发生耦合，但作用较弱。

（四）复杂 ^{1}H-NMR 的简化

^{1}H-NMR 中受到多重耦合影响的 ^{1}H 信号比较复杂，常需采用一些特殊的技术把复杂重叠的谱线简化以明确质子间的耦合关系。目前，常采用同核去偶技术（homodecoupling）或采用大型超导仪器进行测定，简化图谱，以利于分析。同核去偶技术通过选择照射耦合系统中某个（组）（单照射）或某几个（组）（双重照射或多重照射）质子并使之饱和，从而消除或部分消除相邻 ^{1}H 核的耦合影响，以利于简化图谱，帮助识别。

此外，在 ^{1}H-NMR 测定中还有许多特殊方法用来获取结构信息，如加重水交换以帮助判断分子中有无活泼质子、改变测试溶剂或加镧系试剂以测定溶剂位移或试剂位移、改变测试温度以判断有无氢键缔合或相对构型、构象的变化等。这些方法对确定有机化合物的结构都有重要意义，有关内容可参阅相关专著。

（五）核欧沃豪斯效应

若对分子中空间位置相距较近（$<$0.5nm）的两个氢核之一选择性地照射并使其饱和时，则另一核的信号强度增加的现象被称为核欧沃豪斯（Overhauser）效应（nuclear Overhauser effect，NOE）。采用一维方式，需选定某峰组的频率进行照射并记录此时的谱图，然后将照射前后的谱图进行差减而得出 NOE 差谱。在差谱中，只有信号强度增加（正 NOE 信号）或减小（负 NOE 信号）的信号被保留，根据这些信号即可判断相关质子在空间上的相互接近程度。两核空间距离相近即有发生 NOE 的充分条件，NOE 值的大小与氢核间距离的 6 次方成反比，和它们相隔的化学键的数目无关，因此 NOE 效应主要用于确定某些基团在分子中的位置、分子片段间的连接、分子的构型和优势构象。

β-紫罗兰酮（β-ionone）存在于紫罗兰等植物中，是一种极其重要的香料，也是合成维生素 A 的原料，其结构示于图 4-13(a)。β-紫罗兰酮的 NOE 差谱（图 4-14）表明：①当照射 1 位甲基时，NOE 差谱显示 H-2、H-8 和 H-7 信号分别增强了 5.5%、9.8%和 12.9%；H-7 的 NOE 增强大于 H-8，表明分子内 $C_5═C_6$ 和 $C_7═C_8$ 两个双键的平面是接近于相互垂直的，$C_6—C_7$ 键是扭转的。②当照射 5 位甲基时，NOE 差谱显示 H-4、H-7 和 H-8 都有增强，且 H-8 的 NOE 增强大于 H-7。③当照射 10 位酰甲基上的氢时，NOE 差谱显示 H-7 和 H-8 分别增强 8.7%和 5.2%，H-7 的 NOE 增强大于 H-8，表明分子中羰基主要以图 4-13(b)所示优势构象存在。另外，由于 H-7 显示与 1 位甲基和 5 位甲基的 NOE 相关，据此可以推测侧链位于 1 位甲基与 5 位甲基之间，即环的 6 位。这是借助于空间上的 NOE 效应进行的结构片段间连接的案例，当分子结构中缺乏连接信息时显得尤为重要。

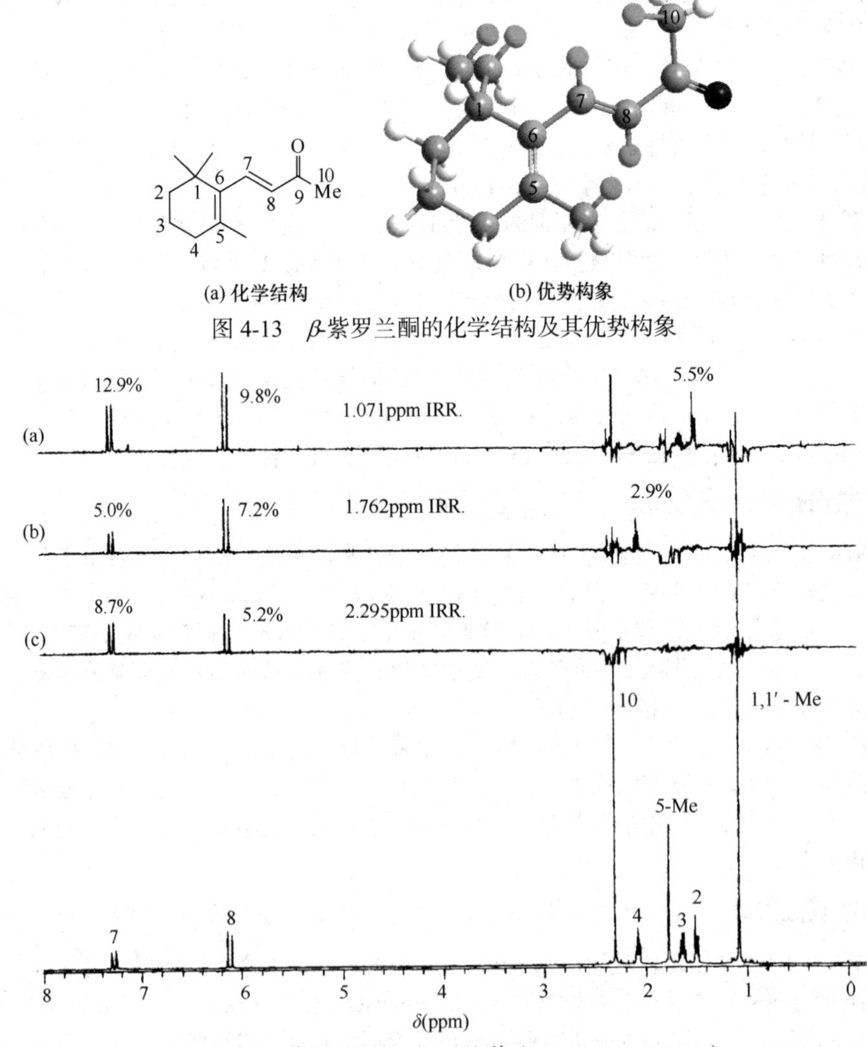

图 4-13 β-紫罗兰酮的化学结构及其优势构象

图 4-14 β-紫罗兰酮的 NOE 差谱（360 MHz，$CDCl_3$）

IRR.：isooctane response ratio，表示待测物质相对于异辛烷的响应比率，用来校准和标准化结果，确保不同样品之间的数据可比性

二、碳-13 核磁共振谱

^{13}C-NMR 的发展相对于 ^{1}H-NMR 约晚 20 年，原因是其灵敏度太低。NMR 测定的灵敏度与核的

磁旋比（γ）的三次方成正比，^{13}C 的磁旋比仅约为 ^{1}H 的 1/4，且碳核的天然丰度也仅为氢核的 1/100，因而 ^{13}C-NMR 测定的灵敏度只有 ^{1}H-NMR 的 1/6000，致使 ^{13}C-NMR 长期以来不能投入实际应用。随着脉冲-傅里叶变换核磁共振波谱仪（pulse FT-NMR）的问世，^{13}C-NMR 才迅猛发展起来。

相对 ^{1}H-NMR 而言，^{13}C-NMR 有如下优点：①碳原子构成有机化合物的骨架，掌握有关碳原子的信息在有机物结构鉴定中具有重要意义；②常见有机化合物 ^{1}H-NMR 的化学位移值很少超过 10ppm，而其 ^{13}C-NMR 的变化范围则可超过 200ppm，即化合物结构上的细微变化可望在 ^{13}C-NMR 上得到反映；③^{13}C-NMR 有多种多重共振方法，较之 ^{1}H-NMR 信息丰富、结论清楚；④碳原子的弛豫时间较长，能被准确测定，由此可帮助对碳原子进行指认，从而有助于推断结构。

（一）化学位移

^{13}C-NMR 谱可提供碳核的化学位移，异核耦合常数（J_{CH}）及弛豫时间（T_1）等结构信息，其中化学位移（δ_c）使用最多。^{13}C-NMR 的化学位移范围为 0～250ppm，信号之间重叠很少，易于识别。各种化学环境下的碳原子在 ^{13}C-NMR 谱中的化学位移范围如图 4-15 所示。

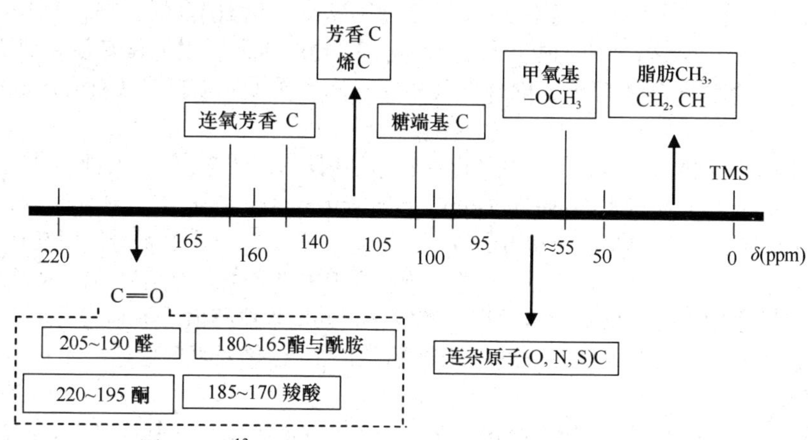

图 4-15　^{13}C-NMR 中不同类型碳原子的化学位移范围

^{13}C-NMR 化学位移的主要影响因素包括：C 的杂化状态、诱导效应、共轭效应、空间效应、芳环等电性基团的各向异性效应等。当 ^{13}C 核周围的化学环境或磁环境发生改变时，如取代基的引入或衍生化等则该 ^{13}C 信号即可能发生位移，此即为取代基位移（substitution shift）。位移的方向（高场或低场）及幅度由化合物的类型和取代基的种类决定，现已积累出一定的位移经验规律。常见的有苯的取代基位移、羟基的苷化位移（glycosidation shift）和酰化位移（acylation shift）等，它们均可直接应用于结构研究并具有重要意义。本书后面章节中将就具体化合物类型分别进行介绍。

影响 ^{13}C 化学位移的因素主要有以下几种:

（1）碳的杂化方式：sp^3（δ10～100ppm）＜sp（δ70～130ppm）＜sp^2（δ100～200ppm）。

（2）碳核的电子云密度：电子云密度增大，化学位移向高场移动。取代基的诱导效应及取代基的数目决定对碳核电子云密度的影响程度，诱导效应随相隔键的数目增加而减弱。

（3）共轭效应：通过影响π键体系中电子的分布对碳的化学位移产生影响。如α,β-不饱和羰基化合物中，β-碳与α-碳相比通常处于较低场。

（4）γ-效应：指相隔两个化学键的碳因相连取代基的空间排斥作用而使其上电子密度增加，从而使其化学位移向高场移动的现象，又称 1,3-效应。

如顺式 2-丁烯中两个甲基的化学位移值比反式 2-丁烯小约 5ppm。

反式　　顺式

此外，还存在其他一些影响因素，可根据需要参阅相关文献。

（二）^{13}C 的信号裂分

^{13}C 和 ^{1}H 核在间隔一定键数范围内可通过自旋耦合干扰，使对方信号产生裂分。在 ^{1}H-NMR 中，^{13}C 核的自然丰度很小，使得它对 ^{1}H 核的耦合干扰极小，表现为微弱的“卫星峰”形式而隐于噪声之中并可忽略不计；通常只需关注于 ^{1}H 核间的同核耦合影响。在 ^{13}C-NMR 谱中，两个 ^{13}C 相连的概率只有 0.1%，故 ^{13}C 核间的同核耦合影响一般可以不予考虑；而 ^{1}H 核的耦合影响（异核耦合）非常突出。因 ^{1}H 核对 ^{13}C 核的自旋耦合干扰产生的信号裂分数目仍然遵守 n+1 规律，以直接相连的 ^{1}H 核为例，^{13}C 信号将分别表现为 s(C)、d(CH)、t(CH_2)、q(CH_3)，$^{1}J_{CH}$ 为 120～250Hz。此外，还可能同时存在二键（$^{2}J_{CH}$）及三键（$^{3}J_{CH}$）远程耦合的影响，使 ^{13}C 信号进一步裂分成更复杂的图形。但 $^{2}J_{CH}$、$^{3}J_{CH}$ 很小，仅为 $^{1}J_{CH}$ 的 1/10，通常表现为具有复杂细微结构的 $^{1}J_{CH}$ 耦合裂分峰。这种能够完全体现碳氢耦合裂分的碳谱称为质子非去耦谱（proton non-decoupling spectrum）。

为了完全消除 ^{1}H 耦合的影响，采用宽频电磁辐射照射所有 ^{1}H 核并使之饱和后测定的 ^{13}C-NMR 称为质子噪声去耦谱（proton noise decoupling spectrum），或称全氢去耦（complete proton decoupling）谱或质子宽带去耦（broad band decoupling）谱。在分子中无对称因素和不含 F、P 等元素时，每个碳原子出现一个单峰，互不重叠。所以宽带去耦碳谱具有信号分离度好、强度高的优点，常用于确定分子中不等价碳的数目，以及测定各碳的化学位移值。不利之处是它不能区别伯、仲、叔碳，且因照射 ^{1}H 后产生 NOE 现象，使连有 ^{1}H 的 ^{13}C 信号强度增加，而不连 ^{1}H 的季碳信号表现为较弱峰。

图 4-16 所示为 β-紫罗兰酮的 ^{13}C-NMR。在质子非去耦谱中氢与其所连接碳间的耦合裂分比较明显，如 C-7、C-8 各裂分成双峰，C-2 受其直接相连的两个氢的耦合影响（$^{1}J_{CH}$）裂分成三重峰，又因 H-3($^{2}J_{CH}$)、H-4($^{3}J_{CH}$)及 CH_3-1($^{3}J_{CH}$)的远程耦合影响，使其裂分很复杂，在三重峰的基础上表现出复杂的细微结构。各信号的指认可通过 2D-NMR 获得。

除上述两种碳谱外，无畸变极化转移增强（DEPT）也已成为 ^{13}C-NMR 的一种常规测定方法。在 DEPT 法中，通过改变照射 ^{1}H 的脉冲宽度（θ）或不同的延迟时间（delay time），使不同类型的 C 信号在谱图上呈单峰并分别呈现正向峰或倒置峰，故灵敏度高，信号之间很少重叠。

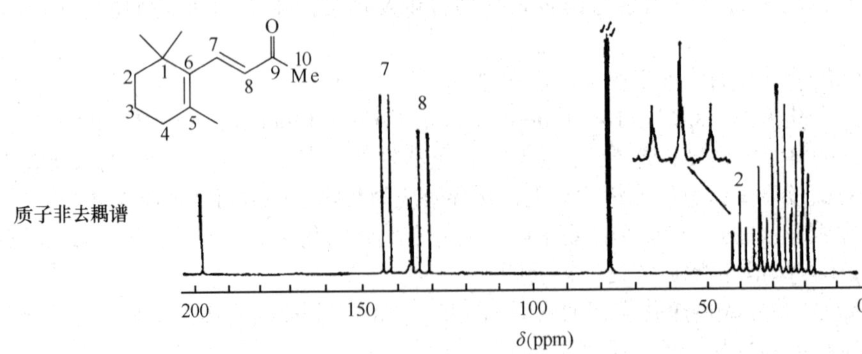

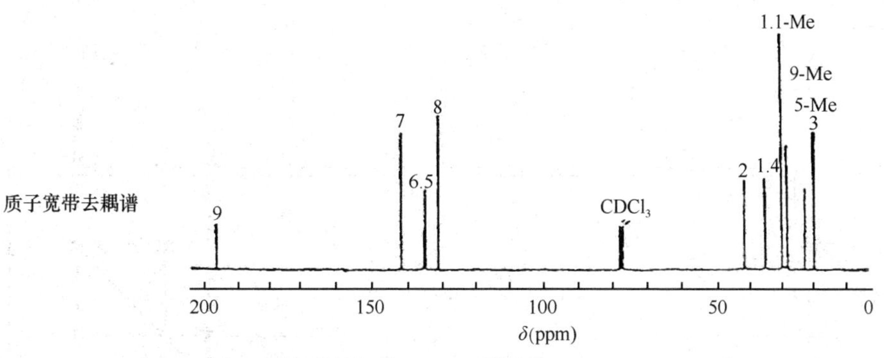

图 4-16　β-紫罗兰酮的 ^{13}C-NMR 谱图（62.5MHz，$CDCl_3$）

图 4-17 是 β-紫罗兰酮 DEPT 谱。通过改变脉冲宽度分别为 45°、90°、135°，得到在三种情况下的 DEPT 谱图，其中的季碳信号全部消失。

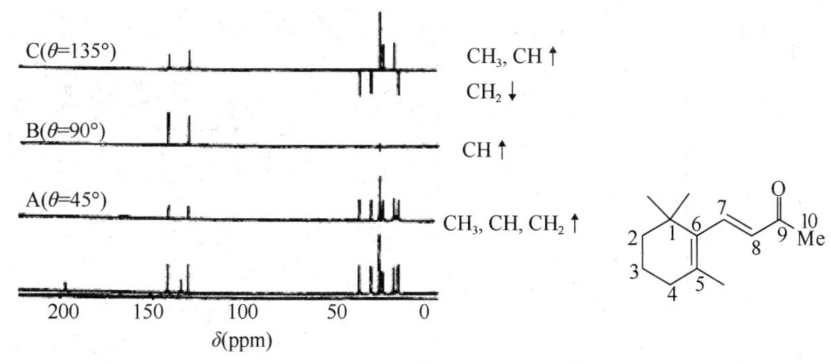

图 4-17　β-紫罗兰酮 DEPT 谱

三、二维核磁共振谱

前面介绍的 ^{1}H-NMR 和 ^{13}C-NMR 谱均以频率为横坐标，信号强度为纵坐标，这种采用一种频率表示的 NMR 谱称一维核磁共振（one dimentional NMR，1D-NMR）谱。2D-NMR 是从 20 世纪 80 年代逐步发展起来的核磁共振技术。它是利用两种频率表示的 NMR，即将化学位移-化学位移或化学位移-耦合常数对核磁信号作二维平面展开绘制而成的图谱。在 1D-NMR 谱中，当信号过于复杂、信号间交叠严重或存在多重耦合时，信号归属和图谱解析常出现困难。2D-NMR 技术的应用能够很好解决这类问题，通过相关峰的追踪直接证明存在的关联结构，这对于复杂化合物的结构鉴定不可或缺。天然药物结构研究中最常用的 2D-NMR 技术包括氢-氢化学位移相关谱（^{1}H–^{1}H COSY）、异核多量子相关谱（heteronuclear multiple quantum coherence spectroscopy，HMQC）、异核多键相关谱（heteronuclear multiple bond correlation spectroscopy，HMBC）和核欧沃豪斯效应谱（nuclear Overhauser effect spectroscopy，NOESY）等。

（一）氢-氢化学位移相关谱

^{1}H–^{1}H COSY 谱是同一个耦合体系中质子之间的耦合相关谱，可以应用于确定质子的化学位移及质子之间的耦合关系和连接顺序。图谱的横轴和纵轴均为该化合物的 ^{1}H-NMR 谱，两张 ^{1}H-NMR 谱中同一个 ^{1}H 核的信号相交于对角线，焦点称为对角峰（diagonal peak）。^{1}H–^{1}H COSY 谱多以等高线图表示，相互耦合的两个或两组 ^{1}H 核信号将在对角线两侧的交叉点上呈对称性出现相关峰（cross peak 或 correlation peak）。以乙酸丁酯（*n*-butyl acetate）为例，其 ^{1}H–^{1}H COSY（图 4-18）表明了 H-3～H-6 四个氢之间的相互耦合关系及连接顺序。

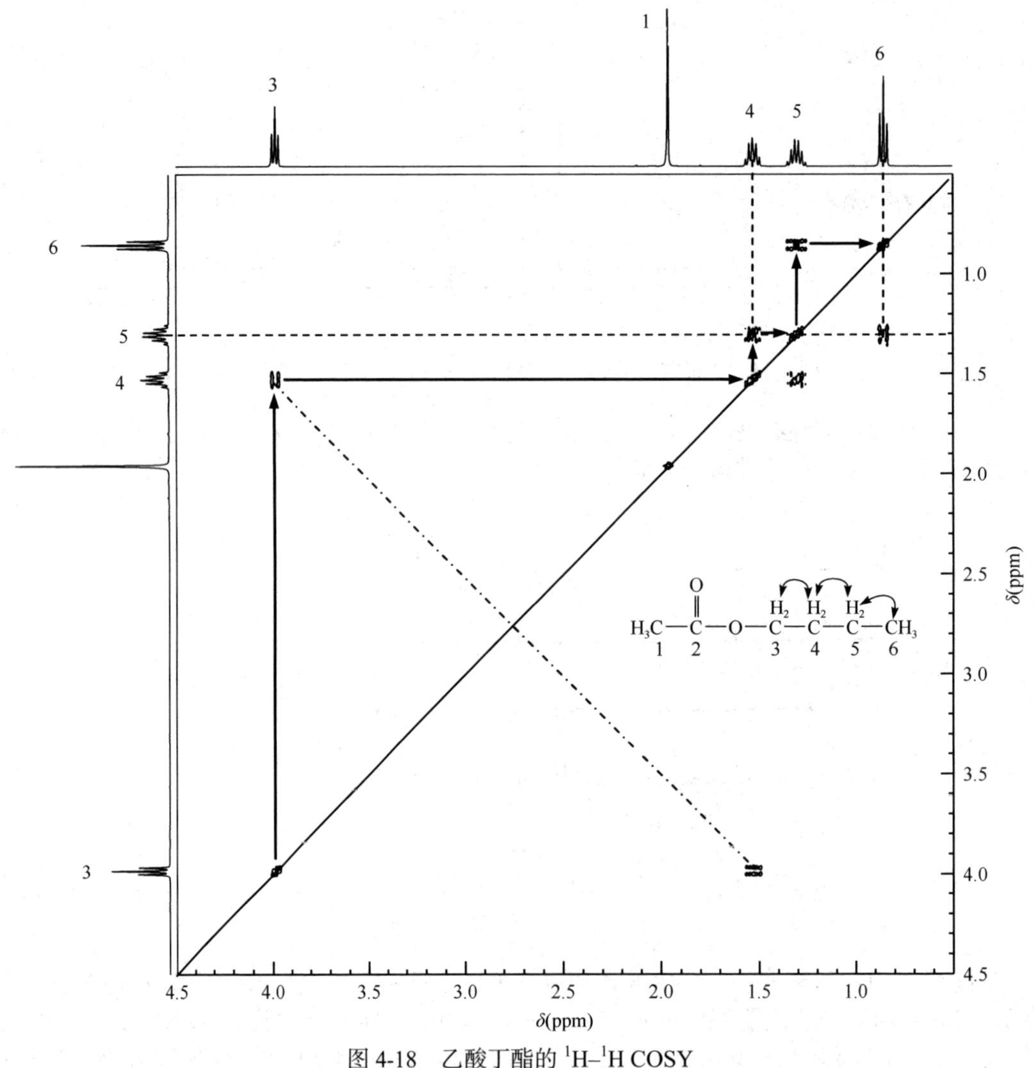

图 4-18 乙酸丁酯的 ^{1}H–^{1}H COSY

（二）异核多量子相关谱

异核多量子相关谱（HMQC）可以应用于确定直接相连的 ^{1}H 核和 ^{13}C 核间的耦合关系（$^{1}J_{CH}$）。在 HMQC 中，横轴为 ^{1}H 的化学位移，纵轴为 ^{13}C 的化学位移。直接相连的 ^{1}H 和 ^{13}C 将在其相应的化学位移交点处出现相关信号。通常，自相关信号出发，分别画出两轴的平行线即可直接归属相连的 ^{1}H 和 ^{13}C 信号。例如，在化合物乙酸丁酯的 HMQC（图 4-19）中，很容易找出与各氢相连的碳以确定碳氢的归属，没有氢信号关联的碳为季碳。

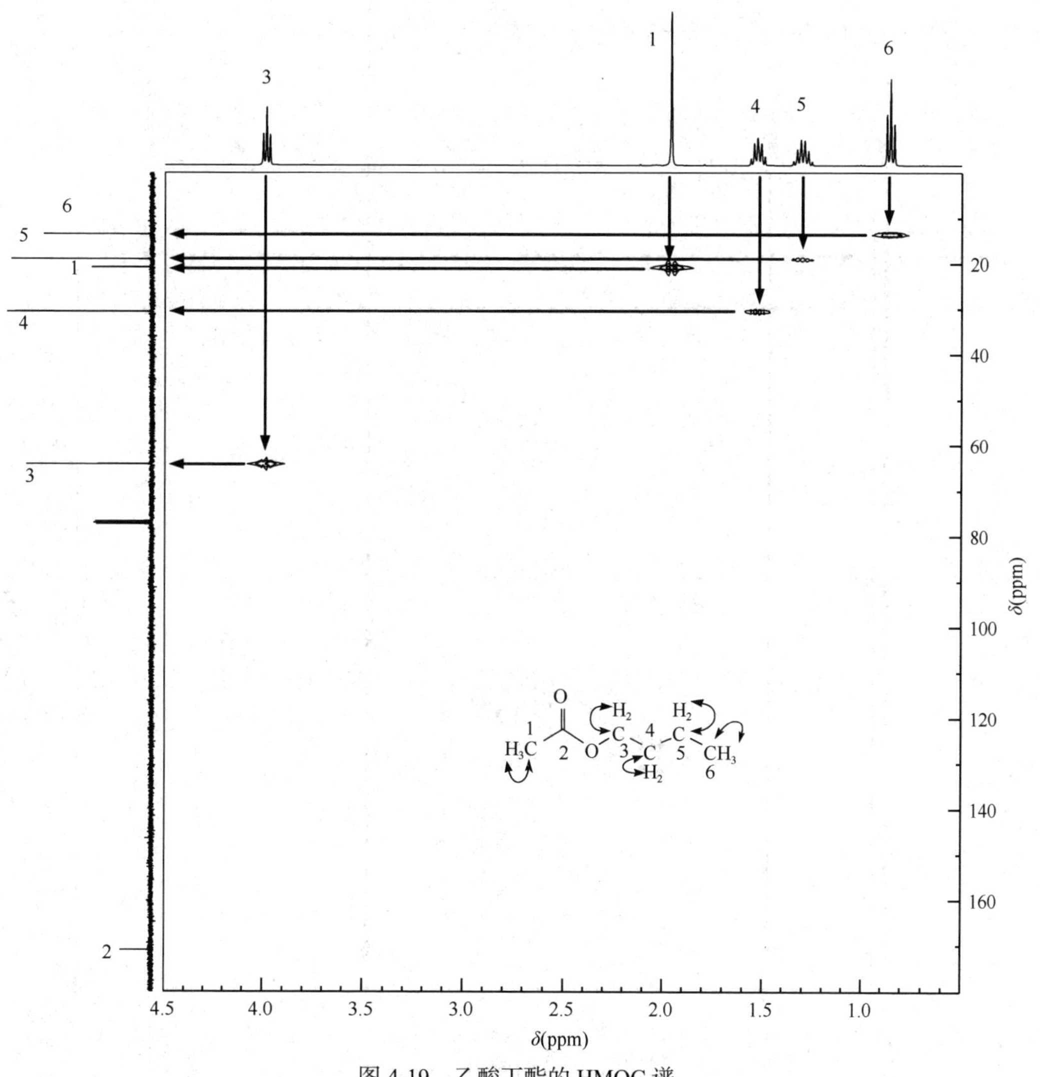

图 4-19　乙酸丁酯的 HMQC 谱

（三）异核多键相关谱

HMBC 把与 ^{1}H 核存在远程耦合的 ^{13}C 核关联起来。在 HMBC 谱中，横轴为 ^{1}H 的化学位移，纵轴为 ^{13}C 的化学位移，存在相隔 2 个键或 3 个键等远程耦合（即 $^{2}J_{CH}$ 或 $^{3}J_{CH}$）的 ^{1}H 和 ^{13}C 将在其相应的化学位移交点处出现相关信号。分析 HMBC 谱可以获得有关碳链骨架的连接、季碳的结构及因杂原子存在而被切断的耦合系统之间的连接信息，目前广泛应用于复杂天然化合物的结构研究。例如，在乙酸丁酯的 HMBC 谱（图 4-20）中可见 H-3 与 C-2、C-4 和 C-5 的相关峰，其中，H-3 与 C-2 的相关峰证实了因被杂原子氧切断的耦合系统之间的连接位置；H-1 与 C-3 间存在的非常弱的 4 键远程耦合（$^{4}J_{CH}$）进一步证实了这一点。直接相连的 ^{1}H 和 ^{13}C 在谱图中常给出两个对称的相关信号（卫星峰），如图 4-20 中虚线椭圆框中所示，要与远程耦合相区分。

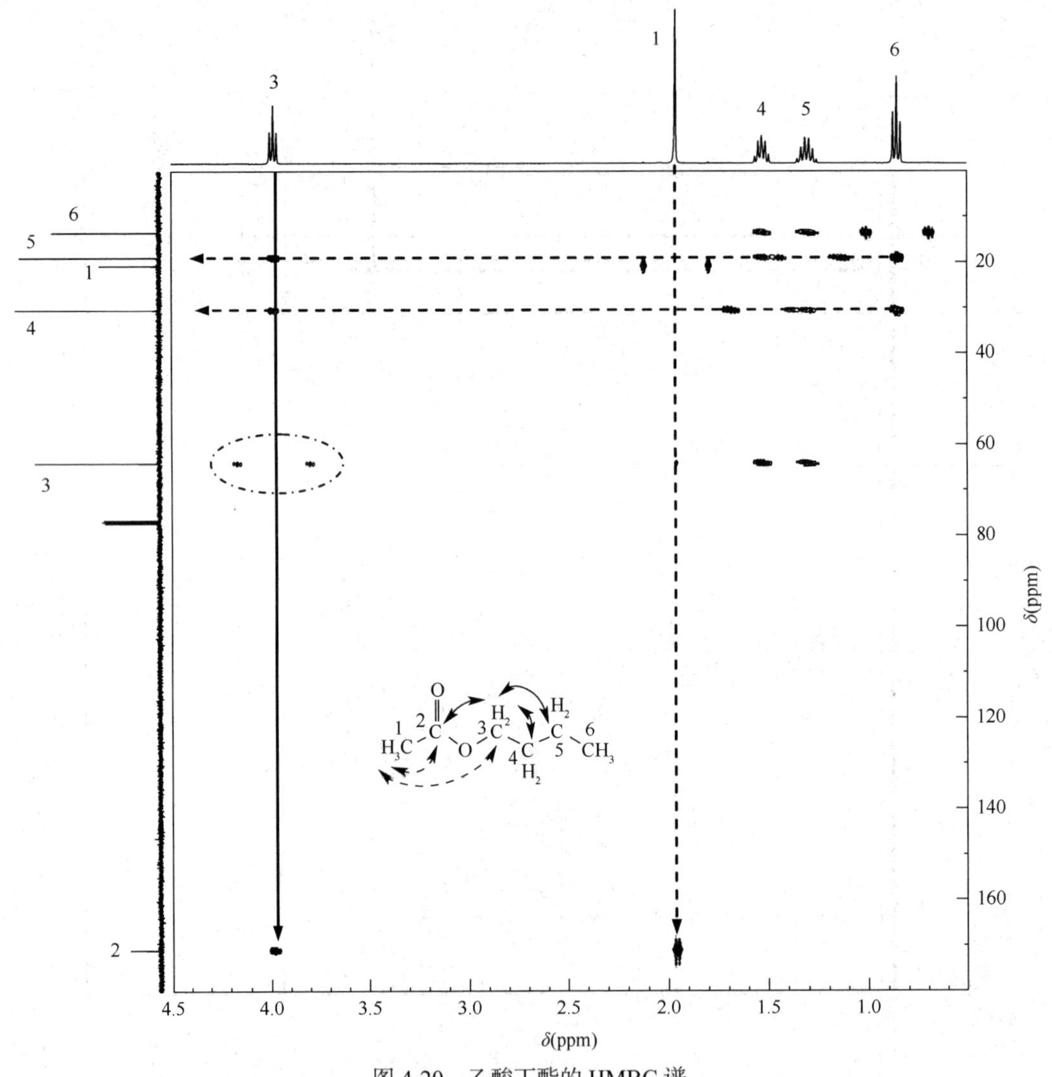

图 4-20 乙酸丁酯的 HMBC 谱

（四）核欧沃豪斯效应谱

NOESY 谱是为了在二维平面上观测 NOE 效应而发展起来的一种 2D-NMR 技术。谱图形式与 ^1H–^1H COSY 谱相似，对角线上有同一个 ^1H 的对角峰，对角线两侧显示相关峰。NOESY 谱中的相关峰表示不同的 ^1H 核由于空间上相互接近而产生的相互作用，这与一维的 NOE 差谱意义相同。NOESY 谱能提供有关分子立体化学和溶液构象方面的重要信息，是研究分子构型、构象和动态变化的重要工具。图 4-21 是紫罗兰酮 NOESY 谱的高场区局部放大图，表明 1 位甲基上的氢与 H-2 和 H-3 在空间上接近，产生了 NOE 效应；5 位甲基上氢与 H-4 间存在 NOE 效应，这些数据为确定取代基的位置和相关立体化学提供了依据。

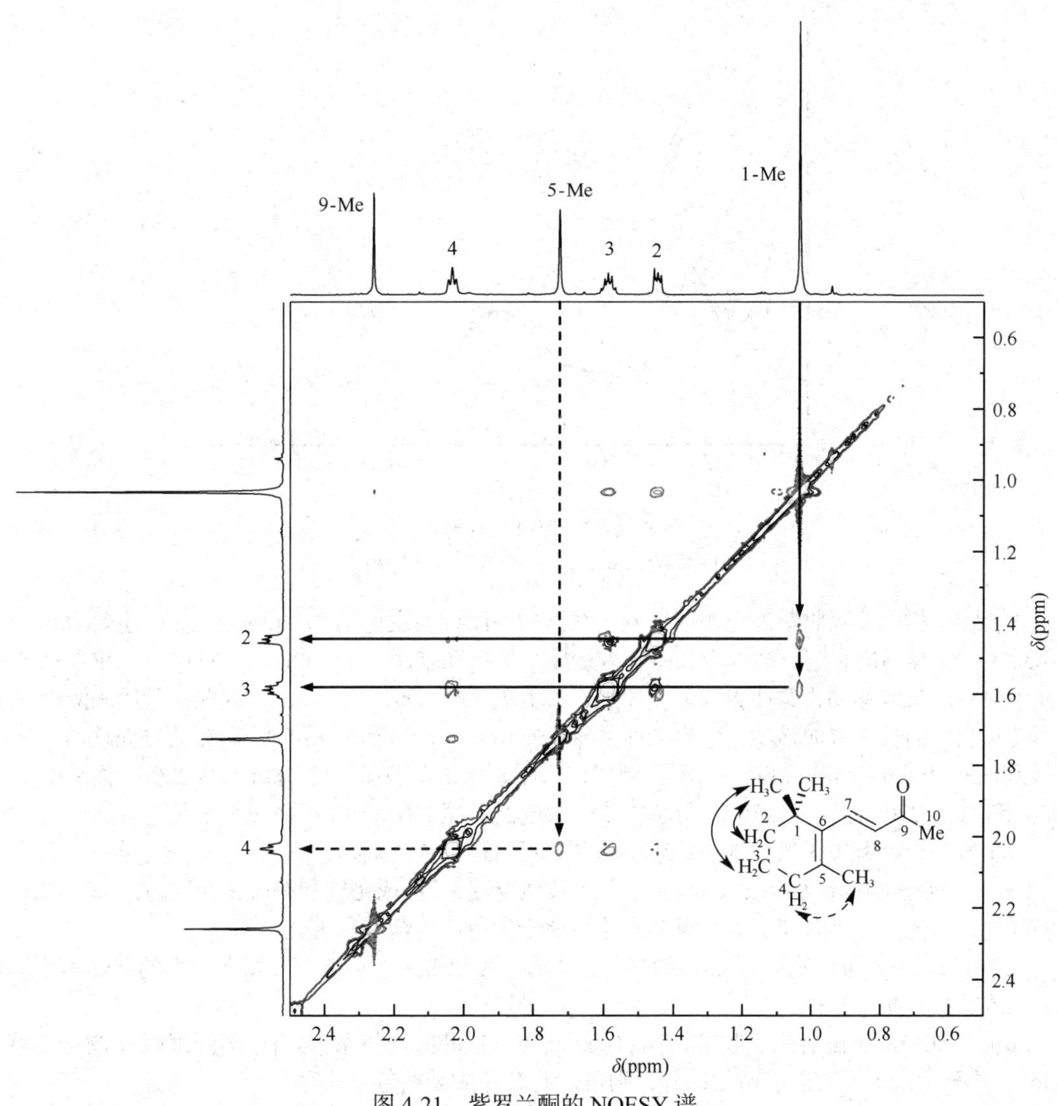

图 4-21 紫罗兰酮的 NOESY 谱

第四节 紫外光谱和红外光谱

一、紫 外 光 谱

紫外吸收光谱（ultraviolet absorption spectrum，简称紫外光谱）是用一定波长（200～400nm）的紫外光照射化合物分子，分子中的外层电子吸收能量，从基态跃迁至激发态而产生的吸收光谱。图 4-22 为化合物 3,5,3′-三羟基-7,4′-二甲氧基黄酮-3-*O*-*β*-*D*-芹菜糖基(1→2)-*β*-*D*-半乳糖苷的紫外光谱，横轴为波长（λ），单位为 nm；纵轴为吸收强度，多用吸光度（absorbance，A）、摩尔吸收系数（molar absorptivity，ε）或 $\lg\varepsilon$表示。

受到紫外光照射，外层电子将会从低能级的轨道跃迁到高能级的轨道上，即发生$\sigma\to\sigma^*$、$\pi\to\pi^*$、$n\to\sigma^*$和 $n\to\pi^*$等四种类型的跃迁，跃迁所需的能量依次减小，吸收波长依次增大。$\sigma\to\sigma^*$跃迁吸收峰处于远紫外区（<200nm）；$\pi\to\pi^*$跃迁的吸收强度大，一般ε值为 4～5 位数量级，为紫外光谱的主要检测目标；而 $n\to\pi^*$电子跃迁需要的能量较低，波长较长，吸收强度弱。通常以最大吸收波长（λ_{max}）处的摩尔吸收系数（ε_{max}）为依据来表示峰的强度，$\varepsilon_{max}>10^4$ 为强吸收，$\varepsilon_{max}=10^3\sim10^4$ 为较强吸收，$\varepsilon_{max}=10^2\sim10^3$ 为较弱吸收，$\varepsilon_{max}<10^2$ 为弱吸收。

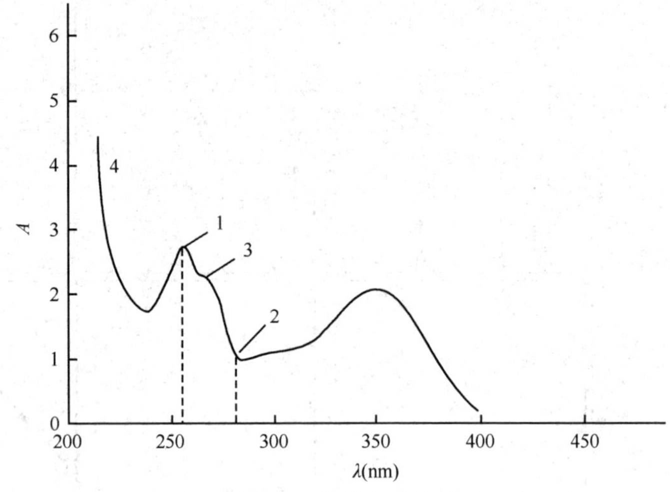

图 4-22　紫外光谱特征
1—吸收峰；2—谷；3—肩峰；4—末端吸收

化合物结构中能吸收紫外光而产生电子跃迁的基团称为发色团（chromophore），主要为 C═C、C═O、C═N 等不饱和键。结构中某些带有杂原子的饱和基团，如—OH、$—NH_2$、—OR、—X 等能使吸收峰向长波移动，并使吸收强度增加，称为助色团（auxochrome）。因取代基团和溶剂等的作用使吸收峰向长波方向移动，称为红移（bathochromic shift or red shift）；向短波方向移动，称为蓝移（hypsochromic shift or blue shift）。例如，苯环 B 带的吸收峰为 255nm（$\varepsilon \approx 200$），而苯酚中该吸收峰红移至 270nm（$\varepsilon \approx 1450$），苯胺中该吸收峰红移至 287nm（$\varepsilon \approx 1430$）。

应用紫外光谱解决天然化合物的结构问题，可以运用如下规律：

（1）在 200～400nm 无吸收峰，则分子中无共轭双键系统，或是饱和有机化合物；在 200～220nm 有弱吸收，可能是一类含硫、氧、溴和碘等杂原子助色团的饱和碳氢化合物。

（2）在 210～250nm 有强吸收（$\varepsilon \geqslant 10^4$），显示有 K 吸收带，可能存在两个双键的共轭体系（共轭二烯或 α,β-不饱和醛和酮）。

（3）在 250～300nm 有强吸收带，可能有 3～5 个不饱和共轭体系；若有中等强度吸收带（ε=200～1000），并显示出不同程度的精细结构，则可能有苯环或某些芳杂环存在。

（4）在 250～350nm 有弱或较弱吸收带，并且在 200nm 以上无其他吸收，可能存在带孤对电子的未共轭发色团，如 $>C=\ddot{O}:$、$>C=C-\ddot{O}-$、$>C=C-\ddot{N}<$ 等。

（5）在 300nm 以上有高强度吸收带，并有明显的精细结构，可能有稠环芳香烃、稠环芳杂烃及其衍生物。

此外，应注意溶剂对紫外光谱的影响。极性溶剂不仅影响溶质吸收波长的位移，而且还影响吸收峰吸收强度和形状，如苯酚 B 吸收带，在非极性溶剂正庚烷中，可清晰看到苯酚 B 吸收带的精细结构，但在极性溶剂乙醇中，苯酚 B 吸收带的精细结构消失，仅存在一个宽的吸收峰，而且其吸收强度也明显减弱。所以在记录紫外光谱时，应注明所用的溶剂。

目前，虽然核磁共振的发展已使紫外光谱成为结构鉴定的次要手段，但通过研究活性化合物的 UV 谱获得λ_{max}，再进行进一步含量测定的方法仍是中药质量标准制定的常用方法。

二、红外光谱

红外吸收光谱（infrared absorption spectrum，简称红外光谱）是记录有机化合物分子吸收红外光后产生化学键振动而形成的吸收光谱。横坐标为化学键的振动频率，用波数（ν，即波长倒数）来表示，单位为 cm^{-1}，其测定范围一般为 4000～650cm^{-1}，其中，1300cm^{-1} 以上为化合物的特征基团区，1300～650cm^{-1} 为指纹区；纵坐标为透光率（T）。常用的测定方法是将样品与 KBr 混合压片，用量只需 5～10μg。图 4-23 为苯乙醛的红外光谱图，给出了各红外吸收峰的频率、强度，并标示了对应的振动类型：3036（苯环 $\nu_{C—H}$）、2810、2730（醛基 $\nu_{C—H}$）、1740（$\nu_{C=O}$）、1604、1500、1442（苯环 $\nu_{C=C}$）、1050（$\delta_{ipC—H}$）、760、720（$\delta_{opC—H}$）。

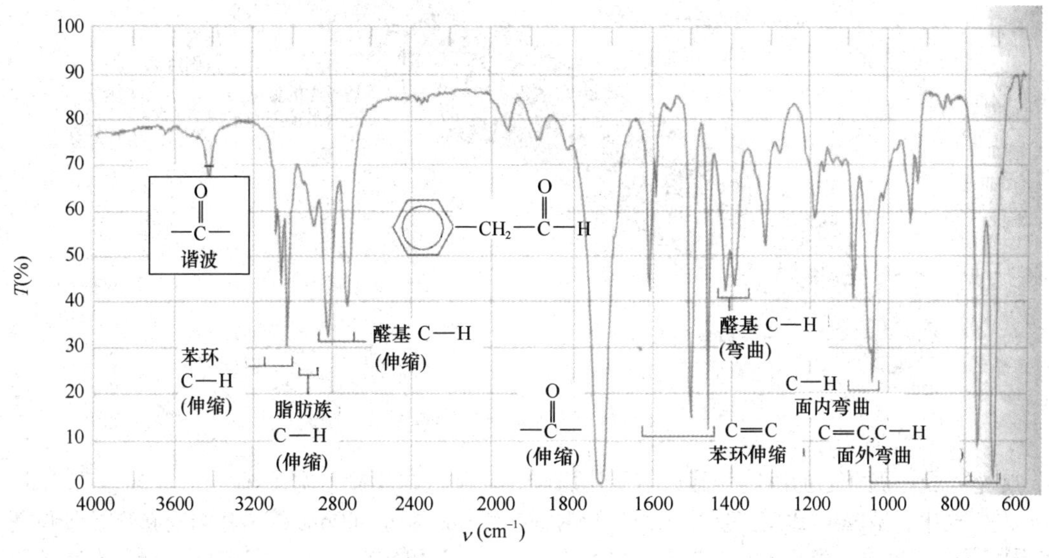

图 4-23　苯乙醛的红外光谱图

视窗 4-9

为了方便对红外光谱的解析，通常将整个红外光谱划分为 8 个重要区段（表 4-3）。

由于核磁共振与质谱技术的发展与普及，红外光谱的应用范围已大大缩小。目前，它主要用于鉴别结构中的羰基（1900～1650cm^{-1}，强吸收单峰）、炔烃与腈（2400～2100cm^{-1}，弱吸收尖细峰）、羟基（3750～3000cm^{-1}，强吸收宽峰）、氨基（3500～3300cm^{-1}，强吸收峰）等基团。此外，红外光谱也常用于已知化合物的比对，当化合物与已知对照品的红外光谱所有吸收峰，特别是灵敏的指纹区吸收峰完全吻合时，则可确定为同一物质。如无对照品，也可检索有关红外光谱数据图谱文献进行比对。

表 4-3　红外光谱的 8 个重要区段

波数（cm^{-1}）	键的振动类型
3750～3000	ν_{OH}，ν_{NH}
3300～3000	ν_{CH}（—C≡C—H，>C═C<H，Ar-H）（极少数可到 2900）
3000～2700	ν_{CH}（—CH_3，>CH_2，>C—H，H>C═O）
2400～2100	$\nu_{C≡C}$，$\nu_{C≡N}$，$\nu_{—C≡C—C≡C—}$
1900～1650	$\nu_{C=O}$（酸，醛，酮，酰胺，酯，酸酐）
1680～1500	$\nu_{C=C}$（脂肪族及芳香族），$\nu_{C=N}$
1475～1300	$\delta_{C—H}$（面内）
1000～650	$\delta_{C=C—H,\ Ar—H}$（面外）

第五节　旋光光谱和圆二色谱

旋光光谱（ORD）和圆二色谱（CD）是分别于 20 世纪 50 年代和 60 年代发展起来的物理分析方法，都是利用电磁波和手性化合物相互作用的信息，研究化合物的立体结构及相关问题。本节将对相关基本内容作简要介绍。

一、旋光性和圆二色性

当平面偏振光通过手性分子时，偏振面即发生旋转，则称该物质具有旋光性。偏振面所旋转的角度被称为旋光度（optical rotation），可用旋转检偏镜进行测定。从观察者的角度看，当检偏镜顺时针旋转时，称样品为右旋(+)物质，逆时针旋转时为左旋(–)物质。旋光度测定原理示于图 4-24 中。

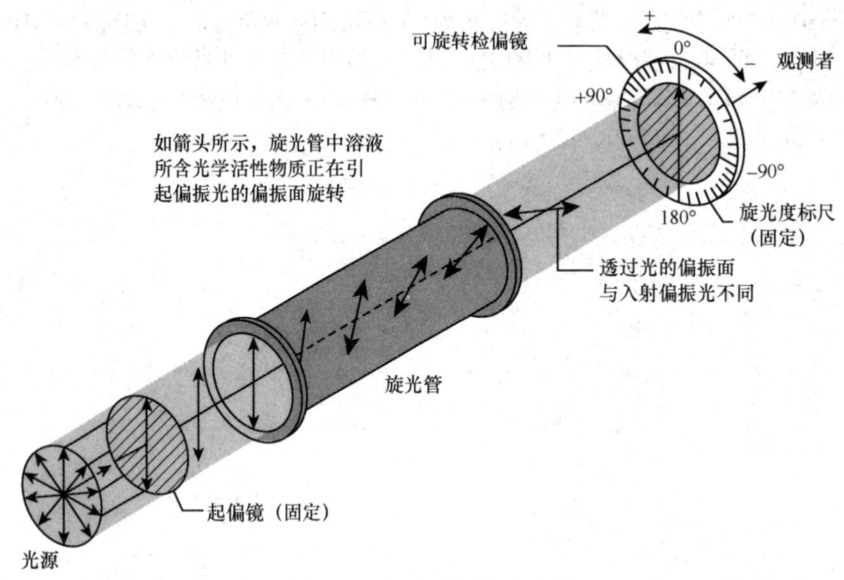

图 4-24　旋光度测定示意图

旋光度受被测样品的浓度和旋光管长度影响，通常计算比旋光度（specific rotation），即$[\alpha]=(\alpha/c\cdot l)$。式中，$[\alpha]$表示比旋光度；$\alpha$ 为实测的旋光度；c 为每 100mL 溶液中含有被测物质的重量（按干燥品或无水物计算，g）；l 为旋光管长度（dm）。当测定温度、测定波长（通常为钠光的 D 线，≈589.3nm）和测定溶剂固定的前提下，比旋光度仅取决于物质的结构，是物质的特性参数。文献中比旋光度的常用表述方法举例如下：

$$[\alpha]^{25}_{D}+13.2\ (c\ 1.86,\ \text{MeOH})$$

平面偏振光（即线偏振光）可以看成是以相同传播速度（频率和振幅完全相同）前进的左（L）、右（R）两个圆偏振光的矢量和（图 4-25）。

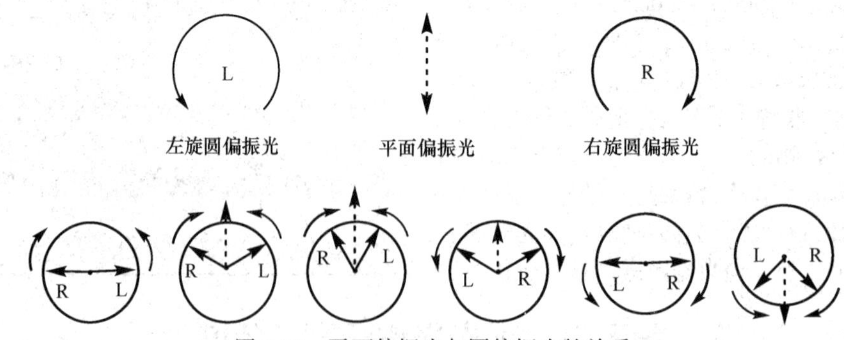

图 4-25　平面偏振光与圆偏振光的关系

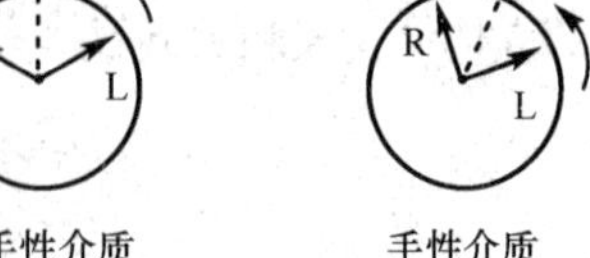

图 4-26　圆偏振光在介质中的传播

圆偏振光在手性介质中传播时有两个特点：①左、右旋圆偏振光在手性介质中传播速度不等，导致透射出的平面偏振光与入射光呈一定角度，表现出旋光性（图 4-26）；②手性介质对两种圆偏振光的吸收强度不同，由它们叠合成的透射光，不再是一个平面偏振光，而是一个右旋或左旋的椭圆偏振光。手性物质与圆偏光作用的这种性质为圆二色性。

二、旋光光谱

采用不同波长（200～760nm）的平面偏振光来测量化合物的旋光性，并以波长 λ 对比旋光度

$[\alpha]$或摩尔旋光度$[\varphi]$作图所得曲线即为旋光光谱（ORD）。其中$[\varphi]=[\alpha]\times M/100$，$M$是分子量，除以100是人为指定，以防止$[\varphi]$值过大。

当化合物无发色团时，旋光度为正值的化合物，ORD谱线随波长变长呈单调下降；而旋光度为负值的化合物则呈单调上升且两者均趋近零，但不与零线相交，没有峰和谷。这类ORD谱线称为正常的或平坦的旋光谱线，前者为正性谱线，后者为负性谱线，如图4-27所示。这种曲线的产生是由于手性分子的紫外吸收在仪器测量范围之外，所见的是末端吸收拖延下来的背景。

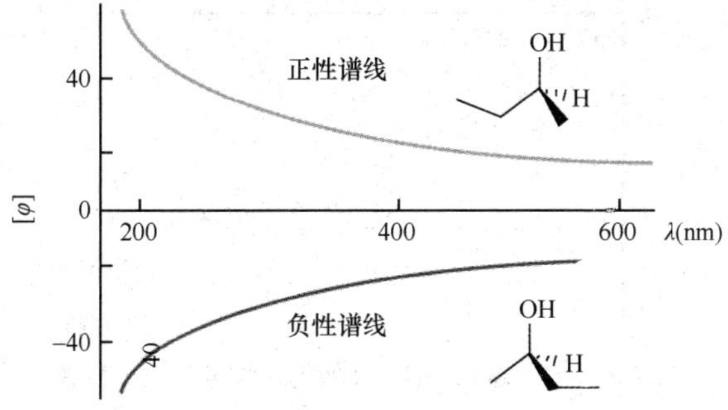

图4-27 (+)-2-丁醇和(–)-2-丁醇产生的平坦旋光谱线

分子中存在一个简单发色团（如羰基）的ORD曲线在紫外光谱λ_{max}处越过零点进入另一相区，形成的由一个峰和一个谷组成的ORD谱线，称为简单科顿效应（Cotton effect）谱线。当波长由长波向短波变化时，ORD谱由峰向谷变化称为正性科顿效应；由谷向峰变化则称为负性科顿效应。ORD曲线与零线交点处的波长称为λ_K，谷与峰间的高度称为振幅。

从樟树（*Cinnamomum camphora*）挥发油中获得的天然樟脑（camphor）为(+)-樟脑，可能存在两种绝对构型，最初被人为指定为图4-28所示的A构型，后来有人却确定它为B构型。根据著名的饱和环酮八区规则，A构型应产生正性科顿效应，而B构型则应为负性科顿效应。实验测定(+)-樟脑的ORD和CD谱（图4-28和图4-29）都呈正性科顿效应，故其构型应确定为A构型，即A构型为(+)-樟脑，B构型为(–)-樟脑。

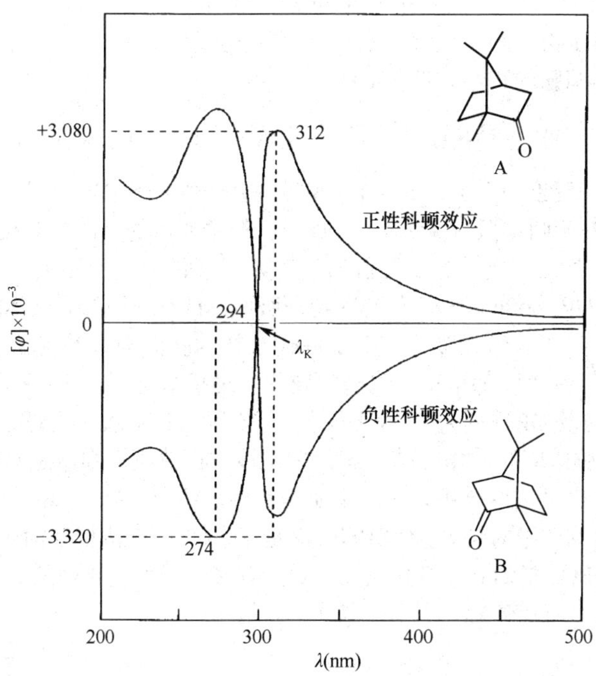

图4-28 (+)-樟脑和(–)-樟脑的ORD谱

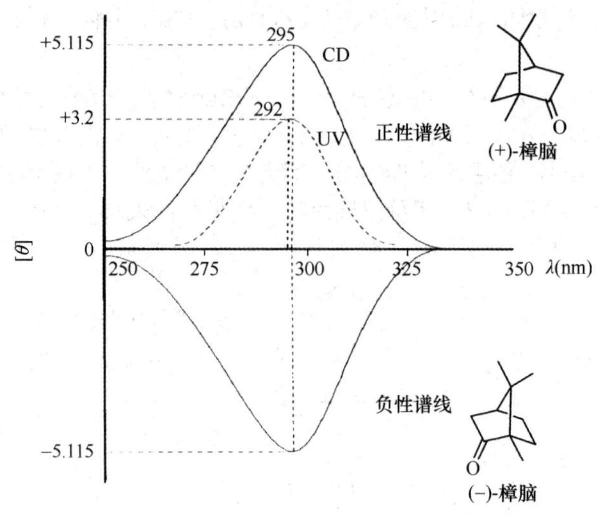

图 4-29　(+)-樟脑和(–)-樟脑的正性和负性 CD 谱

分子中若存在两个以上不同的发色团，其 ORD 谱中出现两个或更多个峰或谷，称为复杂科顿效应谱线。

三、圆 二 色 谱

手性分子对组成平面偏振光的左、右旋圆偏振光的摩尔吸光系数不同，即$\varepsilon_L \neq \varepsilon_R$，两者之差（$\Delta\varepsilon=\varepsilon_L-\varepsilon_R$）随入射偏振光的波长变化而变化。以$\Delta\varepsilon$ 或有关量为纵坐标，以波长为横坐标得到的曲线称为圆二色谱（CD）。由于$\Delta\varepsilon$ 绝对值很小，常用摩尔椭圆度$[\theta]$来代替，两者间的关系为

$$[\theta]=3300\,\Delta\varepsilon=3300\,(\varepsilon_L-\varepsilon_R) \tag{4-2}$$

当平面偏振光通过在紫外区有吸收峰的旋光性介质时，它所包含的左旋和右旋圆偏振光分量不仅传播速度不同，而且强度也不同。平面偏振光从试样中透射出来时的椭圆度 θ 与摩尔椭圆度$[\theta]$的关系为

$$[\theta]=\theta\,M/100\,l\,c=3300\,\Delta\varepsilon \tag{4-3}$$

因为$\Delta\varepsilon$可为正值或负值，圆二色谱（CD）也有正性谱线（向上）和负性谱线（向下）之分，图 4-29 给出了(+)和(–)-樟脑的正性和负性 CD。

四、ORD、CD 和 UV 三者间的关系

ORD 和 CD 是同一现象的两个方面，它们都是偏振光与手性物质作用产生的。在紫外可见区域，用不同波长的左、右旋圆偏振光测量 CD 和 ORD 的主要目的是研究有机化合物的构型或构象。在这方面，ORD 和 CD 所提供的信息是等价的，实际上它们互相之间有固定的关系。

如果待测样品在 200～800nm 波长范围无特征吸收，ORD 呈单调平滑曲线，此时 CD 近于水平直线（$\Delta\varepsilon$ 变化甚微），不呈特征吸收，对解释化合物的立体构型无实际意义。若在此波长范围内有特征吸收，则 ORD 和 CD 都呈特征的科顿效应。理想情况下，UV 吸收峰 λ_{max}、CD 的$\Delta\varepsilon$ 绝对值最大值（呈峰或谷）及 ORD 的 λ_K 三者应重合，但实际上这三者很接近，不一定重合（图 4-30）。

当 ORD 呈正性科顿效应时，相应的 CD 也呈正性科顿效应，物质是右旋；当 ORD 呈负性科顿效应时，相应的 CD 也呈负性科顿效应，物质是左旋。所以，ORD 和 CD 二者都可以用于测定有特征吸收的手性化合物的绝对构型，得出的结论是一致的。CD 谱比较简单明确，容易解析。ORD 谱比较复杂，但它能提供更多的立体结构信息。对于有多个紫外吸收峰的化合物，就会有多个连续变化的 CD 峰和相应的 ORD 谱线。

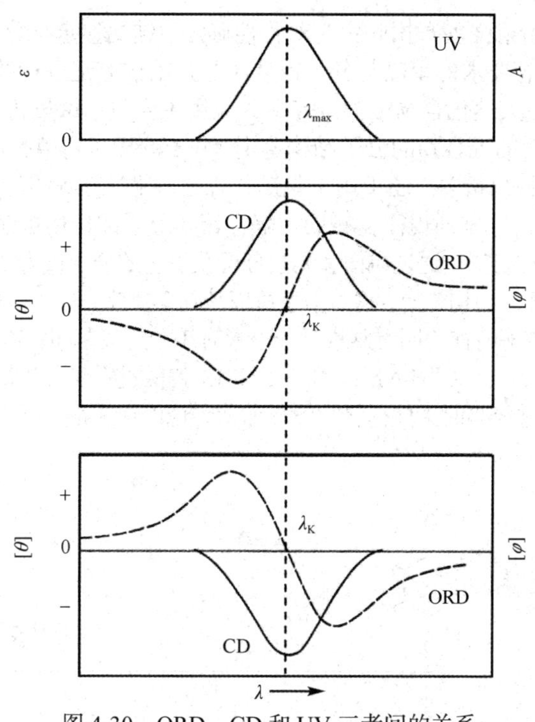

图 4-30　ORD、CD 和 UV 三者间的关系

五、ORD 和 CD 在立体化学研究中的应用

ORD 和 CD 都是与化合物的光学活性有关的光谱，它们在提供手性分子的绝对构型、优势构象和反应历程的信息方面，具有其他任何光谱不能代替的独到优越性。为此需找出不同类型手性分子的构型及构象与谱线形状和科顿效应间的关系，若能掌握这种关系及其变化规律，即可将其应用于确定相应类型化合物的立体结构。对于那些尚未找到其结构与谱线间确切规律的化合物，通常只能采用将其与立体结构相似或相反的已知化合物进行比较，来推断未知物的立体结构。在已获得的经验规律中，饱和环酮的八区规则（octant rule）最为成熟，对于饱和环酮，尤其是环己酮、甾酮，以及通过简单的化学沟通能够转换成上述类型化合物的立体化学研究具有重要意义。有关 ORD、CD 的详细介绍可参阅相关专著。

第六节　单晶 X 射线衍射法

单晶 X 射线衍射法（single crystal X-ray diffraction method）是一项涵盖了物理、数学和化学三大学科的重要分析手段，其诞生与发展为精准测定分子三维空间结构提供了可能，广泛应用于化学、材料科学和生命科学等领域，并在很大程度上推动了这些领域的发展和进步。

单晶 X 射线衍射法又称 X 射线单晶结构分析（X-ray single-crystal structure analysis），通过测定化合物单晶样品对 X 射线的衍射获得结构信息。通常，从产生的“衍射图像”可以推导分子中除氢原子以外原子的空间排列，氢原子太轻不能使 X 射线产生衍射，因而其位置必须由结构中的其余部分来推断。从 X 射线的晶体衍射信息获得分子结构是单晶 X 射线衍射法的基本内容。

单晶 X 射线衍射法可以提供的主要结构信息包括组成分子的原子种类，原子间的成键方式与键长、键角、二面角等数值，即单晶 X 射线衍射法可以得到分子结构的全部信息，且能够直观地显示出来，所以，熟练的 X 射线衍射技术操作者能获得准确的分子结构。测定过程包含的主要环节有样品（单晶）制备、衍射强度数据收集与对称性确定、结构鉴定与分子模型建立、结构数据修正等过程。其中，获得符合要求的单晶与分子模型建立是结构鉴定过程的两个关键环节。

单晶 X 射线衍射法在天然化合物结构研究中的应用主要包括微量化合物或未知化合物的分子结构鉴定、以共晶方式存在的混合物的分子结构鉴定、分子的相对构型测定、分子的绝对构型测定、构象分析、生物大分子结构分析等，还可用于氢键、盐键、配位键等的计算，并可获得分子在空间的层状、螺旋、隧道或空穴等排列规律，有助于解释药物分子的作用机制。

例如，在青蒿素的结构鉴定中，通过质谱和元素分析获得它的分子量为 282Da，分子式为 $C_{15}H_{22}O_5$。随后需要考虑它具有什么样的结构骨架，这些信息可以从化学反应、MS 和 NMR 数据中获得。三苯膦反应和催化氢化及质谱的裂解特征表明青蒿素分子中含有 1 个过氧基团；IR 和定性定量反应证实青蒿素分子中含有 1 个内酯基团；经过 ^{1}H-NMR 和 ^{13}C-NMR 谱的进一步分析揭示了青蒿素分子中具备如图 4-31 所示的结构片段，并经当时天然药物化学界前辈讨论确认为倍半萜内酯类化合物，属新结构类型抗疟药。

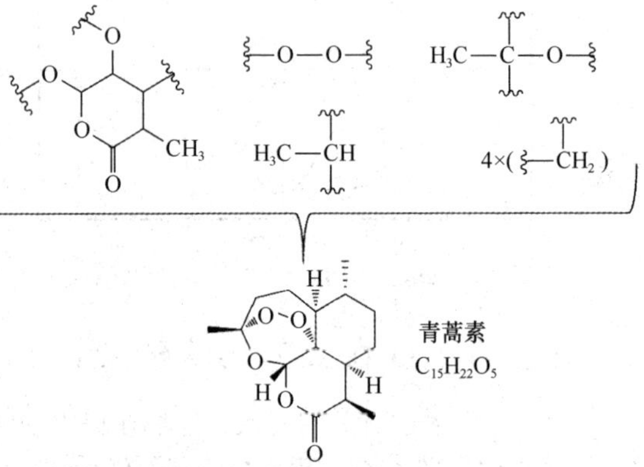

青蒿素

$C_{15}H_{22}O_5$

图 4-31　青蒿素分子的结构片段

但是，因为青蒿素结构的特殊性，仅依靠当时的化学方法和光谱方法等手段还难以判定其分子中的碳和氧原子究竟以何种方式相连成骨架，因而，青蒿素的结构研究曾一度陷入了困境。幸运的是成功培养出青蒿素针状单晶，且实验证明青蒿素单晶对 X 射线照射是稳定的。所以，采用当时国内先进的单晶 X 射线衍射法测定了青蒿素的化学结构，并在精细地测定反常散射强度数据基础上确定了其绝对构型（图 4-32）。青蒿素是含有过氧基团的环状倍半萜内酯类化合物，结构中具有 7 个手性中心，分别为 C-2(*R*)、C-5(*S*)、C-6(*R*)、C-9(*S*)、C-10(*R*)、C-11(*S*)和 C-14(*R*)。X 衍射结果显示：

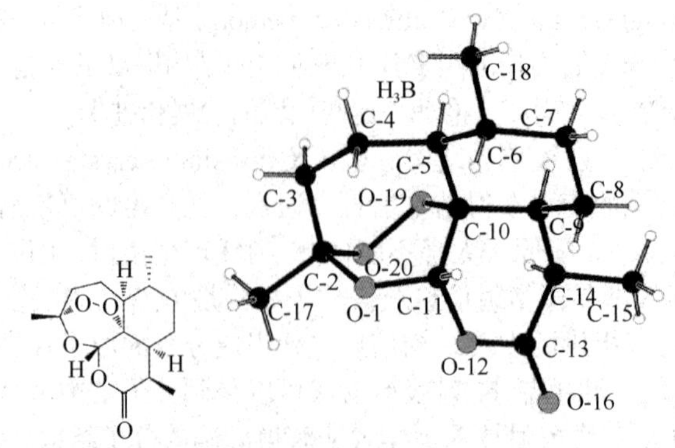

图 4-32　单晶 X 射线衍射法确定青蒿素的结构与绝对构型

分子中五个氧原子集中在分子的一侧，且从 O-16 起有一条类似于醚链的碳氧链 O-16—C-13—O-12—C-11—O-1—C-2—O-20—O-19—C-10，其中碳氧键长自 O-12—C-13 起顺序以短（1.339Å）、长（1.451Å）、短（1.390Å）、长（1.437Å）、短（1.403Å）的方式连接起来，与常规的饱和杂环 C—O 单键键长（1.426±0.005）Å、酯基上的 C—O 单键键长（1.36 Å，具有部分双键特性）相比，这条"醚链"上的 C—O 单键键长都介于正常单键和具有部分双键键长之间。说明每个氧原子上的孤对电子已不局限于氧原子上，而是发生了键型的变异。这有助于使整个分子趋于稳定，与青蒿素分子或晶体表现出对热和光照的稳定性相吻合，也是青蒿素分子的活性结构。在青蒿素后期的结构修饰中，保留了七元环、过氧桥环等结构，仅对环内酯结构进行了修饰，以改善其溶解性。

与其他方法相比，单晶 X 射线衍射法能够更好地解决关于分子形状（构型和构象）方面的问题，可直接确定新化合物的结构。相对于钼靶，铜靶（通过高能电子流轰击铜靶产生的 X 射线）的使用，甚至可以直接确定化合物的绝对构型。

第七节　天然药物结构研究的新技术与新方法

一、计 算 化 学

在 20 世纪 30 年代左右，随着量子化学、分子轨道理论等概念的提出，以及莱纳斯·鲍林（Linus Pauling）发表了著名的《论化学键的本质》（*The Nature of the Chemical Bond*），化学科学从过去的实验科学上升到"实验方法与理论方法并重的科学实验阶段"。20 世纪 40 年代，计算机技术开始用于原子轨道计算。1970 年，费思巴赫（Fernbach）和陶布（Taub）出版著作《计算机及其在物理科学中的作用》（*Computers and Their Role in the Physical Sciences*），首次提出"计算化学"（computational chemistry）概念。1980 年，《计算化学杂志》（*Journal of Computational Chemistry*）创刊。随着计算机的高速发展和广泛应用，高效的计算机程序用于计算化学领域，化学科学已进入"实验方法、理论方法、计算方法并重"的又一个新阶段。

进入 21 世纪，计算化学在天然药物结构研究中得到较广泛应用，尤其针对复杂天然产物或具有立体构型的天然产物。常用的有旋光计算、电子圆二色谱（electronic circular dichroism，ECD）计算、振动圆二色谱（vibrational circular dichroism，VCD）计算，以及 ^{13}C-NMR 计算等。这些计算方法的原理基本一致，都是通过计算得到化合物的某些参数，如自由度、二面角、旋光值等，根据得到的参数绘制图谱，再将理论计算得到的数据、图谱与实验测得的数据、图谱进行比较从而确定手性化合物的绝对构型或确定结构。

（一）量子化学计算的一般过程

（1）构象搜索：构象（conformation）指由 C—C 单键旋转而产生的原子或基团在空间排列的无数特定形象。在实际体系中，化合物分子以无数个构象体（conformer）存在，且处于快速平衡状态。每一种构象对应一种能量态，构象异构体之间的能量差为 4～42kJ/mol。能量较低且在平衡体系中比例较高的构象称为优势构象（prefered conformation）；反之，能量上不可能存在的构象称为禁阻构象。影响构象状态的因素包括单键旋转时的扭转张力、角张力、立体张力，未结合基团间的氢键、偶极、共轭等作用。构象搜索过程可以采用分子力学法（molecular mechanics method，MM 法）和分子动力学方法（molecular dynamics method，MD 法）。MM 法包括系统搜索法（常用软件 MULTIC，CONFLEX，CONFIRM，SYBYL）和随机搜索法（常用软件 RIPS，MCMM，Cerius）；MD 法包括模拟淬火法（quenched annealing）、模拟退火法（simulated annealing，常用软件 HyperChem，GROMOS 等）和蒙特·卡罗（Monte Carlo）法等。

（2）根据待测化合物的性质选择适当的函数和基组对优势构象进行计算，如半经验计算方法（AM1）、哈特里-福克（Hartree-Fock，HF）近似法、密度泛函理论（DFT）等都是常用的方法。步骤上可以先进行各个构象的小基组优化和能量计算，再结合能量和 NOE 实验的结果确定最可能的一系列构象，再进一步采用大基组进行结构优化和能量计算，再将以上得到的构象进行各种分子性质的计算。

基组是用来描述分子轨道的函数。理论上，基组越大，计算结果就越精确，但同时需要的计算量也将成倍增加。ECD 计算、VCD 计算、旋光计算常用的基组如表 4-4 所示。因此，对于一般的分子，需要选择一个合适的基组才能顺利地得到足够精准的数据。

表 4-4　计算化学法常用的基组

项目	计算方法		
	ECD	VCD	OR
基组	6-31G(d)	6-31G(d)	6-31G(d)
	6-31G(d, p)	6-311++G(2d, 2p)	Aug-cc-pVDZ
	Aug-cc-pVDZ	Aug-cc-pVTZ	6-311++G(2d, 2p)

（3）将计算得到的数据根据玻尔兹曼加权（Boltzmann weighting）进行权重分析，并拟合得到最终的分子性质（如旋光值等）。

（4）将计算得到的数据与实测的数据进行比较，从而判断化合物的平面构型或立体构型。

（二）计算化学在天然产物立体构型确定中的应用

1. 旋光度计算法　在相对构型已知的情况下，利用计算手性化合物的旋光度来判断手性化合物绝对构型的方法。计算方法主要包括 HF、DFT、耦合簇方法（coupled cluster，CC）及耦合群集单双精度法（coupled-cluster single doubles，CCSD）等。

例如，对手性化合物 schizozygine 在 B3LYP/aug-ccpVDZ//B3PW91/TZ2P 条件下，计算得到了不同波长条件下的旋光值（表 4-5）。从 ORD 数据来看，其绝对构型确定为（2*R*,7*S*,20*S*,21*S*）是正确的。

schizozygine

表 4-5　不同波长下化合物 schizozygine 的 ORD 计算值和实测值

旋光值	$[\alpha]_D$	$[\alpha]_{578}$	$[\alpha]_{546}$	$[\alpha]_{436}$
计算值（°）	+42.75	+45.58	+55.41	+137.33
实验值（°）	+21.63	+23.95	+28.33	+73.40

2. ECD 计算法　主要适用于手性化合物具有紫外吸收，且手性源在发色团附近能产生 Cotton 效应的化合物的绝对构型计算。同时通过 ECD 计算还可分析引起化合物 ECD 变化的原因和规律，有助于研究化合物绝对构型与 ECD 之间的关系，以确定具有结构相似的其他手性化合物绝对构型。例如：

张勇慧教授课题组从藤黄科金丝桃属植物长柱金丝桃（*Hypericum longistylum*）中分离鉴定了一个结构新颖的 6/6/6/5 环系的新骨架化合物 longisglucinol A，在核磁共振谱图确定相对构型的前提下，利用计算 ECD 的办法确定化合物的绝对构型为 4*S*,5*R*,6*S*,8*S*,9*R*,12*R*,19*R*（图 4-33）。

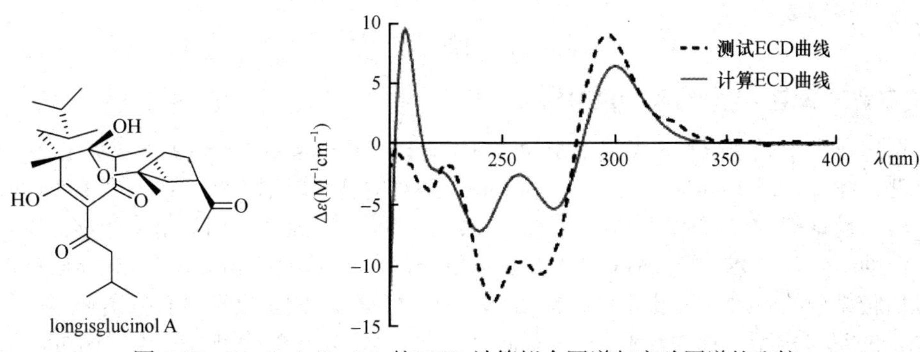

图 4-33　longisglucinol A 的 ECD 计算拟合图谱与实验图谱的比较

3. VCD 计算法　本法不需要分子中含有生色团，而且能比 ECD 谱提供更丰富的波谱信息，故在确定手性化合物构型中的应用也越来越广泛。另外，对于同一类型的手性分子而言，只要分子的手性结构相同，其 ECD 光谱的形状也会基本一致。但是对于 VCD，情况则不同，需要通过理论计算得到不同构型的 VCD 光谱，并与实验得到的 VCD 光谱进行比较，才能得出结论。目前，利用 VCD 进行的天然产物立体化学结构研究实例数量远少于 ECD，但 ECD 光谱应用的局限性可用 VCD 很好地弥补并得到延伸。因此，可以预期，VCD 在复杂立体化学研究领域的应用还将更多。

视窗 4-10

4. ^{13}C-NMR 计算法　计算量子化学核磁参数应用较多的主要包括 ^{1}H-NMR、^{13}C-NMR 的化学位移计算，还可以计算预测 $J_{H—H}$、$J_{C—H}$ 和 $J_{C—C}$，再将 NMR 参数计算值与实测值进行比较，通过吻合度高低来帮助确定复杂天然产物分子平面结构、立体构型或辅助核磁共振数据的归属。目前，国际上比较流行的 NMR 计算方法很多，计算的元素也多种多样，如 ^{1}H、^{15}N 等的化学位移。对天然产物化学结构研究而言，最有吸引力的是 ^{13}C-NMR 计算法。

例如，张勇慧教授团队从甘蓝链格孢菌（*Alternaria brassicicola*）中分离得到了 brassicicene C，通过 δ_C 的量子化学计算，将原定的 5/8/5 环系结构纠正为具有桥头双键的 5/9/5 环系，成为将量子化学计算运用于天然产物研究的成功典范（图 4-34）。

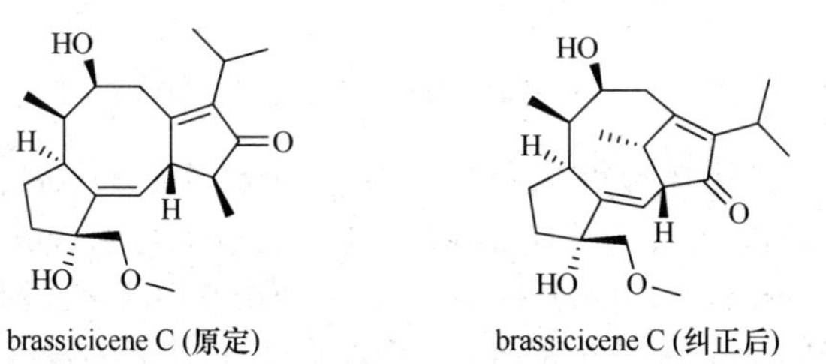

图 4-34　brassicicene C 的原定化学结构与纠正后的化学结构

基于量子化学计算的 NMR 预测方法准确性高，但是计算耗时长，一般计算一个化合物的化学位移需要好几个小时甚至更长，并且计算操作相对复杂。2020 年，剑桥大学化学系分子信息学中心亚历山大 · 豪沃思（Alexander Howarth）团队开发了一款 DP4-AI，可用于自动处理和归属原始 ^{13}C 和 ^{1}H-NMR 数据，其处理速度提高了 60 倍，使得数据库和大量分子的高通量分析成为可能，而在这以前是不可能进行的。这一发明为通过机器学习发现新的结构信息铺平了道路。

此外，在结构解析中，还经常会用到基于增量算法、神经网络算法或 HOSE 算法的软件，如：ChemWindow、ChemDraw、ACD/Labs、MestReNova 等，这些软件普遍具有化学绘图、图形识别、预测化合物波谱数据等功能，操作方法简单，计算快速，但预测谱图准确性相对较差，仅作为解析过程中的辅助手段，不能用于学术论文发表。

二、其他方法

（一）莫舍法测定天然化合物的绝对构型

美国斯坦佛大学教授哈里·斯通·莫舍（Harry Stone Mosher）于 1973 年提出 ^{1}H-NMR 和 ^{19}F-NMR 测定手性仲醇（chiral secondary alcohol）绝对构型的应用方法。将一个手性仲醇或伯胺分别与一对手性试剂(*R*)-MTPA 和(*S*)-MTPA（图 4-35）反应，生成 2 个酯类衍生产物，称为 Mosher 酯。然后借助 ^{1}H–^{1}H COSY 等 NMR 技术归属各质子信号，比较(*S*)-MTPA 酯和(*R*)-MTPA 酯中手性仲醇或伯胺结构的 ^{1}H-NMR 化学位移差 $\Delta\delta=\delta_S-\delta_R$，根据 $\Delta\delta$ 的正负符号来判断仲醇或伯胺相连手性碳原子的绝对构型，称为经典的 Mosher 法。从 Mosher 酯构型关系模式图可以看出，在(*R*)-MTPA 酯结构中，仲醇上的取代基 R_1 与 MTPA 上的苯环 Ph 处于 Mosher 平面的异侧，因此受到苯环的抗磁屏蔽效应（shielding effect）较小，R_1 基团上的 β-H 处于较低场；而(*S*)-MTPA 酯正好相反，R_1 基团上的 β-H 处于较高场，因此，两者位移值差值 $\Delta\delta=\delta_S-\delta_R<0$。反之，同法去比较仲醇结构中的另一个取代基 R_2 的情况，得到的情况是完全相反的，其结构上的 β-H 的位移值差值 $\Delta\delta=\delta_S-\delta_R>0$。因此，测定结构时，只要算出 $\Delta\delta$ 的值，即可判断相关取代基的位置，从而确定化合物的绝对构型。

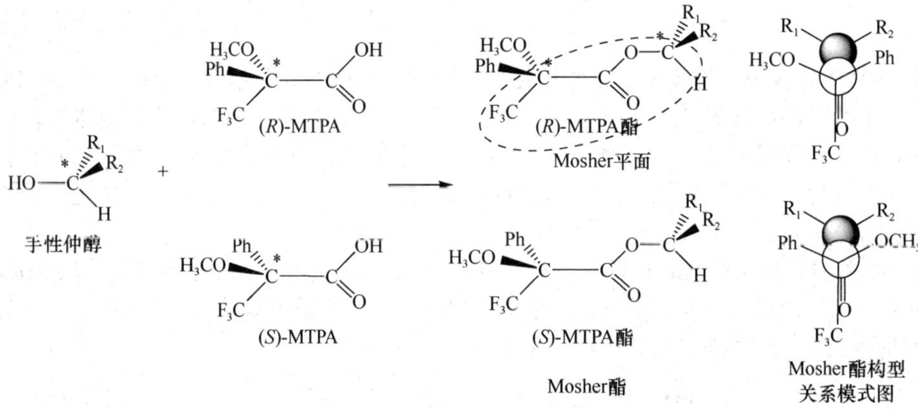

图 4-35 Mosher 酯的结构与构型关系模式图

上述经典 Mosher 法中，苯环对仲醇取代基上 H 的影响还可以从 β-H 传递到更远的 H，所以，如果将(*R*)-MTPA 酯、(*S*)-MTPA 酯中手性仲醇取代基上各质子的 $\Delta\delta$ 都计算出来，会发现正 $\Delta\delta$ 值和负 $\Delta\delta$ 值的 H 将会在 Mosher 平面两侧整齐排列，从而帮助判断化合物的绝对构型，这就是改进的 Mosher 法，结果比经典 Mosher 法更加可靠。但如果 $\Delta\delta$ 的正负号没有规则地排列在化合物手性中心的两侧，改进的 Mosher 法不能使用。目前 Mosher 试剂即(*R*)-MTPA 氯和(*S*)-MTPA 氯都有市售，该方法是测定天然产物仲醇手性碳绝对构型的一种微量简便而有效的技术方法。

例如，为了确定从刺盘孢属 HCCB3289 中分离得到的一对同分异构体化合物 pyrenocine N、pyrenocine O 的绝对构型，将 pyrenocine N 分别与 Mosher 试剂(*S*)-MTPA Cl 和(*R*)-MTPA Cl 反应，得到相应的 MTPA 酯，通过分析 *S*-MTPA 酯和 *R*-MTPA 酯的 H 谱差值来确定 C-9 的构型（图 4-36）。结果显示：H-10 和 H-8 的 $\Delta\delta$ 为负值，分别为–0.08 和–0.03；而 H_α-7、H_β-7、H-5 和 H-11 的 $\Delta\delta$ 为正值，分别为+0.08、+0.07、+0.02 和+0.01；表明化合物 pyrenocine N 的 C-9 位为 *R* 构型，C-8 为 *S* 构型。因此，同分异构体 pyrenocine O 的 C-9 位则为 *S* 构型，C-8 为 *S* 构型。

图 4-36　pyrenocine O、pyrenocine N 结构及其 Mosher 酯的 $\Delta\delta$ 数据

（二）晶体海绵法

前已述及，单晶 X 射线衍射法能够准确测定天然化合物的分子结构，但经常受限于无法得到满意的结晶。日本东京大学的教授在 2013 年提出了“晶体海绵法”（crystalline sponge method），在一定程度上可以帮助获得一些难以结晶分子的结构，突破单晶结构解析的瓶颈。

晶体海绵法是以一种合适的、刚性的、始终保持单晶性的金属有机骨架（metal-organic framework，MOF）作为载体（称为晶体海绵），让目标分子随着样品溶剂的挥发，自动渗透进入晶体海绵内部，并有序地排列在晶体海绵的孔洞里，然后通过可视化观测得到目标分子的单晶解析结构。步骤包括：①制备晶体海绵；②目标客体包裹；③客体包裹晶体的单晶结构解析。

（1）晶体海绵法的优势在于：不需要结晶过程；可以实现纳克（ng）级化合物的晶体结构分析，理论上，一颗（80μm×80μm×80μm）的晶体海绵可以实现 26ng 目标分子的结构解析；可以与 HPLC 联用，实现对于少量混合产物的直接结构分析；可以确定分子的绝对构型（图 4-37）。

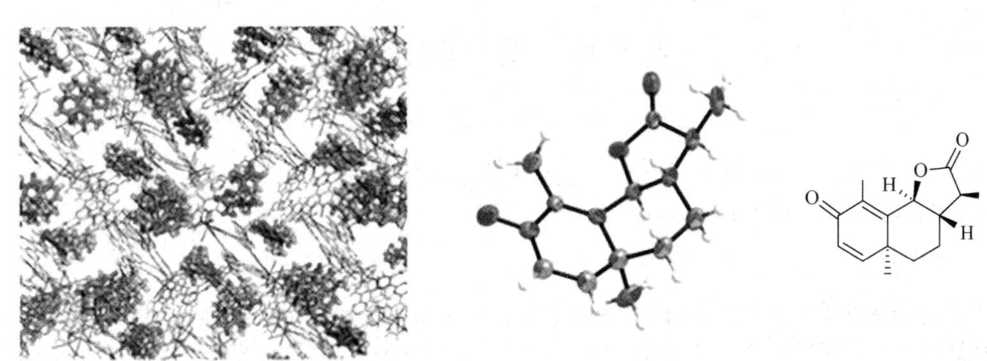

图 4-37　晶体海绵法解析手性分子

左侧为目标分子在晶体海绵中的排列；右侧为目标分子的晶体结构

（2）晶体海绵法的局限性在于：晶体海绵孔洞大小限制了较大分子化合物进入晶体海绵内；主要采用 ZnI_2-TPT 的 MOF，导致亲水性分子难以进入疏水性孔洞，所以，目前主要应用于疏水性分子的结构鉴定；晶体海绵的稳定性决定了目标分子的溶液特性，目前仅有少量的溶剂可供选择，主要为环己烷。对于在环己烷中溶解度差的分子，“晶体海绵法”成功的报道还较少。

视窗 4-11

作为近年发展起来的一项结构鉴定新技术，晶体海绵法还在不断改进中。有课题组对“晶体海绵法”的载体进行了改进，使用了手性的 MOF-520 材料，使客体分子可以通过共价键与 MOF-520 结合，成功解析了 16 种分子的晶体结构，涵盖了伯醇、邻二醇、苯酚、羧酸类化合物。相信随着晶体海绵法的改进，那些难以结晶的复杂分子的结构将在不久的将来得到一一确定。

第五章　糖　和　苷

学习目标

1. 掌握　糖和苷的分类，糖和苷的物理性质；糖的化学性质；苷键的酸催化裂解、乙酰化裂解的反应机制及其应用。

2. 熟悉　熟悉多糖的提取分离原理和方法；苷键构型的确定方法和糖的波谱特征及单糖的鉴定。

视窗 5-1

糖类（saccharide）又称碳水化合物（carbohydrate），是指多羟基的醛、酮和经氧化或还原等产生的衍生物及其聚合体。长期以来，由于糖类结构的多样性和复杂性，以及对其生物学功能了解不够深入，认为糖类在生物体内主要是作为能源物质、结构成分或其他化合物的前体，糖类的研究进展缓慢。近年来，随着人们对糖类及其衍生物的持续关注及糖类结构分析方法的不断进步，糖类化合物结构的多样性和复杂性被逐步阐明，它们具有的众多生物学功能也被人们所认识。现有的研究结果证明，糖类介导了许多重要的生理和病理过程，如细胞间的信号转导、物质运输、神经细胞发育、病毒与细菌的感染、肿瘤细胞转移等。不仅是糖类，糖与蛋白质形成的糖蛋白及糖与苷元形成的苷（glycoside）在生命活动和药物中都发挥着相当重要的作用。

第一节　糖和苷的分类

一、糖　匀　体

糖匀体是指均由糖组成的物质。根据分子量的大小分为单糖（monosaccharide）、寡糖（oligosaccharide）和多糖（polysaccharide）等。

（一）单糖

单糖是指不能被水解成更小分子的糖，它是糖的最基本组成单位，在水溶液中常以半缩醛（酮）的环状结构存在，即形成呋喃糖或吡喃糖。自然界已发现的单糖有 200 多种，从三碳糖至八碳糖都有，其中以五（戊）碳糖（pentose）和六（己）碳糖（hexose）最为常见。

单糖结构式的表示方法有三种，即费歇尔（Fischer）投影式、哈沃斯（Haworth）投影式、优势构象式。以天然单糖中最具代表性的 *β-D*-葡萄糖为例说明单糖的结构。

Fischer投影式　　Haworth式　　Haworth简略式　　优势构象式

糖的绝对构型：大多数单糖都有旋光性，存在两个对映体，用 *D* 和 *L* 表示。在 Fischer 投影式中，距离羰基最远的手性碳原子上的羟基在右侧的为 *D* 型，在左侧的称为 *L* 型。在 Haworth 式中五碳吡喃型糖，C-4 位羟基在面下的为 *D* 型糖，在面上的为 *L* 型糖。对于甲基五碳、六碳吡喃型糖和五碳呋喃型糖，由于距离羰基最远的手性碳上的羟基已与羰基成环，无法用羟基的取向判断糖的绝对构型，只能根据 C-4（五碳呋喃型糖）或 C-5（甲基五碳、六碳吡喃型糖）上取代基的取向来判断，当 C-4 或 C-5 的取代基向上的为 *D* 型，向下的为 *L* 型。

糖的相对构型：单糖成环后形成了一个新的手性碳原子（不对称碳原子），该碳原子称为端基碳（anomeric carbon），形成的一对异构体称为端基差向异构体（anomer），有 α、β 两种构型。在 Fischer 投影式中，1–OH 与 5–OH（六碳糖）或 4–OH（五碳糖）在同侧的为 α 构型，异侧的为 β 构型。在 Haworth 式中，1–OH 与 C-5（或 C-4）上取代基在异侧的为 α 构型，同侧的为 β 构型。β-*D*-糖和 α-*L*-糖的端基碳原子的绝对构型是相同的。

下面列举一些常见的单糖和衍生物。

1. 五碳醛糖（aldopentose） 如 *D*-木糖（*D*-xylose）(1)、*D*-核糖（*D*-ribose）(2)、*L*-阿拉伯糖（*L*-arabinose）(3)。

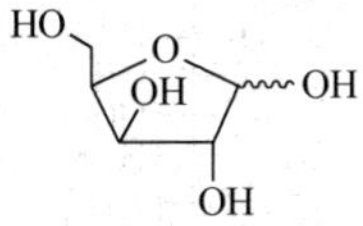

(1) 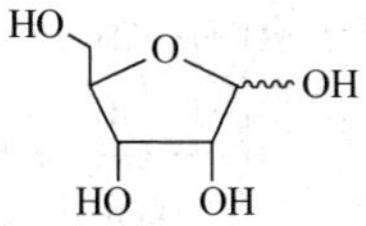 **(2)** 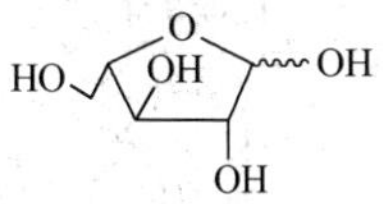 **(3)**

2. 甲基五碳醛糖（methyl aldopentose） 如 *D*-鸡纳糖（*D*-quinovose）(4)、*L*-鼠李糖（*L*-rhamnose）(5)、*L*-呋糖（*L*-fucose）(6)。

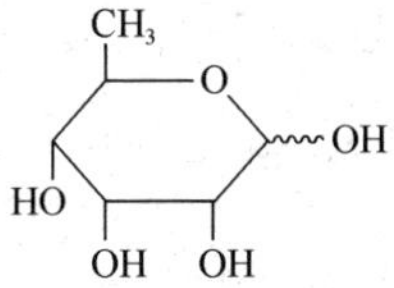

(4) 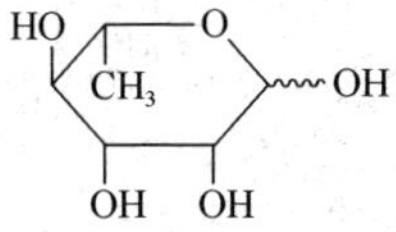 **(5)** 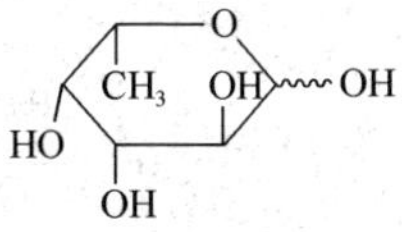 **(6)**

3. 六碳醛糖（aldohexose） 如 *D*-葡萄糖（*D*-glucose）(7)、*D*-甘露糖（*D*-mannose）(8)、*D*-半乳糖（*D*-galactose）(9)。

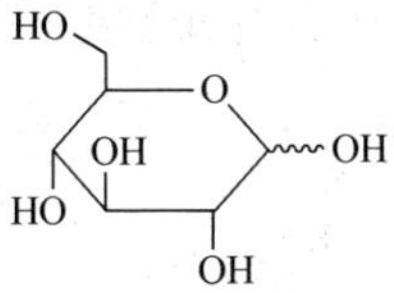

(7) 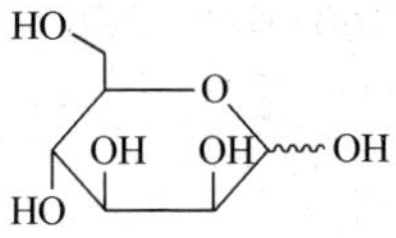 **(8)** 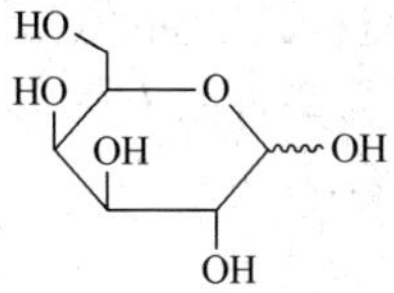 **(9)**

4. 六碳酮糖（ketohexose） 如 *D*-果糖（*D*-fructose）(10)、*L*-山梨糖（*L*-sorbose）(11)。

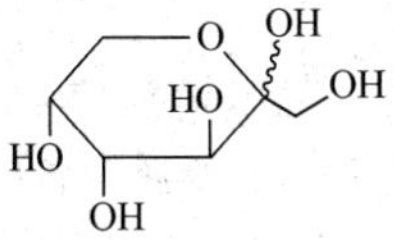

(10) 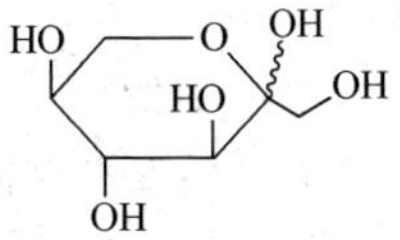 **(11)**

5. 七碳酮糖（ketoheptose） 如 *D*-景天庚酮糖（*D*-sedoheptulose）(12)。

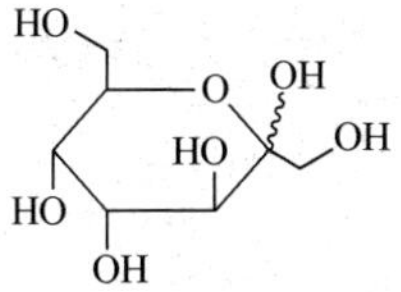

(12)

6. 支碳链糖（branched carbon chains of sugar） 如 *D*-芹糖（*D*-apiose）(13)、*D*-金缕梅糖（*D*-hamamelose）(14)、*L*-链霉糖（*L*-streptose）(15)。

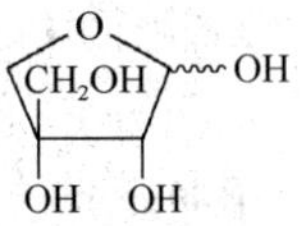

(13) 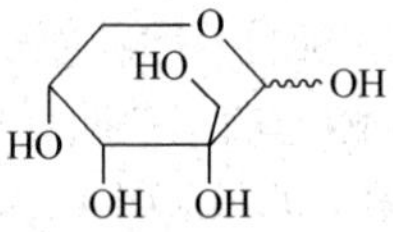 (14) 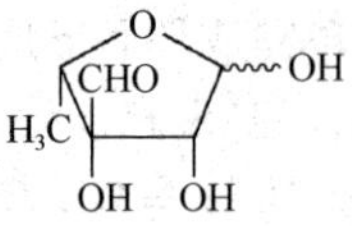 (15)

（二）单糖衍生物

1. 糖醇（sugar alcohol） 单糖中的羰基被还原成羟基后得到的化合物称为糖醇，如 *D*-甘露醇（*D*-mannitol）(16)、*D*-山梨醇（*D*-sorbitol）(17)、*L*-卫矛醇（*L*-dulcitol）(18)。

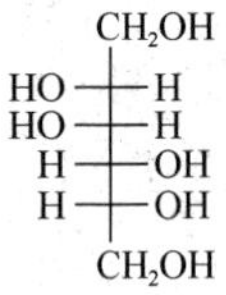

(16) 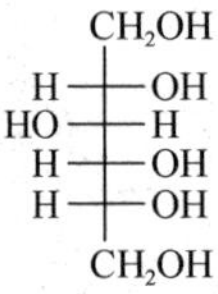 (17) 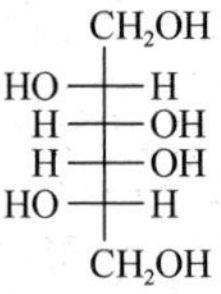 (18)

2. 糖醛酸（uronic acid） 单糖中的伯醇基被氧化成羧基后得到的化合物称为糖醛酸，如 *D*-葡糖醛酸（*D*-glucuronic acid）(19)、*D*-半乳糖醛酸（*D*-galacturonic acid）(20)。

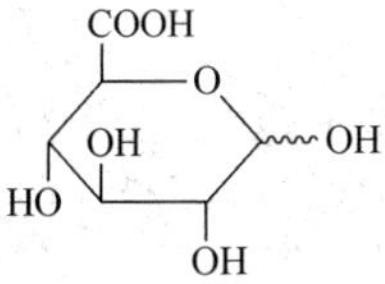

(19) 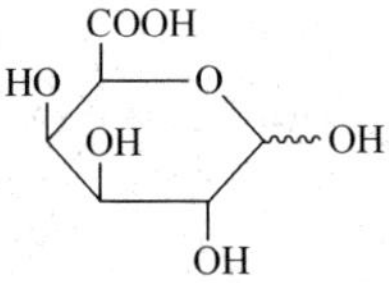 (20)

3. 氨基糖（amino sugar） 单糖中的一个或几个羟基被氨基取代后得到的化合物称为氨基糖。自然界发现的第一个氨基糖是从龙虾甲壳中分离得到的 2-氨基-2-去氧-*D*-葡萄糖（即氨基葡糖，glucosamine）(21)。现已发现的氨基糖有 60 多种，多为 2-氨基-2-去氧醛糖，如 2-氨基-2-去氧-*D*-半乳糖(22)、2-甲氨基-2-去氧-*L*-葡萄糖(23)。

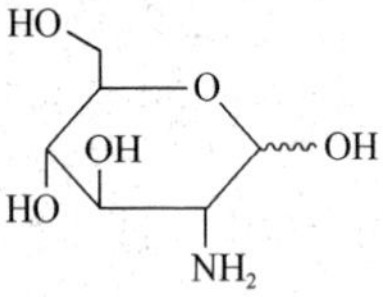

(21) 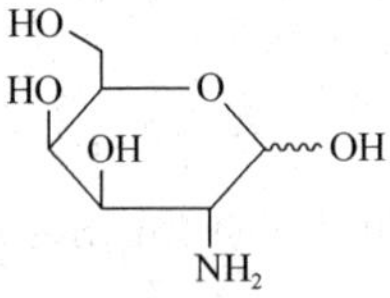 (22) 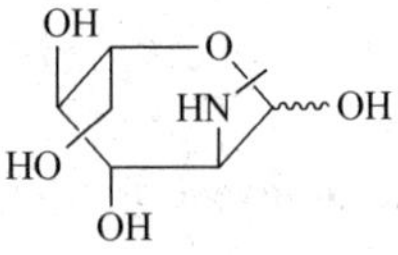 (23)

4. 去氧糖（deoxysugar） 单糖中的一个或两个羟基被氢原子取代的糖称为去氧糖。常见的是 6-去氧糖和 2,6-二去氧糖，其中 2,6-二去氧糖主要存在于强心苷类化合物中，如 *D*-洋地黄毒糖（*D*-digitoxose）(24)、*D*-加拿大麻糖（*D*-cymarose）(25)、*L*-夹竹桃糖（*L*-oleandrose）(26)。

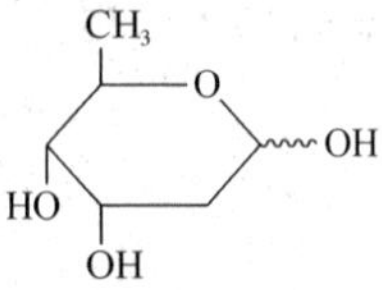

(24) 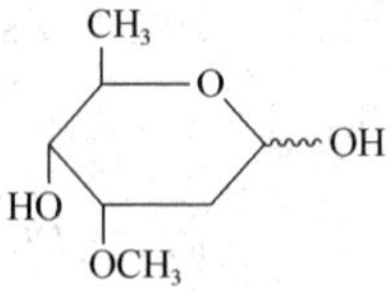 (25) 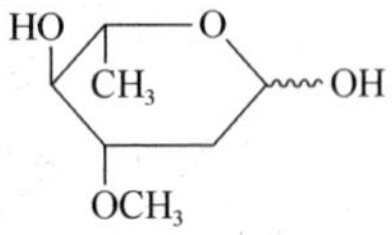 (26)

（三）寡糖

寡糖是指完全水解后可生成 2～9 个单糖分子的糖，又称低聚糖，如二糖、三糖、四糖等。

二糖又称双糖，常见的有蔗糖（sucrose）(27)、槐糖（sophorose）(28)、麦芽糖（maltose）(29)、芸香糖（rutinose）(30)。

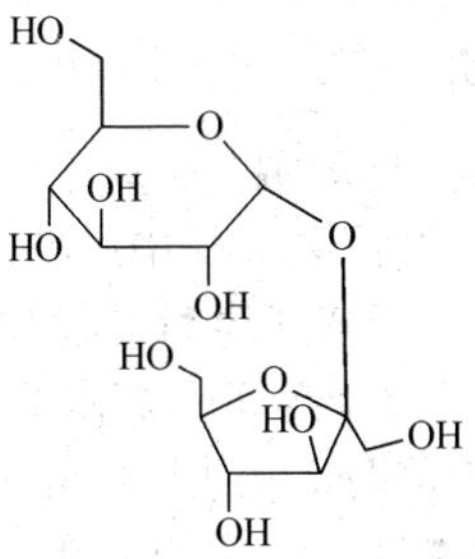

(27)

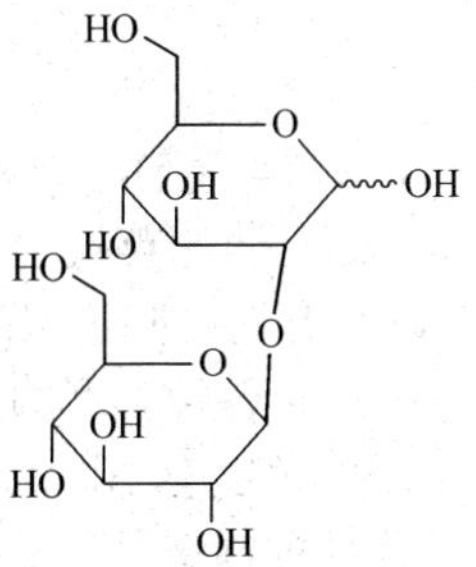

(28)

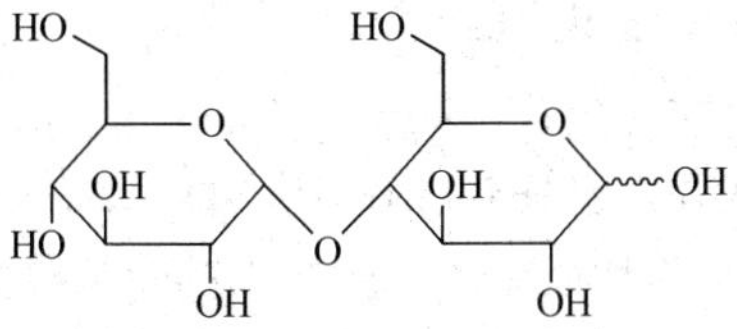

(29)

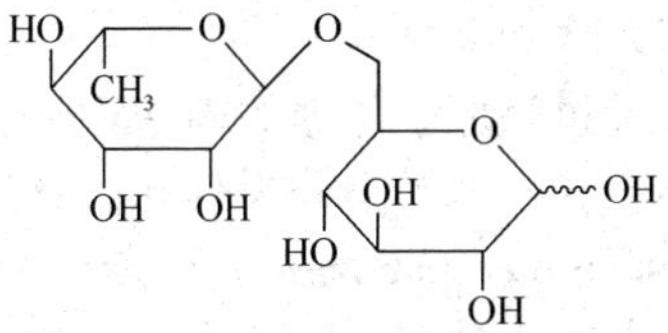

(30)

天然三糖大多是在蔗糖的基本结构上连接一个单糖而成，如棉籽糖（raffinose）(31)。四糖和五糖多是在棉籽糖的基本结构上再延长而成。

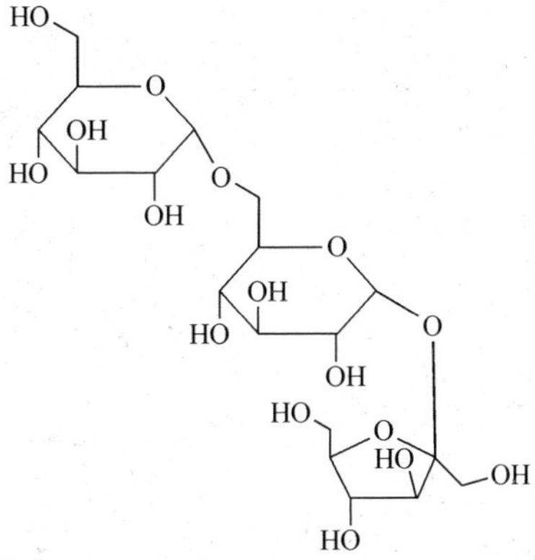

(31)

寡糖又可按游离的醛和酮基（或端基碳上游离的羟基）的有无分为还原性糖和非还原性糖。例如，槐糖是一个葡萄糖的端基羟基与另一葡萄糖的 C-2 羟基脱水缩合而成，一个葡萄糖残基的端基碳上有游离的羟基，因此槐糖是还原性糖。蔗糖是葡萄糖与果糖相互通过端基羟基脱水缩合而成，端基碳上无游离的羟基，因此蔗糖是非还原性糖。

（四）多糖

多糖（polysaccharide）是指水解后可生成 10 个以上单糖分子的糖，又称多聚糖。多糖的分子量较大，一般由几百个甚至几万个单糖分子组成。其性质已发生了很大的变化，失去单糖和寡糖的性质，一般无甜味和还原性。由同种单糖组成的多糖称为均多糖或同多糖（homopolysaccharide），如葡聚糖（glucan）、果聚糖（fructan）。由两种以上单糖组成的多糖称为杂多糖（heteropolysaccharide），如葡甘露聚糖（glucomannan）、半乳甘露聚糖（galactomannan）。多糖从来源上分可分为植物多糖、动物多糖和菌类多糖。植物多糖如淀粉（starch）、纤维素（cellulose）、半纤维素（hemicellulose）、黏液质（mucilage）、树胶（gum）、果聚糖。动物多糖如肝素（heparin）、透明质酸（hyaluronic acid）、硫酸软骨素（chondroitin sulfate）、甲壳素（chitin）、糖原（glycogen）。菌类多糖如猪苓多糖（polyporus polysaccharide）、茯苓多糖（pachyman）、灵芝多糖（ganoderan）。

二、苷　　类

苷类（glycoside）又称配糖体，是糖或糖的衍生物通过糖的端基碳原子上的羟基与非糖物质脱水缩合形成的化合物。苷类的英文名常以-in 或-oside 作后缀。苷中的非糖部分为苷元或配基（aglycone），糖端基碳与苷元之间连接的化学键称为苷键。苷类的共性在糖部分，而苷元部分的结构类型差别很大，几乎包括各种类型的天然化合物。苷元与糖结合后，其水溶性增大，挥发性降低，稳定性增强。苷从不同的角度有不同的分类方法：根据所含糖基的数目可分为单糖苷、双糖苷、三糖苷等；按一个苷元连接的糖链数目分为单糖链苷、双糖链苷、三糖链苷等；按在植物体内存在的状况分为原生苷和次生苷。其中，最常见的是按苷键原子的不同分为氧苷、硫苷、氮苷和碳苷。

（一）氧苷

氧苷是苷元通过氧原子与糖的端基碳原子连接而成的苷。氧苷是数量最多、最常见的苷类。氧苷按形成苷键的苷元羟基类型分为醇苷、酚苷、酯苷、氰苷和吲哚苷，其中醇苷和酚苷较多。

1. 醇苷（alcoholic glycoside） 苷元的醇羟基与糖或糖的衍生物上的端基羟基脱去一分子水后缩合而成的氧苷称为醇苷，如具有抗疲劳、抗衰老、免疫调节、清除自由基等多种药理作用的红景天苷（rhodioloside）(32)，解痉止痛作用的龙胆苦苷（gentiopicrin）(33)，人参皂苷-Rg_6（ginsenoside-Rg_6）(34)等。

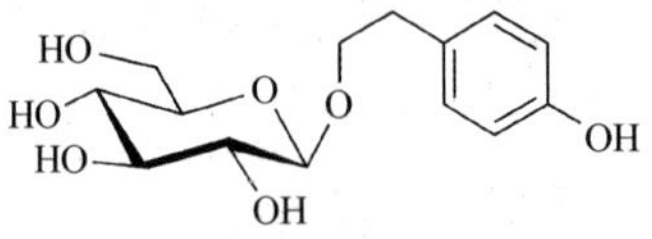

(32)

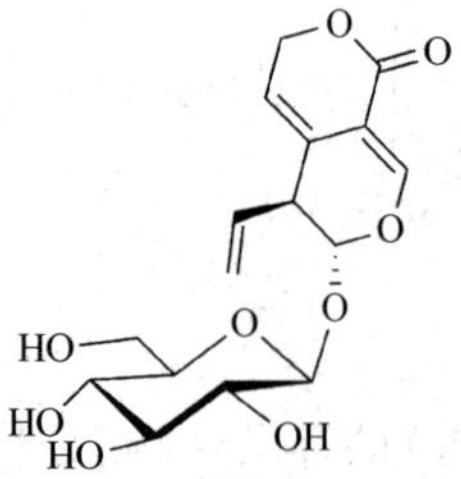

(33)

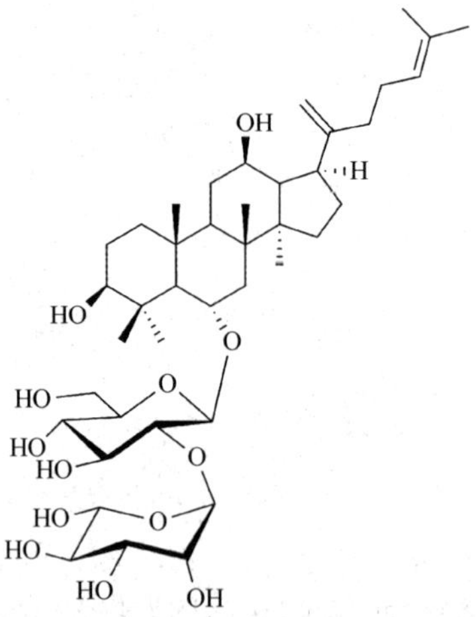

(34)

2. 酚苷 苷元结构中的酚羟基与糖或糖的衍生物上的端基羟基脱去一分子水后缩合而成的氧苷称为酚苷。根据苷元不同又分为苯酚苷、萘酚苷、蒽醌苷、香豆素苷、黄酮苷、木脂素苷等，如具有抗氧化、抗自由基作用的虎杖苷（polydatin）(35)，又称白藜芦醇苷；具有降低毛细血管通透性和脆性作用，保持及恢复毛细血管正常弹性的芦丁（rutin）(36)。

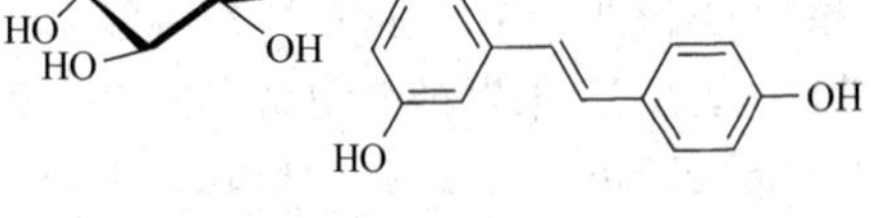

(35)

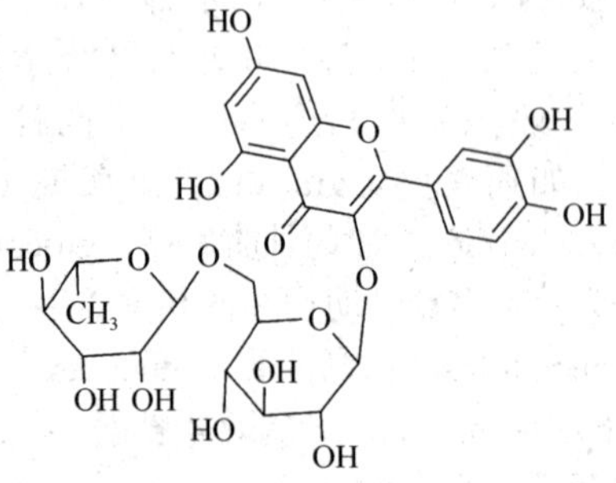

(36)

此外，存在于生大黄中具有泻下作用的番泻苷 A（sennoside A）(37)，具有抗菌作用的秦皮苷（fraxin）(38)，也是酚苷。

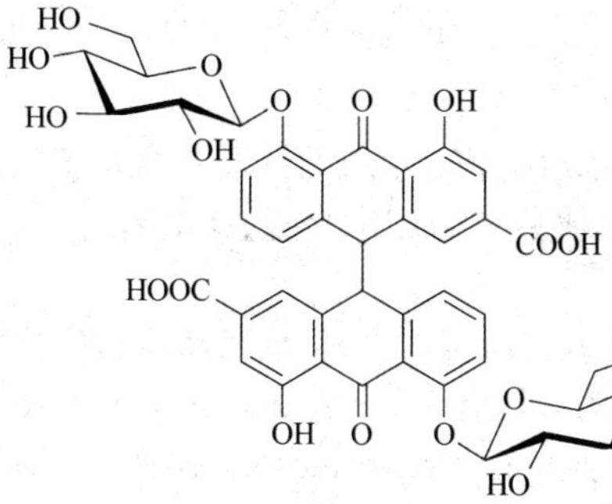

(37)

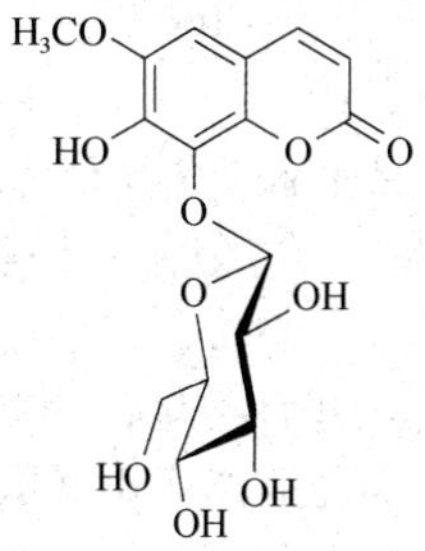

(38)

3. 酯苷 苷元结构中的羧基与糖或糖的衍生物上的端基羟基脱去一分子水以酯键缩合而成的氧苷称为酯苷，又称酰苷。酯苷的苷键既有缩醛性质又有酯的性质，易被稀酸和稀碱水解，如山慈菇苷 A（tuliposide A）(39)、土槿乙酸（pseudolaric acid）葡糖苷(40)、人参皂苷-Ri（ginsenoside-Ri）(41)等。山慈菇苷 A 不稳定，久置后，酰基易从 1–OH 重排至 6–OH(42)，失去抗霉菌作用，水解后苷元环合成山慈菇内酯(43)。

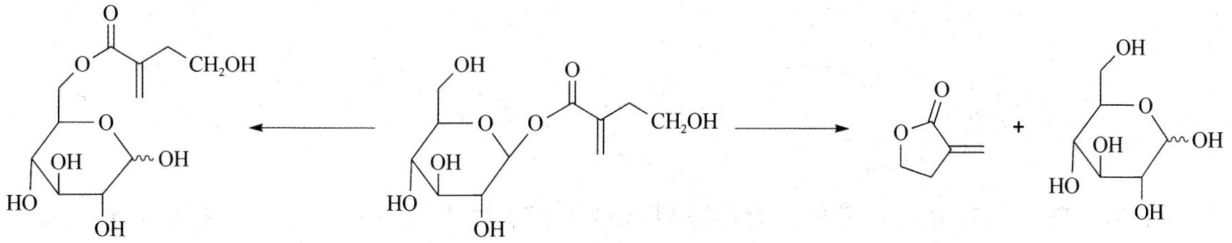

(42)　(39)　(43)

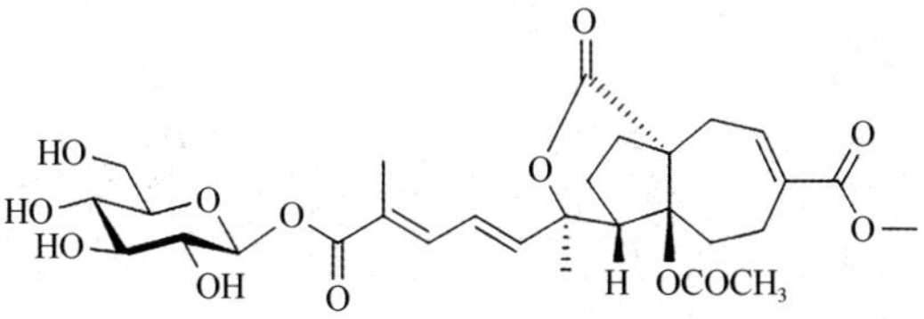

(40) 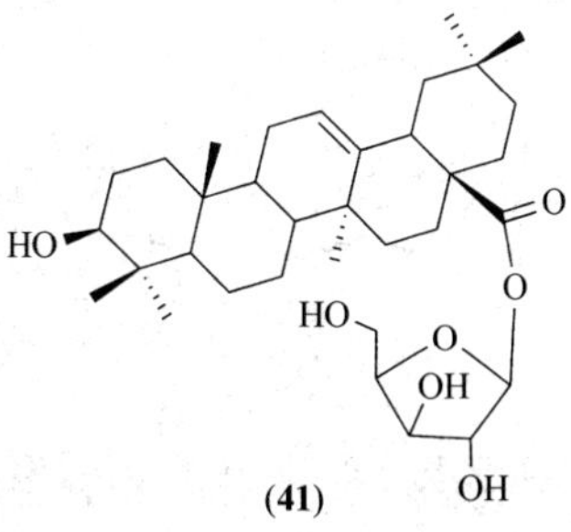　(41)

4. 氰苷 主要指 α-羟基腈的苷，羟基腈上的羟基与糖或糖的衍生物的端基羟基脱去一分子水缩合而成的氧苷称为氰苷。现已发现氰苷 50 余种，虽数目不多，但分布广泛。如苦杏仁苷（amygdalin）(44)、野樱苷（prunasin）(45)、亚麻氰苷（linamanin）(46)和百脉根苷（lotaustralin）(47)等。

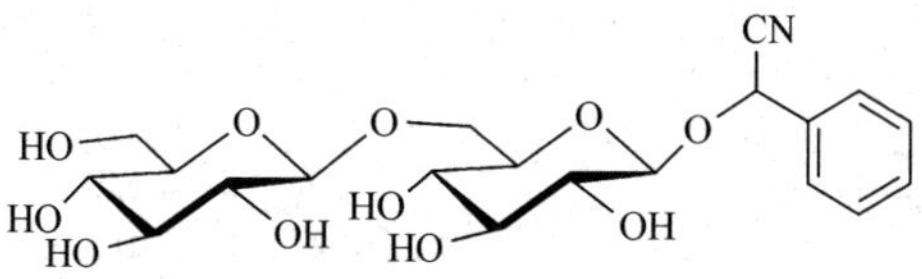

(44) 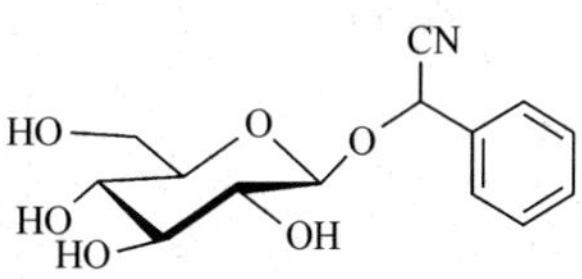　(45)

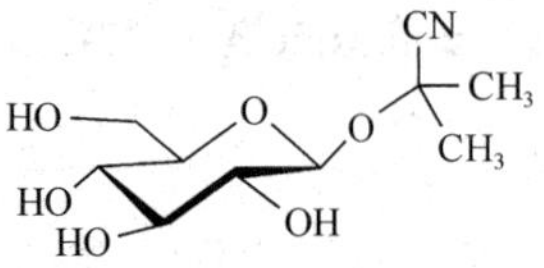

(46) 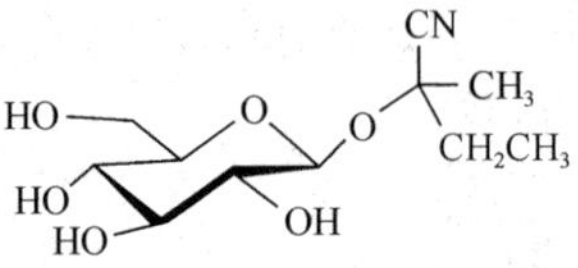　(47)

α-羟基腈苷易水解，尤其是稀酸和酶催化时水解更快，生成的苷元 α-羟基腈很不稳定，立即分解为醛（酮）和氢氰酸。氢氰酸是氰苷止咳的有效成分，但服用剂量过大时容易引起人和动物中毒，甚至死亡。

此外，还有一些苷类化合物结构中含有氰基或类氰基，不是 α-羟基腈的羟基与糖的端基碳羟基脱水缩合，如 γ-羟基氰苷和氧化偶氮类等，称为假氰苷（pseudocyanogenic glycoside）。这类化合物经稀酸稀碱或酶水解产生不稳定的苷元，如垂盆草苷（sarmentosin）(48)、苏铁种子中的苏铁苷（cycasin）(49)、新苏铁苷 A（neocycasin A）(50)和新苏铁苷 B（neocycasin B）(51)。苏铁苷、新苏铁苷 A 和 B 是存在于苏铁种子中的氧化偶氮苷，家畜食后易中毒，并可导致肝癌，这是因为它们在肝脏内可代谢成重氮甲烷。

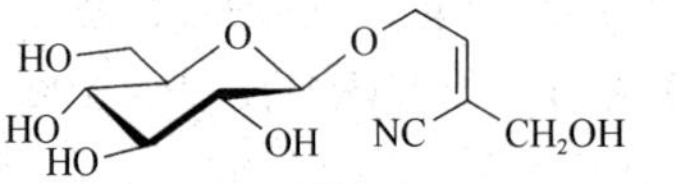

(48) 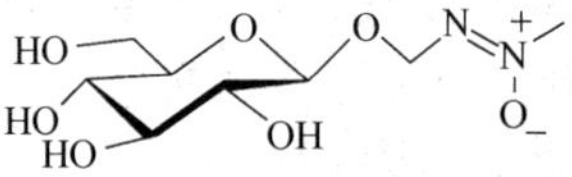　(49)

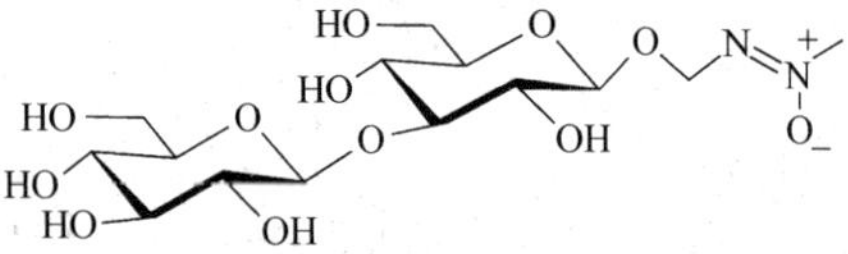

(50) 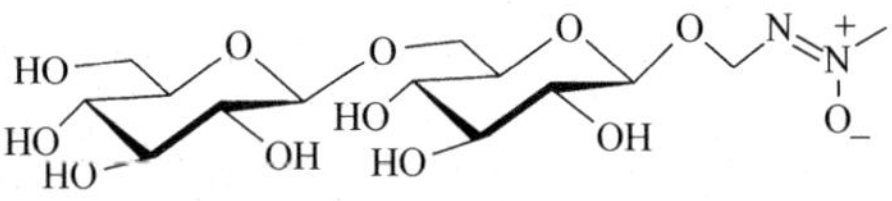　(51)

5. 吲哚苷　以苷元吲哚醇中的羟基与糖或糖的衍生物上的端基羟基脱去一分子水后缩合而成的氧苷称为吲哚苷。吲哚苷在天然界中数目较少，如存在于蓼蓝植物的叶中的靛苷（indican）(52)，酸水解后生成苷元靛醇（indoxyl）(53)，靛醇在空气中易被氧化成暗蓝色的靛蓝（indigo）(54)。

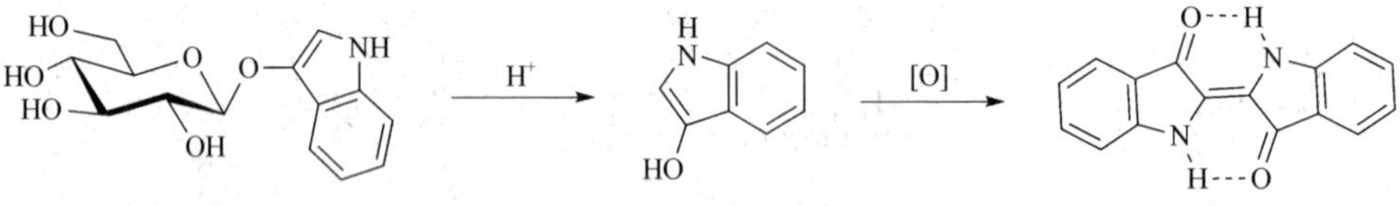

(52)　(53)　(54)

（二）硫苷

硫苷（S 苷）是苷元通过硫原子与糖的端基碳原子连接而成的苷。如萝卜苷（glucoraphenin）(55)、黑芥子苷（sinigrin）(56)和白芥子苷（sinalbin）(57)。硫苷在植物体内，常与芥子酶伴随存在，故硫苷易在芥子酶作用下水解，生成的含硫苷元不稳定，易进一步分解，生成芥子油（mustard oil）。芥子油是异硫氰酸酯、葡萄糖和硫酸盐的混合物，具有消炎止痛的作用。

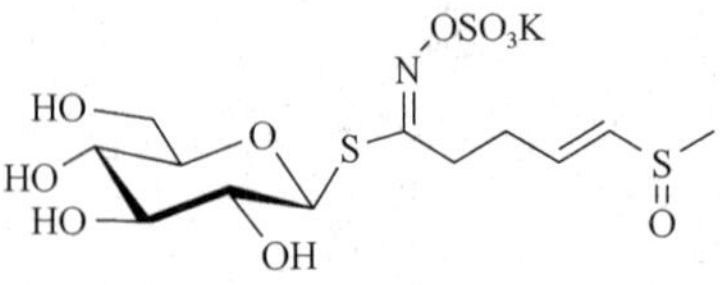

(55) 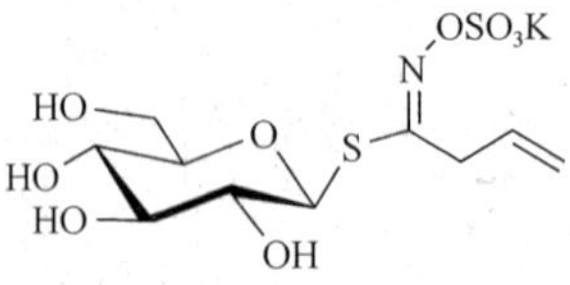　(56) 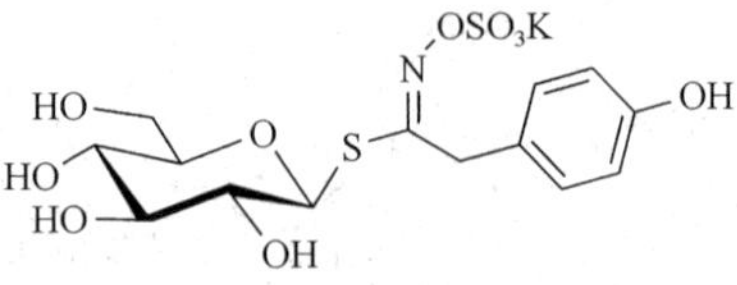　(57)

（三）氮苷

氮苷（N 苷）是苷元通过氮原子与糖的端基碳原子连接而成的苷。氮苷在生物化学领域中是十分重要的物质，其中核苷（nucleoside）是嘧啶或嘌呤与核糖或 α-去氧核糖形成的氮苷，如腺苷（adenosine）(58)、鸟苷（guanosine）(59)、胞苷（cytidine）(60)、尿苷（uridine）(61)等，它们都是核酸的重要组成部分。此外，还有虫草素(62)等都是氮苷。

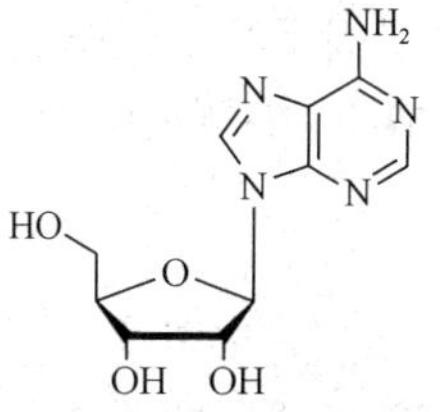

(58) 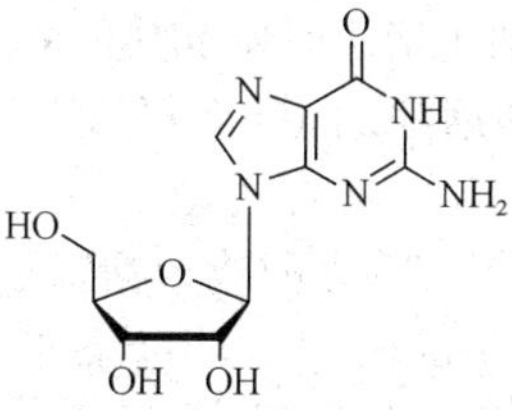 (59) 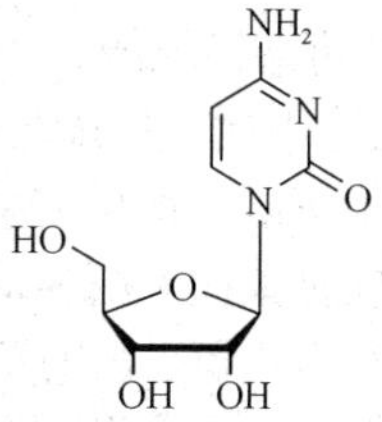 (60) 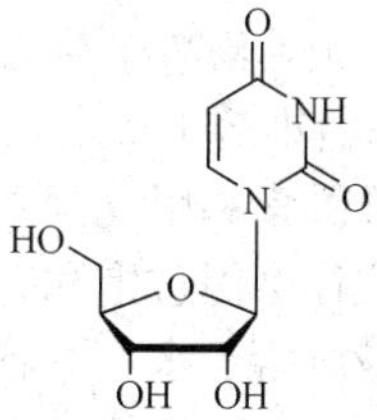 (61) 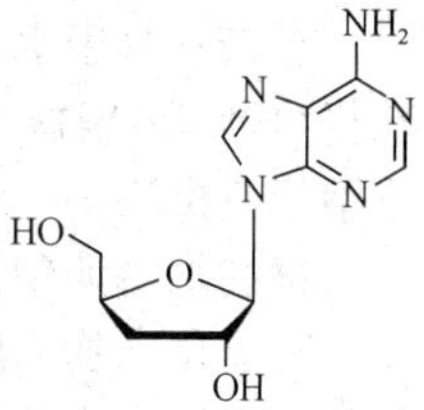 (62)

（四）碳苷

碳苷是苷元通过碳原子直接与糖的端基碳原子以碳-碳键连接而成的苷。碳苷的苷元类型较少，通常为黄酮类、酚酸类、蒽醌类化合物，其中以黄酮最为多见。苯环上 OH 和 OR 对其邻对位有活化作用，使电子云密度升高，因此糖总是连在 OH 或 OR 的邻对位碳原子上，如牡荆素（vitexin）(63)、芒果苷（mangiferin）(64)、芦荟苷（barbaloin）(65)和岩白菜素（bergenin）(66)等均属于碳苷。岩白菜素是酚酸类碳苷中最具代表性的化合物，从生物合成上看它是甲基没食子酸葡萄糖碳苷所生成的内酯。碳苷具有溶解度小、难以水解的共同特点。

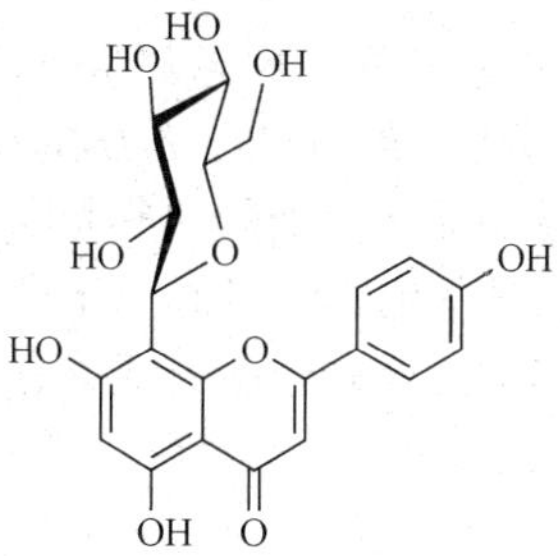

(63) 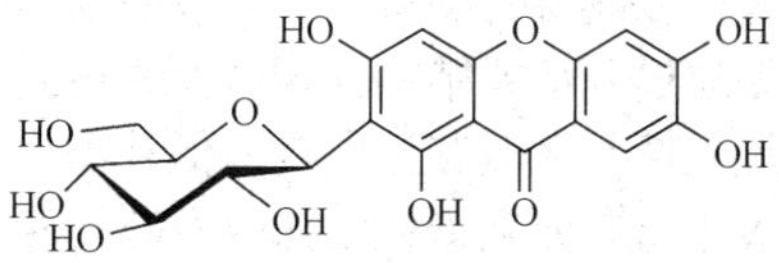 (64)

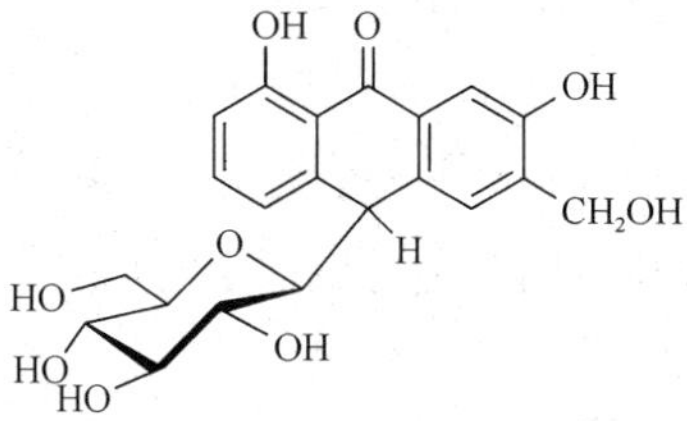

(65) 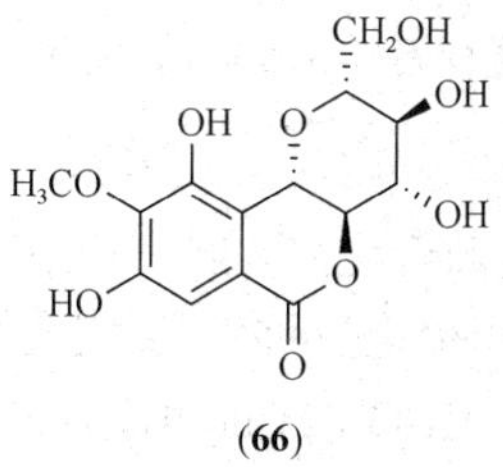 (66)

第二节　糖和苷的理化性质

一、物理性质

（一）性状

单糖和分子量较小的寡糖及大部分糖的衍生物一般为无色或白色晶体，分子量较大的寡糖较难结晶，常为非结晶性白色固体。糖类物质常在熔融前炭化分解。分子量较小的糖有甜味。糖的衍生物，如糖醇等，也多为无色或白色的结晶，有甜味。多糖常为无色或白色无定形粉末，基本无甜味。

苷类化合物均为固体，其中含糖基少的苷类化合物可能形成完好晶型的结晶，含糖基多的苷多是具有吸湿性的无定形粉末。苷的颜色取决于苷元结构中共轭系统情况和助色团的多少。

苷类化合物一般无味，但有的也表现出特殊的味道，如人参皂苷具有苦味，而甘草皂苷具有甜味。有些苷类化合物对黏膜具有刺激性作用，如皂苷、强心苷等。

（二）溶解性

单糖易溶于水，尤其易溶于热水，可溶于烯醇，一般也溶于吡啶和热的醇中，但不溶于亲脂性有机溶剂。多聚糖一般难溶于冷水，或溶于热水形成胶体溶液，但随着醇的浓度增加，溶解度降低，不溶于有机溶剂。纤维素和甲壳素几乎不溶于任何溶剂。

糖在水溶液中往往会因过饱和倾向很大而不析出晶体，浓缩时成为糖浆状。

苷类化合物一般可溶于水、甲醇、乙醇和含水的正丁醇中，难溶于石油醚、苯、三氯甲烷、乙醚等非极性有机溶剂，但碳苷较为特殊，在水或其他溶剂中的溶解度都很小。一般来说，糖基数目和极性取代基团越多，苷的亲水性越强，反之亲脂性越强。相同糖基的苷，苷元上亲水取代基越多极性越大，苷的亲水性越强，反之亲脂性越强。苷的溶解性还与其分子中苷元和糖基对其贡献的大小有关，若苷元为非极性大分子（如甾醇或三萜醇），而糖基为单糖，形成单糖苷，由于糖基所占比例较小，往往可以溶于低极性的有机溶剂，如人参皂苷 Rh_2 可溶于乙醚，难溶于水。有些苷类化合物虽然含有多个糖基，但难溶于水，如含三去氧糖的洋地黄毒苷。

苷元一般具有亲脂性，难溶于水，可溶于甲醇和乙醇及非极性有机溶剂，但有些苷元可溶于水，如环烯醚萜苷元易溶于水和甲醇，难溶于三氯甲烷、乙醚和苯等非极性有机溶剂。

（三）旋光性

单糖均具有旋光性，且多为右旋，个别为左旋。因单糖水溶液一般是环状及开链式结构共存的平衡体系，故单糖多具有变旋现象，如 *β-D*-葡萄糖的比旋光度是+113°，*α-D*-葡萄糖是+19°，在水溶液中两种构型通过开链式结构互相转变，达到平衡时葡萄糖水溶液的比旋光度为+52.5°。

苷类具有旋光性，多数苷呈左旋，但苷类水解后混合物呈右旋，这是由于生成的糖是右旋的。苷类旋光度的大小与苷元和糖的结构以及苷元和糖、糖与糖之间的连接方式均有一定的关系。

二、显色反应

单糖虽然具有环状半缩醛（酮）结构，但在溶液中与开链的结构处于动态平衡中，因此醛糖可还原斐林（Fehling）试剂和托伦（Tollen）试剂，发生显色反应用于检识。另外，还有常用于检测糖和苷类化合物的莫利希（Molish）反应。

（一）斐林反应

斐林试剂（碱性酒石酸铜溶液）可将醛糖氧化为糖酸，同时斐林试剂中的铜离子由二价还原为一价，生成氧化亚铜砖红色沉淀，反应式如下：

$$R-CHO+2Cu(OH)_2+NaOH \longrightarrow R-COONa+Cu_2O\downarrow+3H_2O$$

（二）银镜反应

托伦试剂是硝酸银的氨水溶液[其化学式为 $Ag(NH_3)_2OH$]，亦可将醛糖氧化为糖酸，同时托伦试剂中的银离子被还原为金属银，生成银镜或黑褐色银沉淀，反应式如下：

$$R-CHO+2Ag(NH_3)_2OH \longrightarrow R-COONH_4+2Ag\downarrow+3NH_3+H_2O$$

凡能与上述试剂发生反应的糖称为还原糖（reducing sugar），凡不能与上述试剂发生反应的糖称为非还原糖（non reducing sugar），糖苷不能发生上述反应。

（三）莫利希反应

Molish 反应是用于检识糖和苷类化合物常用的反应。Molish 试剂由浓硫酸和 *α*-萘酚组成，与单糖发生如下反应，生成物一般呈紫色。详细论述见糠醛形成反应。

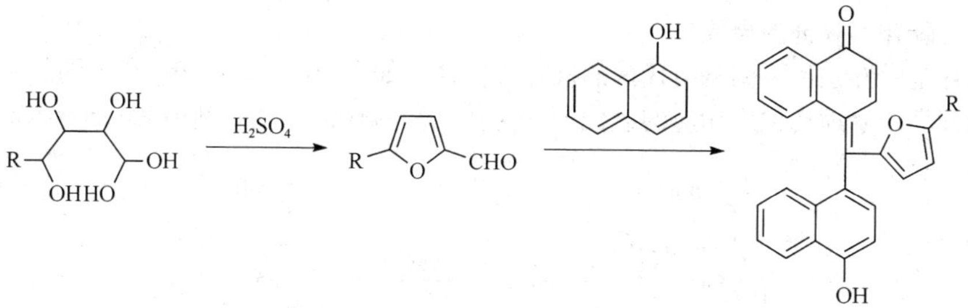

三、糖苷的制备

糖苷（glycoside）是糖在自然界存在的重要形式，广泛存在于生物体内，因其大部分具有特殊的生物活性而担负着重要的生物功能。糖苷易溶于水、乙醇、丙酮或其他有机溶剂。水不溶解物质经与糖结合转变成糖苷，其水溶性增高，糖苷的这种性质对除去动物体内许多具有毒性的苯酚化合物很重要。这些苯酚化合物转变成糖苷后，能溶解于水，易与尿一并排出体外。例如，2-烷基-1,4-萘氢醌为一种止血剂，若以它作为配基生成糖苷后，溶解度会显著增加，提高了临床应用效果。许多糖苷药品也是利用这个性质，增强溶解性，降低毒性。因此，糖苷的合成具有重要意义。

（一）柯尼希斯-诺尔法

柯尼希斯-诺尔（Koenigs-Knorr）法始于 1901 年，是最早发现的糖苷化方法之一，现已成为常用的合成糖苷的方法。该法以重金属盐作为催化剂（cat.），1 位卤代糖与醇反应生成氧苷。常用的重金属盐包括多种银盐和汞盐，如 Ag_2O、Ag_2CO_3、$AgClO_4$、$HgBr_2$、$Hg(CN)_2$、HgO 等。

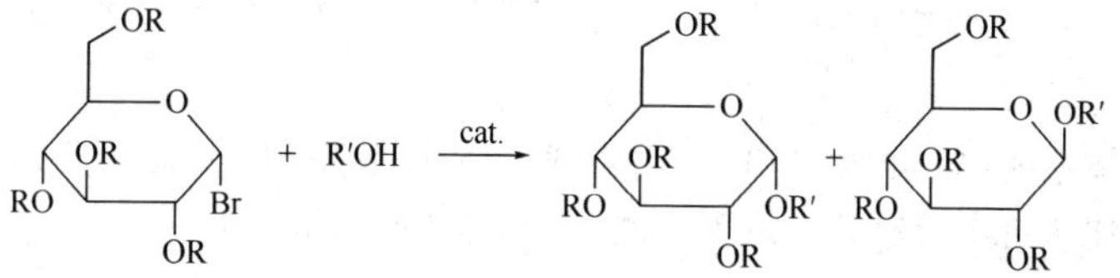

此法有诸多缺点：反应条件比较苛刻；卤代物不稳定，易水解；催化剂重金属盐昂贵且使用危险；端基碳的反应活性受到保护基类型及催化剂类型的很大影响，但合成酚苷比较容易。

作为对 Koenigs-Knorr 法的改良，氟代糖法的出现为糖苷的合成提供了极有价值的方法。由于 F 与 Br、Cl 相比，其电负性最强，离去活性最低，所以氟代糖的稳定性最好。它可以用常规的方法进行纯化，但氟代糖的离去活性较低，所以要选择具有较强活性的亲氟体作为催化剂（如 $SnCl_2$、$AgClO_4$、SiF_4、DAST/THF 等），但该法立体选择性不高。

（二）三氯乙酰亚胺酯法

三氯乙酰亚胺酯法[施密特（Schmidt）法]是在碱（K_2CO_3、NaH 等）的催化下，部分保护的糖和三氯乙腈加成得到三氯乙酰亚胺酸酯，然后在催化剂的作用下，与亲核试剂（如醇或酸）反应生成糖苷。

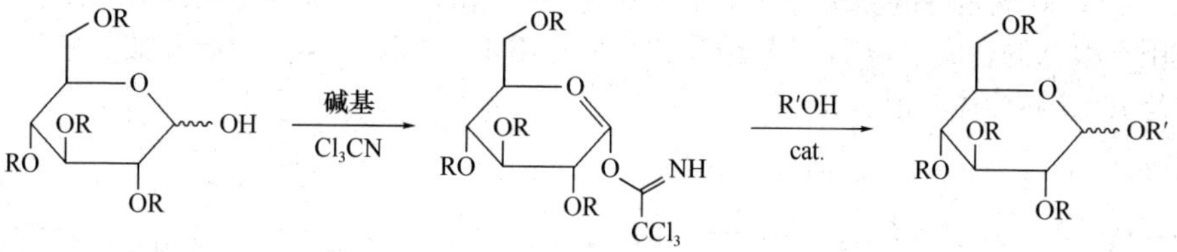

本法合成糖苷具有收率高、立体选择性好、反应条件温和、应用范围广等特点。其立体选择性可以通过改变保护基团和催化剂加以调节，是目前糖基化反应中经常使用的经典方法之一。

（三）硫苷法

以硫代糖苷作为合成糖苷键时的糖基供受体成为近年来发展起来的另一大类常用方法。此法主要用于氧苷、碳苷、寡糖的合成。

硫代糖苷是中性条件下制备卤代糖的极好中间体，如用 IBr_2、Cl_2、Br_2 和不同的氟试剂可以分别将硫代糖苷高产率地转化为相应的氯代糖、溴代糖和氟代糖，然后利用 Koenigs-Knorr 法进行糖苷化反应。

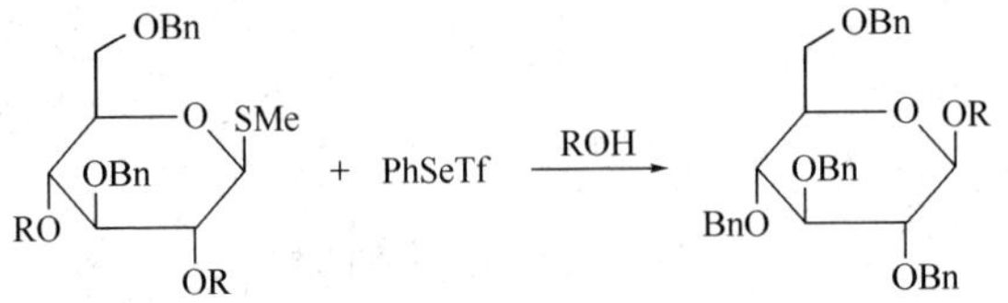

近来由于非重金属盐催化剂的使用，增强了硫苷的反应活性，不同程度地改善了反应收率及立体选择性，并从根本上克服了硫苷法依赖于 Koenigs-Knorr 法的缺陷，这些催化剂有 2-（三甲基硅基）噻唑（DMTST）、三氟甲基磺酸甲酯（MeOTf）、4,4′-二甲苯基碘鎓六氟磷酸盐（IDCP）、过氧化乙酸叔丁酯（TBPA）等。

（四）相转移催化法

相转移催化法是在经典 Koenigs-Knorr 法上发展起来，用邻位酰基保护的溴代糖作为糖基给体，最早应用于天然酚苷类化合物的合成，而后被应用于天然黄酮苷的合成。反应如下：

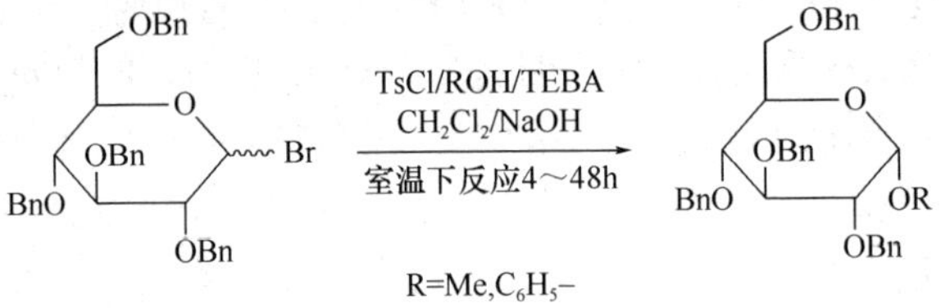

$R=Me,C_6H_5-$

其特点是反应体系简单、条件温和、操作简便、立体选择性好，经过不断改进，收率也得到明显提高。相转移催化法可用于氧苷、氮苷、硫苷和寡糖的合成。

（五）卤代乙酸酯法

卤代乙酸酯法包括三氟乙酸酯法和三氯乙酸酯法。作为乙酸酯法的改进，三氟乙酸酯法有更强的反应活性，离去速度更快。三氯乙酸酯法最大的特点就是作为糖基供体的三氯乙酸酯稳定性好，易制备、易纯化，能长期保存。

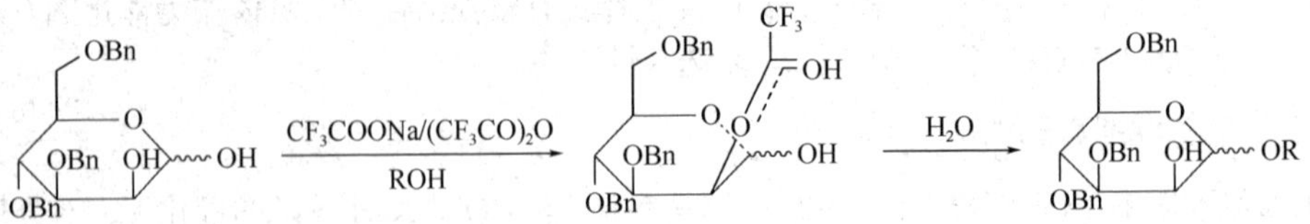

（六）4-戊烯法

由于 4-戊烯基既是好的糖端基保护基，又能在适当的条件下成为好的离去基团，所以该方法被广泛应用于糖苷的合成中。4-戊烯基糖苷的合成是用 1-羟基糖与 4-戊烯醇在酸的催化下反应制备的，通常是 α、β 异构体的混合物。

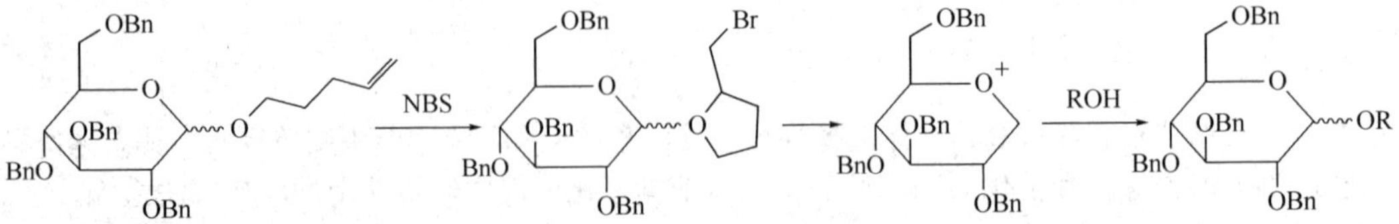

（七）费歇尔法

在酸性催化剂（如盐酸）存在下，单糖或寡糖与脂肪醇缩合生成烷基糖多苷。此法是新型非离子表面活性剂烷基糖苷的工业合成基础。为避免对设备的腐蚀及对环境的污染，可采用固体超强酸代替传统的无机酸或有机酸。此法具有催化活性高、稳定性好、可重复使用、易再生等特点。

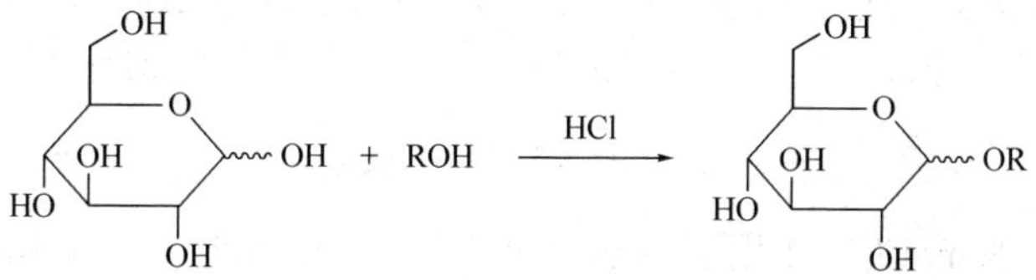

四、氧化反应

单糖分子有醛（酮）基、伯醇基、仲醇基和邻二醇基结构单元，通常醛（酮）基最易被氧化，伯醇次之。不同的氧化剂通过控制反应条件，可以选择性地氧化某些特定的基团。如 Ag^+、Cu^{2+} 和溴水可将醛基氧化为羧酸。在酸性条件下，糖不发生差向异构。因此，溴水只氧化醛糖，不氧化酮糖，该反应可用于鉴别醛糖和酮糖。硝酸可将醛糖氧化为糖二酸，过碘酸和四乙酸铅可氧化邻二羟基。

在糖苷类和多元醇类的结构研究中，过碘酸氧化是一个常用的反应，该反应除能氧化邻二醇外，还能氧化 *α*-氨基醇、*α*-羟基醛（酮）、*α*-羟基酸、邻二酮、酮酸和某些活性次甲基化合物，而且该反应几乎是定量进行的，生成的 HIO_3 可以滴定，最终的降解产物（如甲醛、甲酸等）也比较稳定。其基本反应如下：

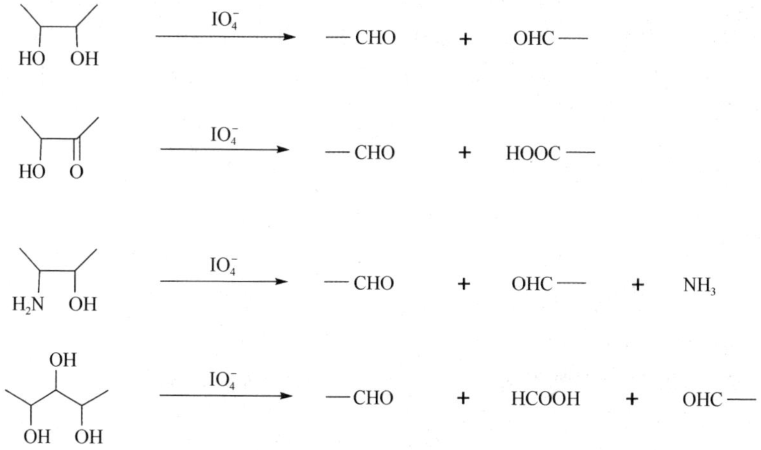

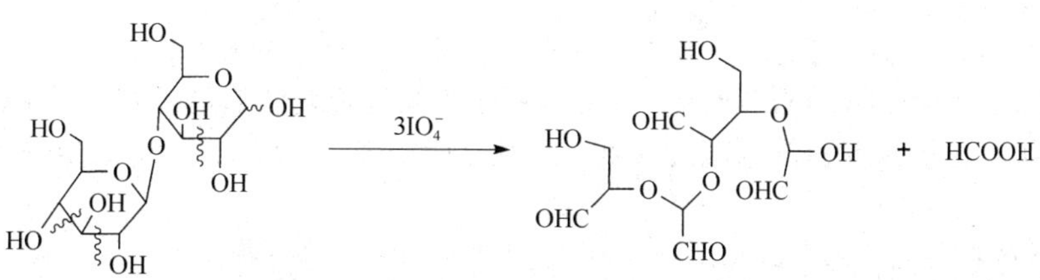

过碘酸氧化的作用机制是过碘酸先与邻二醇羟基形成五元环状酯的中间体，然后再将醇羟基氧化成羰基。在酸性或中性介质中，过碘酸以一价的 $H_2IO_5^-$（水合离子）作用，其中碘离子呈六面体结构。此机制可以解释在弱酸或中性介质中，顺式邻二醇比反式的反应快得多，因为顺式结构有利于五元环中间体的形成。

有 3 个邻羟基的化合物中，如有一对顺式邻羟基，比 3 个互为反式的更易氧化，对同样的六碳吡喃糖苷、半乳糖和甘露糖苷的氧化速率比葡糖苷高。另外，有些结构刚性较强，使得反式邻二醇固定在环的两侧而无扭转的可能，此时虽有邻二醇也不能发生过碘酸反应。因此，对阴性结果的判断应慎重。过碘酸氧化是在水溶液中进行，通过测定过碘酸的消耗量及最终的降解产物，可以用于糖结构的推测，如糖和苷中氧环的形式、碳原子的构型、多糖中糖的连接位置和聚合度的确定都有很大的用处。

四乙酸铅氧化反应机制与过碘酸氧化相似，只是作用能力更强，立体选择性更高，但因四乙酸铅氧化需要在有机溶液中进行，故在多糖类化合物的研究中其应用受到一定的限制。

五、糠醛形成反应

单糖在浓酸（4～10mol/L）作用下，加热失三分子水，生成具有呋喃环结构的糠醛类化合物。多糖和苷类则在浓酸存在下先水解成单糖，再脱水生成相应的产物。由五碳醛糖生成的是糠醛（R═H），甲基五碳醛糖生成的是 5-甲基糠醛（R═Me），六碳糖生成的是 5-羟甲基糠醛（R═CH_2OH）。

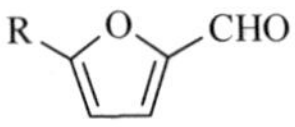

糠醛衍生物和许多芳胺、酚类及具有活性次甲基基团的化合物缩合成有色物质，可用于糖的显色和检出，许多糖的显色剂就是根据这一原理配制而成的。如 Molish 反应是糖在浓硫酸、α-萘酚的作用下生成糠醛衍生物而显色，此反应可用于糖和苷类化合物的检识。各类糖形成糠醛衍生物的难易程度不同、生成产物的挥发程度不同、形成的络合产物呈色也不同，因此可以利用糠醛反应形成的不同颜色来区别五碳糖、六碳醛糖、六碳酮糖及糖醛酸等。最常用的糖的色谱显色剂是邻苯二甲酸和苯胺。在糖和苷的检识试剂中，常用的酸有无机酸（如硫酸、磷酸等）、有机酸（如三氯乙酸、邻苯二甲酸、草酸等），其中，中强度酸具有水解苷键的作用。常用的酚有苯酚、间苯二酚、α-萘酚、β-萘酚等。常用的胺有苯胺、二苯胺、氨基酚等。常用的具有活性次甲基的化合物有蒽酮等。

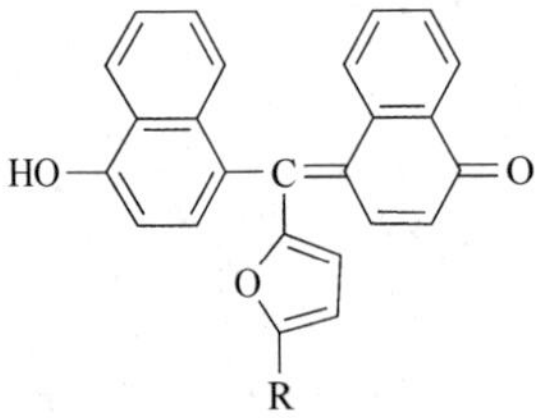

糠醛及衍生物与α-萘酚缩合物（紫色）

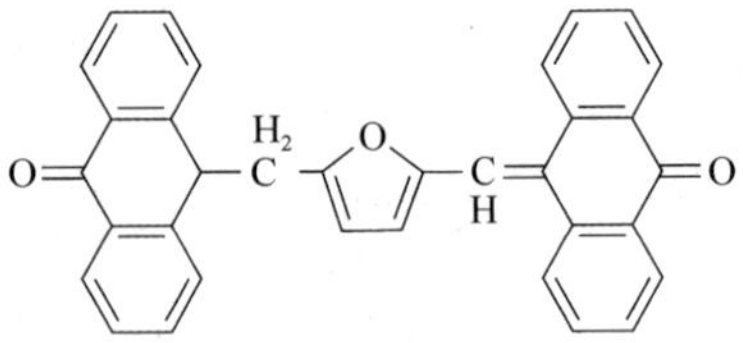

5-羟甲基糠醛与蒽酮缩合物（蓝色）

六、羟 基 反 应

糖及苷的羟基反应包括甲基化、酯化、缩醛（缩酮）化及与硼酸的络合反应等。反应活性依次为半缩醛羟基＞伯醇羟基＞C-2–OH，其原因在于半缩醛羟基和伯醇羟基处于末端，空间位阻较小；而 C-2–OH 则受羰基诱导效应的影响，酸性有所增强。另外，在环状结构中横键羟基较竖键羟基活泼。

（一）甲基化反应

糖及苷的甲基化反应常用的方法主要有以下 4 种，前两种为经典的方法，后两种是半微量的现代方法。

1. 哈沃斯（Haworth）法 硫酸二甲酯和氢氧化钠（或碳酸钠、碳酸钾），可使醇羟基甲基化。其缺点是甲基化能力较弱，如果拟进行全甲基化反应，必须进行多次反应才能达到目的。

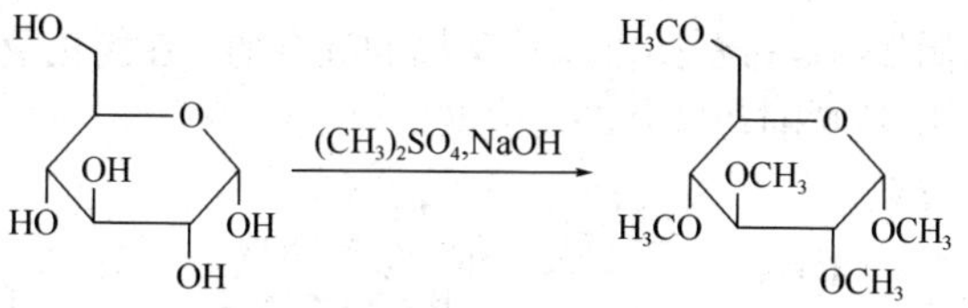

$(CH_3)_2SO_4$,NaOH

2. 珀迪（Purdie）法 用碘甲烷和氧化银为试剂（一般可在丙酮或四氢呋喃中进行），可使醇羟基甲基化，但因氧化银具有氧化作用，只能用于苷的甲基化，而不能用于还原糖的甲基化。

3. 库恩（Kuhn）改良法 在二甲基甲酰胺（DMF）溶液中，加入碘甲烷和氧化银或硫酸二甲酯及氢氧化钡（或氧化钡），在搅拌下进行甲基化。本法的缺点是反应较缓慢。

4. 哈科梅里（Hakomari）法（箱守法） 在二甲基亚砜（DMSO）溶液中，加入氢化钠，以碘甲烷进行甲基化反应。其反应机制是二甲基亚砜与氢化钠首先生成甲基亚磺酰阴碳离子，其具有强脱质子作用，使苷中糖上的醇羟基脱氢，从而使全甲基化反应可以迅速完成，二甲基亚砜只起催化作用。

$$\underset{\text{二甲基亚砜}}{CH_3SOCH_3} + NaH \longrightarrow \underset{\text{甲基亚磺酰阴碳离子}}{CH_3SOCH_2^-} + Na^+ + H_2$$

$$CH_3SOCH_2^-Na^+ + \underset{\text{糖或苷}}{ROH} \longrightarrow RO^-Na^+ + CH_3SOCH_3$$

$$RO^-Na^+ + CH_3I \longrightarrow \underset{\text{甲基化产物}}{ROCH_3} + NaI$$

此法反应迅速、完全、无须特殊装置、可在室温下连续反应，是目前最常用的全甲基化方法。但因在反应中，所用氢化钠呈强碱性，故分子中有酯键的苷类不宜用本法，而应采用 Kuhn 改良法进行全甲基化。

（二）酰化反应

最常用的糖及苷的酰化反应是乙酰化和甲苯磺酰化。在糖及苷的分离、鉴定和合成时乙酰化反应是常用的反应，所用溶剂多为乙酸酐，催化剂多为吡啶、氯化锌、乙酸钠等，通常在室温下放置即可获得全乙酰化物。但需注意的是，如果苷元对碱不稳定，则不能使用吡啶作催化剂。

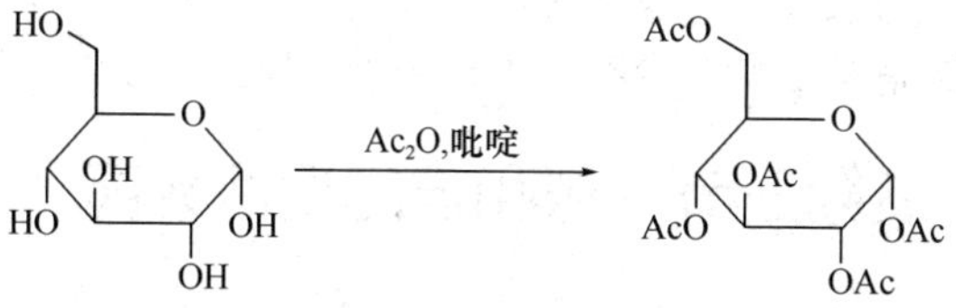

Ac_2O,吡啶

（三）缩酮和缩醛化反应

醛或酮在脱水剂（如矿酸、无水氯化锌、无水硫酸铜等）的催化下与具有适当空间的 1,3-二醇羟基或邻二醇羟基生成环状的缩醛或缩酮。一般醛易与 1,3-二醇羟基生成六元环状物，而酮易与顺邻二醇羟基生成五元环状物。由于缩醛和缩酮衍生物对碱稳定，对酸不稳定，因此本反应具有十分广泛的用途，既可以利用缩醛、缩酮反应作为某些羟基的保护剂，也可以利用它来推测结构中有无 1,3-二醇羟基或顺邻二醇羟基。

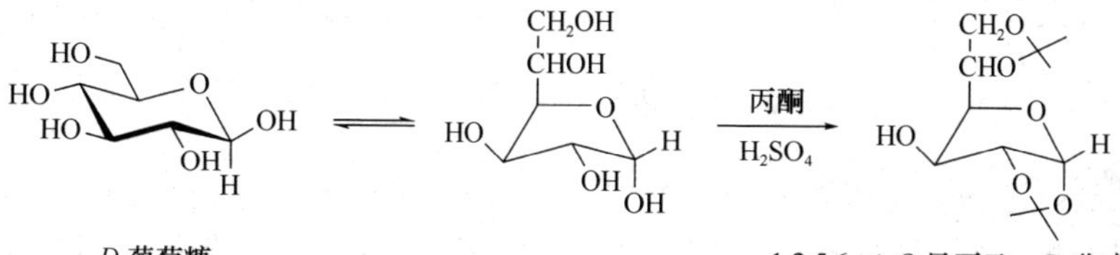

丙酮, H_2SO_4

D-葡萄糖　　1,2,5,6-二-*O*-异丙叉-*α*-*D*-呋喃葡萄糖

单糖环状半缩醛结构中的半缩醛羟基与另一分子醇或羟基作用时，脱去一分子水而生成缩醛，

糖的这种缩醛称为糖苷。例如，α-和 β-D-吡喃葡萄糖的混合物，在氯化氢催化下与甲醇反应，脱去一分子水，生成 α-和 β-D-甲基吡喃葡糖苷的混合物。

$$\text{D-吡喃葡萄糖} + CH_3OH \xrightarrow{\text{干燥 HCl}} \alpha\text{-D-甲基吡喃葡糖苷} (\text{O}-CH_3) + \beta\text{-D-甲基吡喃葡糖苷} (\text{O}-CH_3)$$

（四）硼酸的络合反应

硼酸可与具有邻二醇羟基的糖及苷反应生成络合物，使其理化性质发生较大的改变，据此可用于糖、苷等化合物的分离、鉴定及其构型的确定。本络合反应分两步进行，首先硼酸与邻二羟基或1,3-二羟基化合物络合形成1∶1络合物（Ⅰ）。络合物（Ⅰ）不稳定，易脱水形成平面三叉体的中性酯（Ⅱ）；然后络合物（Ⅰ）再与另一分子络合形成2∶1的螺环状络合物（Ⅲ），该络合物四面体结构稳定，酸性和导电性都大大增加，在溶液中完全解离，呈强酸性。对于糖和苷类化合物，呋喃糖苷络合能力最强，单糖次之，吡喃糖最弱；五碳醛糖比六碳醛糖更易形成络合物。

$$B(OH)_3 \underset{H_2O}{\overset{H_2O}{\rightleftharpoons}} [B(OH)_4]^- + H^+$$

$$\begin{matrix}H_2C-OH\\|\\H_2C-OH\end{matrix} + H_3BO_3 \xrightleftharpoons{-H_2O} \left[\begin{matrix}H_2C-O\\|\\H_2C-O\end{matrix}B\begin{matrix}OH\\OH\end{matrix}\right]^- H^+ \ (\text{Ⅰ}) \xrightleftharpoons{-H_2O} \begin{matrix}H_2C-O\\|\\H_2C-O\end{matrix}B-OH \ (\text{Ⅱ})$$

$$\left[\begin{matrix}H_2C-O\\|\\H_2C-O\end{matrix}B\begin{matrix}OH\\OH\end{matrix}\right]^- H^+ \xrightleftharpoons{\begin{matrix}H_2C-OH\\|\\H_2C-OH\end{matrix}} \left[\begin{matrix}H_2C-O\\|\\H_2C-O\end{matrix}B\begin{matrix}O-CH_2\\O-CH_2\end{matrix}\right]^- H^+ \ (\text{Ⅲ})$$

糖类与硼酸的络合反应：由于羟基所处的位置及空间结构不同，与硼酸形成络合物的能力就不同，故可以通过离子交换、硅胶（在硅胶中添加硼砂）、电泳等色谱方法进行分离和鉴定。糖自动分析仪对糖的检测原理就是制成硼酸络合物后进行离子交换色谱分离。

第三节 糖和苷的提取分离

案例 5-1 银杏（*Ginkgo biloba* L.）为裸子植物，为我国特有的古老树种之一，被誉为“活化石”。银杏叶多糖具有抑制免疫细胞活性、清除自由基、延缓衰老、扩张脑血管、促进血液循环等作用。银杏叶多糖的提取多采用水提法，所得粗品经去蛋白质处理后，通过离子交换柱二乙氨乙基（DEAE）-纤维素和 Sephacry-200 分离纯化，再经高效液相和气相色谱分析，得多糖纯度大约为94%以上，分子量为12 749Da。

问题： 银杏叶多糖的提取为什么可用水提法？离子交换色谱法和凝胶色谱法各有什么特点？

一、提　　取

（一）糖的提取

单糖和寡糖具有极性大，易溶于水，难溶于低极性有机溶剂的特点。根据它们对醇和水的溶解度不同，可采用不同方法提取。其中，单糖、二糖、三糖和四糖易溶于冷水和烯醇，可用水及50%

以下的乙醇进行提取。

多糖随着聚合度的增加，性质和单糖相差越来越大，一般为非晶形，无甜味，难溶于冷水，或溶于热水呈胶体溶液。由于多糖的种类较多，性质各异，提取方法稍有不同。但通常在提取多糖时一般先需要脱脂，以使多糖释放出来。

提取易溶于温水、难溶于冷水和乙醇的多糖时可首先将材料用冷水浸润，然后用热水提取。待提取液冷至室温后用正丁醇-氯甲烷混合液或三氯乙酸处理，除去杂蛋白，最后将上清液透析、乙醇沉淀，可得多糖。

提取难溶于冷水、热水，可溶于碱液的多糖时，可用0.1～1mol/L氢氧化钠或氢氧化钾溶液提取，用盐酸中和提取液、浓缩、乙醇沉淀，可得多糖。为防止在碱提过程中多糖降解，常通氮气或加入硼氢化钠或硼氢化钾。

提取黏多糖时，由于多数黏多糖分子中结合蛋白质而形成糖复合物存在于生物组织中，常用碱解法和酶解法断裂糖和蛋白质结合键使多糖释放出来。碱解法针对多糖与蛋白质结合的糖肽键对碱不稳定，可释放出黏多糖，同时有保护黏多糖分子中硫酸基不被水解的特点。用碱液处理时，将材料在40℃以下用0.1～1mol/L氢氧化钠或氢氧化钾溶液提取，用盐酸中和提取液、透析，用高岭土、硅酸铝或其他吸附剂去除杂蛋白，用乙醇沉淀出黏多糖。酶解法常用的酶为蛋白酶，水解温和，不易破坏黏多糖分子。但蛋白酶水解作用广泛，专一性低，往往不能断裂糖肽键及其附近的肽键。因此，酶解法和碱解法配合应用才能得到比较好的效果。

（二）苷的提取

苷类化合物随着分子中糖基的增多，极性增大，亲水性随之增强。苷类化合物常用水或在中性条件下用烯醇或醇进行提取，提取液经适当浓缩依次用不同极性有机溶剂进行萃取，石油醚、环己烷或己烷萃取可除去脂溶性杂质，在氯甲烷、乙醚萃取物中可获得苷元，在乙酸乙酯萃取物中可获得单糖苷，在正丁醇萃取物中可获得寡糖苷（图 5-1）。但要注意由于是液-液分配萃取，会有相同苷类化合物的交叉存在。由于植物体内有水解酶共存，酶解后得到的产物不是原生苷，而是次生苷或苷元。为获取原生苷必须采用适当的方法破坏或抑制酶的活性，方法是采集新鲜材料，迅速加热干燥，冷冻保存，用沸水或醇提取，先用碳酸钙拌和后再用沸水提取等。同时，在提取过程中还要尽量避免与酸或碱接触，以免苷类被酸或碱所水解。如要提取次生苷，则要利用酶的活性，在一定的温度和湿度等条件下促使苷酶解，使原生苷变为次生苷，再用不同溶剂进行提取。提取苷元，要

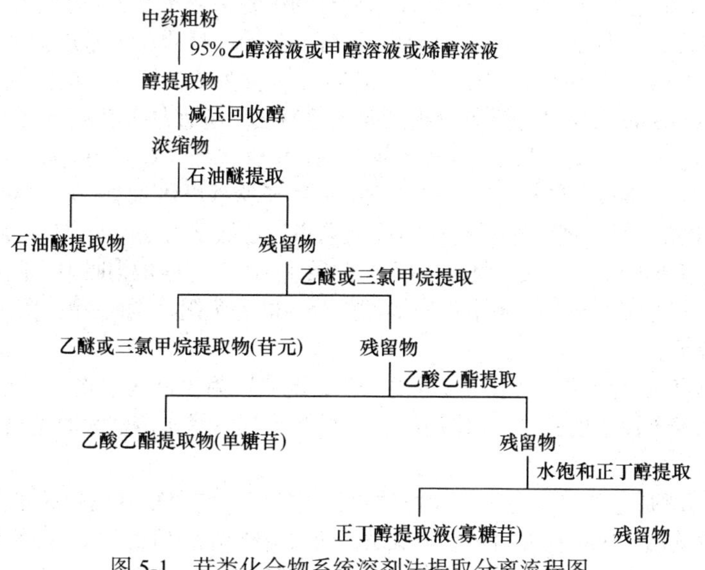

图 5-1　苷类化合物系统溶剂法提取分离流程图

使苷键裂解并保持苷元结构的完整，酸水解和碱水解易破坏苷元，可采用双相水解法或乙酰解、酶解法等。

二、分 离 纯 化

（一）糖的分离与纯化

按上述方法得到的多糖提取物，既含有多糖混合物也含有其他杂质。实际上从植物中提取的粗多糖是分子质量极不均匀的混合物，需要进行分离和纯化才能得到纯多糖混合物或单体多糖。常用的多糖分离和纯化方法有分级沉淀法、季铵盐沉淀法、色谱法、超滤法和区带电泳法等。

1. 分级沉淀法 是利用多糖在不同溶剂（如甲醇、乙醇、丙酮等）或不同浓度溶剂（如30%、50%、70%乙醇溶液等）中或不同 pH、不同温度下的溶解度不同而逐渐将不同多糖从总多糖中分离出来的方法。这种方法适合于分离各种溶解度相差较大的多糖。

2. 季铵盐沉淀法 季铵盐及其氢氧化物是一类乳化剂，可与酸性糖形成不溶性季铵盐络合物，该络合物在低离子强度的水溶液中不溶解而产生沉淀。此法常用于酸性多糖的分离或从稀溶液中回收酸性多糖。若提高多糖溶液的pH或加入硼砂缓冲液，也可沉淀中性多糖。常用的季铵盐有溴代十六烷基三甲胺（cetyltrimethyl ammonium bromide，CTAB）及其氢氧化物（cetyltrimethyl ammonium hydroxide，CTA-OH）和十六烷基吡啶（cetyl pyridium hydroxide，CP-OH）。CTAB或CP-OH的浓度一般为1%～10%。多糖季铵盐络合物可溶于盐溶液或有机溶剂中，且在不同盐溶液中溶解度不同，利用这一特性，可实现多糖的分级。季铵盐可通过透析法除去。

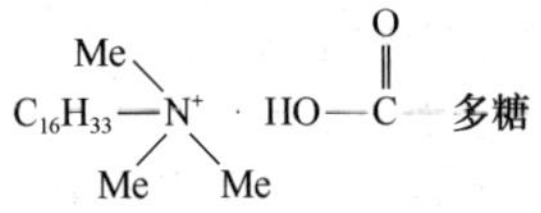

$$C_{16}H_{33}-N^{+}(Me)_3 \cdot HO-C(=O)-\text{多糖}$$

CTAB多糖络合物结构

3. 色谱法 是常用的纯化多糖的方法，包括凝胶色谱法、离子交换色谱法和纤维素色谱法。色谱法是利用填料对不同种类的糖保留行为的差异，使混合物中各糖分达到彼此分离的方法，是分离效率、灵敏度、选择性均很高的一种分离方法。

（1）凝胶色谱法：该法使用的固体载体或分离介质是一些多孔性或网状结构的物质。常用的凝胶有葡聚糖凝胶（sephadex）、琼脂糖凝胶（sepharose）和聚丙烯酰胺凝胶（bio-gel P）等。以不同浓度的盐溶液和缓冲溶液作为洗脱剂，可将多糖混合物中各组分按分子大小进行分离，出柱的顺序是大分子的多糖先出柱，小分子的多糖后出柱。该法有分子筛性质，又称分子筛色谱。在多糖分离时，通常用孔隙小的凝胶如Sephadex G-25、G-50等先脱去多糖中的无机盐和小分子化合物，然后用孔隙大的凝胶Sephadex G-200等进行分离。凝胶色谱法不适宜黏多糖的分离。

（2）离子交换色谱法：该法适用于分离各种酸性、中性多糖和黏多糖。常用的阳离子交换纤维素有羧甲基（CM）-纤维素、磷酸（P）-纤维素；阴离子交换纤维素有 DEAE-纤维素、交联醇胺（ECTEOLA）-纤维素、对氨基苄基（PAB）-纤维素和三乙氨基乙基（TEAE）-纤维素等。交换剂对多糖的吸附力与多糖的结构有关，通常多糖分子中的酸性基团增加则吸附力随之增加；对于线状分子，分子量大的较分子量小的易吸附；直链的较分支的易吸附。洗脱剂可用不同浓度的碱溶液、硼砂溶液、盐溶液等。

（3）纤维素色谱法：纤维素色谱对多糖的分离，既有吸附色谱的性质，又有分配色谱的性质，所用的洗脱剂是水和不同浓度乙醇的水溶液，出柱的顺序通常是水溶性大的先出柱，水溶性小的后出柱。

4. 超滤法 超滤是一种以压力为推动力的膜分离技术，它以特殊的超滤膜为分离介质，将小于膜孔的多糖透过滤膜，比膜孔大的多糖被截留，随水流排出，从而进行选择性分离。超滤也可理解为分子筛原理，但有些情况下受到粒子荷电性和荷电膜相互作用的影响。超滤法可分离分子量为

500～1 000 000Da 的可溶性大分子物质，其对应的孔径为 1～20nm。因此，分子量极不均匀的多糖可用超滤法纯化和分离，差异越大，分离越好。超滤法特别适于多糖的分级分离。

5. 区带电泳法 多糖分子在一定 pH 的缓冲体系中会解离带电，带电的离子在电场作用下向一定的方向迁移。分子大小、形状及所带电荷不同的多糖在电场中迁移的速率不同，因此可用电泳的方法将不同的多糖分离。多糖分离中所用的电泳方法主要有聚丙烯酰胺凝胶电泳法、乙酸纤维素薄膜电泳法。

（1）聚丙烯酰胺凝胶电泳（polyacrylamide gel electrophoresis，PAGE）法：是利用人工合成的凝胶作为支持介质的区带电泳法。聚丙烯酰胺凝胶是丙烯酰胺和 *N,N'*-亚甲基双丙烯酰胺聚合而成。由于其孔径较小，具有明显的分子筛效应。这种分子筛效应虽然使被分离多糖的分离速度降低，但却增加了对具有相似电荷密度的多糖的分辨率。聚丙烯酰胺凝胶电泳法把电荷效应和分子筛效应有机地结合在一起，大大提高了多糖分辨能力，是目前应用最为广泛的凝胶电泳方法。

（2）乙酸纤维素薄膜电泳法：是以乙酸纤维素薄膜作为支持介质的区带电泳法，与 PAGE 法相比，具有设备简单、操作方便、重现性好等特点，但分辨率没有 PAGE 法好。

以上电泳法的分离效果好，但只适于实验室小规模使用。

（二）苷的分离纯化

苷的分离纯化一般应用大孔吸附树脂法和柱色谱法。

1. 大孔吸附树脂法 是目前纯化和分离苷类成分较好的方法之一。该法特别适合于从水溶液中分离低极性苷。提取苷类化合物时，亲水性更强的成分，如糖类、鞣质、氨基酸往往同时被提取出来。利用弱极性的大孔吸附树脂吸附后，糖、氨基酸、多肽等成分很容易被水洗脱下来，然后用不同浓度的乙醇洗脱被大孔吸附树脂吸附的苷类，从而达到纯化的目的。

2. 柱色谱法 苷类混合物的最后分离大多需要柱色谱才能得到苷的单体。利用不同苷在极性、分配系数或分子量大小等方面的特性，可以采用吸附柱色谱、分配柱色谱、凝胶柱色谱等方法进行分离。

三、多糖提取分离实例

麦冬为百合科沿阶草属（*Ophiopogon*）植物麦冬［*Ophiopogon japonicas* (L.) Ker-Gawl.］的干燥块根，是传统中药之一。麦冬味甘、微苦，具有养阴生津、润肺清心的功效。临床上主要用于热病伤津、心烦口渴、肺燥干咳等症。麦冬的主要化学成分为甾体皂苷、多糖、高异黄酮类、氨基酸等，其中麦冬多糖是麦冬的主要成分之一。近年来，麦冬多糖的生物活性研究表明，麦冬多糖具有多种生物活性，如增加机体耐缺氧、抗心律失常、降血糖、促胰岛细胞恢复、提高机体免疫力和核酸合成率、促进抗体、补体和溶菌酶产生等。经过脱脂、水提、醇沉、柱色谱等方法从中分离出两种水溶性多糖 OPA 和 OPB，其分子量分别为 70 000Da 和 40 000Da 左右，体外试验显示较强的超氧阴离子和羟自由基清除能力。

取麦冬 200g，粉碎后加入 80%乙醇溶液，在 50℃水浴中回流提取 6h，过滤得残渣，将残渣烘干后加入 4000mL 的蒸馏水，封口，在 90℃恒温水浴下提取 2h，过滤，滤液在 60℃减压旋转蒸发浓缩至小体积，离心 10min（3500r/min），弃去沉淀物，上清液加入 4 倍体积无水乙醇进行醇沉，放置 4℃冰箱中过夜。次日离心 10min（3500r/min），沉淀分别用无水乙醇和无水乙醚洗涤一次，置于真空干燥器内干燥，得粗多糖。取麦冬粗多糖 500mg 溶于 10mL 蒸馏水，用 DEAE-Sepharose CL-6B 柱色谱分离，先后用蒸馏水和 0～1mol/L NaCl 溶液进行洗脱，流速调为 40mL/h，自动部分收集器每管收集 12min。用苯酚-硫酸法测定糖的分布情况。绘制洗脱分布图，根据洗脱分布图合并洗脱液。结果表明，蒸馏水洗脱液在 490nm 处检测到 1 个糖峰，在 280nm 处未检测到蛋白质。浓缩洗脱液，醇沉，沉淀同上法干燥得 OPA。0～1mol/L NaCl 洗脱液用上述方法处理得到 OPB。OPA 和 OPB 的 HPLC 检测和乙酸纤维素薄膜电泳结果显示纯度较好。酸水解后经衍生化气相色谱分析，均由葡萄糖组成。

第四节 苷键的裂解

苷键裂解（glycosidic bond fragmentation）反应是研究苷键和糖键结构的重要反应，要了解苷类的化学结构必须要了解苷元结构、糖的组成及苷元与糖，糖与糖间的连接方式。为此必须使苷键裂解。

按裂解所用方法可分为均相水解和双相水解，双相水解可避免苷元长时间受酸、碱等的作用，有利于提高苷元的收率或获得原苷元。按裂解所用催化剂可分为酸催化水解、碱催化裂解、乙酰解、氧化裂解、酶解和微生物裂解等。按裂解的程度可以分为全部裂解和部分裂解，部分裂解所用的试剂和方法有 8%～10%甲酸溶液、40%～50%乙酸溶液、酶解、乙酰解、甲醇解等。

一、酸催化水解反应

苷键属于缩醛和缩酮结构，易被稀酸催化水解。反应一般在水或烯醇溶液中进行。常用溶剂有水、稀乙醇，稀甲醇；常用的酸有稀盐酸、稀硫酸、乙酸和甲酸等。反应的机制：苷原子先质子化，然后苷键断裂生成苷元和糖基阳碳离子或半椅式的中间体，该中间体在水中溶剂化而成糖，并释放催化剂质子。以氧苷为例，其机制为：

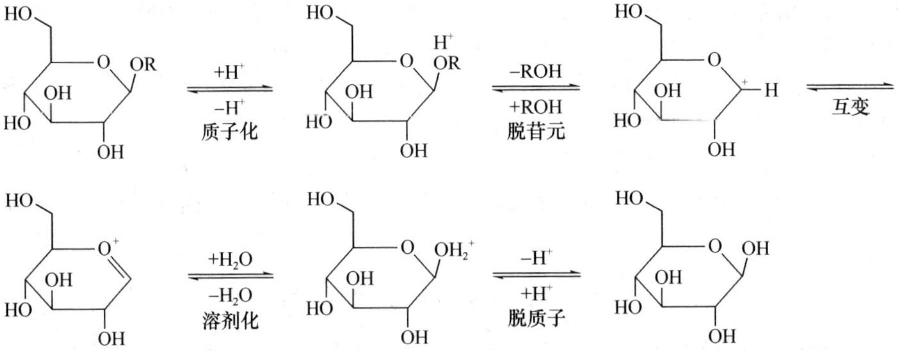

由机制可以看出，影响水解难易程度的关键因素在于苷键原子的质子化是否容易进行。有利于苷原子质子化的因素，就可使水解容易进行，主要包括两个方面的因素：苷原子上的电子云密度与苷原子的空间环境。通常酸水解的难易程度有如下规律。

（1）苷原子不同，酸水解由易到难的顺序为 N 苷、O 苷、S 苷、C 苷，N 的碱性最强，最容易质子化，因此最容易水解；C 的碱性最弱，最难质子化，因此最难水解。但是 N 苷的 N 原子在酰胺及嘧啶环上时，很难水解。

（2）呋喃糖苷较吡喃糖苷易水解：因五元呋喃环的特性使各取代基处在重叠位置，形成水解中间体可使张力减小，故有利于水解。

（3）酮糖较醛糖易水解：酮糖多为呋喃结构，而且酮糖端基碳原子上有—CH_2OH 大基团取代，水解反应可使张力减小。

（4）吡喃糖苷中吡喃环 C_5 上取代基越大越难水解，水解速度：五碳糖＞甲基五碳糖＞六碳糖＞七碳糖＞糖醛酸。当 C_5 上有—COOH 取代时，最难水解，因为诱导效应使苷原子电子云密度降低。

（5）酸水解：有氨基取代的糖较—OH 糖难水解，—OH 糖又较去氧糖难水解。酸水解易难顺序：2,6-二去氧糖＞2-去氧糖＞6-去氧糖＞2-羟基糖＞2-氨基糖。

（6）在构象相同的糖中 a 键（直立键）—OH 多则易水解。

（7）芳香属苷较脂肪属苷易水解：如酚苷＞醇苷（如萜苷、甾苷），因为芳香属酚苷苷元有供电结构，而脂肪属苷元无供电结构。

（8）苷元为小基团者，苷键横键的比苷键竖键的易于水解，因为横键上原子易于质子化，小苷元在竖键时，环对质子进攻有立体阻碍；苷元为大基团者，苷键竖键的比苷键横键的易于水解，这是由于苷的不稳定性促使其水解。

有些苷元对酸不稳定，为了防止水解引起苷元结构的改变，可采用两相酸水解反应，即在水溶液中加入与水不互溶的有机溶剂如三氯甲烷、苯等，使水解生成的苷元立即进入有机相，避免苷元长时间与酸水接触导致苷元结构变化。

二、乙酰解反应

在多糖苷的结构研究中，为了确定糖与糖之间的连接位置，常应用乙酰解开裂一部分苷键，保留另一部分苷键，然后用 TLC 或 GC 鉴定在水解产物中得到的乙酰化单糖和乙酰化寡糖。酰化还可以保护苷元上的—OH，使苷元增加亲脂性，可用于提纯和鉴定。

1. 反应常用的试剂 乙酸酐与不同酸的混合液，常用的酸有硫酸、高氯酸、三氟乙酸或路易斯（Lewis）酸（如氯化锌、三氟化硼等）。

2. 乙酰解反应条件 操作较为简单，一般可将苷溶于乙酸酐与冰醋酸的混合液中，加入 3%～5%浓硫酸，在室温下放置 1～10 天，将反应液倒入冰水中，并以碳酸氢钠中和至 pH 3～4，再用三氯甲烷萃取其中的乙酰化糖，然后通过柱色谱分离，就可获得不同的乙酰化单糖或乙酰化寡糖，再用 TLC 或 GC 对它们进行鉴定。

3. 反应速率 苷发生乙酰解反应的速度与糖苷键的位置有关。如果在苷键的邻位有可乙酰化的羟基或苷键邻位有电负性强的基团如环氧基，则可使乙酰解的速率降低。从二糖的乙酰解速率可以看出，苷键的乙酰解一般以 1→6 苷键最易断裂，其次为 1→4 苷键和 1→3 苷键，而以 1→2 苷键最难开裂。

4. 反应机制 与酸催化水解相似，以乙酰基（CH_3CO^+）为进攻基团。应该注意的是乙酰解反应易发生糖的端基异构化。

下例为一种五糖苷的乙酰解过程，其分子组成中含有 *D*-木糖、*D*-葡萄糖、*D*-鸡纳糖和 *D*-葡萄糖-3-甲醚。当用乙酸酐-$ZnCl_2$ 乙酰解后，TLC 检出了单糖、四糖和三糖的乙酰化物，并与标准品对照进行鉴定，由此可推出苷分子中糖的连接方式。

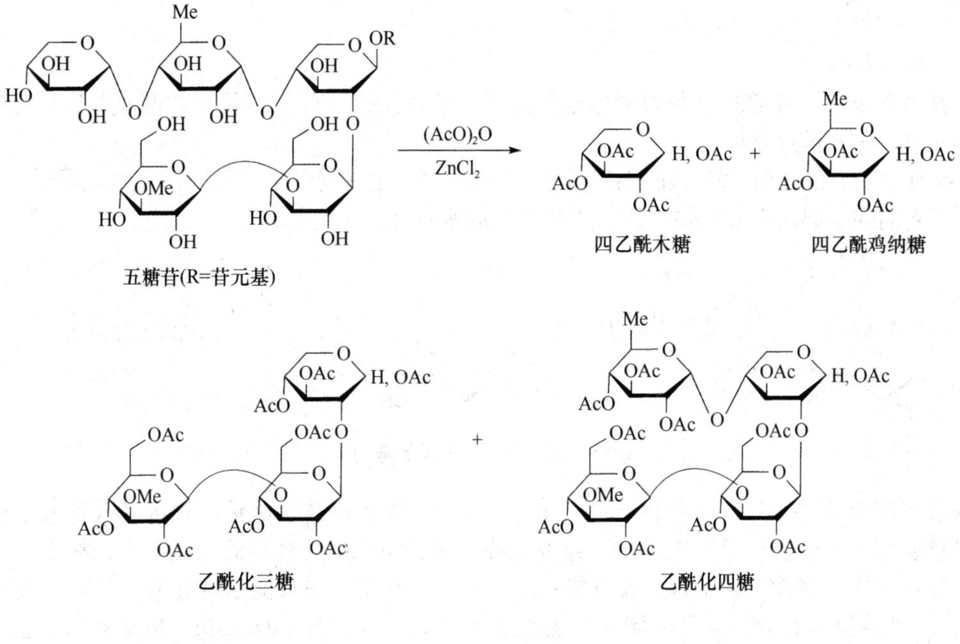

$(AcO)_2O$ / $ZnCl_2$

五糖苷(R=苷元基)　　四乙酰木糖　　四乙酰鸡纳糖

乙酰化三糖　　乙酰化四糖

三、碱催化水解和β消除反应

一般苷键对碱是稳定的，不易被碱水解，但某些特殊的苷，如酯苷、酚苷、烯醇苷、β-吸电子基取代的苷易被碱水解。

1. 碱催化水解 由于酚苷中的芳环具有一定的吸电子作用，使糖端基碳上氢的酸性增强，有利于 OH^- 的进攻，形成正碳离子后，芳环对苷键原子又具有一定的供电能力，有利于正碳离子的稳定；与羰基共轭的烯醇类从插烯规律上看具有酯的性质，所以酰苷、酚苷、与羰基共轭的烯醇苷可以被碱水解。例如，4-羟基香豆素苷、水杨苷、靛苷、海韭菜苷、蜀黍苷、藏红花苦苷等能够被碱水解。

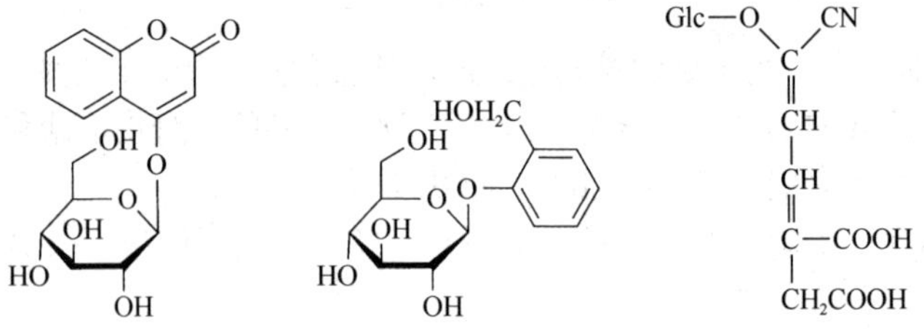

4-羟基香豆素苷　水杨苷　海韭菜苷

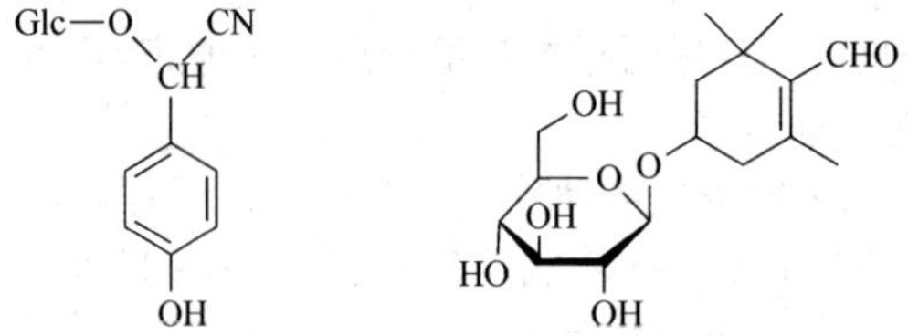

蜀黍苷　藏红花苦苷

酚苷和酯苷中苷键与糖的 2-OH 为反式较顺式易水解，反式产物为 1,6-葡糖苷，顺式产物为正常的糖。利用水解产物可判断苷键构型。

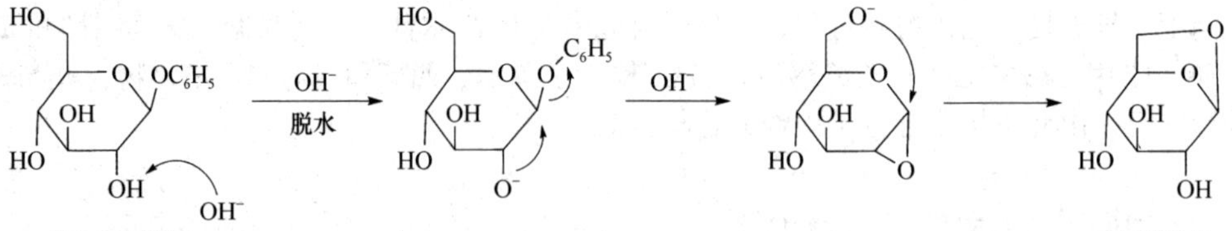

苯酚β-葡糖苷　1,6-葡糖苷

2. β-消除反应 苷键的 β-位有吸电子基团者，使苷元的 α-位氢活化，在碱液中与苷键起消除反应而开裂，称 β-消除反应。

如藏红花苦苷的水解，藏红花苦苷苷键的邻位碳原子上有受吸电子基团活化的氢原子，当用碱水解时引起消除反应而生成双烯结构，水解得到脱水苷元。

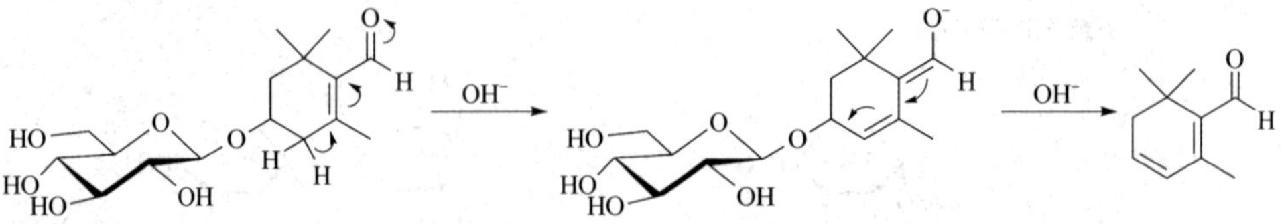

四、酶催化水解反应

酶水解反应的一个特点是条件温和（30～40℃），能够获得原苷元，对难以水解或不稳定的苷，用酸水解往往会使苷元发生脱水、异构化等反应，而得不到真正的苷元。另一特点是专属性高，酶具有高度专属性，α-苷酶一般只能水解 α-苷，β-苷酶一般只能水解 β-苷。例如，麦芽糖酶（maltase）是一种 α-苷酶，它只能使 α-D-葡糖苷水解；苦杏仁酶（emulsin）是 β-苷酶，它主要水

解 β-葡糖苷，但专属性较差，也能水解一些其他六碳糖的 β-苷键；纤维素酶（cellulase）只能使 β-D-葡糖苷键水解；转化糖酶（invertase）只能使 β-果糖苷键水解；由于酶的专属性，苷类水解还产生部分水解的次生苷。因此，通过酶水解可以获知有关糖的类型、苷键及糖苷键的构型、连接方式等信息。

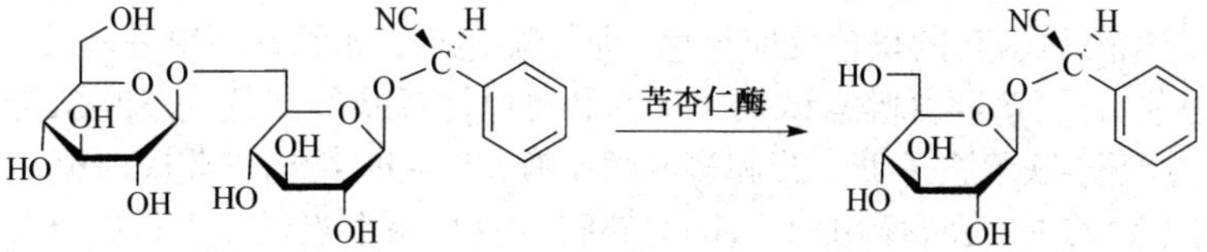

苦杏仁酶

五、氧化开裂法

苷类分子中的糖基具有邻二醇结构，可以被过碘酸氧化开裂。史密斯（Smith）降解法是常用的氧化开裂法，此法先将样品溶于水或烯醇中，加入 $NaIO_4$，在室温下将糖氧化，使之生成二元醛和甲酸，再用 $NaBH_4$ 将醛还原成相应的二元醇，以防醛与醇进一步缩合；然后调节至 pH 2 左右，室温放置即可水解苷键。这种二元醇具有简单的缩醛结构，比苷的稳定性差得多，因此在室温下与稀酸作用即可水解成苷元、多元醇和羟基乙醛等产物。

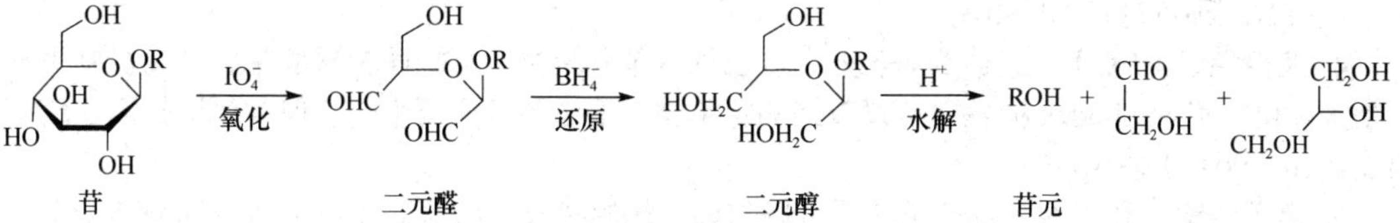

IO_4^- 氧化 BH_4^- 还原 H^+ 水解 ROH + CHO—CH_2OH + CH_2OH—CHOH—CH_2OH

苷　二元醛　二元醇　苷元

Smith 降解法的特点是反应条件温和、易得到原苷元。但该法不适合苷元上也有邻二醇羟基或易被氧化的基团的苷，因为过碘酸在氧化糖的同时苷元也被氧化。

Smith 降解法在苷的结构研究中具有重要的作用。可通过产物推测糖的种类、糖与糖的连接方式以及氧环大小。

对难水解的苷，可用此法进行水解，可获得连有一个醛基、其他结构保持不变的苷元。例如，碳苷用 2mol/L 盐酸溶液，10h 也不能水解，用此法 1mol/L 盐酸溶液、1%过碘酸溶液，2h 可全部水解，得到连有一个醛基的苷元。

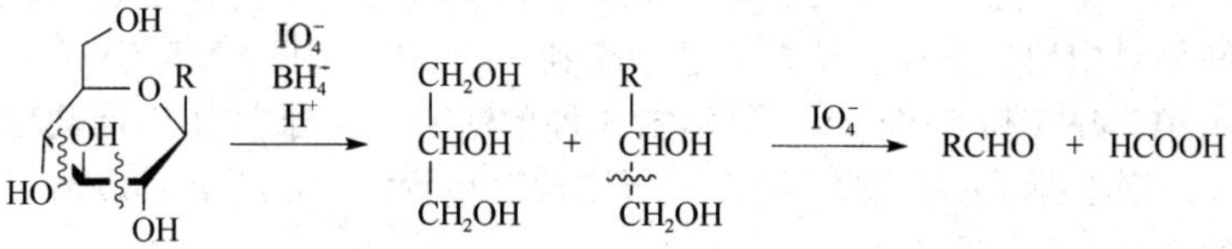

IO_4^-, BH_4^-, H^+ → CH_2OH—CHOH—CH_2OH + R—CHOH—CH_2OH $\xrightarrow{IO_4^-}$ RCHO + HCOOH

此外，对一些苷元结构不太稳定的苷类，如某些皂苷，为了避免酸水解使苷元发生脱水或结构上的变化以获取真正的苷元，也常用 Smith 降解法进行水解。

以上是苷键水解常用五种方法，对于一些特殊的苷键，如糖醛酸苷键用普通的方法很难开裂，需要加剧反应条件，但结果是糖醛酸和苷元被破坏。因此糖醛酸苷键的裂解常采用特殊的选择性水解反应——紫外光照射法、四乙酸铅分解法、乙酸酐-吡啶分解法、微生物培养法等。

值得注意的是有些苷键极不稳定，在较弱的酸性或在水或烯醇液中稍长时间加热即能水解。因此，在保存苷时，要注意环境，防止水解。

第五节　糖及糖链的结构鉴定

一、糖的鉴定及波谱特征

糖的水溶性很大，且不易获得结晶，有些物理常数不易测定，给鉴定工作带来困难，现在多采用各种色谱和波谱技术，对糖类进行鉴定。

（一）糖的鉴定

1. 纸色谱法（PC） 鉴定单糖时主要采用正相色谱，常以水饱和的有机溶剂系统，如正丁醇-乙酸-水（4∶1∶5 上层，BAW）、正丁醇-乙醇-水（4∶1∶2.2，BEW）、水饱和苯酚等展开。利用糖的还原性或形成糠醛后引起的呈色反应显色，常用显色剂，如邻苯二甲酸苯胺、氨性硝酸银试剂（使还原糖显棕黑色）、三苯四氮唑盐试剂（单糖和还原性寡糖呈红色）、3,5-二羟基甲苯盐酸试剂（酮糖呈红色）、过碘酸-联苯胺（糖、苷和多元醇中有邻二-OH 结构显蓝底白斑）。

2. 薄层色谱（TLC） 在含磷酸二氢钠的硅胶 G 薄层板上点样，上行展开二次。展开系统：①乙酸乙酯-冰醋酸-甲醇-水（12∶3∶3∶2）；②乙酸乙酯-2%硼酸-甲醇（12∶0.5∶3）；③正丁醇-异丙醇-0.08mol/L 硼酸（3∶5∶1.5）。显色剂：①2%二苯胺丙酮溶液-2%苯胺丙酮溶液-85%磷酸（5∶5∶1）；②2%二苯胺丙酮溶液-2%苯胺丙酮溶液-三氯乙酸（*V/V/V*=1∶1∶1）。挥干溶剂，均匀喷洒显色剂，85℃加热 10min，显色斑点集中。

3. 气相气谱（GC） 由于单糖不具有挥发性不能直接用 GC 测定。常将单糖制备成糖腈乙酰酯衍生物，具体操作是将糖溶于吡啶，加入盐酸羟胺在 90℃反应 0.5h，放冷再加入乙酸酐，90℃反应 0.5h，待反应液冷却后，加入水以三氯甲烷溶剂萃取 3 次，收集三氯甲烷层，蒸干，残渣加三氯甲烷溶解，即可进行 GC 测定。

4. 液相色谱（LC） 载体为苯乙烯，二乙烯基苯共聚物，官能团为磺酸基，分离机制为分配吸附加配位交换的 Shodex 糖柱，可以直接测定单糖，不必制备成衍生物。但此色谱柱需在较高的温度（70～90℃）使用。

5. 离子色谱 利用糖在碱性条件下可以阴离子化的特性，以氢氧化钠水溶液和去离子水作为洗脱剂，用离子色谱仪进行测定。该方法不需糖衍生化，样品处理简单，干扰小，灵敏度高。

（二）糖的波谱特征

1. ^{1}H-NMR 糖和苷类化合物 ^{1}H-NMR 的特点是信号分布范围窄，耦合关系复杂。糖环碳上大部分质子的化学位移由于受羟基的去屏蔽作用而位于 3.2～4.2ppm，信号重叠严重解析困难。但端基氢质子（H-1）的化学位移处于较低场 4.3～6.0ppm。一般情况下，可根据此区域内 H-1 质子信号的化学位移和数目，确定糖的种类和数目。

α 型吡喃糖的 H-1 质子化学位移大于 4.95ppm，*β* 型吡喃糖的 H-1 质子化学位移小于 4.95ppm，据此可判断糖环的相对构型。例如，从猴头菇中得到一杂多糖，^{1}H-NMR 中有 3 个端基氢（H-1）信号，分别为 *δ* 4.50、4.95 和 5.05ppm，显示由 3 种单糖组成，分别为 *D*-葡萄糖（*β* 构型）、*D*-半乳糖（*α* 构型）和 *L*-鼠李糖（*α* 构型）。甲基质子比较容易辨认，位于 *δ* 1.0ppm 左右，可用于确定甲基五碳糖的个数。

糖环的相对构型也可由端基质子（H-1）与邻位质子（H-2）的耦合常数 *J* 来推断。当糖质子 H-2 为直立键（a 键）时，1 位苷键的相对构型不同，即 H-1 与 H-2 的二面角不同，耦合常数亦不同。*β-D-*和 *α-L-*型葡萄糖的 H-1 和 H-2 键处于直立键方向，φ=180°，*J*=6～8Hz；*α-D-*和 *β-L-*型葡萄糖的 H-1 为平伏键（e 键），H-2 为直立键，φ=60°，*J*=2～4Hz。

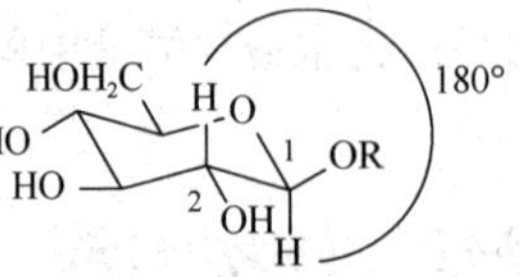

HOH$_2$C, HO, HO, H, O, 1, OR, 2, OH, H, 180°

*β-D-*葡萄糖
J = 6~8Hz

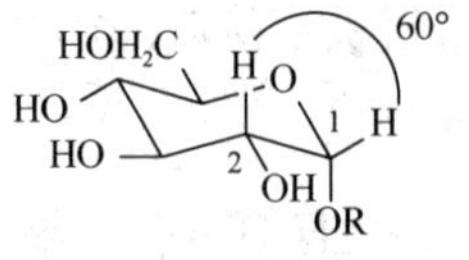

HOH$_2$C, HO, HO, H, O, 1, H, 2, OH, OR, 60°

*α-D-*葡萄糖
J = 2~4Hz

因此，六碳醛糖的优势构象为 C1 型，其中 2 位构型与 *D*-葡萄糖相同的 *D*-半乳糖、*D*-阿洛糖的优势构象中 H-2 均为直立键，其成 α 苷键时，端基质子（H-1）与 H-2 的耦合常数均为 2～4Hz；而当其成 β 苷时，端基质子与 H-2 的耦合常数均为 6～8Hz。

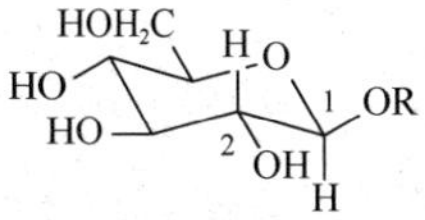

β-D-葡萄糖苷 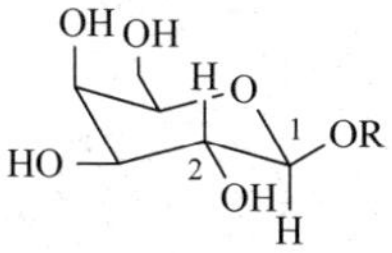　　*β-D*-半乳糖苷 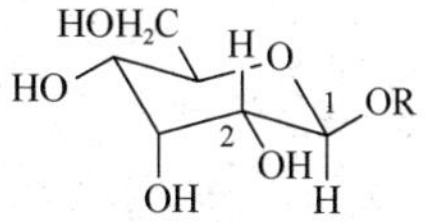　　*β-D*-阿洛糖苷

例如，*β-D*-葡萄糖和 *α-D*-葡萄糖的混合物在 ^{1}H-NMR 上显示两个端基质子信号，不仅化学位移有差别，耦合常数差别也很明显。其中 *β-D*-葡萄糖的端基质子信号为 δ 4.6ppm，J=8Hz；而 *α-D*-葡萄糖的端基质子信号为 δ 5.2ppm，J=4Hz。

但是当 H-2 为平伏键的情况下，H-1 无论处于平伏键还是直立键，与 H-2 的二面夹角均约 60°，故不能用该法判断苷键构型。因此，六碳醛糖中 2 号位构型与葡萄糖不一致的 *D*-甘露糖的苷键，不能用与端基质子的耦合常数来判断其构型。

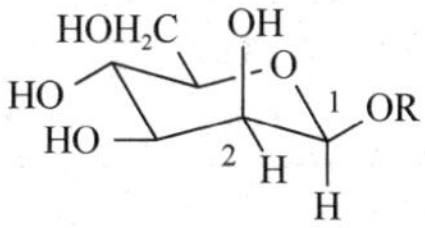

β-D-甘露糖 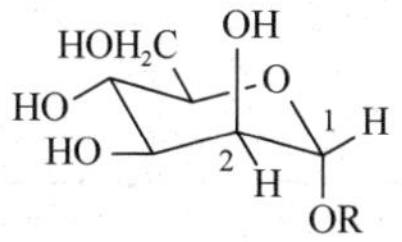　　*α-D*-甘露糖

同样，甲基五碳糖中的 *L*-鼠李糖的 C_2 构型虽与 *D*-葡萄糖相同，但其优势构象为 1C 式，H-2 为平伏键，其苷键的构型也不能用该方法判断。

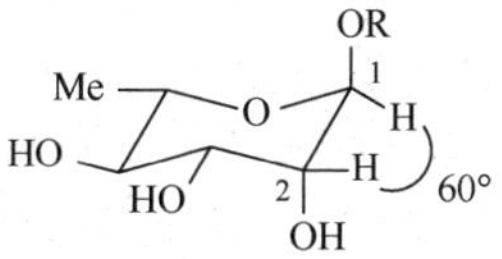

α-L-鼠李糖 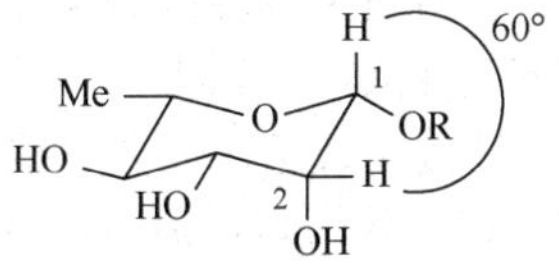　　*β-L*-鼠李糖

这两对化合物 H-1 和 H-2 的二面角都约为 60°，因此无法从其耦合常数 J 值判断构型。对于这类糖的苷，可以利用糖苷的 H-1 的化学位移不同来区别（表 5-1）。

羟基因其宽的信号和化学位移的可变性，一般不用于结构研究，常常通过重水交换除去。

表 5-1　一些常见吡喃醛糖的 ^{1}H-NMR 化学位移和耦合常数

单糖	英文名	H-1	H-2	H-3	H-4	H-5	H-5′	H-6	H-6′
α-核糖	*α*-ribose	4.75	3.71	3.83	3.77	3.82	3.50		
			（3.0）	（3.0）		（5.3）	（12.4，2.6）		
β-核糖	*β*-ribose	4.81	3.41	3.98	3.77	3.72	3.57		
		（6.5）	（3.3）	（3.2）		（4.4）	（11.4，8.8）		
α-阿拉伯糖	*α*-arabinose	4.40	3.40	3.55	3.83	3.78	3.57		
		（7.8）	（9.8）	（3.6）		（1.8）	（13.0，1.3）		
β-阿拉伯糖	*β*-arabinose	5.12	3.70	3.77	3.89	3.54	3.91		
		（3.6）	（9.3）	（9.8）		（2.5）	（13.5，1.7）		
α-木糖	*α*-xylose	5.09	3.42	3.48	3.52	3.58	3.57		
		（3.6）	（9.0）	（9.0）		（7.5）	（7.5）		
β-木糖	*β*-xylose	4.47	3.14	3.33	3.51	3.82	3.22		
		（7.5）	（9.2）	（9.0）		（5.6）	（11.4，10.5）		
α-来苏糖	*α*-lyxose	4.89	3.69	3.78	3.73	3.71	3.58		
		（4.9）	（3.6）	（7.8）		（3.8）	（12.1，7.2）		

续表

单糖	英文名	H-1	H-2	H-3	H-4	H-5	H-5′	H-6	H-6′
β-来苏糖	*β*-lyxose	4.74 （1.1）	3.81 （2.7）	3.53 （8.5）	3.73	3.84 （1.1）	3.15 （11.7，9.1）		
α-葡萄糖	*α*-glucose	5.09 （3.6）	3.41 （9.5）	3.61 （9.5）	3.29 （9.5）	3.72	—	3.72 （2.8）	3.63 （12.8，5.7）
β-葡萄糖	*β*-glucose	4.51 （7.8）	3.13 （9.5）	3.37 （9.5）	3.30 （9.5）	3.35	—	3.75 （2.8）	3.60 （12.8，5.7）
α-甘露糖	*α*-mannose	5.05 （1.8）	3.79 （3.8）	3.72 （10.0）	3.52 （9.8）	3.70	—	3.74 （2.8）	3.63 （12.2，6.8）
β-甘露糖	*β*-mannose	4.77 （1.5）	3.85 （3.8）	3.53 （10.0）	3.44 （9.8）	3.25	—	3.74 （2.8）	3.60 （12.2，6.8）
α-半乳糖	*α*-galactose	5.16 （3.8）	3.72 （10.0）	3.77 （3.8）	3.90 （1.0）	4.00	—	3.70 （6.4）	3.62 （6.4）
β-半乳糖	*β*-galactose	4.48 （8.0）	3.41 （10.0）	3.56 （3.8）	3.84 （1.0）	3.61		3.70 （3.8）	3.62 （7.8）

注：溶剂为 D_2O，400MHz，23℃，化学位移单位为 ppm，括号内为 *J* 值，单位为 Hz

2. ^{13}C-NMR ^{13}C-NMR 的化学位移范围较 ^{1}H-NMR 宽，具有较高的分辨率。糖上碳信号可分为几类，大致范围为：CH_3 的化学位移在 18ppm 左右，是甲基五碳糖的 C-6，一般可根据其信号的数目（扣除苷元中的甲基）判断甲基五碳糖的个数；CH_2OH 在 62ppm 左右，是 C-5 或 C-6；CHOH 在 68～85ppm，是糖氧环上的 C-2～C-4；—O—CH—O—在 95～105ppm，是端基 C-1 或 C-2。与 ^{1}H-NMR 一样，糖的端基碳位于较低场，在此范围内有几个信号可视为有几种糖存在于糖链的重复单位中。需要注意的是，同一种单糖在糖链中的位置不同，可能会导致端基碳不同的化学位移，一般比较接近，几乎重叠（表 5-2）。

表 5-2 常见单糖及其衍生物的 ^{13}C-NMR 数据

化合物	英文名	C-1	C-2	C-3	C-4	C-5	C-6	OCH_3
α-D-葡萄糖	*α-D*-glucopyranose	92.9	72.5	73.8	70.6	72.3	61.6	
β-D-葡萄糖	*β-D*-glucopyranose	96.7	75.1	76.7	70.6	76.8	61.7	
甲基-*α-D*-葡萄糖	methyl-*α-D*-glucopyranoside	100.0	72.2	74.1	70.6	72.5	61.6	55.9
甲基-*β-D*-葡萄糖	methyl-*β-D*-glucopyranoside	104.0	74.1	76.8	70.6	76.8	61.8	58.1
α-D-葡萄糖五乙酸酯	*α-D*-glucopyranose pentaacetate	89.2	69.3	69.9	68.0	69.9	61.6	
β-D-葡萄糖五乙酸酯	*β-D*-glucopyranose pentaacetate	91.8	70.5	72.8	68.1	72.8	61.7	
α-D-吡喃半乳糖	*α-D*-galactopyranose	93.2	69.4	70.2	70.3	71.4	62.2	
β-D-吡喃半乳糖	*β-D*- galactopyranose	97.3	72.9	73.8	69.7	76.0	62.0	
甲基-*α-D*-半乳糖	methyl-*α-D*-galatopyranoside	100.1	69.2	70.5	70.2	71.6	62.2	56.0
甲基-*β-D*-半乳糖	methyl-*β-D*-galatopyranoside	104.5	71.7	73.8	69.7	76.0	62.0	58.1
α-D-半乳糖五乙酸酯	*α-D*-galactopyranose pentaacetate	89.5	67.2	67.2	66.2	68.5	61.0	
β-D-半乳糖五乙酸酯	*β-D*-galactopyranose pentaacetate	91.8	67.8	70.6	66.8	71.5	61.0	
α-D-吡喃果糖	*α-D*-fructopyranose	65.9	99.1	70.9	71.3	70.0	61.9	
β-D-吡喃果糖	*β-D*-fructopyranose	64.7	99.1	68.4	70.5	70.0	64.1	
α-D-呋喃果糖	*α-D*-fructofuranose	63.8	105.5	82.9	77.0	82.2	61.9	

续表

化合物	英文名	C-1	C-2	C-3	C-4	C-5	C-6	OCH_3
β-D-呋喃果糖	*β-D*-fructofuranose	63.6	102.6	76.4	75.4	81.6	63.2	
α-D-吡喃甘露糖	*α-D*-mannopyranose	95.0	71.7	71.3	68.0	73.4	62.1	
β-D-吡喃甘露糖	*β-D*-mannopyranose	94.6	72.3	74.1	67.8	77.2	62.1	
甲基-*α-D*-吡喃甘露糖	methyl-*α-D*-mannopyranoside	101.9	71.2	71.8	68.0	73.7	62.1	55.9
甲基-*β-D*-吡喃甘露糖	methyl-*β-D*-mannopyranoside	101.3	70.6	73.3	67.1	76.6	61.4	56.9
α-L-吡喃鼠李糖	*α-L*-rhamnopyranose	95.1	71.9	71.1	73.3	69.4	17.9	
β-L-吡喃鼠李糖	*β-L*-rhamnopyranose	94.6	72.5	73.9	72.9	73.2	17.9	
甲基-*α*-鼠李糖	methyl-*α*-rhamnoside	102.6	72.1	72.7	73.8	69.5	18.6	
甲基-*β*-鼠李糖	methyl-*β*-rhamnoside	102.6	72.1	75.3	73.7	73.4	18.5	
α-D-吡喃阿拉伯糖	*α-D*-arabinopyranose	97.6	72.9	73.5	69.6	67.2		
β-D-吡喃阿拉伯糖	*β-D*-arabinopyranose	93.4	69.5	69.5	69.5	63.4		
甲基-*α-D*-吡喃阿拉伯糖	methyl-*α-D*-arabinopyranoside	105.1	71.8	73.4	69.4	67.3		58.1
甲基-*β-D*-吡喃阿拉伯糖	methyl-*β-D*-arabinopyranoside	101.0	69.4	69.9	70.0	63.8		56.3
α-D-呋喃阿拉伯糖	*α-D*-arabinofuranose	101.9	82.3	76.5	83.8	62.0		
β-D-呋喃阿拉伯糖	*β-D*-arabinofuranose	96.0	77.1	75.1	82.2	62.0		
甲基-*α-D*-呋喃阿拉伯糖	methyl-*α-D*-arabino furanoside	109.2	81.8	77.5	84.9	62.4		
甲基-*β-D*-呋喃阿拉伯糖	methyl-*β-D*-arabino furanoside	103.1	77.4	75.7	82.9	62.4		
α-D-吡喃核糖	*α-D*-ribopyranose	94.3	70.8	71.1	68.1	63.8		
β-D-吡喃核糖	*β-D*-ribopyranose	94.7	71.8	69.7	68.2	63.8		
α-D-呋喃核糖	*α-D*-ribofuranose	97.1	71.7	70.8	83.8	62.1		
β-D-呋喃核糖	*β-D*-ribofuranose	101.7	76.0	71.2	83.3	63.3		
α-D-吡喃木糖	*α-D*-xylopyranose	93.1	72.5	73.9	70.4	61.9		
β-D-吡喃木糖	*β-D*-xylopyranose	97.5	75.1	76.8	70.2	66.1		
甲基-*α-D*-吡喃木糖	methyl-*α-D*-xylopyranoside	100.6	72.3	74.3	70.4	62.0		56.0
甲基-*β-D*-吡喃木糖	methyl-*β-D*-xylopyranoside	105.1	74.0	76.9	70.4	66.3		58.3
α-来苏糖	*α*-lyxose	94.9	71.0	71.4	68.4	63.9		
β-来苏糖	*β*-lyxose	95.0	70.9	63.5	67.4	65.0		
α-阿洛糖	*α*-allose	93.7	67.9	72.0	66.9	67.7	61.6	
β-阿洛糖	*β*-allose	94.3	72.2	72.0	67.7	74.4	62.1	
α-阿卓糖	*α*-altrose	94.7	71.2	71.1	66.0	72.0	61.6	
β-阿卓糖	*β*-altrose	92.6	71.6	71.3	65.2	75.0	62.5	
α-古洛糖	*α*-gulose	93.6	65.5	71.6	70.2	67.2	61.7	
β-古洛糖	*β*-gulose	94.6	69.9	72.0	70.2	74.6	61.8	
α-艾杜糖	*α*-idose	93.2	73.6[1)]	72.7[1)]	70.6[1)]	73.6[1)]	59.4	
β-艾杜糖	*β*-idose	93.9	71.1[1)]	68.8[1)]	70.6[1)]	75.6[1)]	62.1	
α-塔洛糖	*α*-talose	95.5	71.7	66.0	70.6	72.0	62.4	
β-塔洛糖	*β*-talose	95.5	72.5[1)]	69.6[1)]	69.4	76.5	62.6	

注：1）D_2O 中测定，归属时可能有变化；化学位移单位为 ppm

取代基不同的空间排列对化学位移有较大的影响，端基碳上取代基为直立键（a 键）比为平伏键（e 键）的化学位移处于较高场，据此可以判断糖环的构型，如 *D*-葡萄糖，*α* 型化学位移在 97～101ppm，*β* 型 103～106ppm，当为酯苷、叔醇苷及个别酚苷时，化学位移值可降至 98ppm。通常呋喃糖 C-3 和

C-5，或 C-5 的化学位移值明显偏大，多数大于 80ppm，据此可以区别氧环的大小（表 5-3）。

表 5-3 常见全乙酰化吡喃醛糖的 ^{13}C-NMR 化学位移

全乙酰化单糖	英文名	C-1	C-2	C-3	C-4	C-5	C-6
α-核糖	*α*-ribose	88.7	67.1	65.6	66.5	59.3	
β-核糖	*β*-ribose	90.7	67.1	66.0	66.0	62.5	
α-阿拉伯糖	*α*-arabinose	92.2	68.2	69.9	67.3	63.8	
β-阿拉伯糖	*β*-arabinose	90.4	67.3	68.7	66.9	62.9	
α-木糖	*α*-xylose	88.9	69.2	69.2	68.8	60.5	
β-木糖	*β*-xylose	91.7	69.3	70.8	68.1	62.5	
α-来苏糖	*α*-lyxose	90.7	68.2	68.2	66.6	61.9	
β-来苏糖	*β*-lyxose	90.1	68.2	68.2	65.8	71.2	
α-阿卓糖	*α*-altrose	90.2	68.2	66.4	64.4	66.4	62.1
α-葡萄糖	*α*-glucose	89.2	69.4	70.0	68.1	70.0	61.1
β-葡萄糖	*β*-glucose	91.8	70.5	72.8	68.1	72.8	61.7
α-甘露糖	*α*-mannose	90.4	68.6	68.2	65.4	70.5	62.0
β-古洛糖	*β*-gulose	89.7	67.3*	67.1*	67.1*	71.1	61.3
α-艾杜糖	*α*-idose	90.4	65.9	66.2	65.9	66.2	61.8
α-半乳糖	*α*-galactose	89.5	67.2	67.2	66.2	68.5	61.0
β-半乳糖	*β*-galactose	91.8	67.8	70.6	66.8	71.5	61.0
α-塔洛糖	*α*-talose	91.4	65.2*	66.3*	65.3*	68.8*	61.5

注：*归属时可能有变化；化学位移单位为 ppm

另外，用门控偶技术可以得到端基质子和端基碳的耦合常数，即 $^{1}J_{C1\text{-}H1}$ 来确定苷键的构型。如吡喃糖苷的 H-1 是平伏键（e 键）质子时，即 *α-D* 或 *β-L* 型苷键，耦合常数为 170～175Hz；而 H-1 是直立键（a 键）质子，即 *β-D* 或 *α-L* 型苷键，耦合常数为 160～165Hz。由于鼠李糖的优势构象是 C-1 式，所以当为 *α-L* 型时，其耦合常数为 170～175Hz，*β-D* 型时是 160～165Hz。呋喃型糖苷则无法用端基碳的碳氢耦合常数判断其苷键的构型（表 5-4）。

表 5-4 甘露糖苷和鼠李糖苷的 $^{1}J_{C1\text{-}H1}$ 值

苷元	糖	$^{1}J_{C1\text{-}H1}$	δ_{H1}	糖	$^{1}J_{C1\text{-}H1}$	δ_{H1}
甲醇	*α-D*-甘露糖	166	5.10	*β-D*-甘露糖	156	4.62
	α-L-鼠李糖	168	5.04	*β-L*-鼠李糖	158	4.55
正丁醇	*α-D*-甘露糖	166	5.26	*β-D*-甘露糖	155	4.72
	α-L-鼠李糖	166	5.02	*β-L*-鼠李糖	152	4.60
仲醇	*α-D*-甘露糖	165	5.37	*β-D*-甘露糖	155	4.93
	α-L-鼠李糖	167	5.27	*β-L*-鼠李糖	154	4.72
d-薄荷醇	*α-D*-甘露糖	164	5.52	*β-D*-甘露糖	154	4.88
	α-L-鼠李糖	166	5.23	*β-L*-鼠李糖	152	4.83
l-薄荷醇	*α-D*-甘露糖	166	5.36	*β-D*-甘露糖	154	4.92
	α-L-鼠李糖	168	5.30	*β-L*-鼠李糖	152	4.90
叔丁醇	*α-D*-甘露糖	165	5.56	*β-D*-甘露糖	153	5.00
	α-L-鼠李糖	164	5.92	*β-L*-鼠李糖	153	4.87

注：化学位移单位为 ppm，耦合常数单位为 Hz

3. 苷化位移（glycosylation shift，GS） 糖与苷元成苷后，苷元的 C-α，C-β 和糖端基碳的化学位移值均发生了改变，这种改变称为苷化位移。苷化位移值与苷元的结构有关，与糖的种类关系不大。苷化位移可以用于推测糖与苷元、糖与糖的连接位置。糖与伯醇、仲醇、叔醇等成的苷，其苷化位移情况各不相同。

（1）伯醇苷：糖与伯醇成苷后，苷元 C-α 向低场位移约 7ppm，C-β 向高场位移约 3ppm，糖的端基碳向高场位移 1～2ppm。

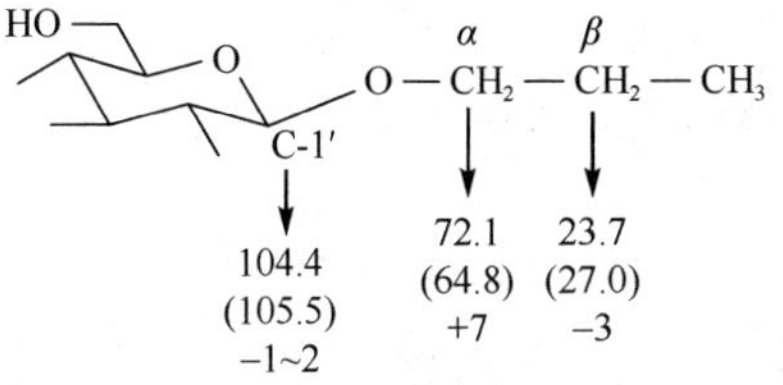

括号中数值为苷元和糖的甲苷的化学位移值，单位为 ppm。

（2）环仲醇苷

1）两个 C-β 均为仲碳的苷：对称碳原子增加一个取代基后，变为非对称碳，称之为前手性碳。前手性碳又有 pro-*R* 碳和 pro-*S* 碳之分。在环醇仲碳的 e 键上增加一个基团，并将该基团的优先序列定为第三，按 *R*、*S* 规则命名，当为 *R* 构型时称该碳为 pro-*R* 碳，反之为 pro-*S* 碳。

成苷后 C-α 向低场位移 7ppm，端基碳向高场位移 1～4ppm（与甲苷比）；当端基碳构型为 *R* 时，C-β 的前手性构型为 pro-*R* 时，向高场位移约 2ppm；为 pro-*S* 时，向高场位移约 4ppm。当端基碳构型为 *S* 时则相反。

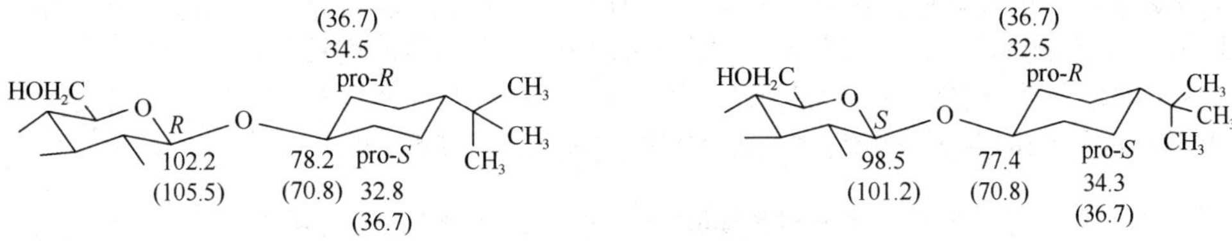

2）一个 C-β 为仲碳，另一个为叔碳或季碳的苷：苷元的 C-α 与糖的端基碳构型相同时，C-α 向低场位移约 5ppm；不同时 C-α 向低场位移约 10ppm。C-β 和端基碳的变化较复杂（表 5-5）。

表 5-5 苷化位移规律

苷元			C-1'	C-α	C-β
伯醇			≈7	5～7	–4
环仲醇	C-β 均为仲碳	C-1'（*R*）	≈7	5～7	pro-*S* –4，pro-*R* –2
		C-1'（*S*）	≈7	5～7	pro-*S* –2，pro-*R* –4
	一个 C-β 为仲碳，另一个为叔碳或季碳	C-1'和 C-α 构型相同	5	5	仲碳 –5
					叔碳 –2
					季碳 –0.5
		C-1'和 C-α 构型不同	10	10	仲碳 –2
					叔碳 –1
					季碳 ±0.5
叔醇			0～1	7	–3

注：化学位移单位为 ppm，上述位移数据为近似值，不同结构中会有变动

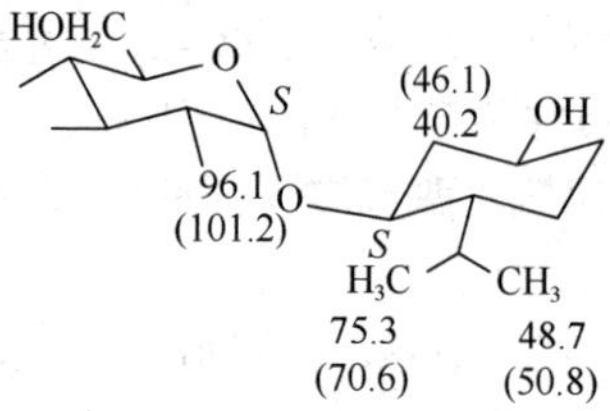

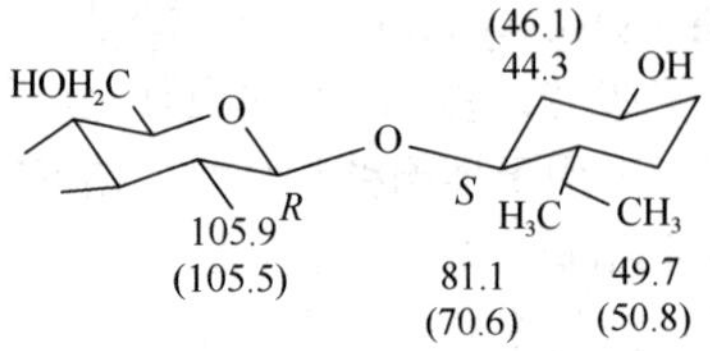

（3）叔醇苷：糖与叔醇成苷后苷元的 C-α 向低场位移约 7ppm，C-β 向高场位移约 3ppm，糖的端基碳向低场位移 0～1ppm。

（4）酯苷和酚苷：C-α 向高场位移，区别于上述苷。

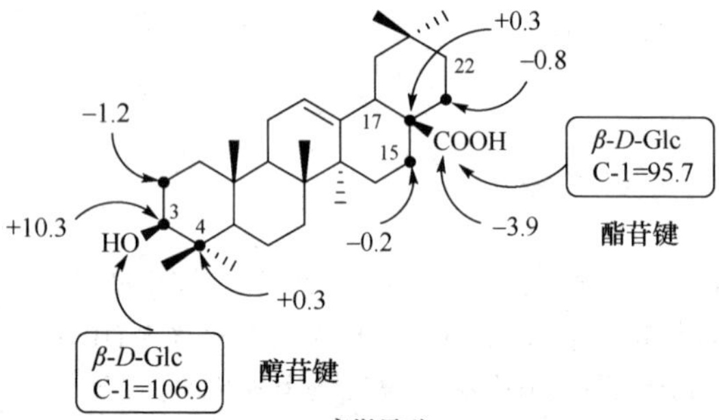

齐墩果酸

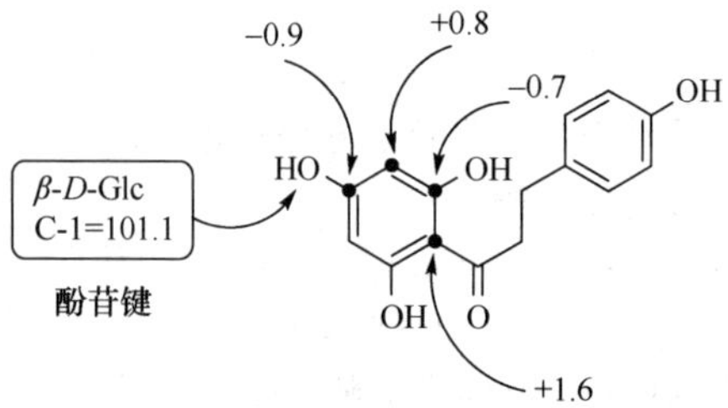

采用苷化位移确定糖与糖之间的连接位置，关键是首先要将糖片段中碳的信号正确归属。在被苷化的糖中，通常 C-α 的位移较大，C-β 稍有影响，其他碳则影响不大。双糖苷在确定了苷中糖的基础上，可参考该糖甲苷的化学位移值归属末端糖片段中碳的信号，然后再根据内侧糖甲苷的化学位移值归属内侧糖的碳信号，最后根据苷化位移规律确定糖与糖的连接位置。

4. 2D-NMR 实际上除了单糖及其衍生物，其他寡糖或糖苷的结构解析往往依赖各种 2D-NMR 技术。表 5-6 列出了用于糖结构解析的 2D-NMR 技术和谱图参数。

表 5-6 用于糖结构解析的 2D-NMR 技术和谱图参数

2D-NMR 技术	F_1 轴参数	F_2 轴参数
同核相关谱（COSY、DQF-COSY、TQF-COSY、TOCSY、NOESY）	δ（^{1}H）	δ（^{1}H）
异核相关谱（HSQC、HMQC、HMBC）	δ（^{13}C）	δ（^{1}H）

5. 质谱 可以通过获得分子离子或碎片离子的 m/z，进而直接给出精确的分子量及寡糖连接的一些信息，如糖苷断裂一个末端葡萄糖给出 162u 和 M-162u 的碎片峰；断裂一个岩藻糖给出 146u 和 M-146u 的碎片峰。但是质谱不能给出立体化学信息。

电喷雾电离（ESI）和基质辅助激光解吸电离（MALDI）等软电离质谱技术可以用于寡糖结构研究。

二、糖链结构的测定

糖链结构的确定集中在多糖结构的研究中。多糖是 10 个单糖以上组成的生物大分子化合物，与蛋白质等生物大分子一样也有明确的三维空间结构，可以用一、二、三、四级结构来描述，其中二、三、四级结构属高级结构，多糖的一级结构是指多糖的单糖残基的组成、排列顺序、相邻单糖残基的连接方式、端基碳的构型及糖链有无分支、分支的位置和长短等。多糖的二、三、四级结构是指多糖分子中主链的构象，侧链的空间排布，单糖残基空间相对定位等。由于单糖的种类比构成蛋白质的氨基酸种类多，连接的位点也多，故具有多分支结构的杂多糖结构的确定比蛋白质困难得多，如三个相同的氨基酸只能构成一种形式的三肽，而三个糖则能构成 176 个异构体。多糖与蛋白质一样，其活性不但与其分子量、溶解度、黏度及一级结构有关，还与立体结构有关，也存在活性中心，同时还与它所结合的蛋白质、色素、金属离子等有关。

糖和苷的共性是糖链，在含有寡糖的苷中，糖链的测定占主要地位，苷元的结构鉴定方法在以后各章节介绍，本节将重点介绍糖链的测定方法。糖链的测定主要包括单糖的组成、糖与糖之间的连接位置和顺序，以及苷键的构型。但在确定糖链结构前首先需要对被测的聚糖样品纯度及分子量进行测定。

（一）纯度测定

多糖是大分子化合物，纯度不能用小分子化合物的标准来判别，即使是纯品多糖，它的结构也并不均一。所以多糖纯品实质上是指一定分子量范围的均一组分，它的纯度只代表相似链长的平均分布。多糖纯度常用的测定方法有紫外法、凝胶高效液相色谱法、凝胶柱色谱法、超离心法、高压电泳法、旋光测定法等。

1. 紫外法 多糖中常混合有蛋白质，可以用塞韦格（Sevega）法、三氯乙酸法、酶法除去蛋白质，紫外光谱检测，在 λ=280nm 波长下没有吸收峰就表明蛋白质含量很低。

2. 凝胶高效液相色谱法 凝胶柱一般为 3～4 根 TSK-GEL 柱串联，检测器常用示差折光检测器（DRID）或蒸发光散射检测器（ELSD），均一对称的色谱峰表明多糖纯度较高。

3. 凝胶柱色谱法 常用的凝胶为 Sephadex、Sepharose 和 Sephacryl，一般柱高与柱直径之比＞40，洗脱剂为 0.02～0.2mol/L NaCl 水溶液或 0.04mol/L 吡啶水与 0.02mol/L 乙酸水（1∶1）组成的缓冲液溶液，每 3mL 收集一份，苯酚-硫酸法跟踪检测，绘制吸收曲线，根据出峰情况判断多糖纯度。

4. 超离心法 由于微粒在离心力场中的移动速度与微粒的密度、大小和形状有关，故当将多糖溶液进行密度梯度超离心时，如果是组分均一的多糖，则应呈现单峰。

5. 高压电泳法 多糖的组成不同、分子量不同，与硼酸形成的配合物不同，在电场作用下的相对迁移率也会不同，因此可以用高压电泳的方法测定多糖的纯度。

6. 旋光测定法 在多糖水溶液中加入乙醇使其浓度为 10%左右，离心得沉淀。上清液再加入乙醇使其浓度为 20%～25%，离心再得二次沉淀，比较两次沉淀的比旋度，如果比旋度相同则为纯品，否则则为混合物。

一般要确定一种多糖的均一性，除了凝胶高效液相色谱法外，采用其他方法至少需要有两种以上的方法才能确定。

（二）分子量测定

单糖、寡糖及其苷的分子量测定主要采用场解吸质谱法（FD-MS）、快原子轰击质谱（FAB-MS）和电喷雾质谱（ESI-MS）。

多糖的分子量测定是研究多糖性质的一项较为重要的工作，因为多糖的性质往往与它的分子量大小有关。目前常用于多糖分子量测定的方法有高效凝胶色谱法、激光光散射法、凝胶柱色谱法，另外还有传统方法如蒸气压渗透计法、黏度法、渗透压法和超滤法等。

1. 高效凝胶色谱法 目前多糖的分子量测定方法多采用高效凝胶色谱法，此法所用凝胶柱一般为 3～4 根 TSK-GEL 柱串联，检测器常用示差折光检测器或者蒸发光散射检测器。一般以已知分子量的右旋糖酐（dextran）为对照品，以对照品分子量的对数值为纵坐标，以相应色谱峰的保留时间为横坐标，进行线性回归。然后测定多糖样品的保留时间，代入回归方程，计算出多糖的峰位分子量（M_p）。

2. 激光光散射法 光散射法测定高分子量化合物是基于高分子溶液的瑞利散射，垂直偏振光通过溶液产生的不同角度散射光的强度与溶质分子的大小即分子量成正比。

单独利用静态光散射仪可以测定聚合物重均分子量，但通常将其与凝胶色谱仪（GPC）联机使用，可方便地测定聚合物的数均分子量、重均分子量、Z 均分子量和分子量分布指数，而不依赖任何假设条件和校正曲线。与凝胶色谱法相比，该法不需要对分子形状进行假定，也不需要标样校准，测定结果为真实分子量；与 MS 法相比，其准确度虽逊于 MS 法，但该法简便快捷，对样品没有特殊要求，且费用较低。

3. 凝胶柱色谱法 常用色谱填料为 SephadexG-200、G-150 或 G-75，以一定离子强度的 NaCl 水溶液进行平衡，然后将各种不同的已知分子量的多糖分别相继上柱，用同一离子强度的 NaCl 水溶液洗脱，分步收集，采用苯酚-硫酸法监测，分别求得洗脱体积（V_e），再将蓝色葡聚糖[平均分子量（Mr）>200 万 Da]上同一根色谱柱，求出柱的空体积（V_o），根据 V_e/V_o 与分子量的对数之间存在着线性关系，可绘制标准曲线。最后，将待测样品按上述不变的条件上柱，求得待测多糖的 V_e。通过标准曲线上的 V_e/V_o，查得待测多糖的分子量对数，便可求出分子量。

多糖分子量的测定没有一种绝对准确的方法，其分子量只代表相似链长的平均值，而不是确切的分子大小。采用不同的方法，常常得到不同的分子量。

（三）单糖基的鉴定

1. 气相色谱法（GC） 该法是多糖结构分析中最重要的手段之一，它与质谱联用可以得出单糖残基类型、键的连接方式、糖的序列和糖环、聚合度等多种结构信息。

此外，由于各种毛细管色谱柱适用于糖的 GC 分析，因而 GC 法测定糖类具有选择性高、样品用量少、分辨率和灵敏度高、分析速度快及可用于定性及定量分析等优点。

GC 要求试样具有良好的挥发性和热稳定性。多糖本身为大分子物质，且由于含大量羟基不能在高温下直接挥发而不适用于 GC。因而需将多糖降解为单糖或寡糖，再将其制备成易挥发，对热稳定的糖腈乙酰酯衍生物。测定时，常以甘露醇或肌醇为内标，已知单糖的糖腈乙酰酯衍生物作标准，即可得出组成多糖的单糖基的种类和比例。

2. 高效液相色谱法（HPLC） 该法可用于多糖组成分析。由于单糖基结构相近，在 C_{18} 硅胶柱上不易分离，同时单糖基在紫外区没有吸收峰，不适合用常规的高效液相色谱测定。可以将多糖水解制备单糖衍生物，如制备 1-苯基-3-甲基-5-吡唑啉酮（PMP）衍生物，再经高效液相色谱法，用 C_{18} 硅胶柱分离，采用紫外检测器或二极管阵列检测器进行分析。

3. 苷键全水解法 将苷键全水解，采用纸色谱（PC）或 TLC 检出单糖的种类，显色后用薄层扫描法（TLCS）求得各种糖的分子比。

（四）单糖之间连接位置的测定

1. 甲基化法 甲基化反应是提供糖基被取代位置信息的主要手段。甲基化分析一般是将糖所有自由羟基全部反应生成甲醚，然后水解所有的苷键，释放出甲基化单糖，用 GC、GC-MS 法对水解产物进行定性定量分析。获知被测物中含有的糖的类型、甲基化的位置及相互之间的分子比等。通常具有游离羟基的位置即是糖的连接位点，全甲基化的单糖即是末端糖（含分支末端糖）。通过各甲基化物之间的比例，还可推测出糖链重复单位中各种单糖的数目。虽然该法可以获知末端糖、糖的连接位点、糖的重复单位，但无法获知糖的连接顺序。

2. 高碘酸氧化和 Smith 降解 高碘酸氧化是一种选择性的氧化反应，它只能作用于多糖分子中连二羟基及连三羟基处。当连二羟基的 C—C 键被断开后，产生相应的醛；当断裂连三羟基的 C—C 键时，则产生甲酸及相应的醛。此反应是定量进行，每断裂 1mol C—C 键，消耗 1mol 高碘酸，由此推测每生成 1mol 甲酸必然对应消耗 2mol 高碘酸。因此，通过测定高碘酸消耗量及甲酸生成量，便可以判断糖苷键的位置、直链多糖的聚合度及支链多糖的分支数目等。

高碘酸氧化产物经 $NaBH_4$ 还原得到的多糖醇，在温和条件下经稀酸水解，可发生特异性降解，即 Smith 降解。Smith 降解的特点是只切断被高碘酸破坏的糖苷键，而未被高碘酸氧化的糖残基仍连在糖链上。这样，多糖醇经 Smith 降解，就可以得到小分子的多元醇和未被破坏的多糖或寡糖片段，对这些产物进行分析，便可以推断出糖苷键的键型及其位置。

例如，1→1 键合（1→6 类似），消耗 2mol 高碘酸，生成 1mol 甲酸：

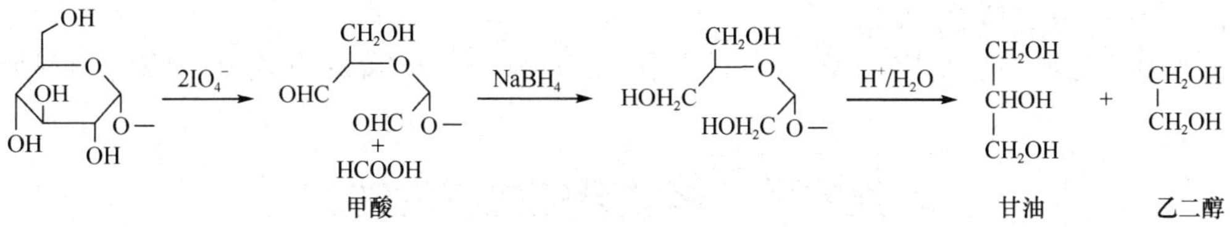

甲酸　甘油　乙二醇

以 1→4 键合（1→4,6 类似），1→2 或 1→2,6 键合只消耗高碘酸，不生成甲酸：

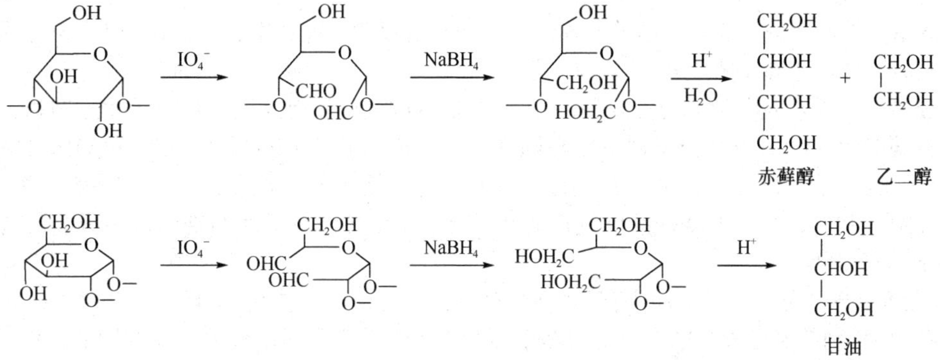

赤藓醇　乙二醇

甘油

以 1→3 位键合（1→3,6、1→2,3、1→2,4、1→3,4、1→2,3,4 类似）不被高碘酸氧化；

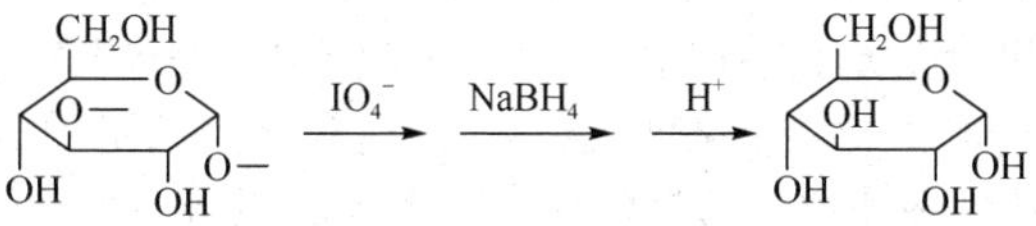

3. ^{1}H-NMR 根据乙酰化后的质子化学位移判断糖苷键的连接位点。^{1}H-NMR 在解决糖的连接位点中具有重要的作用，将寡糖及其苷乙酰化后，其 CHOAc 中 CH 质子的化学位移是 δ 4.75～5.4ppm，CH_2OAc、CH_2OR 或 CHOR 中的 CH_2 或 CH 质子的化学位移是 δ 3.0～4.3ppm，端基质子（H-1）的化学位移位于两个区域之间，通过 2D-NMR 可以确定 CH_2OAc 中 CH_2 的质子，CH_2OR 或 CHOR 中 CH_2 或 CH 的质子。根据 CH_2OR 和 CHOR 的种类可以判断出糖连接位点。

4. ^{13}C-NMR 法 通过苷化位移，不仅能推断出糖的连接位点，而且还能推断出糖的连接顺序，进而确定糖链的结构，但该法只适用于那些二糖及特殊的寡糖或多糖（如均为 1,3、1,2、1,4 等连接的同种寡糖或多糖），对于三糖以上的糖则需通过其他方法，需分步分解等方法才能确定糖链的结构。

（五）糖链连接顺序的确定

1. 部分水解法 采用稀酸水解、甲醇解、乙酰解、碱水解、酶水解等方法，将糖链水解成较小的片段（各种寡糖），然后根据水解所得的寡糖推断糖链的连接顺序。

2. 质谱法 质谱分析是解决寡糖及其苷中糖连接顺序的有力工具，在了解糖的组成后，可根据质谱中的裂解规律和该化合物的裂解碎片推测寡糖及其苷中糖链的连接顺序。值得注意的是，在用质谱解决糖的连接顺序时，寡糖及其苷中的糖不能是同一类糖，如果所连的糖是同一类糖如葡萄糖、甘露糖、半乳糖等，因其所丢失的质量相等，故无法推断糖的连接顺序。

3. NMR 和 2D-NMR 法 通过碳-氢异核相关谱 HSQC 或 HMQC 谱确定出糖中各质子的化学位移值，然后根据氢-氢相关谱 COSY、TOCSY（在同一自旋系统中即同一糖中的质子具有相关峰）、NOESY 等谱准确地归属出糖中各个位置上的质子，再根据 HMBC 谱确定糖的连接位点和相互的连接关系。

（六）苷键构型及氧环的确定

1. 苷键构型确定方法 可采用核磁共振法、酶解法、分子旋光差法等方法确定苷键的构型，其中最常用的方法是核磁共振法。

2. 氧环测定法 包括 ^{13}C-NMR、红外光谱、甲醇解、Smith 降解法等方法可用于氧环结构的确定。

第六节 糖和苷的生物活性

（一）多糖的生物活性

多糖是天然药物的重要生物活性物质之一，具有抗氧化、抗衰老、抗肿瘤、降血糖、调节肠道菌群和调节免疫等药理作用。

1. 抗氧化 多糖能清除过量的活性氧、减少脂质过氧化和提高抗氧化酶活性。例如，香菇多糖对 O^{2-}、OH 和 DPPH 自由基有较好的清除作用，臭椿多糖对 $ABTS^{+}$、DPPH 和·OH 自由基具有较强的清除能力，黄瓜多糖具有很强的清除·OH 自由基和铁离子还原的能力。柴胡中性多糖 BCPS-1 可体外抑制 DPPH，显示出良好的抗氧化活性。天然多糖体外抗氧化活性的机制可能与其活性氧（ROS）捕获能力有关。

2. 免疫调节作用 天然多糖具有免疫调节作用，且具有多途径、多环节、多靶点的特点。例如，黄芪、白术和芝麻三种多糖在体外可激活巨噬细胞增殖和吞噬活性发挥免疫调节作用；白莲莲子皮多糖通过刺激巨噬细胞释放一氧化氮（NO）和细胞因子（TNF-α、IL-6、IL-1）来增强免疫调节活性；麻黄多糖主要为酸性多糖，具有良好的免疫抑制作用，免疫活性最强的纯多糖为 ESP-B4，其结构中的糖糠醛酸基团和糖链分支结构对其免疫抑制作用发挥极其重要。

3. 抗衰老 多糖能清除自由基、抑制衰老基因表达和调控细胞周期，从而发挥抗衰老作用。三七多糖可显著降低胞内活性氧水平，同时提高细胞 I 型胶原蛋白含量；双孢蘑菇水溶性多糖可减少脂质过氧化、改善器官功能和释放脂质代谢；山药多糖的抗衰老是通过修复器官功能和提高衰老小鼠体内 *klotho* 基因表达发挥作用。

4. 抗肿瘤 人参多糖、香菇多糖、枸杞多糖具有抗肿瘤活性。人参中性多糖 GFP1 能改善伴刀豆球蛋白（ConA）或脂多糖（LPS）诱导的脾淋巴细胞增殖，提高自然杀伤（NK）细胞活性，显示良好的抗肿瘤活性；中等分子量的枸杞多糖是其发挥抗肿瘤作用的主要活性部位；黏液质多糖，如人参果胶对 S180 瘤株具有一定的抑制作用；凤尾参多糖在体外可抑制 S180 肿瘤细胞的增殖并诱导细胞凋亡。

5. 心血管方面 褐藻酸具有增加血容量和维持血压的作用；肝素可抗凝血，用于预防和治疗血栓；硫酸软骨素是存在于动物软骨组织中的酸性黏多糖，具有改善动脉粥样硬化、防治冠心病等作用；茶叶多糖具有抗凝血、抗血栓和降血脂作用。

6. 调节肠道菌群 多糖可调节肠道菌群、保护肠黏膜和增加短链脂肪酸的含量；黑木耳多糖通过调节肠道菌群，增加盲肠内短链脂肪酸的含量，发挥降脂的作用；黄精多糖可显著提高肠道菌群的丰富度和多样性，也可改变菌群物种组成，从而对 2 型糖尿病小鼠起到较好的治疗作用；党参多糖免疫调节抑制小鼠的肠道微生物群，产生膜免疫损伤和抑制病原菌定植方面作用。

7. 降糖作用 红茶、枸杞和桑叶多糖具有降糖活性，以红茶多糖降糖效果为先，且均无肝脏毒性；南瓜粗多糖在 2 型糖尿病小鼠模型中，有显著的降糖作用；党参中性多糖在体内可缓解 2 型糖尿病小鼠的氧化应激，改善脂质代谢，产生降糖作用。

8. 其他作用 动物多糖透明质酸广泛存在于动物的眼球玻璃体、关节液及皮肤等组织中，具有润滑及撞击缓冲、阻滞入侵微生物扩散等作用，作为天然保湿因子，透明质酸近年来常用作护肤霜的基质。

（二）苷的生物活性

苷是糖在自然界的重要存在形式之一。由于苷元的不同，苷类化合物结构多样，生物活性广泛，具有很高的药用价值。苷类化合物是许多常用中药，如人参、天麻、葛根、黄芩、薯蓣、虎杖、柴胡、苦杏仁、槐米等的有效成分。许多苷类有效成分及其衍生物已用于临床，如葛根素、白藜芦醇苷、芦丁、天麻素、人参皂苷 Rg_3、人参皂苷 Rh_2 等。苷类化合物的生物活性主要如下：

1. 抗肿瘤 一些三萜皂苷显示良好的抗肿瘤活性，如人参皂苷 Rh_2 对肿瘤细胞生长具有良好的抑制作用，并能促进肿瘤细胞再分化逆转成正常细胞；多叶唐松草皂苷对耐药性肿瘤具有良好的活性；重楼中的甾体皂苷Ⅰ和Ⅵ，对 P388、L1210 和 KB 肿瘤株增殖具有显著的抑制作用。

2. 抗炎和免疫 芦丁及其衍生物羟乙基芦丁、橙皮苷-甲基查耳酮对 PEG 等诱发的大鼠水肿等具有明显作用；棉花皮苷对胃溃疡具有预防作用；甘草酸具有非特异性免疫增强和促肾上腺皮质激素样作用，临床上做抗炎药，用于胃溃疡治疗；柴胡皂苷 a 和 d，美商陆皂苷 A–E 和 G 显示明显的抗炎作用。

3. 心血管方面作用 芦丁、橙皮苷、香叶木苷等能降低血管脆性及异常通透性，可用于防治高血压及动脉硬化的辅助制剂，芦丁还具有明显扩张冠状动脉作用；人参皂苷、三七皂苷和西洋参总皂苷能降低心肌局部缺血及心肌缺血再灌注引起的心肌损伤；刺五加茎叶总皂苷能显著增加心肌血流量，发挥抗心肌缺血作用；绞股蓝皂苷、脉动皂苷对心肌梗死、心律失常具有良好的作用；茶叶中的皂苷具有降血压作用；柴胡皂苷 a 和 d 能降血清胆固醇和甘油三酯；来自黄山药的甾体皂苷制成的地奥心血康胶囊，对冠心病、心绞痛疗效显著；蒺藜果实提取的总皂苷，具有扩张冠状动脉、改善心绞痛作用，用于心脑血管疾病防治；中药薤白中的皂苷显示较强体外抑制腺苷二磷酸（ADP）诱导的家兔血小板聚集作用。

4. 抗感染作用 毛茛苷、秦皮素、黄芩苷、熊果苷具有抗菌作用；常春藤皂苷具有显著的抗真菌活性。

5. 神经系统作用 天麻苷、美商陆皂苷 E 具有镇静作用；人参皂苷 Rg_1 有轻度中枢神经兴奋及抗疲劳作用，人参皂苷 Rb_1 则有中枢神经抑制和安定作用，还能增加海马趾突触的密度，促进神经细胞生长；远志皂苷能显著提高脑内 M 受体密度和增强胆碱乙酰转移酶活性，提高痴呆大鼠学习记忆能力。

6. 强心作用 强心苷是植物中具有强心作用的甾体苷类化合物。毛地黄毒苷、地高辛等强心苷在临床上用于治疗充血性心力衰竭及节律障碍等疾病。

7. 其他作用 大豆苷可缓解高血压患者头痛症状；中药营实中的营实苷 A，潘泻苷具有致泻作用；积雪草粗皂苷可促进伤口愈合；柳叶牛膝总皂苷可发挥抗生育作用。此外，大多数三萜皂苷和甾体皂苷还具有溶血和降低表面张力作用，熊果苷可抑制体内酪氨酸酶的活性，阻止黑色素的生成，具有美白作用，广泛用于制造化妆品。

第七节 糖和苷的研究实例

（一）熊果苷的研究实例

熊果苷（arbutin）又名熊果素，主要从杜鹃花科植物熊果（bearberry）叶中分离得到，能有效地抑制皮肤中的酪氨酸酶的活性，阻断黑色素的形成，通过自身与酪氨酶直接结合，加速黑色素的分解与排泄，从而减少皮肤色素沉积，祛除色斑和雀斑，而且对黑色素细胞不产生毒害性、刺激性、致敏性等副作用，同时还有杀菌、消炎作用，主要应用于化妆品中，也作皮肤科常用外用药物，用于黄褐斑、炎症后色素沉着等适应证，医药工业上还可作肠道消炎用药原料。

1. 化学结构与理化性质 熊果苷，分子式 $C_{12}H_{16}O_7$，为白色针状结晶或粉末，易溶于热水、乙醇、甲醇、二甲基亚砜，略溶于冷水，不溶于石油醚、二氯甲烷等亲脂性有机溶剂。其化学结构属氢醌苷，常见 α 型和 β 型，化学名为 4-羟基苯（α 或 β）-D-吡喃葡糖苷，两者互为差向异构体，其比旋光度不同：α-熊果苷约+180°，而 β-熊果苷约–60°。脱氧熊果苷则为熊果苷的人工改构产物，化学名为 4-[(2-四氢吡喃)氧]苯酚。

α 型、β 型和脱氧型熊果苷均属氢醌衍生物，在一定条件下（光照、加热）可分解为氢醌，但三者的稳定性存在差异。α-熊果苷热稳定性和光稳定性较好；β-熊果苷在 50℃以上会分解，且光稳定性差；脱氧熊果苷热稳定和光稳定性均差。此外，溶液的 pH 值也影响熊果苷的稳定性，强酸、强碱下 α 型和 β 型熊果苷易分解成氢醌。

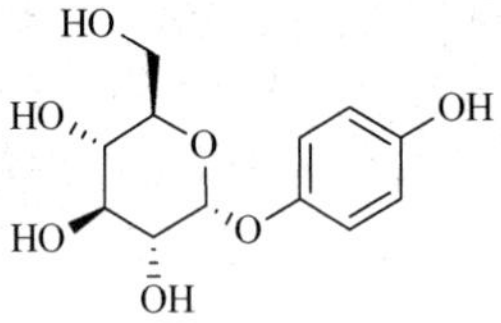

HO HO HO OH O O OH　　HO HO HO OH O O OH　　O O OH

α-熊果苷 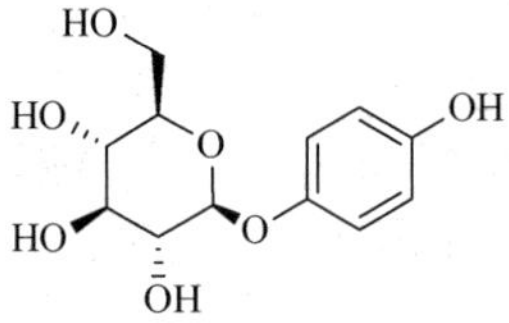　　β-熊果苷 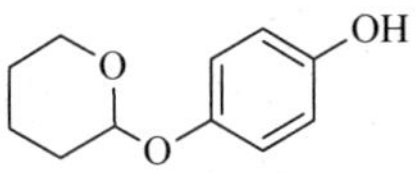　　脱氧熊果苷

2. 药理作用 α 型、β 型和脱氧型熊果苷均能抑制酪氨酸酶活性，以脱氧熊果苷抑制活性最高，分别是 β-熊果苷的 350 倍，α-熊果苷的 38.5 倍，且具有可逆性。α-熊果苷对酪氨酸酶抑制活性强于 β 型，其美白机制是直接抑制酪氨酸酶活性，而非通过抑制细胞生长或酪氨酸酶基因表达的方式来减少黑色素生成。

除抑制酪氨酸酶作用外，熊果苷还有抗氧化、抗炎、抑菌、镇咳、祛痰、平喘、抗肿瘤等广泛的药理活性。通过抑制肿瘤细胞增殖、诱导凋亡、促进自噬，熊果苷可对抗黑色素瘤、膀胱癌、骨肉瘤。作为良好的抗氧化剂，熊果苷还可降低脂质过氧化标记物、亚硝酸盐、蛋白羰基化水平；有效提高超氧化物歧化酶与谷胱甘肽过氧化物酶的活力，减少氧化应激和亚硝化应激，同时降低丙二醛的含量，降低活性氧水平。

3. 功效及应用 熊果苷具有美白的功效，在日化领域广泛用于高级化妆品配方中，常配制成护肤霜、祛斑霜、高级珍珠膏等产品，既能美容护肤，又能消炎、抗刺激性。在不同类型的熊果苷中，目前实际应用最多的是 β-熊果苷。近来研究发现 α-熊果苷具有更高效的美白作用和更高的安全性。国内外一些家化妆品公司已逐渐采用 α-熊果苷代替 β-熊果苷。熊果苷还作皮肤科外用药物，常用于黄褐斑、炎症后色素沉着等适应证。

4. 来源与制备 α-熊果苷在植物中的丰度较低，鲜有从植物中提取，主要通过酶合成法和生物转化法制备。β-熊果苷的来源途径宽，既可通过植物提取、植物细胞培养、酶转化得到，又可通过化学合成方法制备。受制备的产率、成本、技术水平等因素的制约，目前工业化生产 β-熊果苷多采用化学合成法。脱氧熊果苷则主要通过化学合成法制备，常以对苯二酚为原料制备。

（二）芦丁的生物合成研究实例

芦丁（rutin）属黄酮类，广泛存在于中草药（如槐米、陈皮、葛根、黄芪等）、水果（如柠檬、葡萄、樱桃、柑橘、杏、李子等）、蔬菜（如芦笋、黄瓜、番茄等）中，具有抗炎、抗氧化、抗菌、抗病毒、抗癌、抗糖尿病等广泛的药理作用。芦丁制剂，如芦丁片和复方芦丁片已在临床中使用，其中芦丁片主要用于脆性增加的毛细血管出血症、紫癜、视网膜出血等症，复方芦丁片主要成分由芦丁和维生素 C 组成，用于脑出血、出血性肾炎、产后出血等适应证。

芦丁的生物合成由苯丙烷通路、类黄酮通路、黄酮醇通路相关基因及节点酶共同调控完成。涉及的关键酶包括苯丙烷通路的苯丙氨酸解氨酶（PAL）、肉桂酸-4-羟基化酶（C4H）、4-香豆酸-辅酶 A 连接酶（4CL）；类黄酮通路的 CHS（查耳酮合酶）、CHI（查耳酮异构酶）、F3H（黄烷酮-3-羟化酶）、FLS（黄酮醇合成酶）；黄酮醇通路的 F3′H（黄酮-3′-羟化酶）、F3′5′H（黄酮-3′5′-羟化酶）和 UGT（葡糖基转移酶类）。

生物合成具体过程如下：

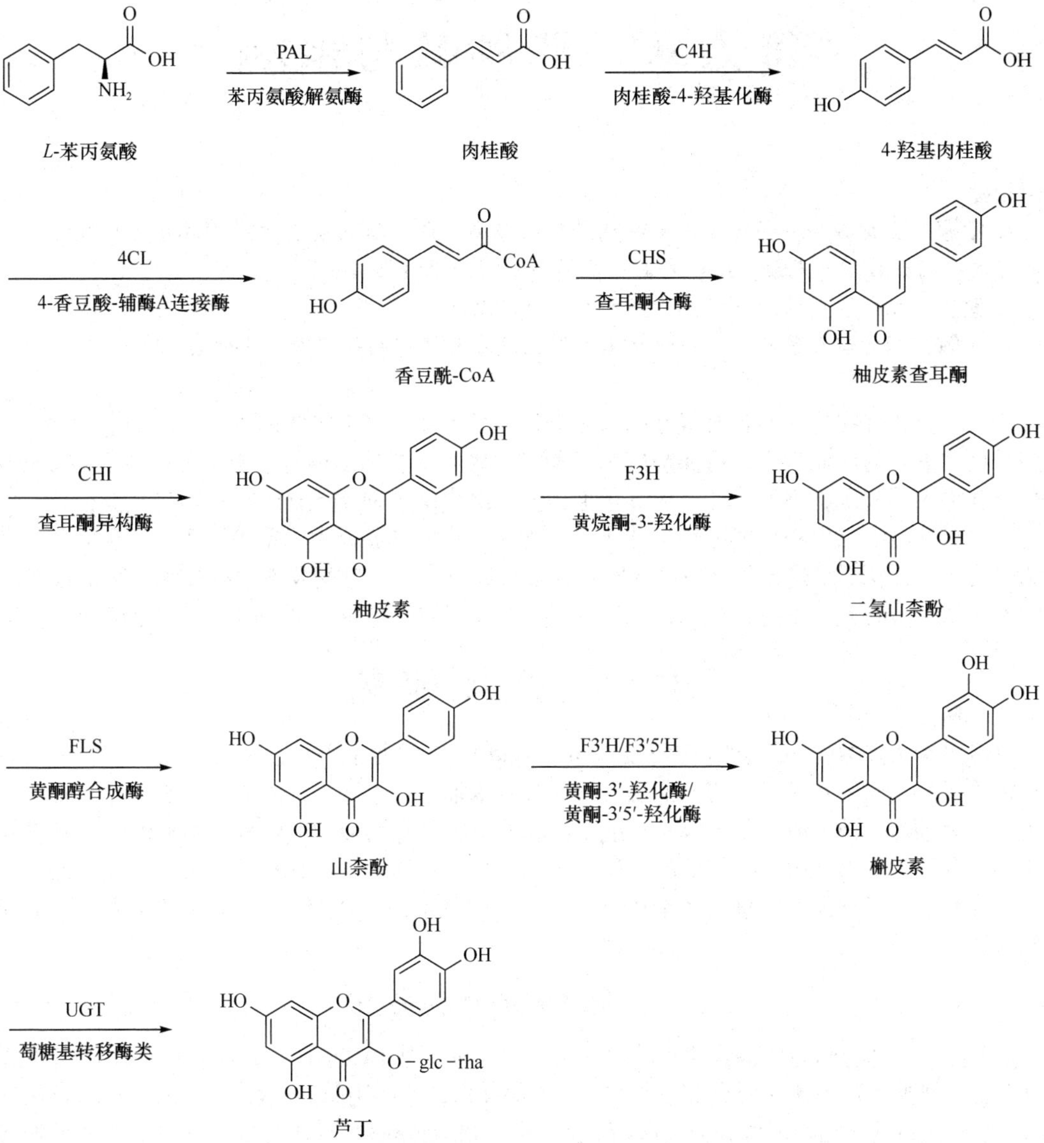

L-苯丙氨酸 —PAL 苯丙氨酸解氨酶→ 肉桂酸 —C4H 肉桂酸-4-羟基化酶→ 4-羟基肉桂酸

—4CL 4-香豆酸-辅酶A连接酶→ 香豆酰-CoA —CHS 查耳酮合酶→ 柚皮素查耳酮

—CHI 查耳酮异构酶→ 柚皮素 —F3H 黄烷酮-3-羟化酶→ 二氢山柰酚

—FLS 黄酮醇合成酶→ 山柰酚 —F3′H/F3′5′H 黄酮-3′-羟化酶/黄酮-3′5′-羟化酶→ 槲皮素

—UGT 葡糖基转移酶类→ 芦丁（3-O-glc－rha）

第六章 脂肪酸与聚酮

学习目标

1. 掌握 脂肪酸和聚酮化合物的结构特征及分类；脂肪酸的鉴别方法、理化性质及常用提取分离方法；脂肪酸紫外光谱、红外光谱、质谱与核磁共振波谱特征。

2. 熟悉 几个常用聚酮类抗生素药物的名称及结构。

3. 了解 脂肪酸及聚酮类化合物的生物活性及在天然药物研究开发中的应用。

脂肪酸类化合物是一端含有羧基的碳氢长链天然产物，在生物体内主要以酯的形式存在。脂肪酸是机体重要的功能物质，可参与细胞膜构成、体内物质的运输等，对生物体具有重要作用。聚酮化合物大多来源于细菌、真菌和海洋生物的二次代谢产物，具有广阔的药物开发前景。脂肪酸与聚酮类化合物在生物合成上均来源于乙酸途径，故将二者合为一章进行讲述。本章第一节将介绍脂肪酸的来源、结构分类、理化性质及提取分离方法，并对其波谱学特征和生物活性作以概述。本章第二节将介绍聚酮化合物的结构分类、提取分离、生物活性和生物合成的基本内容。

第一节 脂 肪 酸 类

视窗 6-1

自然界中大多数生物都含有脂肪酸（fatty acid），它们通常以甘油酯的形式存在。植物油、动物油等天然油脂经水解可以得到脂肪酸。例如，豆油、花生油、玉米油中主要含有亚油酸，茶油主要含有油酸，椰子油主要含有月桂酸，蓖麻油主要含有油酸和亚油酸，菜籽油中含有对人体有害的高芥酸，牛羊油中含有棕榈酸、硬脂酸和油酸，猪油中含有棕榈酸、油酸、硬脂酸、豆蔻酸、亚油酸、十六烯酸等，深海鱼油中含有二十二碳六烯酸（DHA），沙丁鱼油中含有二十碳五烯酸（EPA）等。

一、脂肪酸的结构类型

脂肪酸为羧基与脂肪烃基连接而成的一元羧酸，通式为 RCOOH（R 为脂肪烃基），天然脂肪酸几乎都是碳原子数为偶数的直链一元酸。在生物体内，这些脂肪酸通过乙酸途径以 C_2 单位进行合成。脂肪酸按其结构特征可分为饱和脂肪酸、不饱和脂肪酸和特殊脂肪酸。不饱和脂肪酸根据其含有双键个数还可分为单不饱和脂肪酸和多不饱和脂肪酸。特殊脂肪酸在自然界中含量稀少。脂肪酸从营养角度分类，又分为必需脂肪酸（essential fatty acid，EFA）和非必需脂肪酸（non-essential fatty acid，NEFA）。

案例 6-1 中国粮油学会油脂分会指出，国内外尚没有一种食用油能达到 1∶1∶1 的均衡营养比例。

问题：何为 1∶1∶1 食用油，这个比例正确吗？为什么？

（一）饱和脂肪酸

饱和脂肪酸（saturated fatty acid，SFA）一般为动物性油脂，常温下呈固态。天然油脂中主要存在 C_{12}、C_{16} 和 C_{18} 等脂肪酸，如棕榈酸、硬脂酸。这些饱和脂肪酸能促进人体对胆固醇的吸收，使血液中胆固醇的含量升高，二者易结合并沉积于血管壁，是血管硬化的主要原因。天然脂肪酸中短链脂肪酸含量少，但这些酸往往对生物体有特殊的生理作用，如反刍动物可利用丁酸（butyric acid）生成酮体而供能。天然存在的 C_{20} 以上的长链饱和脂肪酸也很少，如花生中的花生酸（arachidic acid）和二十四烷酸（lignoceric acid）。

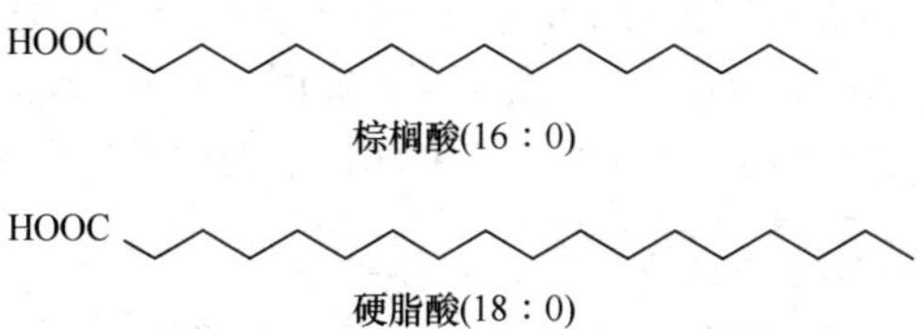

棕榈酸(16：0)

硬脂酸(18：0)

（二）不饱和脂肪酸

不饱和脂肪酸（unsaturated fatty acid，UFA）是指含有双键的脂肪酸。在生物体内，不饱和脂肪酸是由饱和脂肪酸经脱氢反应合成的，其种类数量及比例因生物种类的不同而不同。天然油脂中不饱和脂肪酸的含量往往高于饱和脂肪酸的含量。

1. 单不饱和脂肪酸（monounsaturated fatty acid，MUFA） 分子中含有一个双键，如棕榈油酸（16：1Δ^{9c}）、油酸（18：1Δ^{9c}）和高芥酸（22：1Δ^{13c}）。天然脂肪中，含双键的脂肪酸几乎都是顺式异构体，而动物油脂中存在相当数量的高熔点反式不饱和脂肪酸。陆地动物细胞不能合成更多的脂肪双键，故脂肪中只含有单不饱和脂肪酸。不饱和脂肪酸对人体胆固醇代谢影响不大。据报道，短期食用含高芥酸的菜籽油可能会诱发心肌性脂肪症，长期食用则可能会造成心脏功能障碍。

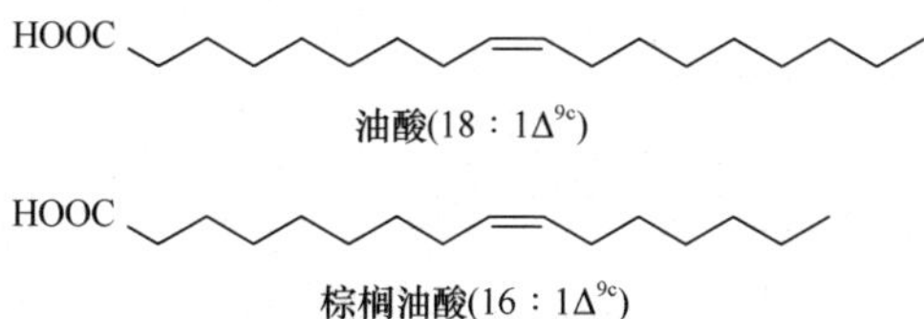

油酸(18：1Δ^{9c})

棕榈油酸(16：1Δ^{9c})

2. 多不饱和脂肪酸（polyunsaturated fatty acid，PUFA） 分子中含两个以上的双键，如亚油酸（18：2$\Delta^{9c,12c}$）、α-亚麻酸（18：3$\Delta^{9c,12c,15c}$）、花生四烯酸（20：4$\Delta^{5c,8c,11c,14c}$）、二十二碳六烯酸（22：6$\Delta^{4c,7c,10c,13c,16c,19c}$）和二十碳五烯酸（20：5$\Delta^{5c,8c,11c,14c,17c}$）等。亚油酸在人体内可转化为花生四烯酸和 γ-亚麻酸，前者可作为前体物合成具有重要生理活性的前列腺素。α-亚麻酸通过脱氢酶和碳链延长酶的催化作用，最后合成 EPA 和 DHA。它们是脑细胞质中的重要成分，对脑细胞的形成和生长起重要作用。由于陆地动物无法合成这些多不饱和脂肪酸，因而人体必需的亚油酸和 α-亚麻酸须从食物或药物中摄取。

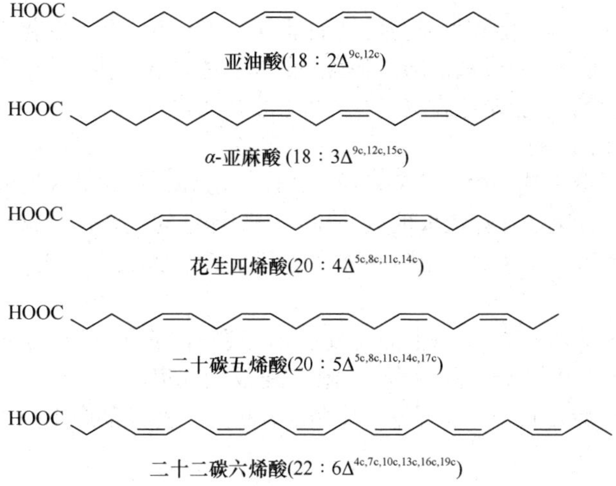

亚油酸(18：2$\Delta^{9c,12c}$)

α-亚麻酸 (18：3$\Delta^{9c,12c,15c}$)

花生四烯酸(20：4$\Delta^{5c,8c,11c,14c}$)

二十碳五烯酸(20：5$\Delta^{5c,8c,11c,14c,17c}$)

二十二碳六烯酸(22：6$\Delta^{4c,7c,10c,13c,16c,19c}$)

为了表示不饱和酸的化学结构，IUPAC 命名法把羰基的碳原子作为 1 位开始计数，把双键存在的位置用碳序号表示，这样油酸为顺-9-十八碳烯酸，亚油酸为顺-9,12-十八碳二烯酸。在生物化学领域则是从末端甲基的碳原子开始计数来指示双键的位置，命名方式是碳原子数:双键数（ω 双键位置），如油酸为 18∶1（ω9），亚油酸为 18∶2（ω6）。此外，有时为了方便，人们又习惯用一种简写符号来表示脂肪酸。简写的方法是先从羧基端开始对碳原子进行编号，然后按“碳原子数:双键数（双键位置及构型）”的格式写出简写式，顺式或 *Z* 式用 c 表示，反式或 *E* 式用 t 表示。如亚油酸为 18∶2（9c,12c）。或者双键位置用 Δ（delta）右上标数字表示，如亚油酸为 18∶2$\Delta^{9c,12c}$。

（三）特殊脂肪酸

特殊脂肪酸是指环状的或具有支链、羟基、酮基的脂肪酸。

1. 支链脂肪酸 支链脂肪酸如结核分枝杆菌中的结核硬脂酸和羊毛脂中的反式异构酸，其在细菌脂肪酸中较为常见。

(−)-结核硬脂酸

2. 环状脂肪酸 环状脂肪酸如热带植物大风子种子油中的大风子酸，广泛存在于植物中的茉莉酸。前列腺素（prostaglandin，PG）也属于复杂的环状脂肪酸。

视窗 6-2

视窗 6-3

大风子酸

(−)-茉莉酸

前列腺素E_2

3. 含氧脂肪酸 含氧脂肪酸是指含有羟基、羰基、环氧基等含氧官能团的脂肪酸，羟基酸是最普通的一类，如蓖麻油中的蓖麻醇酸（12-羟基-顺-9-十八烯酸）、臭气乔木油中的十八三烯酮酸、菊科植物种子油中的 12,13-环氧油酸（12-环氧-9-十八烯酸）等。

4. 炔酸 炔酸如苦木科植物种子油中的塔日酸（tariric acid）。

二、脂肪酸的理化性质

1. 性状 脂肪酸在常温下随碳原子数的增加呈液体到固体的渐进变化。其本身无色，久置被空气氧化而色泽加深。另外，一般从油脂水解得到的脂肪酸都含有少量着色物质，如胡萝卜素、叶黄素等，可进行可见光分析。脂肪酸在空气中久置会发出难闻的气味，这种现象称为酸败，是由空气中的氧、水分或霉菌引起的。

2. 溶解性 脂肪酸溶于热乙醇、乙酸乙酯、乙醚、己烷、三氯甲烷、苯酚等有机溶剂，可溶于冷氢氧化钠溶液。脂肪酸是具有亲水性羧基和亲油性烃基的双亲化合物，其水溶性随分子量的增大而降低。通常把碳数小于 C_{10} 的脂肪酸称为水溶性脂肪酸，大于 C_{10} 的脂肪酸称为水不溶性脂肪酸。

3. 酸碱性 脂肪酸为弱酸，C_{10} 以上的高级脂肪酸离解常数几乎为一常数（$K_a=1.2\times10^{-5}$）。由于酸性比碳酸（$K_a=3.4\times10^{-7}$）强，所以可以与碳酸钠反应成皂。

4. 显色反应 脂肪酸尤其是一些不饱和脂肪酸，可与某些试剂产生颜色反应，常见的显色反应如下。

（1）碘酸钾-碘化钾实验：取 5mg 样品（或者样品的饱和溶液 2 滴），加 2%碘化钾溶液及 4%碘酸钾溶液各两滴，加塞，沸水浴加热 1min，冷却，加 0.1%淀粉溶液 1～4 滴，呈蓝色。

（2）溴的四氯化碳实验：样品的四氯化碳溶液加 2%溴的四氯化碳溶液 2 滴，振摇，溶液褪色。

（3）溴-麝香草酚蓝实验：样品溶液加溴-麝香草酚蓝试液，呈蓝色。

（4）高锰酸钾实验：样品的丙酮溶液加 1%高锰酸钾溶液 2 滴，振摇，溶液褪色。

5. 其他反应 由于羧基的存在，脂肪酸易发生卤代、酯交换、酸解、醇解、氨解等反应，生成相应的酰卤、酸酐、酯和酰胺等。对于不饱和脂肪酸，双键的存在可发生聚合、易位等反应。

三、脂肪酸的提取分离

（一）提取

1. 有机溶剂提取法 常用石油醚、环己烷等有机溶剂进行提取。用乙醇、丙酮作为提取溶剂时，提取物中杂质较多，脂肪酸含量较低，不易纯化。

2. 超临界流体萃取法 温度、压力对脂肪酸的萃取效率有一定的影响，通常在压力为 0.1～5kPa，温度 30～45℃的条件下提取总脂肪酸。

3. 超声波辅助提取 与常规的提取方法相比，其具有降低提取温度、缩短提取时间、节约溶剂用量、改善油脂品质等优点。超声波辅助提取需要选择合适的超声频率和功率。

4. 微波辅助提取 选择合适的溶剂种类、微波功率、提取时间、料液比对微波提取效率至关重要，通常通过单因素实验和正交实验来选择合适的提取工艺。微波辅助溶剂提取法可大幅度缩短提取时间、降低溶剂用量、提高提取率，既省时省工，又有利于环境保护，是一种高效的提取技术。

（二）分离

1. 有机溶剂分离法 通常脂肪酸在极性有机溶剂中的溶解度随碳链长度的增加而减小，随着双键的增加而增加，这种溶解度的差异随着温度降低表现得更为显著。所以将混合脂肪酸溶于有机溶剂，在一定的温度下进行分步结晶，可实现混合脂肪酸的分离。常用的溶剂有甲醇、丙酮和丙烷。

2. 脂肪酸盐结晶法 将脂肪酸混合物经氢氧化钠醇溶液皂化为脂肪酸盐，冷却，使饱和及单不饱和脂肪酸以盐的形式析出；滤液酸化提取，得到高浓度的多不饱和脂肪酸。此法适用于工业生产。

3. 尿素结晶法 是一种经典的提纯多不饱和脂肪酸的方法。尿素能与脂肪族化合物形成加合物，形成加合物的能力与脂肪酸的饱和程度有关，不饱和程度越低越易形成加合物。利用这一原理可将饱和脂肪酸、单不饱和脂肪酸和多不饱和脂肪酸分离。将脂肪酸混合物与尿素的醇溶液混合，保温搅拌，冷却，过滤，可得较高浓度的 EPA 和 DHA。

其他还有利用混合脂肪酸中各组分挥发性的不同进行分离的蒸馏法，利用油脂化学品固化点不同进行分离的温控容器结晶法，以及用分子筛分离脂肪酸的 Sorbex 分离法等，在此不再赘述。

案例 6-2 白叶蒿[*Artemisia leucophylla*（Turcz. Ex Bess）Clarke]为菊科蒿属多年生草本植物。全草药用，有温气血、逐寒湿、止血、消炎的作用。目前已从中分离鉴定出 20 多种脂肪酸，主要为油酸、棕榈油酸、亚麻酸、十八碳三烯酸等不饱和脂肪酸。试设计从白叶蒿中提取分离脂肪酸部位的实验方案。

四、脂肪酸的结构鉴定

（一）紫外光谱

脂肪酸在紫外区显示出特有的吸收光谱，可用作脂肪酸的定性、定量或结构研究。饱和酸和非共轭酸在 220nm 以下的波长区域有吸收峰。共轭酸中的二烯酸、三烯酸和四烯酸分别在 230nm、

260～270nm 和 290～315nm 附近显示出吸收峰。脂肪酸中所含有的特征基团不同，所对应的紫外最大吸收波长也会有所变化，相应的特征最大吸波长收列于表 6-1。

表 6-1　一些脂肪酸的紫外吸收特征

发色团	化合物	λ_{max}（nm）	溶剂
—C═C—	辛烯	177	庚烷
—C≡C—	辛炔	178, 196	庚烷
—C═C—C═C—	丁二烯	217	己烷
—(C═C)$_n$—	共轭多烯	217+30（n-2）	己烷
C_6H_6	苯	184, 202, 255	环己烷
—(C═C—C═C)$_n$—	β-胡萝卜素	452，478	己烷
HC═O	乙醛	290	己烷
C═O	丙酮	275	乙醇
—COOH	C_2～C_{16}饱和酸	208～210	乙醇

（二）红外光谱

红外光谱（IR）能鉴别脂肪酸并分析其结构中是否存在顺式或者反式双键。脂肪酸通常在高波数区域（3700～3400cm^{-1}）有一较低吸收峰，此吸收峰通常由羟基产生，如 ROH、ROOH 等。3025～2850cm^{-1} 这个区域是 C—H 振动吸收区域，可以看见三种峰带：①较微弱的顺式双键吸收（CH═CH）；②较强的 CH_2 基团和末端的甲基吸收峰；③二级氧化产物如醛和酮吸收较弱。脂肪酸在 IR 1800～1700cm^{-1} 区域会出现较强 C═O 伸缩振动吸收峰，如果成酯则吸收峰会大大增强。指纹区 1500～900cm^{-1} 是鉴别脂肪酸分子组成的特征区域，可用于不同脂肪酸的区分。当含反式双键时，在此区域 1000～900cm^{-1} 处有吸收峰，而含反式-反式或者反式-顺式结构时则会出现在稍高波数区。此外，在 900cm^{-1} 更低波数处存在 C—H 面外弯曲振动，产生强烈的顺式吸收。利用 IR 吸收特征，可以区别顺反式脂肪酸。

单不饱和反式脂肪酸在 968cm^{-1} 处有特征吸收，除非发生缩聚，吸收波数不会随不饱和度的增加而变化；顺式不饱和脂肪酸无此吸收特征。

饱和脂肪酸的红外特征吸收与其所含基团有直接关系，主要来自—CH_2—、COOH 及 CH_3，如乙酸的红外吸收由甲基 C—H 伸缩振动引起，在 2949cm^{-1} 处有尖锐的吸收峰，乙酸二聚体羰基伸缩振动，则在 1647cm^{-1} 处有中等强度吸收峰。此外，羟基面内弯曲振动引起 1448cm^{-1} 处吸收，以及 C—C—O 对称伸缩振动的尖锐峰（904cm^{-1}）。由于氢键的作用，饱和脂肪酸通常以二聚体形式存在，如乙酸在 1657cm^{-1} 处的特征峰就是乙酸二聚体羰基伸缩振动引起的。例如，硬脂酸分子式为 CH_3—$[CH_2]_{16}$—COOH，它的甲基 C—H 伸缩振动在 2881cm^{-1} 处有强尖锐峰，羰基伸缩振动因 C—H 伸缩振动很强而变得微弱不明显，羟基面内弯曲振动峰在 1439cm^{-1} 处，C—C—O 对称伸缩振动峰在 909cm^{-1} 处，此外硬脂酸在 2845cm^{-1} 和 2925cm^{-1} 处有—CH_2—伸缩振动引起的尖锐吸收峰，并在 1300cm^{-1} 处有—CH_2—的摇摆和扭曲振动引起的吸收。由于具有很长的 C—C 骨架，存在 C—C 骨架对称与反对称伸缩振动，在 1100～1050cm^{-1} 处有较明显的特征峰。

（三）核磁共振波谱

1. ^{1}H-NMR　饱和脂肪酸和不饱和脂肪酸的 ^{1}H-NMR 略有不同，可以用来作为鉴别的依据。饱和脂肪酸，如硬脂酸在 ^{1}H-NMR 中有 δ 0.90ppm（3H，t）的信号，为脂肪链末端的—CH_3。在 δ 1.31ppm 处会有一个$(CH_2)_n$产生的宽峰，而 δ 1.52ppm 和 δ 2.30ppm 信号则分别对应着饱和脂肪酸—CH_2CH_2COOH 中的两个—CH_2—。

不饱和脂肪酸如油酸、亚油酸，除了含有与饱和脂肪酸类似的吸收峰外，还有烯氢的特征峰。如油酸在 δ 5.42ppm 处有两个烯氢信号，在 δ 2.18ppm 处有四个烯丙基氢信号；而亚油酸在 δ 5.37ppm 和 δ 5.43ppm 处分别有两个烯氢信号，δ 2.18ppm 处有四个烯丙基氢信号（4H，C_8 和 C_{14}），δ 2.77ppm 处两个氢信号（C_{11}）。

此外，不饱和脂肪酸的末端甲基信号与双键位置存在一定的关系，如 ω-3 不饱和脂肪酸的末端甲基信号在 δ 0.98ppm 处，而饱和脂肪酸及 ω-6 以上的不饱和脂肪酸的末端甲基信号在 δ 0.89ppm 处。

2. ^{13}C-NMR　饱和脂肪酸含有—CH_3、—CH_2、C═O 基团，不饱和脂肪酸除了含有上述基团外，还含有一个或多个—CH═CH—基团。因此饱和脂肪酸的碳信号主要集中在 δ 10～40ppm 的高场区，羰基碳信号出现在 δ 170～180ppm；不饱和脂肪酸的主要碳信号也集中在 δ 10～40ppm 的高场区，烯碳信号出现在 δ 120～140ppm。而一些含氧或含支链的特殊脂肪酸，化学位移会在含有特殊基团的位置发生相应的改变。

（四）质谱

近年来，质谱已经成为鉴别生物样品中脂肪酸成分的重要工具。用快速原子轰击质谱法（FAB-MS）研究脂类成分的方法早在 1983 年就已经开始，选择合适的轰击能量及载气就能得到相应的脂肪酸的离子碎片图。电喷雾离子源较 FAB 而言，灵敏度更高，产生的碎片也比 FAB 稳定。饱和脂肪酸会产生分子离子峰，以及分子量相差 14 的碎片峰；不饱和脂肪酸除了产生上述信号外，还会产生在双键处断裂的碎片峰，由此也可以推断出双键的位置。图 6-1 列出了肉豆蔻烯酸和棕榈油酸的质谱裂解规律。

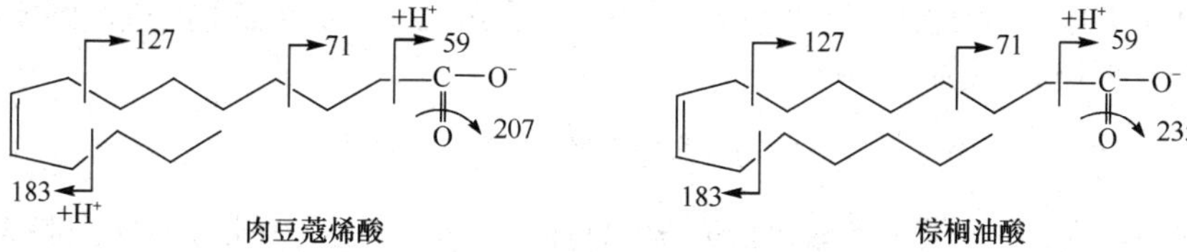

图 6-1　肉豆蔻烯酸和棕榈油酸的质谱裂解规律

液相色谱-质谱联用（LC-MS）技术由于其快速、灵敏等优点在天然产物的分析、鉴定中起着重要的作用。通过高效液相色谱首先将复杂的天然产物分离，再通过质谱对分离的每个物质逐一进行分析从而鉴定其结构。天然产物中所含的脂肪酸可以通过高效液相色谱得到分离，但在用质谱进行结构鉴定时，由于位置异构体（regioisomer）的存在，单纯的质谱技术往往无法对其进行区别。若采用柱后 Ag^+ 衍生化的方法可对相同分子量的不同位置异构体进行区分，从而达到鉴定的目的。

五、脂肪酸的生物活性

（一）抗炎

含有多种不饱和脂肪酸的月见草油，可以显著抑制多种致炎因子引起的大鼠毛细血管通透性增强、水肿和肉芽组织增生、抑制前列腺素（PGE）及缓激肽的释放和稳定溶酶体膜。另外，在研究多不饱和脂肪酸和餐后炎症发生的关系时发现：深海鱼油中的 ω-3 多不饱和脂肪酸有抵抗餐后炎症的作用，而 ω-6 多不饱和脂肪酸则易导致餐后炎症的发生。

（二）抗肿瘤

从板蓝根中分离提纯出的一种高级不饱和脂肪酸，在体内外对多种肿瘤及肿瘤细胞均有抑制作用，且在非细胞毒剂量时能逆转肝癌耐药细胞株 BEL27404/ADM 多柔比星（DOX）的耐药性。鸦胆子油主要含有不饱和脂肪酸，特别是油酸、亚油酸，可以抑制肿瘤细胞的 DNA 合成。研究表明，深海鱼类中的 ω-3 多不饱和脂肪酸，如 EPA 和 DHA，具有抗肿瘤作用。EPA 能参与细胞膜的构成，摄取富含 EPA 的食物可以减少癌症的发生。体内外试验表明从草菇中分离的亚油酸和共轭亚油酸（CLA）能非竞争性地抑制芳香化酶（aromatase）的活性，具有预防和治疗雌激素依赖性乳腺癌的作用。

（三）对中枢系统的影响

酸枣仁油有显著的镇静和催眠作用及抗惊厥作用，而且在动物水平上不影响老鼠的学习记忆功能。研究表明 ω-3 脂肪酸具有神经保护作用，可以减缓老年人的认知能力下降，但对阿尔茨海默病（AD）的作用有待进一步的研究。

（四）对心血管系统的影响

月见草油能显著降低高血脂模型大鼠血清的甘油三酯（TG）水平，升高血清高密度脂蛋白-胆固醇（HDL-CH）水平。紫苏籽油能显著降低大鼠血清中总胆固醇（TC）、甘油三酯和低密度脂蛋白（LDL）水平。火麻仁油可以减轻动脉壁内膜细胞及平滑肌细胞的病变程度。研究表明，ω-3 多不饱和脂肪酸在预防心血管疾病中有重要作用；食物中添加 ω-3 脂肪酸可以降低心肌梗死造成的心脏病死亡率，但是对有心绞痛的患者则不利。

（五）抗糖尿病作用

ω-3 多不饱和脂肪酸对防止和逆转胰岛素拮抗具有显著的临床意义，动物实验中给老鼠喂养高剂量 EPA 可以减少胰岛素拮抗。另外研究表明深海鱼油中的 EPA 和 DHA 可以减少 B 细胞的功能失调，并使 2 型糖尿病中 B 细胞死亡率降低。另外，食用大量的 ω-6 多不饱和脂肪酸造成 ω-6/ω-3 升高可导致心血管疾病、炎症及肿瘤。

六、脂肪酸的研究实例

ω-3 不饱和脂肪酸是一类多不饱和脂肪酸的总称，具有多种生理活性。ω-3 脂肪酸乙酯是 ω-3 不饱和脂肪酸类天然产物中的一类代表药物，已经在多个国家被批准用于严重高甘油三酯血症的治疗。本研究实例将从 ω-3 不饱和脂肪酸的研究背景、结构类型、提取分离、生物活性和未来展望等多个方面进行概述。

（一）高甘油三酯血症与 ω-3 不饱和脂肪酸

高甘油三酯血症（hypertriglyceridemia，HTG）是以血液中甘油三酯水平升高为主要表现的血脂异常疾病，通常是由于甘油三酯蛋白合成或降解障碍引起的。HTG 是我国高脂人群中常见的血脂异常类型，其与肥胖、糖尿病密切相关，也是诱发心血管疾病风险的重要影响因素之一。目前高甘油三酯血症的治疗药物主要包括他汀类、贝特类、ω-3 不饱和脂肪酸及烟酸类药物。其中，ω-3 不饱和脂肪酸因其广泛的天然来源和丰富的生理活性而备受关注。国际上 ω-3 不饱和脂肪酸类药物[如 Omacor®（ω-3 脂肪酸乙酯软胶囊）]在多个国家被批准用于严重高甘油三酯血症的治疗。

ω-3 不饱和脂肪酸一般特指 ω-3 多不饱和脂肪酸，即一类第一个双键出现在碳链甲基端第 3 位碳原子上的多不饱和脂肪酸。如图 6-2 所示，ω-3 多不饱和脂肪酸主要包括有 *α*-亚麻酸（*α*-linolenic acid，ALA）、二十碳五烯酸（eicosapentaenoic acid，EPA）和二十二碳六烯酸（docosahexaenoic acid，DHA）。就天然来源而言，ALA 多来自植物油，如亚麻籽、核桃仁及其他种子油，而 EPA 和 DHA 主要来自鱼油、海藻油和磷虾油，还可由 ALA 在体内经生物合成得到。当前用于治疗的 ω-3 不饱和脂肪酸主要是指以 EPA 和 DHA 为主要成分的高纯度鱼油。

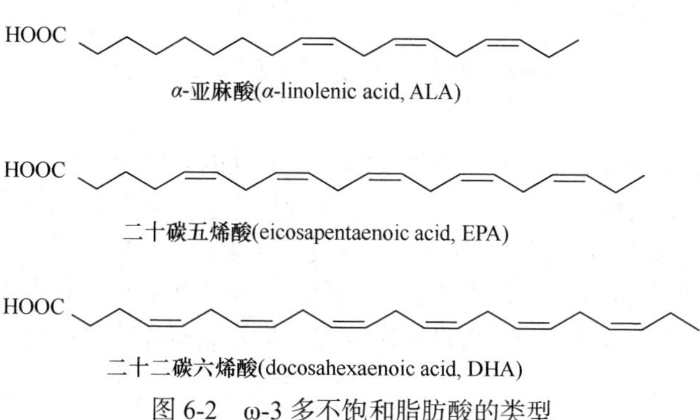

图 6-2 ω-3 多不饱和脂肪酸的类型

（二）ω-3 不饱和脂肪酸的提取分离

目前人们大量获取 ω-3 不饱和脂肪酸主要是通过深海鱼油的提取和纯化来实现。鱼油的提取有多种方法，如压榨法、淡碱水解法、溶剂法、蒸煮法、酶解法和超临界流体萃取法等。这里重点介绍两种提取方法。①淡碱水解法：用低浓度碱液（氢氧化钠、氢氧化钾、氨水等）破坏鱼类原料中的蛋白质，削弱脂肪与蛋白质之间的作用力，进而达到充分分离油脂的目的。该方法工艺较为成熟，优点是操作简便和提取率高。②酶解法：是利用蛋白酶对鱼体中蛋白质进行水解破坏从而释放出油脂的方法。该方法工艺条件温和，而且发酵液能被重新利用，是一种绿色高效优质的鱼油提取方法。

制备高纯度的 ω-3 不饱和脂肪酸还需对提取得到的粗鱼油进行分离和纯化，常见的纯化方法如下。①低温结晶法：不同链长和饱和度的脂肪酸在有机溶剂中溶解度存在差异。温度降低时，高熔点的饱和脂肪酸及部分单不饱和脂肪酸会先结晶析出，大量多不饱和脂肪酸富集在液相中而被分离出来。丙酮和乙醇是用作分离的常用有机溶剂。低温结晶法操作简便，但存在提取效率较低和溶剂残留的问题。②尿素包合法：尿素能与线性脂肪酸如饱和脂肪酸和单不饱和脂肪酸形成包合物，在低温下容易结晶析出。ω-3 不饱和脂肪酸的多个双键导致长碳链弯曲使其难以进入尿素分子的管腔内，不能形成稳定的尿素包合物。其他脂肪酸的尿素包合物可用过滤的方法除去，从而获得高纯度的 ω-3 不饱和脂肪酸。尿脂比、结晶温度、结晶时间是尿包法最主要的试验参数。尿素包合法工艺成熟、条件温和，操作简单，现被广泛应用于 ω-3 不饱和脂肪酸初步富集。其他分离纯化方法还有分子蒸馏法、脂肪酶法、超临界流体萃取法、银离子络合法等，依据情况各方法可以单独或联合使用以达到获取所需纯度的 ω-3 不饱和脂肪酸的目的。

（三）ω-3 不饱和脂肪酸的药理活性和作用机制

ω-3 不饱和脂肪酸具有广泛的生理作用，主要包括抗炎、调节血脂、促进脑和神经系统生长发育等作用。目前临床使用的 ω-3 脂肪酸乙酯主要用于重度高甘油三酯血症的治疗。立乐欣（ω-3 脂肪酸乙酯 90 软胶囊）的主要成分为二十碳五烯酸乙酯（EPA）与二十二碳六烯酸乙酯（DHA），ω-3 脂肪酸乙酯含量不低于 90%。ω-3 不饱和脂肪酸通过抑制肝内甘油三酯的合成与分泌，促进极低密度脂蛋白和乳糜微粒中甘油三酯分解的双重作用机制来发挥降血脂的治疗作用。

（四）天然来源 ω-3 不饱和脂肪酸的未来展望

传统上高纯度 ω-3 不饱和脂肪酸主要来源于鳕鱼、金枪鱼、鲱鱼等海洋鱼类提取的鱼油。海洋藻类合成的 ω-3 不饱和脂肪酸通过食物网转移并积累于海鱼体内，常常伴随着重金属和其他污染物的富集。因此，开发 ω-3 不饱和脂肪酸的新的天然来源成为科研工作者广泛关注的热点。现如今，海洋微藻可规模化养殖、产量高、含油量高，通过微藻技术大规模生产藻油已被实现。此外，海洋甲壳类动物虾、蟹中也含有丰富的 DHA 和 EPA。例如，南极磷虾，其自然来源极其丰富，年捕捞量可达几十万吨。在不久的将来，藻油和磷虾油有望成为除深海鱼油以外 ω-3 不饱和脂肪酸的重要可替代来源。

第二节 聚 酮 类

视窗 6-4

聚酮（polyketone，polyketide）是一类庞大的结构多样的天然化合物，由细菌、真菌、植物与动物将低级羧酸通过连续的缩合反应，经聚酮合酶催化而产生。这类物质对生物的发育生长而言并非必要，但可用于防卫或细胞间的信号传递。聚酮类化合物生物活性多样，包括抑制细菌（如红霉素、四环素）、真菌（如灰黄霉素、两性霉素）生长、抗寄生虫（如阿维菌素、奈马克丁）和抗肿瘤（如多柔比星、烯二炔类）等，一些抗真菌聚酮化合物还具有免疫抑制活性（如雷帕霉素、他克莫司）。

一、聚酮的结构类型

聚酮类化合物是由聚酮生物合成途径合成的化合物的总称。尽管聚酮化合物的结构和特性千差万别，但仍可分为芳香族聚酮化合物和复合聚酮化合物两大类。

1. 芳香族聚酮化合物 具有芳香环结构，包括以四环素为代表的四环类抗生素和以多柔比星为代表的蒽环类抗生素。

2. 复合聚酮化合物 不具芳环结构，大部分通过内酯化成环，包括大环内酯类、多烯类和聚醚类等。大环内酯类化合物埃博霉素和雷帕霉素、多烯类化合物两性霉素、聚醚类化合物莫能菌素等都属于复合聚酮化合物。一些代表性复杂聚酮化合物如图 6-3 所示。

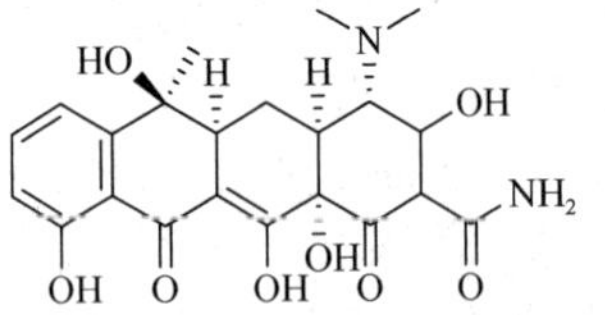

四环素

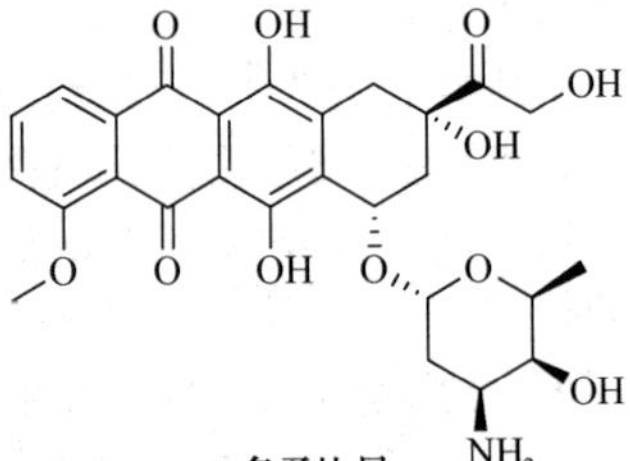

多柔比星

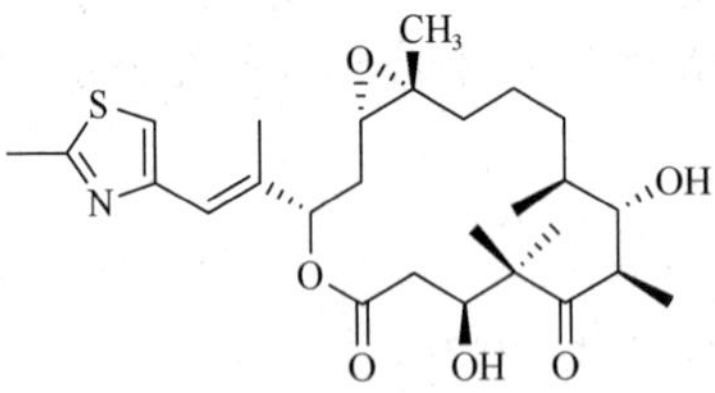

埃博霉素B

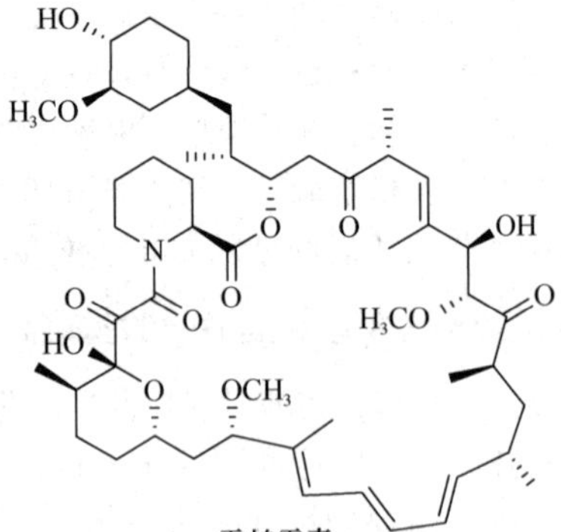

雷帕霉素

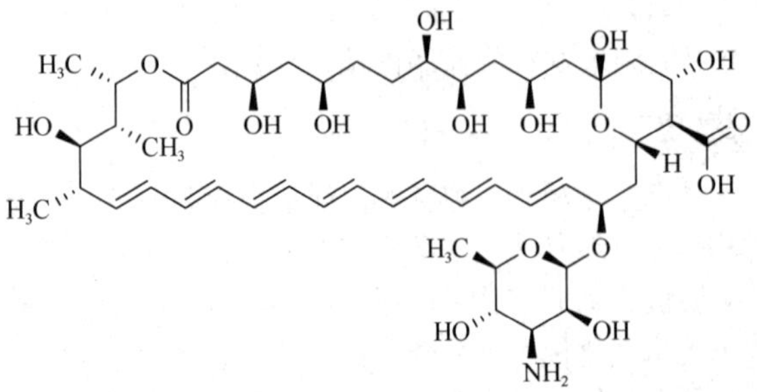

两性霉素B

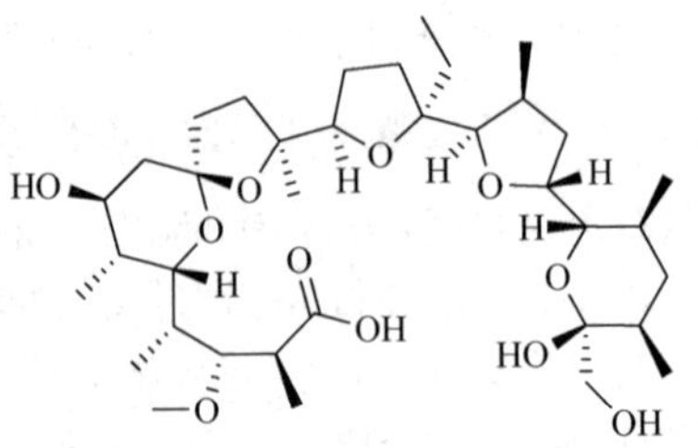

莫能菌素

图 6-3 复杂聚酮化合物

二、聚酮的理化性质

（1）性状：聚酮类化合物多为结晶或无定形粉末。芳香族聚酮化合物因母核上含氧取代而呈现一定颜色，如金霉素为金色晶体粉末，土霉素为淡黄色结晶性粉末，盐酸多柔比星为橙红色针状结晶。

（2）溶解性：不同的聚酮化合物的溶解性随结构有较大差别。没有特殊官能基的大环内酯类一般为脂溶性的，能溶于三氯甲烷、乙酸乙酯、乙醚等有机溶剂，通常不溶于水。官能团的引入对聚酮类化合物的溶解性有较大影响，如四环素含有酚羟基和氨基，具酸碱两性，它能溶于稀酸、稀碱等，微溶于水和低级醇，溶于丙酮，不溶于石油醚。具有碱性苷的聚酮类抗生素可通过成盐来提高水溶性，例如红霉素本身微溶于水，易溶于三氯甲烷、丙酮、乙醚，其与乳糖酸或硫氰酸成盐后在水中易溶；盐酸多柔比星易溶于水和醇，不溶于丙酮、苯、石油醚、三氯甲烷。

（3）聚酮类化合物因具有多样的化学结构类型而表现出不同的化学性质。例如，四环素类抗生素中含有许多羟基、烯醇羟基及羰基，在中性条件下能与多种金属离子形成不溶性螯合物，如与钙或镁离子形成不溶性的钙盐或镁盐。杀虫剂阿维菌素是大环内酯的双糖苷，中性条件下稳定，但用稀强酸处理糖基极易水解。一般情况下大环内酯化合物的内酯环具有一定的稳定性，但洛伐他汀的六元内酯环在碱性条件下易开环，酸性条件下易环合，酯式和酸式结构的转换为其提取分离提供了参考。

三、聚酮的提取分离

聚酮化合物依据其生物来源和结构特征常常采用不同的提取分离方法，有时需要几种方法合并使用以达到良好的分离效果。几种常见的提取分离方法列举如下。

（一）提取

1. 溶剂提取法　利用“相似相溶”原理，用合适的溶剂将聚酮类化合物从生物样品中提取出来。对微生物来源的聚酮化合物而言，发酵液经过预处理和过滤后得到发酵过滤液及菌丝体。从发酵过滤液中通过萃取的方法可提取获得如利福霉素、红霉素等，也可用有机溶剂提取菌丝体得到如阿维菌素、雷帕霉素等聚酮类化合物。

2. 沉淀法　沉淀法通过将目标产物从溶液中沉淀出来而达到提取分离的目的。沉淀法包括溶剂沉淀法、盐析沉淀法、等电点沉淀法、沉淀剂沉淀法等。例如，四环素的制备工艺中，四环素发酵液酸化后过滤，加入碱和氯化钙即得到四环素钙盐沉淀；钙盐沉淀可被酸溶解，经脱色处理、调节 pH 至等电点即可继续沉淀析出高纯度的四环素。

3. 吸附法　大孔吸附树脂常被用于发酵液中抗生素的吸附提取。例如，在埃博霉素培养液发酵时常加入 XAD-16 型吸附树脂，它可以原位吸附发酵产物，能够阻止对自身生物合成的负反馈和产生菌的生长抑制，从而提高埃博霉素产量。过滤发酵液即可得到富含有效成分的树脂，再经洗脱后即可得到埃博霉素粗提物。

（二）分离

1. 液-液萃取法　是通过物质在两种互不相溶的溶剂中分配比的差别来进行分离。液-液萃取因其快速简便的优点而被广泛用于天然产物的初步分离纯化。例如，利福霉素 B 的提取纯化中使用了萃取-反萃-二次萃取的工艺路线：发酵过滤液首先在 pH 2.0～2.5 时用乙酸丁酯进行一次萃取，得到的萃取液再以 pH 7.5～8.0 磷酸盐缓冲溶液为反萃剂萃取三次，最后调节缓冲液 pH 2.0～2.5 用乙酸乙酯进行二次萃取，最后结晶操作可得到纯度为 92%的利福霉素 B 产品。

2. 膜分离法　是一种以高分子膜为分离介质的新型分离纯化技术，具有分离、纯化和浓缩的功能，在抗生素等生物活性物质的提取分离中应用广泛。在红霉素的提取分离中，超滤-纳滤技术的应用能较好地去除蛋白质和多糖等大分子杂质，同时能够避免发酵液乳化。

3. 大孔吸附树脂法 大孔吸附树脂具有巨大的比表面积，能够依靠范德瓦耳斯力或产生氢键进行吸附；同时，本身多孔结构导致它可以通过分子大小差异进行分离。大孔吸附树脂被广泛用于聚酮类化合物，如阿维菌素、红霉素、多柔比星等的提取分离。

4. 凝胶柱色谱法 是一种利用分子体积排阻原理的分离纯化方法。常用的凝胶填料有交联葡聚糖、琼脂糖、聚丙烯酰胺、交联聚苯乙烯等。该法也被用于聚酮类化合物的分离纯化过程，如苔藓虫素、洛伐他汀、埃博霉素的分离使用 Sephadex LH-20 凝胶色谱，软海绵素的分离使用的则是聚苯乙烯凝胶柱色谱。

5. 硅胶柱色谱法 硅胶依据结构可以分为普通硅胶、反相硅胶、极性键合性硅胶和离子型键合性硅胶等多种类型，在聚酮类化合物的分离中具有广泛的应用。

6. prep HPLC 是以分离、富集和纯化组分为目的的 HPLC 技术，具有分离效率高、收集产物准确、连续自动化操作等特点。天然产物的分离纯化过程中，一般采用传统的提取分离方法对目标产物进行初步分离后，最后再用制备高效液相进行进一步分离纯化，以获得高纯度的单体化合物。例如，在软海绵素系列天然产物的提取分离过程中，粗提物经过凝胶色谱后，活性部位依次使用反相硅胶柱色谱和 prep HPLC 进一步分离，最终得到了 8 种软海绵素单体成分。

7. 分子印迹技术 是利用分子印迹聚合物对模板分子进行专一性识别的技术。其原理是通过模板分子与功能单体混合后使其聚合，最后去除模板分子即可得到含有能与模板分子相匹配空穴的印迹聚合物。印迹聚合物对模板分子具有高度选择与识别能力，可用于天然产物的精细分离。例如，研究人员通过制备埃博霉素分子印迹聚合物（MIPs-Epos）并将其作为一种吸附剂应用于固相萃取，实现了对埃博霉素精制与纯化。

8. 结晶法 是利用固体物质在溶剂中溶解度差异而实现分离纯化的方法。聚酮类物质一般为结晶性固体或粉末，常常在提取分离的最后步骤用重结晶法获得最终的产物。

四、聚酮的生物活性

（一）抗菌活性

四环素最早是从放线菌金色链丛菌（*Streptomyces aureofaciens*）的培养液中分离出来的广谱快速抑菌剂，对多数革兰氏阳性与阴性菌有抑制作用，高浓度有杀菌作用，曾是我国广泛使用的抗生素之一。红霉素是红色链丝菌（*Streptomyces erythraeus*）产生的大环内酯类抗生素，其抗菌谱和青霉素相似，对多种革兰氏阳性菌，如葡萄球菌、化脓性链球菌、肺炎链球菌、粪链球菌、溶血性链球菌等有较强的抑制作用。利福霉素由地中海拟无枝酸菌（*Amycolatopsis mediterranei*）产生，对革兰氏阳性球菌、结核分枝杆菌有很强的抗菌作用。

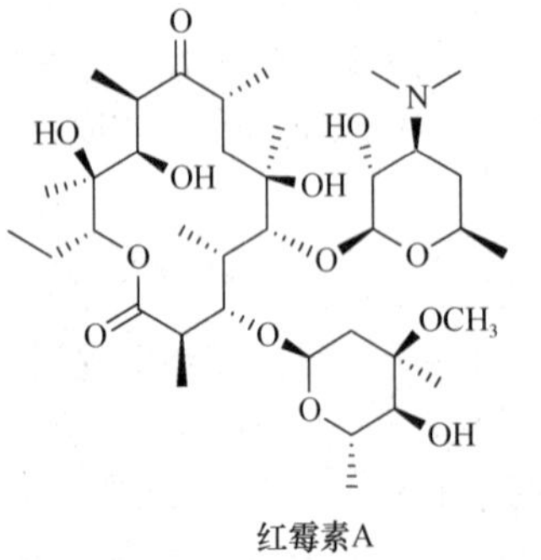

红霉素A 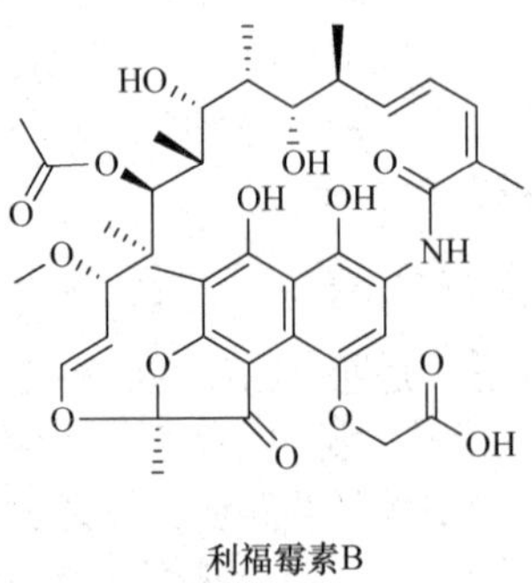　　利福霉素B

（二）抗肿瘤活性

埃博霉素是分离自纤维堆囊黏菌（*Sorangium cellulosum*）发酵液的大环内酯化合物，与紫杉醇的抗癌机制类似，它具有促进微管蛋白聚合和抑制微管解聚的活性。多柔比星最早是从波赛链霉菌青灰变种（*Streptomyces peucetius* var. *caesius*）中分离得到的广谱抗肿瘤抗生素，它能抑制肿瘤细胞 DNA 和 RNA 的合成。软海绵素 B 是从冈田软海绵（*Halichondria okadai*）中分离得到的大环内酯聚醚类化合物，抗肿瘤活性突出，其结构简化衍生物艾日布林（eribulin）已被批准用于多种癌症的治疗。苔藓虫素是从海洋苔藓动物总合草苔虫（*Bugula neritina*）中分离出来的大环内酯类化合物，它通过调节蛋白激酶 C（PKC）功能而发挥抗肿瘤活性。

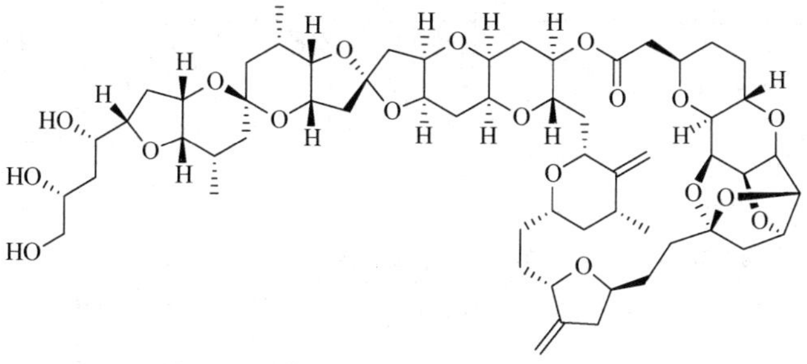

软海绵素B

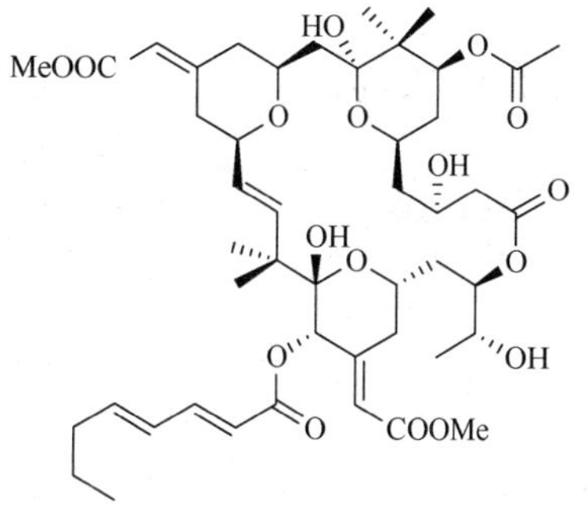

苔藓虫素

（三）其他生物活性

聚酮类化合物还具有免疫抑制、降血脂、杀虫等生物活性。雷帕霉素提取自吸水链霉菌（*Streptomyces hygroscopicus*）菌丝体，具有强效的免疫抑制活性；洛伐他汀来源于红曲霉（*Monascus ruber*）和土曲霉（*Aspergillus terreus*）发酵物，具有降血脂活性；阿维菌素由阿维链霉菌（*Streptomyces avermitilis*）产生，具有杀虫、杀螨、杀线虫活性。

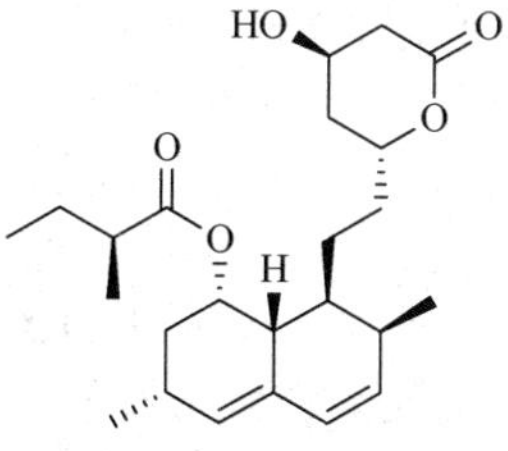

洛伐他汀

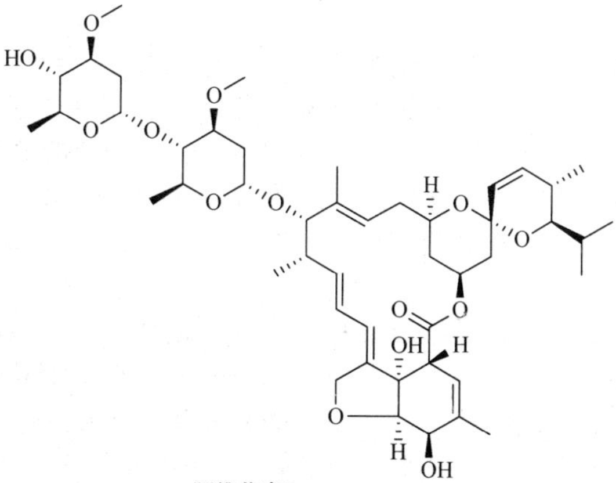

阿维菌素B_{1b}

五、聚酮的生物合成

聚酮化合物的生物合成属于乙酸途径，与脂肪酸的生物合成类似，是经由 C_2 单元通过缩合反应形成 β-酮酯衍生而来，其生物合成的基本过程概述如下（图 6-4）：乙酸途径的 C_2 单元一般源于乙酰辅酶 A，其在 ATP 和二氧化碳的作用下发生羧化反应得到丙二酸单酰辅酶 A。乙酰辅酶 A 和丙二酸单酰辅酶 A 在酰基转移酶的作用下分别转化为与酶结合的硫代酯，分别作为启动单元和延伸单元参与后续的反应。在酮合成酶（KS）的作用下，启动单元和延伸单元发生克莱森（Claisen）缩合反应得到 β-酮酯。随后，β-酮酯发生选择性酮羰基还原（酮还原酶，KR）、脱水（脱水酶，DH）和双键还原（烯酰还原酶，ER），所得相应产物可分别再次进入链延伸过程。上述重复循环过程每个周期逐渐增加两个碳原子的链长，直到获得所需的链长后被硫酯酶（TE）释放，并被进一步修饰生成相应聚酮类天然产物。

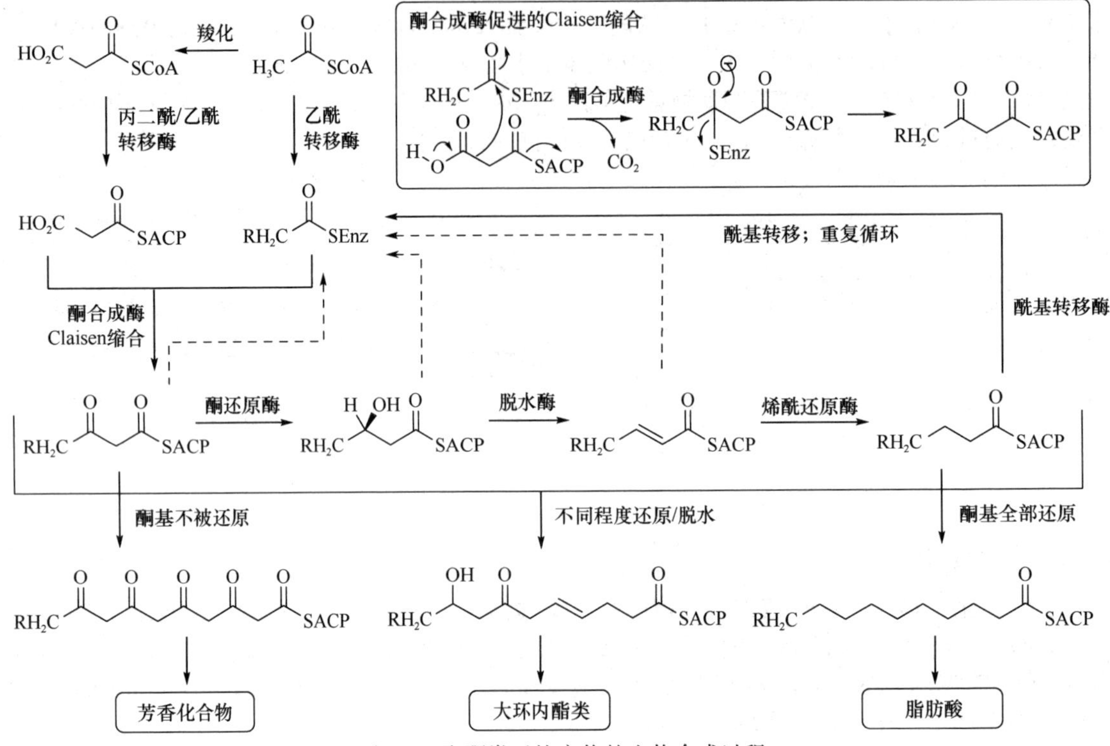

图 6-4 聚酮类天然产物的生物合成过程

上述 β 酮酯若不发生酮羰基还原，直接进入重复循环，与延伸单元发生 Claisen 缩合，得到一个具有交替酮和亚甲基的多聚 β-酮酯。这种高活性的聚 β-酮酯进一步发生酶催化的分子内环化反应，则可产生芳香族聚酮类天然产物。另外，β-酮酯若在酶的作用下经历延伸和不同程度的还原，可产生含有羟基、酮基、亚甲基、双键的长链，再经修饰和环合则可生成大环内酯类聚酮天然产物。此外，β-酮酯若经历连续的还原、脱水和还原步骤，再进入重复循环，则产生脂肪酸类天然产物。

催化初始聚酮链骨架合成的关键酶为聚酮合酶（polyketide synthase，PKS）。聚酮合酶根据其结构和催化机制不同可分为Ⅰ型（type Ⅰ PKS，又称模块型）、Ⅱ型（type Ⅱ PKS，又称迭代型）及Ⅲ型（type Ⅲ PKS，又称查耳酮型）三大类。细菌来源的聚酮合酶常属于Ⅰ型或Ⅱ型，真菌来源的聚酮合酶常属于Ⅰ型或Ⅲ型，植物来源的聚酮合酶常属于Ⅲ型。Ⅰ型酶负责大环内酯的生物合成，如红霉素；Ⅱ型酶负责芳香族聚酮化合物的合成，如金霉素、土霉素；Ⅲ型酶则与某些黄酮类化合物的合成有关。Ⅰ型酶是研究最为深入的一类聚酮合酶，它是一个由模块和结构域构成的生物合成酶体，每个模块中的结构域均呈线性排列，按顺序催化单轮链延伸和还原步骤。Ⅰ型酶包含了酮合成酶（KS）、酰基转移酶（AT）、酰基载体蛋白质（ACP）、酮还原酶（KR）、脱水酶（DH）、烯酰还原酶（ER）、硫酯酶（TE）等结构域（图 6-5）。其中 KS、AT 和 ACP 可构成最小的模块。

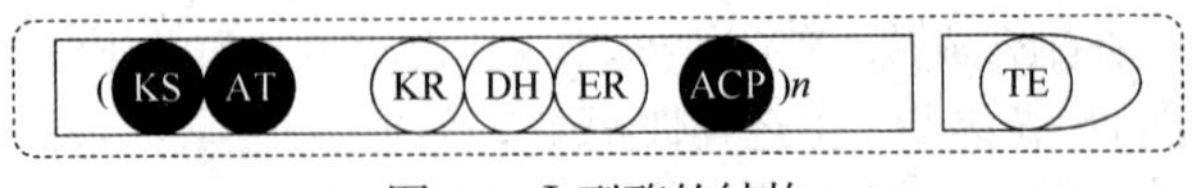

图 6-5 Ⅰ型酶的结构

随着对聚酮合酶生物合成机制的进一步研究，研究人员希望通过生物合成制备新的聚酮类天然产物。聚酮合酶的模块性及模块中各活性域之间的相对独立性为使用基因工程技术构建非天然聚酮类化合物提供了可能。目前已经实现了通过对聚酮合酶的结构域、亚基、作用模块等进行改造并在宿主中表达来获取新的非天然聚酮类化合物。例如，威廉斯（Willians）等对 6-脱氧赤藓内酯合成酶 DEBS 的 AT 结构域进行定点突变后，逆转了野生型聚酮合酶从其天然底物到非天然炔基修饰延伸单元的选择性，底物由甲基丙二酸单酰辅酶 A 变为了丙炔丙二酸单酰辅酶 A，制备了炔基修饰的红霉素衍生物。

案例 6-3　integrasone 是一种从真菌中分离出来的一种天然聚酮类化合物，研究表明是一种良好的 HIV-1 整合酶抑制剂，通过整合酶链转移反应抑制剂筛选方法测定其 IC_{50} 为 41μmol/L。其光谱数据如下，试应用前面所学知识推测 integrasone 的化学结构。

UV（MeOH）：λ_{max} 213nm（ε=9570）。IR（ZnSe）：ν_{max} 3358cm^{-1}，2924cm^{-1}，2858cm^{-1}，1718cm^{-1}，1624cm^{-1}，1543cm^{-1}，1441cm^{-1}，1379cm^{-1}，1334cm^{-1}，1282cm^{-1}，1160cm^{-1}，1129cm^{-1}，1091cm^{-1}，1036cm^{-1}，1057cm^{-1}，984cm^{-1}，930cm^{-1}。ESI-MS（*m/z*）269 $[M+H]^+$，251 $[M-H_2O+H]^+$，233 $[M-2H_2O+H]^+$。^{1}H-NMR 和 ^{13}C-NMR 数据（CD_3OD）见表 6-2。

表 6-2　integrasone 的 ^{1}H-NMR 和 ^{13}C-NMR 数据

δ_C	δ_H[mult，J（Hz）]	δ_C	δ_H[mult，J（Hz）]
173.3		84.4	5.0（ddd，8.5，3.0，1.0）
126.0		34.2	2.11（m）
62.2	4.80（dt，3.0，1.0）	25.9	1.40（m）；1.48（m）
55.7	3.60（dt，1.0，3.5）	30.1	1.36（m）
57.1	3.48（dd，3.5，1.5）	23.6	1.32（m）
62.1	4.68（brs）	32.8	1.30（m）
162.0		14.4	0.91（t，7.0）

六、聚酮的研究实例

雷帕霉素及其衍生物的研究过程是聚酮类天然产物开发作为药物的良好范例。本研究实例将围绕雷帕霉素的发现、提取分离、结构鉴定、作用机制、药物代谢与毒理学及未来发展等方面进行概述。

视窗 6-5

（一）雷帕霉素的发现与相关药物

1975 年，研究人员从复活节岛土壤样本中的吸水链霉菌（*Streptomyces hygroscopicus*）菌丝体中分离得到了一种抗真菌活性物质，将其命名为雷帕霉素（rapamycin）。伊朗链霉菌（*Streptomyces iranensis*）和游动放线菌（*Actinoplanes* sp. N902-109）也具有合成雷帕霉素的功能。雷帕霉素是一种 31 元环的含氮大环内酯类化合物，它因显示出抗真菌、免疫抑制和抗肿瘤等药理活性而受到广泛的关注。

对雷帕霉素及其半合成衍生物的深入研究推动了新药研发的进程。1999 年，雷帕霉素（商品名：西罗莫司）被批准作为免疫抑制剂上市，用于肾脏移植排斥反应的治疗。雷帕霉素的酯类衍生物替西罗莫司于 2007 年被 FDA 批准用于晚期肾癌的治疗。雷帕霉素 40-*O*-(2-羟乙基)衍生物依维莫司在 2010 年被 FDA 批准上市，用于晚期肾癌、乳腺癌、神经内分泌瘤及结节性硬化症等多种疾病的治疗。雷帕霉素 42 位四氮唑取代衍生物佐他莫司于 2008 年被 FDA 批准用于冠脉支架系统涂层以预防冠状动脉再狭窄。雷帕霉素及其衍生物的结构如图 6-6 所示。

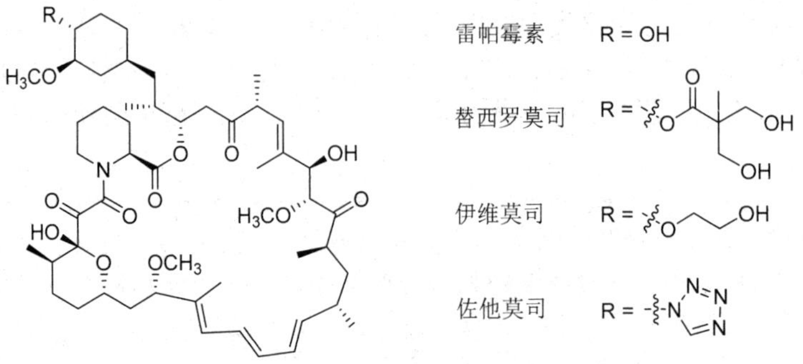

雷帕霉素 R = OH

替西罗莫司

伊维莫司

佐他莫司

图 6-6 雷帕霉素及其衍生物

（二）雷帕霉素的提取分离

雷帕霉素分子结构复杂，工业上一般采用吸水链霉菌（*S. hygroscopicus*）发酵进行生产。从发酵液中提取分离雷帕霉素的一般过程如下。

（1）对发酵液进行预处理后过滤，得到含有大部分抗生素的菌丝体。

（2）用有机溶剂（丙酮、乙醇、甲醇等）对菌丝体中的雷帕霉素进行提取，再通过过滤或者离心的方法除去菌丝残渣得到雷帕霉素粗提液。粗提液减压浓缩后用乙酸乙酯萃取，萃取液经脱色、浓缩后可得含雷帕霉素产品的油膏。

（3）所得油膏进行柱层析，用正己烷-丙酮体系洗脱，收集合并含雷帕霉素的洗脱液，减压浓缩后用乙醚对浓缩液进行多次结晶，直到获取所需纯度的雷帕霉素晶体。

雷帕霉素的分离纯化还可以采用大孔吸附树脂，高速逆流色谱等方法，常常需要柱层析和重结晶合并使用才能达到理想的分离效果。

（三）雷帕霉素的结构鉴定

在 1975 年发表的提取分离文献中，研究人员通过红外光谱、^{1}H-NMR 和紫外光谱归纳了雷帕霉素的部分结构信息，但未确定其准确结构。

（1）红外光谱：3500cm^{-1} 吸收带提示羟基的存在；1730cm^{-1} 吸收带提示有内酯羰基；1700cm^{-1} 的吸收带提示有酮羰基；1610～1630cm^{-1} 提示结构中有碳碳双键。

（2）^{1}H-NMR（200MHz）：含有甲氧基（δ 3.1～3.6）、乙烯基氢（δ 5～6.5）和烯丙基氢（δ 1.8ppm）。

（3）紫外光谱显示在 288nm、277nm 和 267nm 有吸收带，其中 277nm 有 λ_{max}，与其他三烯化合物类似。研究人员推测雷帕霉素是一种含有三烯结构的新化合物。

研究人员在 1978 年通过 X 射线衍射法确定了雷帕霉素的完整结构，1980 年通过 ^{13}C-NMR（100MHz）和 ^{1}H-NMR（400MHz）的归属佐证了雷帕霉素的结构。该聚酮类天然产物的化学式为 $C_{51}H_{79}NO_{13}$，是一个 31 元环的含氮三烯大环内酯抗生素。

（四）雷帕霉素的药理作用和作用机制

雷帕霉素最初被发现是一种抗真菌剂，但之后的研究显示它还具有免疫抑制、抗肿瘤、神经保护/神经再生和延长寿命等治疗潜力。雷帕霉素的主要药理作用是通过调节雷帕霉素靶蛋白（mammalian target of rapamycin，mTOR）信号通路实现的。

哺乳动物 mTOR 是一种丝氨酸-苏氨酸激酶，它在体内可形成两种功能不同的复合物，即 mTOR 复合物 1（mTORC1）和 mTOR 复合物 2（mTORC2），其中 mTORC1 可通过激活下游作用因子，发挥调节蛋白质合成和细胞周期进程的功能。雷帕霉素与细胞内受体 FKBP-12 结合可形成 FKBP-rapamycin 复合物，该复合物再与 mTORC1 结合后可抑制 mTORC1 下游信号通路，从而导致 mRNA 翻译受阻、T 细胞及其他细胞停滞于 G1 期而无法继续增殖，进而发挥抑制免疫、抗肿瘤等方面的治疗作用。

（五）雷帕霉素的药动学和毒理学特征

雷帕霉素口服吸收迅速，在血液中主要与红细胞结合，极少量与血浆蛋白结合；它同时是 P-糖蛋白的作用底物，可被 P-糖蛋白从小肠上皮细胞逆转运至肠腔影响吸收和消除过程。雷帕霉素主要由肠和肝脏中的微粒体酶系细胞色素 P450 代谢，主要代谢产物为活性很低的去甲氧基和羟化产物。药物大部分以代谢产物的形式经粪便排泄，少量经尿液排出体外。

与其他免疫抑制药物（环孢霉素、他克莫司等）显示的肾毒性和神经毒性不同，雷帕霉素无神经毒性且肾毒性低。常见的不良反应包括高脂血症、骨髓抑制和免疫抑制导致的感染等。

（六）雷帕霉素的未来展望

雷帕霉素是一种微生物来源的天然产物，工业上聚焦于吸水链霉菌菌种改良及发酵过程的优化两个方面来提高雷帕霉素的产量。菌种的选育方法通常是通过诱变育种和基因工程改造辅以高效的筛选技术以获得高产率的菌种。菌种的发酵过程优化涉及培养基的优化和代谢组学指导下的菌种的动力学行为研究及发酵过程控制。

雷帕霉素新衍生物的合成也是未来的研究重点之一。基于目前已报道的雷帕霉素产生菌的基因组序列，基因编辑技术可通过编辑雷帕霉素生物合成基因簇，以创建雷帕霉素衍生物的基因文库。随着雷帕霉素生物合成机制不断被阐明，前体导向的生物合成及雷帕霉素聚酮合酶模块和结构域的改造也成为了获取新衍生物的重要方法。

雷帕霉素是具有显著生理活性的重要天然产物分子，对雷帕霉素及其衍生物的研究推动了生理学及医学领域的长足进步。相信随着与天然产物研究领域相关的基因组工程、系统生物学、发酵工程和代谢工程的最新进展，科研人员有望进一步提高雷帕霉素的生产效率，并创制出结构多样化且更具治疗潜力的新型雷帕霉素衍生物。

第七章　苯丙素类

学习目标

1. 掌握　香豆素类化合物的结构特点和分类情况、理化性质、波谱特征。

2. 熟悉　苯丙酸和木脂素类化合物的结构特点，苯丙素各类化合物的提取分离方法，木脂素的理化性质及其主要活性和应用前景。

苯丙素（phenylpropanoid）类化合物是指一类以 C_6–C_3 为基本单元的化合物，C_6 一般是苯环，C_3 则多为连接在苯环上的由三个碳原子组成的侧链。在植物体内，这种单元可独立形成化合物，也可以 2 个、3 个，甚至多个单元聚合形成某一类化合物，且可形成多种氧化程度不同的衍生物。此类化合物主要包括苯丙烯、苯丙醇、苯丙酸、香豆素和木脂素等；从生物合成途径上来看，它们多数由莽草酸通过苯丙氨酸和酪氨酸等芳香氨基酸，经脱氨、羟基化等一系列反应形成（图 7-1）。在植物体内，这些化合物可以游离存在或者与糖结合成苷的形式存在。本章主要介绍苯丙酸类、香豆素类和木脂素类。

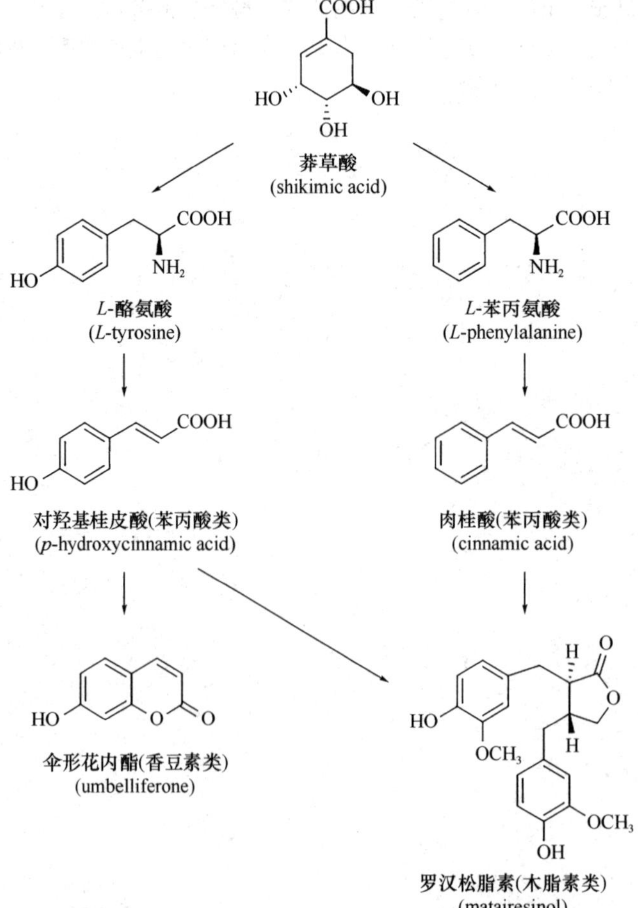

图 7-1　苯丙素类化合物的生物合成途径

第一节 苯丙酸类

一、苯丙酸的结构类型

苯丙酸是具有 C_6—C_3 结构的芳香羧酸，其结构由酚羟基取代的芳香环与丙烯酸两部分构成，由于苯环上酚羟基取代的数目、排列方式、甲基化程度有所不同而形成多种化合物，有些还由两个或多个分子聚合而成。植物中常见的苯丙酸类成分主要是肉桂酸（cinnamic acid）的衍生物，如对羟基肉桂酸（*p*-hydroxycinnamic acid）、咖啡酸（caffeic acid）、阿魏酸（ferulic acid）、异阿魏酸（isoferulic acid）等，它们的结构如图 7-2 所示。

肉桂酸(cinnamic acid) $R_1 = R_2 = H$
对羟基肉桂酸(*p*-hydroxycinnamic acid) $R_1 = H, R_2 = OH$
咖啡酸(caffeic acid) $R_1 = R_2 = OH$
阿魏酸(ferulic acid) $R_1 = OCH_3, R_2 = OH$
异阿魏酸(isoferulic acid) $R_1 = OH, R_2 = OCH_3$

图 7-2 常见的苯丙酸类化合物

案例 7-1 金银花（*Lonicera japonica* Thunb.）具有清热解毒、凉散风热的功效，用于痈肿疔疮、喉痹、丹毒、热毒血痢、风热感冒、温病发热，其中的药性成分有绿原酸（chlorogenic acid）、异绿原酸、黄酮类和挥发油等，其中绿原酸是最主要的有效成分，直接影响金银花的内在质量。

绿原酸

问题：1. 绿原酸属于哪一类化合物？具有哪两个结构片段？

2. 从其结构来看，绿原酸的稳定性和水溶解性如何？

3. 它具有什么样的生理活性？哪些植物中存在同类化合物？

苯丙酸在植物中常与不同的醇、氨基酸、糖、有机酸结合成酯存在，如绿原酸，该成分分布较为广泛，从高等双子叶植物到蕨类植物均有报道，主要存在于杜仲科、忍冬科忍冬属（*Lonicera*）、菊科蒿属（*Artemisia*）植物中，如杜仲、金银花、向日葵、继木、咖啡和可可树等，但其中的高含量植物并不多。

视窗 7-1

二、苯丙酸的理化性质

（一）苯丙酸的物理性质

1. 性状 游离的苯丙酸类化合物多数有较好的结晶，且大多有香味。分子量小的游离苯丙酸类化合物有挥发性，能随水蒸气蒸馏，且能升华，是挥发油中芳香类化合物的主要组成成分，常存在于植物花中。苯丙酸类化合物成苷后多数无香味和具有挥发性，无升华性。

2. 溶解性 易溶于有机溶剂，可溶于热水而难溶于冷水，且随着酚羟基数目的减少脂溶性增加。

（二）苯丙酸的化学性质

1. 酸性 苯丙酸类化合物结构中含羧基和（或）数个酚羟基，可以释放质子，故呈现出一定的酸性，遇碱成盐后可溶于水。酚羟基的数目越多，该类化合物的酸性一般越强。

2. 三氯化铁反应 具有酚羟基取代的苯丙酸类化合物可与 1%～2%三氯化铁乙醇溶液反应，显示墨蓝色阳性结果。

三、苯丙酸的提取分离

视窗 7-2

植物中的苯丙酸类及其衍生物大多具有一定的水溶性，可选用水或乙醇作溶剂提取，提取物中常混有酚酸、鞣质、黄酮苷等，分离有一定困难，一般要经大孔树脂、聚酰胺、硅胶、葡聚糖凝胶及反相色谱反复层析才能纯化。例如，图 7-3 所示，中药升麻中阿魏酸和咖啡酸的提取分离。

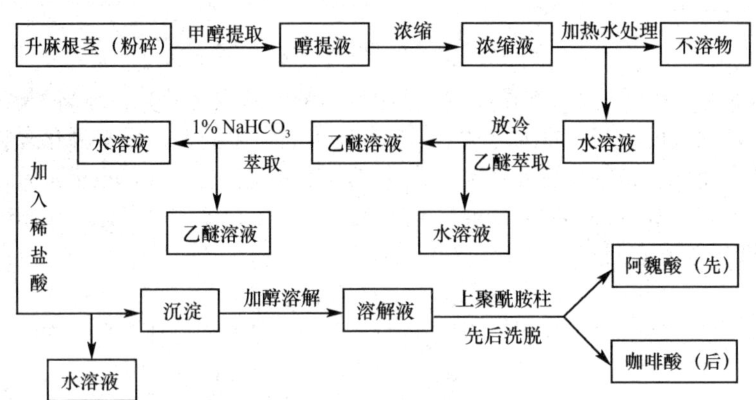

图 7-3　升麻中阿魏酸和咖啡酸的提取分离流程图

四、苯丙酸的结构鉴定

（一）紫外光谱

在苯丙酸结构中，连有取代基（助色团）的苯环具有强的紫外吸收，如果苯丙酸形成酯或苷，在中性溶液中，其吸收波长无显著改变。诊断试剂能够使苯丙酸的吸收波长发生明显位移，一般加入乙酸钠后，波长发生蓝移；加入乙醇钠，则发生红移。

（二）红外光谱

苯丙酸中的苯环在 1650～1440cm^{-1} 处有芳香环的特征吸收，当化合物为两种或两种以上分子聚合物时，可以看到多个苯环对应的骨架振动信号。此外苯环上的酚羟基在 3500～3300cm^{-1} 处具有强吸收。

（三）氢核磁共振谱

简单苯丙素通常在低场区 δ 6.0～7.5ppm 出现一对耦合常数为 6～8Hz 的二重峰，以及一个单峰，这是苯环上两个相邻的质子和间位上的一个质子信号。与苯环相连的反式烯键出现在 δ 6.2～7.8ppm，$J\approx$16Hz；但这个双键在很多情况下可能被还原成烃基或氧化为氧取代的烃基；除了通过质子间的耦合常数可以用来推断烃基的连接，这个脂肪链在结构上的关联还可以通过 2D-NMR 的质子耦合技术（^{1}H，^{1}H–^{1}H COSY）判断。

（四）碳-13 核磁共振

苯丙酸往往会给出相对简洁明了的 ^{13}C-NMR。其母核上有 9 个碳原子，羧基化学位移位为 δ 160～180ppm，苯环上甲氧基在 δ 50～60ppm，其余化学位移在 δ 100～150ppm，取代基效应非常明显，连有含氧取代基的芳环上的碳原子化学位移要高于不连含氧基团的碳原子，此外 α,β-不饱和羧基 β-位上的碳比 α-位碳处于更低场。

五、苯丙酸的生物活性

（一）抗氧化活性

苯丙酸类化合物由于结构中含有游离酚羟基和碳碳双键，而具有显著的抗氧化和清除自由基的作用。常见的化合物有咖啡酸、蜂胶中提取的咖啡酸苯乙酯、阿魏酸、绿原酸等。鉴于该种抗氧化活性，苯丙酸类化合物对于氧化应激和炎症反应引起的肝肾功能损伤、心肌损伤和血管内皮损伤等具有一定的改善作用。

（二）升白细胞和抗血小板凝集作用

咖啡酸在临床上作为一种升白细胞和止血药物使用，可应用于化疗引起的血小板及白细胞减少，并保护血小板不受损伤。阿魏酸对血小板的聚集和释放具有抑制作用，其作用机制可能是抑制磷脂酶 A_2、合成血栓素的酶及拮抗血栓素而发挥作用。金银花也具有一定的抗血小板凝聚作用，但可能是由于其中的绿原酸、异绿原酸在体内代谢成咖啡酸和阿魏酸而产生的活性。

（三）抗肿瘤活性

咖啡酸和咖啡酸苯乙酯等咖啡酸类衍生物在多种肿瘤细胞生长、分化、增殖方面有一定的抑制作用或促进肿瘤细胞凋亡的药理活性，现已有研究从氧化应激、信号通路及转录因子的激活或抑制、表观遗传学调控三个方面阐述了咖啡酸及其衍生物的抗肿瘤机制。绿原酸类化合物在抗肿瘤方面的研究也较为广泛。

（四）抗菌、抗病毒活性

现已发现多种抗菌、抗病毒活性的苯丙酸类化合物，如阿魏酸具有广谱的抑菌作用，且对于一些流行性感冒病毒、艾滋病病毒及呼吸道合胞病毒有显著抑制作用。绿原酸对于多种病毒具有较好的抑制活性，其衍生物二咖啡酰奎尼酸对乙肝病毒也有较好的抑制作用。还有一些苯丙酸衍生物对于 HIV-1 的蛋白酶和逆转录酶呈现出较好的抑制作用。

（五）神经保护作用

阿魏酸在神经退行性疾病阿尔茨海默病方面呈现潜在的防治作用，现有多种胆碱酯酶抑制药物与阿魏酸结合形成的衍生物在细胞或动物实验研究中呈现出活性更好、不良反应更弱的潜在抗阿尔茨海默病作用，如他克林-阿魏酸衍生物、小檗碱-阿魏酸衍生物、多奈哌齐-阿魏酸衍生物等。丹参

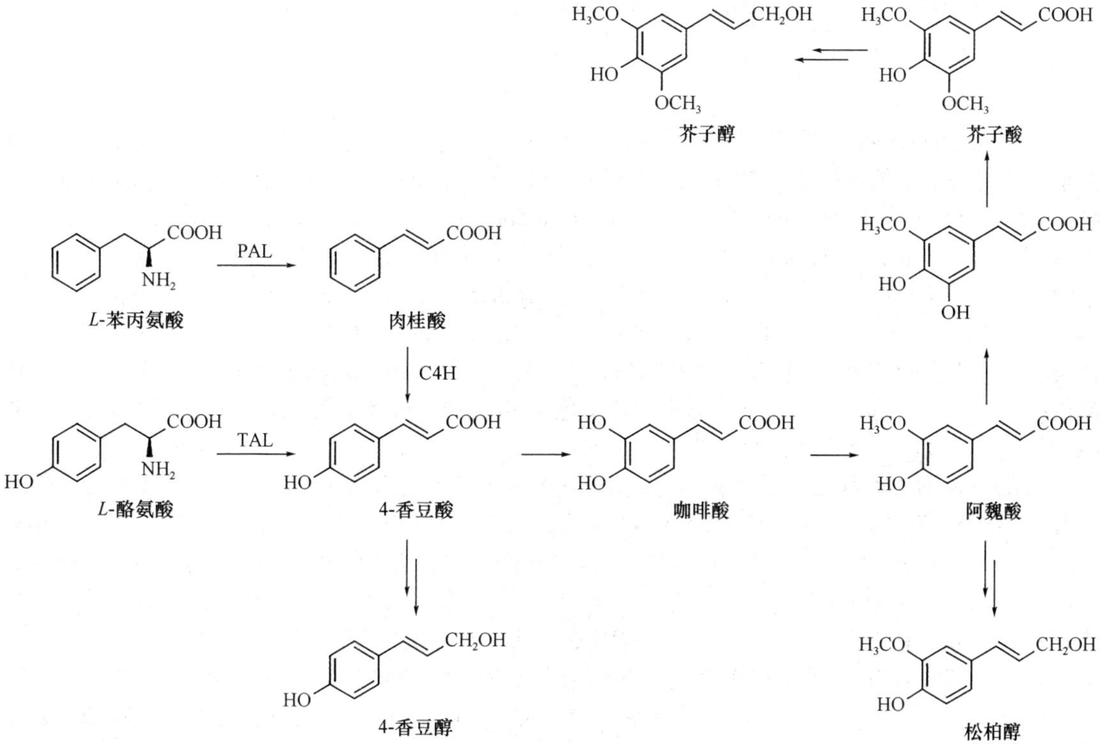

图 7-4　苯丙酸类化合物的生物合成途径

注射液在改善损伤脊髓的神经功能及缓解神经性疼痛方面具有一定的药理活性。也有许多研究表明，咖啡酸苯乙酯可通过对抗氧化应激、调节基因表达、信号通路调控等机制来发挥神经功能保护作用。

六、苯丙酸的生物合成

苯丙酸类化合物一般以 *L*-苯丙氨酸为起点，在苯丙氨酸解氨酶（PAL）催化下生成反式肉桂酸。反式肉桂酸再经肉桂酸-4-羟化酶（C4H）氧化为 4-香豆酸（*p*-coumaric acid），如图 7-4 所示。此外，*L*-酪氨酸也可在酪氨酸解氨酶（TAL）的作用下直接形成 4-香豆酸。4-香豆酸再经一系列的羟基化作用或者甲基化作用从而形成多样的苯丙酸类化合物，如咖啡酸和阿魏酸。以 4-香豆酸、阿魏酸和芥子酸为代表的苯丙酸类化合物可与辅酶 A 连接，然后在还原酶的作用下形成相应的苯丙醇类化合物。

七、苯丙酸的研究实例

丹参（*Salvia miltiorrhiza* Bge.）为唇形科鼠尾草属植物，其根茎中水溶性成分主要有丹参素、丹酚酸 A 和丹酚酸 B 等，可采用水提—壳聚糖絮凝—过滤—浓缩—醇沉—萃取—色谱分离工艺获得。其中丹参素为 *D*-(+)-*β*-(3,4-二羟基苯基)乳酸，具有较好的水溶性，性质较丹参中其他水溶性大分子酚酸稳定，并且在体内可被快速吸收。因此，无论是在制剂质量控制还是药动学研究中，它都是重要的指标成分之一。此类酚酸型化合物在临床上主要用于预防心肌梗死，治疗心绞痛、冠心病、高脂血症和动脉粥样硬化等心血管疾病。

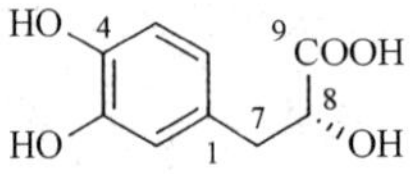

丹参素 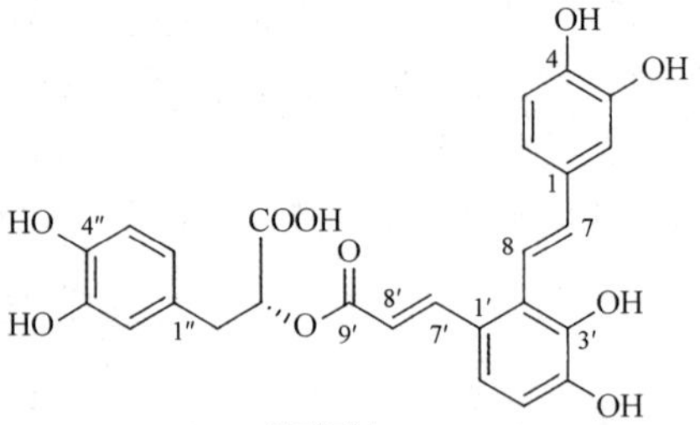　　　　丹酚酸A

丹参素（danshensu）为白色针状结晶，熔点 84～86℃，三氯化铁反应阳性，呈蓝墨色。红外光谱（KBr，cm^{-1}）显示羧基（1732cm^{-1}）和羟基（3450～3150cm^{-1}）的存在。^{1}H-NMR（CD_3COCD_3，400Hz）δ：2.86ppm（2H，m），4.30ppm（1H），6.60ppm（1H，d，J=7.0Hz），6.70ppm（1H，d，J=7.0Hz），6.80ppm（1H，s），显示三取代的苯环，其中两个酚羟基处在邻位，且该化合物具有—CH_2—CH—结构单元。^{13}C-NMR（CD_3COCD_3，100Hz）δ：129.4ppm（C-1），117.0ppm（C-2），143.6ppm（C-3），142.5ppm（C-4），115.9ppm（C-5），121.7ppm（C-6），38.8ppm（C-7），71.4ppm（C-8），177.4ppm（C-9）。质谱 m/z 199.2 $[M+H]^+$，结合碳谱得到化合物分子组成为 $C_9H_{10}O_5$。丹参素的结构由合成品的 ^{1}H-NMR 波谱数据及薄层色谱 R_f 值一致得到证实。结构中的手性碳原子绝对构型根据化合物的旋光性及文献，推定为 *D* 型。

丹酚酸 A 为淡黄色无定形粉末，质谱测得其准分子离子峰为 493.1[M H]，提示其分子量为 494Da，分子式为 $C_{26}H_{22}O_{10}$。紫外特征吸收峰位于 288nm（MeOH），红外光谱（KBr，cm^{-1}）：3435（OH），1606，1522，1446，1363，1284，1192，1114，1069，970。与丹参素相比，^{1}H-NMR（CD_3COCD_3）显示在 6.35～7.94ppm 出现两组反式耦合（J>14.0Hz）的烯氢信号，且其中一组和强吸电子基相连；在此区域还有 8 个芳环质子信号，组成 3 个孤立的耦合系统，提示分别处在三个苯环上。^{13}C-NMR（CD_3COCD_3）及 DEPT 谱提示其结构中含有一个 COOH（δ 179.1ppm），一个 C=O（δ 173.4ppm），一个 CH_2（δ 36.6ppm）及连接酯键的 CH（δ 73.4ppm），其余碳信号分别为 127.5ppm（C-1），113.3ppm（C-2），143.5ppm（C-3），145.9ppm（C-4），114.7ppm（C-5），119.4ppm（C-6），

136.3ppm（C-7），119.8ppm（C-8），129.4ppm（C-1′），145.4ppm（C-2′），147.6ppm（C-3′），116.2ppm（C-4′），119.2ppm（C-5′），124.1ppm（C-6′），146.2ppm（C-7′），115.8ppm（C-8′），166.6ppm（C-9′），127.8ppm（C-1″），116.9ppm（C-2″），144.4ppm（C-3″），145.3ppm（C-4″），相关苯丙酸结构片段上的碳信号化学位移与丹参素非常相似。

第二节 香豆素类

案例 7-2 含有香豆素类化合物的常见植物有白芷、秦皮、独活、前胡、当归、补骨脂、茵陈蒿、川芎、防风、蛇床子等，其中防风为伞形科（Apiaceae）植物防风 *Saposhnikovia divaricate* (Turcz.) Schischk.的干燥根，被《中国药典》（2020 年版）收载，具有祛风解表、胜湿止痛、止痉的功效。现已从其正丁醇及乙酸乙酯萃取部位分离得到一系列香豆素类化合物。

问题： 1. 香豆素类化合物具有什么样的结构和分类？

2. 香豆素类化合物有哪些生理活性和临床应用？

3. 如何从药材中提取分离香豆素类化合物？

4. 香豆类化合物具有怎样的波谱特征？

香豆素（coumarin）最早从豆科植物香豆 *Coumarouna ordorata* Aubl.中分离得到，因其有芳香气味故而得名。目前从自然界发现的香豆素有近 2000 种。从结构上看，香豆素可以视为顺式邻羟基肉桂酸内酯化而形成的一类化合物，基本骨架是苯并 α-吡喃酮。此类成分主要存在于高等植物中，特别是在伞形科、芸香科、瑞香科、木犀科、黄藤科、虎耳草科、五加科、菊科、豆科、茄科等植物的根、茎、叶、花、果实和种子中大量存在，也有少数的香豆素类化合物存在于微生物或动物体内，如来自发光假蜜环菌中的亮菌甲素（armillarisin A）。

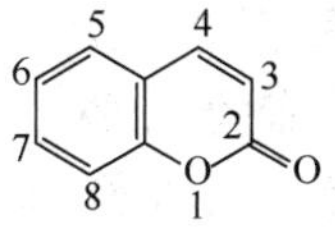

一、香豆素的结构类型

香豆素是由苯丙酸经氧化、环合而成。分子中苯环或 α-吡喃酮环上常有羟基、烷氧基、苯基、异戊烯基等取代，其中异戊烯基活泼双键结合位置不同，氧化情况不同而产生了不同的氧环结构。从生物合成途径来看，C-6 和 C-8 位的电负性较高，易于烷基化，所以含氧取代较多出现在 C-6 和 C-8 位上。其中，如果 C-6 或 C-8 位由异戊烯基取代，则异戊烯基可与邻位羟基形成呋喃环或吡喃环。根据母核上取代基的类型及其连接方式一般将香豆素分为如下五种类型。

（一）简单香豆素类

简单香豆素类只在香豆素母核的苯环上有一些简单取代基。常见的取代基有羟基、甲氧基、苯基、亚甲二氧基和异戊烯基等。大多数的简单香豆素在其 C-7 位有含氧官能团存在。秦皮中的七叶内酯（esculetin）、欧前胡中的王草质（ostruthin）等都属于简单香豆素类。

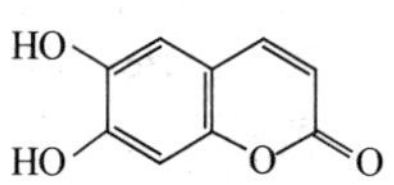

七叶内酯

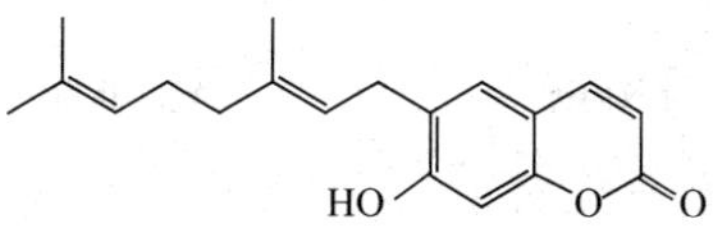

王草质

（二）呋喃香豆素类

呋喃香豆素（furocoumarin）是香豆素母核苯环上的异戊烯基与邻位酚羟基环合而形成的呋喃环，成环后有时还伴随着降解（失去 3 个碳原子）。根据呋喃环与苯环的稠合位置不同，呋喃香豆素分为如下两种类型。

1. 线性（linear）呋喃香豆素 由 C-6 异戊烯基与 C-7 羟基环合而成的呋喃环与香豆素母核处于同一水平线。此型以补骨脂内酯（psoralen）为代表，又称补骨脂内酯型，如花椒毒酚（xanthotoxol）、香柑内酯（bergapten）等。

2. 角型（angular）呋喃香豆素 由 C-8 异戊烯基与 C-7 羟基环合而成的呋喃环与香豆素母核处于折角位置。此型又称异补骨脂内酯型或白芷内酯型香豆素，常见的如异补骨脂内酯（isopsoralen，又称白芷内酯 angelicin）、6-羟基白芷内酯（heratomol）、茴芹内酯（pimpinellin）等。此外还有 5,6-角型呋喃骈香豆素。

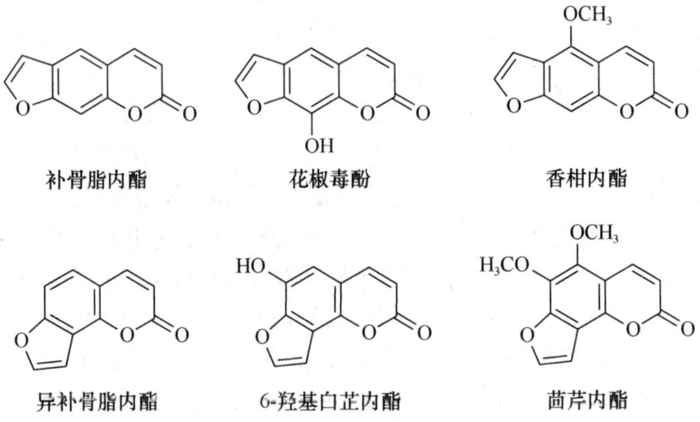

补骨脂内酯 花椒毒酚 香柑内酯
异补骨脂内酯 6-羟基白芷内酯 茴芹内酯

（三）吡喃香豆素

吡喃香豆素（pyranocoumarin）即香豆素的 C_6 或 C_8 异戊烯基与邻位酚羟基环合为吡喃环，也分为线型和角型。线型吡喃香豆素有从芸香科柑橘属植物根皮中分离得到的花椒内酯（xanthyletin）、美花椒内酯（xanthoxyletin）、鲁望橘内酯（luvangetin）等。角型有邪蒿内酯（seselin）、5-羟基邪蒿内酯（5-hydroxy seselin）和白花前胡苷Ⅱ（praeroside Ⅱ）等。

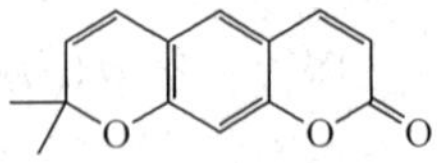

花椒内酯 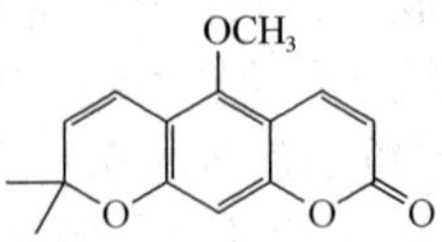 美花椒内酯 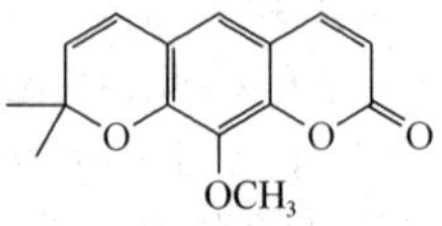 鲁望橘内酯

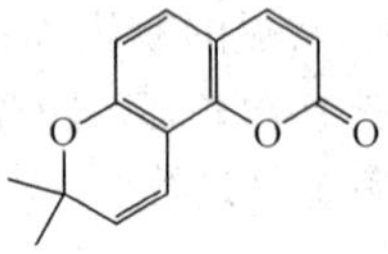

邪蒿内酯 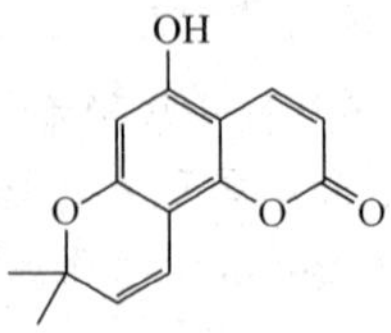 5-羟基邪蒿内酯 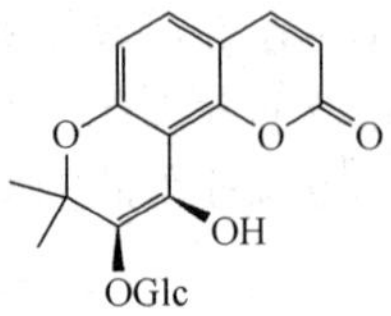 白花前胡苷Ⅱ

（四）异香豆素

异香豆素是香豆素的异构体。已分离得到的化合物有岩白菜内酯（bergenin）、茵陈炔内酯（capillarin）、仙鹤草内酯（agrimonolide）等。

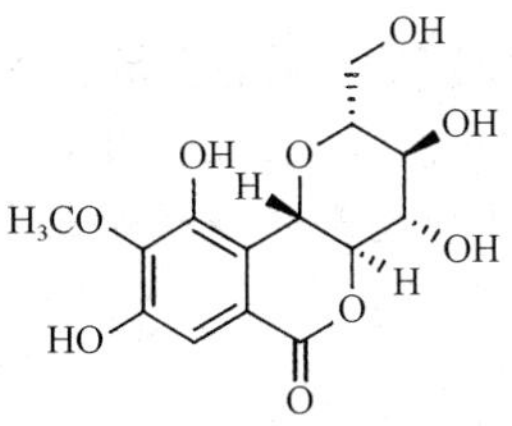

岩白菜内酯　　菌陈炔内酯 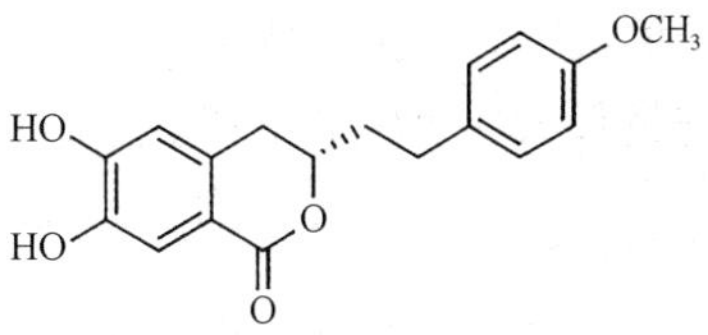　　仙鹤草内酯

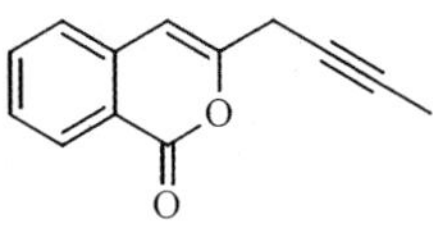

（五）其他类型香豆素

此类香豆素指香豆素结构中的 α-吡喃环上有取代基的香豆素，除了前面提到的亮菌甲素（armillarisin A）之外，还有从鳢肠 *Eclipta prostrate* L.中得到的蟛蜞菊内酯（wedelolactone）和香豆素的二聚体（即双香豆素）——西瑞香素（daphnoretin）等化合物。

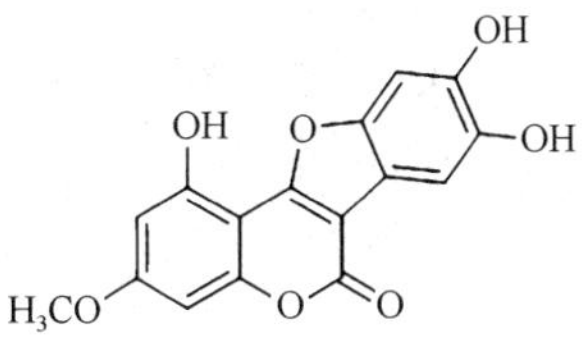

蟛蜞菊内酯 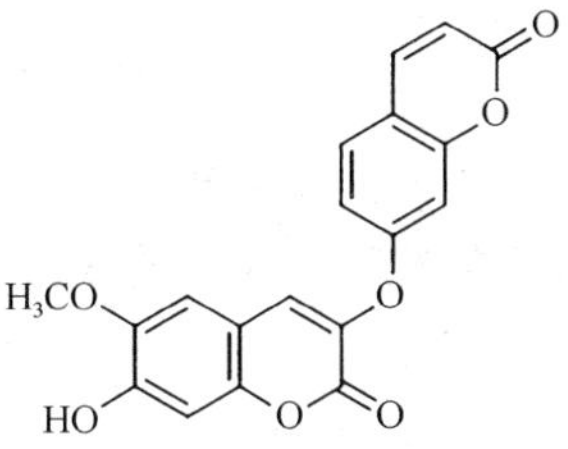　　西瑞香素 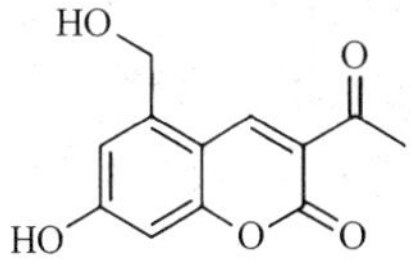　　亮菌甲素

二、香豆素的理化性质

（一）香豆素的物理性质

1. 性状　游离的香豆素多数有较好的结晶，且大多有香味。分子量小的游离香豆素有挥发性，能随水蒸气蒸馏，并能升华。香豆素苷多数无香味和挥发性，无升华性。

2. 溶解性　游离的香豆素能部分溶于沸水，难溶于冷水，可溶于乙醚、乙酸乙酯、丙酮、乙醇等有机溶剂。成苷后极性增大，在水中溶解度增大，难溶于低极性有机溶剂。

3. 荧光　大多数香豆素衍生物在紫外光下具有荧光，在碱性溶液中荧光增强，荧光的强弱和有无，与分子中取代基的种类及结合位置有关。香豆素母核本身无荧光，但 C-7 位上引入羟基即显强烈的蓝色荧光，甚至在可见光下也可辨认，加碱后可变为绿色荧光。羟基醚化后荧光减弱。7-羟基香豆素的 C-8 位引入羟基后荧光消失。个别的香豆素类化合物（如双香豆素）不产生荧光。

（二）香豆素的化学性质

1. 与碱的作用　香豆素及其苷类因分子中具有内酯环，在稀碱溶液中内酯环可以开环生成顺式邻羟基肉桂酸盐，加酸又可重新闭环成为原来的内酯。但如果与碱长时间加热，则可转变为稳定的反式邻羟基肉桂酸盐，即使再经酸化也不能发生内酯化闭环反应。因此用碱液提取香豆素时，必须注意碱液的浓度，并应避免长时间加热，以防破坏内酯环。

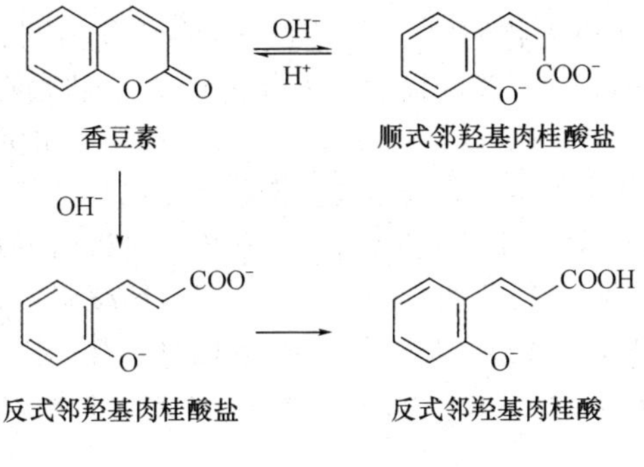

香豆素　$\underset{H^+}{\overset{OH^-}{\rightleftharpoons}}$　顺式邻羟基肉桂酸盐

$\downarrow OH^-$

反式邻羟基肉桂酸盐　→　反式邻羟基肉桂酸

2. 与酸反应 香豆素受酸的影响，可发生多种反应，如环化、醚键的开裂、双键加成等。

（1）环化反应：异戊烯基容易与邻酚羟基环合，在较温和的酸性条件下，几乎可定量地使异戊烯基侧链形成一个含氧杂环。通过此反应可在香豆素的结构鉴定中确定酚羟基和异戊烯基的相对位置。

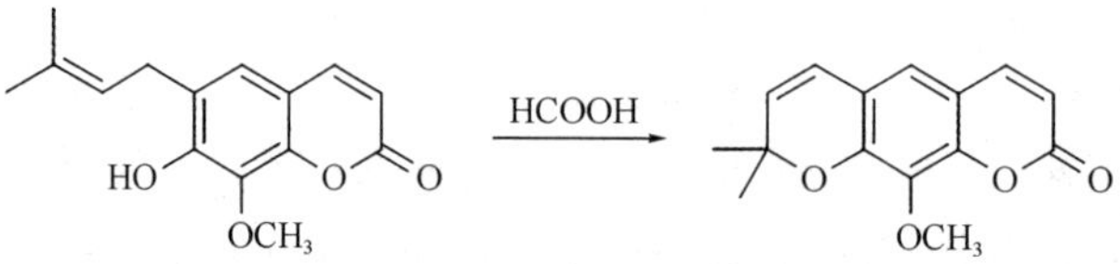

（2）醚键的开裂：烯醇醚的结构遇酸容易水解，如 6-甲氧基-7-异戊二烯基香豆素在酸性环境中水解生成东莨菪内酯。

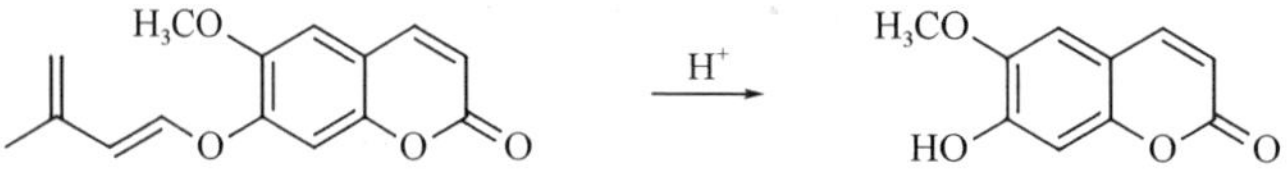

（3）双键加成反应：香豆素的取代基上有双键时，可发生加成反应，如黄曲霉素 B_1 中不饱和呋喃环上的双键在酸性条件下与 H_2O 加成得到羟化的黄曲霉素 B_1，从而降低毒性。这一反应提示酸处理可能是被污染食品去毒的一种方法。

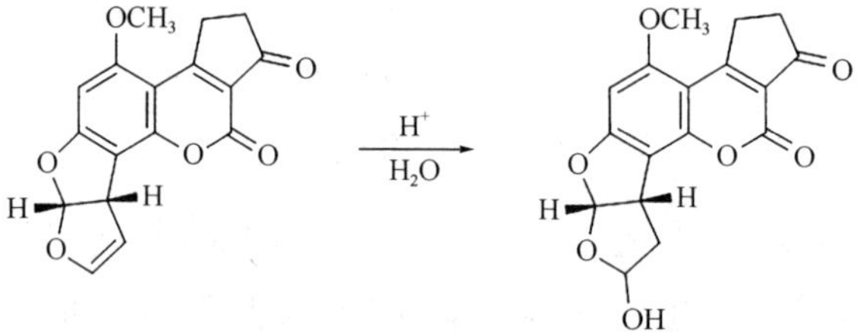

3. 显色反应 以下四种反应可用于试管或者薄层色谱中对香豆素进行检识。

（1）异羟肟酸铁反应：由于香豆素结构中具有内酯环，在碱性条件下可开环，与盐酸羟胺缩合成异羟肟酸，然后在酸性条件下与三价铁离子络合成盐而显红色或紫红色。

（2）三氯化铁反应：具有酚羟基取代的香豆素能与三氯化铁、硝酸银的氨溶液、三氯化铁-铁氰化钾试剂发生颜色反应，生成物的颜色与香豆素结构中的酚羟基数目、位置有关。

（3）吉布斯（Gibbs）试剂反应：Gibbs 试剂是 2,6-二氯-(溴)-苯醌氯亚胺，它在弱碱性条件下可与酚羟基对位的活泼氢缩合生成蓝色化合物。如香豆素结构中有酚羟基且对位未被取代，或者 C-6 位上无取代基，则可与 Gibbs 试剂反应显蓝色。

（4）埃默森（Emerson）试剂反应：符合上述条件的香豆素于碱性溶液中，加入 2% 4-氨基安替比林和 8%铁氰化钾试剂，可生成红色缩合物。

三、香豆素的提取分离

（一）香豆素的提取

游离香豆素大多是低极性和亲脂性的，可溶于低极性的有机溶剂。与糖结合后形成的香豆素苷则极性较大，易溶于极性溶剂。香豆素的提取分离方法大致可以归纳为以下几种。

1. 水蒸气蒸馏法 小分子的香豆素类因具有挥发性，可采用水蒸气蒸馏法进行提取。但本法的使用范围有限，应注意对热不稳定的香豆素在蒸馏过程中结构会发生变化。

2. 碱溶酸沉法 由于香豆素类可溶于热碱液中，加酸又可析出，故可用 0.5%氢氧化钠溶液（或醇溶液）加热提取，提取液冷却后用石油醚除去杂质，然后加酸调节 pH 至中性，适当浓缩，再酸化，则香豆素类及其苷即可析出。但必须注意，不可长时间加热，以免破坏内酯环。

3. 系统溶剂法 大多数的香豆素在石油醚中溶解性不好，而在乙醚、乙酸乙酯、丙酮、乙醇和甲醇中溶解性较好。故常先用甲醇或乙醇从植物中提取，然后用石油醚脱脂，再用乙醚、乙酸乙酯、丙酮和甲醇依次萃取。

4. 超临界二氧化碳萃取 超临界流体萃取对于香豆素成分是一种有效的提取方法，特别适合对热敏感性强、容易氧化分解破坏的小分子或挥发性香豆素的提取。游离状态的香豆素只需用纯超临界二氧化碳萃取即可；分子量较大或极性较强的成分则需要加入适当的夹带剂，如甲醇、乙醇等，以提高萃取的效果。

（二）香豆素的分离与纯化

香豆素经典的分离方法常用到分步结晶法，即利用具有氧取代基的香豆素在石油醚中溶解度小的特点，在其乙醚溶液中，逐步加入石油醚，可使不同溶解度的香豆素分步析出。该法适用于含量较高的香豆素的分离。此外，大孔树脂法适用于分离纯化极性较大的香豆素苷类化合物。结构相似的香豆素混合物最后必须经色谱方法才能有效分离，主要包括以下几种方法。

1. 硅胶色谱 以硅胶为吸附剂，常用的洗脱剂有石油醚-二氯甲烷、石油醚-乙醚、石油醚-乙酸乙酯、石油醚-丙酮等。在分离过程中，由于硅胶的酸性，可能会使某些具有邻二醇结构的香豆素发生结构重排，从而生成一些次生产物。香豆素的苷由于极性较大则需要使用反相硅胶，一般用甲醇-水洗脱分离。

2. 氧化铝色谱 吸附剂可用中性或酸性氧化铝，碱性氧化铝会引起香豆素降解，一般不用。洗脱剂常用乙醚、己烷-乙醚、己烷-乙酸乙酯等单一或者混合溶剂。

3. 凝胶色谱 常用 Sephadex LH-20 或 G-25 凝胶。如用 Sephadex LH-20 柱，以三氯甲烷-丁醇-水（1∶1∶1，*V*/*V*）为洗脱剂，可分离东莨菪碱和伞形花内酯；此外用 Sephadex G-25 柱，以 0.01mol/L 氢氧化铵为洗脱剂，可以分离亮菌甲素和共存杂质。

4. 其他色谱技术 制备高效液相色谱法（PHPLC）、制备薄层色谱法（PTLC）、高速逆流色谱法（HSCCC）等一些高效快速的分离技术越来越多地用于香豆素的分离纯化。如以正己烷-乙酸乙酯-甲醇-水（1.5∶2.5∶2∶1.5，*V*/*V*）为高效逆流色谱溶剂系统，上相为固定相，下相为流动相，主机转速为 850r/min，体积流量为 3mL/min，检测波长为 323nm，可从 300mg 裂叶独活粗提浸膏中分离得到二氢欧山芹醇乙酸酯 6.3mg、蛇床子素 10.6mg 和二氢欧山芹醇当归酸酯 6.4mg，用时 250min。

四、香豆素的结构鉴定

（一）紫外光谱

1. 取代基的影响 无含氧官能团取代的香豆素在紫外光谱上呈现两个高低不同的吸收峰。λ_{max}（275±4）nm（lg ε 3.98～4.10）和 λ_{max}（315±8）nm（lg ε 3.70～3.95），分别代表苯环和 *α*-吡喃酮环。母核上有氧原子取代时，最大吸收发生红移，移动的程度与取代基的类型、数目及位置有关。取代基类型对红移影响的顺序如下：—OH＞—OCH_3＞—CH_3，如 7–CH_3 香豆素的吸收峰为 284nm，7–OCH_3 香豆素的吸收峰为 322nm，7–OH 香豆素的吸收峰为 325nm。5,7-位及 7,8-位双氧取代的香豆素紫外光谱与 7-位氧取代的香豆素类似，而 6,7-位双氧取代的香豆素则明显不同，两个主要的强峰位于 230nm 及 340～350nm 附近。

呋喃香豆素的吸收峰向低波长位移，λ_{max} 为 220～230nm 及 250nm。母核上有氧原子取代时相应吸收也会发生红移，如 5-含氧取代呋喃香豆素香柑内酯 UV λ_{max}（MeOH）为 226nm（lg ε 3.98），270nm（lg ε 3.77）和 303nm（lg ε 3.61）。

2. pH 的影响 在碱性溶液中，多数香豆素类化合物的吸收峰较在中性或酸性溶液中显著地红移，且吸收系数值增大。有些香豆素在近中性溶液中，实际上处于闭环的内酯型和开环型的动态平衡中，此时所表现的紫外吸收峰实际上是二者的总和。当加入酸后，平衡移向闭环的内酯型，此时所表现出的紫外吸收峰才是真正的香豆素的吸收峰。加入碱后，平衡移向开环型，所表现出的紫外吸收峰是邻羟基肉桂酸衍生物的吸收峰。代表性化合物亮菌甲素的紫外吸收值见表 7-1。

表 7-1 亮菌甲素的紫外吸收值

溶剂	λ（nm）（lg ε）			
50%乙醇溶液	254（3.90）	283（3.65）	370（4.23）	427（4.21）
50%乙醇溶液+HCl	254（3.95）		370（4.38）	
50%乙醇溶液+KOH		284（3.79）		427（4.70）

（二）红外光谱

1. C═O 伸缩振动吸收 内酯环羰基的伸缩振动形成的吸收带在 1750～1700cm^{-1}，羰基附近如果有羟基或羧基会形成分子内氢键，吸收带移至 1680～1660cm^{-1}。双香豆素的 C═O 峰因有较强分子内氢键的存在而处于 1600cm^{-1}。

2. C—H 伸缩振动吸收 在呋喃香豆素的 3175～3025cm^{-1} 范围，可见到 2 个或 3 个弱至中等强度的吸收带，可归属于吡喃酮、苯、呋喃环的 C—H 伸缩振动。

3. C═C 骨架振动吸收 芳环的三个吸收峰位于 1660～1600cm^{-1}。此外，呋喃香豆素还会由呋喃环双键产生强而尖锐的吸收带，位于 1639～1613cm^{-1} 处。

（三）核磁共振谱

1. ^{1}H-NMR 香豆素母核上的质子由于受内酯羰基吸电子共轭效应影响，3，6，8 位质子信号位于较高场；4，5，7 位质子信号位于较低场（表 7-2）。C_3、C_4 未取代的香豆素，H-3、H-4 的信号分别以双重峰（J=9～9.5Hz）出现；以 $CDCl_3$ 为溶剂时，H-3 位于 δ 6.1～6.4ppm，H-4 位于 δ 7.5～8.3ppm，$J_{3,4}$ 为 9.5Hz。若以 DMSO-d_6 为溶剂，则 H-3、H-4 位于 δ 7.8～8.1ppm；苯环上的质子信号一般处于两者之间。C_7 位有氧取代时，p-π 共轭使 C_3 电子云密度增加，故 H-3 化学位移向高场移动 0.17ppm 左右。C_5 位有氧取代时，也有类似影响。此外若分子中两个迫位质子之一被取代（如香豆素母核的 4，5 位质子），将对另一迫位质子产生较大的去屏蔽，使其向低场位移，即迫位效应。如 5 位被取代，4 位质子向低场位移约 0.3ppm。

表 7-2 简单香豆素的 ^{1}H-NMR 化学位移（ppm）

取代类型	7-羟基	7,8-二氧代	6,7-二氧代	6,7,8-三氧代
H-3	6.2（d，J=9Hz）	6.1～6.2（d，J=9Hz）	6.1～6.3（d，J=9Hz）	6.19（d，J=9Hz）
H-4	8.2（d，J=9Hz）	7.8（d，J=9Hz）	7.6～7.9（d，J=9Hz）	7.8（d，J=9Hz）
H-5	7.7（d，J=9Hz）	7.2～7.4（d，J=8Hz）	6.7～6.9（s）	6.78（s）
H-6	6.9（dd，J=9，2.5Hz）	6.95（d，J=8Hz）		
H-8	7.0（d，J=2.5Hz）		6.3～7.1（s）	

2. ^{13}C-NMR 在香豆素及其苷类的结构鉴定中，^{13}C-NMR 可确定取代基位置、糖的种类和端基碳的构型等信息。香豆素母核上有 9 个碳原子，化学位移大多在 δ 100～160ppm（C-2：160.4ppm；C-3：116.4ppm；C-4：143.6ppm；C-4a：118.8ppm；C-5：128.1ppm；C-6：124.4ppm；C-7：131.8ppm；C-8：116.4ppm；C-8a：153.9ppm），其中 C-2（羰基）化学位移最大，一般 3,4-无取代香豆素 C-3 处在 δ 110～113ppm，C-4 则在 δ 143～145ppm；另外当某一碳原子上有 OR 取代，直接相连的碳化学位移增加 13ppm，邻位碳化学位移减小 13ppm，对位碳化学位移减小 8ppm 左右。

（四）质谱

（1）香豆素母核有较强的分子离子峰，基峰常是失去羰基的苯并呋喃离子。香豆素类化合物的质谱图中都有连续脱去羰基的碎片离子峰。

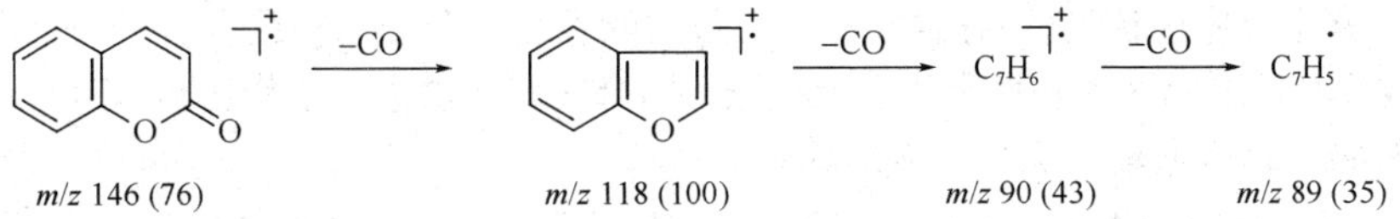

m/z 146 (76) —$-CO$→ m/z 118 (100) —$-CO$→ C_7H_6 m/z 90 (43) —$-CO$→ C_7H_5 m/z 89 (35)

（2）7-含氧取代香豆素的裂解方式与香豆素母体类似，有较强的分子离子峰和一系列失去 CO 的碎片离子峰。

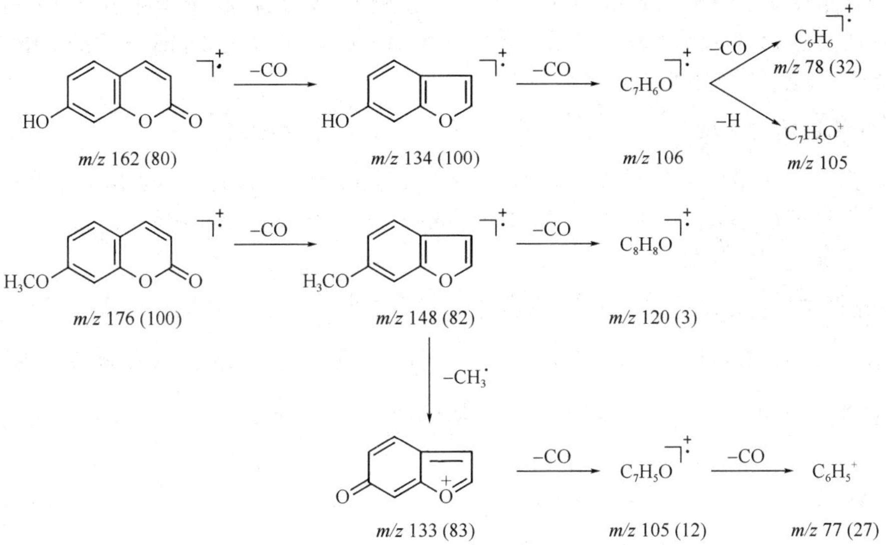

HO-香豆素 m/z 162 (80) —$-CO$→ HO-苯并呋喃 m/z 134 (100) —$-CO$→ C_7H_6O m/z 106 —$-CO$→ C_6H_6 m/z 78 (32)；—$-H$→ $C_7H_5O^+$ m/z 105

H_3CO-香豆素 m/z 176 (100) —$-CO$→ H_3CO-苯并呋喃 m/z 148 (82) —$-CO$→ C_8H_8O m/z 120 (3)

m/z 148 (82) —$-CH_3^{\cdot}$→ m/z 133 (83) —$-CO$→ C_7H_5O m/z 105 (12) —$-CO$→ $C_6H_5^+$ m/z 77 (27)

（3）呋喃香豆素也可以脱去羰基，从而生成苯并呋喃离子。

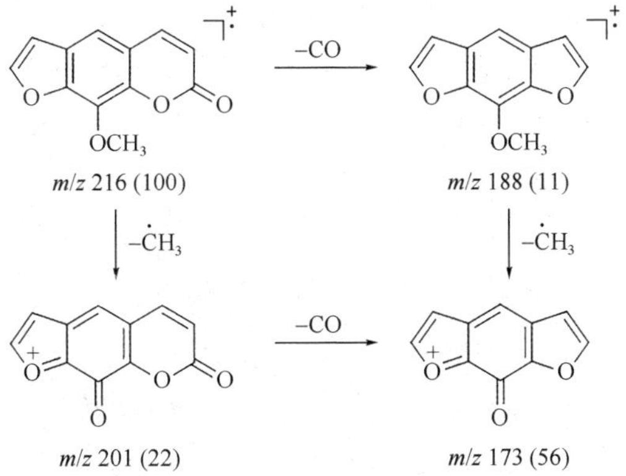

OCH_3 m/z 216 (100) —$-CO$→ OCH_3 m/z 188 (11)

m/z 216 (100) —$-\dot{C}H_3$→ m/z 201 (22)；m/z 188 (11) —$-\dot{C}H_3$→ m/z 173 (56)

m/z 201 (22) —$-CO$→ m/z 173 (56)

五、香豆素的生物活性

（一）抗菌、抗病毒作用

秦皮中的七叶内酯（aesculetin）及其苷和从微生物中获得的新生霉素（novobiocin）、亮菌甲素等均有明显的抗菌作用。其中亮菌甲素是 20 世纪 70 年代江苏省江苏新医学院（现南京医科大学）、南京大学、镇江制药厂等单位通力合作在假蜜环属亮菌 *Armillariella tabescens*（Scop. Ex Fr.）Sing. 系统研究中发现，可治疗胆囊炎和急慢性肝炎。该菌株成为我国最新发现并具有知识产权保护的真菌。蛇床子中的蛇床子素（osthole）可抑制乙肝表面抗原，机制是增加乙型肝炎表面抗原的糖基化和在体外抑制乙型肝炎病毒的分泌。

（二）抗凝血作用

双香豆素类化合物具有明显的抗凝血活性，最初的发现是源于动物误食腐烂的草木犀后引起体内出血，导致死亡。之后以双香豆素为合成模板，用合成的方法生产了华法林、硝苄香豆素等一系列的抗凝血药物，临床上用于防止血栓形成。

（三）抗癌作用

现已发现多种具抗肿瘤活性的天然香豆素类化合物，如 *Angelica edulis* 中含有 6 种具有抗癌作用的角型呋喃香豆素，其中的 edulisin V 的抑癌作用最强。此类香豆素的抗癌作用可能是在于 3′和 4′位上的酯基。另外，7-羟基香豆素可通过降低细胞 cyclin D1 的表达抑制癌细胞的增殖，临床上可用于治疗恶性黑色素瘤、肾癌和前列腺癌等疾病。

（四）平滑肌松弛作用

色原酮凯林（khellin）、二氢沙米丁（dihydrosamidin）、维司那定（visnadin）等结构为 7,8-吡喃香豆素，都有扩张冠状动脉作用。茵陈蒿 *Artemisia capillaries* Thunb.中的滨蒿内酯（scoparone），具有松弛平滑肌、解痉利胆作用。

（五）光敏作用

视窗 7-3

呋喃香豆素能提高皮肤对紫外线的敏感性，外涂或内服后经日光照射可引起皮肤色素沉着，临

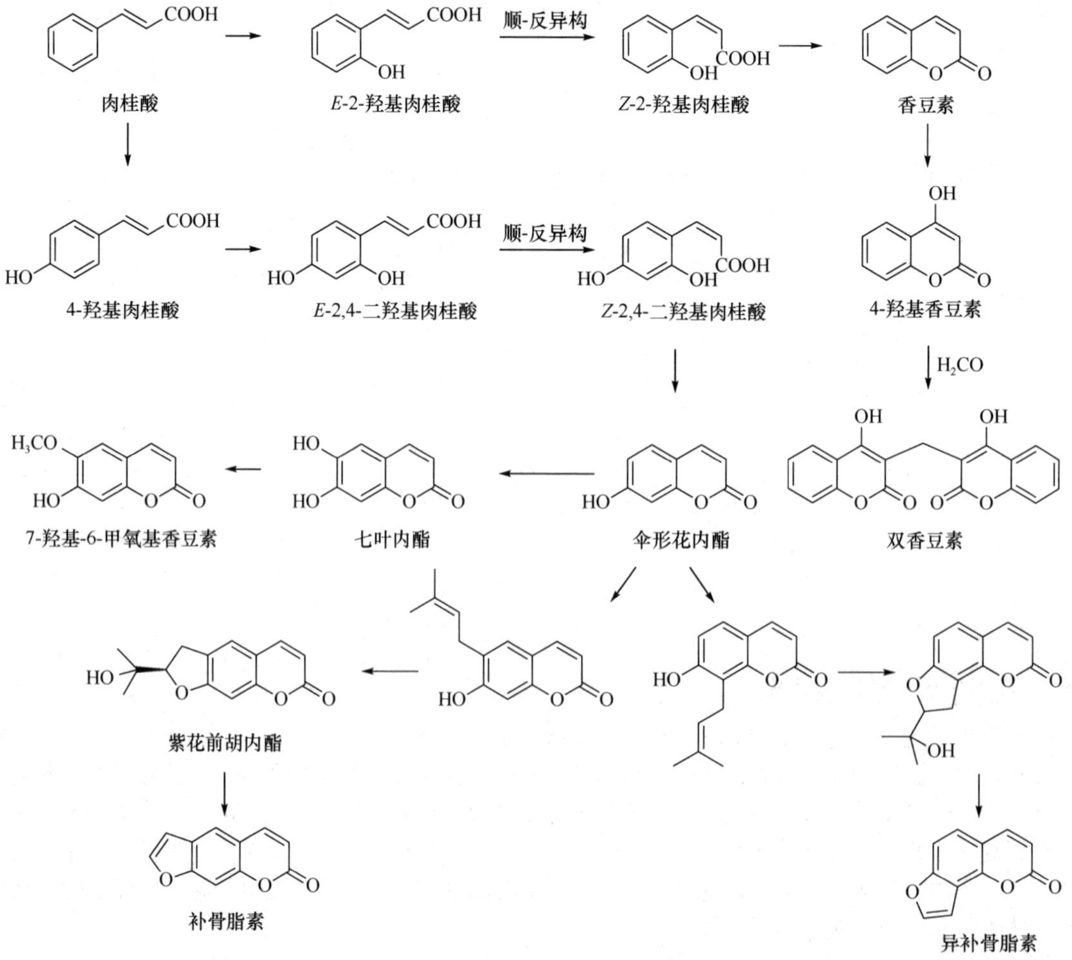

肉桂酸 → *E*-2-羟基肉桂酸 →（顺-反异构）*Z*-2-羟基肉桂酸 → 香豆素 → 4-羟基香豆素 →（H_2CO）双香豆素

肉桂酸 → 4-羟基肉桂酸 → *E*-2,4-二羟基肉桂酸 →（顺-反异构）*Z*-2,4-二羟基肉桂酸 → 伞形花内酯 → 七叶内酯 → 7-羟基-6-甲氧基香豆素

伞形花内酯 → … → 紫花前胡内酯 → 补骨脂素

伞形花内酯 → … → … → 异补骨脂素

图 7-5 香豆素类化合物生物合成途径

床上用白芷总香豆素、补骨脂内酯治疗白斑病，其中8-甲氧基或5-甲氧基补骨脂内酯作用更显著。

六、香豆素的生物合成

香豆素类化合物（coumarin）广泛分布于植物中，它们的形成主要来自肉桂酸。肉桂酸侧链邻位、对位发生羟基化，从而形成2-羟基肉桂酸（2-hydroxycinnamic acid）或2,4-二羟基肉桂酸（2,4-dihydroxycinnamic acid）。由于存在酮式-烯醇式互变，这两种肉桂酸衍生物侧链的反式（E）双键可异构成顺式（Z）双键，然后形成香豆素（coumarin）和伞形花内酯（umbelliferone）。伞形花内酯可通过进一步的氧化、甲基化、异戊烯化等修饰形成7-羟基-6-甲氧基香豆素（scopoletin）、补骨脂素（psoralen）、异补骨脂素（isopsoralen）等。此外，在微生物的作用下，2-羟基肉桂酸生成4-羟基香豆素（4-hydroxycoumarin）。4-羟基香豆素可以与微生物降解过程中产生的甲醛反应，聚合成双香豆素（dicoumarol）。双香豆素具有显著的抗凝血活性，可以引起家畜体内出血，导致死亡，是药用抗凝血剂华法林（warfarin）的合成模板（图7-5）。

七、香豆素的研究实例

防风[*Saposhnikovia divaricate* (Turcz.) Schischk.]为传统中药之一，始载于《神农本草经》，列为上品，可用于普通感冒、风湿痹痛、风疹及破伤风。文献报道防风具有镇痛、抗炎、抑菌、抗肿瘤等药理作用，其中已发现香柑内酯、欧前胡素、异紫花前胡内酯、异紫花前胡苷元、异紫花前胡苷等多种香豆素。为了进一步探寻有价值的活性前体化合物，称取干燥的防风粗粉8kg，用40L甲醇超声提取3次，合并提取液减压回收溶剂，得油状浸膏947g（收率11.8%）；然后将其悬浮在2L的水中，依次用环己烷、乙酸乙酯和正丁醇萃取3次，每次2L。减压回收溶剂后得正丁醇萃取物115g（收率1.4%），上硅胶色谱柱以正丁醇-甲醇（30∶1→1∶1）梯度洗脱，得到4个组分，组分进一步经反相高效液相色谱（甲醇-水=60∶40）制备分离和纯化，得到一种新的香豆素类成分——防风灵（sapodivarin）。

防风灵为淡黄色粉末，高分辨质谱法（HRMS）给出其分子组成为$C_{23}H_{26}O_{11}$（实测值479.1551 $[M+H]^+$，理论值479.1553 $[M+H]^+$）。紫外光谱吸收位于221nm（$\lg\varepsilon$=4.45）、270nm（$\lg\varepsilon$=4.23）和311nm（$\lg\varepsilon$=4.07），符合5-含氧取代呋喃香豆素类化合物的吸收特征。红外光谱中3378cm^{-1}处吸收提示有羟基，1716cm^{-1}表示有共轭羰基，1603cm^{-1}和1593cm^{-1}说明有芳环结构。在^{1}H-NMR中，其特征信号6.33ppm（1H，d，J=10.0Hz）和8.17ppm（1H，d，J=10.0Hz）归属为香豆素母核的H-3和H-4；典型的AX耦合系统信号7.37ppm（1H，d，J=2.4Hz，H-2′）和8.07ppm（1H，d，J=2.4Hz，H-3′）证明防风灵为线型呋喃香豆素类化合物。此外，还可以在较高场区看到一个孤立的甲氧基信号4.18ppm（3H，s）和一组特征性的异戊烯氧基信号：4.84ppm（2H，d，J=6.8Hz，H-1″），5.84ppm（1H，t，J=7.2Hz，H-2″），3.97（1H，d，J=13.2Hz，H_a-4″），4.15ppm（1H，d，J=13.2Hz，H_b-4″）和1.68ppm（3H，s，H-5″）；在HMBC谱中该甲氧基信号和H-4信号均与δ_C 144.4ppm有长距离相关性，证明C-5信号为δ_C 144.4ppm，且甲氧基连在C-5位上，这样线型呋喃香豆素母核上仅剩下C-8位可与异戊烯氧基相连。同时，在防风灵的^{1}H-NMR（3.46～4.05ppm）和^{13}C-NMR（61.0～101.7ppm）位移范围内可观察到一组葡萄糖基信号，^{1}H,^{13}C-异核多键相关（HMBC）二维谱提示该糖基的1‴–OH与异戊烯氧基的4″–OH脱水生成的氧糖苷键结合。葡萄糖基的H-1‴有较大的耦合常数（$J_{1''',2'''}$=7.6Hz），证明其为β构型。防风灵全部^{13}C-NMR信号归属如下：159.6ppm（C-2），112.4ppm（C-3），139.7ppm（C-4），144.4ppm（C-5），114.1ppm（C-6），150.0ppm（C-7），125.7ppm（C-8），106.7ppm（C-4a），143.6ppm（C-8a），146.3ppm（C-2′），105.7ppm（C-3′），69.2ppm（C-1″），121.1ppm（C-2″），138.3ppm（C-3″），72.2ppm（C-4″），13.9ppm（C-5″），101.7ppm（C-1‴），76.8ppm（C-2‴），73.4ppm（C-3‴），70.0ppm（C-4‴），76.7ppm（C-5‴），61.0ppm（C-6‴），60.7ppm（5–OCH_3）。

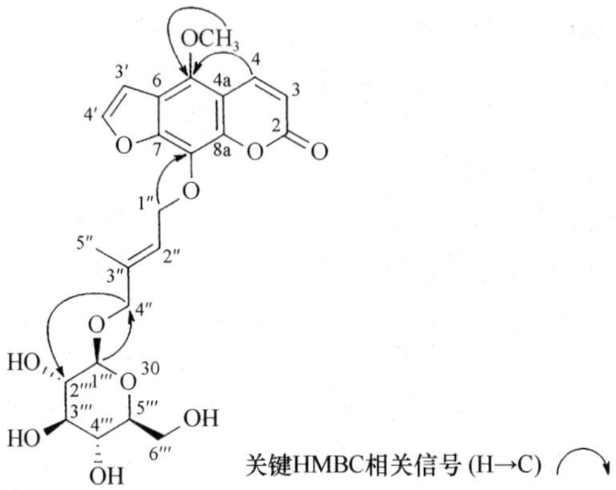

关键HMBC相关信号 (H→C)

第三节 木脂素类

案例 7-3 鬼臼 *Podophyllum peltatum* 很久以前就被美洲印第安人用作草药，它的树脂有治疗疣和泻下的作用，1880 年波德维索茨基（Podwyssotzki）首次从中发现一种重要的细胞毒素即鬼臼毒素（podophyllotoxin）。20 世纪 60 年代中期，人们基于鬼臼类木脂素研发出新药依托泊苷（etoposide）和替尼泊苷（teniposide），经临床测试具有广谱抗肿瘤活性。此外，木脂素类化合物还具有抗氧化、降压、镇静和保肝等多种生理活性，并可用作植物生长抑制剂和杀菌剂等。随着现代分离手段、结构鉴定方法及高通量筛选技术的广泛应用，越来越多的木脂素及其生物活性被相继报道。

问题： 1. 木脂素具有什么样的化学结构？

2. 木脂素类化合物有哪些常见的类型？木脂素的波谱特征有哪些？与香豆素有何异同？

木脂素又称木脂体（lignan），是一类由两个苯丙烷骨架结构聚合而成的天然产物，因最早是从植物的木质部和树脂中被发现而得名。其组成基本单元苯丙烷骨架结构（C_6–C_3）常见单体有 4 种：桂皮醇（cinnamyl alcohol）、肉桂酸（cinnamic acid）、苯丙烯（propenyl benzene）和烯丙苯（allyl benzene）。在植物中二聚体最常见，三聚体或四聚体较少。

一、木脂素的结构类型

组成木脂素的 C_6–C_3 单元之间缩合的位置不同，可形成多种不同的结构骨架。又由于侧链末端原子上的含氧官能团（如羟基、羰基、羧基等）相互脱水缩合，形成四氢呋喃、半缩醛、内酯等环状结构，使得木脂素类型多样，结构复杂。根据 C_6–C_3 单元组合方式的不同可以分为由两个 C_6–C_3 单元以 C_8–$C_{8'}$ 相连形成的木脂素类、由两个 C_6–C_3 单元以非 C_8–$C_{8'}$ 相连形成的新木脂素类、由两个 C_6–C_3 单元以氧原子连接的氧新木脂素类、由三个以上 C_6–C_3 单元组合形成的多聚体木脂素，以及由其他生物合成单元与 C_6–C_3 单元结合的杂木脂素类等五大类型。

（一）木脂素类

1. 二苄基丁烷类（dibenzylbutan） 此类木脂素是由两个 C_6–C_3 单元以 C_8–$C_{8'}$ 相连的最简单的木脂素，也包括二芳基丁烯、二芳基丁醇、二芳基丁酸等。如由大戟科植物珠子草 *Phyllanthus niruri* L.中分离得到的叶下珠脂素（phyllanthin）；从使君子科诃子属植物毗黎勒 *Terminalia bellirica* 的果壳中分离得到的 termilignan。二芳基丁烷类通常是其他类型木脂素的生源前体，由此可衍生出其他各种木脂素类的化合物。

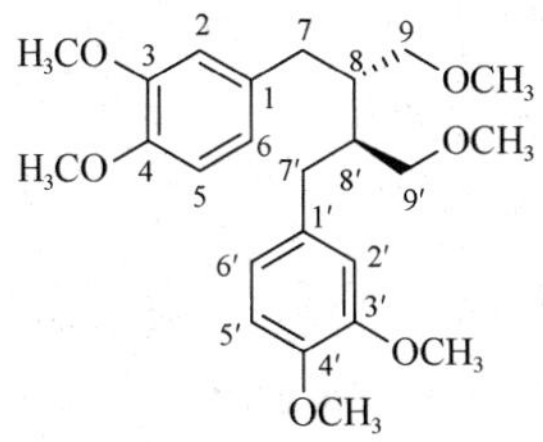

叶下珠脂素 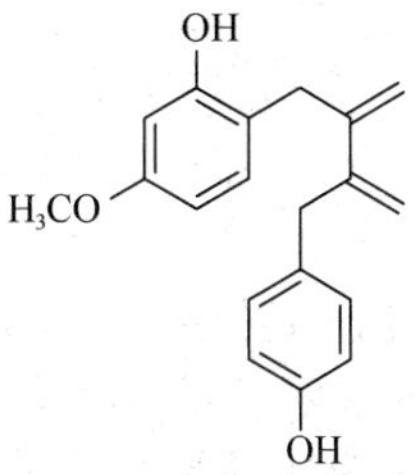　　termilignan

2. 二苄基丁内酯类（dibenzyltyrolacton）　二苄基丁内酯又称木脂素内酯，其结构中的内酯环是由一个 C_6–C_3 单元的 C-8 位羧基与另一 C_6–C_3 单元的 C-8′羟基缩合而成。内酯环可能朝上也可能朝下，如从台湾杉 *Taiwania cryptomerioides* Hayata 的心材中分离得的台湾脂素 A（taiwanin A）；从柴胡属植物 *Bupleurum salicifolium* 分离得到的 guamarol。本亚型中还包括其去氢或双去氢衍生物。

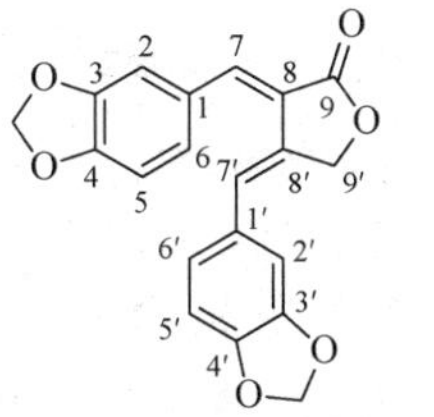

taiwanin A
台湾脂素A　　guamarol

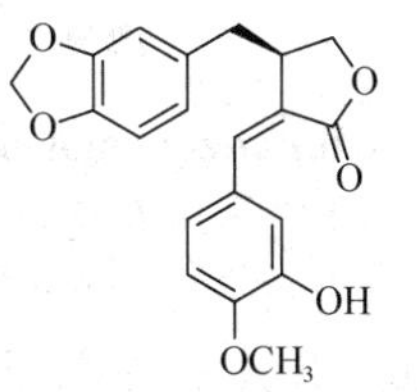

3. 芳基萘类（arylnaphthalen）　又称环木脂素类，是木脂素中分布最广、数量最多、研究较深入的一类。其结构特点是，通常由两个 C_6–C_3 单元的 C8-C8′相连，其中一个 C_6–C_3 单元芳香环上的一个碳原子与另一个 C_6–C_3 单元 C-7′构成一个二氢/四氢萘或萘环结构，可分为芳基萘和芳基萘内酯木脂素两类。前者如索马榆脂酸（thomasic acid），后者如从美洲鬼臼 *P. peltatum* 中分离出的鬼臼毒素（podophyllotoxin），被发现具有较强的抗肿瘤活性。此外还有台湾脂素 C（taiwanin C）等多种类型木脂素。

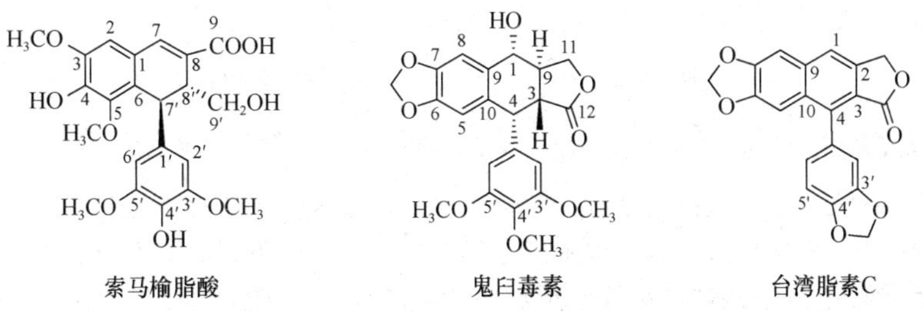
索马榆脂酸　　鬼臼毒素　　台湾脂素C

视窗 7-4

4. 四氢呋喃类（tetrahydrofuran）　四氢呋喃类木脂素又称呋喃环木脂素或单环氧木脂素，根据氧环连接的方式，可分为 7–O–7′、7–O–9′和 9–O–9′三种结构类型。此类木脂素主要分布在兰科、瑞香科、木兰科、菊科、胡椒科植物中，如从樟科植物山鸡椒 *Litsea cubeba* (Lour.) Pers. 的干燥成熟果实荜澄茄中得到的荜澄茄脂素（cubebin）；从木兰科植物望春花 *Magnolia biondii* Pamp.的花蕾辛夷中分离得到的赫耳酮（hernone）和来自 *Himantandra baccata* 树皮的加尔巴星（galbacin）。

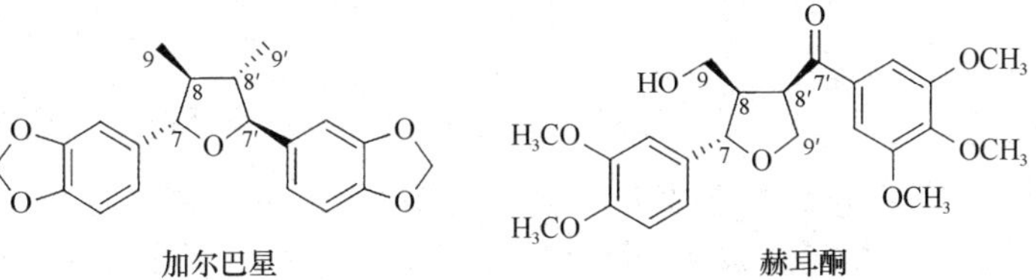
加尔巴星　　赫耳酮

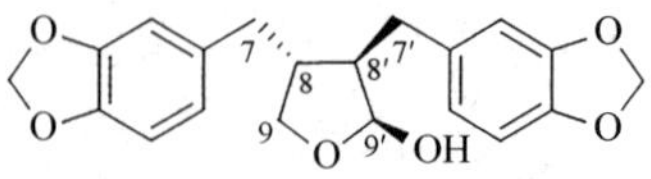

荜澄茄脂素

5. 双四氢呋喃类（furofuran） 双四氢呋喃类木脂素又称双环氧木脂素，是由两个取代四氢呋喃单元形成四氢呋喃骈四氢呋喃结构，如从银蒿 *Artemisia argentea* Jacq.根皮中分离得到的阿斯堪素（aschantin），从麻油的非皂化物中得到的(+)-芝麻脂素[(+)-sesamin]。

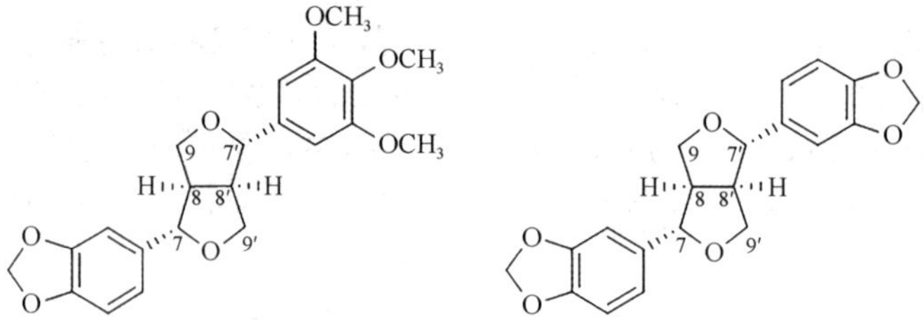

阿斯堪素　　(+)-芝麻脂素

6. 联苯环辛烯类（dibenzocyclooctene） 该类木脂素的结构特点是两个 C_6–C_3 单元除了C-8–C-8′连接外，C-2–C-2′之间也有连接，从而形成了一类由两个苯环骈合的连氧取代环辛烯结构骨架。该类木脂素普遍存在于木兰科五味子属和南五味子属植物中，如从五味子 *Schizandra chinensis* (Turcz.) Baill. 果实中分离得到的五味子甲素[(+)-deoxyschizandrin]和从华中五味子 *Schizandra sphenanthera* Rehd. et Wils 中分离得到的五味子酯甲（schisantherin A）等。

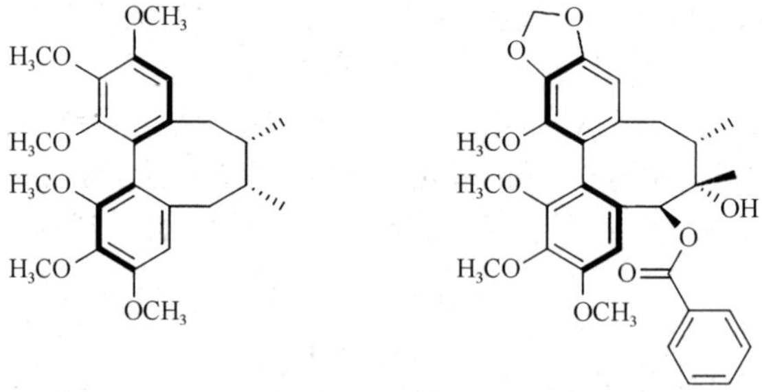

五味子甲素　　五味子酯甲

（二）新木脂素类

新木脂素（neolignans）是指两个 C_6–C_3 单元通过非 C-8–C-8′连接的二聚体，包括如下几类。

1. 苯并呋喃类 该类木脂素的结构特点是其中一个 C_6–C_3 单元的 C-8 及 C-7（通过氧）同时与另一 C_6–C_3 单元苯环上两个相邻碳相连，形成一个呋喃环。其中包括其二氢、四氢或六氢衍生物，苯环的 5′和 6′位常被氧化为醌，如从 *Salix alba* L.树皮中分离得到的 sisymbrifolin 和从胡椒科植物海风藤 *Piper kadsura*（Choisy）Ohwi 中分离得到的海风藤酮（kadsurenone）。

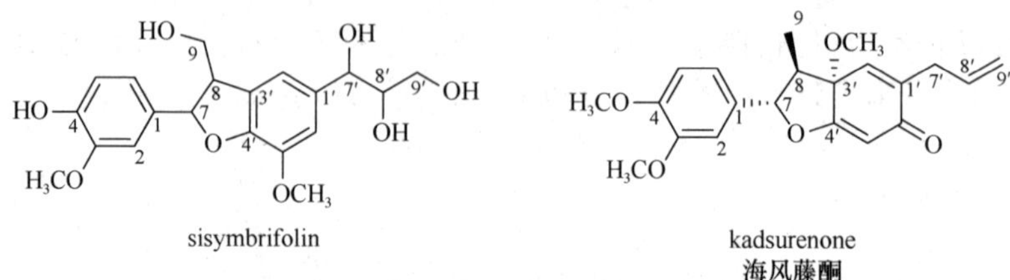

sisymbrifolin　　kadsurenone 海风藤酮

2. 双环辛烷类 该类木脂素的结构特点是结构中有两个脂环，脂环由 8 个碳原子组成，可看成木脂素中一个 C_6–C_3 单元的芳环被部分氧化，而另一个 C_6–C_3 单元的 C_3 部分连接在被氧化的芳环上，如从胡椒科植物风藤 *Piper kadsura*（Choisy）Ohwi 中分离得到的 kadsurenin L 和从 *Ocotea bullata*（Burch.）Baill.中分离得到的 isoocobullenone 等。

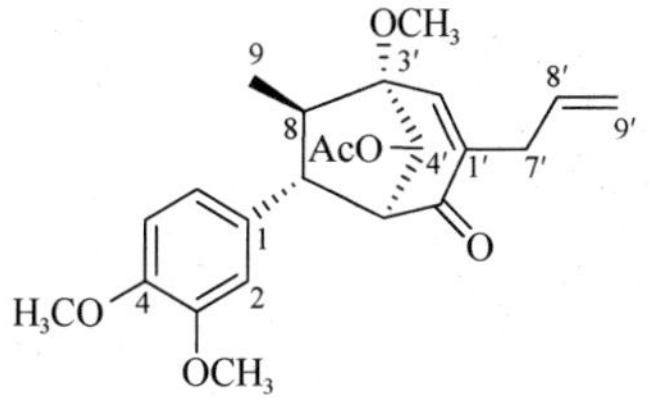

kadsurenin L 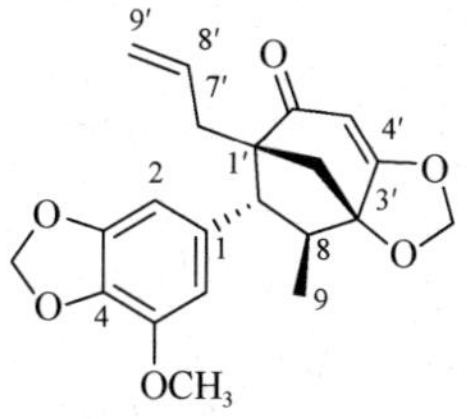　　　isoocubullenone

3. 苯并二氧六环类　其结构特点是两个 C_6–C_3 单元通过氧桥连接形成二氧六环结构，如从剑叶龙血树 *Dracaena cochinchinensis* (Lour.) S.C.Chen 中获得的血竭宁（cochinchin），从美洲商陆 *Phytolacca americana* L.中得到的美洲商陆醇 A（americanol A）。

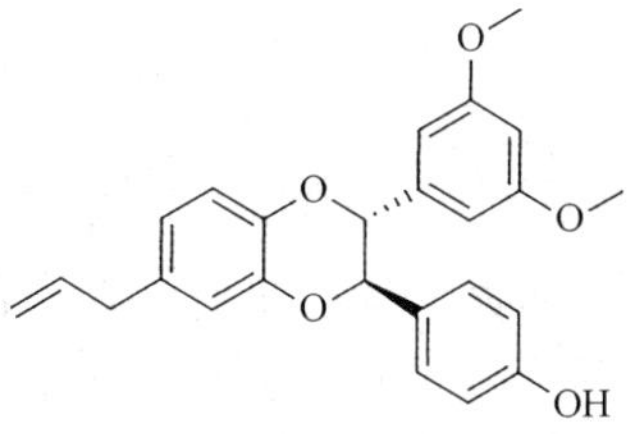

血竭宁 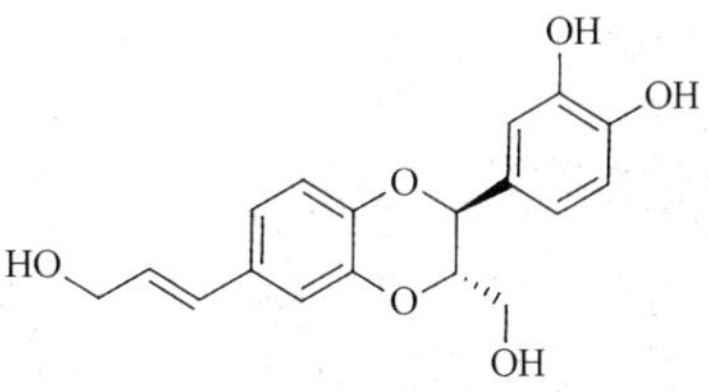　　　美洲商陆醇A

4. 联苯类　该类木脂素的结构由两分子 C_6–C_3 单元的芳基碳直接相连，连接方式 C-3–C-3′连接，如从厚朴 *Magnolia officinalis* Rehd.et Wils.中分离得到的厚朴酚（magnolol）及和厚朴酚（honokiol）。

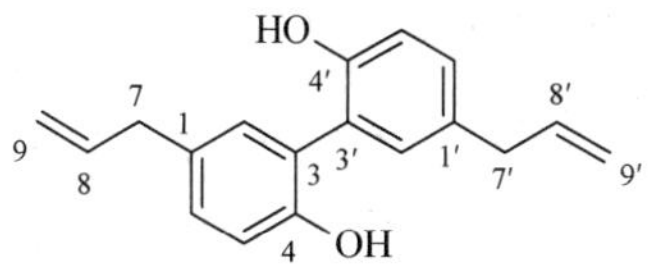

厚朴酚 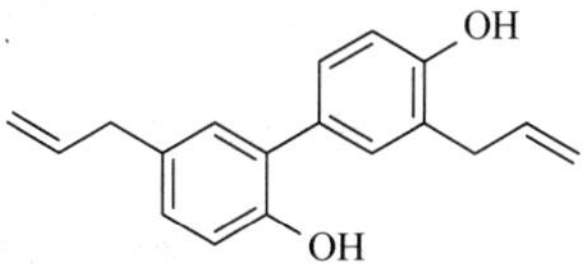　　　和厚朴酚

（三）氧新木脂素类

该类木脂素的结构特点是两分子 C_6–C_3 单元之间以氧原子连接，故又称二芳基醚（biarylether），如从樟叶胡椒 *Piper Polysyphorum* C.DC 中分离得到的樟叶素（polysyphorin），从日本厚朴 *Magnolia obovata* Thunb.中分离得到的桉醇厚朴酚（eudesobovatol A）。

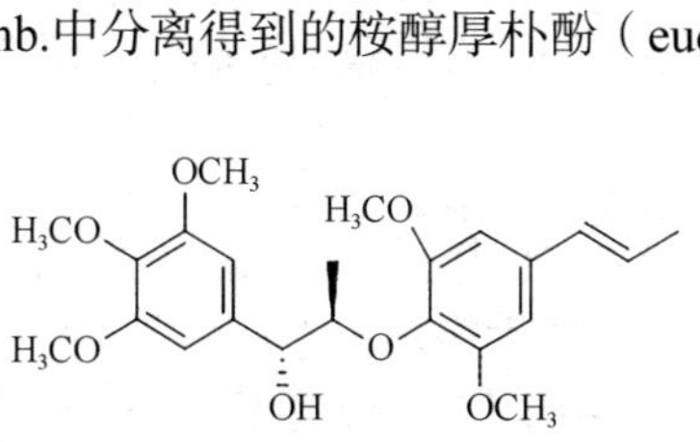

polysyphorin
樟叶素

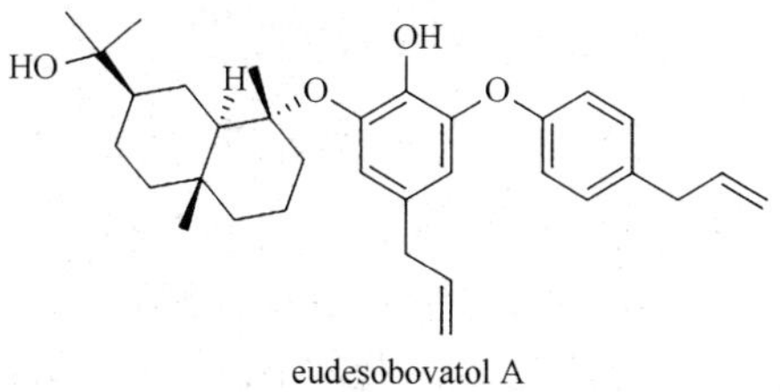

eudesobovatol A
桉醇厚朴酚

（四）多聚体木脂素

这类木脂素由 3 个或 3 个以上 C_6–C_3 单元构成，其中由 3 个 C_6–C_3 单元构成的称为三倍体木脂素或称倍半木脂素，4 个 C_6–C_3 单元构成的称为四倍体木脂素或称二聚木脂素，还有少数 5 个或 6 个 C_6–C_3 单元的聚合物，如从牛蒡中分离得到的牛蒡子酚 F（lappaol F）为二聚木脂素，从日本厚

朴树皮中发现的 magnolianin 为三聚木脂素。

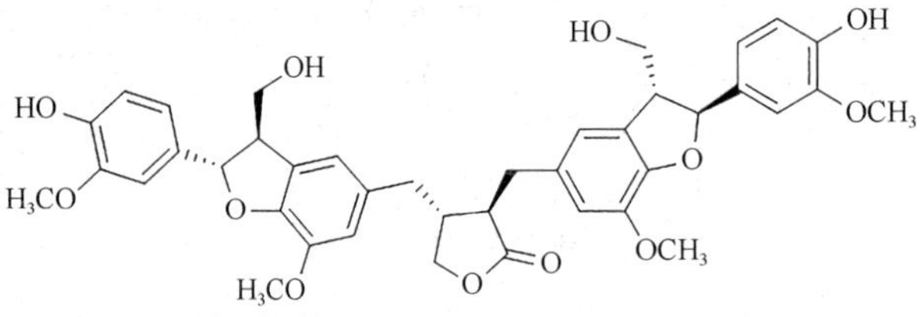

lappaol F
牛蒡子酚F

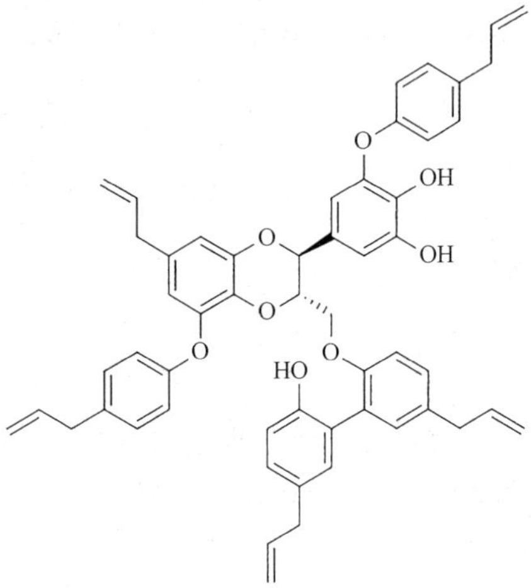

magnolianin

（五）杂木脂素类

杂木脂素是指分子中含有黄酮、香豆素及其他杂环类结构的苯丙素聚合物，如猫眼草素（maoyancaosu）为香豆素木脂素（coumarinilignan），水飞蓟素（silybin）为黄酮木脂素（flavonolignan）。

视窗 7-5

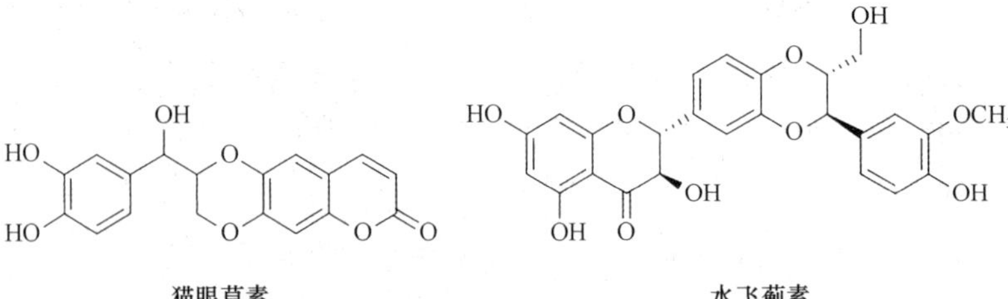

猫眼草素　　　　水飞蓟素

二、木脂素类的理化性质

木脂素多数为无色或白色结晶（新木脂素除外），多数无挥发性，少数能升华，如去甲二氢愈创酸。木脂素分子中常具有多个手性碳原子或手性中心结构，所以大部分木脂素都有光学活性。游离木脂素具有亲脂性，难溶于水，能溶于苯、三氯甲烷、乙醚、乙醇等溶剂。与糖结合成苷后水溶性增大，易被酶或酸水解。木脂素结构中常含醇羟基、酚羟基、甲氧基、亚甲二氧基及内酯环等官能团，表现出这些官能团所具有的化学性质。例如，三氯化铁可用于酚羟基的检查，拉巴特（Labat）试剂（5%没食子酸浓硫酸试剂）可用于亚甲二氧基的检查，阳性反应显蓝绿色。此外异羟肟酸铁试剂也可用来鉴别木脂素内酯是否存在。

三、木脂素类的提取分离

游离木脂素是亲脂性的，能溶于乙醚等低极性溶剂，提取中的难点是在植物体内常有一些树脂状物与其共存，木脂素本身在溶剂处理过程中也容易发生树脂化。一般可用低极性有机溶剂直接提取；或用乙醇（或丙酮）提取，提取液浓缩后，用石油醚或乙醚抽提，即可得到游离总木脂素。木脂素苷亲水性较强，可以按苷类的提取方法进行提取，如果苷元分子相对较大，则应采用中低极性的溶剂。

木脂素的分离：可根据彼此间性质的差异采用溶剂萃取法、分级沉淀法、重结晶等方法进行初步分离，进一步分离一般采用色谱分离法，其中吸附柱色谱是分离木脂素常用的手段。常以硅胶为吸附剂，以石油醚-乙酸乙酯、石油醚-乙醚、苯-乙酸乙酯、三氯甲烷-甲醇等为洗脱剂逐渐增加极性进行洗脱。具有酚羟基和内酯环的木脂素也可适当利用其溶于碱液的性质，而与其他结构的亲脂性成分分离。

木脂素的生理活性与构型密切相关，在提取及分离过程中应注意操作条件，如鬼臼毒素具有和四氢萘环反式相连的内酯环结构，遇碱容易发生异构化从而变为 $2\beta,3\beta$-顺式内酯；而在酸性条件下其结构中的 1-α-OH 会转变为 1-β-OH。此外，以芝麻脂素为代表的双四氢呋喃型香豆素在酸环境下加热也会发生开环-闭环反应导致 6,7/6′,7′位间的单键发生构型变化，这些情况都应该注意尽可能避免。

例：桃儿七[*Sinopodophyllum hexandrum* (Royle) Ying.]中鬼臼毒素的提取分离

桃儿七干燥根（或根茎）经适当粉碎，取 1.0kg，加 10 倍量甲醇超声提取 3 次，每次 1h，过滤，合并滤液，减压浓缩回收甲醇，得醇提浸膏。取 20.0g 用适量甲醇超声溶解，进行葡聚糖凝胶 Sephadex LH-20 柱色谱分离（柱内径为 4.5cm，柱高 180cm），甲醇洗脱。合并 8～15 流分，减压回收溶剂至干，得到主要含有木脂素类成分的浸膏 10.7g。取其中 1.0g 进行正相硅胶柱色谱分离，用石油醚-乙酸乙酯系统进行梯度洗脱。合并 42～52 流分（石油醚：乙酸乙酯=6：4 洗脱部分），回收至干得到鬼臼毒素，共 325.2mg。

四、木脂素类的结构鉴定

（一）紫外光谱

多数木脂素的两个取代芳环是两个孤立的发色团，其紫外吸收峰位置相似，吸收强度是二者之和，立体构型对紫外光谱一般无影响。在某些类型的木脂素中，紫外光谱可以提供重要的结构信息。例如，用紫外光谱可以确定苯代二氢萘型的木脂素中 B 环双键的位置，如 α-、β-、γ-失水苦鬼臼脂素为 3 种异构体，由于 3 种异构体的双键位置不同，因而紫外光谱也不同。β-失水苦鬼臼脂素的 B 环双键因与两个苯环均不共轭，故紫外光谱 λ_{max} 290nm（lgε 3.66），α-失水苦鬼臼脂素的 B 环双键由于共轭作用，吸收峰红移到 311nm（lgε 3.88），而 γ-失水苦鬼臼脂素的 B 环双键使苯环与羰基共轭，其红移更加明显，出现在 350nm（lgε 4.10）处。紫外光谱还可用于区别芳基四氢萘、芳基二氢萘、芳基萘型木脂素。

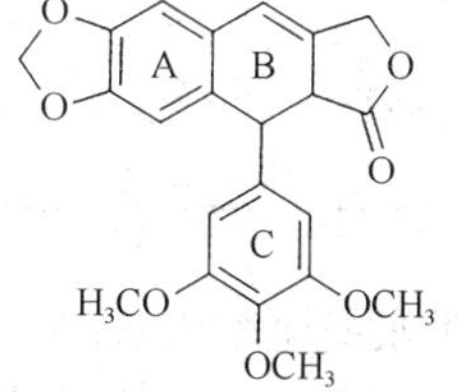

α-失水苦鬼臼脂素：311nm

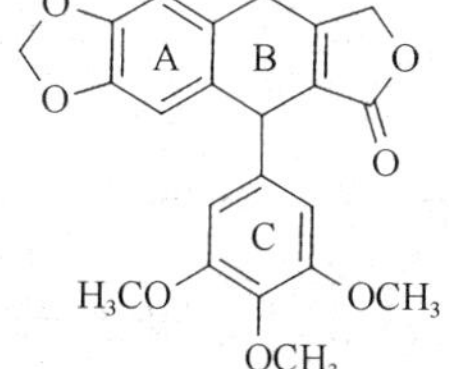

β-失水苦鬼臼脂素：290nm

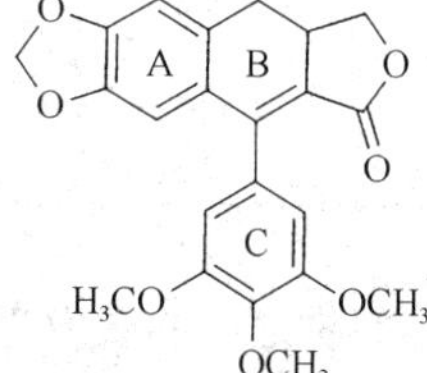

γ-失水苦鬼臼脂素：350nm

（二）红外光谱

红外光谱中的 1600～1450cm^{-1} 可显示木脂素苯环的骨架振动特征吸收峰，并在 900～700cm^{-1} 有苯环的指纹区的特征吸收峰。红外光谱还可以确定木脂素结构中是否有内酯环存在及内酯环的结构类型。饱和的 γ-内酯羰基在 1780～1760cm^{-1} 有强吸收，α,β-不饱和内酯的羰基吸收则在（1760±20）cm^{-1}。鬼臼毒素及其类似物的红外光谱最重要的特征谱带就是该吸收带。在许多结构修饰中（如 C-7 上的反应），内酯容易开环（发生水解）转化为羧酸，该酸又被溶剂化形成甲酯或乙酯。这时用羰基吸收带的波数来判断结构的变化最为方便。甲酯羰基吸收范围大致为（1725±10）cm^{-1}，羧酸为（1700±10）cm^{-1}，均与上述内酯羰基的范围不同。

（三）核磁共振谱

1. ^{1}H-NMR

（1）木脂素的骨架结构比较：在芳基萘型木脂素中 2-羰基化合物（内酯环向上），由于 C 环与 B 环垂直，内酯环中亚甲基上的两个 H 位于苯环面上，受苯环各向异性效应，处于正屏蔽区，在较高场处（δ 5.08～5.23ppm）。3-羰基化合物（内酯环向下），其内酯环中的亚甲基的两个质子及H-1 不受影响，出现在较低场（δ 5.32～5.52ppm）。

（2）确定取代基的位置：芳基萘型木脂素中，苯环上的两个甲氧基信号的 J 值差距和取代基的位置有关。A 环中的 C-6（—OCH_3）与 C-7（—OCH_3）相差 11～14Hz，C-7（—OCH_3）与 C-8（—OCH_3）相差约 4Hz。C-3′（—OCH_3）与 C-5′（—OCH_3）相差 6～8Hz。

（3）确定相对构型：芳基四氢萘类木脂素有 2,3-二甲基-4-芳基四氢萘类和 2,3-丁内酯-4-芳基四氢萘类。前者的 H-4 双峰出现在 δ 3.4～4.0ppm，若 1 位无酮基，3,4-反式、2,3-顺式的构型的两个甲基等价，而 3,4-反式、2,3-反式的构型的两个甲基不等价。后者主要有鬼臼毒素、表鬼臼毒素、苦鬼臼毒素等化合物。其结构中 2,3 位的相对构型对 H-4-β 和 H-1-β 有明显影响：2,3-反式时，H-4-β 在 δ 4.5～4.6ppm，H-1-β 在 δ 4.86ppm；而 2,3-顺式时，H-4-β 在 δ 3.88ppm，H-1-β 在 δ 4.38ppm，明显移向高场。此外，脂肪氢 H-1、H-2、H-3、H-4 之间的耦合常数 $J_{邻}$反映了双面夹角的关系，由此可以判断顺反异构，其规律大致如下：

$J_{1,2}$=4～5Hz（*cis*），$J_{2,3}$=10～15Hz（*trans*），

$J_{3,4}$=3～5Hz（H-4-α，*cis*），或 7～10Hz（H-4-β，*trans*）。

2. ^{13}C-NMR 碳谱可用于确定木脂素的碳架和平面结构，也可用于判断木脂素的构型和构象。鬼臼毒素的碳谱数据见表 7-3。

表 7-3 鬼臼毒素的 ^{13}C-NMR 化学位移

C	δ（ppm）	C	δ（ppm）	C	δ（ppm）
1	72.7	8	106.3	3′	153.2
2	41.5	9	133.6	4′	136.8
3	44.2	10	130.2	5′	153.2
4	45.6	11	69.7	6′	106.8
5	109.6	12	176.2	—OCH_2—	101.5
6	148.2	1′	139.2	4′-OMe	60.2
7	148.2	2′	106.8	3′,5′-OMe	56.4

鬼臼毒素类似物之一的去氢鬼臼毒素，其 ^{13}C-NMR 与鬼臼毒素的比较如下：C-1 向低场移动约 45ppm，C-2 向低场移动约 80ppm，C-3 向低场移动约 85ppm，C-4 向低场移动约 80ppm，C-8 向高场移动约 5ppm。山荷叶素的 ^{13}C-NMR 与鬼臼毒素相比，C-1 向低场移动约 50ppm，C-2 向低场移动约 90ppm，C-3 向低场移动约 75ppm，C-4 向低场移动约 75ppm，C-5′向高场移动约 45ppm，C-6′向低场移动约 17ppm。鬼臼酯酮的 ^{13}C-NMR 与鬼臼毒素相比，C-1 向低场移动约 120ppm，C-9 向高场移动约 5ppm，C-10 向低场移动约 10ppm。

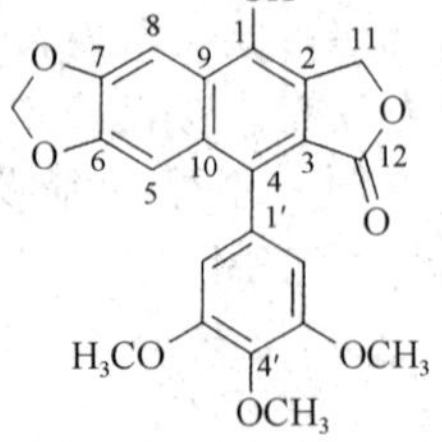

去氢鬼臼毒素 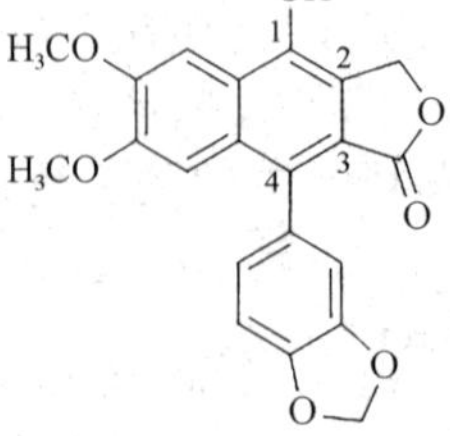　　山荷叶素 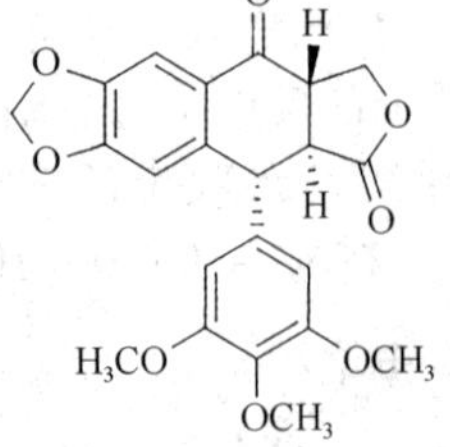　　鬼臼酯酮

在双四氢呋喃木脂素中，对称型的化合物 C-1 和 C-5，C-2 和 C-6，C-4 和 C-8 等价。如松脂素和丁香脂素，其碳谱数据见表 7-4。

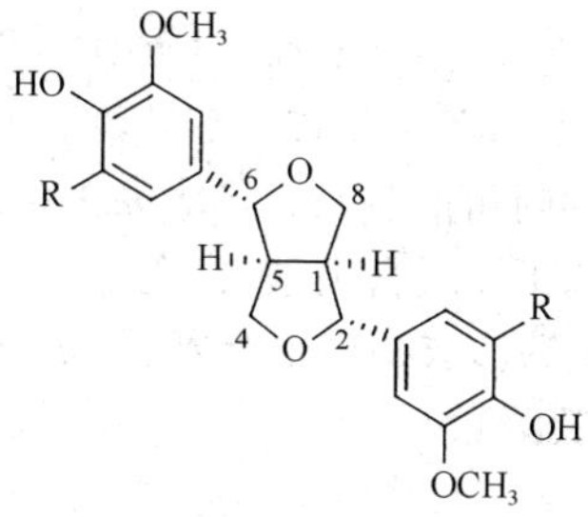

左旋松脂素 R=H
丁香脂素 R=OCH_3

表 7-4 松脂素和丁香脂素碳谱数据（ppm）

碳原子	松脂素	丁香脂素	碳原子	松脂素	丁香脂素
1，5	54.3	54.4	3′，3″	146.7	147.2
2，6	85.9	86.1	4′，4″	145.3	134.4
4，8	71.7	71.8	5′，5″	114.3	147.2
1′，1″	133.0	132.1	6′，6″	118.9	102.8
2′，2″	108.8	102.8	OCH_3	56	56.4

从表 7-4 可以看出：

（1）左旋松脂素含有 20 个碳原子，由于分子结构为对称结构，每两个碳原子重叠为一个峰，故它的碳谱只显示 10 条谱线。

（2）丁香脂素含有 22 个碳原子，分子结构对称，且 4 个甲氧基的信号均在 56.4ppm 处，另外 2′，2″和 6′，6″的信号相同，3′，3″和 5′，5″的信号相同，其余每两个碳原子重叠为一个峰。故碳谱只显示 8 条谱线。

（四）质谱

由于木脂素结构中具有环状结构，因此其质谱通常能够给出丰度较高的分子离子峰，从而可以得到化合物的分子量的信息。

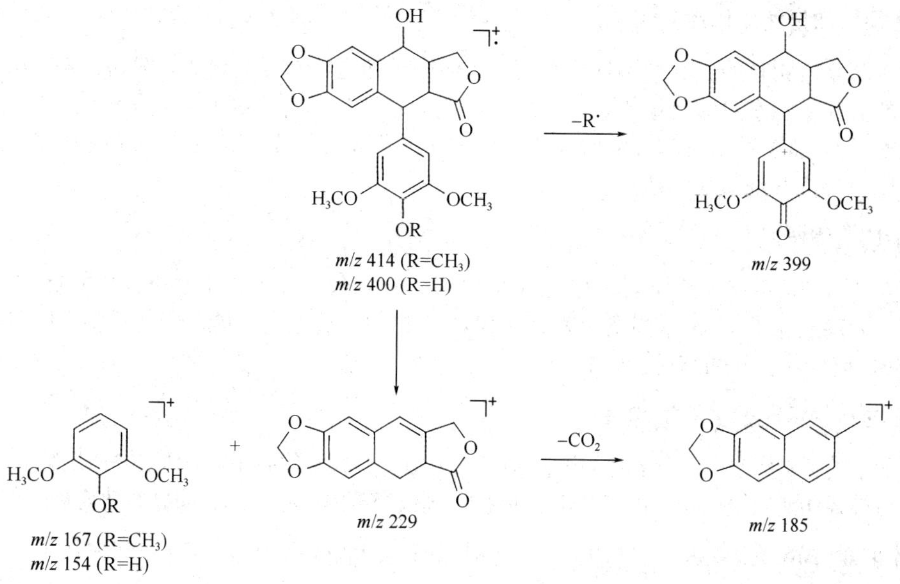

m/z 414 (R=CH_3)
m/z 400 (R=H)

$-R^{\cdot}$

m/z 399

m/z 167 (R=CH_3)
m/z 154 (R=H)

m/z 229

$-CO_2$

m/z 185

芳基萘类木脂素具有四环系统，裂解比较困难，因而其分子离子峰很强，一般为基峰。如鬼臼毒素和其类似分子通常都会出现 EI 的分子离子峰，而底物的碎片离子峰的丰度一般比较弱。这些碎片峰来源于 C-1 和 C-1′键的断裂同时可能脱水，形成 *m/z* 167 或 *m/z* 154 的苯甲醚正离子（或自由基）和 *m/z* 229 的二氢萘衍生物离子（或自由基）；失去 4′位氧原子上的 R 基团形成共轭二烯酮离子（*m/z* 99）；内酯开环失去二氧化碳形成萘衍生物离子（*m/z* 185）。其一般规律和裂解途径如下。

（1）苯环 α-位（苄基位）极易裂解。

（2）醚键和萘环正离子很稳定。

（3）2,6-二甲氧基酚的正离子（*m/z* 154）相当稳定。

双四氢呋喃木脂素的质谱裂解主要发生在双四氢呋喃部分。(+)-芝麻脂素[(+)-sesamin]的质谱裂解对于双四氢呋喃木脂素的结构确定具有借鉴作用，其裂解的方式和主要碎片如下：

$-CH_2O$

m/z 354　*m/z* 324

m/z 121　*m/z* 189　+　*m/z* 135

五、木脂素的生物活性

（一）抗肿瘤作用

目前已经发现许多木脂素具有抗肿瘤活性。除了前面介绍的鬼臼毒素之外，从糙叶败酱中分离提取出的糙叶败酱总木脂素对K562细胞增殖有显著抑制作用，作用机制与其诱导该细胞凋亡有关。伞形科 *Steganotaenia araliacea* 中的联苯环辛烯内酯具有很好的抗白血病 P388 活性。

（二）保肝和抗氧化作用

许多木脂素有明显的抗肝细胞损伤作用，能促进肝细胞的修复与再生。例如，从五味子果实中分离出来的五味子乙素对原代培养的大鼠肝细胞脂质过氧化具有较好的抗氧化作用，使脂质过氧化产物丙二醛（MDA）的生成和乳酸脱氢酶（LDH）及丙氨酸转氨酶（ALT）释放减少，细胞膜保持完整，明显提高肝细胞的存活率。

（三）抗病毒作用

木脂素于 1990 年首次被报道具有抗 HIV 活性。近年来，许多木脂素化合物的抗 HIV 活性已经被研究，如南五味子 12 种木脂素中就有 7 种具有抗 HIV 病毒的功能。还有一些木脂素类也对乙型肝炎抗原具有不同程度的对抗作用。

（四）血小板活化因子拮抗作用

海风藤中的新木脂素类成分海风藤酮能明显减少脑缺血后梗死面积，增加脑缺血后脑局部血流量，减轻缺血后神经功能缺损；其与传统 PAF 受体拮抗剂银杏苦内酯相似，有明显的缺血后脑保护作用。

（五）其他作用

脱氧鬼臼毒素和鬼臼毒素的杀虫活性测试表明，它们对菜青虫有较强的胃毒和拒食作用，木脂素类化合物在草食畜禽胃肠道微生物对其饲草的消化利用中起重要的作用,可以通过改善微生物消化，提高动物营养水平和畜禽产品质量。

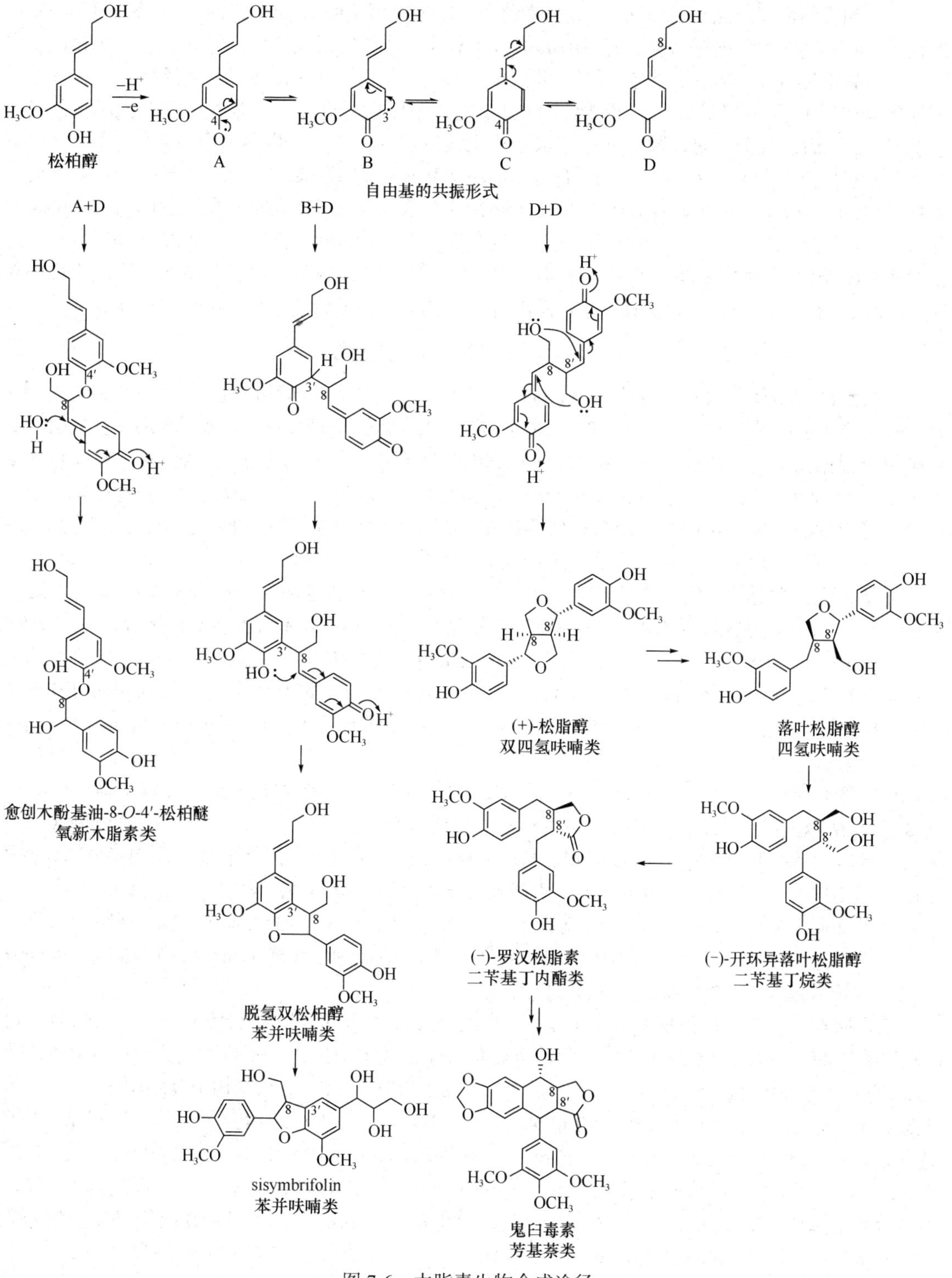

松柏醇 A B C D

自由基的共振形式

A+D B+D D+D

(+)-松脂醇
双四氢呋喃类

落叶松脂醇
四氢呋喃类

愈创木酚基油-8-*O*-4′-松柏醚
氧新木脂素类

(−)-罗汉松脂素
二苄基丁内酯类

(−)-开环异落叶松脂醇
二苄基丁烷类

脱氢双松柏醇
苯并呋喃类

sisymbrifolin
苯并呋喃类

鬼臼毒素
芳基萘类

图 7-6 木脂素生物合成途径

六、木脂素的生物合成

木脂素的组成基本单元为 C_6–C_3，常见的有 4-香豆醇（*p*-coumaric alcohol）、松柏醇（coniferyl alcohol）和芥子醇（sinapyl alcohol）。这些单体结构在过氧化物酶（peroxidase）或漆酶（laccase）催化下，酚羟基发生单电子氧化，简单酚的单电子氧化形成的未成对电子发生离域，形成自由基电子处于氧官能团邻位和对位的共振形式。例如，松柏醇，由于侧链存在烯烃与苯环形成共轭体系还可导致未成对电子离域到侧链上，形成 4 种自由基共振形式（图 7-6）。通过不同共振结构的自由基偶联反应，后通过分子内羟基或外源性水分子亲核进攻可以产生一系列木脂素类化合物，包括氧新木脂素类的邻甲氧苯基甘油酯 *β*-松柏醚（guaiacylglycerol *β*-coniferyl ether）、苯并呋喃类的脱氢双松柏醇（dehydrodiconiferyl alcohol）和 sisymbrifolin、双四氢呋喃类的(+)-松脂醇[(+)-pinoresinol]。此外，(+)-松脂醇还可以进一步地开环和还原形成四氢呋喃类的落叶松脂醇，再经开环形成二苄基丁烷类的(–)-开环异落叶松脂醇，然后伯醇羟基氧化为酸，再经内酯化等步骤生成二苄基丁内酯类的(–)-罗汉松脂素[(–)-matairesinol]，最后转化形成芳基萘类的鬼臼毒素（podophyllotoxin）。

七、木脂素的研究实例

新天然产物不仅可以通过对植物、动物或微生物开展化学成分研究发现，同时也可以通过微生物转化的方式，利用微生物体内丰富的代谢酶将单一化合物转化修饰获得。由于利用微生物转化的对象可以根据需求进行选择，因此微生物转化为新候选药物分子的发现提供高效的途径。*α*-细辛醚（*α*-asarone）是中药植物石菖蒲（*Acorus tatarinowii* Schott）根茎的主含成分之一，具有平喘祛痰止咳、镇静抗惊厥、神经保护以及杀虫抑菌等作用。基于 *α*-细辛醚药用效果，已经开发细辛脑片用于成人和儿童细菌性肺炎、肺内感染、急慢性支气管炎、支气管哮喘等疾病的治疗。为了增加 *α*-细辛醚结构多样性寻找新活性天然产物，研究人员利用链格孢属真菌（*Alternaria longipes* CGMCC 3.2875）对 *α*-细辛醚进行生物转化，从中发现一对新的互为对映异构体新木脂素类化合物(+)-7*R*, 8*R*, 7′*S*, 8′*R*-magnosalicin)/(–)-7*S*, 8*S*, 7′*R*, 8′*S*-magnosalicin。通过体外活性测试发现新木脂素化合物(+)-7*R*, 8*R*, 7′*S*, 8′*R*-magnosalicin)/(–)-7*S*, 8*S*, 7′*R*, 8′*S*-magnosalicin 的光学混合物（100μmol/L）可以抑制 $A\beta_{42}$ 蛋白聚集，抑制率为 60.81%±1.04%，与阳性对照药 EGCG（茶多酚，100μmol/L，抑制率为 69.17% ±1.87%）相当。

微生物转化菌株 *Alternaria longipes* CGMCC 3.2875 置于锥形瓶中提前进行发酵培养。5 天后，将 3.3g *α*-细辛醚溶于甲醇溶液加进菌株培养液中继续培养 72h。终止培养后，利用乙酸乙酯对发酵液进行提取，从而获得 7.8g 发酵提取物。利用 ODS 常压柱层析对发酵提取物进行初步分离，按照甲醇-水（20∶80），甲醇-水（40∶60），甲醇-水（60∶40），甲醇-水（80∶20）和 100∶0（*V*/*V*）的比例等梯度洗脱，从而获得 10 个馏分（E1–E10）。其中馏分 E7（357.39mg）进一步利用高效液相色谱进行分离纯化（流动相为 CH_3CN/H_2O，50∶50，流速为 3.0mL/min，检测波长为 254nm）从而获得新木脂素化合物（t_R：17.5min，7.8mg）。

新木脂素化合物为白色粉末。通过 HR-ESI-MS 测试，根据准分子离子峰 *m/z* 455.2044 $[M+Na]^+$（计算值 $C_{24}H_{32}O_7Na$，455.2046），确定化合物的分子式为 $C_{24}H_{32}O_7$，不饱和度为 9。^{13}C-NMR 图谱（CD_3OD，100MHz）显示 24 个碳信号，结合 DEPT135 图谱，提示结构中存在由 8 个 sp^2 杂化季碳原子（δ_C 152.2，151.7，148.8，148.0，143.3，142.7，121.5，119.4ppm），4 个 sp^2 杂化次甲基碳原子（δ_C 112.9，111.2，97.3，97.6ppm），6 个甲氧基碳原子（δ_C 57.0，56.6，56.5，56.3，56.5，56.5ppm），以及两个甲基碳原子（δ_C 19.0 和 14.9 ppm）。在 ^{1}H-NMR 图谱（CD_3OD，400MHz）中显示 4 个苯环氢信号[δ_H 7.13(s)，6.68(s)，6.53(s)和 6.53(s)ppm]，4 个 sp^3 杂化次甲基质子信号[δ_H 4.96（d，*J* = 9.0Hz），4.60（dq，*J* = 8.5，6.4Hz），3.59（dd，*J* = 10.5, 8.5Hz）和 2.31（ddq，*J* = 10.5，9.0，6.5Hz）ppm]，6 个甲氧基氢信号[δ_H 3.89(s)，3.89(s)，3.87(s)，3.81(s)，3.80(s)和 3.78(s)ppm] 和 2 个甲基特征信号[δ_H 1.03（d，*J* = 6.5Hz）和 0.89（d，*J* = 6.4Hz）ppm]。通过 ^{1}H-^{1}H COSY 图谱可以观察到 H_3-9（1.03ppm）/H-8（2.31ppm）/H-7（4.96ppm）/H-7′（3.59ppm）/H-8′（3.59ppm）

/H-9′（0.89ppm）之间有相关，从而推知存在 CH_3—CH(CH)—CH—CH—CH_3 自旋耦合片段在结构中。再根据 HMBC 图谱中关键相关信号，结合不饱和度、分子式，最终推知化合物的结构如图 7-6 所示。核磁数据归属如下：^{13}C-NMR：121.5（C-1），151.7（C-2），97.6（C-3），148.8（C-4），143.3（C-5），111.2（C-6），80.6（C-7），44.4（C-8），14.9（C-9），119.4（C-1′），152.2（C-2′），97.3（C-3′），148.0（C-4′），142.7（C-5′），112.9（C-6′），49.3（C-7′），75.9（C-8′），19.0（C-9′），56.1（2-OCH_3），57.0（4-OCH_3），56.5（5-OCH_3），56.1（2′-OCH_3），56.6（4′-OCH_3），56.3（5′-OCH_3）ppm；^{1}H-NMR：6.53（1H，s，H-3），7.13（1H，s，H-6），2.31（1H，ddq，J = 10.5，9.0，6.5Hz，H-8），1.03（3H，d，J = 6.5Hz，H_3-9），6.53（1H，s，H-3′），6.68（1H，s，H-6′），3.59（1H，dd，J = 10.5，8.5Hz，H-7′），4.60（1H，dq，J = 8.5，6.4Hz，H-8′），0.89（3H，d，J = 6.4Hz，H_3-9′），3.80（3H，s，2-OCH_3），3.89（3H，s，4-OCH_3），3.87（3H，s，5-OCH_3），3.81（1H，s，2′-OCH_3），3.89（1H，s，4′-OCH_3），3.78（1H，s，5′-OCH_3）ppm，命名为 magnosalicin。

此外在 NOESY 图谱中，H-6 与 H-8/H_3-9′，H-6′与 H-8/H_3-9′存在 NOESY 相关，提示在四氢呋喃环（7-O-8′）中 C-1、H-8、CH_3-9′与 C-1′的取向是相同的。同时 H-7′和 H-7、H-7 和 H_3-9 之间也存在 NOESY 相关，提示 H-7、H-7′与 CH_3-9 在四氢呋喃环（7-O-8′）中空间上的方向是一致的并与 H-8 相反。根据以上信息，推断出化合物的相对构型如图 7-7 所示，为 7*R**, 8*R**, 7′*S**, 8′*R**。

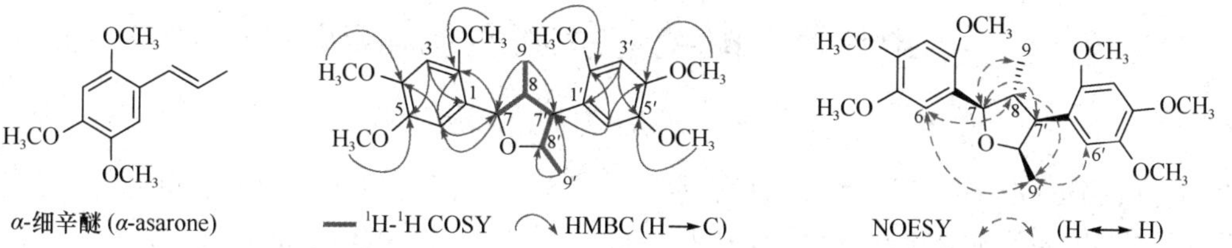

图 7-7　α-细辛醚和 magnosalicin 结构及 magnosalicin 关键 2D-NMR 相关信号

由于化合物测试的旋光值接近 0，所以通过手性分析柱（Phenomenex Lux™ Amylose-2，5μm，250×4.6mm）对化合物进行手性分析，结果显示分离所得的化合物为光学混合物。通过手性分离，获得(+)-magnosalicin（$[\alpha]_D^{27}$ = +104.0（c 0.25，MeOH）；ECD（11.6×10^{-5}M，MeOH）λ_{max}（$\Delta\varepsilon$）：212（−10.60），230（+18.67），254（+0.60），288（+2.84）nm；t_R：15.5min，2.5mg）和(−)-magnosalicin（$[\alpha]_D^{27}$ = −124.0（c 0.25，MeOH），ECD（11.6×10^{-5}M，MeOH）λ_{max}（$\Delta\varepsilon$）：212（+14.71），230（−17.34），235（−0.45），288（−2.43）nm；t_R：19.5min，2.2mg）。为了确定化合物绝对构型，对化合物可能存在的绝对构型利用量子化学计算软件进行了 ECD 曲线预测，结果显示 7*R*, 8*R*, 7′*S*, 8′*R*-magnosalicin 预测的 ECD 曲线与(+)-magnosalicin 比较相似，7*S*, 8*S*, 7′*R*, 8′*S*-magnosalicin 预测的 ECD 曲线与(−)-magnosalicin 相似，从而分离所得化合物结构分别为(+)-7*R*, 8*R*, 7′*S*, 8′*R*-magnosalicin 和(−)-7*S*, 8*S*, 7′*R*, 8′*S*-magnosalicin（图 7-8）。

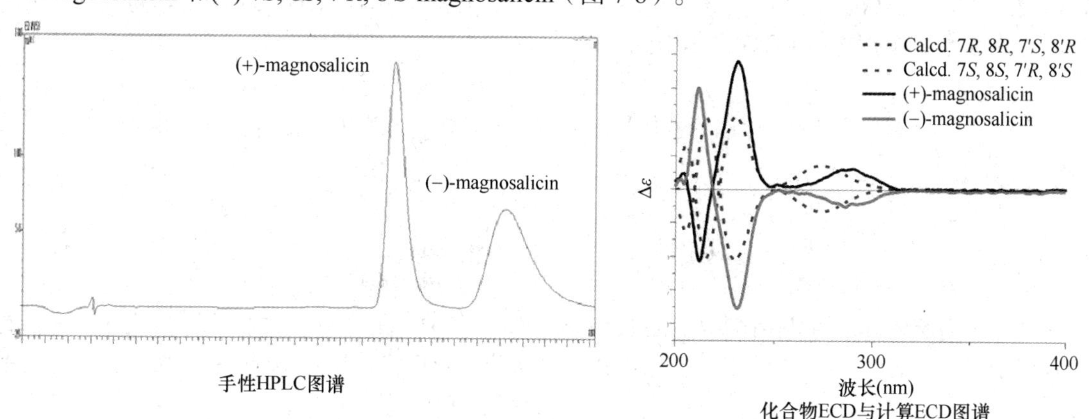

图 7-8　化合物 magnosalicin 手性 HPLC 分析图谱与 ECD 计算图谱

第八章 醌 类

学习目标

1. 掌握 醌类化合物的结构特点、理化性质、提取分离和检识方法。

2. 熟悉 醌类化合物的代表性成分及蒽醌的波谱特征。

3. 了解 醌类化合物的生物活性及生物合成途径。

醌类化合物（quinonoid）是一类结构中具有不饱和环二酮或易转化为这种结构的化合物。从结构上看，天然醌类主要分为苯醌（benzoquinone）、萘醌（naphthoquinone）、菲醌（phenanthraquinone）和蒽醌（anthraquinone）四种类型，其中蒽醌及其衍生物较为常见。醌类成分分布广泛，常见于蓼科的大黄、虎杖、何首乌，豆科的番泻叶、决明子，唇形科的丹参，紫草科的紫草，茜草科的茜草，百合科的芦荟等高等植物中。

第一节 醌类化合物的结构类型

一、苯醌类化合物

苯醌（benzoquinone）是一类结构中含有六元不饱和环二酮的共轭化合物，可分为邻苯醌和对苯醌两大类，但邻苯醌结构不稳定，故天然存在的苯醌多是对苯醌衍生物。

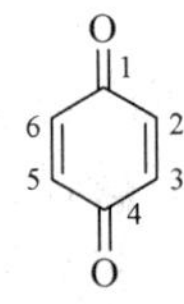

对苯醌　　邻苯醌

视窗 8-1

对苯醌类化合物的醌核上常带有—OH、—CH_3、—OCH_3和碳链长短不一、饱和程度不同的烃基等取代基，因而该类物质多呈黄色或橙色。

苯醌类化合物主要分布于高等植物中，并具有广泛的生物活性。例如，中药凤眼草（*Ailanthus altissima* Swingle）为苦木科植物臭椿的果实，其含有的2,6-二甲氧基对苯醌具有较强的促抗菌作用。紫金牛科植物白花酸藤果（*Embelia ribes* Burm. f.）的果实中分离得到的信筒子醌（embelin）及同科植物朱砂根（*Ardisia crenata* Sims）的根中分离得到的密花树醌（rapanone），均为带有高级烃基侧链的对苯醌衍生物，具有驱虫作用。

2,6-二甲氧基对苯醌　　信筒子醌 R=$(CH_2)_{10}CH_3$
密花树醌 R=$(CH_2)_{12}CH_3$

马蔺子为鸢尾科植物马蔺[*Iris lactea* Pall. var. *chinensis* (Fisch.) Koidz.]的种子，其成熟种皮含有的马蔺子甲素（irisquinone）为对苯醌衍生物，呈亮黄色鳞片状结晶（95%乙醇溶液），具有抗肿瘤活性。

马蔺子甲素

此外，在原始低等的藻类植物和无脊椎动物中也发现有苯醌类化合物，例如，从帕劳海绵（*Hippospongia* sp.）中分离得到了一系列结构中含有倍半萜的对苯醌类衍生物，如 smenospongidine 和 ilimaquinone 等。

ilimaquinone	R=OCH_3
smenospongidine	R=$NHCH_2CH_2C_6H_5$
smenospongiarine	R=$NHCH_2CH_2CH(CH_3)_2$
smenospongine	R=NH_2

对苯醌类化合物在碱性条件下可被硫代硫酸钠还原为氢醌（hydroquinone），氢醌不稳定，在光、热等条件下易被重新氧化成对苯醌。正是通过这种可逆的氧化还原反应，很多醌类化合物在生物体内起着重要的电子传递媒介作用，从而参与生物体内的许多重要反应。

对苯醌　　氢醌

具有苯醌结构的泛醌类（ubiquinone）又称辅酶 Q 类（coenzyme Q），是生物体内广泛存在的脂溶性醌类化合物。在呼吸链电子传递中起重要作用，可参与生物体内氧化还原过程并保护生物膜结构完整性，可营养心肌并改善心肌细胞代谢。其中辅酶 Q_{10}（n=10）能抗氧化、增强免疫力，可用于心血管疾病、肝炎、癌症等疾病的辅助治疗。

辅酶Q类（n=6~10）

二、萘醌类化合物

萘醌类（naphthoquinones）化合物从结构上考虑可以有 α-(1,4)、β-(1,2)及 amphi-(2,6)三种类型，但目前人们从自然界得到的几乎均为 α-萘醌类，其衍生物多为橙黄色或橙红色，个别呈紫色。

α-(1,4)萘醌　　β-(1,2)萘醌　　amphi-(2,6)萘醌

视窗 8-2

萘醌大致分布在紫草科、柿科、蓝雪科、紫葳科等二十多科高等植物中，此外，在低等植物地

衣类、藻类中也有分布。多数萘醌类化合物具有明显的生物活性。例如，从紫草科植物紫草（*Lithospermum erythrorhizon* Sieb. et Zucc.）及内蒙紫草（*Arnebiae guttata* Bunge）中分离的紫草素（shikonin）及异紫草素（alkannin）具有止血、抗炎、抗菌、抗病毒及抗癌作用，为中药紫草中的有效成分；柿科植物君迁子（*Diospyros lotus* Linn）果实中含有的7-甲基胡桃醌（7-methyljuglone）具有抗菌作用；白花丹科植物白花丹（*Plumbago zeylanica* L.）根和叶中含有的蓝雪醌（plumbagin）具有抗癌、降压及抑菌作用；紫葳科植物梓（*Catalpa ovata* G. Don）的木材及根皮中含有的拉帕醇（lapachol）具有抗肿瘤活性。

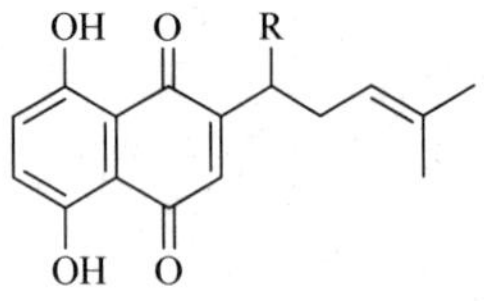

紫草素　R=···OH
异紫草素　R=◀OH

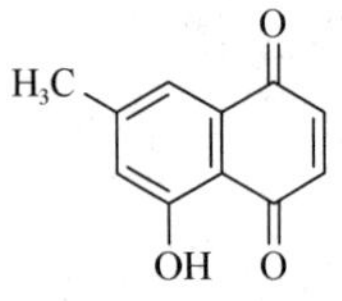

7-甲基胡桃醌

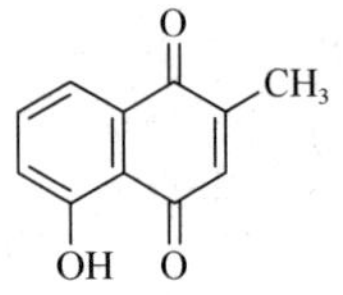

蓝雪醌

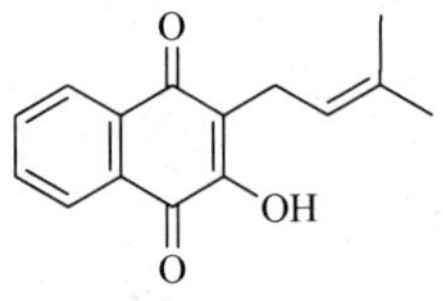

拉帕醇

维生素K是一类具有相似化学结构的萘醌衍生物，其中维生素K_1和维生素K_2在人类饮食中较为常见。维生素K_1可用于治疗各种维生素K缺乏引起的出血性疾病。维生素K_2主要有MK-4（menaquinone-4）和MK-7（menaquinone-7）两种形式，主要用于预防和治疗骨质疏松等疾病。

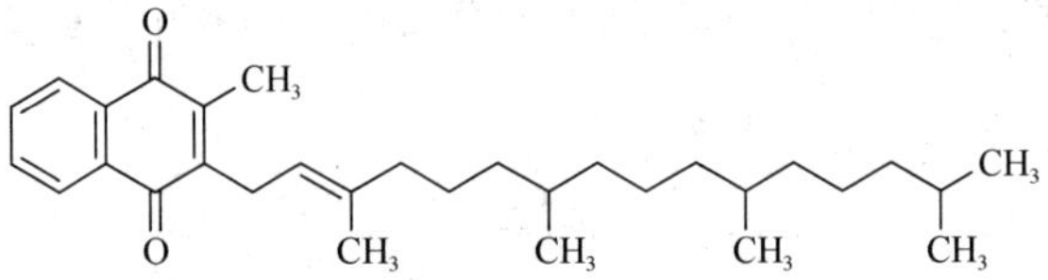

维生素K_1

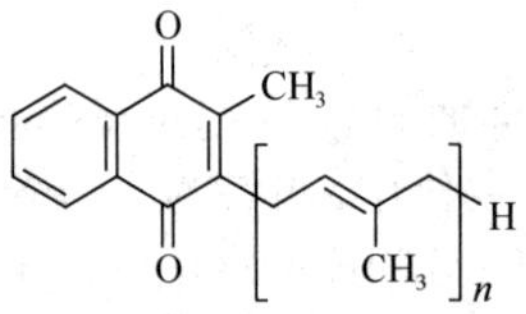

MK-4　n=4
MK-7　n=7

维生素K_2

很多萘醌类化合物以二聚体或多聚体的形式存在，如从*Diospyros sylvatica* Roxb.根中分离得到的柿双醌（diospyrin）及异柿醌（isodiospyrin）为萘醌二聚体。

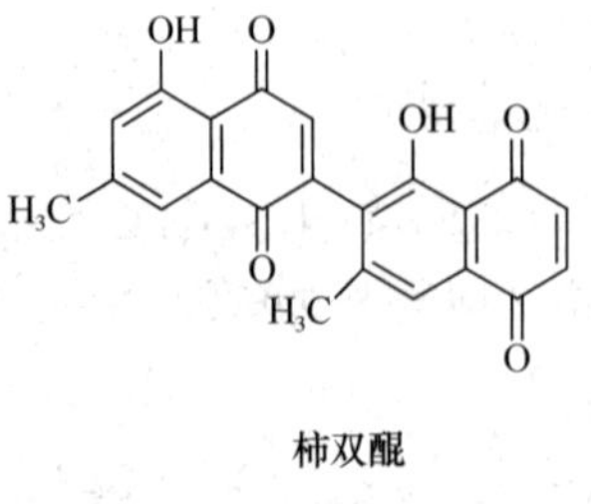

柿双醌

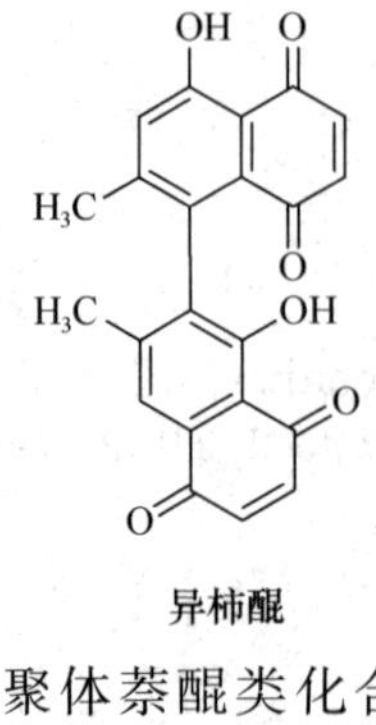

异柿醌

某些真菌亦能代谢产生结构更加复杂的二聚体或三聚体萘醌类化合物，如从绿杯菌（*Chlorociboria aeruginosa*）中分离得到的盘菌木素（xylindein）及竹红菌（*Hypocrella bambusae*）中分离得到的竹红菌甲素（hypocrellin A），均为较复杂的萘醌聚合物。

盘菌木素　　竹红菌甲素

研究人员还从芸香科植物芸香（*Ruta graveolens* L.）的根中分离得到化合物 naphthoherniarin，从柿科植物厚瓣乌木（*Diospyros crassiflora* Hiern.）的茎皮中分离得到化合物 crassiflorone，均是与香豆素聚合的萘醌类化合物。

naphthoherniarin　　crassiflorone

此外，人们还从自然界发现少数邻醌类及2,6-萘醌类化合物，如从黑榆（*Ulmus davidiana* Planch.）根皮中分离到的davidianone属于倍半萜-*O*-邻醌类化合物，从低等植物地衣[*Cetraria cucullate* (Bell.) Ach.]中分离得到的1,4,5,8-四羟基-3-乙基萘酚-2,6-酮为2,6-萘醌类化合物。

davidianone A　　1,4,5,8-四羟基-3-乙基萘酚-2,6-酮

三、菲醌类化合物

天然菲醌（phenanthraquinone）衍生物包括邻菲醌及对菲醌两种类型，主要分布在唇形科、兰科、豆科、番荔枝科、使君子科、蓼科、杉科等高等植物中，在地衣中也有分布。例如，从唇形科植物丹参（*Salvia miltiorrhiza* Bge.）根中分离得到的多种菲醌衍生物，均属于邻菲醌类和对菲醌类化合物。

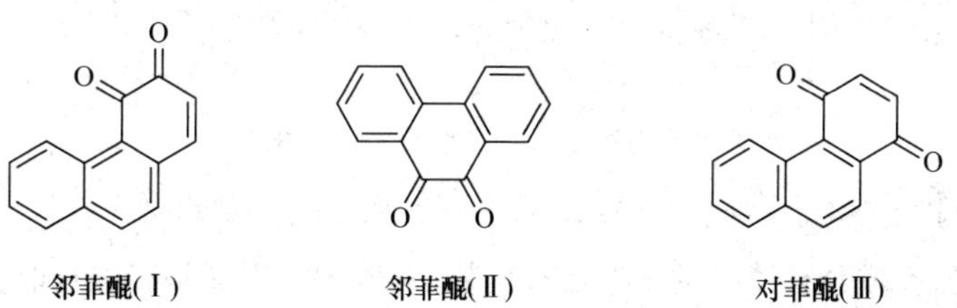

邻菲醌(Ⅰ)　　邻菲醌(Ⅱ)　　对菲醌(Ⅲ)

天然的菲醌化合物主要以丹参醌（tanshinone）为主，从其菲醌母核结构来看，在生物合成上属于二萜类，故也可把丹参酮类看成是二萜萘醌的脱氢衍生物，归属到萘醌类中。

R_1	R_2	
CH_3	H	丹参醌Ⅱ$_A$
CH_2OH	H	丹参醌Ⅱ$_B$
CH_3	OH	羟基丹参醌Ⅱ$_A$
$COOCH_3$	H	丹参酸甲酯

视窗 8-3

R	
$CH(CH_3)CH_2OH$	丹参新醌甲
$CH(CH_3)_2$	丹参新醌乙
CH_3	丹参新醌丙

此外，人们还从天门冬[*Asparagus cochinchinensis* (Lour.) Merr]分离出化合物 dioscoreanone，从密花石豆兰[*Bulbophyllum odoratissimum* (J. E. Smith) Lindl.]中分离出 bulbophyllanthrone，二者均属于菲醌类化合物。

dioscoreanone　　bulbophyllanthrone

四、蒽醌类化合物

蒽醌类（anthraquinone）化合物为苯环分布在醌核两侧的一类化合物，基本结构如下：1、4、5、8 位为 α-位，2、3、6、7 位为 β-位，9、10 位为 *meso*-位（中位）。

蒽醌母核上多有取代基，结构较其他醌类更为复杂，包括蒽醌衍生物及其不同还原程度的产物，如氧化蒽酚、蒽酚、蒽酮及二蒽酮等，并多以糖苷的形式存在于植物中。蒽醌类化合物大致分布在 30 余科的高等植物中，含量较多的有蓼科、鼠李科、茜草科、豆科、百合科、玄参科等，在地衣类和真菌中也有发现。下面介绍几种主要类型的蒽醌类化合物：

蒽醌　　氧化蒽酚　　蒽酮　　蒽酚

（一）蒽醌衍生物

天然存在的蒽醌类成分在蒽醌母核上常有羟基、羟甲基、甲氧基和羧基取代，其中以羟基蒽醌类化合物为主。多以游离或与糖结合成苷两种形式存在于植物体内，以糖苷为主，结合的糖常见的有葡萄糖、鼠李糖、半乳糖及芸香糖等。

根据羟基在蒽醌母核上的分布情况，可将羟基蒽醌衍生物分为大黄素型和茜草素型两类。

1. 大黄素型 化合物的羟基布在两侧的苯环上，是蒽醌衍生物中最多的一种类型，多数化合物呈黄色。常见的大黄素型苷元结构如下：

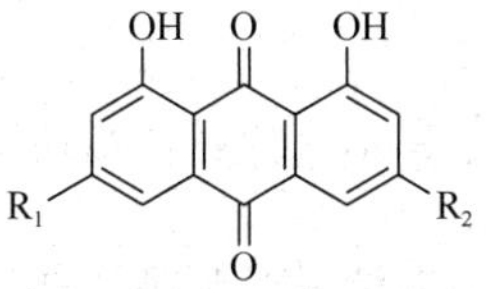

R_1	R_2	
CH_3	H	大黄酚
CH_3	OH	大黄素
CH_3	OCH_3	大黄素甲醚
H	CH_2OH	芦荟大黄素

中药大黄（*Rheum palmatum* L.）中的有效成分多属于这个类型，并常与葡萄糖结合成单糖苷或双糖苷存在。此外，虎杖（*Polygonum cuspidatum* Sieb. et Zucc）、决明子（*Catsia tora* Linn.）、何首乌（*Polygonum multiflorum* Thunb）及芦荟（*Aloe barbadensis* Miller）等中药的有效成分也属于这一类型。

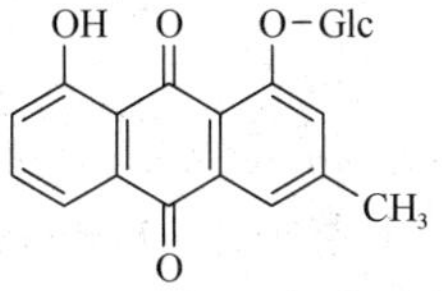

大黄酚-1-*O*-葡萄糖苷

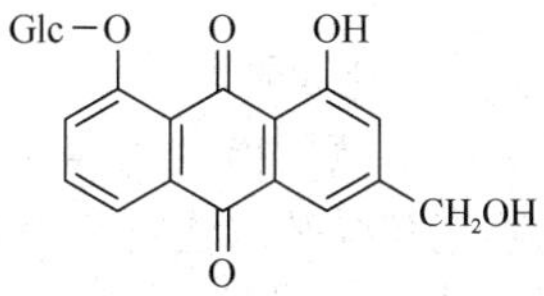

芦荟大黄素-8-*O*-葡萄糖苷

2. 茜草素型 化合物的羟基分布在一侧的苯环上，一般颜色较深，多呈橙黄、橙红色，中药茜草（*Rubia cordifolia* L.）中的茜草素等化合物即属此型，茜草中除含有游离蒽醌苷元外，还含有与木糖或葡萄糖结合形成的蒽醌单糖苷或双糖苷类化合物。

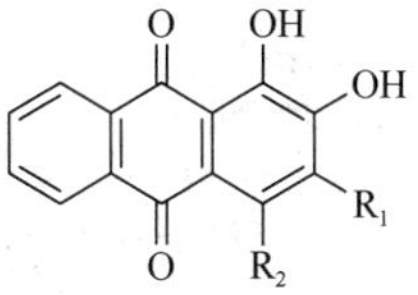

R_1	R_2	
H	H	茜草素
H	OH	羟基茜草素
COOH	OH	伪羟基茜草素

3. 其他蒽环类 柔红霉素（daunorubicin）为第一代蒽醌类抗肿瘤药物，由放线菌门的波赛链霉菌（*Streptomyces peucetius*）自然产生，之后科研人员又研制出多柔比星（doxorubicin）及其多种衍生物，具有治疗白血病、淋巴瘤、乳腺癌等广谱的抗肿瘤活性，但由于其心脏毒性、骨髓抑制等不良反应，仅有小一部分在临床上被投入使用。

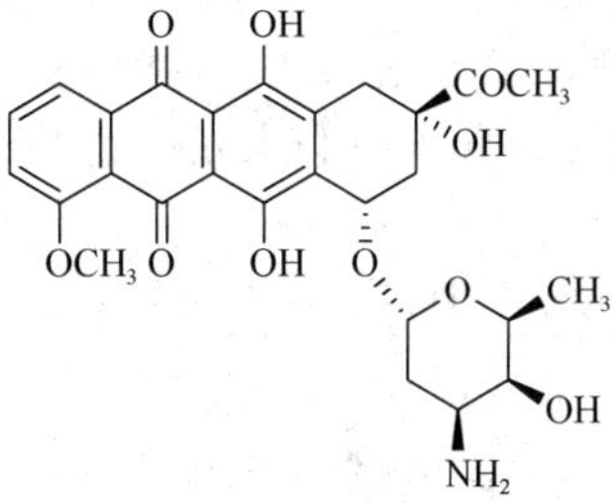

柔红霉素

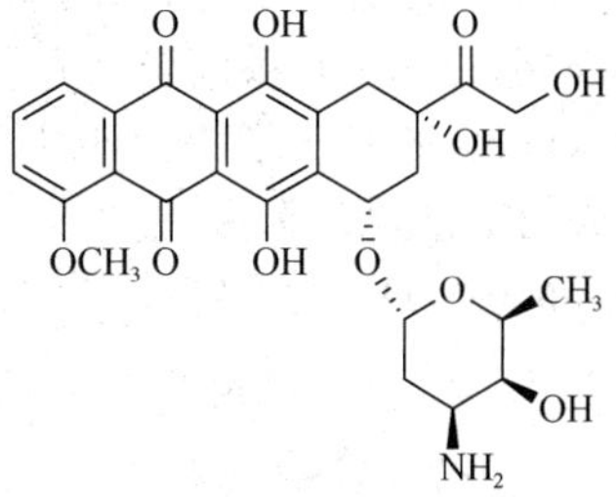

多柔比星

（二）蒽酚（或蒽酮）衍生物

蒽酚（或蒽酮）的羟基衍生物常以游离状态或结合状态与相应的羟基蒽醌共存于植物中。蒽酚及其互变异构体蒽酮易被氧化成蒽醌，上述氧化还原反应也可以在生物体内发生，大黄、鼠李（*Rhamnus davurica* Pall.）果实等新鲜药材长时间储存后，其含有的蒽酚、蒽酮慢慢被氧化成蒽醌，因而检测不到蒽酚、蒽酮的存在。

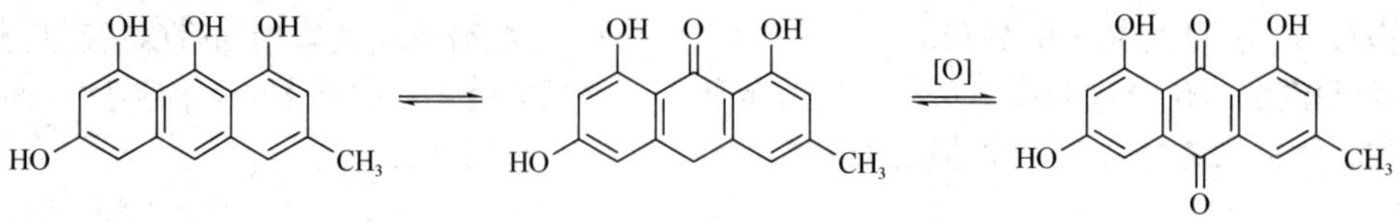

大黄素蒽酚　大黄素蒽酮　大黄素

蒽酚类衍生物除以游离苷元形式存在外，还可与糖结合成苷，尤其是 *meso*-位上的羟基可与糖结合成苷，其性质比较稳定、不易被氧化。

羟基蒽酚类对霉菌有较强的抑制作用，是治疗皮肤病有效的外用药，如柯桠素（chrysarobin）治疗疥癣等症，效果较好。

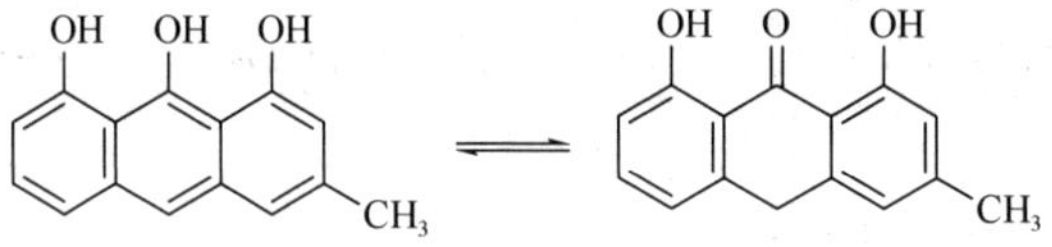

柯桠素

此外，自然界中还有少量蒽酮衍生物存在，如从 *Harungana madagascariensis* 中分离得到的 harunganol A 是蒽酮的不饱和烃基取代物。芦荟中致泻成分芦荟苷（barbaloin），为蒽酮的 *meso*-位碳与葡萄糖的端基碳通过 C—C 键结合而成的一类碳苷化合物。

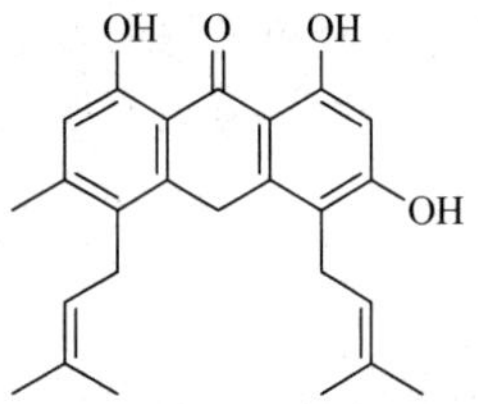

harunganol A 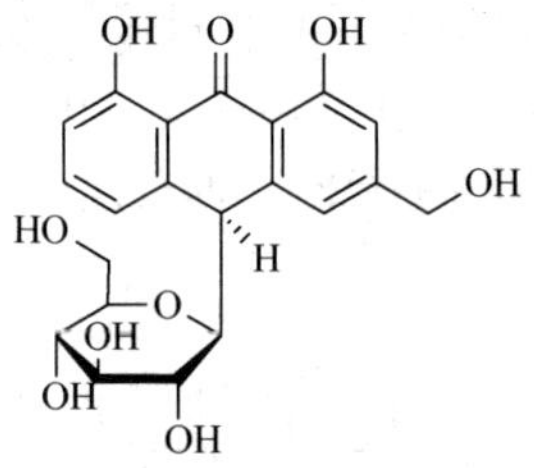　芦荟苷 (barbaloin)

（三）二蒽酮（或二蒽醌）类衍生物

1. 二蒽酮类　二蒽酮类成分可以看作是两分子蒽酮通过 C—C 键结合而成的化合物，多以苷的形式存在，如大黄及番泻叶中致泻的主要有效成分番泻苷 A（sennoside A）、B、C、D 等。

番泻苷 A 可酸水解生成一分子番泻苷元 A（sennidin A）和两分子葡萄糖，番泻苷元 A 由两分子大黄酸蒽酮通过 C-10–C-10′（10*R*,10′*R*）相互结合而成。

番泻苷 B（sennoside B）是番泻苷 A 的异构体，通过 C-10–C-10′（10*R*,10′*S*）连接而成；

番泻苷 C（sennoside C）是一分子大黄酸蒽酮与一分子芦荟大黄素蒽酮通过 C-10–C-10′（10*R*,10′*R*）连接成的二蒽酮二葡糖苷。

番泻苷 D（sennoside D）为番泻苷 C 的异构体，通过 C-10–C-10′（10*R*,10′*S*）连接而成。

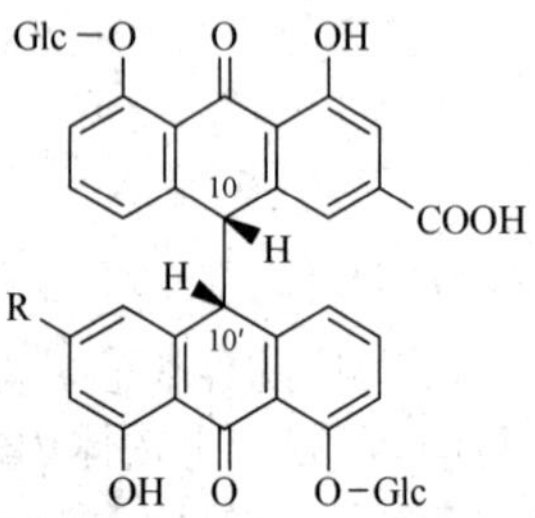

番泻苷A　R=COOH (10*R*,10′*R*)
番泻苷C　R=CH_2OH (10*R*,10′*R*)

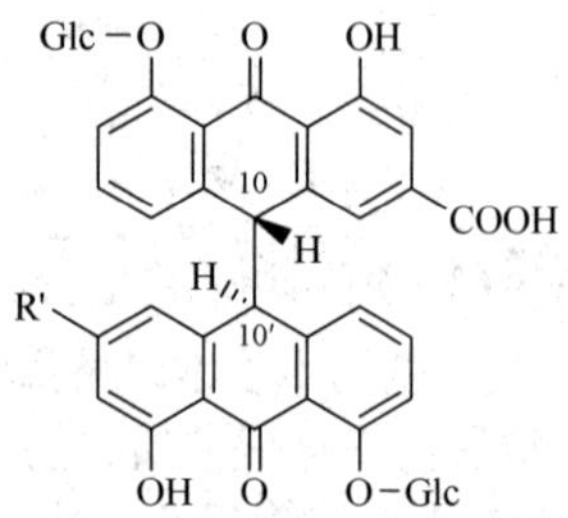

番泻苷B　R′=COOH (10*R*,10′*S*)
番泻苷D　R′=CH_2OH (10*R*,10′*S*)

二蒽酮类化合物的C-10–C-10′键与通常C—C键不同,易于断裂进而生成稳定的蒽酮类化合物。如番泻苷A在肠内代谢为大黄酸蒽酮，从而具有致泻作用。

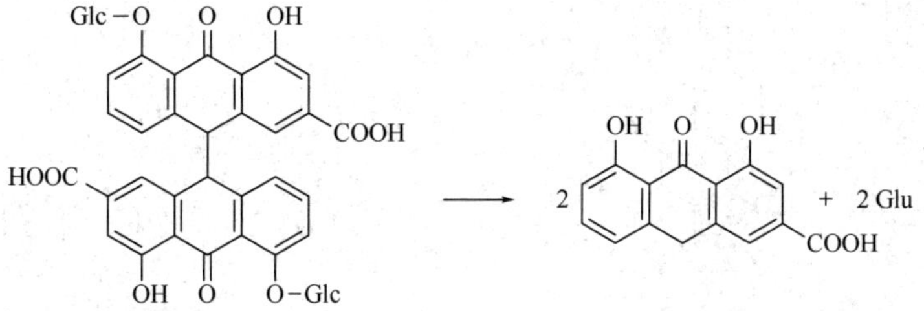

番泻苷A

大黄酸蒽酮

二蒽酮衍生物除C-10–C-10′的结合方式外，尚有其他位置的连接形式。例如，金丝桃素（hypericin）为萘骈二蒽酮衍生物，存在于金丝桃属某些植物中，具有抗抑郁及抗病毒的作用。

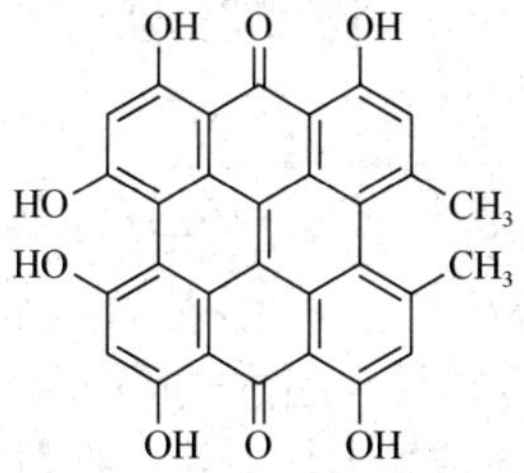

金丝桃素

2. 二蒽醌类 二蒽醌类衍生物多在其他位置结合，如芦荟中分离得到的asphodelin及野扁豆中分离到的4,4′-二聚大黄酚（4,4′-bichrysophanol）都属于其他位置相连的二蒽醌类化合物。

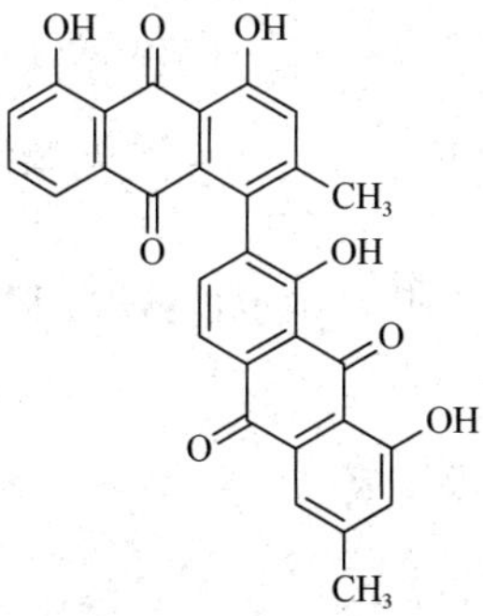

asphodelin

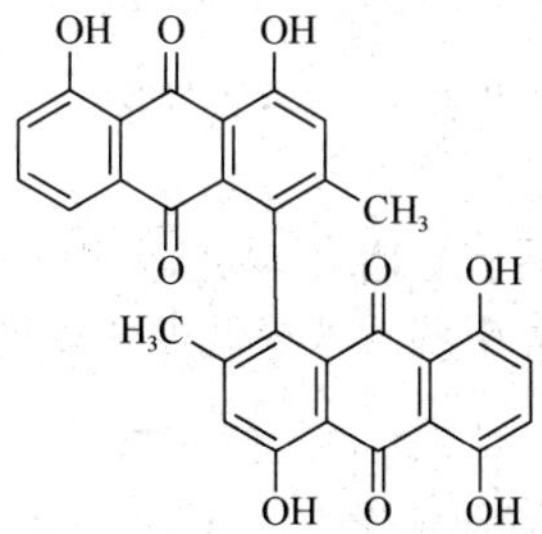

4,4′-二聚大黄酚
(4,4′-bichrysophanol)

3. 其他类 此外，还发现一些特殊结构类型的醌类聚合物，如从*Senne muitiglandulosa*的种子中分离得到的isosengulone及从*Newbouldia laevis*的根中分离得到的newbouldiaquinone A都属于萘醌与蒽醌的二聚体。

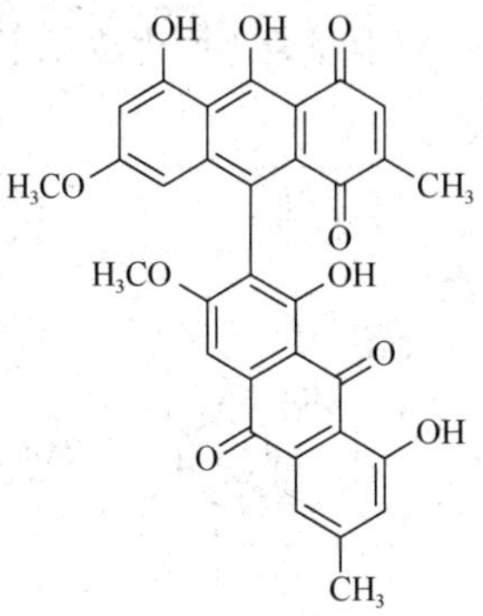

isosengulone 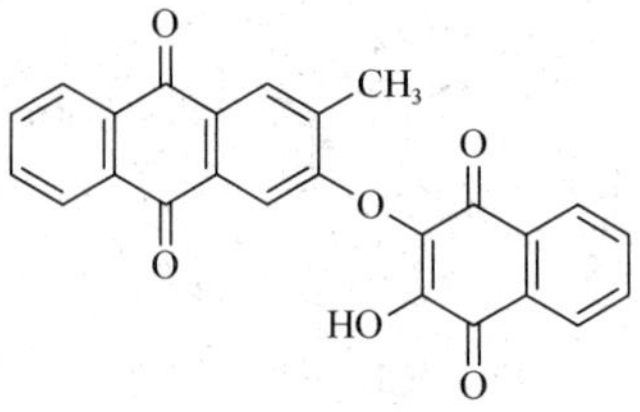　　　　newbouldiaquinone A

第二节　酮类化合物的理化性质

一、物 理 性 质

（一）性状

天然醌类化合物多为有色晶体，颜色常随着结构中酚羟基等助色团的引入而逐渐加深，呈现黄、橙、棕红、紫红色等。苯醌、萘醌和菲醌类化合物多以游离状态存在，而蒽醌类成分则多以苷的形式存在于植物体中。游离的蒽醌类化合物常为晶体，成苷后一般难以得到很好的结晶。有些醌类成分易被氧化，对光不稳定，操作时应在暗处进行，并需要避光储存。

（二）升华性

游离的醌类化合物一般具有升华性。小分子的苯醌及萘醌类还具有挥发性，能随水蒸气蒸馏。此性质可用于这类成分的分离和纯化工作。

（三）溶解性

游离醌类化合物极性较小，一般易溶于乙醇、丙酮、乙醚、氯甲烷及苯等有机溶剂，基本上不溶于水。

醌类化合物成苷后极性增大，易溶于甲醇、乙醇，在热水中也可溶解，但在冷水中溶解度降低，不溶或难溶于乙醚、氯甲烷、苯等低极性有机溶剂。

二、化 学 性 质

（一）酸性

醌类化合物结构中多具有酚羟基，故表现出一定的酸性。在碱性水溶液中可成盐溶解，加酸酸化后游离而从水中重新沉淀析出。故常用“碱提酸沉法”从中药材中提取醌类化合物。

醌类化合物酸性的强弱与分子结构中羧基、酚羟基的数目及位置有关。

1. 具有羧基的醌类化合物酸性较强　具有羧基的醌类、2-羟基苯醌或在醌核上有羟基的萘醌酸性较强，后者实际上为插烯酸的结构，受到邻近醌式羰基的影响，故表现出与羧基相似的酸性，可溶于碳酸氢钠水溶液中。

2. 蒽醌及萘醌苯环上的 β-羟基的酸性强于 α-羟基的酸性　由于受羰基吸电子及 p-π 共轭的影响，β-羟基上的质子解离度增高，酸性较强；而 α-羟基上的氢由于与相邻的羰基易形成分子内氢键，质子解离度降低而表现出较弱的酸性。

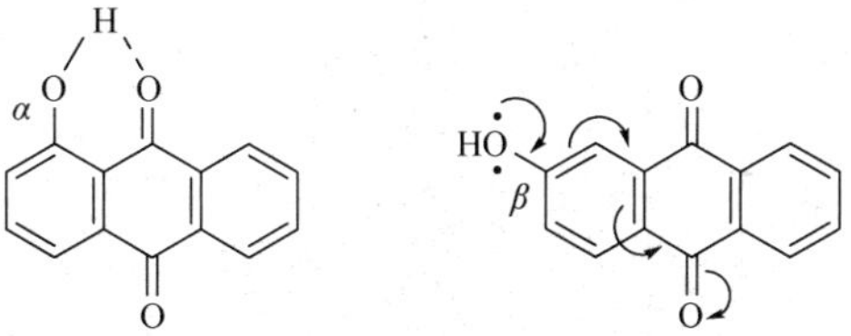

3. 羟基蒽醌类的酸性一般随着羟基数目的增多而增强 一般随着羟基数目的增多，羟基蒽醌的酸性增强，如 1,3-二羟基蒽醌的酸性强于 3-羟基蒽醌。但也有例外，如 3-羟基蒽醌的酸性强于 1,4-二羟基蒽醌。

根据醌类化合物酸性强弱不同，可用 pH 梯度萃取法进行这类化合物的分离工作。以游离蒽醌化合物为例，酸性强弱顺序排列如下：

—COOH＞两个以上 β-OH＞一个 β-OH＞二个 α-OH＞一个 α-OH

故可从有机溶剂中依次用 5%碳酸氢钠溶液（—COOH 及两个以上 β-OH）、5%碳酸钠溶液、1%氢氧化钠溶液及 5%氢氧化钠水溶液进行梯度碱度萃取，达到分离目的。

（二）颜色反应

醌类的颜色反应主要取决于其氧化还原性质以及其结构中酚羟基的性质。

1. 法伊格尔（Feigl）反应 醌类衍生物在碱性条件下经加热能迅速被醛类还原，再与邻二硝基苯反应，生成紫色化合物，属于氧化还原反应。其反应机制如下：

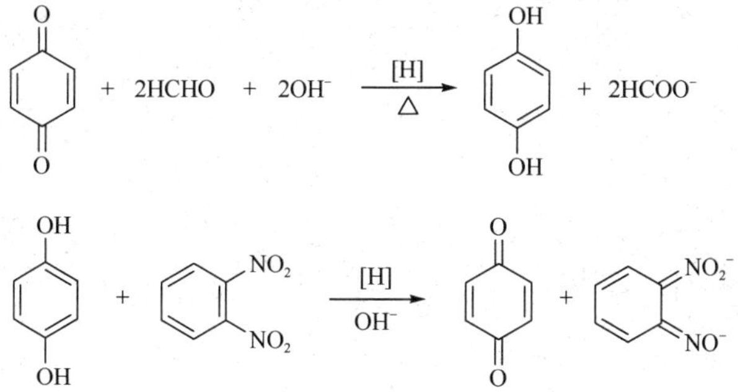

$$+ 2HCHO + 2OH^- \xrightarrow[\triangle]{[H]} + 2HCOO^-$$

$$+ \xrightarrow[OH^-]{[H]} +$$

实际上，醌类在反应前后无变化，只是起到传递电子的媒介作用，醌类成分含量越高，反应速率也就越快。

2. 无色亚甲蓝显色试验 无色亚甲蓝溶液可用作 PC 和 TLC 的显色剂，试样在白色背景上作为蓝色斑点出现。本反应可专属性检出苯醌及萘醌类化合物，从而与蒽醌类化合物相区别。

3. 与活性次甲基试剂的反应（Kesting-Craven 法） 苯醌及萘醌类化合物当其醌环上有未被取代的位置时，即可在氨碱性条件下与一些含有活性次甲基试剂（如乙酰乙酸乙酯、丙二酸酯、丙二腈等）的醇溶液反应，呈现蓝绿色或蓝紫色。以萘醌与丙二酸酯的反应为例，反应时丙二酸酯先与醌环上未取代的氢反应生成产物(1)，再进一步电子转位生成(2)而显色。

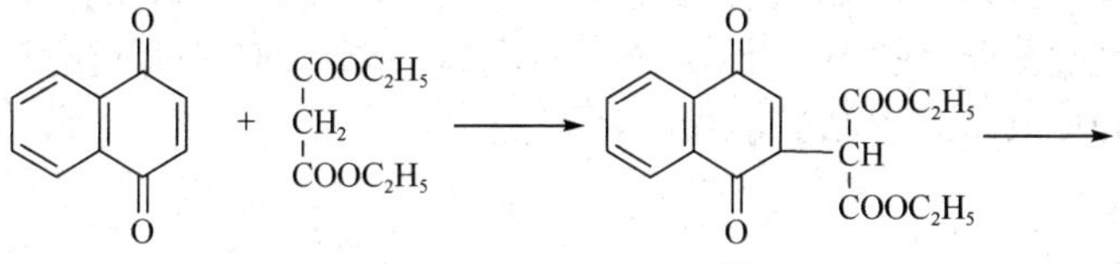

(1)

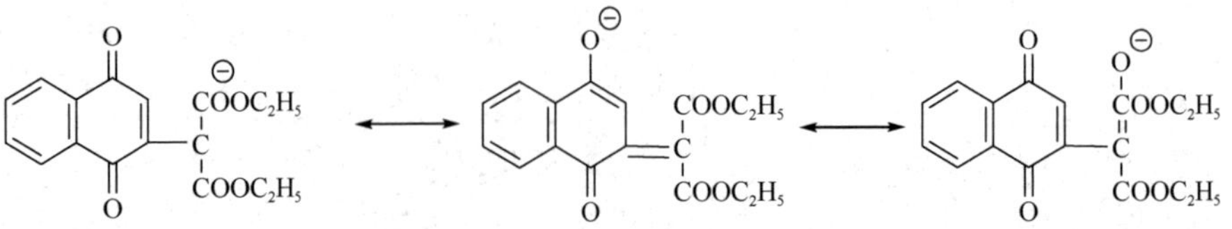

苯醌及萘醌的醌环上如有取代基，反应即会受到抑制。蒽醌类化合物因醌环两侧有苯环，不能发生该反应，故可将苯醌及萘醌与蒽醌区分开。

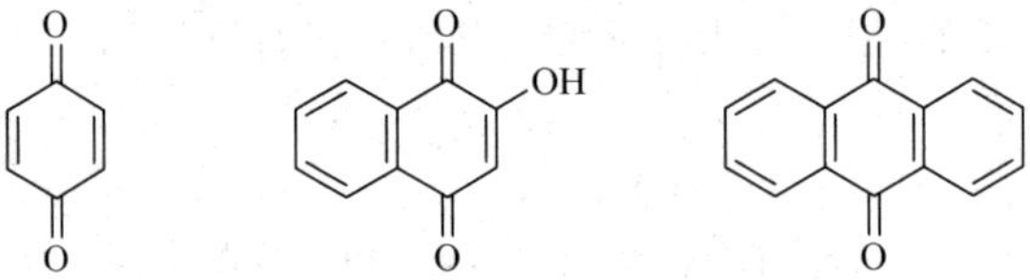

4. 碱性条件下的显色反应 羟基蒽醌类在碱性溶液中发生颜色改变，呈现红至紫红色的颜色变化，称为 Bornträger's 反应。其机制如下。

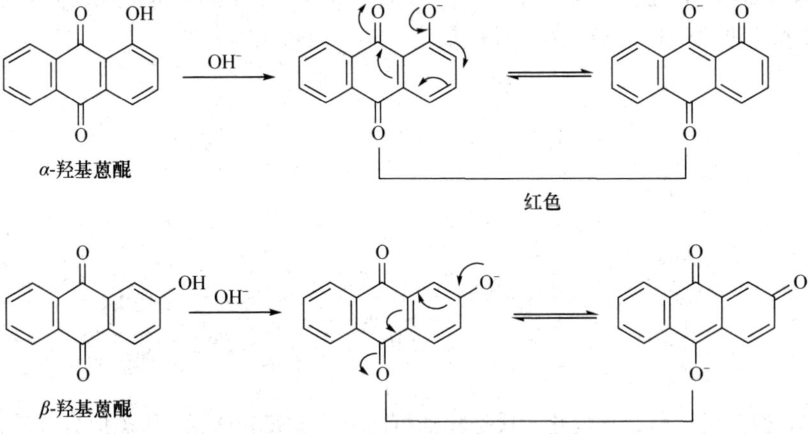

酚羟基在碱性溶液中形成酚氧负离子，酚氧原子的电子在羰基影响下，通过共轭效应转移到羰基氧原子上，形成新的共轭体系，因而发生颜色变化。显然，该显色反应与形成共轭体系的酚羟基和羰基有关。因此羟基蒽醌及具有游离酚羟基的蒽醌苷均可呈色，但蒽酚、蒽酮、二蒽酮类化合物则需氧化形成羟基蒽醌类化合物后才能呈色。

5. 与金属离子的反应 在蒽醌类化合物结构中，如果有 α-酚羟基或邻二酚羟基官能团时，则可与 Pb^{2+}、Mg^{2+}等金属离子形成络合物，并且酚羟基的取代位置或数目不同，形成络合物的颜色也有差异，如羟基蒽醌与乙酸镁络合物：如果蒽醌母核上有 1 个 α-OH 或 1 个 β-OH，或两个—OH 不在同环时，显橙黄至橙色；如蒽醌母核已有一个 α-OH，并另有一个—OH 在邻位时，显蓝至蓝紫色，若在间位时显橙红至红色，在对位时则显紫红至紫色。

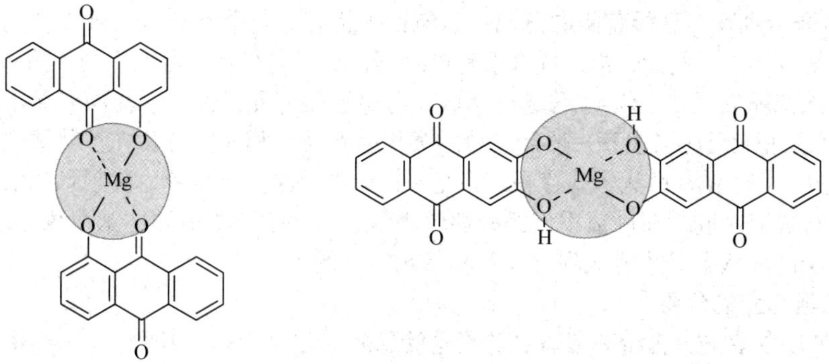

6. 对亚硝基-二甲苯胺反应 羟基蒽酮类化合物 9-位或 10-位未被取代时，其羰基对位亚甲基上的氢很活泼，可以和 0.1% 对亚硝基-二甲苯胺吡啶缩合而产生各种颜色。此反应可用作蒽酮类化合物的定性检查。

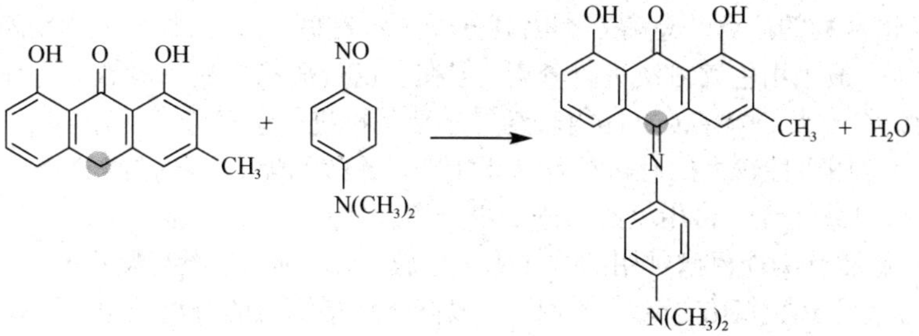

第三节 醌类化合物的提取分离

醌类化合物常以游离或糖苷的形式存在于药材之中，其理化性质特别是在极性和溶解度方面差别很大，没有通用的提取分离方法，但以下规律可供参考。

一、醌类的提取方法

1. 有机溶剂提取法 蒽醌类化合物多采用乙醇或甲醇为溶剂，游离蒽醌及其苷均可被提取出来。需要注意的是蒽醌苷类的提取应注意防止酶的水解；游离蒽醌应注意它们有时以盐的形式存在，提取时应先酸化成游离形式再提取；含亲脂性杂质较多的药材可先用石油醚等强亲脂性有机溶剂脱脂后，再用醇溶剂提取。

此外，一般游离醌类的极性较小，故药材多采用氯甲烷、苯等亲脂性有机溶剂进行提取，再将提取液进行浓缩。

蒽醌多以苷的形式存在于药材中，当提取其中游离蒽醌苷元时，可采用“两相水解法”，即将药材与有机溶剂、稀硫酸共同回流，蒽醌苷类水解成游离苷元后直接进入有机相，从而与其他水溶性杂质分开，同时避免与酸溶液长时间接触而破坏苷元结构。

2. 碱提酸沉法 用于提取带游离酚羟基或羧基的醌类化合物。酚羟基或羧基与碱成盐而溶于碱水溶液中，酸化后游离而析出沉淀。

3. 水蒸气蒸馏法 该法适用于具挥发性的小分子苯醌及萘醌类化合物。

4. 其他方法 近年来超临界流体萃取和超声提取在醌类成分提取中也有应用，既提高了提取效率，又避免了长时间加热对醌类结构产生的破坏。

二、醌类化合物的分离

醌类化合物可根据其酸性、极性、溶解性差异及分子大小差别进行分离。

1. 游离蒽醌衍生物与蒽醌苷类的分离 蒽醌衍生物苷元与蒽醌苷类的极性差别较大，故在有机溶剂中的溶解度不同。例如，苷元可溶于有机溶剂，而苷类在有机溶剂中则不溶，可据此进行分离，如将醇提液浓缩后用氯甲烷-水等进行萃取，游离蒽醌苷元极性小，易溶于氯甲烷层；而苷极性大，则留在水层里。但应当注意一般羟基蒽醌类衍生物及其相应的苷类在植物体内多通过酚羟基或羧基结合以镁、钾、钠、钙盐形式存在，为充分提取出蒽醌类衍生物，必须预先加酸酸化使之全部游离后再进行提取。同理在用氯甲烷等极性较小的有机溶剂从水溶液中萃取蒽醌衍生物苷元时，也必须使之处于游离状态，才能达到分离苷和苷元的目的。

2. 游离蒽醌苷元的分离

（1）pH 梯度萃取法：含游离羧基、酚羟基的蒽醌类化合物利用其酸性强弱不同，常采用 pH 梯度萃取法进行分离。

（2）色谱法：游离蒽醌衍生物的分离多采用吸附色谱法，常用的吸附剂主要有硅胶、聚酰胺，一般不选用氧化铝，尤其不用碱性氧化铝，以避免与酸性的蒽醌类成分发生化学吸附而难以洗脱。由于游离羟基蒽醌衍生物多含有酚羟基，聚酰胺可与其发生氢键缔合而可作为色谱吸附剂使用。

3. 蒽醌苷类化合物的分离 蒽醌苷类因其分子中含有糖，故极性较大，水溶性较强，分离和纯化都比较困难，一般采用色谱方法进行分离。但在色谱分离前样品一般需进行预处理，可采用溶剂法处理粗提物，除去大部分杂质，制得较纯的总苷后再进行色谱分离。

（1）溶剂法：常用极性较大的有机溶剂如正丁醇、乙酸乙酯等，将蒽醌苷类从水溶液中萃取出来，回收溶剂获得总蒽醌苷，再用色谱法进一步分离。

（2）色谱法：蒽醌苷类柱色谱常用的载体除了硅胶、聚酰胺外，还有反相硅胶和葡聚糖凝胶等。在操作形式上，常将上述色谱方法结合使用，一般都能获得满意的分离效果。高效液相色谱和制备型中、低压液相色谱的应用，使蒽醌苷类化合物得到更有效分离。近年来高速逆流色谱、毛细管电泳也已广泛地应用于蒽醌苷类的分离。

第四节 醌类化合物的结构鉴定

一、醌类化合物衍生物的制备

醌类化合物的结构鉴定，在进行各种光谱数据分析前，有时须结合必要的衍生物制备等化学方法。在实际工作中主要制备醌类化合物的甲基化或乙酰化的衍生物，对于推测分子中羟基的数目和位置很有意义。

（一）甲基化反应

甲基化反应的目的主要是保护—OH、测定—OH 数目及确定成苷位置等。

甲基化反应的难易及作用位置主要取决于醌类化合物苯环上羟基的类型与化学环境和甲基化试剂的种类及反应条件。

化学环境不同的羟基甲基化难易程度不同，一般来讲酸性越强，甲基化反应越容易进行，反应顺序依次为—COOH＞β-Ar–OH＞α-Ar–OH＞R–OH。

甲基化试剂活性顺序：CH_3I＞$(CH_3)_2SO_4$＞CH_2N_2；溶剂的极性越强，一般来讲甲基化能力越强。常用甲基化试剂与反应官能团的大致关系如表 8-1 所示：

表 8-1 甲基化试剂与反应官能团的关系

甲基化试剂的组成	—COOH	＞β-Ar–OH	＞α-Ar–OH	＞R–OH
CH_2N_2/Et_2O	+	+	–	+
$CH_2N_2/Et_2O+MeOH$	+	+	+	+
$(CH_3)_2SO_4+K_2CO_3+Me_2CO$	–	+	+	–
$CH_3I+Ag_2O+CHCl_3$	+	+	+	+

例如，曲霉素的甲基化反应：

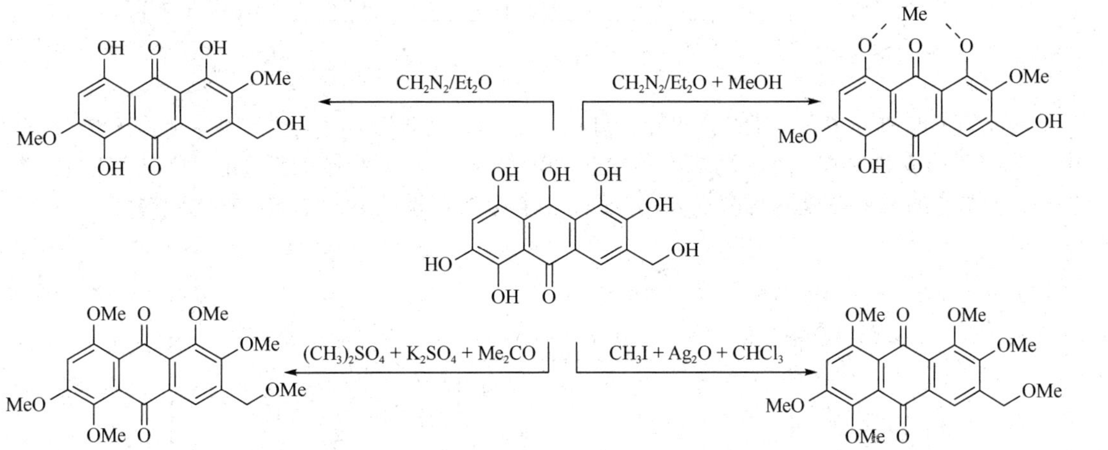

CH_2N_2/Et_2O　　$CH_2N_2/Et_2O + MeOH$

$(CH_3)_2SO_4 + K_2SO_4 + Me_2CO$　　$CH_3I + Ag_2O + CHCl_3$

如上所示，采取不同的甲基化试剂，并适当控制反应条件，可以得到不同程度的甲基化衍生物，然后通过光谱分析和元素分析，就可确定各衍生物中甲氧基的数目，从而进一步推测原来分子中羟基的数目和位置。

（二）乙酰化反应

反应物乙酰化活性顺序：R–OH＞β-Ar–OH＞α-Ar–OH

一般来说，亲核性越强，越容易被乙酰化。

常用的乙酰化试剂乙酰化能力：CH_3COCl＞$(CH_3CO)_2O$＞CH_3COOR＞CH_3COOH

催化剂的催化能力：吡啶＞浓硫酸。

乙酰化试剂和反应条件及作用位置见表 8-2：

表 8-2　乙酰化试剂和反应条件及作用位置

试剂组成	反应条件		不同羟基的乙酰化反应能力			
			醇–OH	＞β-Ar–OH	＞α-Ar–OH	＞烯醇式–OH
冰醋酸(加少量乙酰氯)	冷置		+	–	–	–
乙酸酐	加热	短时间	+	+	–	–
		长时间	+	+	+（两个之一）	–
乙酸酐+硼酸	冷置		+	+	–（α–OH 络合）	–
乙酸酐+浓硫酸	室温过夜		+	+	+	–
乙酸酐+吡啶	室温过夜		+	+	+	+

例如，曲霉素的乙酰化反应：

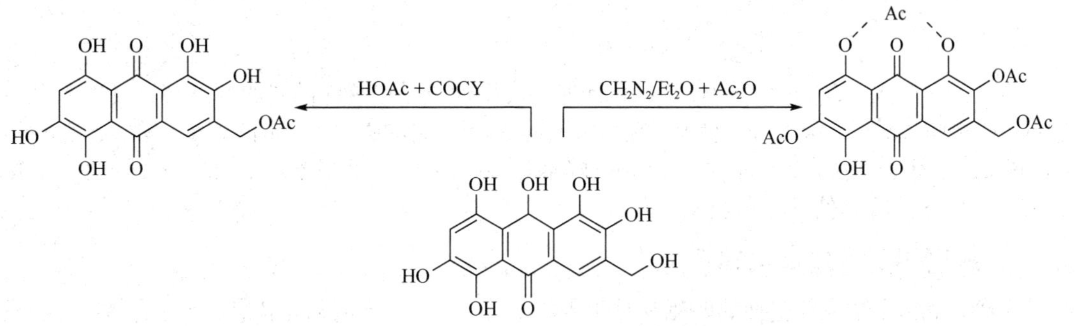

HOAc + COCY　　$CH_2N_2/Et_2O + Ac_2O$

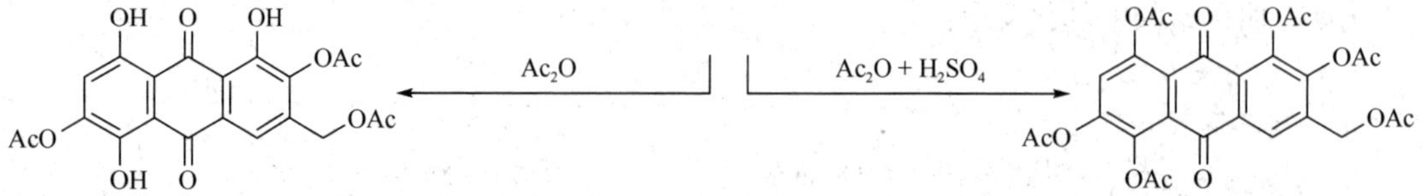

有时为了保护 α-酚羟基不被乙酰化，可采用乙酸酐-硼酸作为酰化剂。因为硼酸能和羟基蒽醌中的 α-羟基形成硼酸酯，使 α-羟基不参与乙酰化反应，仅使 β-酚羟基乙酰化。反应产物再用冷水处理，使缔合的 α-硼酸酯水解恢复 α-酚羟基，这样就可以得到 β-羟基的乙酰化产物。

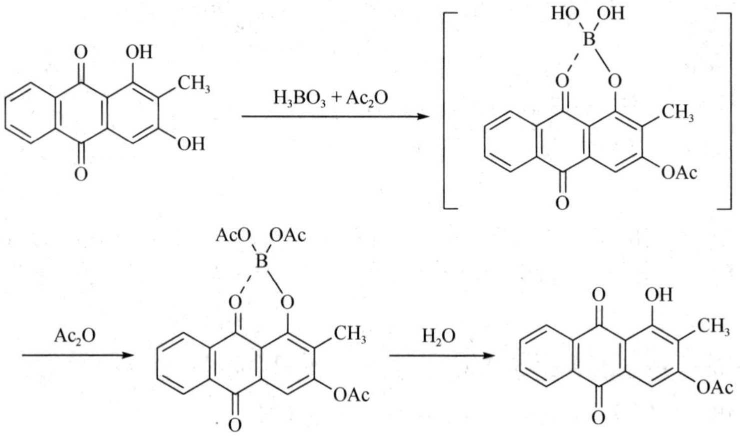

二、醌类化合物的紫外光谱

（一）苯醌类化合物的紫外光谱特征

醌类化合物由于存在较长的共轭体系，在紫外区域均出现较强的紫外吸收。苯醌的紫外光谱呈现三组吸收带：λ_{max} nm（lg ε）Ⅰ：约 240nm（4.26），强峰。Ⅱ：约 285nm（2.6），中强峰。Ⅲ：约 434nm，454nm（1.26，1.22），弱峰，吸收带随取代基性质和位置不同而移动。

（二）萘醌类化合物的紫外光谱特征

天然萘醌分子中多有羟基、烷基及不饱和基团取代，使得共轭体系进一步加长，萘醌分子由苯环和醌环生色体系组成，其紫外光谱如下所示：

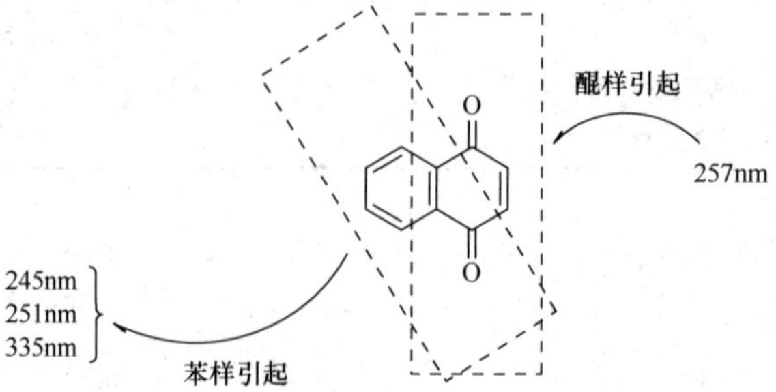

当分子中放入—OH，—OCH_3 等助色团时，可引起分子中相应的吸收峰红移，醌环上引入助色团主要影响 257nm 吸收峰，使其红移（不影响苯环引起的吸收）。例如，1,4-萘醌，当醌环上 2-位或 2,3-位有取代基时，一般会使 257nm 峰红移 10～20nm；而当苯环上引入 α–OH 时，主要影响 335nm 的吸收峰，使其红移至 427nm。

（三）菲醌类的紫外光谱特征

天然菲醌衍生物主要包括邻菲醌及对菲醌两大类，其紫外光谱各有特点，比较容易区分。邻菲醌类化合物如丹参醌Ⅰ有四个吸收带：λ_{max} 245nm，260nm，325nm，417nm。菲醌类化合物若被氢化为氢菲醌，其共轭体系将发生变化，紫外光谱也随之改变，呈现5个吸收带：λ_{max} 218nm，239nm，288nm，330nm，450nm。

（四）蒽醌类的紫外光谱特征

蒽醌类化合物具有更长的不饱和共轭结构，从而使其有多个吸收带，这些吸收带的峰位置和强度与其取代基的性质、数目及排列方式有关，蒽醌母核结构的吸收主要由苯样结构和醌样结构引起，如下所示：

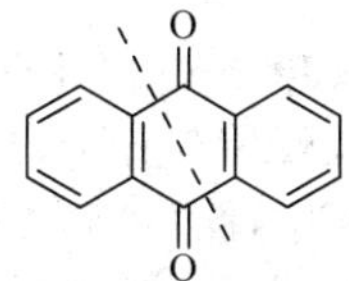

苯样结构引起（苯甲酰基）

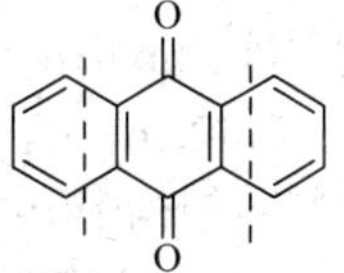

醌样结构引起

羟基蒽醌衍生物的紫外吸收基本与上述蒽醌母核相似。此外，多数在230nm附近还有一强峰，故羟基蒽醌类化合物有五个主要吸收带。

第Ⅰ峰：约230nm（与酚羟基有关）。

第Ⅱ峰：240～260nm（由苯样结构引起）。

第Ⅲ峰：262～295nm（由醌样结构引起）。

第Ⅳ峰：305～389nm（由苯样结构引起）。

第Ⅴ峰：>400nm（由醌样结构中的羰基引起）。

以上各吸收带的具体峰位与吸收强度均与蒽醌母核上取代基的种类，数目及取代位置有关。

其中，峰带Ⅰ的最大吸收波长（λ_{max}）与酚羟基有关，一般来说，酚羟基数目越多，吸收峰红移越多，λ_{max} 与羟基数目及取代位置大致有如下关系（表8-3）。

表8-3 羟基蒽醌类紫外光谱（第Ⅰ峰）

酚—OH数	酚—OH位置	λ_{max}（nm）
1	1-；2-	222.5
2	1,2-；1,4-；1,5-	225
3	1,2,8-；1,4,8- 1,2,6-；1,2,7-	230±2.5
4	1,4,5,8-；1,2,5,8-	236

峰带Ⅲ受 β-酚羟基的影响明显，β-酚羟基的存在可使该带红移，且吸收强度增加。β-酚羟基可通过蒽醌母核向羰基供电，形成一系列共振结构，电子跃迁很大，若 $\lg\varepsilon>4.1$，表明该分子中具有 β-酚羟基；若 $\lg\varepsilon<4.1$，表示无 β-酚羟基。

峰带Ⅳ与苯环上供电基如—OH、—OCH_3、—CH_3 取代有关，α-位取代，峰位红移，强度下降；β-位取代，强度增加。

峰带Ⅴ主要受 α-羟基影响，α-羟基数目越多，峰带红移值也越大（表8-4）。

表8-4 羟基蒽醌类峰带Ⅴ的吸收

α-OH数目	—OH位置	λ_{max}（nm）
无		356～362.5
1		400～420

续表

α–OH 数目	—OH 位置	λ_{max}（nm）
2	1,5-二羟基	418～440
	1,8-二羟基	430～450
	1,4-二羟基	470～500（靠 500nm 处有一肩峰）
3		485～530（两个以上吸收峰）
4		540～560（多个重峰）

三、醌类化合物的红外光谱

羟基蒽醌类化合物的红外光谱（IR）中，主要的吸收峰有 $\nu_{C=O}$（1675～1653cm^{-1}）、ν_{OH}（3600～3130cm^{-1}）及 $\nu_{芳环}$（1600～1480cm^{-1}）。其中，$\nu_{C=O}$ 吸收峰位与分子中 α-酚羟基的数目及位置有较强的规律性，借此，可以判断结构中 α-酚羟基的数目及位置。

1. 具 α-酚羟基的蒽醌中 C═O 的振动频率 当 9,10-蒽醌母核上无取代基时，因两个 C═O 的化学环境相同，只出现一个 C═O 吸收峰。当芳环引入 α-羟基时，α-酚羟基可与羰基缔合，从而使羰基的吸收波数降低，包括以下几种情况，如表 8-5 所示。

表 8-5 蒽醌类 $\nu_{C=O}$ 与 α–OH 数目及位置的关系

α–OH 数	蒽醌类型	游离 $\nu_{C=O}$（cm^{-1}）	缔合 $\nu_{C=O}$（cm^{-1}）	$\Delta\nu_{C=O}$（cm^{-1}）
0	无 α-羟基	1678～1653	–	–
1	1-羟基	1675～1647	1637～1621	24～38
2	1,4-或 1,5-二羟基		1645～1608	–
2	1,8-二羟基	1678～1661	1626～1616	40～57
3	1,4,5-三羟基	–	1616～1592	–
4	1,4,5,8-四羟基	–	1592～1572	–

2. 羟基蒽醌中—OH 的振动频率 羟基蒽醌中，α–OH 与 β–OH 的伸缩振动谱带差别很大。α–OH 与相邻的羰基缔合，其吸收频率移至 3150cm^{-1} 以下，多与不饱和 C—H 伸缩振动频率相重叠；β–OH 不与羰基发生缔合，有游离羟基的尖锐特征峰，伸缩振动频率在 3600～3150cm^{-1}，仅有一个 β–OH 时，吸收峰在 3390～3300cm^{-1}，两个以上 β–OH 时，吸收峰在 3600～3150cm^{-1}。

四、醌类化合物的质谱特征

对所有游离醌类化合物，其质谱的共同特征是分子离子峰通常为基峰，且出现丢失 1～2 分子 CO 的碎片离子峰。

苯醌及萘醌还从醌环上脱去 1 个 CH≡CH 碎片，如果在醌环上有羟基，则断裂同时还得伴随有特征的 H 重排。

（一）对-苯醌类化合物的质谱特征

（1）分子离子峰为基峰。

（2）相继失去 2 分子 CO 的碎片离子峰。

–CO –CO

m/z 108 *m/z* 80 *m/z* 52

（3）出现失去 CH≡CH 分子的碎片离子峰，分别得到 *m/z* 82(A)、*m/z* 80(B) 及 *m/z* 54(C)三种碎片离子。

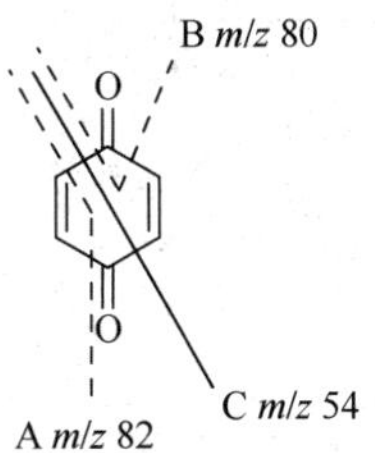

（二）1,4-萘醌类化合物的质谱特征

（1）分子离子峰为基峰。

（2）苯环上无取代的萘醌，将出现 *m/z* 104 特征碎片离子及其分解产物 *m/z* 76 及 *m/z* 50 的离子。例如，2,3-二甲基萘醌的开裂方式如下：

$-CO$　　$-C{\equiv}CH$　　*m/z* 50

m/z 186　　*m/z* 104　　*m/z* 76

（三）9,10-蒽醌类化合物的质谱特征

1. 游离蒽醌

1）分子离子峰为基峰。

2）碎片离子峰为依次脱去 2 分子 CO 的 *m/z* 180（M–CO）及 152（M–2CO）强吸收峰，以及它们的双电荷离子峰 *m/z* 90 及 *m/z* 76。

2. 蒽醌苷

1）一般得不到分子离子峰。

2）基峰一般为苷元离子峰。

蒽醌衍生物也经过同样的开裂方式，得到与之相应的碎片离子峰。蒽醌苷类化合物用常规电子轰击质谱法（EI-MS）得不到分子离子峰，一般需采用场解吸质谱法（FD-MS）或快速原子轰击质谱法（FAB-MS）才能出现准分子离子峰，从而获得分子量的信息。

$-CO$　　$-CO$

m/z 208　　*m/z* 180　　*m/z* 152

五、醌类化合物的核磁共振谱

（一）^{1}H-NMR

1. 醌环上的质子（苯醌及萘醌）

1）只有苯醌及萘醌在醌环上有质子，在无取代时，化学位移 δ 值分别为 6.72ppm(S)（*p*-苯醌）及 6.95ppm(S)（1,4-萘醌）。

2）当醌环上有一个供电取代基时，将使醌环上其他质子移向高场。位移幅度如下所示：

2–R, 3–H	—OCH_3	—OH	—$OCOCH_3$	—CH_3	–H
δ（ppm）	6.17	6.37	6.76	6.79	6.95

位移幅度加大

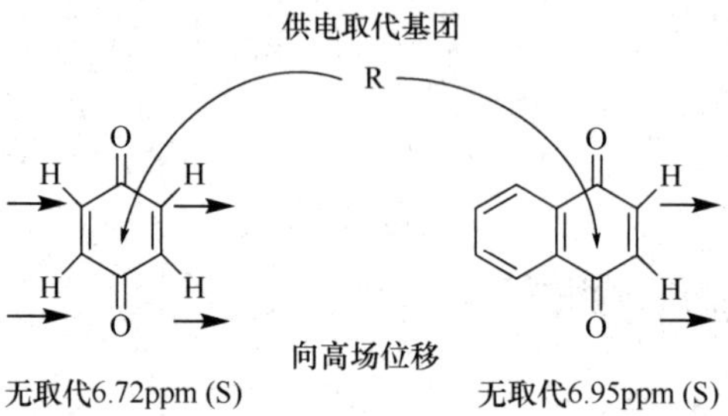

供电取代基团

R

向高场位移

无取代6.72ppm (S) 无取代6.95ppm (S)

2. 芳环质子 在醌类化合物中，具有芳氢的只有萘醌（最多 4 个）及蒽醌（最多 8 个），可分为 α–H 及 β–H 两类。其中 α–H 因处于 C═O 的负屏蔽区，受影响较大，共振信号出现在低场，化学位移值较大；β–H 受 C═O 的影响较小，共振信号出现在较高场，化学位移值较小。1,4-萘醌的共振信号分别在 8.06ppm（α–H）及 7.73ppm（β–H），9,10-蒽醌的芳氢信号出现在 8.07ppm（α–H）及 7.67ppm（β–H）。当有取代基时，峰的数目及峰位都会改变。

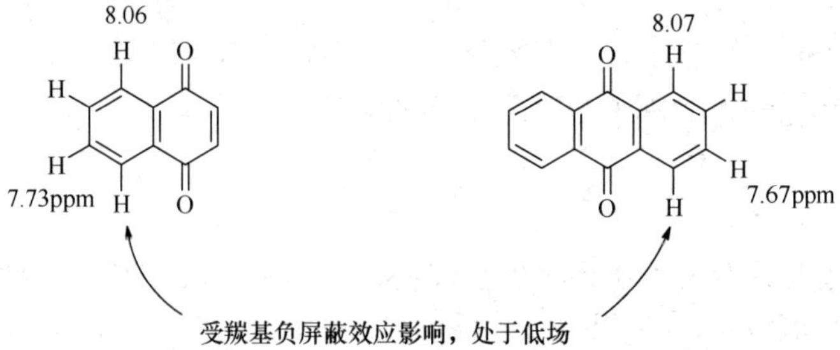

8.06 7.73ppm 8.07 7.67ppm

受羰基负屏蔽效应影响，处于低场

3. 取代基质子 在醌类化合物中，特别是蒽醌类化合物中常见的各类取代基质子的化学位移值（δ）有如下规律。

1）甲氧基：δ 一般为 3.8～4.2ppm，呈现单峰。

2）芳香甲基：δ 一般为 2.1～2.5ppm，α-甲基可出现为 2.7～2.8ppm，均为单峰。若甲基邻位有芳香质子，则因远距离耦合而出现宽单峰。

3）羟甲基（—CH_2OH）：CH_2 的化学位移一般为 4.4～4.7ppm，呈单峰，但有时因为与羟基质子耦合而出现双峰。羟基吸收一般在 δ4.0～6.0ppm。

4）乙氧甲基（—CH_2—O—CH_2—CH_3）与芳环相连的 CH_2 的化学位移 δ 一般为 δ4.4～5.0ppm，为单峰。乙基中 CH_2 的 δ 则在 3.6～3.8ppm，为四重峰，CH_3 的 δ 在 1.3～1.4ppm，为三重峰。

5）酚羟基：α-羟基与羰基能形成氢键，其氢键信号出现在最低场。当分子中只有一个 α-羟基对，其化学位移值＞12.25ppm。当两个羟基位于同一羰基的 α-位时，分子内氢键减弱，其信号在 δ 11.6～12.1ppm。β-羟基的化学位移在较高场，邻位无取代的 β-羟基在 δ11.1～11.4ppm，而邻位有取代的 β-羟基，化学位移值＜10.9ppm。

（二）^{13}C-NMR

1. 1,4 萘醌类化合物的 ^{13}C-NMR 谱 1,4-萘醌母核的 ^{13}C-NMR 化学位移值（δ，ppm）如下所示：

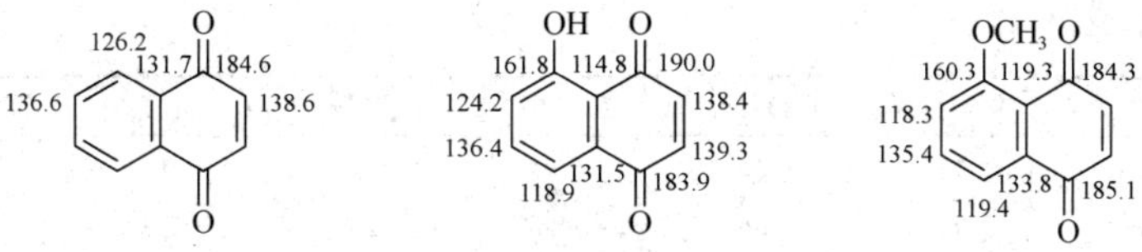

当醌环及苯环上有取代基时，则发生取代位移。

（1）醌环上取代基的影响：取代基对醌环碳信号化学位移的影响与简单烯烃的情况相似。例如，C-3 有—OH 或—OR 取代时，引起 C-3 向低场位移约 20ppm，并使相邻的 C-2 向高场位移约 30ppm。

如果 C-2 位有烃基（R）取代时，可使 C-2 向低场位移约 10ppm，C-3 向高场位移约 8ppm，且 C-2 向低场位移的幅度随烃基 R 的增大而增加，但 C-3 不受影响。

此外，C-2 及 C-3 的取代对 C-1 及 C-4 的化学位移没有明显影响。

（2）苯环上取代基的影响：在 1,4-萘醌中，当 C-8 有—OH、—OMe 或—OAc 时，因取代基引起的化学位移变化如表 8-6 所示。但当取代基增多时，对 ^{13}C-NMR 信号的归属比较困难，一般须借助偏共振半去偶实验、DEPT 技术及 2D-NMR 技术，特别是 ^{13}C-^{1}H 远程相关谱才能得出可靠结论。

表 8-6　1,4-萘醌的取代基位移(Δδ)

项目	取代基									
	C-1	C-2	C-3	C-4	C-5	C-6	C-7	C-8	C-9	C-10
8–OH	+5.4	–0.1	+0.8	–0.7	–7.3	+2.8	–9.4	+35.0	–16.9	–0.2
8–OMe	–0.6	–2.3	+2.4	+0.4	–7.9	+1.2	–14.3	+33.7	–11.4	+2.7
8–OAc	–0.6	–1.3	+1.2	–1.1	–1.3	+1.1	–4.0	+23.0	–8.4	+1.7

注：+号示向低场位移；–号示向高场位移

2. 9,10-蒽醌类化合物的 ^{13}C-NMR 谱　蒽醌母核及 α-位有一个—OH 或—OCH_3 时，其 ^{13}C-NMR 化学位移（δ，ppm）如下所示：

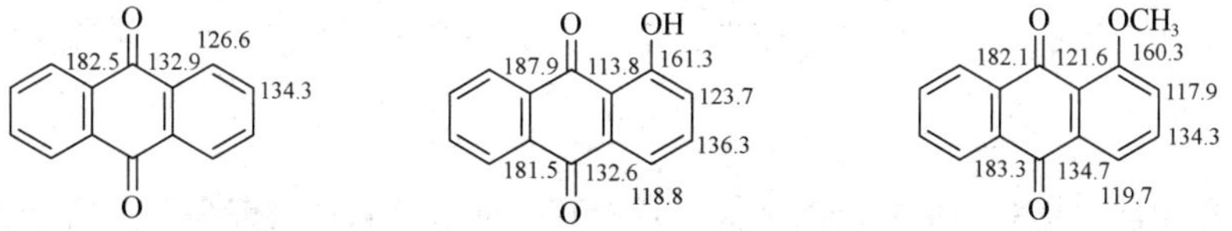

如在结构中引入邻对位羟基，可使邻对位电子云密度升高，化学位移向高场移动。一侧苯环上有取代，另一侧苯环无取代时，无取代苯环各碳化学位移值变化较小，即取代基的跨环效应影响不大。

当蒽醌母核每一个苯环上只有一个取代基时，母核各碳信号化学位移值呈现规律性的位移，如表 8-7 所示。

表 8-7　蒽醌 ^{13}C-NMR 的取代基位移值(Δδ)

C	1–OH	2–OH	1–OMe	2–CMe	1–Me	2–Me	1–OCOMe	2–OCOMe
1–C	+34.73	–14.37	+33.15	–17.13	+14.0	–0.1	+23.59	–6.53
2–C	–10.63	+28.76	–16.12	+30.34	+4.1	+10.1	–4.84	+20.55
3–C	+2.53	–12.84	+0.84	–12.94	–1.0	–1.5	+0.26	–6.92
4–C	–7.80	+3.18	–7.44	+2.47	–0.6	–0.1	–1.11	+1.82
5–C	–0.01	–0.07	–0.71	–0.13	+0.5	–0.3	+0.26	+0.46
6–C	+0.46	+0.02	–0.91	–0.59	–0.3	–1.2	+0.68	–0.32
7–C	–0.06	–0.49	+0.10	–1.10	+0.2	–0.3	–0.25	–0.48
8–C	–0.26	–0.07	0.00	–0.13	0.0	–0.1	+0.42	+0.61
9–C	+5.36	+0.00	–0.68	+0.04	+2.0	–0.7	–0.86	–0.77

续表

C	1–OH	2–OH	1–OMe	2–CMe	1–Me	2–Me	1–OCOMe	2–OCOMe
10–C	–1.04	–1.50	+0.26	–1.30	0.0	–0.3	–0.37	–1.13
4a–C	–0.33	–7.84	+1.36	–6.24	–2.0	–2.3	+1.63	–1.58
8a–C	+0.99	+0.16	+2.21	+0.19	0.0	–0.1	+2.03	+0.50
9a–C	–17.09	+2.17	–11.96	+2.14	+2.0	–0.2	–7.89	+5.37
10a–C	–0.03	+0.02	–1.07	+0.30	0.0	–0.1	–0.27	–0.25

按照表 8-7 取代基位移值进行推算所得的计算值与实验值很接近，误差一般在 0.5ppm 以内。可是当两个取代基在同环时则产生较大偏差，须在上述位移基础上作进一步修正。

（三）2D-NMR

在醌类化合物的结构鉴定方面，2D-NMR 技术较 ^{1}H-NMR 和 ^{13}C-NMR 更为先进。因为蒽醌类化合物中季碳较多，故 ^{13}C–^{1}H 远程相关谱（COLOC 或 HMBC 谱）和 NOESY 谱对确定蒽醌类化合物中取代基的取代位置具有重要作用。

视窗 8-4

第五节 醌类化合物的生物活性

天然醌类化合物具有广泛的生物活性，大量研究表明醌类化合物具有泻下、抗菌、抗肿瘤及其他药理活性。

一、泻下作用

蒽醌类化合物多具有明显的泻下作用，其活性强度与结构类型密切相关：蒽醌苷的致泻作用强于蒽醌苷元，游离蒽醌衍生物几乎无泻下作用；还原型蒽醌苷作用强于氧化型蒽醌苷，即蒽酚和蒽酮苷的作用强于相应蒽醌苷；若蒽醌苷的酚羟基被酯化，则泻下作用消失；分子中含羧基的蒽醌苷致泻作用较强，含羧基的蒽醌苷中二蒽酮的活性强于蒽醌苷。例如，中药大黄其主要致泻活性成分为具有二蒽酮类结构的番泻苷类成分，而大黄酚、大黄素甲醚及大黄素则几乎无泻下活性。

二、抗菌作用

蒽醌类化合物常常具有一定的抗菌活性，蒽醌苷元的抗菌活性一般强于蒽醌苷类，如大黄酸、大黄素、芦荟大黄素等具有良好的抗菌活性。有些蒽酚类成分，如柯桠素具有较强的抗霉菌作用，是治疗某些皮肤病的有效药物。

三、抗肿瘤作用

有些蒽醌类化合物具有明显的抗肿瘤活性，如活性较强的蒽环类抗生素柔红霉素，为第一代蒽醌类抗肿瘤药物，之后科研人员又研制出多柔比星（阿霉素）、伊达比星、米托蒽醌等蒽环类衍生物，具有治疗白血病、淋巴瘤、乳腺癌等广谱的抗肿瘤活性，但使用时应注意其骨髓抑制、心脏毒性、胃肠道反应等不良反应。

四、其他作用

此外，醌类化合物还具有抗炎、抗病毒、抗氧化、保肝、利尿、改善肾功能等广泛的生物活性。

第六节 醌类化合物的生物合成

醌类化合物生源合成主要通过乙酸-丙二酸、莽草酸-琥珀酰苯甲酸及芳香氨基酸等途径实现。如大黄素型蒽醌类化合物的生物合成均来自于乙酸-丙二酸途径。

$H_3C-CO-SCoA$ 乙酰辅酶A

$CH_3COSCoA$ ↓

$H_3C-CO-CH_2-CO-SCoA$ 乙酰乙酰辅酶A

$CH_3COSCoA$ ↓

↓

$CH_3CO-[CH_2-CO]_n-CH_2COSCoA$ 多聚β-酮酸酯

↓

SEnz 多聚β-酮酸

羟醛缩合反应 脱水 | NADPH | NADPH

$-H_2O$ | $-H_2O$

COOH | COOH | COOH

假设中间体1 | 假设中间体2 | 假设中间体3

烯醇化、氧化 | 烯醇化、氧化、氧化、脱CO_2 | 烯醇化、氧化、氧化、脱CO_2

HO, OH, OH, CO_2H 内黄素 | OH, OH 大黄酚 | OH, OH, OH 冰岛青霉素

脱羧 | 氧化

HO, OH, OH 大黄素 | OH, OH, OH 芦荟大黄素 —[O]→ CO_2H, OH, OH 大黄酸

SAM 苯酚的甲基化

H_3CO, OH, OH 大黄素甲醚

第七节　醌类化合物的研究实例

一、醌类化合物的结构修饰

醌类分子具有不饱和环双酮结构，在代谢和生物氧化反应中可发挥电子传递作用，是一类能与多种生物受体结合或相互作用的优势骨架，醌核作为关键药效基团，利用其优势骨架可促进先导化合物和候选药物的研发。

信号传导与转录激活因子 3（STAT3）为细胞内重要的信号转导因子，其持续活化与肿瘤的发生、发展密切相关，故抑制异常活化的 STAT3 已成为抗肿瘤药物研发的热门靶点之一。目前针对 STAT3 的靶向药物已经有多款进入临床试验并取得了良好反响，其中 Napabucasin（BBI608；1）于 2016 年获得美国 FDA 批准用于胃食管交界处（GEJ）癌及胰腺癌等的治疗。

BBI608 是一类含有醌核结构的 STAT3 抑制剂，可有效抑制肿瘤干细胞活性。为了进一步改善 BBI608 的药动学和抗肿瘤活性，研究人员对 BBI608 的侧链进行了修饰，得到 BBI608 衍生物(2)、(3)、(4)、(5)，改变了其脂水分配系数，进一步提高了 BBI608 的抗肿瘤活性。

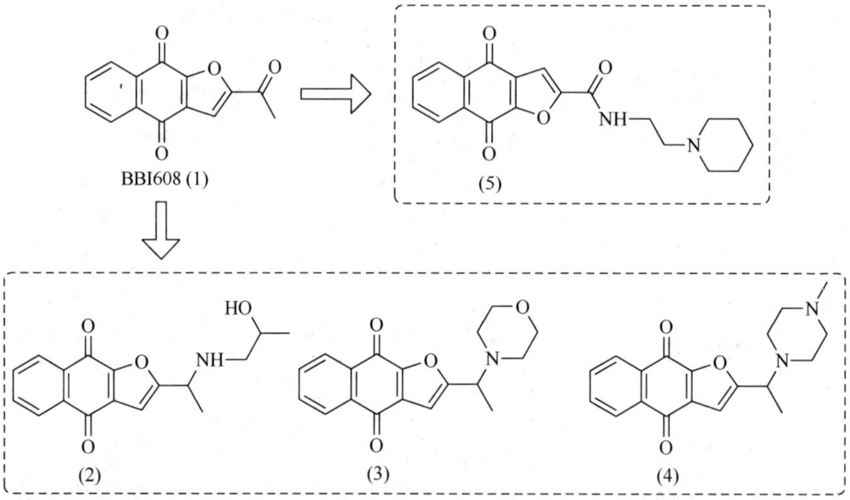

BBI608 (1)　(5)

(2)　(3)　(4)

研究人员对 BBI608 与 STAT3 结构域的结合模式进行分析，发现 BBI608 的 2-乙酰呋喃基团与 Arg609 在 pY705 位点形成氢键，可阻碍 STAT3 形成二聚体而活化入核，但 SH2 结构域中的另一个重要口袋（pY-X）位点未被其他基团占据。因此，设计消除 BBI608 中的苯环，并通过合适的连接直接引入不同的官能团延伸至 pY-X 位点，研发出新型 STAT3 抑制剂 BBI608 衍生物(6)，其靶向结合 STAT3 亲和力及抗肿瘤活性均显著增强。

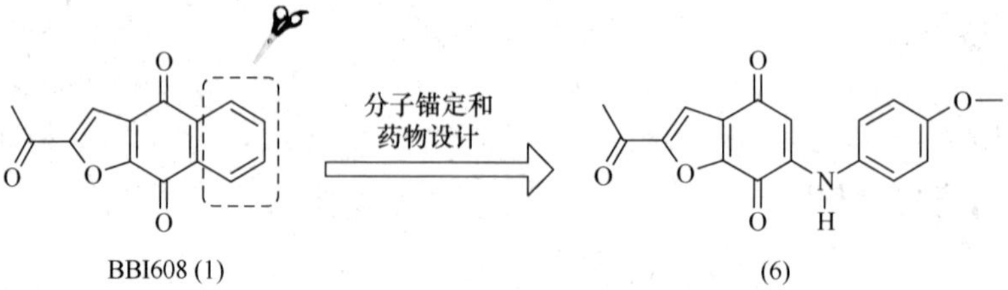

分子锚定和药物设计

BBI608 (1)　(6)

二、醌类化合物的研究实例

结构研究是天然药物化学的一项重要研究内容，从天然药物中分离得到的醌类成分确定结构后，才能开展结构修饰、改造或人工合成等相关药学工作。下面简单介绍几个醌类提取物的鉴定方法。

1. 3-甲氧基-7-甲基-胡桃醌的鉴定 从柿子（*Diospyros kaki* Thunb.）中分得一种橙红色针晶，通过光谱分析确定了结构，其推导过程如下。

（1）该化合物的高分辨质谱法（HRMS）给出分子离子峰（M^+）的质量数为218.057，表明分子式为$C_{12}H_{10}O_4$。

（2）其紫外光谱吸收带λ_{max}：249nm，290nm，420nm，红外光谱中有2个羰基吸收峰1655cm^{-1}，1638cm^{-1}及苯环特征吸收峰，与萘醌类化合物的特征相符，表明为萘醌衍生物。

（3）紫外光谱中的λ_{max}为420nm吸收带，红外光谱中出现ν_{max}为1655cm^{-1}和1638cm^{-1}的两个羰基吸收峰和^{1}H-NMR中δ11.80ppm（1H，s）均说明为苯环上带有酚羟基且处于α-位紫外光谱中的λ_{max}为290nm吸收带显示醌环上还存在强给电子作用取代基。

（4）^{1}H-NMR中δ7.10ppm（1H，d，J=1.5Hz）和δ7.50ppm（1H，d，J=1.5Hz）为芳环上处于间位两个质子信号，δ2.46ppm（3H，s）为甲基受到苯环去屏蔽作用信号，以上三种氢信号说明在苯环上 α-酚羟基的间位有甲基取代。醌环上的起强给电子作用的取代基为甲氧基，通过制备其甲基化衍生物的方法，与已知化合物标准图谱比较，确定甲氧基连接在3-位上。

综上所述，该化合物结构定为3-甲氧基-7-甲基-胡桃醌。

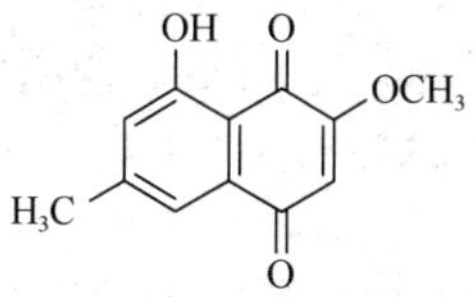

OH O OCH$_3$ H$_3$C O

3-甲氧基-7-甲基-胡桃醌

2. 1,5-二羟基-2-甲氧基-9,10-蒽醌的鉴定 从中药虎刺[*Damnacanthus indicus* (L.) Gaertn.f.]中分得一种橙红色针晶，通过光谱分析确定了结构，其推导过程如下。

（1）该化合物的HRMS给出M^+的质量数为270.0495，表明分子式为$C_{15}H_{10}O_5$。

（2）其紫外光谱有5个吸收带，红外光谱有2个羰基吸收峰及苯环特征吸收峰，均和蒽醌类化合物的特征相符，表明为蒽醌衍生物。

（3）紫外光谱中第Ⅴ峰的λ_{max}（lg ε）为438nm（3.74），红外光谱中出现ν_{max}为1630cm^{-1}和1610cm^{-1}的两个羰基吸收峰均说明为1,5-二羟基蒽醌衍生物。

（4）^{1}H-NMR中δ4.03ppm（3H，s）为甲氧基信号，δ7.18ppm（1H，d，J=8.4Hz）和7.89ppm（1H，d，J=8.4Hz）为芳环上相邻两个质子信号，以上三种氢信号的化学位移和耦合常数说明在醌母核的一侧苯环α-酚羟基的邻位有甲氧基取代而不是在α-酚羟基的对位。

（5）^{1}H-NMR中由δ 7.13ppm（1H，d，J =8.0Hz），7.67ppm（1H，t，J =8.0Hz），7.84ppm（1H，d，J =8.0Hz）三个芳香质子组成的AMX系统则表示蒽醌母核的另一侧苯环除α-酚羟基外没有其他取代基。

综上所述，该化合物结构定为1,5-二羟基-2-甲氧基-9,10-蒽醌。

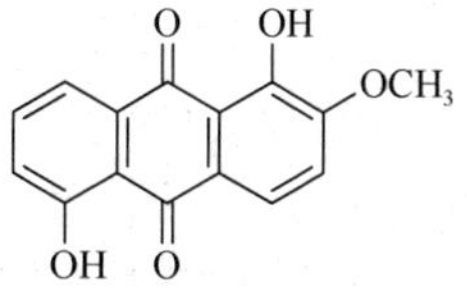

O OH OCH$_3$ OH O

1,5-二羟基-2-甲氧基-9,10-蒽醌

3. 1,3,6-三羟基-2-甲基蒽醌-3-*O*-β-*D*-吡喃木糖(1→2)-β-*D*-(6′-*O*-乙酰基)吡喃葡糖苷的鉴定

（1）从中药茜草（*Rubia cordifolia* L.）根中提取分离得到的该化合物为黄色针晶，熔点为284～286℃，Molish反应阳性。FD-MS出现m/z为629 [M+Na]$^+$的准分子离子峰，说明分子量为606Da，结合元素分析确定分子式为$C_{28}H_{30}O_{15}$。

（2）紫外光谱中 λ_{max}^{MeOH}（nm）：215.6，274.0，413.2。红外光谱（KBr）ν_{max}（cm^{-1}）：3400（OH），1670（非缔合 C═O），1625（缔合 C═O），1590，1575（苯环）。以上数据说明该化合物为羟基蒽醌苷类。

（3）^{1}H-NMR 中：δ（ppm）：8.08（1H，d，J=8.5Hz），7.18（1H，dd，J=8.5，2.5Hz），7.46（1H，d，J=2.5Hz）三个芳氢质子组成 AMX 系统，提示一侧环上只有 β 位取代，且为酚羟基。δ7.37（ppm）：（1H，s）说明另一侧环上三取代，δ2.04（ppm）：（3H，s）则说明其中一个取代基为甲基，而另两个取代基为酚羟基。该化合物酸水解后苷元部分经与标准品对照证明为 1,3,6-三羟基-2-甲基蒽醌。

（4）将该化合物的 ^{13}C-NMR 数据与苷元的数据相比较，可知 C-3 位的化学位移向高场位移 3.0（ppm），C-2 和 C-4 的化学位移也有改变，表明该化合物为 3 位羟基与糖结合的 1,3,6-三羟基-2-甲基蒽醌苷，将其进行酸水解后检出葡萄糖和木糖，且 ^{1}H-NMR 中 δ4.45（ppm）：（1H，d，J=7.0 Hz）和 δ5.26（ppm）：（1H，d，J=7.0Hz）进一步说明葡萄糖和木糖的存在，且证明两个苷键均为 β 构型。

（5）红外光谱中 1735cm^{-1}，^{13}C-NMR 中 δ 170.3（ppm）和 20.4（ppm）及 ^{1}H-NMR 中 δ 2.13（ppm）：（3H，s）的信号均表明分子中有乙酰基。将其碳谱中糖部分信号与 β-葡萄糖甲苷相比较，发现其葡萄糖的 C-2 位化学位移值向低场移约 8ppm，说明木糖连接在葡萄糖的 C-2 位上。葡萄糖 C-6 位化学位移值向低场移约 3ppm，同时葡萄糖 C-6 位质子化学位移值向低场位移约 1ppm，说明葡萄糖 C-6 位连有乙酰基。

综上所述，该化合物结构确定为 1,3,6-三羟基-2-甲基蒽醌-3-*O*-*β*-*D*-吡喃木糖(1→2)-*β*-*D*-(6′-*O*-乙酰基)吡喃葡糖苷。

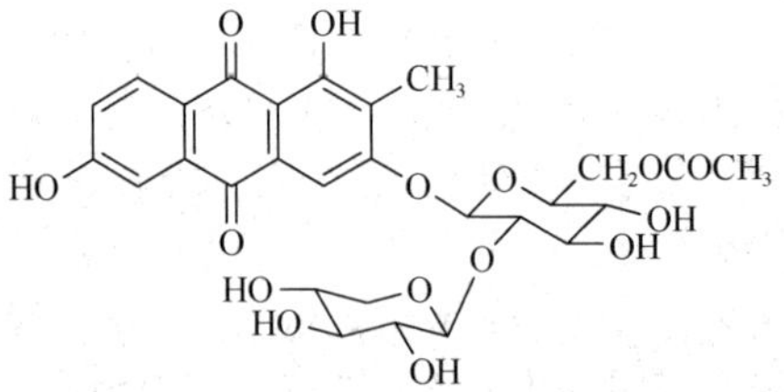

O OH CH3 HO O O CH2OCOCH3 OH OH O HO HO O OH

1,3,6-三羟基-2-甲基蒽醌-3-*O*-*β*-*D*-吡喃木糖(1→2)-*β*-*D*-(6′-*O*-乙酰基)吡喃葡糖苷

第九章 黄 酮 类

学习目标

1. 掌握 黄酮类化合物的理化性质、显色反应、提取分离原理及主要方法。色谱法、紫外及可见光谱法、核磁共振波谱法鉴定黄酮类化合物结构的原理与方法。

2. 熟悉 黄酮类化合物的主要结构类型及其成苷的特点。质谱法在黄酮类化合物结构鉴定中的应用。

3. 了解 黄酮类化合物的分布、生物合成途径及生物活性。

黄酮类化合物是一类在植物中分布很广而且重要的多酚类化学成分，由于其种类繁多并具有广泛的生理活性，国内外学者对其研究越来越多，且不断深入。在本章中主要介绍了黄酮类化合物生物合成的基本途径、生物活性、结构与分类、理化性质、常用的提取与分离方法及结构鉴定方法，并结合部分案例和视窗，以期更加深入、灵活地掌握黄酮类化合物。

案例 9-1 神奇的大豆——中国人吃了几千年的大豆，过去在人们的眼里只能用于制作饮料、豆制品和榨油，而今天，却成了食品工业中的热点。经研究发现大豆及其制品中含丰富黄酮类化合物，其中大豆异黄酮对女性体内雌激素具有双向调节作用，具有抗衰老、防癌抗癌、防止骨质疏松等功能，从而使得大豆及其制品，尤其是对于含大豆异黄酮等的食品大受欢迎，身价倍增。

问题： 1. 黄酮类化合物的结构是怎样的？是通过哪种生物合成途径而来？

2. 黄酮类化合物具有什么样的理化性质？

3. 我们如何将其提取和分离出来，又如何进行结构鉴定？

黄酮类化合物（flavonoid）是一类广泛存在于自然界的天然有机化合物。由于这类化合物大多呈黄色或淡黄色，且分子中多含有酮基，因此被称为黄酮。这类化合物多存在于高等植物及蕨类植物中，尤以芸香科、唇形科、玄参科、豆科、苦苣苔科、菊科等植物中分布较多，而在藻类、细菌、地衣类等低等植物中较少见。目前，从自然界发现的黄酮类化合物已超过 8000 种。黄酮类化合物在植物体内大部分以与糖结合成苷的形式存在，一部分以游离形式存在。在植物的花、叶、果实等组织中多为苷类，而在木质部坚硬组织中多为游离的苷元。

黄酮类化合物以前主要是指基本母核为 2-苯基色原酮（2-phenylchromone）的一系列化合物。现在则泛指两个苯环（A 环与 B 环）通过中央三个碳原子（如环合则称为 C 环）相互连接而成的一系列化合物，其基本骨架为

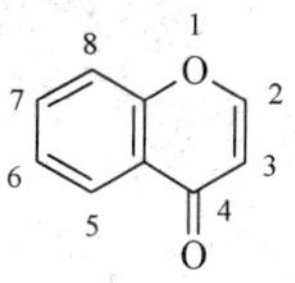

色原酮 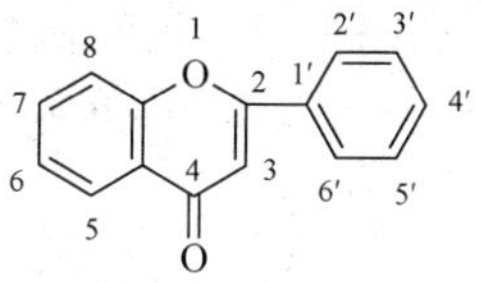　　2-苯基色原酮 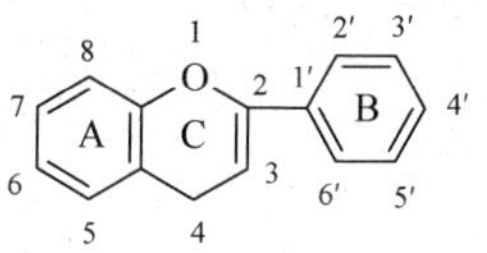　　C_6-C_3-C_6

黄酮类化合物分布广泛，种类繁多，且具有广泛的生物活性，成为天然药物中研究较多的一类重要化合物。

黄酮类化合物是经莽草酸途径和乙酸-丙二酸途径合成的，通常认为是由对羟基桂皮酰辅酶 A

和丙二酸单酰辅酶A首先形成查耳酮，再通过生物转化形成各种黄酮类化合物（图9-1）。

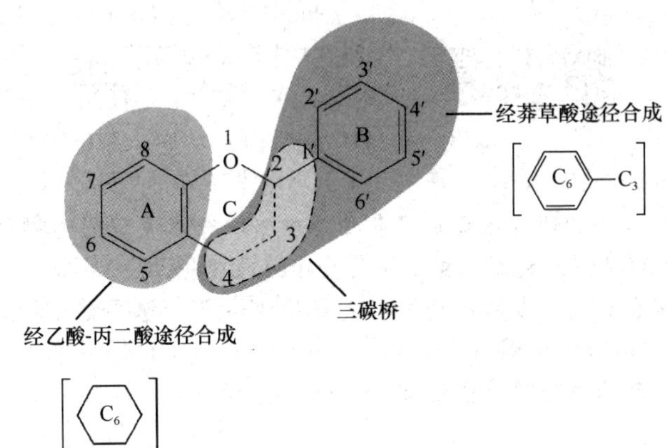

图9-1 黄酮类化合物的生物合成途径

第一节 黄酮类化合物的结构与分类

根据黄酮类化合物的3位是否含有羟基取代、B环连接位置（2或3位）、中央三碳链的氧化程度及三碳链是否成环等特点进行分类。主要的天然黄酮类化合物的主要类型与基本结构见表9-1。

表9-1 黄酮类化合物的主要类型与基本结构

类型	基本结构	类型	基本结构
黄酮类（flavone）		二氢黄酮类（flavanone）	
黄酮醇类（flavonol）		二氢黄酮醇类（flavanonol）	
异黄酮类（isoflavone）		二氢异黄酮类（isoflavanone）	
查耳酮类（chalcone）		二氢查耳酮类（dihydrochalcone）	
橙酮类（aurone）		花青素类（anthocyanidin）	
黄烷-3-醇类（flavan-3-ol）		黄烷-3,4-二醇类（flavan-3,4-diol）	
屾酮类（xanthone）		高异黄酮（homoisoflavone）	

一、黄 酮 类

黄酮类即以 2-苯基色原酮为基本母核，且 3 位上无含氧基团取代的一类化合物。常见的黄酮及其苷类有芹菜素、木犀草素和黄芩苷等。

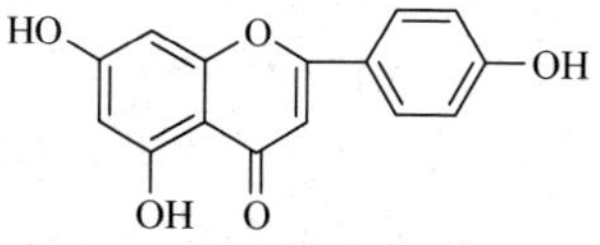

芹菜素 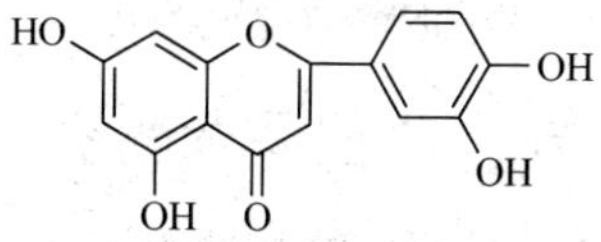　　木犀草素 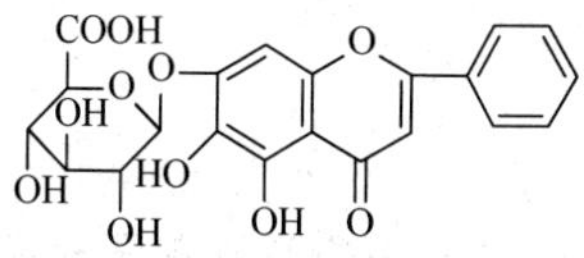　　黄芩苷

二、黄 酮 醇 类

黄酮醇类是在黄酮母核的 3 位上连有羟基或其他含氧基团。常见的黄酮醇及其苷类有山柰酚、槲皮素和芦丁等。

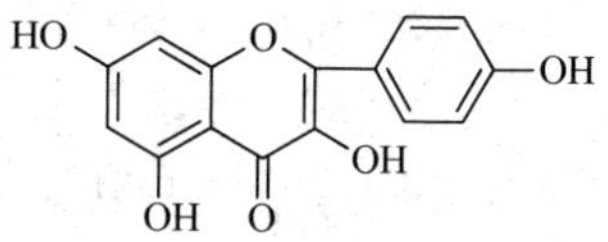

山柰酚

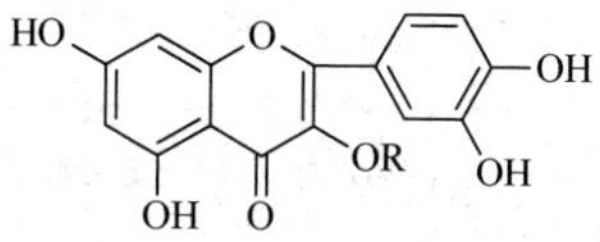

槲皮素 R=H
芦丁 R=芸香糖基

三、二氢黄酮类

二氢黄酮类结构可视为黄酮基本母核的 2、3 位双键被氢化而成，如橙皮中的橙皮素和橙皮苷，甘草中的甘草素和甘草苷。

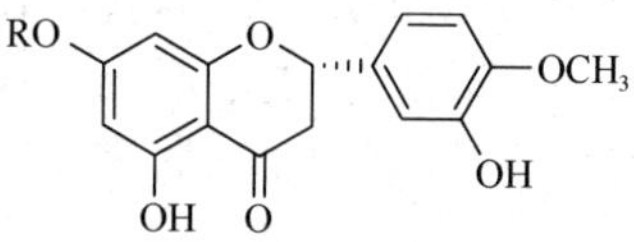

橙皮素 R=H
橙皮苷 R=芸香糖基

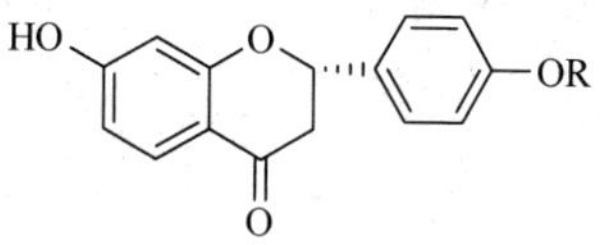

甘草素 R=H
甘草苷 R=葡萄糖基

四、二氢黄酮醇类

二氢黄酮醇类结构可视为黄酮醇的 2、3 位被氢化的产物。如黄柏中具有一定的抗肿瘤活性的黄柏素-7-*O*-葡糖苷、桑枝中的二氢桑色素等。

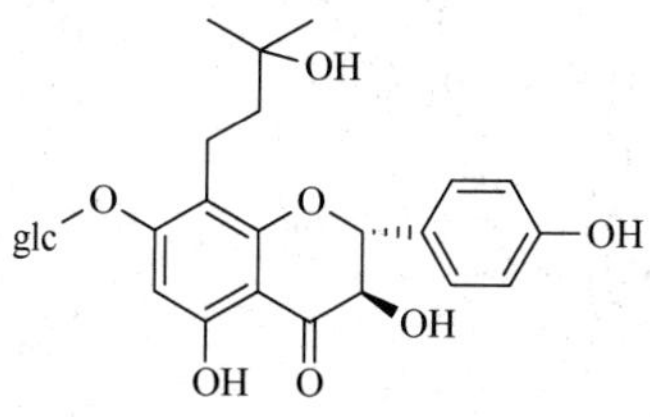

黄柏素-7-*O*-葡糖苷 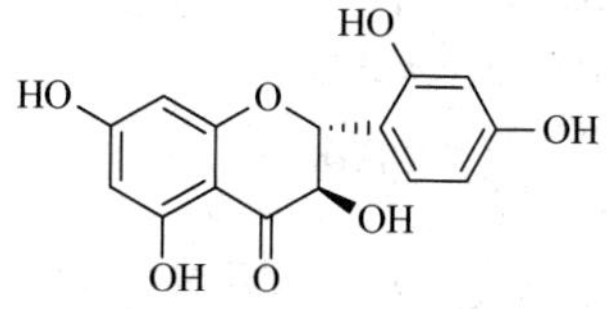　　二氢桑色素

五、异 黄 酮 类

异黄酮类基本母核为 3-苯基色原酮，即 B 环连在 C 环的 3 位上，如大豆中含有的大豆素、染料木素。

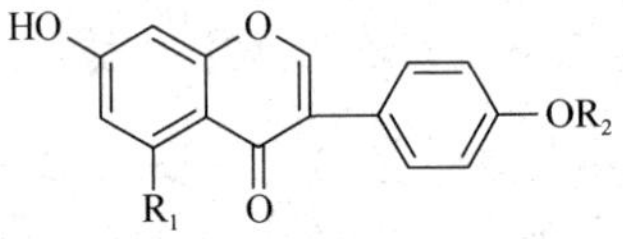

大豆素 $R_1=R_2=H$
染料木素 $R_1=OH$ $R_2=H$

六、二氢异黄酮类

二氢异黄酮类具有异黄酮的2、3位被氢化的基本母核，如广豆根中所含的紫檀素、三叶豆紫檀苷和高丽槐素，毛鱼藤所含的鱼藤酮等。

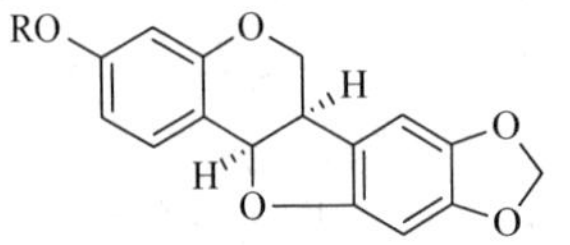

紫檀素 R=CH_3
三叶豆紫檀苷 R=葡糖基
高丽槐素 R=H

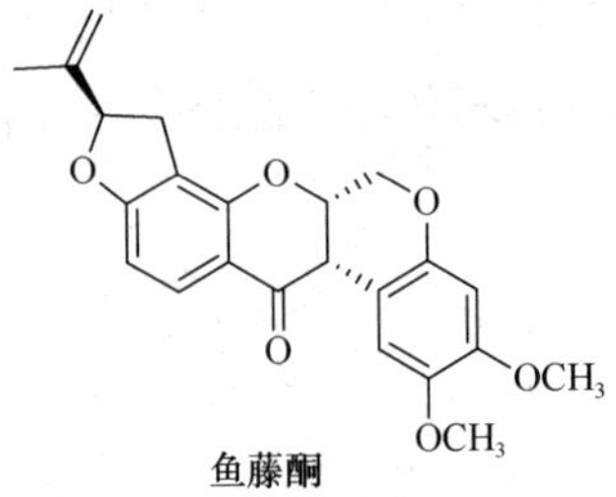

鱼藤酮

七、查耳酮类

查耳酮类的结构特点是黄酮母核中的两个苯环通过含有羰基的三碳链连接而成，是二氢黄酮C环的1、2位键断裂所得的开环衍生物，其2′-羟基衍生物为二氢黄酮的异构体，两者可以相互转化。在酸的作用下查耳酮可转为无色的二氢黄酮，碱化后又转为深黄色的2′-羟基查耳酮。

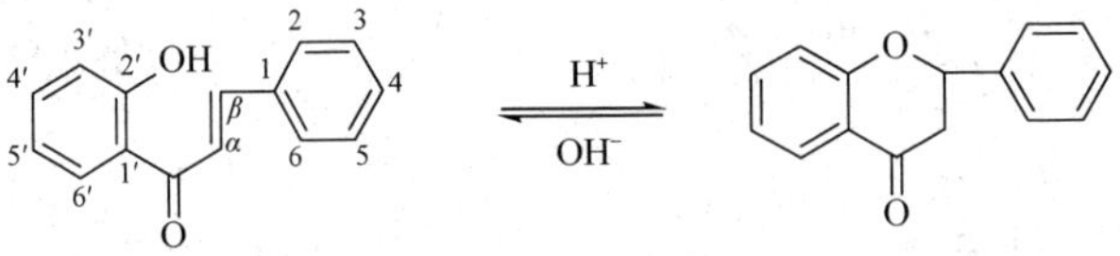

2′-羟基查耳酮 $\underset{OH^-}{\overset{H^+}{\rightleftharpoons}}$ 二氢黄酮

例如，红花中主要化学成分为红花苷、新红花苷和醌式红花苷。在开花初期，花中主要含有无色的新红花苷及微量的红花苷，故花冠呈淡黄色，开花中期由于花中主要含有红花苷而呈深黄色，开花后期则因氧化变成红色的醌式红花苷而显红色。

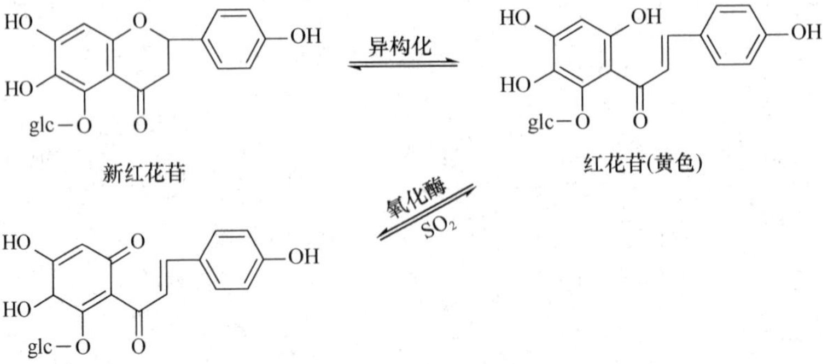

新红花苷 $\xrightleftharpoons{异构化}$ 红花苷(黄色) $\xrightleftharpoons[SO_2]{氧化酶}$ 醌红花苷(红色)

查耳酮类化合物是黄酮类化合物生物合成过程中的重要底物，当植物中含有查耳酮异构化酶时，大部分查耳酮在酶的作用下转化为黄酮类化合物，所以查耳酮类化合物在植物中含量相对较低。

八、二氢查耳酮类

二氢查耳酮类为查耳酮的 α、β 位双键氢化而成。此类型在植物界分布极少，在菊科、蔷薇科、杜鹃花科、山矾科等植物中可见，如蔷薇科梨属植物根皮和苹果种仁中含有的梨根苷。

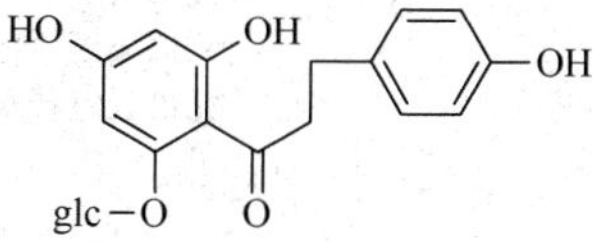

梨根苷

九、橙 酮 类

橙酮类又称噢哢类，其结构特点是 C 环为含氧五元环，它的母核结构定位与其他黄酮类不同。此类化合物较少见，在玄参科、菊科、苦苣科及单子叶植物莎草科中有分布，如在黄花波斯菊中含有的硫磺菊素。

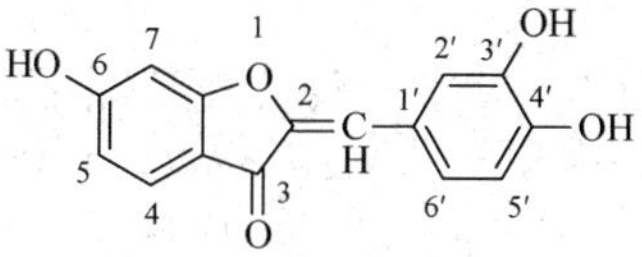

硫磺菊素

十、花 青 素 类

花青素类的基本母核中 C 环无羰基，1 位氧原子以锌盐形式存在。广泛地分布于被子植物中，在植物体内多与糖结合成苷存在，是使植物的花、果实、叶、茎等呈现蓝、紫、红等颜色的色素。目前常见的花色素类有六种：矢车菊素、飞燕草素、天竺葵素、牵牛花色素、芍药色素和锦葵色素。这些花色素类化合物在不同 pH 条件下，分子结构会发生改变，而呈红色-粉色-无色-蓝色变化。

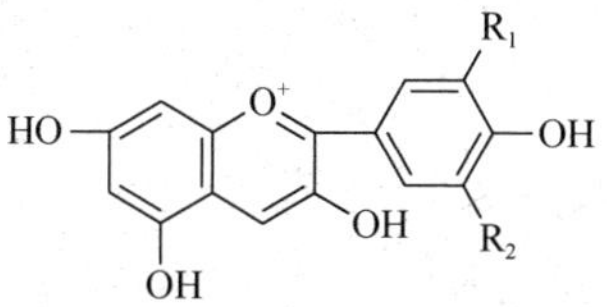

矢车菊素 R_1=OH R_2=H
飞燕草素 R_1=R_2=OH
天竺葵素 R_1=R_2=H

十一、黄 烷 醇 类

黄烷醇类可根据其 C 环的 3、4 位所连羟基的情况分为两类：黄烷-3-醇（flavan-3-ol）和黄烷-3,4-二醇（flavan-3,4-diol）。此类化合物在植物体内可作为鞣质的前体，常以分子聚合的形式而生成鞣质。

1. 黄烷-3-醇类 又称儿茶素类，在植物中分布较广，主要存在于含鞣质的木本植物中。该类化合物 C-2 和 C-3 均为手性碳，自然界中的黄烷-3-醇通常以（2*R*,3*S*）和（2*R*,3*R*）两种构型存在，如儿茶素。通常将（2*R*,3*S*）构型的儿茶素称为(+)-儿茶素，将（2*R*,3*R*）构型的儿茶素称为(–)-表儿茶素，而将具有（2*S*）构型的黄烷-3-醇加前缀“*ent*”以示其为光学异构体。

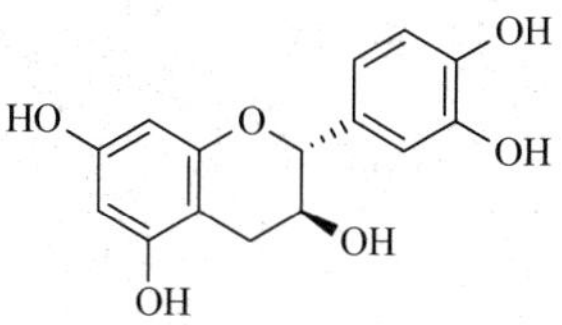

(+)-儿茶素

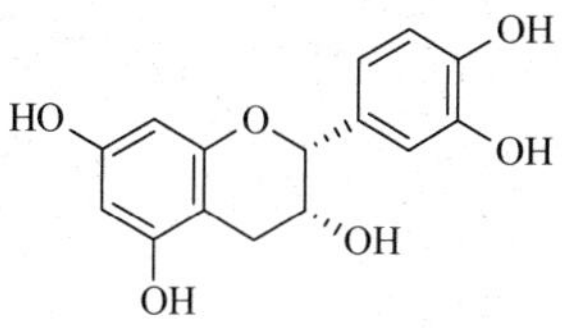

(–)-表儿茶素

2. 黄烷-3,4-二醇类 又称无色花色素类。这类成分在植物界分布很广，尤以含鞣质的木本植物和蕨类植物中较为多见，如无色矢车菊素、无色飞燕草素和无色天竺葵素等。

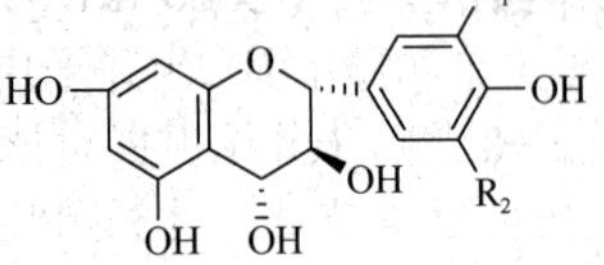

无色矢车菊素 R_1=OH R_2=H
无色飞燕草素 R_1=R_2=OH
无色天竺葵素 R_1=R_2=H

十二、其他黄酮类

（一）双黄酮类

双黄酮类是由两分子黄酮衍生物聚合生成的二聚物。组成单元可以是不同类型的黄酮单体化合物，自然界中比较常见的是二分子黄酮（或其甲醚衍生物）化合物通过C—C或C—O连接而成。根据结合方式的不同，大致分为以下四类。

1. 3′,8″-双芹菜素型 如银杏叶中的银杏素、异银杏素和白果素等即为此类型的双黄酮类化合物。

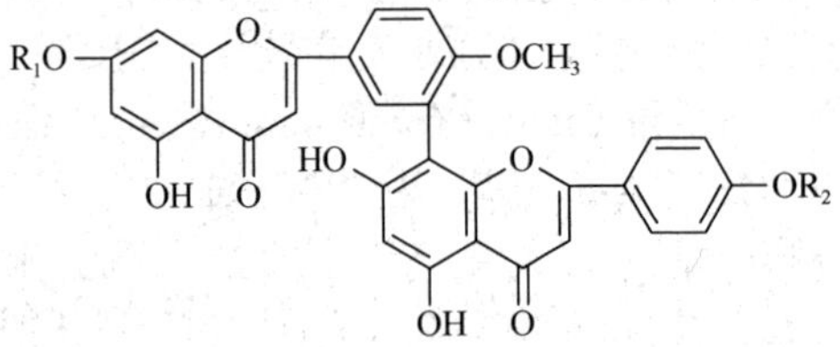

银杏素	R_1=CH_3	R_2=H
异银杏素	R_1=H	R_2=CH_3
白果素	R_1=H	R_2=H

2. 6,8″-双芹菜素型 如野漆核果中的贝壳杉黄酮。

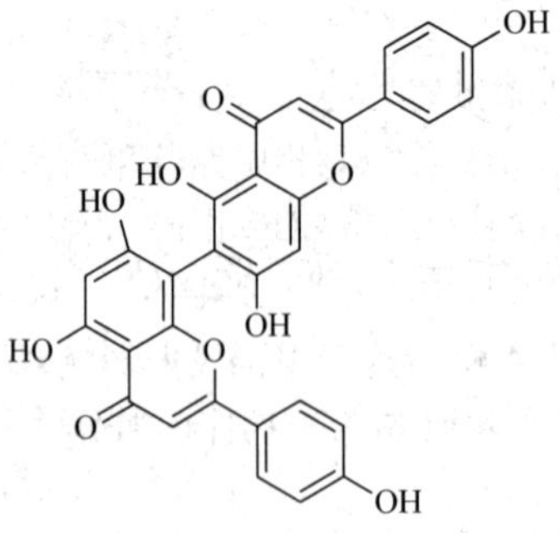

贝壳杉黄酮

3. 8,8″-双芹菜素型 如柏黄酮。

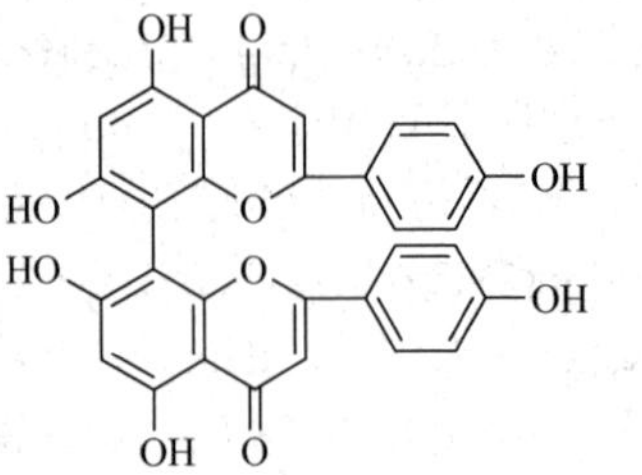

柏黄酮

4. 双苯醚型 如扁柏黄酮，是由两分子芹菜素通过 C-4′–O—C-6″醚键连接而成。

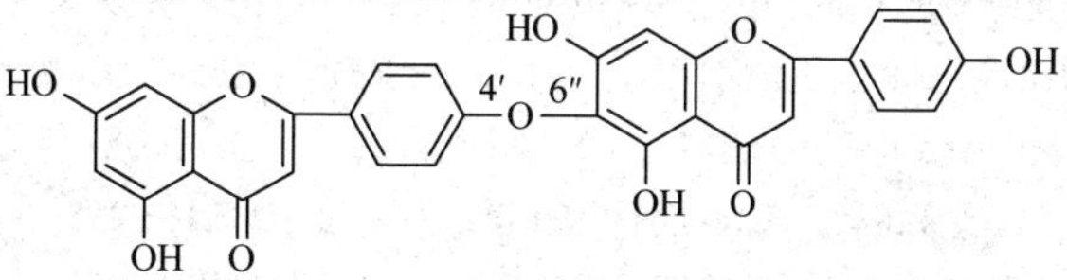

扁柏黄酮

（二）𠮿酮类

𠮿酮类又称苯并色原酮或双苯吡酮，其基本母核由苯环与色原酮的 2,3 位骈合而成，是较为特殊的黄酮类化合物，常存在于龙胆科、藤黄科植物中，在百合科植物中也有分布。例如，异芒果素存在于芒果叶、石韦和知母叶中，具有止咳祛痰作用。

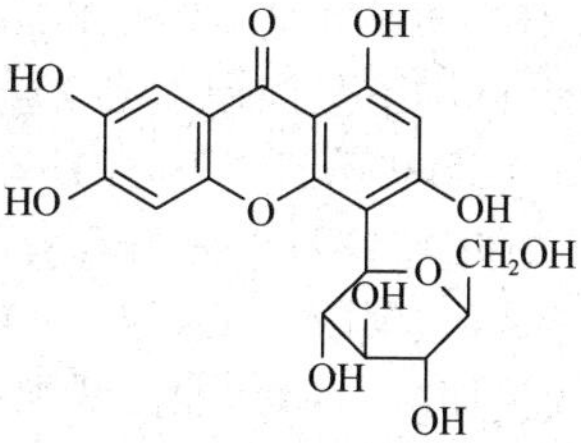

异芒果素

另有少数结构较为复杂的黄酮类化合物，如水飞蓟素为黄酮木脂素类化合物，由二氢黄酮醇类与苯丙素衍生物缩合而成。

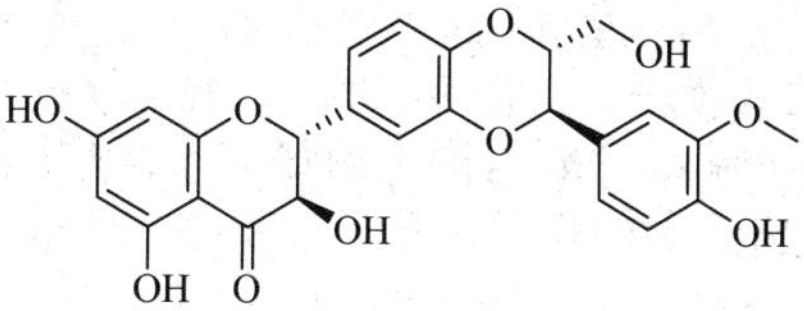

水飞蓟素

天然黄酮类化合物多以苷类形式存在，由于苷元不同，以及糖的种类、数量、连接位置和连接方式的不同，组成各种各样的黄酮苷类化合物。组成黄酮苷的糖类主要有以下几种。

单糖类：*D*-葡萄糖、*D*-半乳糖、*D*-木糖、*L*-鼠李糖、*L*-阿拉伯糖及 *D*-葡糖醛酸等。

双糖类：槐糖、龙胆二糖、芸香糖、新橙皮糖、刺槐二糖等。

三糖类：龙胆三糖 [*β*-Glc(1→6)-*β*-Glc(1→2)-Fru]、槐三糖 [*β*-Glc(1→2)-*β*-Glc(1→2)-Glc]等。

酰化糖类：黄酮苷类化合物中有些糖的部分羟基被某些酸（主要为脂肪酸和芳香酸）酰化成酯，如 2-乙酰基葡萄糖、咖啡酰基葡萄糖等。

在 *O*-黄酮苷中，糖的连接位置与苷元的结构类型有关，如黄酮醇类常形成 3-、7-、3′、4′-单糖链苷，或 3, 7-、3, 4′-及 7, 4′-双糖链苷。

除 *O*-黄酮苷外，天然黄酮类化合物中还发现有 C 苷，如葛根素。

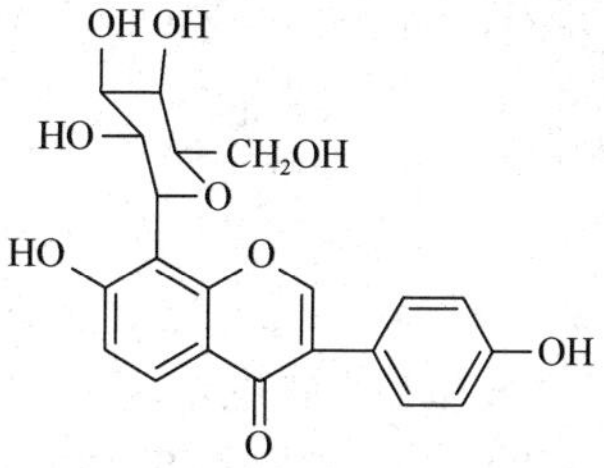

葛根素

第二节 黄酮类化合物的理化性质

一、性 状

（一）形态

黄酮类化合物多为结晶性固体，少数为无定形粉末，如黄酮苷类。

（二）颜色

黄酮类化合物多数呈黄色，所呈颜色与分子中是否存在交叉共轭体系及含有的助色团（—OH、—OCH_3等）的类型、数目及取代位置有关。以黄酮为例，其色原酮部分原本无色，但在2位上引入苯环后，即形成交叉共轭体系，并通过电子转移、重排，使共轭链延长，因而显现出颜色。

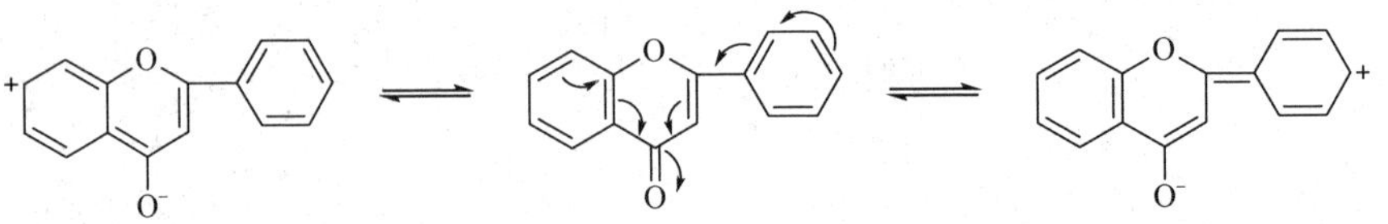

如果黄酮、黄酮醇分子中的7位或4′位引入—OH或—OCH_3等助色团后，产生p-π共轭，促进电子移位、重排，而使化合物的颜色加深。但其他位置引入—OH或—OCH_3等助色团则影响较小。一般情况下，黄酮、黄酮醇及其苷类多显灰黄色至黄色，查耳酮为黄色至橙黄色，二氢黄酮、二氢黄酮醇因不具有交叉共轭体系故不显色，异黄酮类因共轭链短而显无色或微黄色。花色素及其苷的颜色随pH不同而改变，一般pH<7时显红色，pH 8.5时显紫色，pH>8.5时显蓝色。

（三）旋光性

在游离黄酮类化合物中，二氢黄酮、二氢黄酮醇、二氢异黄酮及黄烷醇等类型，因分子中含有手性碳原子，均有旋光性，其余类型的黄酮类化合物则无旋光性；黄酮苷类化合物由于结构中含有糖基，故均有旋光性，且多为左旋。

二、溶 解 性

黄酮类化合物因结构及存在状态（如苷或苷元）不同，故表现出不同的溶解性。

（一）游离黄酮类化合物

一般难溶或不溶于水，易溶于甲醇、乙醇、丙酮、乙酸乙酯、乙醚等有机溶剂及稀碱水溶液中。其中黄酮、黄酮醇、查耳酮等为平面型分子，分子与分子间排列紧密，分子间引力较大，故难溶于水；而二氢黄酮及二氢黄酮醇等分子中因C环呈近似于半椅式结构，为非平面型分子，分子排列不紧密，分子间引力降低，有利于水分子进入，故在水中溶解度稍大；异黄酮则因B环受吡喃环羰基的立体阻碍，也不是平面型分子，故在水中溶解度比平面型分子大；花青素虽为平面型结构，但因以离子形式存在，具有盐的性质，故水溶性较大。

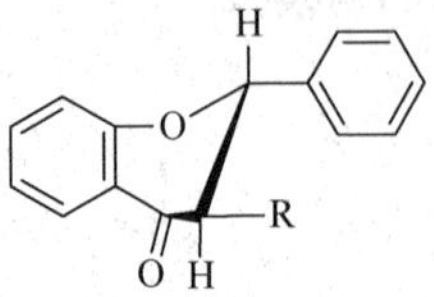

二氢黄酮 R=H
二氢黄酮醇 R=OH

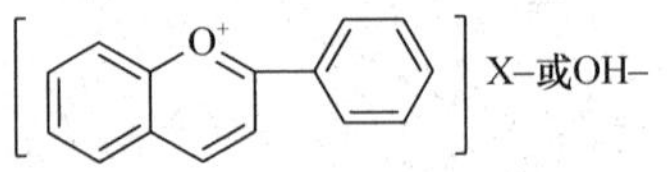

X–或OH–
花青素

黄酮类化合物分子中引入羟基，将增加在水中的溶解度；而羟基经甲基化后，则在有机溶剂中的溶解度增加。例如，川陈皮素（5,6,7,8,3′,4′-六甲氧基黄酮）可溶于石油醚，而多羟基黄酮类化合物一般不溶于石油醚，故可与脂溶性杂质分开。

（二）黄酮苷类化合物

黄酮类化合物的羟基苷化后，水溶性增加，脂溶性降低。黄酮苷一般易溶于水、甲醇、乙醇等强极性溶剂中，但难溶或不溶于苯、氯甲烷、石油醚、乙醚等有机溶剂中。黄酮苷分子中糖基数目的多少和结合的位置，对溶解度也有一定的影响。一般多糖苷比单糖苷水溶性大，3-羟基苷比相应的 7-羟基苷水溶性大。例如，槲皮素-3-*O*-葡糖苷的水溶性比槲皮素-7-*O*-葡糖苷大，主要原因是 3 位氧苷的糖基与 4 位羰基的立体障碍使分子的平面性减弱而水溶性增大。

三、酸　碱　性

（一）酸性

黄酮类化合物因分子中多具有酚羟基，故显酸性，可溶于碱性水溶液及吡啶、甲酰胺、二甲基甲酰胺等碱性有机溶剂。该类化合物的酸性强弱与酚羟基数目的多少和位置有关。以黄酮为例，其酚羟基酸性由强到弱的顺序依次为

$$7,4'\text{–二-OH} > 7\text{–OH 或 } 4'\text{–OH} > \text{一般酚羟基} > 5\text{–OH}$$

7 位和 4′位有酚羟基者，在 p-π 共轭效应的影响下，酸性较强，可溶于碳酸氢钠水溶液中；7 位或 4′位上有酚羟基者，能溶于碳酸钠水溶液，不溶于碳酸氢钠水溶液；具一般酚羟基者，只溶于氢氧化钠水溶液；仅有 5 位酚羟基者，因 5-羟基可与 4-羰基形成分子内氢键而酸性最弱。此性质可用于黄酮类化合物的提取、分离及鉴定工作。

（二）碱性

黄酮类化合物由于分子中的 γ-吡喃环上的 1 位氧原子具有未共用电子对，因此表现出微弱的碱性，可与强无机酸如浓硫酸、浓盐酸等生成锌盐，该锌盐极不稳定，加水后即可分解。

$$\text{黄酮} \underset{H_2O}{\overset{HCl}{\rightleftharpoons}} \text{锌盐}(Cl^-, O^+, 4\text{-OH})$$

黄酮类化合物溶于浓硫酸中所生成的锌盐常表现出特殊的颜色，可用于初步鉴别黄酮类化合物的结构类型。例如，黄酮、黄酮醇类显黄色至橙色，并有荧光；二氢黄酮类显橙色（冷时）至紫红色（加热时）；查耳酮类显橙红色至洋红色；异黄酮、二氢异黄酮类显黄色；橙酮类显红色至洋红色。

四、显 色 反 应

黄酮类化合物的显色反应主要是利用分子中的酚羟基和 γ-吡喃酮环的性质。

（一）还原反应

1. 盐酸-镁粉反应　此为鉴别黄酮类化合物最常用的颜色反应。方法是将样品溶于甲醇或乙醇，加入少许镁粉振摇，再滴加几滴浓盐酸，1～2min 即可显出颜色（必要时微热）。其中多数黄酮、黄酮醇、二氢黄酮和二氢黄酮醇显橙红色至紫红色，少数显绿色或蓝色。尤其分子中 B 环有—OH 或—OCH_3 取代时颜色随之加深。而异黄酮（少数例外）、查耳酮、橙酮、黄烷醇类则为阴性反应。由于花色素、部分查耳酮、橙酮等单纯在浓盐酸酸性条件下也能发生颜色变化，故应注意区别。必要时须预先做空白对照实验，即在供试液中不加镁粉，而仅加入浓盐酸进行观察，若产生红色，则表明供试液中含有花色素或某些查耳酮或某些橙酮等。另外，为避免在该反应中提取液本身颜色较深的干扰，可注意观察加入镁粉后升起的泡沫颜色，如泡沫为红色，即为阳性反应。盐酸-

镁粉反应的机制过去解释为由于生成了花色苷元，现在一般认为是由于生成阳碳离子。

2. 四氢硼钠反应 四氢硼钠（$NaBH_4$）是对二氢黄酮类化合物专属性较高的一种还原剂。二氢黄酮类化合物可被四氢硼钠还原显红色至紫红色。其他黄酮类化合物均不显色，可与之区别。方法是在试管中加入适量的样品甲醇液，加入等量的2%四氢硼钠的甲醇液，1min后，再加浓盐酸或浓硫酸数滴，显紫色至紫红色。此反应也可在滤纸上进行，将样品的甲醇液点在滤纸上，喷上2%四氢硼钠的甲醇液，1min后熏浓盐酸蒸气，则二氢黄酮类或二氢黄酮醇类被还原显色。

3. 钠汞齐还原反应 在黄酮类化合物的乙醇溶液中加入钠汞齐，放置数分钟至数小时，或加热，过滤，滤液用盐酸酸化，黄酮、二氢黄酮、异黄酮、二氢异黄酮类显红色，黄酮醇类显黄色至淡红色，二氢黄酮醇类显棕黄色。

（二）与金属盐类试剂的络合反应

黄酮类化合物分子结构中，常具有3-羟基、4-羰基，或5-羟基、4-羰基，或邻二酚羟基，故可以与许多金属盐类试剂如铝盐、锆盐、镁盐、锶盐和铅盐等反应，生成有色的络合物或有色沉淀，有的还产生荧光。

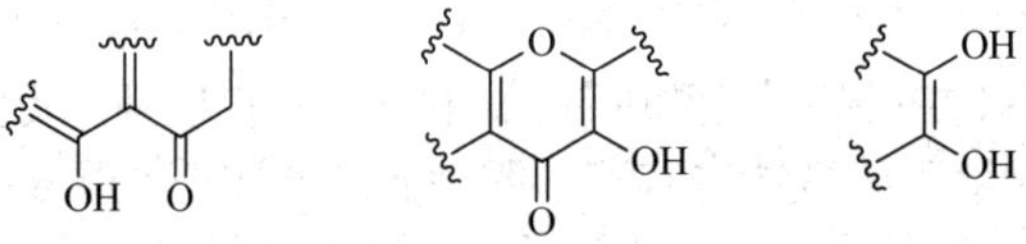

1. 三氯化铝反应 含上述取代基样品的乙醇溶液和1%三氯化铝乙醇溶液反应后，多数生成黄色络合物，并在紫外灯下显鲜黄色荧光，但4′-羟基黄酮醇或7,4′-二羟基黄酮醇类显天蓝色荧光。此反应可在试管中、滤纸或薄层上进行。

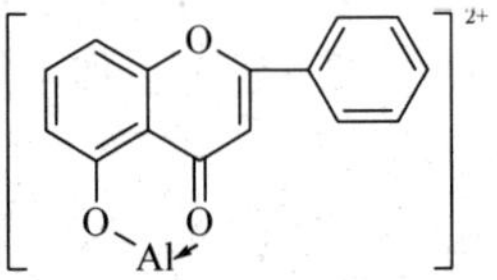

5-羟基黄酮铝盐络合物 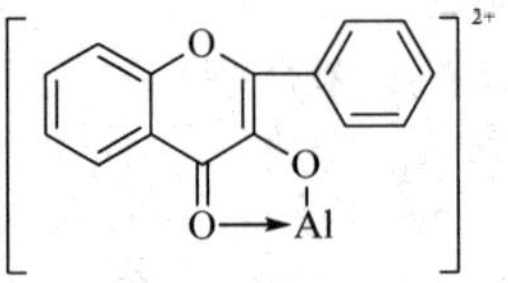　　黄酮铝盐络合物

2. 锆盐-柠檬酸反应 黄酮类化合物分子中有游离的3-羟基或5-羟基时，均可与2%二氯氧锆（$ZrOCl_2$）甲醇溶液反应生成黄色的锆盐络合物。但3-羟基、4-羰基与锆盐生成的络合物的稳定性比5-羟基、4-羰基络合物稳定性强，5-羟基、4-羰基络合物容易被弱酸分解，故当反应液中继续加入柠檬酸后，5-羟基黄酮的黄色溶液显著褪色（示为阴性反应），而3-羟基黄酮溶液仍呈鲜黄色（示为阳性反应）。因此该反应可以用来鉴别黄酮类化合物分子中3-或5-羟基的存在。此反应也可在滤纸上进行，得到的锆盐络合物斑点多呈黄绿色并有荧光。

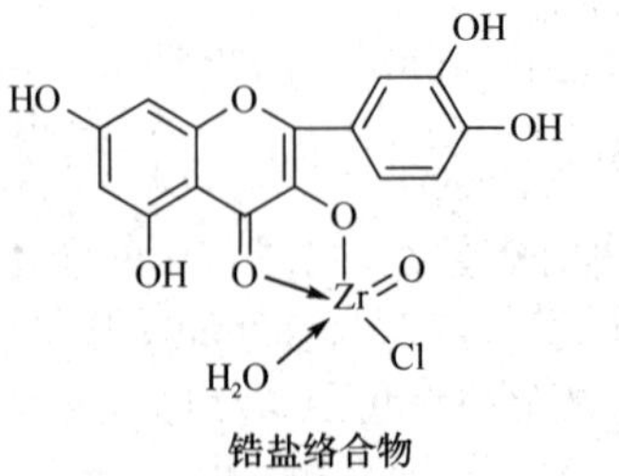

锆盐络合物

3. 乙酸镁反应 将样品液滴于滤纸上，喷乙酸镁甲醇溶液，加热干燥后在紫外灯下观察，二氢黄酮、二氢黄酮醇类显天蓝色荧光，黄酮、黄酮醇、异黄酮类等显黄色至橙黄色至褐色。

4. 氨性氯化锶反应 黄酮类化合物的分子中如果有邻二酚羟基者，则可与氨性氯化锶试剂反应。方法是取少许样品置试管中，加入1mL甲醇溶解（必要时可在水浴上加热）后，再加0.01mol/L

氯化锶（$SrCl_2$）的甲醇溶液 3 滴和被氨气饱和的甲醇溶液 3 滴，如产生绿至棕色乃至黑色沉淀，则表示有邻二酚羟基。

5. 三氯化铁反应 三氯化铁水溶液或醇溶液可与含有酚羟基的黄酮类化合物产生显色反应，但一般仅在含有氢键缔合的酚羟基时才呈现明显的颜色，随着分子中所含的酚羟基数目及位置不同，可呈现绿、蓝、紫等不同颜色。

（三）硼酸显色反应

黄酮类化合物分子中含有下列基本结构时，在无机酸或有机酸存在条件下，可与硼酸反应产生亮黄色，如在草酸条件下一般显黄色并具绿色荧光，在柠檬酸丙酮条件下显黄色而无荧光。5-羟基黄酮和 6′-羟基查耳酮符合此结构要求，呈阳性反应，据此可与其他类型的黄酮类化合物相区别。

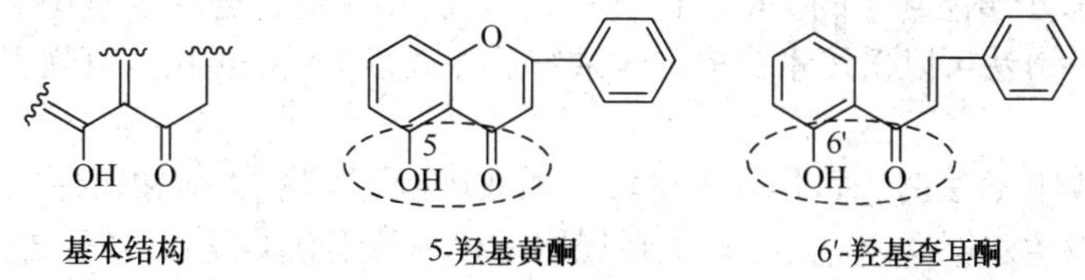

基本结构　　5-羟基黄酮　　6′-羟基查耳酮

（四）碱性试剂反应

黄酮类化合物与碱性溶液反应可显示黄色、橙色或红色等，其显色情况与化合物类型有关，因此该反应对于鉴别黄酮类化合物类型有一定意义，此外还可用于鉴别分子中某些结构特征。

1. 黄酮类 在冷或热的氢氧化钠水溶液中能显黄色至橙红色。

2. 黄酮醇类 在碱液中先呈黄色，当溶液中通入空气后，因 3-羟基易氧化，溶液即转变为棕色。

3. 查耳酮类或橙酮类 在碱液中能很快显红色或紫红色。

4. 二氢黄酮类 在冷碱中呈黄色至橙色，放置一段时间或加热则呈深红色到紫红色，这是因为开环后变成查耳酮类。

5. 具有邻二酚羟基结构的黄酮 在碱液中不稳定，易氧化产生黄色至深红色至绿棕色絮状沉淀；当分子中有 3 个羟基相邻时，在稀氢氧化钠溶液中能产生暗绿色或蓝绿色纤维状沉淀。

黄酮类化合物与碱性试剂的反应也可在滤纸上进行，将黄酮类化合物与碳酸钠水溶液或氨蒸气等碱性试剂通过纸斑反应，在可见光或紫外光下观察颜色变化，其中用氨蒸气处理后呈现的颜色变化置空气中随即褪去，但经碳酸钠水溶液处理而呈现的颜色置空气中却不褪色。

（五）与五氯化锑反应

将样品溶于无水四氯化碳中，加 2%五氯化锑的四氯化碳溶液，查耳酮生成红或紫红色沉淀，而黄酮、二氢黄酮及黄酮醇类显黄色至橙色，此反应可用于区别查耳酮与其他黄酮类化合物。由于反应的颜色产物在湿空气中及含水溶液中不稳定，所以反应时溶剂必须无水。

第三节　黄酮类化合物的提取与分离

一、黄酮类化合物的提取

黄酮类化合物的提取常采用有机溶剂提取法，主要根据黄酮类化合物的性质及共存的杂质选择合适的溶剂。

（一）有机溶剂提取法

乙醇或甲醇是最常用的提取黄酮类化合物的溶剂，高浓度的醇（如 90%～95%）适于提取苷元，60%左右浓度的醇适于提取黄酮苷类。提取方法包括冷浸法、渗滤法和回流法等。

视窗 9-1

大多数黄酮苷元也可用极性较小的溶剂，如用三氯甲烷、乙醚、乙酸乙酯等提取，而对多甲氧基黄酮，甚至可用苯进行提取。黄酮苷类及极性较大的黄酮苷元（如羟基黄酮、双黄酮、橙酮、查耳酮等），也可用乙酸乙酯、丙酮、乙醇、甲醇、水或某些极性较大的混合溶剂如甲醇（乙醇）-水（1∶1）进行提取。例如，银杏叶总黄酮的提取方法为 60%乙醇回流提取，收率大大高于煎煮法。

（二）热水提取法

热水提取法仅限于黄酮苷类的提取。此方法成本低、安全，适合于工业化生产。但热水提取出的杂质较多。除杂的方法可以采用水提取液经浓缩后加入多倍量的浓醇，以除去蛋白质、多糖类等水溶性杂质。

在提取花色素类化合物时，可加入少量酸（如 0.1%盐酸溶液）。但提取一般黄酮苷类成分时，则应当慎用，以免发生水解反应。为了避免在提取过程中黄酮苷类发生水解，也常按一般提取苷的方法事先破坏酶的活性。

（三）碱提取酸沉淀法

黄酮类化合物多数具有酚羟基而显酸性，易溶于碱水，故可用碱水提取。再将碱水提取液加酸酸化，黄酮类化合物即可游离析出。此法适用于具有酸性而又难溶于冷水的黄酮类化合物，如芦丁、橙皮苷、黄芩苷等。常用的碱水有饱和石灰水溶液、5%碳酸钠水溶液或稀氢氧化钠溶液。花类、果实类等含大量鞣质、黏液质等水溶性杂质的药材宜用石灰水提取，使这些水溶性杂质生成钙盐沉淀，利于黄酮类化合物的纯化处理。此法提取操作时，应当注意所用的碱液浓度不宜过高，以免在强碱性条件下，尤其加热时破坏黄酮母核。加酸酸化时酸性也不宜过强，以免析出的黄酮类化合物遇强酸形成鉡盐而溶解，降低产品的得率。

（四）超声波提取法

超声波提取法是一种从植物种提取黄酮的有力手段，主要是利用超声波较强的穿透能力和良好的方向性，以及超声波辐射产生的空化、乳化、化学效应和热学效应等，破坏植物细胞的完整性，有利于植物中有效成分的释放与溶出，提高了有效成分的提取率和原料的利用率。采用超声波提取法提取黄酮，具有操作简单，用时少，节约溶剂，提取率高等优点，同时由于提取温度低，对遇热不稳定、易水解或氧化的黄酮类化合物还具有保护作用。目前，超声波提取法被用来提取银杏黄酮、山楂黄酮、水芹黄酮、抗白菊总黄酮等。

（五）超临界流体萃取法

超临界流体萃取法是近年才应用于提取植物黄酮的新方法，超临界流体萃取法采用临界二氧化碳作为萃取剂，操作温度接近于常温，不会对植物中有效成分造成破坏，并且没有溶剂残留，产品纯度高，收率高，操作简单。但是由于所需设备价格昂贵，采用超临界萃取技术进行规模化生产的较少。目前已用于银杏叶、蜂胶黄酮等提取。因为黄酮类化合物普遍具有酚羟基，有一定极性，操作时加入夹带剂（乙醇）可以大幅提高萃取率。

二、黄酮类化合物的分离

黄酮类化合物的分离主要依据其极性、酸性和分子量的差异及有无特殊结构等选用合适的方法。目前常用的分离方法有以下几种。

（一）色谱法

分离黄酮类化合物所用的柱填充剂有硅胶、聚酰胺、葡聚糖凝胶、硅藻土、纤维素粉等，其中以硅胶、聚酰胺最为常用。

1. 硅胶柱色谱 硅胶是根据物质在硅胶上的吸附力不同而得到分离，一般情况极性较大的物质易被硅胶吸附，一般采用甲醇、乙酸乙酯、二氯甲烷、石油醚等作为洗脱剂。此法应用范围较广，主要用于分离黄酮、二氢黄酮、二氢黄酮醇及高度甲基化或乙酰化的黄酮和黄酮醇类。加水去活化后也可用于分离极性较大的化合物，如多羟基黄酮醇及黄酮苷类等。

2. 聚酰胺柱色谱 聚酰胺是分离黄酮类化合物较为理想的吸附剂。其吸附的原理一般认为是氢键吸附，其吸附强度主要取决于黄酮类化合物分子中酚羟基的数目与位置等及溶剂与黄酮类化合物或与聚酰胺之间形成氢键缔合能力的大小。聚酰胺柱色谱可用于分离各种类型的黄酮类化合物。黄酮类化合物在聚酰胺柱上洗脱时大体有如下规律。

（1）黄酮类化合物分子中酚羟基数目增多，吸附力就增强，洗脱速度即相应减缓。如芹菜素的吸附力强于白杨素。

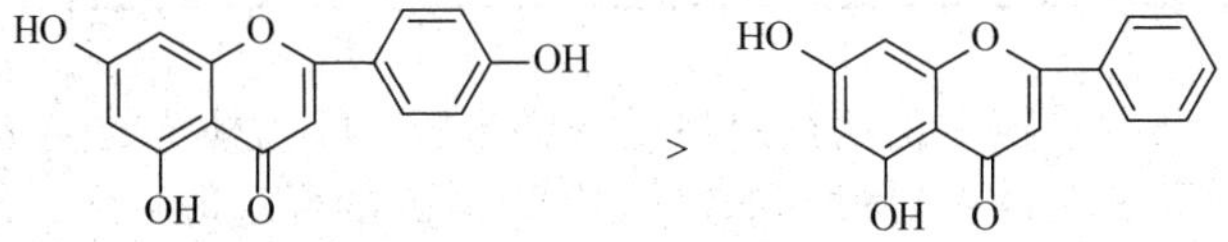

芹菜素 > 白杨素

（2）如结构中酚羟基数目相同时，羟基的位置也会影响吸附。如果酚羟基所处的位置易于形成分子内氢键，则其与聚酰胺的吸附力减小，易被洗脱下来。如 7,4′-二羟基黄酮的吸附力强于白杨素。

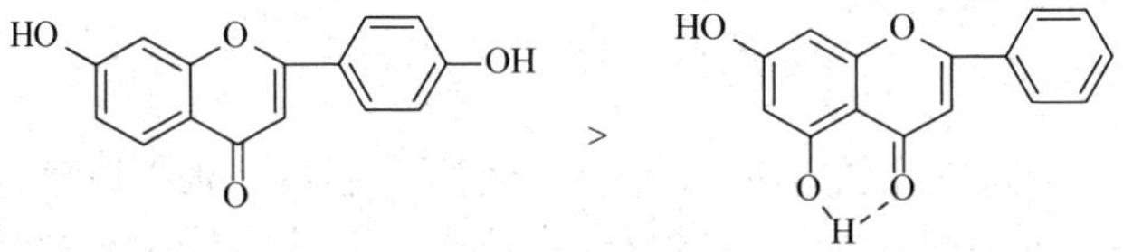

7,4′-二羟基黄酮 > 白杨素

（3）化合物分子中芳香核、共轭双键多者则吸附力强。查耳酮往往比相应的二氢黄酮难洗脱，如红花苷的吸附力强于新红花苷。

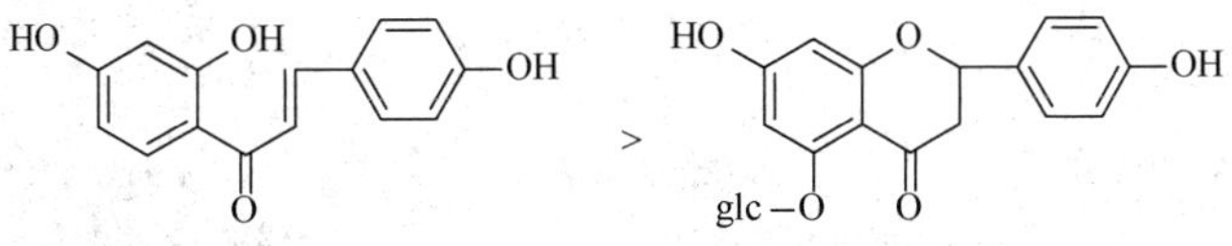

红花苷 > 新红花苷

（4）不同类型黄酮化合物，被吸附强弱的顺序为黄酮醇＞黄酮＞二氢黄酮醇＞异黄酮。

（5）苷元与苷的分离：如果苷元相同，以含水移动相（如甲醇-水）进行洗脱，洗脱的先后顺序一般是三糖苷、双糖苷、单糖苷、苷元。如果以有机溶剂（如氯甲烷-甲醇）作洗脱剂，结果则相反，苷元比苷先被洗脱下来，此现象并不符合氢键吸附规律，有人认为这是由于聚酰胺分子中既有非极性的脂肪链，又有极性的酰胺基团，具有“双重色谱”功能，即当用极性移动相（如含水溶剂系统）洗脱时，聚酰胺作为非极性固定相，其色谱行为类似反相分配色谱，因此苷比苷元容易洗脱。当用有机溶剂（如氯甲烷-甲醇）洗脱时，聚酰胺作为极性固定相，其色谱行为类似正相分配色谱，因此苷元比苷容易洗脱。

（6）洗脱溶剂的影响：聚酰胺与黄酮类化合物在水中形成氢键的能力最强，在有机溶剂中较弱，在碱性溶剂中最弱。因此，不同溶剂在聚酰胺柱上的洗脱能力由弱至强的顺序：水、甲醇或乙醇（浓度由低到高）、丙酮、稀氢氧化钠水溶液或氨水、甲酰胺、二甲基甲酰胺、尿素水溶液。

3. 葡聚糖凝胶柱色谱 黄酮类化合物的分离时主要采用两种型号的凝胶：Sephadex G 型和 Sephadex LH-20 型。

葡聚糖凝胶分离黄酮类化合物的机制因存在形式不同而不同：分离游离黄酮时，主要靠氢键吸附作用，其吸附程度取决于游离酚羟基的数目。分离黄酮苷时，则主要依靠分子筛原理，黄酮苷的分子量越大，越容易被洗脱（表 9-2）。

表 9-2 黄酮类化合物在 Sephadex LH-20（甲醇）上的 V_e/V_0

黄酮类化合物	取代基	V_e/V_0
芹菜素	5,7,4′-三羟基	5.3
木犀草素	5,7,3′,4′-四羟基	6.6
槲皮素	3,5,7,3′,4′-五羟基	8.3
杨梅素	3,5,7,3′,4′,5′-六羟基	9.2
山柰酚-3-半乳基鼠李糖-7-鼠李糖苷	三糖苷	3.3
槲皮素-3-芸香糖苷	双糖苷	4.0
槲皮素-3-鼠李糖苷	单糖苷	4.9

表 9-2 中 V_e 为洗脱样品时需要的溶剂总量或洗脱体积；V_0 为柱子的空体积。V_e/V_0 数值越小说明化合物越容易被洗脱下来。表 9-2 中所列数据表明：苷元的羟基数越多，V_e/V_0 越大，越难洗脱，而苷的分子量越大，其上连接糖的数目越多，则 V_e/V_0 越小，越容易洗脱。

葡聚糖凝胶柱层析中常用的洗脱剂：碱性水溶液（如 0.1mol/L 氨水），含盐水溶液（0.5mol/L 氯化钠溶液等）；醇及含水醇，如甲醇、甲醇-水（不同比例）、叔丁醇-甲醇（3∶1）、乙醇等；其他溶剂，如含水丙酮、甲醇-氯甲烷等。

（二）pH 梯度萃取法

pH 梯度萃取法适合分离酸性强弱不同的游离黄酮类化合物。根据游离黄酮化合物中酚羟基数目及位置不同，其酸性强弱不同的性质，将含有不同酚羟基游离黄酮化合物的混合物先溶于有机溶剂（如乙醚），继而依次用 5%碳酸氢钠、5%碳酸钠、0.2%氢氧化钠、4%氢氧化钠的水溶液萃取而使其分离。一般分离规律如下：

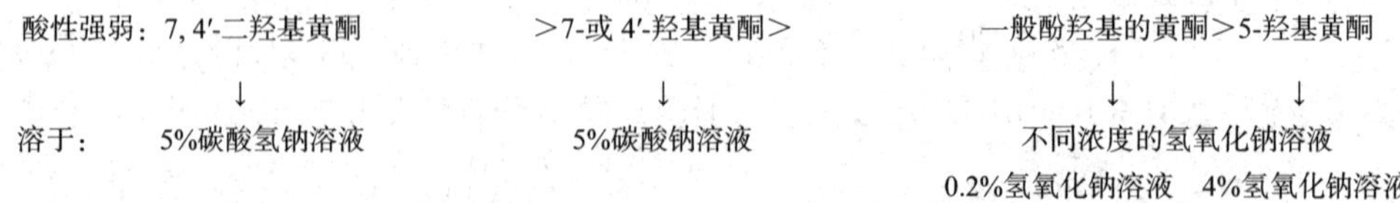

（三）高效液相色谱法

此方法普遍应用于各类黄酮化合物的分离。由于黄酮类化合物大多具有多个酚羟基，黄酮苷含有糖基，花青素类为离子型化合物，故可以采用反相柱色谱分离此类化合物，常用的洗脱剂为含有一定比例的甲酸或乙酸的水-甲醇溶剂系统或水-乙腈溶剂系统。

（四）高速逆流色谱法

高速逆流色谱法（HSCCC）是一种液-液分配色谱，目前已经成为分离黄酮类化合物的重要方法，与常规色谱分离技术不同，HSCCC 不需要固定相，因而避免了因不可逆吸附而引起的黄酮化合物的损失、失活、变性等，样品可以全部回收没有损耗，并且，分离的样品更能反映其本来的特性。高速逆流色谱法与常规色谱法相比还具有上样量大，可定量回收，操作简单等优点，主要被用来分离羟基黄酮、异黄酮及其苷、儿茶素类、花色素及其苷等。

（五）金属盐络合法

金属盐络合法是利用分子中某些特定官能团性质进行分离。例如，具有邻二酚羟基的成分，用乙酸铅沉淀；不具有邻二酚羟基的成分，用碱式乙酸铅沉淀；具有邻二酚羟基的黄酮类化合物还可以与硼酸反应形成溶于水的硼酸络合物，可以与不具有邻二酚羟基的其他黄酮类化合物分离。

第四节 黄酮类化合物的检识与结构鉴定

对已分离得到的黄酮类化合物进行结构鉴定是研究黄酮类化合物的重要步骤。如果分离得到的是已知成分，可以通过化学鉴别法、色谱分析法、光谱分析法和与标准品对照进行鉴定。如果分离得到的是未知物，除了化学鉴别法、色谱分析法、光谱分析法等，还要借助单晶衍射、全合成等手段确证其结构。

目前，黄酮类化合物的结构鉴定多依赖于谱学的综合解析，而化学方法和色谱方法已降至辅助地位。例如，利用紫外光谱，可推测黄酮类化合物的骨架结构类型；利用 ^{1}H-NMR 可定量测定 H 的个数，根据质子的化学位移和芳香氢核之间的自旋耦合所提供的信息（裂分数目及耦合常数大小），在确定黄酮骨架结构类型的同时还可推测母核上的取代模式，再结合 ^{13}C-NMR、NOE、2D-NMR 等技术，使核磁共振波谱技术在黄酮类化合物的结构鉴定中发挥着越来越重要的作用。另外，质谱（MS）技术，除 EI 离子化之外，各种软电离质谱技术，尤其是 FAB、ESI、APCI 和 MALDI 等质谱离子化技术的迅速发展，伴随色谱-质谱联用与串联质谱技术的出现，使 MS 也成为黄酮类化合物结构研究中的重要手段之一。

一、黄酮类化合物的色谱检识

常用的黄酮类化合物的色谱检识法主要有纸色谱法、薄层色谱法（硅胶薄层色谱法、聚酰胺薄层色谱法、纤维素薄层色谱法）等。

（一）纸色谱法

纸色谱法（PC）适用于分离鉴别各种黄酮类化合物，包括黄酮苷和游离黄酮。其中，双向纸色谱是鉴别检识植物粗提物中黄酮类化合物存在的最常用方法之一。用双向纸色谱分离检识黄酮苷类化合物时，第一向通常用醇性展开剂，如叔丁醇-乙酸-水（3∶1∶1，TBA），正丁醇-乙酸-水（4∶1∶5 上层，BAW）或水饱和的正丁醇等，根据正相分配色谱的原理进行分离；第二向通常用水性展开剂，如 2%～5%乙酸溶液、3%氯化钠溶液及乙酸-浓盐酸-水（30∶3∶10）等，其色谱行为类似于反相分配色谱。游离黄酮类化合物的纸色谱分离，宜用醇性展开剂或苯-乙酸-水（125∶72∶3）、氯甲烷-乙酸-水（13∶6∶1）、苯酚-水（4∶1）等。而花青素及花色苷的纸色谱分离则可用含盐酸或乙酸的水溶液作展开剂。

多数黄酮类化合物在纸色谱上，可在 365nm 紫外光灯下看到荧光斑点，以氨蒸气处理后常产生明显的颜色变化。此外，还可喷以 2%三氯化铝甲醇溶液（在紫外光灯下观察）或 1% $FeCl_3$-1% $K_3Fe(CN)_6$（1∶1）水溶液等显色剂。

不同结构类型黄酮类化合物在双向纸色谱展开时常出现在特定的区域，据此可推测它们的结构类型及判定是否成苷和含糖基数量。黄酮类化合物的结构类型与纸色谱时 R_f 值之间大致有如下规律。

（1）不同结构类型的游离黄酮类化合物，当用水性展开剂（如 3%～5%乙酸溶液）展开时，平面型分子如黄酮、黄酮醇、查耳酮等，几乎停留在原点不动（R_f<0.02）；而非平面型分子如二氢黄酮、二氢黄酮醇、二氢查耳酮等，因亲水性稍强，故 R_f 值较大（0.10～0.30）。

（2）同一结构类型的游离黄酮类化合物，在用醇性展开剂（如 BAW）展开时，分子中羟基数目越多，极性越大，则 R_f 值越小；相反，羟基数目越少，则 R_f 值越大。

（3）黄酮苷类化合物如用醇性展开剂进行展开，因其极性较游离黄酮增大，R_f 值会相应降低，故含有相同苷元的黄酮苷的 R_f 值从大到小依次为苷元＞单糖苷＞双糖苷。但在用前述水性展开剂展开时，则展开顺序会颠倒，糖链越长，R_f 值越大。

（4）糖的结合位置对 R_f 值也有重要的影响。

（二）薄层色谱法

薄层色谱法是分离和鉴定植物粗提物中黄酮类化合物的重要方法之一，它是 20 世纪 50 年代由经典色谱法和纸色谱法发展而来，是目前黄酮类化合物的分析和小量分离的常用方法。现今一般采用吸附薄层，吸附剂大多用硅胶和聚酰胺，此外还有少量的纤维素薄层色谱。

1. 硅胶薄层色谱法 主要用于分离与鉴定弱极性黄酮类化合物，可分离大多数黄酮苷元，也可用于分离苷。分离黄酮苷元常用的展开剂是甲苯-甲酸甲酯-甲酸（5：4：1），并可以根据待分离成分极性的大小适当地调整甲苯与甲酸的比例。另外，还有苯-甲醇（95：5）、苯-甲醇-乙酸（35：5：5）、氯甲烷-甲醇（8.5：1.5，7：0.5）、甲苯-氯甲烷-丙酮（40：25：35）等。分离黄酮苷元的衍生物如甲醚或乙酸酯等中性成分，可用苯-丙酮（9：1）、苯-乙酸乙酯（7.5：2.5）等为展开剂。分离黄酮苷类则采用极性较大的溶剂系统展开，如分离黄酮-*O*-苷、黄酮-*C*-苷和黄酮醇-*O*-苷类的溶剂系统有正丁醇-乙酸-水（3：1：1）、甲酸-乙酸乙酯-水（9：1：1）、三氯甲烷-乙酸乙酯-丙酮（5：1：4）和三氯甲烷-甲醇-水（65：45：12）等。

2. 聚酰胺薄层色谱法 主要用于分离含游离酚羟基的黄酮苷元及其苷类。聚酰胺对黄酮类化合物吸附能力较强，因此需要能破坏其氢键缔合的展开溶剂，即以极性较强的溶剂为展开剂，其中大多含有醇、酸或水，如乙醇-水（3：2）、水-乙醇-乙酰丙酮（4：2：1）、水饱和的正丁醇-乙酸（100：1，100：2）、丙酮-水（1：1）、丙酮-95%乙醇-水（2：1：2）、95%乙醇-乙酸（100：2）、苯-甲醇-丁酮（60：20：20）等。

3. 纤维素薄层色谱法 纤维素薄层色谱在某种程度上可代替纸色谱，由于纤维素的颗粒细小，表面积大，具有展开速度较快和分辨能力较好的优点。分离游离黄酮的溶剂系统有苯-乙酸-水（125：72：3）或氯甲烷-乙酸-水（10：9：1），此外，5%～40%乙酸水溶液、正丁醇-乙酸-水（4：1：5）等经典的溶剂系统也常用于分离各种结构类型黄酮类化合物。

二、黄酮类化合物的紫外光谱

视窗 9-2

紫外光谱是黄酮类化合物结构鉴定的一种重要手段。不同结构类型的黄酮类化合物，由于分子中共轭体系及羟基的数目、位置和存在形式不同，其紫外光谱有明显的差异并有一定的变化规律。这些特征的紫外光谱，可以帮助鉴定黄酮类物质的结构类型；同时，在样品溶液中加入位移试剂，通过观察吸收峰的位移与峰强度的变化情况，还可以帮助确定黄酮类化合物分子中酚羟基的取代位置，常用的位移试剂有甲醇钠、乙酸钠、乙酸钠/硼酸、三氯化铝/盐酸。

（一）黄酮类化合物在甲醇溶液中的紫外光谱特征

多数黄酮类化合物如黄酮、黄酮醇，由于分子中存在由肉桂酰基（cinnamoyl）和苯甲酰基（benzoyl）组成的交叉共轭体系（图 9-2），所以其紫外光谱在 200～400nm 有两个主要的吸收带。处于 300～400nm 的吸收带称为带Ⅰ，其与肉桂酰基有关；处于 220～300nm 的吸收带称为带Ⅱ，其与苯甲酰基有关。

测定黄酮类化合物的紫外光谱以甲醇溶液为佳。根据带Ⅰ、带Ⅱ的峰位和峰强度，可推测黄酮类化合物的结构类型（表 9-3）。

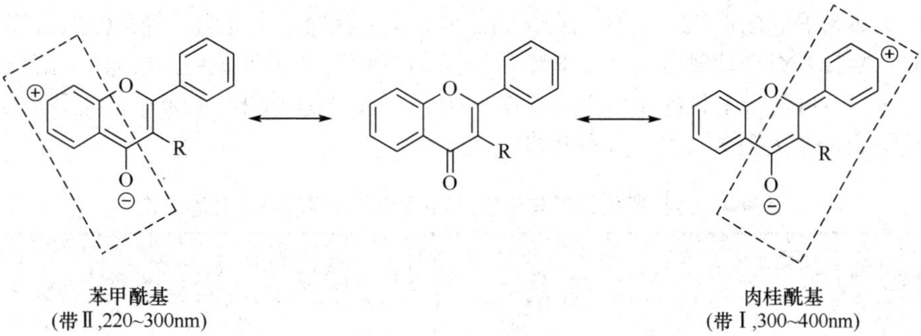

苯甲酰基
(带Ⅱ,220~300nm)

肉桂酰基
(带Ⅰ,300~400nm)

图 9-2　黄酮类化合物结构中的交叉共轭

表 9-3　黄酮类化合物在甲醇溶液中的紫外光谱特征

黄酮类型	λ_{max}/（nm）		峰形特征
	带 Ⅰ	带 Ⅱ	
黄酮	310～350	250～280	带 Ⅰ、带Ⅱ等强
黄酮醇	350～385	250～280	带 Ⅰ、带Ⅱ等强
黄酮醇（3-OH 被取代）	330～360	250～280	带 Ⅰ、带Ⅱ等强
异黄酮	310～330	245～275	带Ⅱ主峰，带Ⅰ弱（肩峰）
二氢黄酮（醇）	300～330	275～295	带Ⅱ主峰，带Ⅰ弱（肩峰）
查耳酮	340～390	230～270	带Ⅰ主峰，带Ⅱ弱
橙酮	370～430	230～270	带Ⅰ主峰，带Ⅱ弱

1. 黄酮及黄酮醇类　黄酮及黄酮醇类的紫外光谱谱形相似，如图 9-3(a)所示，都显示出带Ⅰ和带Ⅱ两个明显的吸收峰，且峰强度接近；但二者之间带Ⅰ的峰位不同，黄酮的带Ⅰ位于 310～350nm，黄酮醇的带Ⅰ则位于 350～385nm，因而可据此对这两类化合物进行区别。

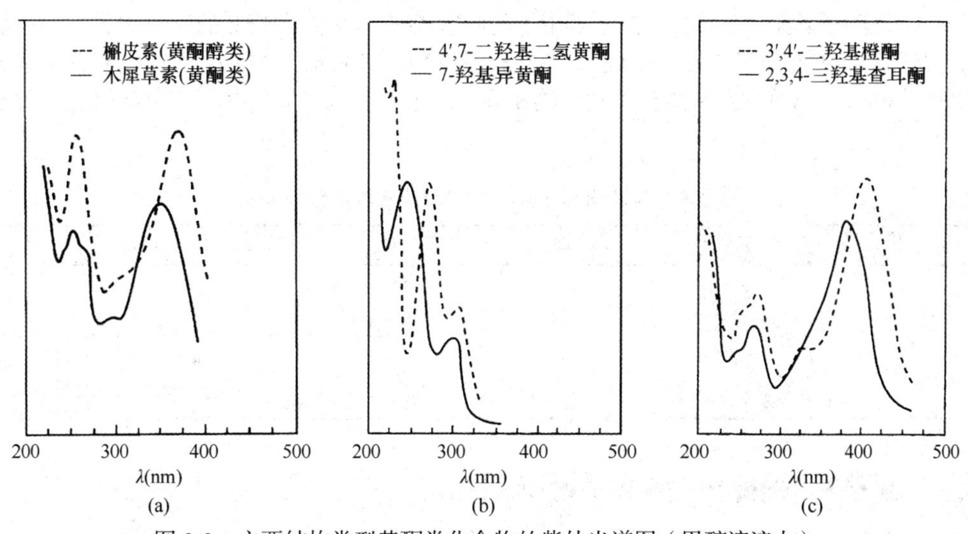

图 9-3　主要结构类型黄酮类化合物的紫外光谱图（甲醇溶液中）

黄酮及黄酮醇母核上的含氧取代基（如羟基、甲氧基）的数目和取代位置不同，对带Ⅰ和带Ⅱ的峰位及峰形都有较大的影响。如表 9-4 所示，在母核上引入羟基等供电基团后，将促进结构重排，有利于电子跃迁，引起相应吸收带红移。通常，B 环上氧取代程度越高，则带Ⅰ越向长波方向位移。带Ⅱ的峰位主要受 A 环氧取代程度的影响，取代程度越高，红移越明显；B 环的取代基对其峰位影响甚微，但可影响它的形状。例如，B环上仅有4′-氧取代时，带Ⅱ为单峰；但当B环上有3′,4′-二氧取代时，则带Ⅱ将会呈现出双峰或主峰伴有肩峰的峰形。3或5位引入羟基，因能与4位羰基形成分子内氢键，可使带Ⅰ和带Ⅱ均产生红移。所以，可以根据带Ⅰ、带Ⅱ的峰位和形状，初步推测黄酮及黄酮醇母核上羟基取代的数目及取代位置。

表 9-4 羟基取代数目与位置对黄酮类化合物紫外光谱的影响

化合物	带Ⅰ λ_{max}（nm）	化合物	带Ⅱ λ_{max}（nm）
3-羟基黄酮（黄酮醇）	344	黄酮	250
3,5,7-三羟基黄酮（高良姜素）	359	7-羟基黄酮	252
3,5,7,4′-四羟基黄酮（山柰酚）	367	5-羟基黄酮；5,7-二羟基黄酮	262
3,5,7,3′,4′-五羟基黄酮（槲皮素）	370	5,6,7-三羟基黄酮（黄芩素）	274
3,5,7,3′,4′,5′-六羟基黄酮（杨梅素）	374	5,7,8-三羟基黄酮	281

黄酮及黄酮醇母核上的羟基甲基化或糖苷化后，会引起相应吸收带蓝移（紫移）；而当羟基乙酰化后，会使原羟基对紫外光谱的影响几乎消失。例如，槲皮素五乙酰化衍生物的紫外光谱与无羟基取代的黄酮极其相似。

2. 异黄酮及二氢黄酮（醇）类 异黄酮和二氢黄酮（醇）类的紫外光谱的共同特征是A环苯甲酰系统引起的带Ⅱ吸收为主峰，其B环因不与C环上的α,β-不饱和羰基共轭（或共轭很弱），使得其带Ⅰ消失或强度减弱，位于300～330nm，常以肩峰或很弱的峰出现，如图9-3(b)所示。

异黄酮类化合物的主峰带Ⅱ位于245～275nm，其羟基的甲基化、苷化几乎不影响异黄酮的紫外光谱，乙酰化使带Ⅱ发生蓝移。

二氢黄酮及二氢黄酮醇类的紫外光谱相似，带Ⅱ位于275～295nm，可与异黄酮类相区别。其5位及7位羟基甲基化可使带Ⅱ发生蓝移，其余位置羟基甲基化则对紫外光谱无影响，羟基如被乙酰化同样将使带Ⅱ发生蓝移。

3. 查耳酮及橙酮类 查耳酮及橙酮类带Ⅰ的吸收很强，为主峰；带Ⅱ的吸收较弱，为次强峰[图9-3(c)]。查耳酮的带Ⅱ位于230～270nm，带Ⅰ位于340～390nm（主峰）；而在橙酮中，带Ⅰ一般位于370～430nm。与黄酮、黄酮醇类化合物相同，环上引入含氧取代基，会引起相应吸收带红移（表9-5）。

表 9-5 查耳酮类化合物在甲醇溶液中的紫外光谱

化合物	带Ⅰ λ_{max}（nm）
查耳酮	312
4′-羟基查耳酮	320
4-羟基查耳酮	350
2′,4′,4-三羟基查耳酮	370

（二）诊断试剂对黄酮类化合物紫外光谱的影响

利用紫外光谱对黄酮类化合物进行结构鉴定时，可在测定其在甲醇溶液中的紫外光谱之后，向其中再加入各种诊断试剂，通过对所得紫外光谱与其在甲醇溶液中的紫外光谱进行比较，来获得黄酮类化合物更多的结构信息。常用的诊断试剂主要有甲醇钠、乙酸钠、乙酸钠/硼酸及三氯化铝/盐酸等。

1. 甲醇钠（NaOMe） 甲醇钠是一种强碱，能够使黄酮母核上的所有酚羟基产生某种程度的离子化，使带Ⅰ和带Ⅱ均发生大幅度的红移，可用来辨识黄酮及黄酮醇类是否有游离的3-OH或

4′-OH。如加入甲醇钠后带Ⅰ红移 40～60nm，强度不变或增强，示有 4′-OH；带Ⅰ红移 50～60nm，强度减弱，则示有 3-OH 但无 4′-OH。此外，若吸收光谱随甲醇钠加入后随时间的延长而逐渐衰退，示有对碱敏感的取代模式，如 3,4′-、3,3′,4′-、5,6,7-、3′,4′,5′-羟基取代模式等。

2. 乙酸钠（NaOAc） 市售甲醇钠因含微量乙酸，碱性较弱，只能使黄酮母核上酸性较强的酚羟基解离，导致相应的吸收带红移。另外，乙酸钠作用于 7-OH 黄酮，可使带Ⅰ与带Ⅱ均向长波方向移动，其中带Ⅱ吸收强度增强，且特征性地红移 5～20nm，因此，乙酸钠主要用于鉴定分子中是否含 7-OH。

乙酸钠经熔融处理后，碱性增强，对 7-OH 黄酮（醇）的紫外图谱的影响与甲醇钠类似。如分子中有对碱敏感的取代模式，也会使加入乙酸钠的紫外光谱随时间的延长而衰退。

3. 乙酸钠/硼酸（$NaOAc/H_3BO_3$） 在乙酸钠的碱性存在下，硼酸可与分子中的邻二酚羟基络合（图 9-4），引起相应吸收带红移，所以乙酸钠/硼酸主要用于鉴定分子中是否含邻二酚羟基。加入乙酸钠/硼酸后使带Ⅰ红移 12～30nm，示 B 环有邻二酚羟基；带Ⅱ红移 5～10nm，示 A 环有邻二酚羟基。

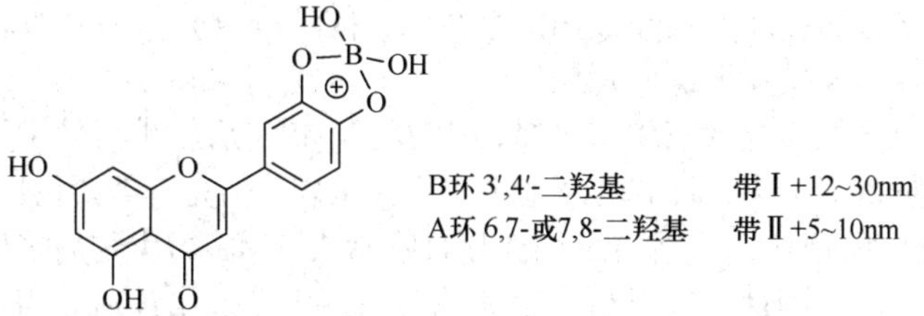

B环 3′,4′-二羟基 带Ⅰ +12~30nm
A环 6,7-或7,8-二羟基 带Ⅱ +5~10nm

图 9-4 $NaOAc/H_3BO_3$ 对黄酮紫外光谱的影响

4. 三氯化铝/盐酸（$AlCl_3/HCl$） 分子中有邻二酚羟基、3-羟基-4-酮基、5-羟基-4-酮基时，可与三氯化铝络合，形成络合物，引起相应吸收带红移。生成的铝络合物相对稳定性由强到弱依次为黄酮醇 3-OH＞黄酮 5-OH＞二氢黄酮 5-OH＞邻二酚 OH＞二氢黄酮醇 3-OH。

邻二酚羟基及二氢黄酮醇的 3-羟基-4-酮基与三氯化铝形成的络合物很不稳定，加入少量酸水（如盐酸）即可分解（图 9-5），使相应吸收带蓝移。此外，二氢黄酮醇的铝络合物在乙酸钠中也不稳定，可予以鉴别。

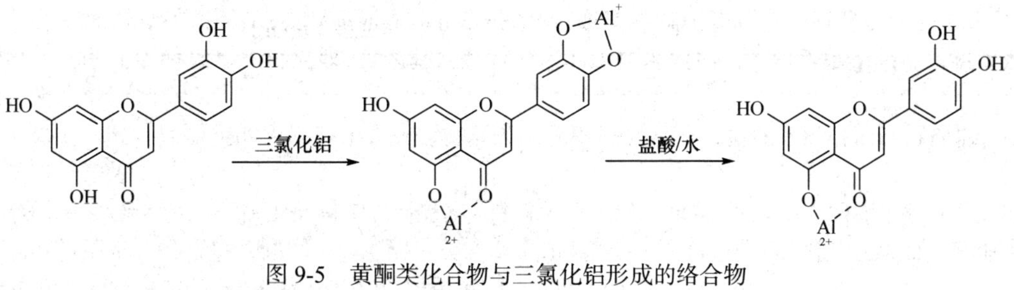

三氯化铝 盐酸/水

图 9-5 黄酮类化合物与三氯化铝形成的络合物

若三氯化铝/盐酸谱=三氯化铝谱，示结构中无邻二酚羟基。若三氯化铝/盐酸谱≠三氯化铝谱，示结构中可能有邻二酚羟基；带Ⅰ蓝移 30～40nm，示 B 环有邻二酚羟基，蓝移 50～65nm，示 A、B 环均可能有邻二酚羟基。

三氯化铝/盐酸谱=甲醇谱，示无 3-或 5-OH。三氯化铝/盐酸谱较甲醇谱带Ⅰ红移 35～55nm，示只有 5-OH；红移 60nm，示只有 3-OH；红移 50～60nm，示可能同时有 3-OH 及 5-OH；红移 17～20nm，示除 5-OH 外还可能有 6-含氧取代。

如用乙醇作为测定溶剂，其中含有的痕量水分可以抑制三氯化铝与邻二酚羟基络合，但在甲醇中则不会出现此现象。因此常采用甲醇作黄酮类化合物紫外光谱测定的溶剂。

以上所述为一般经验规律，实践中还需要结合化学方法及其他光谱特征进行综合分析。对于鉴定来说，光谱的谱线形状非常重要，最大吸收峰位差几纳米可不必介意。

三、黄酮类化合物的核磁共振谱

核磁共振波谱在黄酮类化合物结构分析中具有广泛运用。其中，^{1}H-NMR 和 ^{13}C-NMR 是黄酮类化合物进行结构类型鉴定、取代基位置确定等结构研究的主要手段。

（一）黄酮类化合物的 ^{1}H-NMR

^{1}H-NMR 是黄酮类化合物结构分析的一个重要手段，常用的溶剂有氘代氯甲烷（$CDCl_3$）、氘代二甲基亚砜（DMSO-d_6）、氘代吡啶（C_5D_5N）等。$CDCl_3$ 对于极性较小的黄酮类化合物是理想的溶剂，但对大部分黄酮类化合物并不适用。DMSO-d_6 溶解范围广，适用于各种结构类型黄酮类化合物，其优点是各质子信号分辨率高，还可检测—OH 质子信号。例如，在 3,5,7-三羟基黄酮的 ^{1}H-NMR 中，三个酚羟基的质子信号分别以单峰出现在 δ 12.40ppm（5–OH）、δ 10.93ppm（7–OH）及 δ 9.70ppm（3–OH），向被测溶液中加入 D_2O 后，这些信号即消失。DMSO-d_6 的缺点是很容易吸水而产生信号，干扰化合物在 δ 2～4ppm 内的信号峰，使其难以分辨。另外，DMSO-d_6 沸点较高，测定后的样品回收往往需要使用冷冻干燥法。

此外，将黄酮类化合物转化成三甲基硅醚衍生物（TMS）后，也可使用 CCl_4 作为溶剂进行测定，但此法由于需要制备衍生物，目前已经基本上不被采用。但是，需要指出的是，本节所介绍的黄酮类化合物 ^{1}H-NMR 的规律，是从将黄酮类化合物制成 TMS 衍生物后采用 CCl_4 作为溶剂测定得来的数据中总结出来的，因此，在分析采用其他溶剂直接进行化合物的 ^{1}H-NMR 测定所得的数据时，各质子的化学位移值可能会超出本节所述范围，但是其各种信号的峰形及在整个谱图中的相对位置是基本一致的。

通过 ^{1}H-NMR 的测定，可得到黄酮类化合物的如下结构信息：①骨架结构类型；②含氧取代基的数目和位置；③糖基的数目及苷键构型；④是否存在 C—CH_3 和异戊烯基侧链等。

根据黄酮类化合物的 C_6–C_3–C_6 的基本骨架，下面分别讨论 A、B、C 三个环上质子的核磁共振氢谱特征。

1. C 环质子 C 环质子的 ^{1}H-NMR 的信号是推断黄酮类化合物结构类型的重要依据。常见黄酮类化合物的 C 环质子的化学位移值及耦合裂分情况见表 9-6。

表 9-6 黄酮类化合物 C 环质子的化学位移（ppm）

化合物	H-2	H-3
黄酮类	–	6.30s
异黄酮	7.60～7.80s	–
二氢黄酮	5.00～5.50dd	2.80dd
二氢黄酮醇	4.80～5.00d	4.10～4.30d
二氢黄酮醇-3-*O*-糖苷	5.00～5.60d	4.30～4.60d
查耳酮	6.60～7.40d（H-α）	7.30～7.70d（H-β）
橙酮	–	6.50～6.70s（苄基氢）

（1）黄酮及黄酮醇类：黄酮类 C 环上 H-3 常作为一个尖锐的 s 峰出现在 δ 6.30ppm 处，当在 5,6,7-或 5,7,8-三取代黄酮中，H-3 有可能与 A 环中的孤立芳环质子的单峰信号相混淆，需要注意区别。黄酮醇类由于 C 环的 3-位质子被取代，故在 ^{1}H-NMR 中没有 C 环质子信号。

（2）异黄酮类：C 环上 H-2 位于氧的邻位，并且受到羰基的负屏蔽效应，将作为一个 s 峰出现在 δ 7.60～7.80ppm 处（较一般芳环质子低场）。当用 DMSO-d_6 作溶剂时，还将进一步移到 δ 8.50～8.70ppm 处。

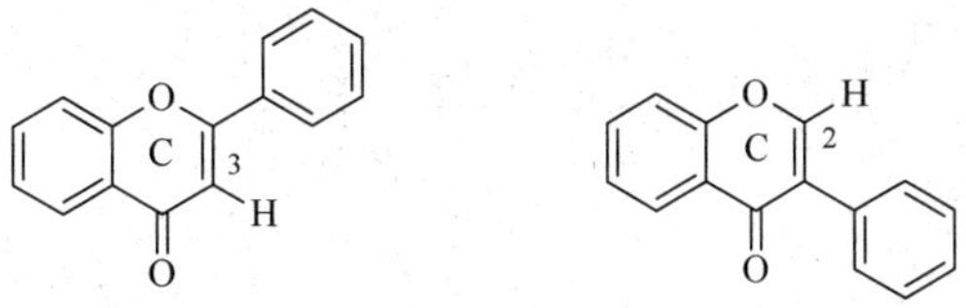

（3）二氢黄酮及二氢黄酮醇

1）二氢黄酮：H-3 两个质子是化学等价却磁不等价的，H-2 与 H-3 的两个质子分别有邻位耦合，$^3J_{trans}$（11.0Hz）>$^3J_{cis}$（5.0Hz），故 H-2 作为一个 dd 峰出现在 δ 5.40ppm 左右。H-3 两个磁不等价的质子之间 ^2J =16.0Hz，均为 dd 峰出现在 δ 2.83ppm 和 δ 3.14ppm 处，常会相互重叠。

2）二氢黄酮醇：天然存在的二氢黄酮醇中，H-2 与 H-3 多为反式二直立键，故分别以 d 峰（J =11.0Hz）出现，H-2 位于 δ 4.90ppm 左右，H-3 位于 δ 4.30ppm 左右。当 3-OH 成苷时，H-2 和 H-3 均向低场方向位移，分别位于 δ 5.00～5.60ppm、δ 4.30～4.60ppm。其 C-2 与 C-3 的绝对构型可通过圆二色散谱来确定。

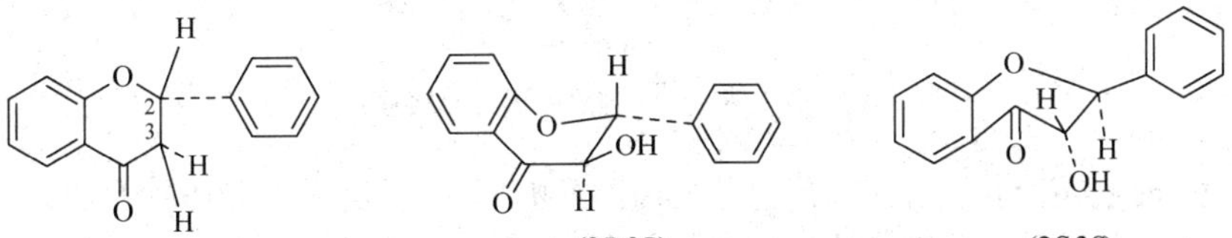

(2*R*,3*R*)　(2*S*,3*S*)

（4）查耳酮和橙酮类：查耳酮分子中，位于羰基 α-位和 β-位的 H 之间有邻位耦合作用，分别以二重峰（J =17.0Hz）形式出现。由于 H-β 受到羰基的负屏蔽效应影响大，故较 H-α 处于更低场，H-α 位于 δ 6.60～7.40ppm 处，H-β 位于 δ 7.30～7.70ppm 处。

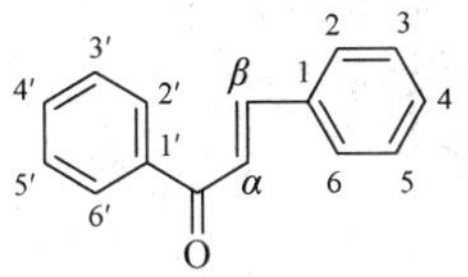

查耳酮 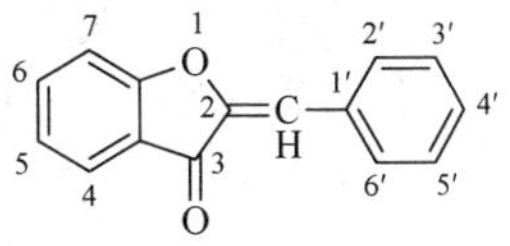　**橙酮**

橙酮分子中，C 环的环外═CH 的质子（又称苄基质子）常以单峰出现在 δ 6.50～6.70ppm 处；如以 DMSO-d_6 为溶剂，该质子信号将移至 δ 6.37～6.94ppm 处。其确切的峰位取决于 A 环和 B 环上的羟基取代情况。

2. A 环质子　黄酮类化合物多在 5 位或（和）7 位有羟基取代，下面仅以 5,7-二羟基、7-羟基黄酮类化合物为例介绍 A 环质子的核磁共振谱的特征规律（表 9-7）。

表 9-7　黄酮类化合物中 A 环质子 H-5、H-6 及 H-8 的化学位移（ppm）

化合物	取代类型	H-5	H-6	H-8
黄酮、黄酮醇、异黄酮	5,7-二羟基	—	6.00～6.20d	6.30～6.50d
上述化合物的 7-*O*-糖苷	5,7-二羟基	—	6.20～6.40d	6.50～6.90d
二氢黄酮、二氢黄酮醇	5,7-二羟基	—	5.75～5.95d	5.90～6.10d
上述化合物的 7-*O*-糖苷	5,7-二羟基	—	5.90～6.10d	6.10～6.40d
黄酮、黄酮醇、异黄酮	7-羟基	7.90～8.20d	6.70～7.10dd	6.70～7.00d
二氢黄酮、二氢黄酮醇	7-羟基	7.70～7.90d	6.40～6.50dd	6.30～6.40d

（1）5,7-二羟基黄酮类化合物：H-6 和 H-8 由于间位耦合作用分别作为二重峰（J =2.5Hz）出现在 δ 5.70～6.90ppm，且 H-6 总比 H-8 位于较高场（二氢黄酮类可能例外）。当 7–OH 糖苷化后，H-6 和 H-8 信号均向低场位移（表 9-7 和图 9-6）。

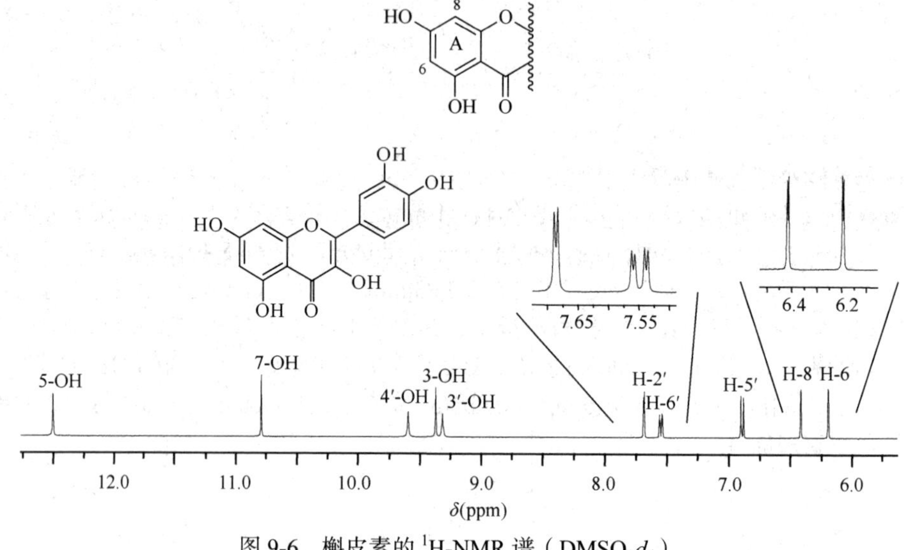

图 9-6　槲皮素的 ^{1}H-NMR 谱（DMSO-d_6）

（2）7-羟基黄酮类化合物：在 7-羟基黄酮类化合物 A 环上，有 3 个芳环质子（H-5、H-6、H-8），H-5 由于受 C-4 位羰基强烈的负屏蔽效应的影响，其化学位移处于最低场，且由于与 H-6 有邻位耦合作用，作为二重峰出现在 δ 8.0ppm（J=8.5Hz）左右。H-6 与 H-8 的化学位移值在 δ6.30～7.10ppm，其中，H-6 因与 H-5 的邻偶（J =8.5Hz）和 H-8 的间偶（J =2.5Hz）作用，表现为一个双二重峰；而 H-8 因与 H-6 的间偶作用表现为一个二重峰（J=2.5Hz）。

7-羟基黄酮类化合物中的 H-6 和 H-8 的化学位移值，比 5,7-二羟基黄酮类化合物中的相应质子的化学位移值大，并且位置可能会相互颠倒（表 9-7）。

3. B 环质子　黄酮类化合物 B 环的取代模式主要有 4′-单氧取代、3′,4′-二氧取代、2′,4′-二氧取代和 3′,4′,5′-三氧取代，B 环质子的化学位移值通常位于 δ 6.70～8.10ppm，由于受到 C 环的影响较大，故通过测定 B 环质子的化学位移值和耦合常数，不仅可确定 B 环的取代模式，还可提供 C 环的结构信息。

（1）4′-羟基或 4′-氧取代黄酮类化合物：该取代模式的 B 环质子可分成 H-2′、H-6′和 H-3′、H-5′两组，每组质子均表现为二重峰（J=8.5Hz），位于 δ 6.50～7.90ppm 处，比 A 环质子处于稍低的磁场区。H-2′、H-6′的化学位移值总是比 H-3′、H-5′的化学位移值大，主要是由于 4′–OR 的屏蔽效应和 C 环羰基的负屏蔽效应。H-2′和 H-6′的具体峰位取决于 C 环的氧化水平（表 9-8）。

（2）3′,4′-二氧取代黄酮类化合物：3′,4′-二羟基或 3′,4′-二氧取代黄酮及黄酮醇：H-2′和 H-6′因受到 C 环的负屏蔽作用，均较 H-5′位于低磁场区。H-5′因与 H-6′的邻偶作用，以二重峰（J=8.5Hz）出现在 δ 6.70～7.10ppm 处；H-2′因与 H-6′的间偶作用，以二重峰（J=2.5Hz）形式出现，H-6′则以双二重峰（J=2.5，8.5Hz）形式出现。H-2′与 H-6′的化学位移值为 δ 7.20～7.90ppm，有时二者相互重叠，不易分辨（表 9-9）。

表 9-8 4′-氧取代黄酮类化合物中 H-2′、H-6′及 H-3′、H-5′的化学位移（ppm）

化合物	H-2′、H-6′	H-3′、H-5′
二氢黄酮类	7.10～7.30d	6.50～7.10，d
二氢黄酮醇类	7.20～7.40d	
异黄酮类	7.20～7.50d	
查耳酮（H-2、H-6 及 H-3、H-5）	7.40～7.60d	
橙酮类	7.60～7.80d	
黄酮类	7.70～7.90d	
黄酮醇类	7.90～8.10d	

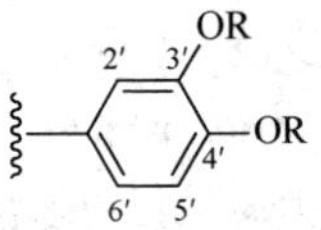

表 9-9 3′,4′-二氧取代黄酮类化合物 H-2′及 H-6′的化学位移（ppm）

化合物	H-2′	H-6′
黄酮（3′,4′–OH 及 3′–OH，4′–OMe）	7.20～7.30，d	7.30～7.50，dd
黄酮醇（3′,4′–OH 及 3′–OH，4′–OMe）	7.50～7.70，d	7.60～7.90，dd
黄酮醇（3′–OMe，4′–OH）	7.60～7.80，d	7.40～7.60，dd
黄酮醇（3′,4′–OH，3–*O*–糖）	7.20～7.50，d	7.30～7.70，dd

3′,4′-二羟基或 3′,4′-二氧取代基异黄酮、二氢黄酮及二氢黄酮醇：H-2′、H-5′及 H-6′三个质子的峰形与裂分耦合常数与上述相同，但由于峰之间相互重叠而难以分辨，常作为一个复杂的多重峰（常组成两组峰）出现在 δ 6.70～7.10ppm。C 环对其影响很小，各质子的化学位移值主要取决于它们各自相对于含氧取代基的位置。

（3）3′,4′,5′-三氧取代黄酮类化合物：当 C-3′与 C-5′位氧取代基类型相同时，H-2′和 H-6′为等同质子，以相当于两个质子的单峰出现；但 C-3′与 C-5′位氧取代基类型不同时，H-2′与 H-6′则因间位耦合作用分别以二重峰（J =2.5Hz）出现，其化学位移值取决于 C-3′，C-4′，C-5′位上的氧取代基的类型，如 C-3′，C-4′，C-5′位均为羟基时，H-2′与 H-6′位于 δ 6.50～7.50ppm 区域。

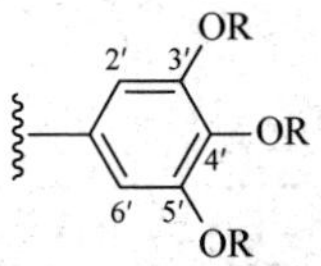

4. 糖上的质子

（1）单糖苷类：成苷后，糖的端基质子（以 H-1″表示）与糖的其他质子相比，一般位于较低磁场区。其具体峰位与苷键结合的位置及糖的种类等有关（表 9-10）。

表 9-10 黄酮单糖苷类化合物中糖的端基质子的化学位移（ppm）

化合物类型	H-1″	化合物类型	H-1″
黄酮-6-*C*-糖苷	4.70～5.20	黄酮醇-3-*O*-葡糖苷	5.70～6.00
黄酮-8-*C*-糖苷	4.70～5.20	黄酮醇-3-*O*-鼠李糖苷	5.00～5.10
黄酮-7-*O*-葡糖苷	4.70～5.20	二氢黄酮醇-3-*O*-葡糖苷	4.10～4.30
黄酮-5-*O*-葡糖苷	4.80～5.20	二氢黄酮醇-3-*O*-鼠李糖苷	4.00～4.20
黄酮-4′-*O*-葡糖苷	4.80～5.20		

从表 9-10 可知，对于黄酮醇葡糖苷类化合物，3–*O*–糖苷上的 H-1″很容易与 7-*O*-糖苷、4′-*O*-糖苷、5-*O*-糖苷的 H-1″相区别，并且黄酮醇的 3-*O*-葡糖苷的 H-1″（δ 5.70～6.00ppm）与 3-*O*-鼠李糖苷的 H-1″（δ 5.00～5.10ppm）也可很容易区分。

对于鼠李糖苷，鼠李糖的糖环上的甲基质子将以一个二重峰（*J* =6.5Hz）出现在 δ 0.80～1.20ppm 处，容易识别。

（2）双糖苷类：黄酮类化合物双糖苷中，末端糖上的端基质子（以 H-1‴表示）因离黄酮母体较远，受到其负屏蔽作用影响较小，其信号比 H-1″位于较高场，具体峰位与末端糖基连接的位置有关。

例如，陈皮中的主要成分橙皮苷和新橙皮苷，是由橙皮素分别与芸香糖和新橙皮糖结合而成，这两个双糖均是由葡萄糖和鼠李糖构成，但两个单糖之间的连接位点不同，如下所示。

橙皮苷：橙皮素-芸香糖基［苷元-*O*-*β*-*D*-葡萄糖(6→1)-*α*-*L*-鼠李糖］。

新橙皮苷：橙皮素-新橙皮糖基［苷元-*O*-*β*-*D*-葡萄糖(2→1)-*α*-*L*-鼠李糖］。

鼠李糖与葡萄糖之间的这两种连接方式除通过 2D-NMR 技术等进行确认外，还可以通过比较鼠李糖上端基质子（H-1‴）和甲基质子（H-6‴，CH_3）予以鉴定（表 9-11）。

表 9-11　芸香糖基和新橙皮糖基中鼠李糖 H-1‴和 H-6‴的化学位移（ppm）

化合物	H-1‴	H-6‴
芸香糖基	4.20～4.40（d，*J* =2.0Hz）	0.70～1.00，d
新橙皮糖基	4.90～5.00（d，*J* =2.0Hz）	1.10～1.30，d

5. 其他质子

（1）C-6 及 C-8 位的甲基质子：C-6 位—CH_3 质子信号总是较 C-8 位—CH_3 质子信号的化学位移值小约 0.2ppm。例如，异黄酮，C-6 位—CH_3 质子位于 δ 2.04～2.27ppm，C-8 位—CH_3 质子位于 δ 2.14～2.45ppm。

（2）乙酰氧基的质子：某些黄酮类化合物有时也制备成乙酰化衍生物进行结构鉴定。一般来说，与糖基上脂肪族羟基结合的乙酰氧基上的质子信号出现在 δ 1.65～2.10ppm 处，与酚羟基结合的乙酰氧基上的质子信号出现在 δ 2.30～2.50ppm 处，二者很容易区分。根据与脂肪族羟基结合的乙酰氧基上的质子数目，可推断出黄酮糖苷中糖基的数目；根据与酚羟基结合的乙酰氧基上的质子的数目，可确定黄酮苷元中游离酚羟基的数目。此外，根据乙酰氧基上质子的化学位移，还可以帮助确定黄酮母核上的酚羟基的位置（表 9-12）。

表 9-12　黄酮类化合物乙酰氧基上质子的化学位移（ppm）

乙酰氧基位置	δ
4′–O–$COCH_3$	2.30～2.35
7–O–$COCH_3$	2.30～2.35
5–O–$COCH_3$	2.45

（3）甲氧基上的质子：一般情况下，甲氧基上质子的信号以单峰出现在 δ 3.50～4.10ppm 处。甲氧基在黄酮类母核上的取代位置，可采用 NOE 和 2D-NMR 技术等进行确定。

（二）黄酮类化合物的 ^{13}C-NMR

黄酮类化合物 ^{13}C-NMR 谱的信号归属，一般可通过下列方式进行：①与简单的模型化合物如苯乙酮、肉桂酸及其衍生物的碳谱作比较；②用经验性的简单芳香化合物的取代基位移加和规律进行计算；③与已知的黄酮类化合物的碳谱数据进行对照比较。目前，已经有大量的各种类型的黄酮

类化合物的 ^{13}C-NMR 谱的信号数据及归属，并已阐明了各类型黄酮类化合物碳谱信号的化学位移的特征。利用这些研究结果，可以比较容易地进行黄酮类化合物的结构确定工作。但在比较复杂的系统中，信号的准确归属还需要借助各种 1D-NMR 及 2D-NMR 技术。

黄酮类化合物的 ^{13}C-NMR 可提供下列结构信息：①骨架结构类型；②确定分子中碳原子的总数，以及黄酮类化合物母核上含氧碳原子的数目和糖基上的碳原子的数目；③区分 *C*-糖苷与 *O*-糖苷；④确定糖苷中糖基的连接位置；⑤鉴定乙酰取代基和乙酰化的位置。

1. 黄酮类化合物骨架结构类型的判断 黄酮类化合物 ^{13}C-NMR 中，C 环上的三碳原子的信号因骨架结构类型不同而具有很强的特征性，因而可根据 C 环上 C-2、C-3、C-4 三个碳原子信号的化学位移值及其在偏共振去偶谱中的裂分情况，推断化合物的骨架结构类型（表 9-13）。

表 9-13 黄酮类化合物 C 环上三碳原子的 ^{13}C-NMR 信号特征（ppm）

结构类型	C-2（或 C-β）	C-3（或 C-α）	C-4
黄酮类	160.0～165.5, s	104.0～111.8, d	174.5～184.0, s
黄酮醇类	145.0～150.0, s	136.0～139.0, s	172.5～177.7, s
黄酮醇-3-*O*-糖苷	154.0～159.0, s	133.0～135.3, s	172.5～177.7, s
异黄酮类	149.8～156.5, d	122.3～125.9, s	174.5～182.5, s
二氢黄酮类	75.0～80.3, d	42.5～44.6, t	188.6～198.0, s
二氢黄酮醇类	83.0～84.5, d	71.0～73.5, d	188.6～198.0, s
二氢黄酮醇-3-*O*-糖苷	79.9～81.5, d	73.0～75.6, d	188.6～198.0, s
查耳酮类	136.9～145.4, d	116.6～128.5, d	188.6～194.6, s
橙酮类	146.0～147.9, s	111.5～112.0, d（═CH—）	182.5～183.0, s

2. 黄酮类化合物芳环取代模式的确定方法 无取代基的黄酮的 ^{13}C-NMR 信号的归属如右图所示，将被测黄酮类化合物的芳香碳的信号与此数据进行比较，可帮助确定芳环上的取代基的取代模式。

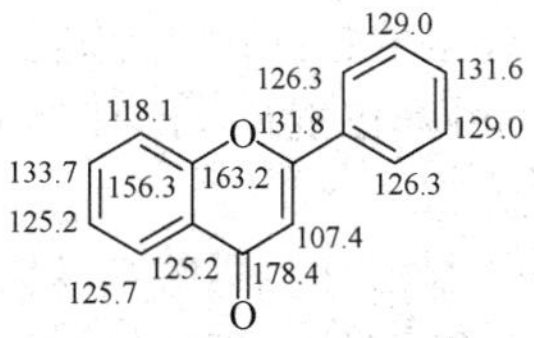

129.0
126.3 131.6
118.1 O 131.8 129.0
133.7 156.3 163.2 126.3
125.2 107.4
125.7 125.2 178.4
O

（1）取代基对化学位移的影响：黄酮类化合物，特别是 B 环上引入取代基时，其引起的位移效应与简单苯衍生物的取代影响基本一致（表 9-14）。

表 9-14 黄酮类化合物 B 环上的取代基位移效应（ppm）

取代基	Z_i	Z_o	Z_m	Z_p
—OH	+26.6	−12.8	+1.6	−7.1
—OCH_3	+31.4	−14.4	+1.0	−7.8
—CH_3	+8.9	+0.7	−0.1	−2.9
—$COCH_3$	+23.0	−6.4	+1.6	−2.3

从上表可知，羟基、甲氧基、乙酰基、甲基的引入均会使 *Ipso*-碳（α-碳）大幅度向低场位移，而邻位碳及对位碳均向高场位移（甲基取代的邻位碳稍向低场位移）。间位碳受其影响较少，仅向低场小幅位移（甲基取代除外）。

通常 A 环或 B 环引入取代基时，位移效应只影响引入取代基的相应芳环。若是一个环上同时引入几个取代基，其位移效应符合某种程度的加和性规律。另外，黄酮母核上引入 5-OH 时，不仅影响 A 环碳原子的化学位移，还因 5-OH 与 C-4 位羰基形成分子内氢键，可使 C-4、C-2 信号分别向低场位移 4.5ppm 及 0.9ppm，而 C-3 信号则向高场位移 2.0ppm。如果 5-OH 被甲基化或糖苷化，使氢键缔合遭到破坏，则上述信号将分别向相反方向位移。

（2）5,7-二羟基黄酮类中 C-6 及 C-8 信号的特征：大多数 5,7-二羟基黄酮中 C-6 与 C-8 的 ^{13}C-NMR 信号位于 δ 90.0～100.0ppm，且 C-6 总比 C-8 出现在较低的磁场，二者的 $\Delta\delta$ 约为 4.8ppm（图 9-7）。但在二氢黄酮中，C-6 与 C-8 的化学位移值的差值要较黄酮类的差值小，$\Delta\delta$ 约为 0.9ppm。

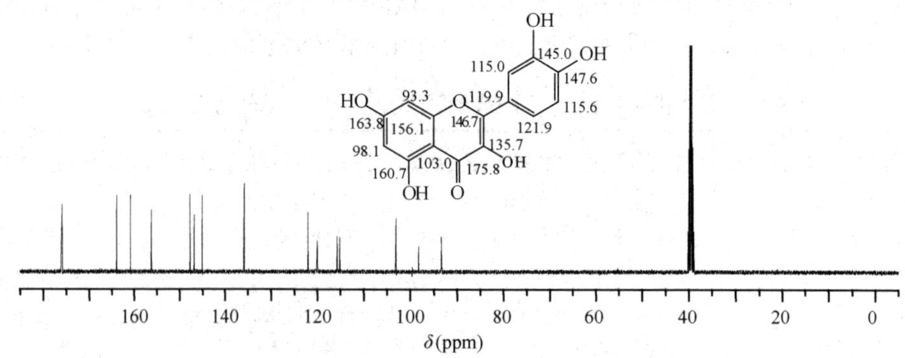

图 9-7　槲皮素的 ^{13}C-NMR（DMSO-d_6）

C-6 或 C-8 上是否有烷基或芳香基取代，可通过观察 ^{13}C-NMR 谱上 C-6 或 C-8 的信号是否发生了位移来加以判断。当 C-6 或 C-8 被甲基化后，C-6 或 C-8 向低场移动 6.0～9.6ppm；当 C-6 的 H 被—OH 取代后，C-6 向低场大幅度移动，但只影响被取代的 C-6，C-8 信号未因此而发生大的改变。同理，6-*C*-糖苷或 8-*C*-糖苷或 6,8-二碳糖苷也可据此进行鉴定，因为 C-6 或 C-8 位结合成 *C*-糖苷时将使相应的 C-6 或 C-8 向低场移动 10.0ppm 左右。但是，对于二氢黄酮、二氢黄酮醇及 C-6、C-8 上同时连接不同的烷基取代基的黄酮类化合物，很难仅通过 C-6 和 C-8 的化学位移值来判断取代位置，此时常采用 HMBC 等二维核磁共振技术来进行取代位置的确定。

（3）黄酮类化合物-*O*-糖苷中糖的连接位置：黄酮类化合物在形成 *O*–糖苷后，苷元和糖都将产生相应的苷化位移。由于苷元上成苷的羟基位置及糖的种类不同，苷化位移的幅度也不同，利用这些规律可判断糖在苷元上的连接位置。

1）糖的苷化位移及端基碳的信号：酚苷中，糖的端基碳信号因苷化向低场位移 4.0～6.0ppm。当苷化位置位于黄酮苷元的 C-7 或 C-2′、C-3′、C-4′位时，糖的端基碳的信号多见于 δ 100.0～102.5ppm 内；但 7-*O*-鼠李糖苷的端基碳位于 δ 99.0ppm，而 5-*O*-葡糖苷的端基碳则位于 δ 104.3ppm 处。

2）苷元的苷化位移：根据苷元的苷化位移，可判断黄酮类化合物–*O*–糖苷中糖的连接位置。通常，苷元糖苷化后，*Ipso*-碳原子向高场位移，其邻位和对位碳原子向低场位移，其中对位碳原子信号的低场位移幅度大且恒定（表 9-15）。

表 9-15　黄酮类化合物 ^{13}C-NMR 上苷元的苷化位移（ppm）

苷化位置	苷元的苷化位移平均值														
	2	3	4	5	6	7	8	9	10	1′	2′	3′	4′	5′	6′
7-*O*-糖					+0.8	–1.4	+1.1		+1.7						
7-*O*-鼠李糖					+0.8	–2.4	+1.0		+1.7						
3-*O*-糖	+9.2	–2.1	+1.5	+0.4					+1.0	–0.8	+1.1	–0.3	+0.7		+1.5

续表

苷化位置	苷元的苷化位移平均值														
	2	3	4	5	6	7	8	9	10	1′	2′	3′	4′	5′	6′
3-*O*-鼠李糖	+10.3	–1.1	+2.0	+0.6					+1.1						
5-*O*-葡萄糖	–2.8	+2.2	–6.0	–2.7	+4.4	–3.0	+3.2	+1.4	+4.3	–1.3	–1.2	–0.4	–0.8	–1.0	–1.2
3′-*O*-葡萄糖	–0.5	+0.4									+1.6		+1.4	+0.4	+3.2
4′-*O*-葡萄糖	+0.1		+1.0							+3.7	+0.4	+2.0	–1.2	+1.4	

由表 9-17 可见，3–OH 糖苷化后，对 C-2 引起的苷化位移比一般邻位效应要大得多，这说明 C-2 与 C-3 构成的双键与一般的芳香系统不同，具有更多的烯烃的性质。另外，7–OH 或 3–OH 与鼠李糖成苷时，苷元 *Ipso*-碳原子的苷化位移比一般糖苷要大一些，据此可与一般糖苷相区别。此外，5–OH 糖苷化后，除产生上述苷化位移外，由于 5–OH 与 4-羰基形成的分子内氢键被破坏，故对 C 环碳原子的信号也将产生较大影响，C-2、C-4 信号明显向高场位移，而 C-3 信号移向低场。对于同一糖基，在 B 环上成苷要比在 A 环上成苷时的苷化位移明显。

四、黄酮类化合物的质谱

多数游离黄酮类化合物在电子轰击离子化质谱（EI-MS）中，可得到较强的分子离子峰，且往往为基峰，无须制备衍生物，可直接测定。对于极性大、难气化及对热不稳定的黄酮苷类化合物，需要预先制成甲基化、乙酰化或三甲基硅烷化衍生物，才可在 EI-MS 中观察到分子离子峰。

近年来，由于各种电离技术（FAB、ESI、APCI 和 MALDI 等）的发展，一些难挥发且热不稳定黄酮类化合物尤其是黄酮苷类化合物，在不需衍生化的情况下就可给出分子量，同时也能获得有关苷元及糖基的重要结构信息。与此同时，质谱与高效液相色谱的成功联用，对于黄酮类化合物结构的快速鉴定也有着重大的意义。

（一）游离黄酮类化合物的电子轰击质谱法

游离黄酮类化合物的电子轰击质谱法（EI-MS）中，除分子离子峰[M^+]外，还常可见$[M-H]^+$、$[M-CH_3]^+$（含有甲氧基者）、$[M-CO]^+$等碎片离子峰出现。

常见的黄酮类化合物的基本裂解途径主要有以下两种。

（1）途径Ⅰ：逆第尔斯-阿尔德（Diels-Alder）（RDA）裂解：

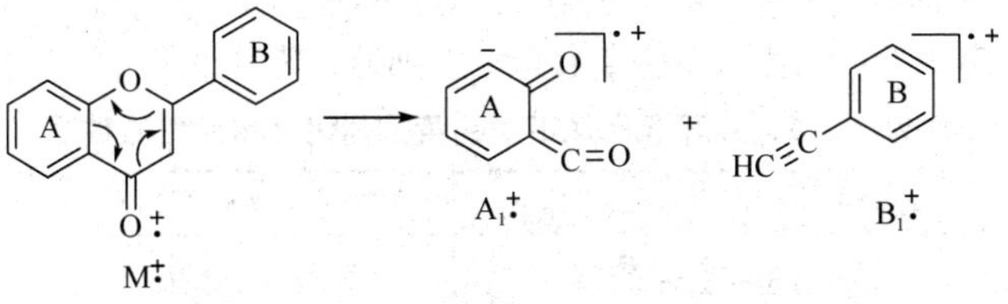

（2）途径Ⅱ：

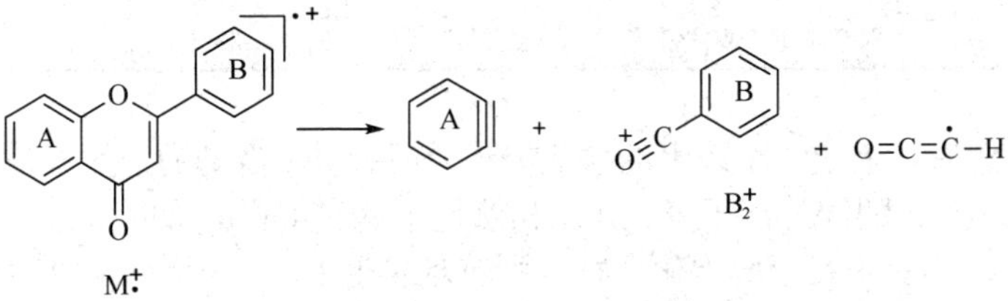

上述两种裂解途径，因碎片离子中保留着 A 环和 B 环的基本骨架，且碎片 A_1^+ 与相应的 B_1^+ 碎片离子的质荷比之和等于分子离子 M^+的质荷比，因此在结构鉴定中有着重要的意义。通常，这两

种途径是相互竞争、相互制约的。B_2^+、$[B_2\text{–}CO]^+$的离子丰度几乎与A_1^+、B_1^+离子及它们进一步裂解产生的子离子（如$[A_1\text{–}CO]^+$等）的丰度互成反比。

下面重点介绍黄酮及黄酮醇类的质谱裂解规律。

1. 黄酮类 游离黄酮类化合物的基本裂解途径如图 9-8 所示。

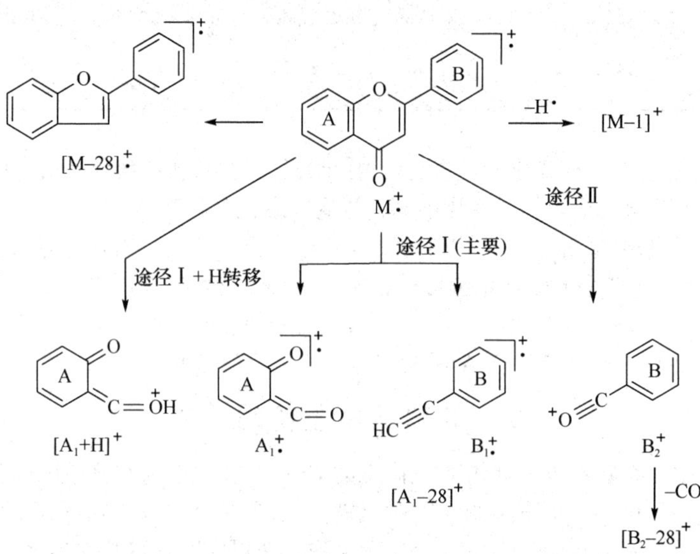

图 9-8 游离黄酮类化合物的 EI-MS 裂解基本途径

多数游离黄酮类成分的分子离子峰很强，往往为基峰，途径Ⅰ为其主要裂解途径。在其 EI-MS 图谱中，$[M\text{–}28]^+$及由途径Ⅰ得到的A_1^+、B_1^+往往有较强的信号。除了 RDA 裂解之外，丢失 CO、CO_2、H_2O、C_2H_2O 等中性分子的裂解反应也比较常见。

A 环、B 环上的取代情况，可分别根据A_1^+和B_1^+的质荷比来确定。表 9-16 中列出了一些黄酮类化合物的质谱裂解碎片A_1^+和B_1^+的数据。在无取代的黄酮的质谱中，A_1^+ *m/z* 为 120、B_1^+ *m/z* 为 102；在 5,7-二羟基黄酮的质谱中，B_1^+ *m/z* 仍为 102，而A_1^+ *m/z* 则为 152，比无取代黄酮高 32 个质量单位，说明 A 环上增加了两个氧原子，即预示 A 环含有二羟基取代。同理，对于在 B 环上取代基有不同的 5,7-二羟基黄酮、芹菜素和刺槐素，三者的A_1^+ *m/z* 均为 152，而B_1^+ *m/z* 依次为 102、118 和 132，预示芹菜素的 B 环比 5,7-二羟基黄酮多了一个羟基，刺槐素的 B 环则含有一个甲氧基。

表 9-16 A、B 环取代基不同的黄酮类化合物的质谱数据

化合物	A_1^+ *m/z*	B_1^+ *m/z*
黄酮	120	102
5,7-二羟基黄酮	152	102
5,7,4′-三羟基黄酮（芹菜素）	152	118
5,7-二羟基-4′-甲氧基黄酮（刺槐素）	152	132

当黄酮母核上含有 4 个或 4 个以上的含氧取代基时，常可看到通过裂解途径Ⅰ（RDA 裂解）产生的中等强度A_1^+和B_1^+的碎片离子峰，在结构鉴定中具有重要的诊断价值。但是对于含有 4 个或 4 个以上的含氧取代基的黄酮醇类化合物，则较难发生 RDA 裂解，A_1^+和B_1^+碎片离子的峰强度很弱。

2. 黄酮醇类 与黄酮类相比，C-3 位带羟基的黄酮醇类的 EI-MS 有着不同的裂解特征。它的具体裂解途径见图 9-9。

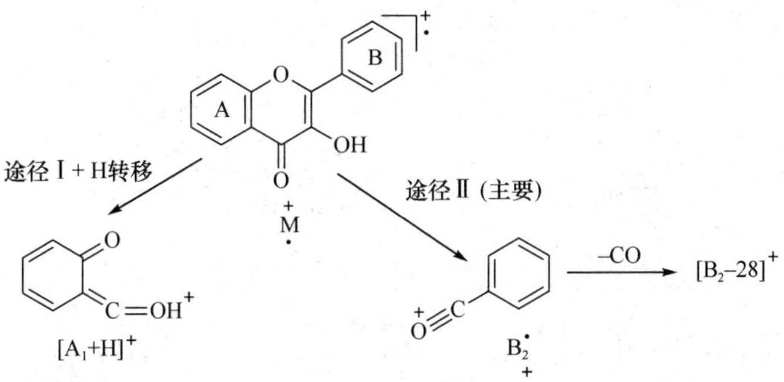

图 9-9 黄酮醇类化合物的 EI-MS 裂解途径

大多数黄酮醇类化合物的分子离子峰为基峰，途径Ⅱ为其主要裂解途径，所以碎片离子 B_2^+和$[B_2–28]^+$（B_2^+–CO）在黄酮醇的结构鉴定中有着重要的意义；而途径Ⅰ的 RDA 裂解在黄酮醇类中仅为次要裂解途径，$[A_1+H]^+$为来自 A 环的主要离子，其上转移的 H 来自 3–OH。

同前所述，B_2^+、$[B_2–CO]^+$的离子强度几乎与 A_1^+、B_1^+及其进一步裂解产生的离子（如$[A_1–CO]^+$、$[A_1–CH_3]^+$等）的总强度成反比。当在黄酮或黄酮醇的质谱图中看不到由途径Ⅰ的 RDA 裂解产生的中等强度的碎片离子时，则应当检查 B_2^+离子。例如，在黄酮醇分子中，如果 B 环上的羟基数不超过 3 个，则在其全甲基化衍生物的质谱图上，B_2^+离子应出现在 *m/z* 105（B 环无羟基取代）或 *m/z* 135（B 环原有 1 个羟基）或 *m/z* 165（B 环原有 2 个羟基）或 *m/z* 195（B 环原有 3 个羟基）处，其中最强峰即为 B_2^+离子峰。根据 B_2^+离子和分子离子$[M]^+$的 *m/z* 之差，还可帮助推测 A 环和 C 环的取代情况。

在游离黄酮醇类化合物的质谱图上，除了上述$[M]^+$、B_2^+、$[A_1+H]^+$离子外，还可看到$[M–H]^+$、$[M–CH_3]^+$、$[M–CH_3–CO]^+$等碎片离子，都可为结构鉴定提供重要的信息。

此外，含有 2′-羟基或 2′-甲氧基的黄酮醇类，在质谱中有如图 9-10 所示的特有裂解方式，即容易失去该羟基或甲氧基，并形成一个新的稳定的五元环。

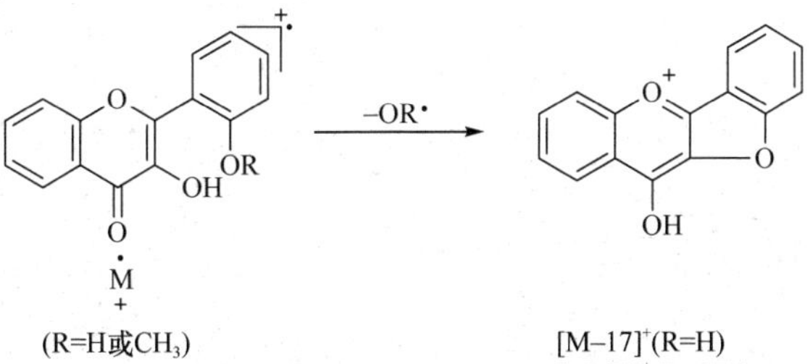

图 9-10 2′-羟基或 2′-甲氧基的黄酮醇类的质谱裂解特点

（二）黄酮苷类化合物的质谱特征

研究者在总结了质谱应用于黄酮苷类化合物的结构解析的基础上，提出了质谱技术在这类化合物结构研究中的应用策略（图 9-11）。

黄酮苷类化合物在 EI-MS 上看不到分子离子峰和糖基碎片峰，所以一般不宜直接采用 EI-MS 进行结构鉴定。以往，多制备成全甲基化（PM）或全氘甲基化（PDM）衍生物后再进行 EI-MS 测定，从中获得苷的分子量、糖的种类、糖与糖的连接顺序等结构信息。但是，在 PM 或 PDM 衍生物的 EI-MS 中，一般分子离子峰强度很弱，且质谱图上同时出现一些难以圆满解释的碎片离子强峰，此方法已逐步被其他质谱技术取代。

目前，黄酮苷类化合物可直接用 FD-MS、FAB-MS、ESI-MS、APCI-MS 和 MALDI-TOF-MS 进行分析，为结构研究提供了方便。其中 FAB-MS、ESI-MS 和 APCI-MS 应用最广泛。这些质谱技

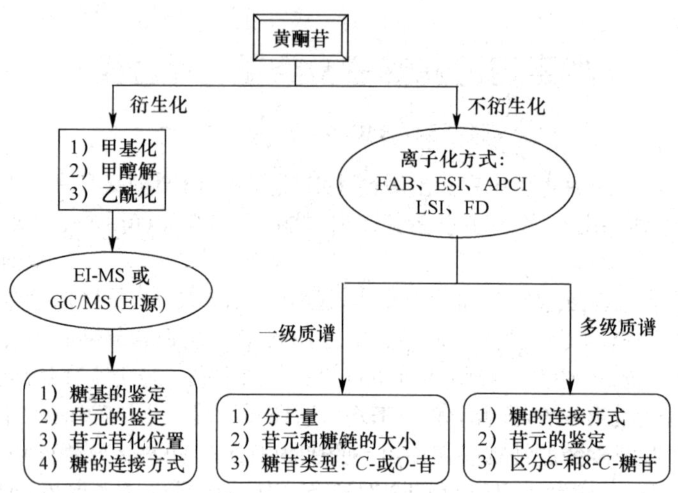

图 9-11　质谱技术在黄酮苷类化合物的结构研究中的应用策略

术可以直接分析未衍生化的各种黄酮苷，可在正、负离子检测模式下分析多种黄酮苷类化合物，得到$[M+H]^+$、$[M+Na]^+$、$[M+K]^+$或$[M-H]^-$等准分子离子峰。这些方法不仅给出分子量，有时也出现黄酮苷从糖链末端依次失去糖基的一系列信号，显示糖的连接顺序，并且在低质量区可以给出苷元的结构信息，适合于测定热不稳定、极性较大的黄酮苷类化合物。

黄酮苷类化合物的裂解特征以苷键的断裂、糖-糖键的断裂和糖环的交叉环切除为主，糖链顺次丢失糖配基最终生成苷元离子。最早克罗（Crow）等利用（±）FAB-MS/MS 方法对一系列含双糖或多糖的黄酮 *O*-糖苷类化合物进行了分析，鉴别了不同糖链的化合物。而有学者利用解吸化学电离-质谱（desorption chemical ionization mass spectrometry，DCI-MC）和（±）FAB-MS/MS 对黄酮 *O*-双糖苷、黄酮 *O*-多糖苷和黄酮 3,7-二-*O*-糖苷类化合物进行分析，首次提出了利用质谱技术鉴别与确定糖基化位置的分析方法。黄酮 *O*-糖苷类和 *C*-糖苷类中糖链的裂解方式见图 9-12。

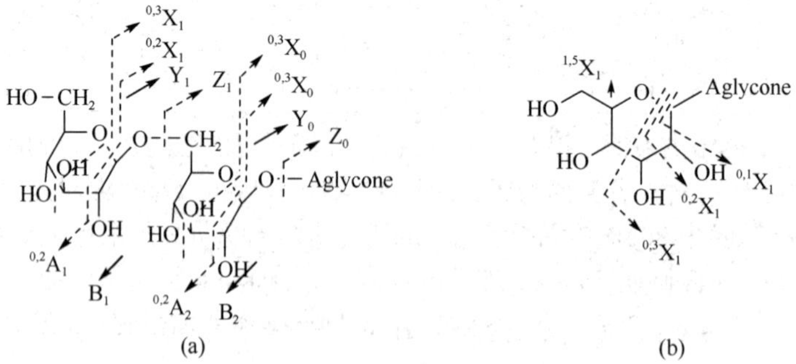

图 9-12　黄酮 *O*-糖苷类（a）和 *C*-糖苷类（b）中糖链的裂解方式

通过考察黄酮苷类化合物的 ESI-MS 谱、FAB-MS 谱和 MS/MS 谱可以确定黄酮苷类化合物的类型。黄酮 *O*-二糖苷、黄酮 *C*-二糖苷和黄酮 *O*-, *C*-二糖苷的 FAB-MS/MS 谱也表现出明显的差异，选择高低不同碰撞能量的 FAB-MS/MS 谱测定也能获得黄酮苷类化合物中糖链部分的连接顺序信息，其主要根据$[M+H]^+$离子裂解形成的 Y_1^+和 Y_0^+离子的强度来确定。

与 FAB-MS 和 APCI-MS 相比，（±）ESI-MS 目前在黄酮苷类化合物的结构分析中应用更多。在（−）ESI-MS 谱中，一些黄酮苷类化合物碎裂产生苷元离子 Y_0^- 和自由基苷元离子$[Y_0-H]^{-}$。研究表明，自由基苷元离子$[Y_0-H]^{-}$的产生及其强度与苷元 B 环上的羟基数目、苷元的糖基化位置有一定的关系，根据黄酮苷类化合物中苷键断裂产生的 Y_0^- 和$[Y_0-H]^{-}$离子的强度比大小，可以用于鉴别部分黄酮苷结构中糖基取代位置。

五、黄酮类化合物的立体化学

许多黄酮化合物的分子中都含有手性碳原子，如二氢黄酮及二氢黄酮醇的 C-2 和 C-3，测定其绝对构型可采用以下几种方法。

（一）化学转化法

用不改变手性碳构型的化学降解法，使未知构型的二氢黄酮经过若干步已知的反应，降解为分子量较小的化合物，并同已知构型的化合物的比旋光度进行比较，推定未知构型化合物的立体构型。如下述二氢黄酮的 C-2 的绝对构型，通过其被臭氧氧化后可得到(–)-苹果酸，推测出其为 2*S* 构型。

HO OH O H OH $\xrightarrow{O_3}$ HO H COOH HOOC

sakuranecin (–)-苹果酸

（二）单晶 X 射线衍射法

该法是确定有机化合物构型的重要方法，该法能在分子、原子水平上提供完整而准确的物质结构信息，因而成为结构鉴定中最具权威性的方法。该法能够测定出组成晶体的原子或离子的空间排列状况，从而了解晶体和分子中原子的化学结合方式、分子的立体构型、构象、电荷分布等。但该法要求待测物为晶体，操作方法及数据处理复杂，而且测定成本较高，所以限制了该法的使用和推广。

（三）圆二色谱和旋光光谱

圆二色谱法和旋光光谱法也是测定光学异构体立体结构的常用方法。在不同的波长下测量化合物的消旋度，得到的曲线反映出左旋圆偏振光和右旋圆偏振光在介质中传播的速度不同，得到旋光光谱；而在此介质中，被吸收的程度对左或右旋圆偏振光也不同，得到圆二色谱，从光谱的特性曲线上可以得到手性分子的立体化学结构性质。

圆二色谱法已成为确定黄酮类化合物绝对构型最常用的方法。一些黄酮类化合物的立体化学特征见表 9-17。

表 9-17 黄酮类化合物的立体化学特征

化合物	科顿（Cotton）效应	绝对构型	NMR $J_{2,3}$	绝对构型
二氢黄酮	+（$\pi\to\pi^*$，ca.270～290nm）	2*R*		
	–（$\pi\to\pi^*$，ca.270～290nm）	2*S*		
	+（$n\to\pi^*$，ca.320～330nm）	2*S*		
	–（$n\to\pi^*$，ca.320～330nm）	2*R*		
二氢黄酮醇	+（$n\to\pi^*$，ca.300～340nm）	2*R*	*trans*	2*R*,3*R*
			cis	2*R*,3*S*
	–（$n\to\pi^*$，ca.300～340nm）	2*S*	*trans*	2*S*,3*S*
			cis	2*S*,3*R*
黄烷-3-醇	+（$\pi\to\pi^*$，ca.260～280nm）	2*S*	*trans*	2*S*,3*R*
			cis	2*S*,3*S*
	–（$\pi\to\pi^*$，ca.260～280nm）	2*R*	*trans*	2*R*,3*S*
			cis	2*R*,3*R*
二氢异黄酮	+（$n\to\pi^*$，ca.320～352nm）	3*R*		
	–（$n\to\pi^*$，ca.320～352nm）	3*S*		

六、结构研究实例

（一）陈皮中新橙皮苷的结构鉴定

新橙皮苷（neohesperidin）为白色无定形粉末（甲醇），熔点为 240～242℃；不溶于石油醚、乙酸乙酯、氯甲烷、丙酮，微溶于甲醇、乙醇、水；盐酸-镁粉反应呈阳性。经酸水解后进行薄层色谱分析，水解产物在与随行标准品 *D*-葡萄糖和 *L*-鼠李糖的相同 R_f 值处分别显示有斑点，预示该化合物中含有鼠李糖和葡萄糖。将水解单糖产物衍生化后进行气相色谱分析，与已知绝对构型的单糖对照品衍生物进行对照，得知该化合物的构成糖基为 *D*-葡萄糖和 *L*-鼠李糖。

ESI-MS 测定显示其分子量为 594Da。^{1}H-NMR（DMSO-d_6，δ）中，δ 12.01ppm（1H，s），9.04ppm（1H，s）分别为 5 位、3′位羟基，5 位羟基由于与 4 位上的羰基形成分子内氢键，化学位移移向低场，故化学位移较大；δ 6.12ppm（1H，d，*J* =2.5Hz），6.09ppm（1H，d，*J* =2.5Hz）分别为 A-8 位及 A-6 位上的两个质子信号，二者互为间位耦合 *J* =2.5Hz；5.51ppm（1H，dd）为 C-2 位上的质子，其与邻位 3 位上两个质子分别具有 *cis*、*trans* 耦合，偶合常数分别为 3.5Hz、12.0Hz；δ 5.24ppm（1H，d，*J* =6.0Hz），5.05ppm（1H，d，*J* =2.0Hz）分别为 *β*-*D*-葡萄糖和 *α*-*L*-鼠李糖的端基质子的特征信号，δ 1.16ppm（3H，d，*J* =6.0Hz）为鼠李糖的 6‴位甲基上的质子信号，预示鼠李糖与葡萄糖为 1→2 连接；δ 2.78ppm（H，dd，*J* =3.5，17.5Hz）、3.18ppm（H，dd，*J* =12.0，17.5Hz）为二氢黄酮 C-3 位上的两个质子，因受同碳质子的谐耦与邻位质子的耦合的影响，分别以双二重峰出现；δ 3.78（3H，s）为甲氧基上质子信号。

^{13}C-NMR 谱（DMSO-d_6，δ）显示化合物有 28 个碳原子；δ 196.8ppm 为羰基碳原子；δ 55.6ppm 为甲氧基碳原子；δ 17.8ppm 为鼠李糖的甲基碳原子；δ 100.2ppm，97.4ppm 分别为葡萄糖和鼠李糖的端基碳的信号。

综上所述，其光谱数据与文献报道数据一致，故鉴定化合物为新橙皮苷，分子式为 $C_{28}H_{34}O_{15}$。

新橙皮苷核磁共振氢谱和碳谱的数据及归属如下：

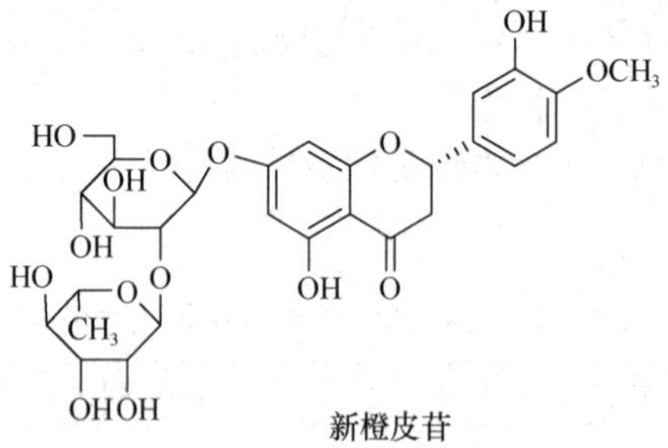

新橙皮苷

^{1}H-NMR（500MHz，DMSO-d_6）中 δ（ppm）：12.01（1H，s，5-OH），9.04（1H，s，3′-OH），6.96～6.87（3H，m，H-2′，5′，6′），6.12（1H，d，*J* =2.5Hz，H-8），6.09（1H，d，*J* =2.5Hz，H-6），5.51（1H，dd，*J* =3.0，12.0Hz，H-2），5.24（1H，d，*J* =6.0Hz，H-1″），5.05（1H，d，*J* =2.0Hz，H-1‴），3.78（3H，s，4′-OCH_3），2.78（1H，dd，*J* =3.5，17.5Hz，H-3），1.16（3H，d，*J* =6.0Hz，H-6‴）。

^{13}C-NMR（125 MHz，DMSO-d_6）中 δ（ppm）：196.8（C-4），164.7（C-7），162.7（C-5），162.4（C-9），147.8（C-4′），146.4（C-3′），130.8（C-1′），117.6（C-6′），114.0（C-5′），112.0（C-2′），103.2（C-10），100.2（C-1″），97.4（C-1‴），96.1（C-6），95.0（C-8），78.2（C-2），77.0（C-3″），76.8（C-5″），76.0（C-2″），71.7（C-4‴），70.3（C-3‴），70.2（C-2‴），69.5（C-4″），68.1（C-5‴），60.3（C-6″），55.6（OCH_3），42.0（C-3），17.8（C-6‴）。

（二）土茯苓中二氢黄酮醇苷类化合物的结构鉴定

土茯苓为百合科植物光叶菝葜（*Smilax glabra* Roxb.）的干燥根茎，具有除湿、解毒、通利关节之功效。从土茯苓的正丁醇萃取部位分离得 4 个互为同分异构体的二氢黄酮醇苷类化合物，通过

ESI-MS、^{1}H-NMR、^{13}C-NMR、DEPT、^{1}H–^{1}H COSY、HMQC 及 HMBC 谱分别鉴定为落新妇苷(astilbin，a)、新落新妇苷（neoastilbin，b）、异落新妇苷（isoastilbin，c）、新异落新妇苷（neoisoastilbin，d）。

1. 落新妇苷（a） 化合物 a 为白色无定形粉末，$[\alpha]_D$–13.5°（c，0.76，MeOH）。Molish 反应盐酸-镁粉反应均为阳性。ESI-MS(+)测定显示$[M+H]^+$准分子峰为 *m/z* 451.3。

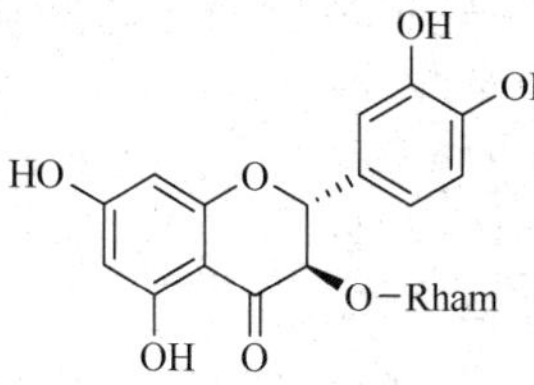

(a) astilbin (2*R*,3*R*)

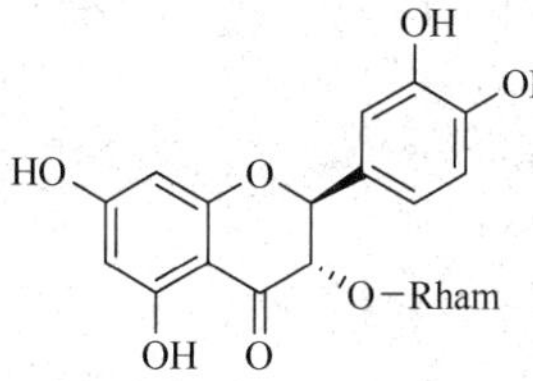

(b) neoastilbin (2*S*,3*S*)

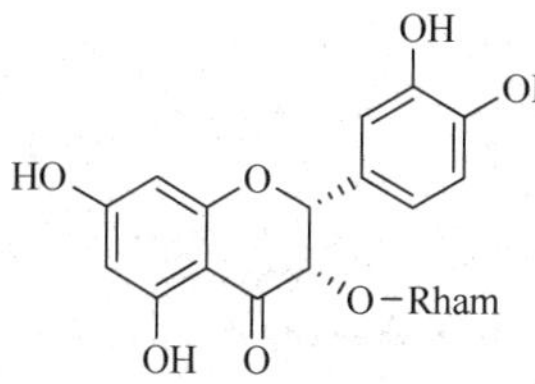

(c) isoastilbin (2*R*,3*S*)

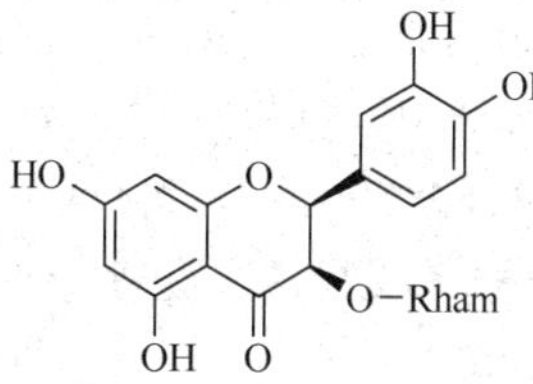

(d) neoisoastilbin (2*S*,3*R*)

化合物 a 经酸水解后，水解液的纸层析检测出有鼠李糖的存在。水解产物衍生化后经气相色谱分析，得知鼠李糖的绝对构型为 *L* 构型。在 ^{1}H-NMR 和 ^{13}C-NMR 中给出的糖基信号数据均与 *α-L*-吡喃鼠李糖苷一致。

紫外光谱 λ_{max}（MeOH，nm）：290，328（sh）。据此可知该化合物的 B 环不与 C 环羰基共轭（或共轭很弱）。

苷元部分的 ^{13}C-NMR 中显示有 15 个碳原子，其中有 12 个芳香碳原子、1 个羰基碳(δ 194.3ppm)和两个连氧碳原子（δ 81.5ppm，75.6ppm）。在 HMQC 谱中，观察到 δ 81.5ppm 和 75.6ppm 两个碳原子分别与氢谱中 δ 5.24ppm（1H，d，*J* =9.8Hz）和 δ 4.63ppm（1H，d，*J* =9.8Hz）的信号相关，因此可推测化合物 a 属于二氢黄酮醇苷类化合物，这两个碳原子分别归属为 C-2 和 C-3。通过 $J_{H\text{-}2,3}$= 9.8Hz 可知这两个质子处于反式直立键上。

^{1}H-NMR 谱中 δ 5.90ppm（1H，d，*J* =2.1Hz）和 δ 5.88ppm（1H，d，*J* =2.1Hz）分别为 A 环 H-6 和 H-8 质子，相互间位耦合呈现二重峰，故 A 环为 5,7-二羟基取代。δ 6.88ppm(1H，s)和 δ 6.74ppm（2H，s）为 B 环芳香质子信号，示 B 环为二含氧取代，但取代位置尚不能确定。在 ^{13}C-NMR 中两个连氧芳环碳 δ 145.8ppm（C-3′）和 145.1ppm（C-4′），预示了 B 环为 3′,4′-二羟基取代。

关于鼠李糖的连接位置，由端基质子 δ 4.07ppm（1H，s）可知糖基连接在醇羟基上，HMBC 谱中也观察到该端基质子与 C-3（δ 75.6ppm）有远程相关，进一步确证了鼠李糖应连接在 C-3 位的羟基上。

该化合物的 CD 谱在 295nm 处为负 Cotton 效应，326nm 处为正 Cotton 效应，据此可推定 C-2 和 C-3 的绝对构型为（2*R*,3*R*）。

综上所述，化合物 a 鉴定为(2*R*,3*R*)-花旗松素-3-*O*-*α*-*L*-吡喃鼠李糖苷（NMR 数据及归属见表 9-18 和表 9-19）。

2. 新落新妇苷（b）、异落新妇苷（c）、新异落新妇苷（d） 化合物 b、c、d 的 ESI-MS 分析显示分子量与化合物 a 均相同，示与 a 为同分异构体，分子式也为 $C_{21}H_{22}O_{11}$；各化合物的 NMR 数据及归属见表 9-18 和表 9-19。从表中可见，各化合物的 ^{13}C-NMR 数据很相近，但是 ^{1}H-NMR 之间有较大差异，预示为化合物 a 的非对映立体异构体。

C-2 和 C-3 绝对构型的不同，使得各化合物的 H-2 和 H-3 化学位移值与其耦合常数及 3-*O*-糖基端基质子的化学位移值存在较大的差异，具有如下规律。

表 9-18　化合物 a～d 的 ^{1}H-NMR 数据及归属（DMSO-d_6，δ，ppm）

编号	落新妇苷（a）（2*R*,3*R*）	新落新妇苷（b）（2*S*,3*S*）	异落新妇苷（c）（2*R*,3*S*）	新异落新妇苷（d）（2*S*,3*R*）
2	5.24（d，9.8）	5.10（d，10.9）	5.53（d，2.6）	5.45（d，2.1）
3	4.63（d，9.8）	4.71（d，10.9）	4.22（d，2.6）	4.10（d，2.1）
6	5.90（d，2.1）	5.90（d，1.9）	5.93（d，2.0）	5.92（d，2.1）
8	5.88（d，2.1）	5.85（d，1.9）	5.90（d，2.0）	5.90（d，2.1）
2′	6.88（s）	6.90（s）	6.86（d，1.6）	6.91（d，1.6）
5′	6.74（s）	6.71（s）	6.71（d，8.3）	6.73（d，8.0）
6′	6.74（s）	6.71（s）	6.73（dd，8.3，1.6）	6.76（dd，8.0，1.6）
Rham				
1″	4.07（s）	4.95（s）	4.78（d，1.4）	4.14（d，1.2）
2″	3.36（br. s）	3.77（br. s）	3.48（dd，3.4，1.4）	3.46（br. s）
3″	3.42（dd，9.4，2.8）	3.16（dd，9.4，3.2）	3.21（dd，9.4，3.4）	3.27（dd，9.4，3.0）
4″	3.15（dd，9.4，9.4）	3.04（dd，9.4，9.4）	3.05（dd，9.4，9.4）	3.10（dd，9.4，9.4）
5″	3.88（dq，9.4，6.2）	2.32（dq，9.4，6.2）	2.50（overlapped）	3.30（dq，9.4，6.2）
6″	1.05（d，6.2）	0.81（d，6.2）	0.85（d，6.2）	1.01（d，6.2）

表 9-19　化合物 a～d 的 ^{13}C-NMR 数据及归属（DMSO-d_6，δ，ppm）

编号	落新妇苷（a）（2*R*,3*R*）	新落新妇苷（b）（2*S*,3*S*）	异落新妇苷（c）（2*R*,3*S*）	新异落新妇苷（d）（2*S*,3*R*）
2	81.5	81.5	79.9	80.0
3	75.6	74.8	73.3	75.5
4	194.3	196.0	192.8	192.4
5	163.4	163.3	163.9	163.8
6	96.0	96.1	96.2	96.0
7	166.9	167.3	167.4	167.2
8	95.0	95.1	95.2	94.9
9	162.1	162.3	162.4	162.4
10	101.0	100.5	100.1	100.5
1′	126.9	127.5	126.4	126.4
2′	114.7	114.6	114.1	114.4
3′	145.8	145.1	144.9	144.9
4′	145.1	145.9	145.1	145.3
5′	115.3	114.9	115.0	115.2
6′	118.8	119.3	117.6	117.8
Rham				
1″	100.0	101.2	98.8	100.6
2″	70.1	70.2	70.2	69.8
3″	70.4	70.1	70.2	70.4
4″	71.6	71.3	71.3	71.6
5″	68.9	68.8	68.9	69.0
6″	17.6	17.5	17.5	17.3

（1）顺、反式异构体的区别：根据 H-2 和 H-3 之间的耦合常数，可以判断出化合物 a 和 b 为反式异构体（$J_{H\text{-}2,3}$≈10Hz），化合物 c 和 d 为顺式异构体（$J_{H\text{-}2,3}$≈2Hz）。

（2）两个顺（或反）异构体之间的区别：二氢黄酮（醇）类为非平面型分子，

C 环 C-3 位上连接的鼠李糖基会受到 B 环的屏蔽作用，四个异构体中，这种屏蔽作用是不同的，可通过鼠李糖基的 ^{1}H-NMR 数据进行区别，其中以端基质子（H-1″）和 H-5″的化学位移变化最显著。反式异构体 a 和 b 之间，（2*R*,3*R*）构型时，端基质子位于 δ 4.07ppm，H-5″位于 δ 3.88ppm；（2*S*,3*S*）构型时，端基质子位于 δ 4.95ppm，H-5″位于 δ 2.32ppm。与此类似，在顺式异构体 c 和 d 之间，（2*R*,3*S*）构型时，端基质子位于 δ 4.78ppm，H-5″位于 δ 2.50ppm；（2*S*,3*S*）构型时，端基质子位于 δ 4.14ppm，H-5″位于 δ 3.30ppm。

第五节　黄酮类化合物的生物活性

黄酮类化合物在自然界中广泛存在，并具有抗氧化、抗炎、抗菌、抗病毒、抗肿瘤、抗肝纤维化、降血糖等生物活性，在医药、畜禽养殖、农业等领域均具有重要应用。

（一）抗氧化活性

人类的多种疾病，如肿瘤、心脑血管疾病、老年性痴呆等都与氧自由基有关。含有多酚羟基的黄酮类化合物通过阻止或抑制脂质过氧化反应、清除活性自由基、对体内酶作用，发挥抗氧化活性，如水飞蓟素、山柰酚、槲皮素等。

1. 抑制自由基的产生　体内自由基的来源包括酶促与非酶促两种途径。酶促反应中催化自由基产生的氧化酶有黄嘌呤氧化酶（XO）、脂肪氧合酶（LOX）等。非酶促反应包括过渡金属离子及过氧化物的催化作用。黄酮类化合物可以抑制机体内的多种氧化酶活性抑制自由基的产生，或络合过渡金属离子减弱其氧化还原水平。另外，还可以与脂自由基或脂氧自由基反应，通过终止脂自由基过氧化链式反应，抑制脂质过氧化，发挥其抗氧化活性。

2. 清除自由基　黄酮类化合物对多种自由基具有较强的直接清除能力，通过分子中的多个羟基与自由基反应生成稳定的半醌式物质，终止自由基的链式反应，发挥抗氧化作用。

3. 激活机体抗氧化体系　自由基的过量会导致“氧化应激”效应产生，而黄酮类化合物可以通过激活机体内的酶或非酶抗氧化系统来抵抗氧化损伤。抗氧化酶包括超氧化物歧化酶（SOD）、过氧化氢酶（CAT）等。非酶抗氧化因子有维生素 E、维生素 C 与 GSH 等低分子物质。柴胡、紫云英苷等黄酮类化合物可增强原有抗氧化酶活性，间接增强对氧自由基的清除作用。维生素 E 可与脂自由基结合，抑制自由基的产生。

（二）抗炎功能

黄酮类化合物对炎症有良好治疗作用，其种类众多，作用机制也各不相同。芦丁及其衍生物对大鼠足爪水肿、甲醛引起的关节炎及其棉球肉芽肿等均有明显抑制作用。黄酮类化合物的抗炎作用主要表现在对炎症介质、炎症因子、自由基、细胞传导通路等的调节上。

1. 调控炎症介质　花生四烯酸及其代谢物会抑制免疫细胞活性，并引发炎症反应的产生。黄酮类化合物可有效抑制花生四烯酸及其代谢物的产生。

2. 影响细胞因子　黄酮类化合物可抑制炎性细胞因子的基因和蛋白表达，通过阻碍受体的结合途径，发挥抗炎作用。

3. 抗氧化活性清除氧自由基　机体炎症刺激时，巨噬细胞产生大量氧自由基，进而激活炎症因子，诱发炎症反应。黄酮类化合物可以抑制促炎因子的产生，作用机制与清除自由基的特性有关。

4. 影响细胞信号传导通路　调节炎症因子如 T 细胞、B 细胞、肥大细胞、嗜碱粒细胞及巨噬细胞等，可以发挥抗炎作用。黄酮类化合物可以通过信号通路抑制促炎细胞因子的释放。

（三）抗菌活性

黄酮类化合物对大量病原体具备广泛的约束和杀灭作用。木犀草素、黄芩苷、黄芩素、汉黄芩素等均有一定程度的抗菌作用。茶叶中富含的黄酮类化合物也有抑制经口腔传播的病原体的作用。这些可能与黄酮类化合物的抑制致病菌关键酶类活性、改变细胞壁结构和细胞膜通透性、抑制致病菌核酸合成等抗菌机制有关。

1. 抑制酶活性 通过致病菌的关键酶类酶活性抑制，致使致病菌的生长抑制。黄酮类化合物通过抑制大肠埃希菌 ATP 合酶活性，抑制菌体内能量的生成，或改变其他菌体内酶如脲酶等的活性，发挥抗菌作用。

2. 影响生物被膜 黄酮类化合物可以通过降低膜流动性，影响生物被膜的结构和活性，进而发挥抗菌作用。

3. 抑制微生物核酸的合成 黄酮类化合物可以通过抑制金黄色葡萄球菌菌体内 DNA 和 RNA 的合成，抑制病原菌的合成。

（四）抗病毒活性

黄酮类化合物一般通过阻断病毒对宿主细胞的吸附、穿入、复制等环节进而发挥抗病毒的效果，并且具有广谱抗病毒活性，对单纯疱疹病毒、人类免疫缺陷病毒、冠状病毒、脊髓灰质炎病毒等病毒有良好的抑制作用。二氢槲皮素及山柰酚等有抗病毒作用。

1. 阻断病毒的入侵、复制等过程 黄酮类化合物通过抑制神经氨酸苷酶活性，具有抗流感病毒活性。

2. 增强免疫功能 黄酮类化合物通过影响免疫器官、特异性免疫、非特异性免疫和调节信号通路关键基因及蛋白质的表达发挥抗病毒作用。

（五）抗肿瘤活性

天然黄酮类化合物在癌症中的显著治疗作用，以及体内的高生物利用度，对正常细胞的低毒性等优点，使其成为潜在的抗肿瘤药物。高黄芩、紫云英苷等天然黄酮类活性化合物，可从多种药用植物中提取，具有显著抗肿瘤效应和低不良反应，在胃癌、结肠癌、肾癌、肺癌等癌症治疗方面具有重要的应用前景。黄酮类化合物可通过诱导肿瘤细胞凋亡、调控肿瘤细胞增殖、阻滞肿瘤细胞周期、抑制肿瘤细胞迁移与侵袭及血管新生等作用机制，实现肿瘤治疗及预防癌症发生。

1. 诱导肿瘤细胞凋亡 细胞凋亡会遏制异常细胞的分裂与生长。细胞凋亡包括内源性和外源性凋亡。黄酮类化合物可促进细胞表面死亡受体与配体结合，诱导肿瘤细胞外源性凋亡，或促进细胞内活性氧（ROS）、DNA 损伤等刺激因素产生，通过调控蛋白启动内源性凋亡。

2. 调控肿瘤细胞增殖 肿瘤细胞的异常增殖会致使恶性肿瘤无限生长。某些黄酮类化合物可通过促进肿瘤基因泛素化降解或抑制肿瘤信号通路，抑制肿瘤细胞的增殖。

3. 阻滞肿瘤细胞周期 细胞周期的运行由细胞周期蛋白和细胞周期蛋白依赖性蛋白激酶（CDK）的结合完成。黄酮类活性化合物可与蛋白激酶可逆性结合，将肿瘤细胞阻滞在某一周期遏制肿瘤生长。

4. 抑制肿瘤细胞迁移与侵袭 迁移与侵袭是肿瘤细胞恶性进展的重要机制。黄酮类化合物可以诱导凋亡信号蛋白的表达，通过细胞外基质与基底膜的降解，抑制肿瘤细胞的迁移与侵袭。

5. 抑制血管新生 血管新生是肿瘤生长与迁移的基本条件之一。黄酮类化合物可抑制血管新生相关调控因子的表达，如血管内皮生长因子（VEGF）抑制与肿瘤相关的血管新生。

（六）抗肝纤维化

黄酮类成分通过多通路、多靶点减轻或逆转肝纤维化进程，近年来备受学者重视。水飞蓟素、异水飞蓟素及次水飞蓟素等具有明显的肝保护作用，临床上用于治疗急、慢性肝炎，肝硬化及多种中毒性肝损伤等疾病。其作用机制与抗炎、抗氧化应激、抗凋亡、抑制细胞外基质的异常堆积等有关。

1. 抗炎 持续性肝组织炎性坏死，是导致肝纤维化的重要影响因素。黄酮类化合物可以通过减少胶原纤维的形成和抑制炎症因子的表达，发挥抗肝纤维化的作用。

2. 抑制氧化应激 自由基生成过多或清除功能减退时，氧化应激平衡被打破，这是诱发肝纤维化等一系列疾病的重要原因。黄酮类化合物可通过增加肝组织抗脂质过氧化反应来实现肝保护作用。

3. 诱导凋亡 肝细胞的持续性凋亡会打破机体的动态平衡，激活肝星状细胞（hepatic stellate cells，HSC）会导致肝纤维化，所以调节细胞凋亡是抑制肝纤维化的有效途径。黄酮类化合物能够抑制肝细胞凋亡级联反应或者有效诱导肝星状细胞凋亡。

4. 影响自噬 肝星状细胞自噬会促进肝纤维化的发展，因此可以通过影响自噬来抑制肝星状细胞的激活，起到抗纤维化的作用。

（七）其他作用

黄酮类化合物除上述生物活性外，还有对心血管疾病、糖尿病及抑郁与神经退行性等疾病发挥作用。除了医药领域，在农业等领域也具有重要应用。

1. 对心血管疾病的作用 葛根总黄酮及葛根素、银杏叶总黄酮等具有扩张冠状血管、降低心肌耗氧量的作用，临床上可用于治疗冠心病；芦丁、橙皮苷、*d*-儿茶素、香叶木苷等成分具有降低毛细血管脆性及异常通透性的作用，能缩短流血时间，可用作毛细血管性出血的止血药及高血压和动脉硬化的辅助治疗药。

2. 雌性激素样作用 大豆素、染料木素、金雀花异黄素等异黄酮类具有雌性激素样作用，这是由于它们与己烯雌酚具有相似的结构部分。大豆异黄酮对低雌激素水平者，表现弱的雌激素样作用，可防治一些和激素水平下降有关的疾病的病症，如更年期综合征、骨质疏松、血脂升高等；对于高雌激素水平者，表现为抗雌激素活性，可防治乳腺癌、子宫内膜炎，具有双向调节平衡功能。

3. 提高胰岛素的敏感性 杨梅黄酮、儿茶素、槲皮素、银杏提取物等黄酮类化合物可以改善胰岛素敏感性，减慢糖原的降解、增加葡萄糖的利用率和促进胰岛素的分泌，对 2 型糖尿病的治疗发挥作用。

4. 抗抑郁作用与抗神经退行性疾病 杨梅黄酮能够显著抑制谷氨酸介导的兴奋性毒素和经过氧亚硝酸盐介导的 DNA 损伤，进而达到抗神经退行性疾病、降低神经病变的作用。同时对阿尔茨海默病、亨廷顿病及帕金森病等也具有良好的治疗效果。

第六节 黄酮类化合物的生物合成

黄酮类化合物种类繁多，具有二苯基丙烷（C_6–C_3–C_6）骨架，其基本骨架又经由莽草酸-聚酮途径及多种修饰反应后生成了不同的衍生物。传统的植物提取和化学合成方法存在高昂成本及环境影响等问题。如今，随着各种生物学领域的技术发展和理论更新，黄酮类化合物生物合成相关基因的鉴定、功能表征及生物合成途径已基本阐明，不仅为高产、稳定、绿色的合成提供新的生物合成模式，也为生物合成研究提供进一步的创新和发展。

重组微生物可以从低成本的原料中选择性地生产有价值的化合物，具有高成本效益和生产可持续性。所以，微生物细胞异源重构生物合成途径为结构复杂的黄酮类化合物提供生产平台。黄酮类化合物的生物合成主要通过增加关键基因拷贝数、优化密码子、定点突变、构建酶复合体、优化基因元器件组合、调节相关代谢通路、微生物共培养等技术手段进行优化改造，以获得高产量高附加值的目标化合物。其常见的底盘细胞有大肠埃希菌、酿酒酵母、解脂耶氏酵母等。低成本、低耗时、环境友好的“细胞工厂”已成为该领域的研究热点。

黄酮类化合物结构多样，为莽草酸和多酮化途径生物合成的产物。其生物合成过程包括前体、骨架的生物合成及后修饰形成各类衍生物。

（一）黄酮类化合物前体的生物合成

黄酮类化合物前体的生物合成途径包括丙二酸单酰辅酶 A 生物合成途径、莽草酸途径、苯丙氨酸代谢途径，如图 9-13 所示。

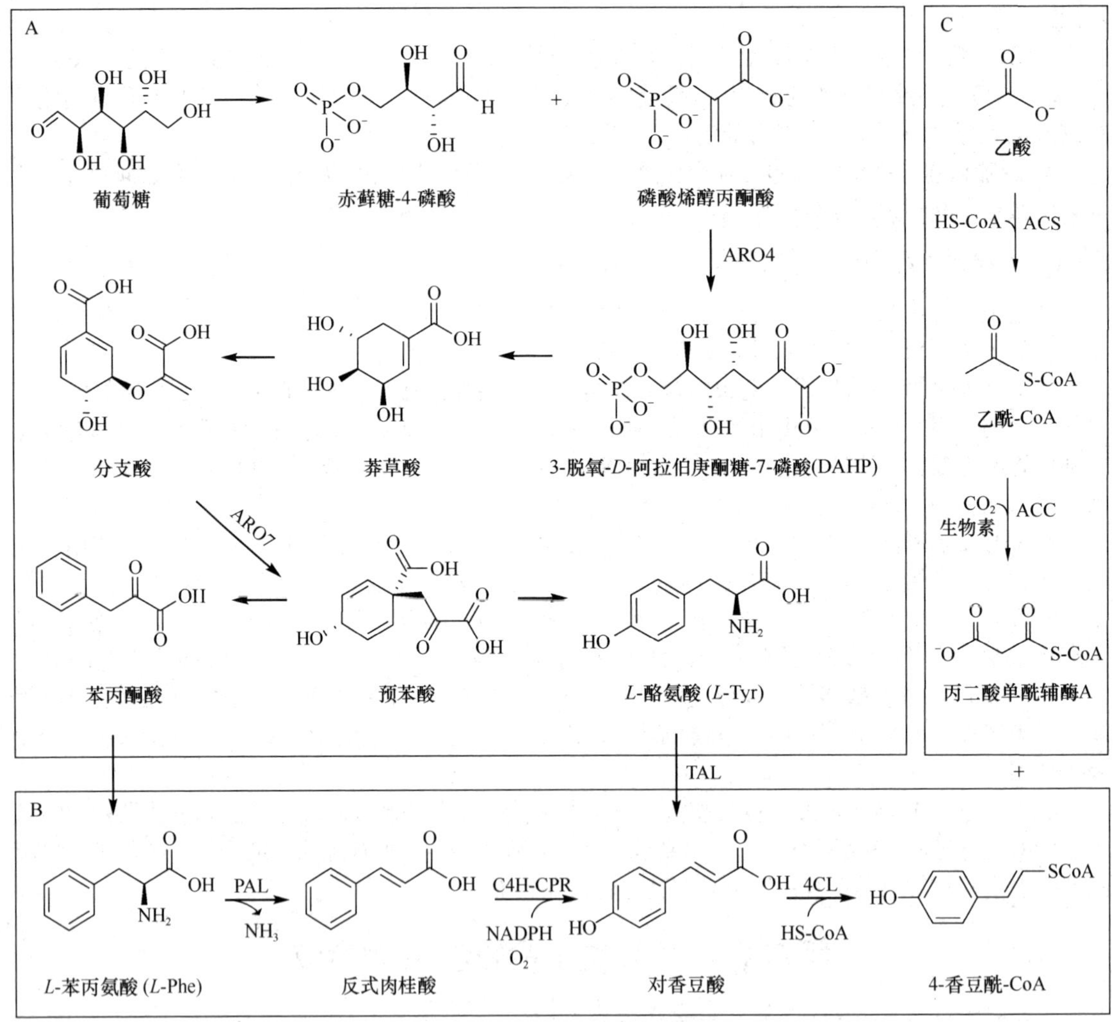

图 9-13　黄酮类化合物合成代谢途径

其中 A、B、C 分别为莽草酸途径、苯丙氨酸代谢途径和丙二酸单酰辅酶 A 生物合成途径

1. 丙二酸单酰辅酶 A 生物合成途径　以乙酸为起始分子，由乙酰辅酶 A 合酶（acetyl-CoA synthase，ACS）催化生成乙酰辅酶 A（acetyl-CoA）。后在二氧化碳、辅酶生物素（biotin）、乙酰辅酶 A 羧化酶（acetyl-CoA carboxylase，ACC）的作用下，催化生成丙二酸单酰辅酶 A。丙二酸单酰辅酶 A 在细胞中经不同酶的催化作用下，同时参与了脂肪酸类化合物的生物合成路径，所以在以其为前体的目标化合物进行异源重构时，可下调脂肪酸合成代谢通量来提高目标化合物的产量。

2. 莽草酸途径　以戊糖磷酸途径中间产物赤藓糖-4-磷酸（erythrose-4-phosphate）和糖酵解的中间产物磷酸烯醇丙酮酸（phosphoenolpyruvate，PEP）为起始物，合成 3-脱氧-*D*-阿拉伯庚酮酸-7-磷酸（3-deoxy-*D*-arabino-heptulosonate-7-phosphate）、莽草酸、分支酸等重要中间体。之后由分支酸生成的预苯酸转化生成 *L*-苯丙氨酸（*L*-Phe）、*L*-酪氨酸（*L*-Tyr）等芳香族氨基酸。其中 DAHP 到分支酸途径中的 DAHP 合酶、分支酸变位酶（chorismate mutase）等是莽草酸途径的重要限速步骤，均受其产物的反馈抑制，常用为代谢改造靶点。

3. 苯丙氨酸代谢途径 以莽草酸途径合成的苯丙氨酸为起始分子，由苯丙氨酸氨裂合酶（phenylalanine ammonia-lyase，PAL）催化苯丙氨酸脱氨形成反式肉桂酸。在肉桂酸-4-羟化酶（cinnamate-4-hydroxylase，C4H）与细胞色素 P450 还原酶 I（CPR）耦合、4-香豆酸辅酶 A 连接酶（4-coumarate coenzyme A ligase，4CL）的催化下，经对香豆酸等酚类酸的中间产物，进一步形成香豆酰辅酶 A（4-coumaroyl-CoA）。另外，通过酪氨酸氨裂合酶（tyrosine ammonia-lyase，TAL）的酶促反应可将酪氨酸直接脱氨基合成对香豆酸。代谢中间体肉桂酸对 PAL 具有负反馈调节作用，且 C4H 也是限速酶之一，所以在异源重构时，常采用以酪氨酸为底物直接催化生成对香豆酸来减少工程菌的代谢负担。

（二）黄酮类化合物骨架的生物合成

黄酮类化合物的基本骨架由香豆酰辅酶 A 或肉桂酰辅酶 A 和丙二酸单酰辅酶 A 合成产生。1 分子香豆酰辅酶 A 或肉桂酰辅酶 A 和 3 分子丙二酸单酰辅酶 A 在查耳酮合酶（chalcone synthase，CHS）催化作用下聚合生成查耳酮。查耳酮的生成是黄酮类化合物各合成支路的初始反应。

1. 以查耳酮为中心的生物合成 在查耳酮异构酶（chalcone isomerase，CHI）催化作用下，查耳酮生成二氢黄酮（flavanone）。二氢黄酮作为黄酮类化合物中的重要亚类，又可进一步生成黄酮（flavone）、二氢黄酮醇（dihydroflavonol）、异黄酮（isoflavone）等，还有其他衍生物如黄酮醇（flavonol）、原花青素（proanthocyanidin）、花青素（anthocyanidin）、黄酮苷（flavonoid glycoside）等。二氢黄酮在异黄酮合酶（isoflavone synthase，IFS）和 2-羟基二氢异黄酮脱水酶（2-hydroxyisoflavanone dehydratase，HID）等酶的催化作用下，生成相应的异黄酮化合物如大豆素（daidzein）、染料木素（genistein）等；在黄酮合酶（flavone synthase，FNS）催化下生成黄酮化合物如芹菜素（apigenin）、白杨素（chrysin）等；在二氢黄酮-3-羟化酶（flavanone-3-hydroxylase，F3H）作用下生成二氢黄酮醇化合物如二氢山柰酚（dihydrokaempferol）等，之后其在黄酮醇合酶（flavonol synthase，FLS）作用下相继生成黄酮醇化合物，如山柰酚（kaempferol）等。

2. 二氢黄酮醇为中心的生物合成 在二氢黄酮醇还原酶（di-hydroflavonol-4-reductase，DFR）和花青素合成酶（anthocyanidin synthase，ANS）或无色花青素还原酶（leucoanthocyanidin reductase，LAR）的顺序修饰下，可转变二氢黄酮醇为花青素或原花青素。二氢黄酮醇在二氢黄酮醇还原酶催化下生成无色花青素（leucoanthocyanidin）。无色花青素在花青素合成酶作用下催化生成有色花青素，并经类黄酮 3-*O*-糖苷转移酶（flavonoid 3-*O*-glucosyltransferase，UFGT）等酶的作用，最终转化为稳定的花青素苷（anthocyanin）。

（三）黄酮类化合物后修饰

大多数黄酮类化合物都是通过各种酶修饰从二氢黄酮生物合成，如羟化、脱水、甲基化、糖基化和异戊烯基化等方式。如芹菜素经 7-*O*-甲基化修饰生成芫花素（genkwanin）；芹菜素、松属素在黄酮-6-羟化酶（flavone 6-hydroxylase，F6H）的催化下分别生成野黄芩素（scutellarein）和黄芩素（baicalein）；柚皮素在二氢黄酮-3′-羟化酶（flavonoid-3′-hydroxylase，F3′H）的催化下，羟基化形成圣草酚（eriodictyol）；黄酮-3′-单加氧酶（flavonoid 3′-monooxygenase，FMO）协同 CPR 可催化山柰酚、5-脱氧山柰酚（resokaempferol）发生羟基化反应，分别生成槲皮素（quercetin）、非瑟酮（fisetin）；大豆素可在 8-*C*-糖基转移酶（8-*C*-glycosyltransferase，8-CGT）的催化下生成葛根素（puerarin），也可在 7-*O*-糖基转移酶（7-*O*-glycosyl transferase，7-OGT）的催化下生成大豆苷。

糖基化和异戊烯基化可将植物中柚皮素衍生的黄酮类化合物转化为更复杂的黄酮类化合物。

糖基化修饰主要是在天然黄酮的不同位置上引入糖基，增加了黄酮类化合物的溶解度和生物活性，其修饰位点受糖基供体的类型、活性、连接位置及催化剂的选择等影响。另一种异戊烯基化修饰，将一个或多个异戊烯基基团，如香叶基基团连接到黄酮类化合物骨架上。与非异戊烯基化的黄酮类化合物相比，异戊烯基化增加了黄酮类化合物的脂溶性，有助于维持这些化合物在细胞膜中的存在。另外，异戊烯基的连接位置和链长及异戊烯基化后的进一步修饰都可以改变与增强黄酮类化合物的生物活性。这些修饰对黄酮类化合物的各种生物活性和结构多样性至关重要。通过在大肠埃希菌或酿酒酵母中表达一种或多种修饰酶或部分重建生物合成途径，实现黄酮类衍生物的从头合成。

（四）黄酮类化合物生物合成的关键酶

PAL、C4H、4CL 在苯丙氨酸代谢途径中发挥重要作用。黄酮类化合物合成途径中涉及的酶类很多，主要的酶类可以分为 3 类：酮戊二酸依赖的双加氧酶（F3H、ANS）、NADPH 依赖的还原酶类（LAR）和细胞色素 P450 羟化酶（F3′H、IFS）。

1. 黄酮类化合物苯丙氨酸代谢途径关键酶 PAL 是一类广泛存在于绿色植物、藻类、真菌和细菌中的寡聚体酶蛋白。作为苯丙酸盐途径的第一个酶，PAL 催化苯丙氨酸生成肉桂酸和香豆酸等物质。肉桂酸是苯丙烷类次生物质如黄酮、香豆素等的生物合成起始物，因而 PAL 是次级代谢的关键酶。PAL 像调控通路汇合和分流的开关一样，控制新合成的代谢物进入下游不同的分支途径。PAL 基因的表达受内部发育信号调节，除此之外研究最多的还有转录调控。PAL 作为诱导酶，低温、机械损伤、光（白光、蓝光、红光、紫外光等）、病原菌感染、毒素处理和昆虫取食都可以诱导 PAL 基因在转录水平上快速诱导表达。但是单一的环境和化学物质的刺激诱导是瞬时不稳定的，翻译后的 PAL 蛋白无法稳定表达。利用刺激因子或者转基因技术单纯提高 PAL 基因表达量，无法实现次级代谢物的高产量及整体的强抗逆性。所以，可以通过调控因子调节 PAL 的稳定性和蛋白质积累量，如沉默 PAL 的负调控因子 KFB 基因，提高 PAL 的表达和活性。

C4H 是一种细胞色素 P450 依赖性羟化酶，是苯丙氨酸代谢途径中的第二个酶，它催化底物肉桂酸合成香豆酸。C4H 基因在木质素的生物合成中可以增加血管间纤维和木质部细胞的木质素含量及细胞壁厚，或通过促进酚类积累，激活抗氧化系统的分子网络，增强干旱、盐度、H_2O_2 等条件下的氧化应激耐受性。

4CL 是植物体中苯丙氨酸代谢过程中的最后一个酶，可催化香豆酸生成对应酯，并且作为该途径的最后的一个酶，可能对代谢支路中的分配起着重要作用。同时，4CL 同工酶能催化不同的羟基肉桂酸形成不同的酚性化合物，具有不同的底物特异性和时空表达特性。

2. 黄酮类化合物合成途径其他关键酶 CHS 属于聚酮合酶家族的一员，是黄酮类化合物合成代谢途径中的第一个关键酶和限速酶，它以香豆酰辅酶 A 和丙二酸单酰辅酶 A 为底物，催化生成查耳酮，为黄酮类化合物提供基本碳骨架。其结构简单，被认为是蛋白质工程的理性靶点。CHI 作为合成代谢途径的第二个酶，催化立体异构化的查耳酮合成相关联的二氢黄酮醇，主要以单体形式存在于植物中。

F3H 是黄酮类化合物代谢途径的关键酶之一，是花青素生物合成通路的中枢位点。其催化二氢黄酮形成二氢黄酮醇，属于血红素铁类型的氧化酶超家族，催化反应需要分子 O^{2-}、Fe^{2+}、2-酮戊二酸和抗坏血酸盐等作为辅因子。IFS 是影响异黄酮合成最主要的基因。DFR 催化二氢黄酮醇生成无色花青素，可控制花青素苷、原花青素等支路的通量，是合成花青素和原花青素的关键酶，具有组织表达特异性。UFGT 和 ANS 是负责花青素苷生物合成过程中的最后一个步骤，在细胞质和液泡中协同作用使不稳定的花青素转变为稳定的花青素苷。通过对 DFR、ANS 等酶的控制，可以有效影响花青素的合成过程，应用植物花色的改变（图 9-14）。

3×malonyl-CoA
NADPH
CHS(CHR)

肉桂酰辅酶A cinnamoyl-CoA:R=H
香豆酰辅酶A 4-coumaroyl-CoA:R=OH

查耳酮 chalcone
柚皮素查耳酮 naringenin chalcone: R_1=OH; R_2=OH
松属素查耳酮 pinocembrin chalcone: R_1=OH; R_2=H
异甘草素 isoliquiritigenin : R_1=H; R_2=OH

CHI

FNS　IFS、HID

黄酮 flavone
芫花素 genkwanin
野黄芩素 scutellarein
F6H
芹菜素 apigenin: R_1=OH; R_2=OH
白杨素 chrysin: R_1=OH; R_2=H

圣草酚 eriodictyol
F3′H
F6H
黄芩素 baicalein

二氢黄酮 flavanone
柚皮素 naringenin: R_1=OH; R_2=OH
松属素 pinocembrin: R_1=OH; R_2=H
甘草素 liquiritigenin: R_1=H; R_2=OH

异黄酮 isoflavone
染料木素 genistein: R_1=OH; R_2=OH
大豆素 daidzein: R_1=H; R_2=OH
8-CGT　7-OGT
葛根素 puerarin　大豆苷 daidzin

F3H

FLS

槲皮素 quercetin
FMO-CPR
黄酮醇 flavonol
山柰酚 kaempferol: R_1=OH; R_2=OH
脱氧山柰酚 resokaempferol: R_1=H; R_2=OH
FMO-CPR
非瑟酮 fisetin

二氢黄酮醇 dihydroflavonol
鹰嘴豆醇 garbanzol: R_1=H; R_2=OH
二氢山柰酚 dihydrokaempferol: R_1=OH; R_2=OH

DFR

ANS　LAR

花青素 anthocyanidin
UFGT
花青素苷 anthocyanin

无色花青素 leucoanthocyanidin

原花青素 proanthocyanidin

图 9-14　黄酮类化合物代谢合成途径

视窗 9-3

第七节　黄酮类化合物的研究实例

一、黄　芩　苷

（一）来源介绍

中药黄芩是双子叶唇形科植物黄芩（*Scutellaria baicalensis* Georgi）的干燥根部，原产于中国、俄罗斯东部、蒙古、朝鲜、日本等地。黄芩在中国具有悠久的药用历史，最早记载黄芩药用的书籍是汉代的《神农本草经》，主治肺和肝脏的疾病，另外，《伤寒杂病论》《本草纲目》中也记载了黄芩具有治疗风寒，以及清热燥湿、消炎止血的功效。

近几十年来，大量临床和药理研究表明，黄酮化合物是黄芩的主要生物活性物质，黄芩苷是黄芩中黄酮类化合物的主要成分。

（二）理化性质

黄芩苷又称贝加灵，分子量为446.37Da，分子式为$C_{21}H_{18}O_{11}$，为淡黄色针状晶体，熔点为300～302℃，几乎不溶于水，难溶于甲醇、乙醇、丙酮，可溶于热乙酸，溶于碱及氨水中初显黄色，不久变为黑棕色。黄芩苷具有一定脂溶性，在碱性条件下易于溶解，遇三氯化铁显绿色，遇乙酸铅生成橙红色沉淀。

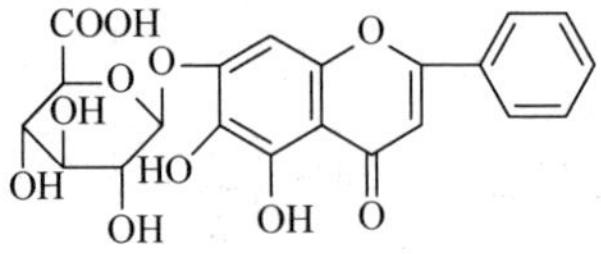

黄芩苷

（三）提取分离

黄芩苷在植物体内多以镁盐形式存在，提取方法有煎煮法、热回流提取法、微波辅助提取法、超声提取法、酶提取法等，黄芩苷的纯化方法有酸沉法、超滤法、大孔树脂吸附法等。在实际生产中常采用水提酸沉法，如下所示。

①提取：称取黄芩粗粉50g，置于1000mL烧杯中，加8倍量水（500mL），加热煮沸1h，如此2次，合并提取液。②析晶：将提取液加浓盐酸调pH至1～2，加热至80℃左右保温半小时后，放冷析出结晶，抽滤。③碱溶：收集粗品，加入8倍量水，搅匀，用浓氢氧化钠溶液（40%）调至pH 7，溶解，过滤取滤液，加等量乙醇，使黄芩苷成钠盐溶解，滤除杂质。④酸沉：往滤液中滴加浓盐酸至pH 1～2，充分搅拌，50℃下保温半小时使黄芩苷析出，滤取沉淀，以10mL乙醇洗涤，干燥，得黄芩苷。⑤洗涤：再以7倍量95%乙醇溶液洗涤，干燥，得到较纯黄芩苷。

（四）药理临床研究

黄芩苷作为黄芩中的主要黄酮类化合物，具有显著的生物活性，如抑菌、利尿、抗炎、抗变态及解痉作用，黄芩苷还能吸收紫外线，清除氧自由基，又能抑制黑色素的生成，因此既可用于医药，也可用于化妆品，是一种很好的功能性美容化妆品原料。

1. 黄芩苷的药理作用

（1）抗菌、抗炎作用：黄芩苷具广谱抗菌活性，对多种细菌都有抑制作用。例如，黄芩苷可以通过增加大肠埃希菌菌液的电导率和碱性磷酸酶含量及增加菌体细胞膜与细胞壁通透性，抑制大肠埃希菌活性；黄芩苷可以通过抑制白念珠菌的生物膜形成与DNA的合成和诱导白念珠菌细胞核固缩碎裂，降低白念珠菌的活性。黄芩苷可通过影响炎症信号通路进而抑制多种炎症因子的表达，达到抗炎效果。

（2）抑制心脑血管疾病的作用：黄芩苷可应用于心脑血管类疾病，可改善多种原因导致的心脏、大脑及全身组织发生的缺血性或出血性疾病，主要是通过抗炎、调血脂、抗氧化、抑制细胞凋亡、降血压等作用对心脑血管加以保护。

（3）抗氧化作用：黄芩苷具有较好的抗氧化能力，可清除自由基、超氧阴离子等氧自由基，抑制黄嘌呤氧化酶活性，是良好的抗氧化剂。黄芩苷能增强过氧化氢酶，抑制细胞系统和离体肾组织中的活性组分生成，使胰岛素上调磷脂酰肌醇-3-羟激酶（PI3K）/蛋白激酶B（Akt）信号，从而影响转录因子FoxO1的磷酸化/乙酰化，产生延缓衰老的作用。

2. 黄芩苷的临床应用 目前，黄芩苷临床用于急性、慢性迁延性和慢性活动性肝炎，也可用于肾炎、肾盂肾炎及过敏性疾病。

二、葛 根 素

（一）来源介绍

葛根是豆科植物葛[*Pueraria lobata* (Willd) Ohwi]及野葛（*Pueraria thunbergiana* Benth.）的根，有解肌退热、生津止渴、透疹、升阳止泻、通经活络及解酒毒等功效，具有悠久的药用和食用历史，是我国传统的药食两用的天然植物资源。葛根素是从葛根中分离的异黄酮类衍生物。

（二）理化性质

葛根素（puerarin）又称葛根黄素，分子量为416.38Da，为白色针状结晶，熔点203～205℃（187℃分解）。可溶于热水、甲醇、乙醇等，难溶或不溶于乙酸乙酯、三氯甲烷、苯等。

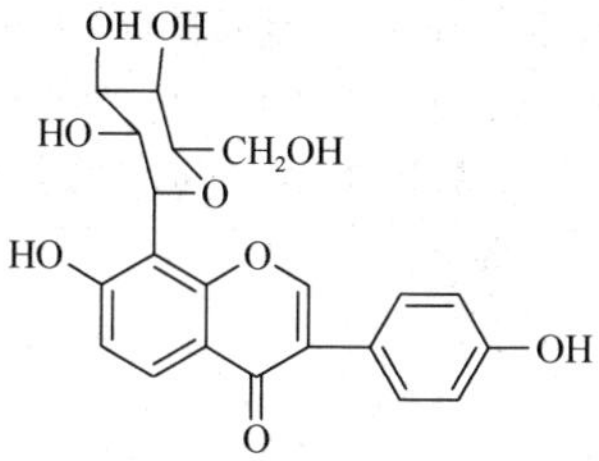

葛根素

（三）提取分离

葛根素常用乙醇、甲醇、水或稀乙醇回流或温浸提取，分离多采用柱层析法、大孔树脂法、酸水解法等进行。还有用冰醋酸重结晶法，*β*环糊精键合固定相，配位萃取及制备型高效液相色谱等方法来分离纯化。现工业生产上多用大孔树脂法，因其具有收率高、操作简单、成本低、环境污染小等优点，如下所示。

①提取：将粉碎后的葛粉置于多功能提取罐中以6倍量95%乙醇溶液热提取3次，每次1h，提取液过滤，合并滤液，浓缩至无醇味。②大孔树脂富集：浓缩液过AB-8型大孔吸附树脂色谱柱动态吸附，吸附完全后用清水冲洗至无色，再用80%乙醇溶液进行洗脱，洗脱液于多功能提取罐中回收乙醇，得葛根粗黄酮。③乙醇处理：乙醇溶解过滤，重复两次，合并滤液，浓缩至干。④水解：取葛根黄酮粗品浸膏，加5%盐酸溶液加热回流水解5h，趁热过滤，浓缩滤液至少量，放置过夜，析出葛根素粗品。⑤大孔树脂分离：将粗品上AB-8型大孔吸附树脂色谱柱，以30%、50%、80%乙醇梯度洗脱，收集的洗脱液浓缩至干，得白色粉末；重结晶；再用甲醇-乙酸混合溶剂重结晶,得到无色针状葛根素结晶。

（四）药理临床研究

葛根素是葛根中提取出的异黄酮的主要有效成分，其含量一般作为葛根的质量评价指标。由于葛根素药源丰富、安全范围广、疗效好而极具临床应用价值，近年来，国内外学者对葛根素的药理和临床应用方面也做了大量的研究工作，证实其为一种β受体拮抗剂，具有多种药理作用。

1. 葛根素的药理作用

（1）改善心脑血管功能：葛根异黄酮类成分在改善心脑血管疾病方面具有良好作用，包括防治动脉粥样硬化、保护心肌、降血脂等。研究发现，葛根素可以通过抑制炎症和NLRP3炎性体来防止心肌缺血或再灌注性损伤，显著降低心肌梗死面积、血清CK-MB活性和凋亡细胞死亡，并改善心脏结构损伤和功能障碍。

（2）预防和改善骨质疏松：葛根在预防和改善骨质疏松方面也有较好的功效。研究发现葛根素能够通过HDAC1/HDAC3信号抑制炎症反应和细胞凋亡，从而缓解链脲佐菌素（STZ）诱导大鼠的骨质疏松症。同时，有研究表明葛根素抗骨质疏松活性可能与其对破骨细胞形成和成骨细胞中

NF-κB 配体的受体激活体骨保护素的表达有关。

（3）解酒护肝：有大量研究表明葛根具有解酒护肝作用。当大量摄入乙醇时，会导致肝脏乙醇脱氢酶、谷胱甘肽巯基转移酶、谷胱甘肽、谷胱甘肽过氧化物酶的含量显著降低，从而对肝脏产生直接损伤。研究发现葛根素对斑马鱼肝损伤模型进行处理后，可通过调控与乙醇和脂肪代谢密切相关的 AMPKα-ACC 信号通路来缓解乙醇诱导的肝脏脂肪变性。

（4）改善神经系统：葛根素能够促进神经元细胞结构和突触功能，具有作为治疗脑部疾病的预防性治疗方案的潜在价值。研究发现，葛根素能通过调节 p38 丝裂原激活蛋白激酶和 c-Jun N 端激酶信号通路，减少高糖培养大鼠海马神经元的凋亡。

（5）抗糖尿病：葛根具有缓解糖尿病和预防相关并发症的作用。葛根素能够促进胰岛素诱导的前脂肪细胞分化，上调 PPARγ mRNA 的表达，从而调节前脂肪细胞分化、胰岛素敏感性和炎症相关基因的表达。葛根提取物具有抗糖基化作用，能够预防糖基化相关的糖尿病视网膜病变。

视窗 9-4

2. 葛根素的临床应用 葛根素已被广泛应用于心血管疾病治疗，可改善肺源性心脏病、心力衰竭患者心功能，改善患者微循环。葛根素还被用于冠心病、心绞痛、高眼压症、糖尿病及其并发症等病治疗。

第十章 萜类和挥发油

学习目标

1. 掌握 萜类化合物的概念、分类、结构类型及重要的代表化合物。挥发油的概念、化学组成、性质及提取方法。

2. 熟悉 萜类化合物的生源、理化性质及提取分离方法。挥发油的生物活性及分离、分析方法。

3. 了解 临床上来源于萜类化合物的天然药物的结构和药理活性。

第一节 萜类化合物的结构类型

萜类化合物（terpenoids）是一类骨架庞杂、种类繁多、数量巨大、具有广泛生物活性的重要的天然药物，在自然界分布广泛，除主要分布于植物外，也广泛分布于海洋生物和微生物。据不完全统计，萜类化合物的数量已经超过了 95 000 种。萜类化合物因其新颖的骨架结构、显著的生物活性，一直是天然药物化学成分研究领域中的热点，也是寻找和发现天然来源的先导化合物和创新药物的重要来源，如已广泛应用于临床的紫杉醇、青蒿素、银杏内酯等天然药物均为萜类化合物。

从化学结构来看，萜类化合物是异戊二烯的聚合体及其衍生物，其骨架一般以五个碳为基本单位，少数也有例外。从生物合成途径来看，甲羟戊酸（mevalonic acid，MVA）是萜类化合物生物合成途径中的关键前体。因此，萜类化合物的定义是从结构特征和生物合成途径两个角度来描述的，凡由甲羟戊酸衍生，饱和状态下分子式符合$(C_5H_8)_n$ 通式的衍生物均称为萜类化合物。但并不是所有的萜类化合物均符合$(C_5H_8)_n$ 通式，在有些情况下，在分子的生物合成过程中，由于正碳离子引起的甲基迁移或碳架重排及烷基化、降解等原因，分子中的部分片段并不完全遵守异戊二烯法则而产生一些变形的碳架，但从生源关系上考虑，仍属于萜类化合物。例如，中药地黄的主要成分梓醇，是一个单萜苷类化合物，其单萜母核在生物合成的过程中发生了氧化脱羧，只含有 9 个碳原子。

萜类化合物常根据分子结构中异戊二烯单位的数目进行分类，如单萜、倍半萜、二萜、三萜等（表 10-1）。同时再根据萜类分子结构中碳环的有无和数目的多少，进一步分为链状萜、单环萜、双环萜、三环萜、四环萜等，如二萜类化合物可分为链状二萜、单环二萜、双环二萜、三环二萜、四环二萜等。萜类化合物多数是含氧衍生物，也可根据氧原子存在状态分为萜醇、萜醛、萜酮、萜酯等。由于三萜及其苷类化合物在自然界分布广泛，且具有多种生物活性和一些特殊的化学性质，因此另立章节讲授（第十一章）。

表 10-1 萜类化合物的分类及主要分布

分类	碳原子数目	通式$(C_5H_8)_n$	分布
半萜	5	$n=1$	植物叶
单萜	10	$n=2$	挥发油
倍半萜	15	$n=3$	挥发油
二萜	20	$n=4$	树脂、苦味素、植物醇、微生物
二倍半萜	25	$n=5$	海绵、微生物、昆虫代谢物
三萜	30	$n=6$	皂苷、树脂、植物乳汁
四萜	40	$n=8$	植物胡萝卜素
多聚萜	7.5×10^3～3×10^5	$n>8$	橡胶、硬橡胶

一、单　　萜

（一）概述

单萜（monoterpene）是由2个异戊二烯单位构成，含10个碳原子的萜类化合物，广泛分布于高等植物的腺体、油室和树脂道等分泌组织中，是植物挥发油的主要组成成分，在昆虫激素及海洋生物中也有存在。单萜含氧衍生物多具有较强的生物活性和香气，是医药、化妆品和食品工业的重要原料。有些单萜以苷的形式存在，则不具有挥发性，不能随水蒸气蒸馏出来。

单萜类化合物，根据其骨架特点，可分为链状、单环、双环、三环等类型，其中以单环和双环两种类型所包含的化合物最多，构成的碳环多为六元环，也有五元环、四元环、三元环和七元环。

（二）链状单萜

链状单萜中比较重要的化合物是一些含氧衍生物，如萜醇、萜醛等。

香叶醇（geraniol）又称“牻牛儿醇”，与橙花醇互为顺反异构体，常共存于同一挥发油中。香叶醇是香叶油、玫瑰油、柠檬草油、香茅油等的主要成分，具有玫瑰香气，沸点为229～230℃。

橙花醇（nerol）存在于橙花油、柠檬草油和其他多种植物挥发油中，具有玫瑰香气，沸点为255～260℃。

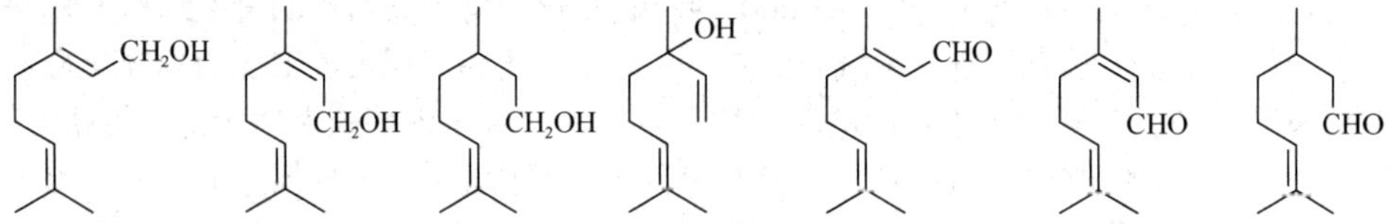

CH_2OH　CH_2OH　CH_2OH　OH　CHO　CHO　CHO

香叶醇　橙花醇　香茅醇　芳樟醇　香叶醛　橙花醛　香茅醛

香茅醇（citronellol）存在于香茅油、玫瑰油等多种植物挥发油中，是香叶醇或橙花醇部分氢化还原后的产物。香茅醇具有光学活性，其右旋体沸点为224～226℃，左旋体沸点为108～109℃，其中左旋体的经济价值较高。上述三种萜醇都是玫瑰香系香料，是重要的香料工业原料。

芳樟醇（linalool）是香叶醇、橙花醇的同分异构体，其左旋体存在于香柠檬油中，右旋体则存在于橘油及素馨花的挥发油中。芳樟醇在香料工业中应用广泛。

柠檬醛（citral）具有顺反异构体，反式为*α*-柠檬醛，又称香叶醛（geranial），顺式为*β*-柠檬醛，又称橙花醛（neral），通常以混合物的形式存在，其中以反式柠檬醛为主。柠檬醛存在于多种植物挥发油中，以柠檬草油和香茅油中的含量较高，在香茅油中可达70%～85%。柠檬醛具有柠檬香气，作为柠檬香味原料应用于香料和食品工业中。含大量柠檬醛的挥发油也具有广泛的医药用途，如香茅油有治疗腹痛和驱蚊作用。

香茅醛（citronellal）是香茅醇的氧化产物，大量存在于香茅油中，也存在于桉叶油、柠檬油等植物挥发油中，其沸点为205～206℃。香茅醛也是重要的柠檬香气香料。

（三）环状单萜

环状单萜是由焦磷酸香叶酯（geranylpyrophosphate，GPP）的双键异构化生成焦磷酸橙花酯（neryl pyrophosphate，NPP），NPP再经双键转位脱去焦磷酸基，生成具薄荷烷（menthane）骨架的阳碳离子，进一步形成薄荷烷衍生物，详见第六节生物合成部分。

薄荷醇（menthol）是薄荷和欧薄荷等挥发油的主要组成成分。其左旋体（*L*-menthol）习惯上称为“薄荷脑”，为白色块状或针状结晶，熔点为42～43℃，沸点为212℃，对皮肤和黏膜有清凉与弱的麻醉作用，用于镇痛、止痒，亦有防腐和杀菌作用，还可用作牙膏、口香糖等日化、食品工业的香料。薄荷醇有3个手性碳原子，理论上有8个立体异构体，即(–)-薄荷醇[(–)-menthol]、(–)-异薄荷醇[(–)-isomenthol]、(+)-新薄荷醇[(+)-neomenthol]、(–)-新异薄荷醇[(–)-neoisomenthol]及其他们各自的对映体，但在薄荷油中只存在(–)-薄荷醇及(+)-新薄荷醇。薄荷醇可氧化生成薄荷酮，在薄荷油中含左旋薄荷酮（*L*-menthone）10%～25%。

L-薄荷醇　*L*-异薄荷醇　*D*-新薄荷醇　*D*-新异薄荷醇　薄荷酮

龙脑（borneol）俗称“冰片”，又称樟醇，为白色片状结晶，具有似胡椒又似薄荷的香气，有升华性，熔点为 204～208℃。其右旋体主要得自樟科植物樟的新鲜枝、叶，左旋体存在于艾纳香全草中，合成品为消旋体。冰片不但有发汗、兴奋、解痉、防虫等作用，还具有显著的抗缺氧功能，它和苏合香脂配合制成苏冰滴丸代替冠心苏合丸治疗冠心病、心绞痛。此外冰片也是香料工业的重要原料。

樟脑（camphor）习称辣薄荷酮，为白色结晶性固体，易升华，具有特殊钻透性的芳香气味。天然樟脑为右旋体与左旋体共存，其右旋体在樟树挥发油中含量约为 50%，左旋体存在于菊蒿的挥发油中，合成品为消旋体。樟脑有局部刺激作用和防腐作用，可治疗神经痛、炎症和跌打损伤，并可作为强心剂，其强心作用是由于其在体内被氧化成 *π*-氧化樟脑（*π*-oxocamphor）和对氧化樟脑（*p*-oxocamphor）。

L-龙脑　*D*-龙脑　樟脑

在环状单萜中，尚有单萜氧化物、过氧化物及其苷类，具有显著的生物活性。例如，斑蝥素（cantharidin）存在于斑蝥、芫青干燥虫体中，含量约 2%，可作为生毛剂。斑蝥素衍生物去甲斑蝥素（noncantharidin）为抗肿瘤药，适用于肝癌、食管癌、胃癌、贲门癌等及白细胞低下症、肝炎、肝硬化、乙型肝炎病毒携带者。衍生物 *N*-羟基斑蝥胺（*N*-hydroxycantharidimide）亦为抗肿瘤药，主要用于肝癌、乳腺癌、肺癌、食管癌、结肠癌等治疗。

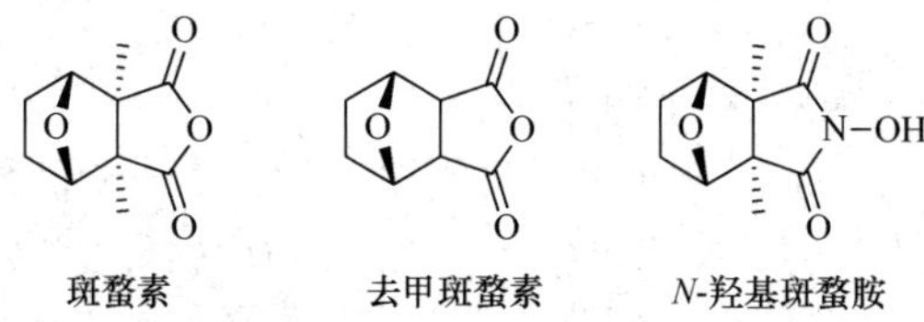

斑蝥素　去甲斑蝥素　*N*-羟基斑蝥胺

（四）特殊单萜

1. 草酚酮类　草酚酮（troponoide）是一类变形的单萜，它们的碳架不符合异戊二烯定则，具有如下特性。

（1）草酚酮具有芳香化合物性质，具有酚的通性，也显酸性，其酸性介于酚类和羧酸之间，即酚＜草酚酮＜羧酸。

（2）分子中的酚羟基易于甲基化，但不易酰化。

（3）分子中的羰基类似于羧酸中羰基的性质，但不能和一般羰基试剂反应。红外光谱中显示其羰基（1650～1600cm^{-1}）和羟基（3200～3100cm^{-1}）的伸缩振动吸收峰，较一般化合物中羰基略有区别。

（4）能与多种金属离子形成络合物结晶体，并显示不同颜色，可用于鉴别，如铜络合物为绿色结晶，铁络合物为赤红色结晶。

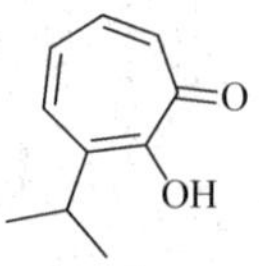

α-崖柏素 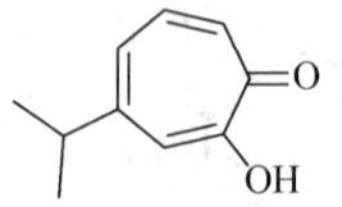　　γ-崖柏素 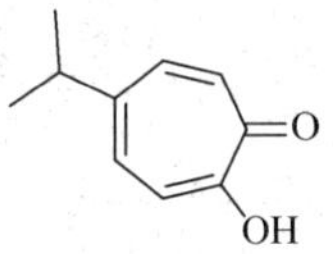　　β-崖柏素

较简单的䓬酚酮类化合物是一些真菌的代谢产物，在柏科植物的心材中也含有䓬酚酮类化合物。α-崖柏素（α-thujaplicin）和 γ-崖柏素（γ-thujaplicin）在北美香柏及罗汉柏的心材中含有；β-崖柏素（β-thujaplicin）又称扁柏酚（hinlkitol），存在于台湾扁柏及罗汉柏心材中。䓬酚酮类化合物多具有抗菌活性，但同时多有毒性。

2. 环烯醚萜及其苷类　环烯醚萜（iridoid）是一类特殊的单萜化合物。1925 年从伊蚁的防卫分泌物中首次分离得到伊蚁内酯（iridomyrmecin）；1958 年哈尔彭（Halpern）和施密德（Schmid）通过对 plumieride 结构的研究确定了环烯醚萜的基本骨架为臭蚁二醛（iridoidial）的缩醛衍生物。臭蚁二醛是从臭蚁的防卫性分泌物中分离出来的物质，它是衍生环烯醚萜的关键性中间氧化物。从化学结构看，环烯醚萜是含有环戊烷结构单元，具有一定特殊性质的环状单萜衍生物。

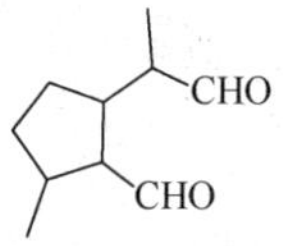

臭蚁二醛 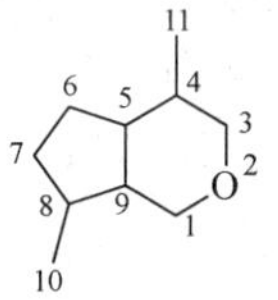　　环烯醚萜 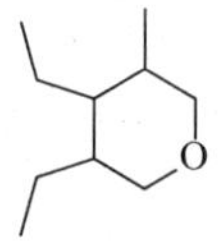　　裂环烯醚萜

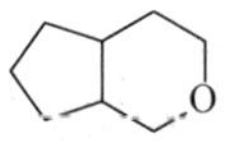

8C环烯醚萜 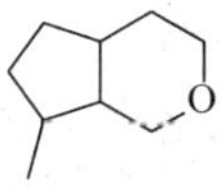　　9C环烯醚萜

环烯醚萜及其苷类在植物界分布较为有限，仅存在于有限的类群中，这主要是由于其结构中环戊烷的生成需要特殊酶的存在。在双子叶植物中，主要分布于唇形科、茜草科、龙胆科等植物中。据不完全统计，已从植物中分离并鉴定结构的环烯醚萜类化合物超过 1200 种，其中大多数为苷类成分，非苷环烯醚萜仅有 110 多种，裂环环烯醚萜 260 多种。

（1）环烯醚萜类的结构分类和重要代表化合物

1）环烯醚萜类：环烯醚萜类成分多以苷的形式存在，以 10 个碳的环烯醚萜苷占多数，其结构上 C-1 羟基多与葡萄糖形成苷，且大多为单糖苷；C-11 位有的氧化成羧酸，并可形成酯。

栀子苷（gardenoside）、京尼平苷（geniposide）和京尼平苷酸（geniposidic acid）是清热泻火中药山栀子的主要成分。其中京尼平苷有显著的泻下和利胆作用，京尼平苷和京尼平苷酸对应力负荷小鼠的性行为、学习行为低下有预防作用；而京尼平苷苷元京尼平（ginipin）具有促进胆汁分泌和泻下作用。

鸡屎藤苷（paederoside）是鸡屎藤的主要成分，其 C-4 位羧基与 C-6 位羟基形成 γ-内酯，而 C-10 位的甲硫酸酯在鸡屎藤组织损伤时，由于酶解的作用产生甲硫醇，具有鸡屎的恶臭，该植物因此得名。

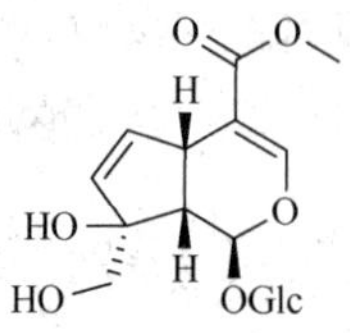

栀子苷 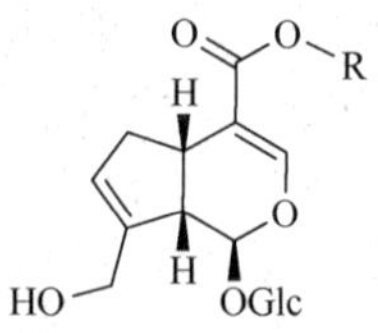　　京尼平苷　R=CH_3
京尼平苷酸　R=H　　鸡屎藤苷

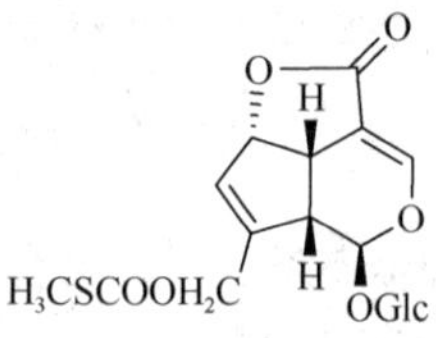

2）4-去甲环烯醚萜类：4-去甲环烯醚萜是环烯醚萜的降解产物，由 9 个碳构成，环上取代情况与环烯醚萜类似。

梓醇（catalpol）又称梓醇苷，是地黄降血糖作用的有效成分，且具有利尿作用，与地黄的药效相一致。

梓苷（catalposide）存在于梓实中，梓苷的药理作用与梓醇相似。

桃叶珊瑚苷（aucubin）是车前草清湿热、利小便的有效成分，药理实验表明桃叶珊瑚苷的苷元及其多聚体有抗菌作用。

梓醇　　梓苷　　桃叶珊瑚苷

3）裂环环烯醚萜：裂环环烯醚萜是由环烯醚萜在 C-7、C-8 处开环衍生而来。这类化合物在龙胆科、茜草科、木犀科等植物中分布广泛，尤其在龙胆科的龙胆属和獐牙菜属植物中分布最为普遍。

龙胆苦苷（gentiopicroside，gentiopicrin）是龙胆科植物龙胆、当药、獐牙菜等植物中的苦味成分。有人曾提出龙胆、当药在提取过程中加氨水碱化，龙胆苦苷会与氨水反应生成龙胆碱（gentianine），但研究表明龙胆和当药中的龙胆苦苷与龙胆碱共存，且用氨水处理龙胆苦苷时，先得到一种无定形的葡糖苷，再用 5%盐酸溶液水解才生成龙胆碱。

当药苷（獐牙菜苷，sweroside）、当药苦苷（獐牙菜苦苷，swertiamarin）为当药和獐牙菜中的苦味成分。当药苦酯苷（龙胆苦酯，amarogentin）、羟基当药苦酯苷（amarowerin）在当药中含量较少，但其苦味比当药苦苷强 100 倍以上。

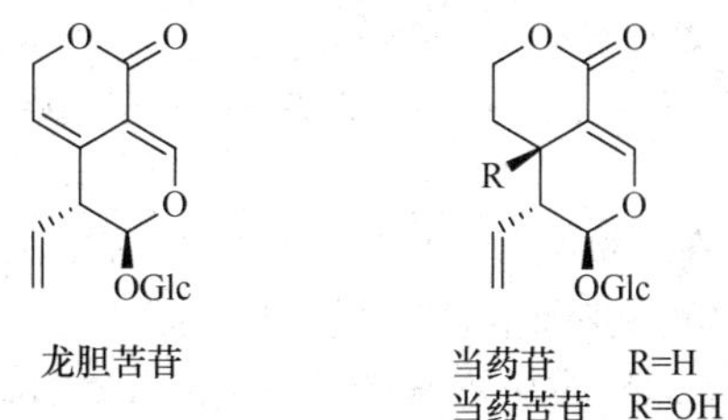

龙胆苦苷　　当药苷　R=H
当药苦苷　R=OH

（2）环烯醚萜的理化性质

1）环烯醚萜苷大多数为白色结晶体或粉末，多具有旋光性，味苦。

2）环烯醚萜苷易溶于水和甲醇，可溶于乙醇、丙酮和正丁醇，难溶于氯甲烷、乙醚和苯等亲脂性有机溶剂。

3）环烯醚萜苷易被水解，生成的苷元为半缩醛结构，其化学性质活泼，容易进一步聚合，因而难以得到结晶苷元。苷元遇酸、碱、羰基化合物和氨基酸等都会变色。例如，车叶草苷（aspemloside）与稀酸混合加热，能被水解、聚合产生棕黑色树脂状聚合物沉淀，若用酶水解，则显深蓝色，不易得到结晶形状的苷元。游离的苷元遇氨基酸并加热，即产生深红色至蓝色产物，最后生成蓝色沉淀。因此，与皮肤接触，也能使皮肤染成蓝色。苷元溶于冰醋酸溶液中，加少量铜离子，加热，也能显蓝色。

案例 10-1　中药地黄在蒸制为熟地后，外观和味道都发生明显的变化，外表变黑，口感变甜，习称“黑如漆，甜如饴”。这一现象产生的原因是地黄在炮制的过程中，生地中含有的环烯醚萜类成分——梓醇，受热水解所致。

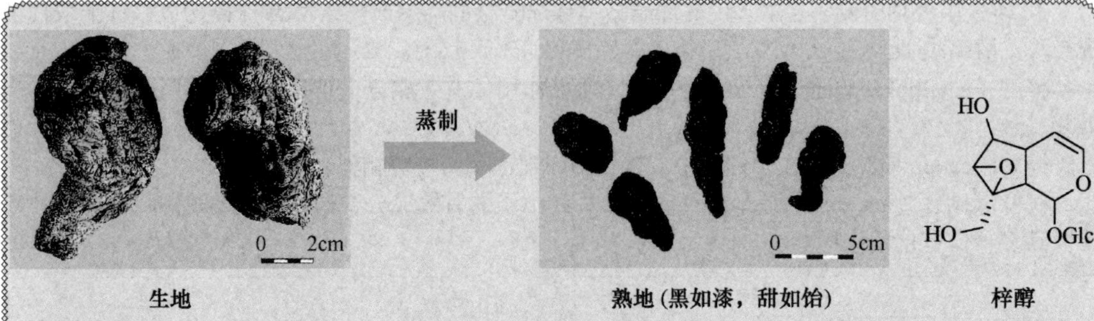

生地　　熟地（黑如漆，甜如饴）　　梓醇

问题：根据环烯醚萜的性质，分析在生地炮制的过程中，梓醇的结构发生了什么变化？黑色物质是如何生成的？

二、倍 半 萜

（一）概述

倍半萜（sesquiterpene）是由 3 个异戊二烯单位构成，含 15 个碳原子的萜类化合物。倍半萜主要分布在植物界和微生物界，在植物中多以醇、酮、内酯或苷的形式存在，也有以生物碱形式存在。近年来，在海洋生物海藻、腔肠、海绵、软体动物中发现的倍半萜越来越多，且在昆虫器官和分泌物中也有发现。倍半萜的含氧衍生物多具有较强的香气和生物活性，是医药、食品、化妆品工业的重要原料。

倍半萜的研究发展较快，无论化合物的数目，还是骨架结构类型都是萜类化合物中最多的一类。迄今倍半萜的骨架结构有超过 380 种，化合物有数千种之多，其中从海洋生物中发现 780 多种。倍半萜类化合物按其结构碳环数分为无环、单环、双环、三环、四环倍半萜；按构成环的碳原子数分为五元环、六元环、七元环，直至十二元环等；也有按含氧官能团分为倍半萜醇、醛、酮、内酯等。

（二）无环倍半萜

金合欢烯（farnesene）、金合欢醇（farnesol）和橙花倍半萜醇（nerolidol）等都是链状倍半萜类衍生物。

金合欢烯又称麝子油烯，存在于枇杷叶、生姜及洋甘菊的挥发油中。金合欢烯有 α、β 两种构型，其中 β 异构体存在于藿香、啤酒花和生姜挥发油中。

金合欢醇在金合欢花油、橙花油、香茅中含量较多，为重要的高级香料原料。橙花叔醇又称苦橙油醇，具有苹果香，是橙花油中的主要成分之一。

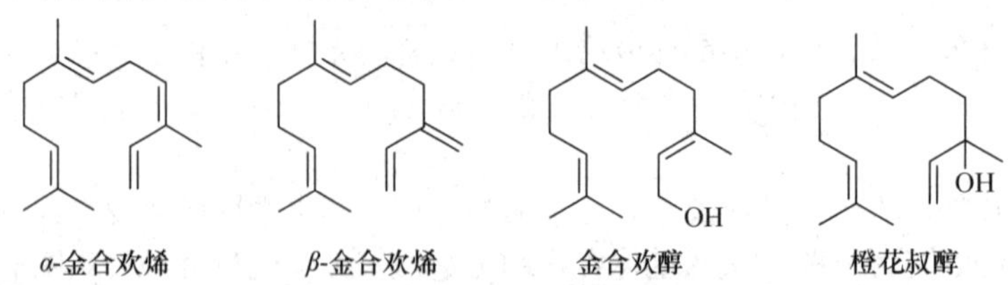

α-金合欢烯　　β-金合欢烯　　金合欢醇　　橙花叔醇

（三）环状倍半萜

桉叶醇（eudesmol）有 α-桉叶醇（α-eudesmol）及 β-桉叶醇（β-eudesmol）两种异构体，存在于桉油、厚朴和苍术中。苍术酮（atractylone）存在于苍术挥发油中，属桉烷型倍半萜。

OH　　OH　　O

α-桉叶醇　　β-桉叶醇　　苍术酮

青蒿素（qinghaosu，arteannuin，artemisinin）是过氧化物倍半萜，系从中药青蒿（也称黄花蒿，*Artemisia annua*）中分离到的抗恶性疟疾的有效成分。青蒿素在水中及油中均难溶解，影响其疗效发挥及临床应用。研究人员对其结构进行修饰，并从合成的大量衍生物中筛选出具有抗疟效价高、疟原虫转阴快、速效、低毒等特点的双氢青蒿素（dihydroartemisinin），将其甲基化制成油溶性的蒿甲醚（artemether）及水溶性的青蒿琥酯（artesunate），现有多种制剂用于临床。青蒿素的研究详情见本章第七节。

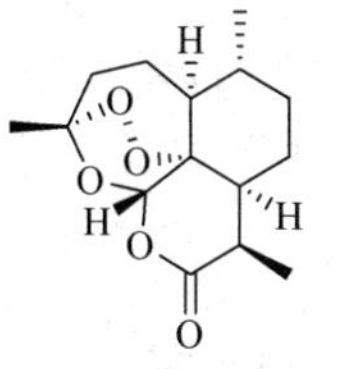

$OCOCH_2CH_2COOH$

青蒿素 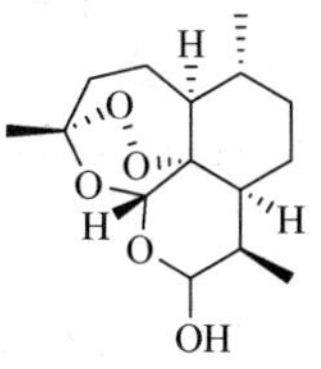　双氢青蒿素 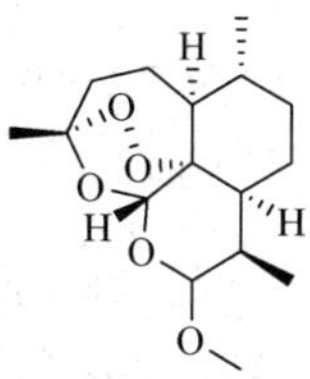　蒿甲醚 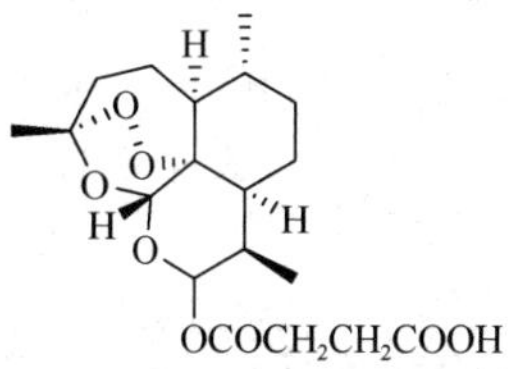　青蒿琥酯

鹰爪甲素是从民间治疗疟疾的草药鹰爪（*Artabotrys hexapetalus*）根中分离出的具有过氧基团的倍半萜化合物，对鼠疟原虫有强的抑制作用。

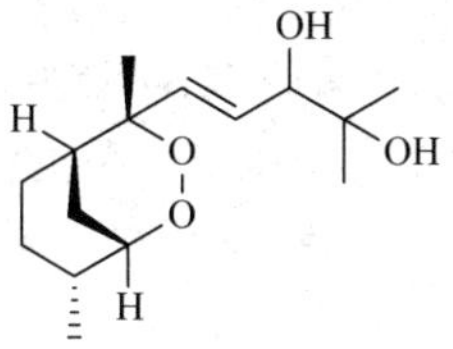

鹰爪甲素 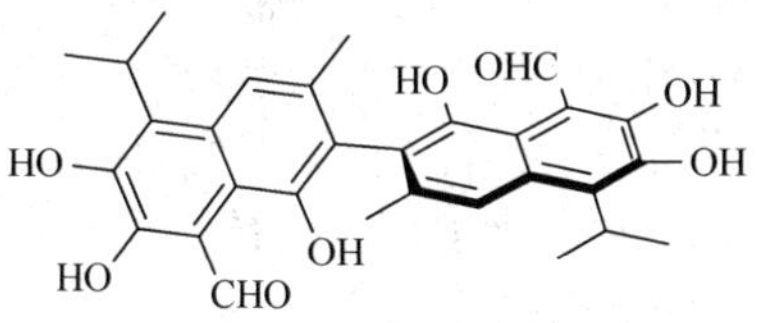　棉酚

棉酚（gossypol）为杜松烷型双分子衍生物，主要存在于棉籽中，含量约为 0.5%，在棉的茎、叶中亦有分布，为有毒的黄色液体。棉酚具有杀精子的作用，但因副作用大而未应用于临床。此外棉酚尚有抗菌杀虫活性。棉酚不含手性碳原子，但由于两个萘环旋转受阻，具有轴手性而具有光学活性，在棉籽中为消旋体，有多种不同熔点的晶体：184℃（乙醚），199℃（氯甲烷），214℃（石油醚）。从桐棉花中得到棉酚右旋体，在石油醚中为淡黄色针晶，在丙酮中形成深黄色棱晶的丙酮加成物，在含水丙酮中为长片状结晶。

α-山道年（α-santonin）是山道年蒿或蛔蒿未开放的头状花序或全草中的主成分。山道年是强力驱蛔剂，但服用过量可产生黄视症毒性，已被临床淘汰。由于山道年结构中具有 1,4-二烯酮的交叉共轭（1,4-二烯-3-酮）体系，用光照射，可引起变构；用酸处理，可发生重排，二烯酮变成酚；用碱处理，则变为山道年酸（santonic acid）。

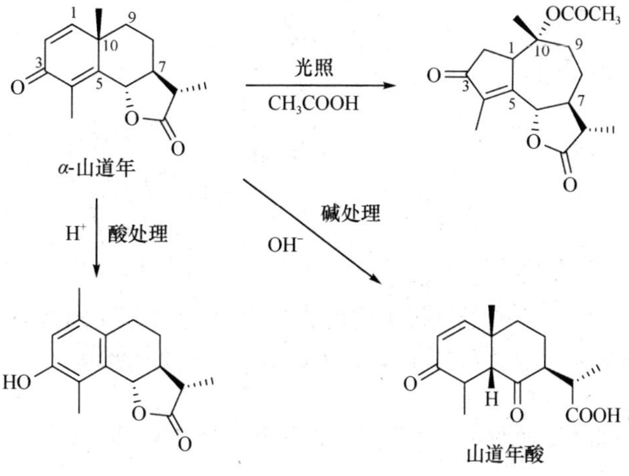

α-山道年　光照　CH_3COOH　H^+　酸处理　碱处理　OH^-　山道年酸

（四）薁类衍生物

由五元环与七元环骈合而成的芳环骨架为薁类（azulenoid）化合物。这类化合物多具有抑菌、抗肿瘤、杀虫等生物活性。薁类是一种非苯环芳烃化合物，其结构中具有高度共轭体系，能与苦味酸或三硝基苯试剂作用，形成有敏锐熔点的 π-络合物，可供鉴别使用，亦可在可见光谱中观察到强吸收峰。

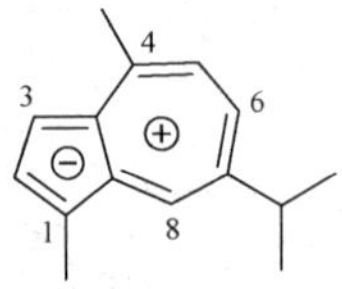

薁类化合物基本骨架

薁类化合物溶于石油醚、乙醚、乙醇、甲醇等有机溶剂，不溶于水，溶于强酸。故可用 60%～65%硫酸或磷酸提取薁类成分，提取液加水稀释后，薁类成分即沉淀析出。薁类化合物的沸点较高，一般在 250～300℃，在挥发油分馏时，高沸点馏分若有美丽的蓝色、紫色或绿色，表明可能有薁类化合物存在。

检测挥发油中的薁类成分多用萨贝蒂（Sabety）反应，即取挥发油 1 滴溶于 1 mL 三氯甲烷中，加入 5%溴的三氯甲烷溶液，若出现蓝紫色或绿色，表明有薁类化合物存在。挥发油与 E 试剂（Ehrlich 试剂）（对二甲基苯甲醛+浓硫酸）反应产生紫色或红色产物，亦可推测有薁类化合物存在。

愈创木醇（guaiol）存在于愈创木木材的挥发油中，属于薁的还原产物。该化合物在蒸馏、酸处理时，可氧化脱氢而形成薁类。

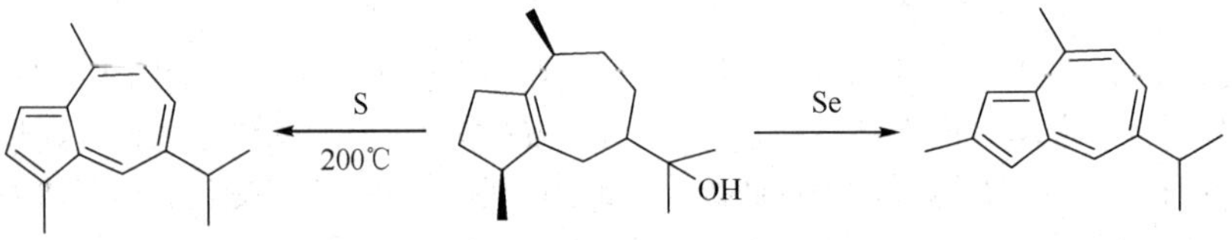

1,4-二甲基-7-异丙基薁　　愈创木醇　　2,4-二甲基-7-异丙基薁

植物中的薁类衍生物多数是其氢化衍生物，它们多数失去芳香性，其中愈创木烷骨架类型较为常见，如圆叶泽兰中的抗肿瘤活性成分泽兰苦内酯（euparotin）、泽兰氯内酯（eupachlorin）及从新疆雪莲中得到的大苞雪莲内酯（involucratolactone）都属于愈创木烷型倍半萜内酯或其苷类化合物。

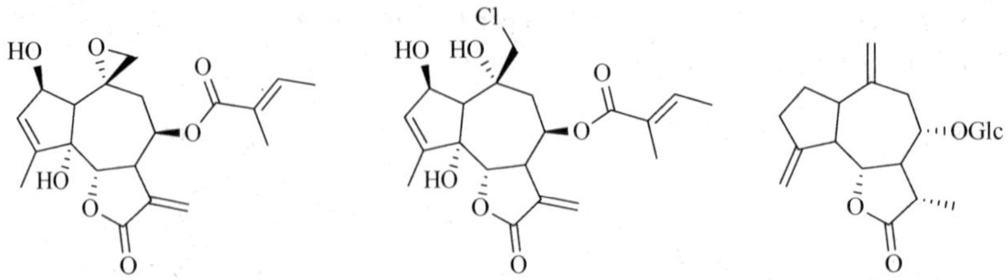

泽兰苦内酯　　泽兰氯内酯　　大苞雪莲内酯

三、二　萜

（一）概述

二萜（diterpene）是由 4 个异戊二烯单位构成，含 20 个碳原子的萜类化合物。二萜类化合物结构多样，都是由焦磷酸香叶基香叶酯（geranylgeranyl pyrophosphate，GGPP）衍生而来，多呈环状结构。

二萜广泛分布于植物界，植物分泌的乳汁、树脂等均以二萜类衍生物为主要成分，尤以松柏科植物最为普遍。许多二萜的含氧衍生物具有生物活性，如紫杉醇、穿心莲内酯、丹参酮、银杏内酯、雷公藤内酯、甜菊苷等都具有显著的生物活性，有的已是临床应用的重要药物。除植物外，微生物代谢产物和海洋生物中也分离到许多二萜及其衍生物。

（二）链状二萜

链状二萜类化合物在自然界存在较少，常见的只有广泛存在于叶绿素中的植醇（phytol），与叶绿素分子中的卟啉（porphyrin）结合成酯的形式存在于植物中，曾作为合成维生素 E、维生素 K 的原料。

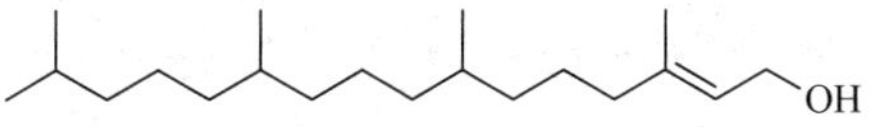

OH

植醇

（三）环状二萜

维生素 A（vitamin A）是单环二萜类化合物。它是一种重要的脂溶性维生素，主要存在于动物肝脏中，特别是鱼肝中含量较丰富，如鲨鱼和鳕鱼的肝油中富含维生素 A。维生素 A 与视网膜内的蛋白质结合，形成光敏色素，是保持正常夜间视力的必需物质，而且维生素 A 也是哺乳动物生长不可缺少的物质。

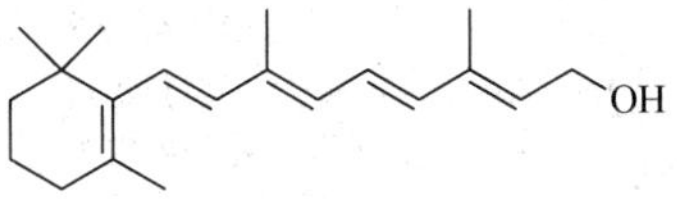

OH

维生素A

穿心莲 *Andrographis paniculata*（又称榄核莲、一见喜）叶中含有较多二萜内酯及二萜内酯苷类成分，其中穿心莲内酯（andrographolide）为抗炎作用的主要活性成分，临床用于治疗急性菌痢、胃肠炎、咽喉炎、感冒发热等，疗效确切，但其水溶性不好。为增强穿心莲内酯水溶性，将穿心莲内酯在无水吡啶中与丁二酸酐作用，制备成丁二酸半酯的钾盐；与亚硫酸钠在酸性条件下制备成穿心莲内酯磺酸钠，而成为水溶性化合物，用于制备浓度较高的注射剂。

案例 10-2　　穿心莲内酯的结构修饰和改造

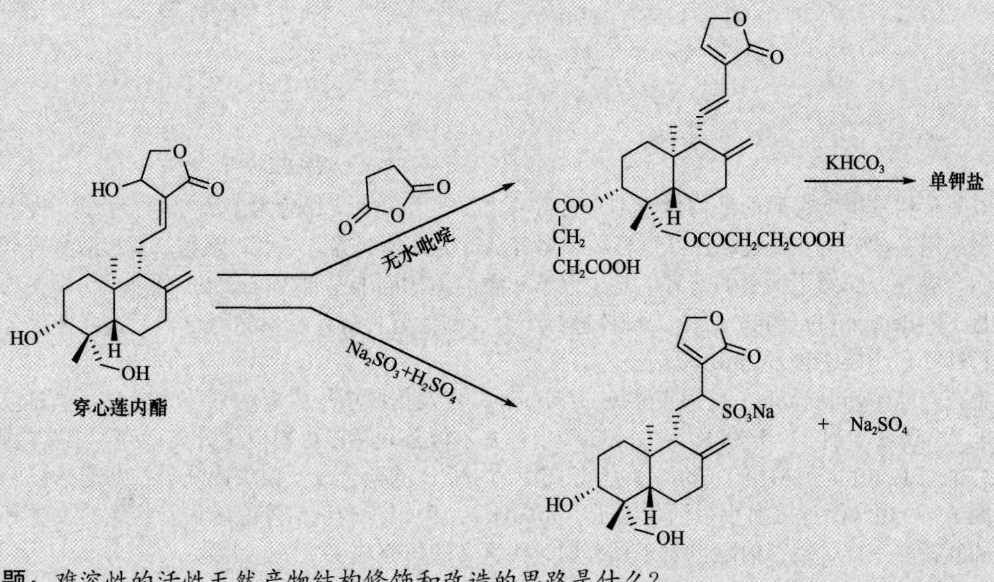

HO O O HO H OH

穿心莲内酯

O O O

无水吡啶

O O COO CH_2 CH_2COOH H $OCOCH_2CH_2COOH$

$KHCO_3$ → 单钾盐

$Na_2SO_3+H_2SO_4$

O O SO_3Na HO H OH　+　Na_2SO_4

问题： 难溶性的活性天然产物结构修饰和改造的思路是什么？

从海州常山 *Clerodendrum trichotomum* 中分离的海常黄素 A（clerodendrin A）是具有新克罗烷（neoclerodane）骨架的苦味素，对昆虫幼虫有强的拒食活性，其活性中心为结构中特征官能团全氢呋喃骈[2,3-*b*]二氢呋喃环。

海常黄素A

雷公藤甲素（triptolide）、雷公藤乙素（tripdiolide）、雷公藤内酯（triptolidenol）及 16-羟基雷公藤内酯醇（16-hydroxytriptolide）是从雷公藤 *Tripterygium wilfordii* 根中分离出来的抗肿瘤活性物质。雷公藤甲素对乳腺癌和胃癌细胞系集落形成有抑制作用，16-羟基雷公藤内酯醇具有较强的抗炎、免疫抑制和雄性抗生育作用。

	R_1	R_2	R_3
雷公藤甲素	H	H	CH_3
雷公藤乙素	OH	H	CH_3
雷公藤内酯	H	OH	CH_3
16-羟基雷公藤内酯醇	H	H	CH_2OH

紫杉醇（taxol）又称红豆杉醇，为 20 世纪 90 年代国际上抗肿瘤药三大成就之一，最早从太平洋红豆杉 *Taxus brevifolia* 的树皮中分离得到，1992 年底美国 FDA 批准上市，临床用于治疗卵巢癌、乳腺癌和肺癌。

紫杉醇

巴卡亭Ⅲ R=Ac
10-去乙酰基巴卡亭Ⅲ R=H

红豆杉树皮中紫杉醇的平均含量不足百万分之二，为解决紫杉醇的来源问题，中国、日本和欧美学者采用各种方法和途径，在红豆杉组织培养、寄生真菌培养、红豆杉栽培、紫杉醇全合成、紫杉醇半合成等方面做了大量的研究。其中以紫杉醇前体物巴卡亭Ⅲ（baccatin Ⅲ）和 10-去乙酰巴卡亭Ⅲ（l0-deacetyl baccatin Ⅲ）为母核进行半合成制备紫杉醇途径最为可行，而这两种化合物在红豆杉针叶和小枝中含量达 0.1%。

视窗 10-1

银杏内酯（ginkgolide）是银杏 *Ginkgo biloba* 根皮及树叶中所含有的强苦味成分，主要包括银杏内酯 A、B、C、M、J、L 和 K 等。1932 年中西香尔等首先从银杏树皮中分离得到了银杏内酯 A、B、C、M、J，1988 年科里（Corey）完成了银杏内酯 B 的全合成。银杏内酯类二萜能拮抗血小板活化因子，可用来治疗因血小板活化因子引起的休克，为银杏制剂治疗心脑血管疾病的主要有效成分。和紫杉醇一样，银杏内酯也属于具有划时代意义的研究成果之一。

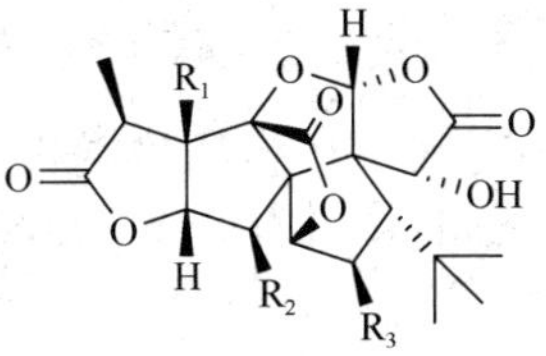

	R_1	R_2	R_3
银杏内酯A	OH	H	H
银杏内酯B	OH	OH	H
银杏内酯C	OH	OH	OH
银杏内酯M	H	OH	OH
银杏内酯J	OH	H	OH

甜叶菊 *Stevia rebaudiana* 叶中含有对映-贝壳杉烷（*ent*-kaurane）型二萜苷，包括甜菊苷（stevioside）及甜菊苷（rebaudioside）A、D、E 等多种甜味苷。甜叶菊中总甜菊苷含量约 6%，其甜度约为蔗糖的 300 倍，其中又以甜菊苷 A 甜味最强，但含量较少。甜菊苷因其高甜度、低热量等优良特性，在医药、食品工业中广泛应用。我国已大面积栽种甜叶菊，并生产甜菊苷。

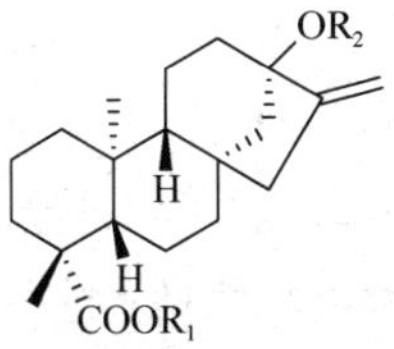

	R_1	R_2
甜菊苷	Glc	Glc $\frac{2\quad 1}{}$ Glc
甜菊苷A	Glc	${}_3$Glc $\frac{2\quad 1}{}$ Glc ^{1}Glc
甜菊苷D	Glc $\frac{2\quad 1}{}$ Glc	${}_3$Glc $\frac{2\quad 1}{}$ Glc ^{1}Glc
甜菊苷E	Glc $\frac{2\quad 1}{}$ Glc	Glc $\frac{2\quad 1}{}$ Glc

冬凌草 *Rabdosia rubescens* 是唇形科香茶菜属植物，又名碎米桠，以全株入药。全株粗制剂对食管癌、贲门癌、肝癌、乳腺癌、直肠癌有一定缓解作用，可防治放射治疗的不良反应，如急、慢性咽炎，扁桃体炎，腮腺炎，气管炎，慢性迁延性肝炎等。冬凌草的化学成分甚为复杂，含有单萜、倍半萜、二萜、三萜等系列萜类化合物。早期从冬凌草叶的乙醚提取物中分离出四种二萜类成分，即冬凌草甲素、乙素、丙素和丁素。

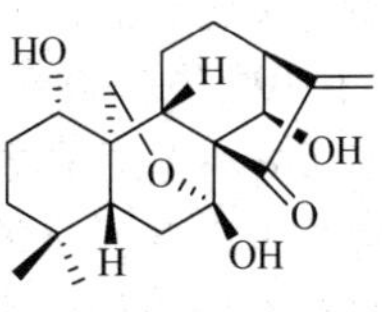

冬凌草甲素 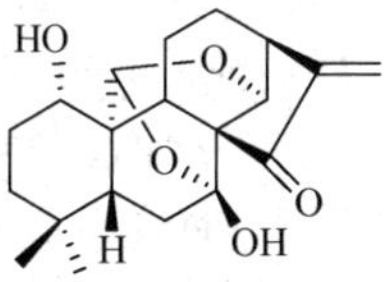　　冬凌草乙素 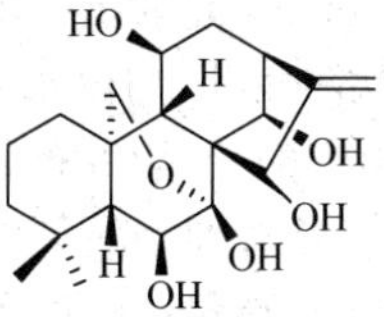　　冬凌草丙素 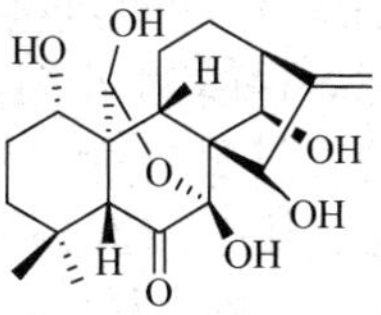　　冬凌草丁素

四、二倍半萜

（一）概述

二倍半萜（sesterterpenoid）是由 5 个异戊二烯单位构成、含 25 个碳原子的萜类化合物。根据其碳骨架的构成可分为无环、单环、双环、三环、四环及五环二倍半萜等。有些化合物虽不含 25 个碳原子，却明显是二倍半萜的衍生物，通常也归为二倍半萜，如少于 25 个碳的降二倍半萜（norsesterterpene）、多于 25 个碳的二倍半萜烷基化产物和含有非萜取代基团的二倍半萜。

二倍半萜在生源上由焦磷酸香叶基金合欢酯（geranylfarnesyl pyrophosphate，GFPP）衍生而成，多为结构复杂的多环性化合物。在众多萜类化合物中，二倍半萜是最不常见的。从 1956 年奥尔塞尼戈（Orsenigo）分离到第一个二倍半萜至今，天然二倍半萜仅有 1300 多种，分布在海绵、地衣、微生物、昆虫分泌物、唇形科植物等。近年来，越来越多的结构新颖的二倍半萜类成分被报道，而海洋生物和微生物是二倍半萜类成分最主要的来源。

（二）链状二倍半萜

链状无环二倍半萜较少见，主要来源于海洋生物，它们的一端常常具有一个呋喃环，而另一端常连接一个特窗酸（tetronic acid）基团，这类化合物通常称为呋喃型二倍半萜特窗酸（furanosesterterpene tetronic acid，FTA）。目前已报道的 FTA 类成分均来源于海绵。

视窗 10-2

（三）环状二倍半萜

蚧壳虫（scale insect）是果树的重要害虫，主要为害桃、梨、柑橘及苹果等。从角蜡蚧 *Ceroplastes ceriferus* 的蜡质层中分离得到了 ceriferol、ceriferic acid、ceriferol-Ⅰ、ceriferol-Ⅱ等一系列的单环二倍半萜。

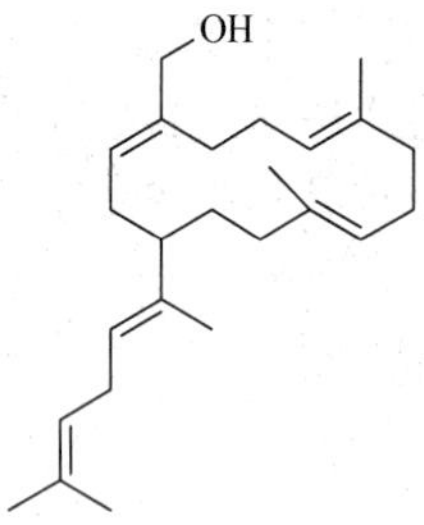

ceriferol 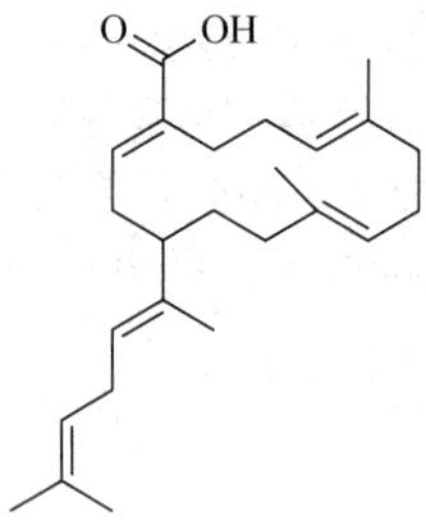　　ceriferic acid 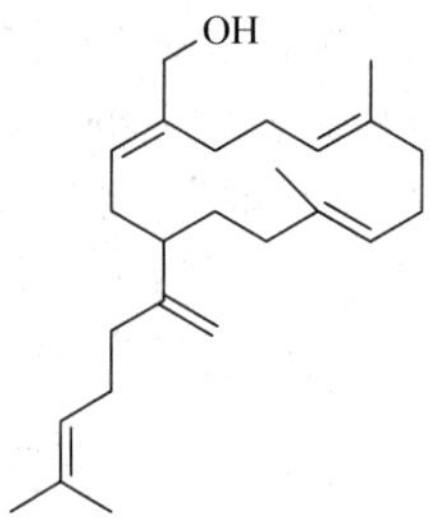　　ceriferol-Ⅰ 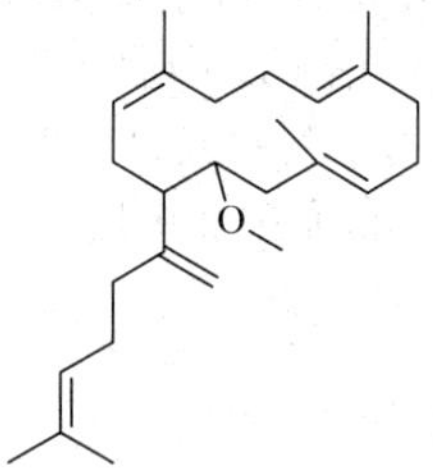　　ceriferol-Ⅱ

terpestacin 是由十五元环和五元环稠合而成的双环二倍半萜，它可以抑制 HIV 病灶的细胞合胞体的形成，同时也能抑制肿瘤血管生成，其生物活性具有较好的选择性，被认为是一种非常有前景的抗癌和抗 HIV 药物的先导化合物。

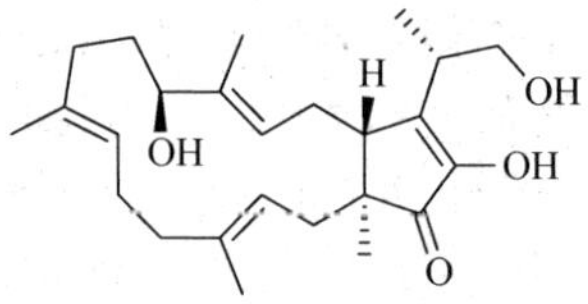

terpestacin

蛇孢菌素（ophiobollin）是从侵染水稻和玉米的平脐蠕孢属（*Bipolaris*）真菌中分离到的一类植物毒素，曾导致了水稻叶斑病和玉米小斑病的大流行，目前一共分离鉴定了 100 多个该类化合物。在所有研究过植物毒性的蛇孢菌素中，以蛇孢菌素 A、3-脱水蛇孢菌素 A 和 6-*epi*-蛇孢菌素 A 的毒性最明显。其中，前两者不仅能显著抑制菠菜的光合作用，而且能在多种叶片上引起显著的褐色坏死斑，对一些禾本科植物如玉米、高粱、稗草等有较强的致病性。最近的研究发现蛇孢菌素还具有抗菌、抗线虫、抗病毒、抗癌、抗疟疾等生物活性。

scalarin 是第一个具有 6/6/6/6 四环骨架的 scalarane 型二倍半萜，该化合物是从海绵 *Cacospongia scalaris* 中分离到的，目前有约 200 个该类二倍半萜。该类化合物有多种母核结构和不同的含氧官能团，同时也具有丰富的生物活性，如细胞毒性、抗菌、抗炎、抗真菌、抗肿瘤、抗病毒、抗 HIV、抗结核、抑制血小板聚集和激活神经生长因子的合成等。

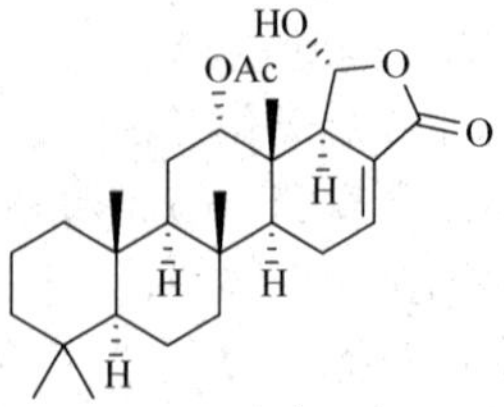

scalarin

网肺衣酸（retigeranic acid）是从网肺衣 *Lobaria retigera* 及其近缘种中分离得到的具有五环骨架的二倍半萜。niduterpenoid A 和 B 是来源于构巢曲霉 *Aspergillus nidulans* 的六环二倍半萜，这也是首次发现具有六环骨架的二倍半萜。

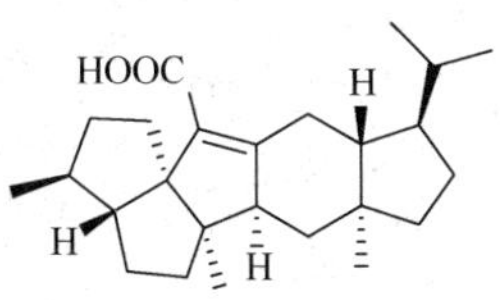

网肺衣酸 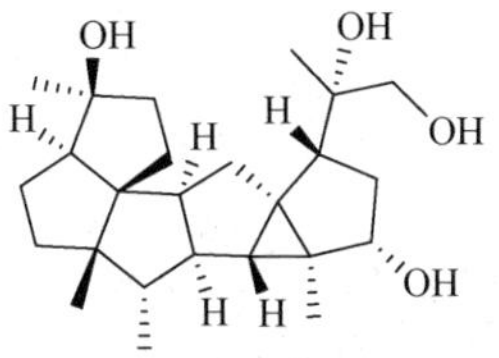　　niduterpenoid A 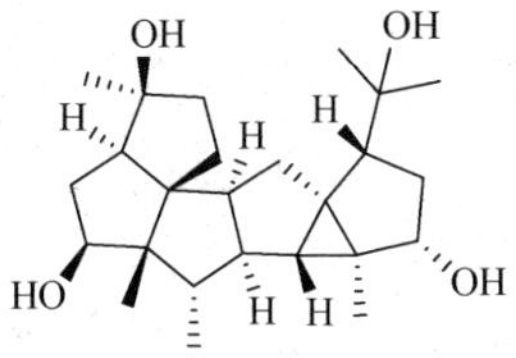　　niduterpenoid B

第二节　萜类化合物的理化性质

萜类成分的范围很广，彼此间的结构与性质差异很大，但它们都由同一生源途径衍变而来，分子结构中多具有双键、共轭双键及活泼氢原子，较多萜类具有内酯结构，因而具有一些相似的理化性质，下面仅就其共性作一归纳。某些特殊结构的萜类，如草酚酮、环烯醚萜、薁类等化合物的特性不再赘述。

一、物理性质

（一）性状

1. 形态　单萜和倍半萜类多为具有特殊香气的油状液体，在常温下可以挥发，少数为低熔点的固体。单萜的沸点比倍半萜低，可利用该规律性，采用分馏的方法将它们分开。单萜和倍半萜随着分子量、双键和官能团的增加，化合物的熔点和沸点相应增高，挥发性降低。二萜和二倍半萜多为结晶性固体。

2. 味　萜类化合物多具有苦味，有的味极苦，所以萜类化合物又称苦味素。但有的萜类化合物具有强的甜味，如二萜多糖苷甜菊苷的甜味是蔗糖的 300 倍。

3. 旋光和折光性　大多数萜类化合物结构中含有不对称碳原子，具有光学活性，且多有异构体存在。低分子萜类具有较高的折光率。

（二）溶解性

萜类化合物亲脂性强，易溶于醇及亲脂性有机溶剂，难溶于水，但单萜和倍半萜能随水蒸气蒸馏。随着含氧官能团的增加或成苷的萜类，则水溶性增加。具有内酯结构的萜类化合物能溶于碱水，酸化后，又从水中析出，此性质可用于萜内酯的分离与纯化。

萜类化合物的苷中含糖数量均不多，但具有一定的亲水性，能溶于热水，易溶于甲醇、乙醇，不溶于亲脂性有机溶剂。

萜类化合物对高热、光和酸碱较为敏感，易发生氧化、重排等反应，引起结构的改变，在提取分离时应注意。

二、化学性质

（一）加成反应

含有双键和醛、酮等羰基的萜类化合物，可与某些试剂发生加成反应，其产物往往是结晶性的。这不但可供识别萜类化合物分子中不饱和键的存在和不饱和的程度，还可借助加成反应产生完好的晶体，用于萜类的分离纯化及结构鉴定。萜类化合物结构中的双键可以与卤化氢、溴、亚硝酰氯等试剂加成，反应原理和反应产物与烯烃类似，不再赘述。其中与亚硝酰氯反应生成的氯化亚硝基衍生物还可进一步与伯胺或仲胺（常用六氢吡啶）缩合生成亚硝基胺类。后者具有一定的结晶形状和一定的物理常数，在鉴定萜类成分上颇有价值。带有共轭双键的萜类化合物能与顺丁烯二酸酐发生第尔斯-阿尔德（Diels-Alder）加成。

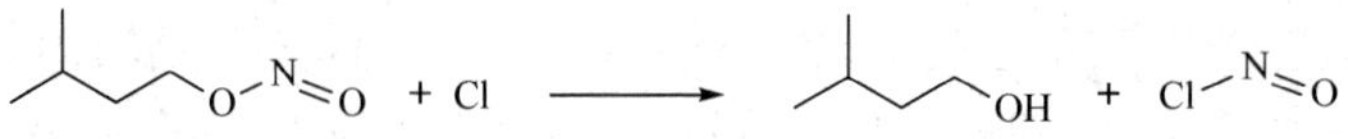

亚硝酸异戊酯 亚硝酰氯

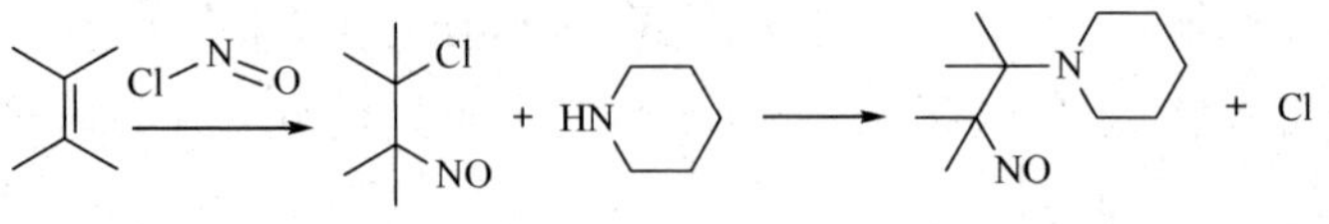

不饱和萜类 氯化亚硝基衍生物 亚硝基胺类

含羰基的萜类化合物可与亚硫酸氢钠、硝基苯肼、吉拉德试剂等羰基试剂发生加成反应，可用于萜类化合物的鉴别和提取，详见挥发油部分。

（二）氧化反应

萜类成分中的基团可在不同条件下被氧化剂氧化，生成氧化产物。常用的氧化剂有臭氧、铬酐（三氧化铬）、四乙酸铅、高锰酸钾、二氧化硒等，其中以臭氧的应用最为广泛。例如，臭氧氧化萜类化合物中的烯键的反应，既可用来测定分子中双键的位置，又可用于萜类化合物的醛酮合成。

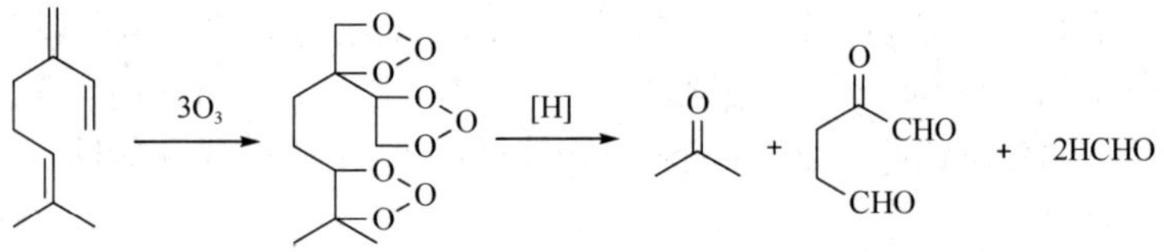

月桂烯 α-羰基异二醛

铬酐是应用非常广泛的一种氧化剂，几乎能与所有可氧化的基团作用，利用强碱型离子交换树脂与三氧化铬制得具有铬酸基的树脂，它与仲醇在适当溶剂中回流，则生成酮，收率高达 73%～98%，副产物少，产物极易分离、纯化。例如，薄荷醇氧化成薄荷酮的反应如下所示：

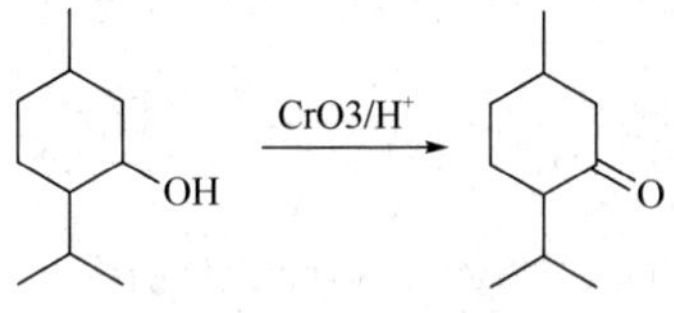

薄荷醇 薄荷酮

高锰酸钾是常用的中强氧化剂，可使环断裂而氧化成羧酸。

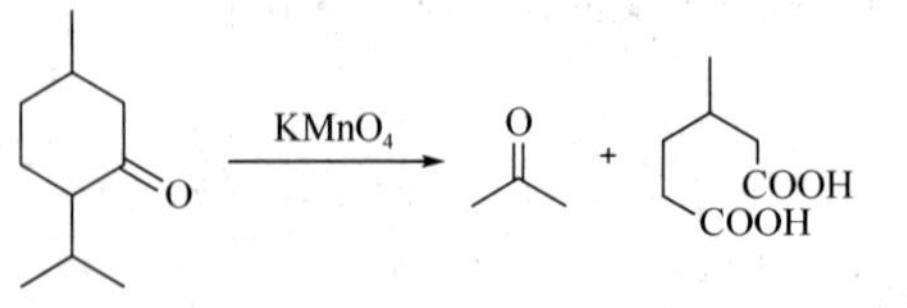

番薄荷醇 β-甲基乙二酸

二氧化硒是具有特殊性能的氧化剂，它较专一地氧化羰基的 α-甲基或亚甲基，以及碳碳双键旁的 α-亚甲基。

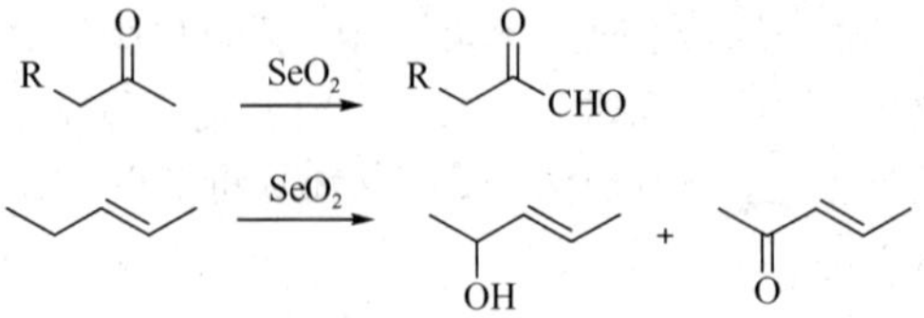

（三）脱氢反应

脱氢反应在研究萜类化学结构时发挥重要作用，特别在早期研究萜类化合物母核骨架时具有重要意义。在脱氢反应中，环萜的碳骨架因脱氢转变为芳香烃类衍生物，芳烃衍生物的结构容易通过合成的方法加以鉴定。脱氢反应通常在惰性气体保护下，用铂黑或钯做催化剂，将萜类成分与硫或硒共热（200～300℃）而实现脱氢，有时可能导致环的裂解或环合。

S
–H
OH
β-桉醇

Se
O
+
OH
薄荷酮

S或Se
COOH
松香酸
1-甲基-7-异丙基菲

（四）瓦格纳-梅尔外因重排反应

萜类化合物，特别是双环萜在发生加成、消除或亲核取代反应时，常常伴随碳架的改变，发生瓦格纳-梅尔外因（Wagner-Meerwein）重排。目前工业上由 α-蒎烯合成樟脑的过程，就是应用 Wagner-Meerwein 重排，再氧化制得。Wagner-Meerwein 重排也是萜类化合物生物合成途径中的重要反应。

Al_2O_3
150~160℃
异构化
α-蒎烯
HCOOH
⊕
重排
⊕
H—C—O—
O

O—C—H
O
水解
OH
Cr_2O_3/强碱性树脂
丙酮
O
樟脑

第三节　萜类化合物的提取与分离

萜类化合物虽都由活性异戊二烯衍变而来，但种类繁多、骨架庞杂。其中低分子量萜类多为挥发油，单萜中的环烯醚萜多为苷类；倍半萜除构成挥发油的组分外，以内酯多见；乌头烷型二萜却以二萜生物碱的形式存在；还有具芳香性的草酚酮和薁类。萜类结构的差异性导致其提取分离的方法呈现多样化。

鉴于单萜和倍半萜多为挥发油的组成成分，其提取分离方法将在挥发油中重点论述，本节仅介绍环烯醚萜苷、倍半萜内酯及二萜的提取与分离方法。

一、提　　取

在萜类化合物中，环烯醚萜以苷的形式较多见，而其他萜类则少见。环烯醚萜苷多以单糖苷的形式存在，苷元的分子量较小，且多具有羟基，所以亲水较强，一般易溶于水、甲醇、乙醇、正丁醇等溶剂，而难溶于亲脂性有机溶剂，故多用甲醇或乙醇进行提取。

非苷形式的萜类化合物具有较强的亲脂性，溶于甲醇、乙醇，易溶于氯甲烷、乙酸乙酯、苯、乙醚等亲脂性有机溶剂。这类化合物一般用有机溶剂提取，或用甲醇、乙醇提取后，再用亲脂性有机溶剂萃取。

值得注意的是萜类化合物，尤其是倍半萜内酯类化合物容易发生结构重排，二萜类易聚合树脂化，引起结构的变化，所以宜选用新鲜药材或迅速晾干的药材，并尽可能避免酸、碱的处理。含苷类成分时，则要避免接触酸，以防发生水解，而且应按提取苷类成分的方法，先破坏酶的活性。

（一）溶剂提取法

1. 苷类化合物的提取 用甲醇或乙醇进行提取，经减压浓缩后转溶于水中，滤除水不溶性杂质，再用乙醚或石油醚萃取，除去残留的树脂类等脂溶性杂质，水层再用正丁醇萃取，减压回收正丁醇后即得粗总苷。

2. 非苷类化合物的提取 用甲醇或乙醇进行提取，经减压浓缩后转溶于水中，滤除水不溶性杂质，再用乙酸乙酯萃取，回收溶剂得总萜类提取物；或用不同极性的有机溶剂按极性递增的方法依次分别萃取，得不同极性的萜类提取物。

（二）碱提取酸沉淀法

利用内酯环“遇碱开裂，遇酸环合”的性质（详见第七章），对于倍半萜内酯类化合物，可用热碱液提取，内酯环开环成盐而溶于水中，随后加酸酸化，内酯环闭合，从溶液中析出。但用酸、碱处理时，应注意酸碱的浓度、加热的时间，以防引起构型的改变。

（三）吸附法

1. 活性炭吸附法 苷类的水提取液用活性炭吸附，经水洗除去水溶性杂质后，再选用适当的有机溶剂如烯醇、醇依次洗脱，回收溶剂，可能得到纯度较高的苷类化合物，如桃叶珊瑚苷的分离。

2. 大孔树脂吸附法 将含有苷的水溶液通过大孔树脂吸附，用水、烯醇、醇依次洗脱，再经脱色、重结晶等方法处理，可得纯度较高的苷类化合物，如甜菊苷的提取与分离：

甜叶菊叶 $\xrightarrow{\text{热水提取}}$ 提取液 $\xrightarrow{OH^-}$ 清液 $\xrightarrow{\text{D101大孔树脂}}$

$\xrightarrow{\text{95\%乙醇溶液洗脱}}$ $\xrightarrow{\text{脱色，甲醇结晶}}$ 甜菊苷结晶

二、分　离

（一）结晶法分离

有些萜类的萃取液回收至高浓度时就有结晶析出，滤出结晶，再以适当的溶媒重结晶，可得纯度较高的萜类化合物。

（二）柱色谱分离

分离萜类化合物多用吸附柱色谱，常用的吸附剂有硅胶、氧化铝等，其中应用最多的是硅胶，几乎所有的萜类化合物都可以选用硅胶柱色谱分离。

由于氧化铝在色谱分离过程中可能引起萜类化合物的结构变化，故选用氧化铝作吸附剂时要慎重，一般多选用中性氧化铝。

此外，也可采用硝酸银色谱法进行分离，因萜类化合物结构中多具有双键，且不同萜类的双键数目和位置不同，与硝酸银形成络合物难易程度和稳定性也有差别，可借此分离。有时可借萜类化

合物性质上的差异，联合使用硝酸银-硅胶或硝酸银-中性氧化铝柱色谱分离，以提高分离效率。

萜类化合物的柱色谱分离一般选用非极性有机溶剂，如正己烷、石油醚、环己烷、乙醚、苯或乙酸乙酯作洗脱剂。但使用单一溶剂往往达不到分离的效果，故在实践中多选用混合溶剂，而且应根据被分离物质的极性大小来考虑。

（三）利用结构中特殊官能团进行分离

可利用萜类化合物的含氧官能团进行分离，如倍半萜内酯可在碱性条件下开环，加酸后又环合，借此与非内酯类化合物分离；萜类生物碱也可用酸碱法分离；含不饱和双键、羰基的萜类化合物可用加成的方法制备成相应衍生物加以分离。

第四节　萜类化合物的结构鉴定

萜类化合物是目前天然产物研究中最活跃的方向之一，主要得益于现代波谱技术的应用，尤其是 2D-NMR 的应用，同时使得过去经典的化学方法降至辅助地位。紫外光谱和红外光谱在萜类的鉴定中仅能提供少量共轭体系和官能团的信息，作用较为有限。又由于萜类化合物结构类型复杂，大多缺少“定向”裂解基团，因而在电子轰击下能裂解的化学键较多，重排屡屡发生，裂解方式复杂，因此质谱提供的结构信息也较少。

由于萜类化合物骨架结构的复杂多样，很难系统总结其共性的波谱特征。在实际工作中，萜类化合物的结构鉴定大多依赖于 1D-NMR 和 2D-NMR。本节以柄篮状菌来源的四个 5–8–6 三环二萜 talaronoid A～D 为例进行萜类化合物结构解析的讲解。

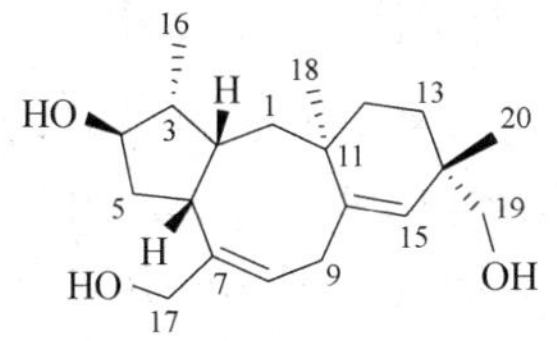

talaronoid A 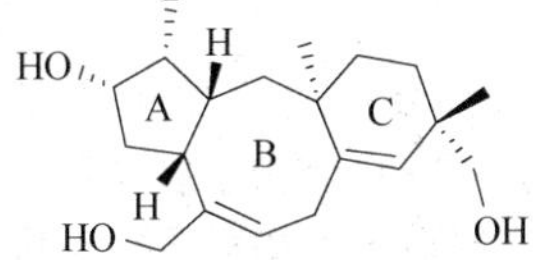　　talaronoid B

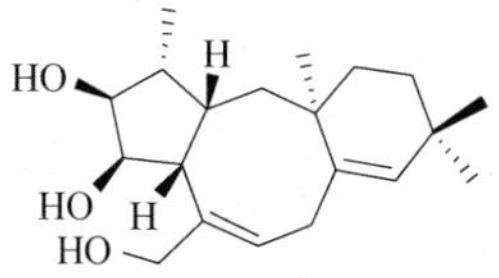

talaronoid C 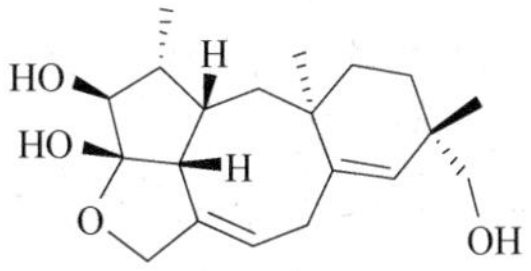　　talaronoid D

一、基 本 性 质

talaronoid A～D 均为无色油状，易溶于甲醇，乙酸乙酯，不溶于水。其旋光度$[\alpha]_D^{20}$分别如下：+47（*c* 0.1, MeOH），+100（*c* 0.1, MeOH），+66（*c* 0.1, MeOH），+82（*c* 0.1, MeOH）。(+)-HRESIMS 显示 talaronoid A 的$[M+Na]^+$准分子离子峰为 343.2238（理论值 343.2244），故确定其分子式为$C_{20}H_{32}O_3$。

二、主要官能团

talaronoid A的红外光谱在3399cm^{-1}处有强吸收峰，说明该化合物中含有羟基；紫外光谱仅有末端吸收，可以推断其分子中没有共轭体系，仅可能有非共轭双键。其^{1}H-NMR显示，该化合物含3个甲基信号（δ_H 1.09ppm，s；0.98ppm，s；0.78ppm，d，J=7.6Hz），2个连氧亚甲基信号（δ_H 3.97ppm，d，J=12.3Hz；3.85ppm，d，J=12.3Hz；δ_H 3.26ppm，d，J=10.7Hz；3.20ppm，d，J=10.7Hz），2个烯氢（δ_H 5.66ppm和5.21ppm），以及1个连氧次甲基（δ_H 3.91ppm）。其^{13}C-NMR和DEPT谱显示，

该化合物有20个碳，其中3个甲基碳、7个亚甲基碳、4个次甲基碳、2个季碳和4个烯碳。

三、平面结构

根据分子式，该化合物不饱和度为5，除两个双键外，推测其具有三环体系。结合相关文献和核磁特点推测talaronoid A与5–8–5环壳梭菌素骨架较为接近。以5–8–5环壳梭菌素骨架为基础，对talaronoid A的HMBC和^{1}H–^{1}H COSY进行初步解析（图10-1），发现它们的A环和B环基本一致，为5–8环。^{1}H–^{1}H COSY信号H-3/H-4/H_2-5和H-8/H_2-9，以及HBMC中的H-17与C-6，C-7，C-8的相关说明C-4和C-17发生了氧化，且C-7与C-8之间为双键。随后，通过^{1}H–^{1}H COSY和HMBC对其剩余的C信号和H信号进行了解析。H-12/H-13的^{1}H–^{1}H COSY信号，以及HMBC中Me-18与C-12，Me-20和H_2-19与C-13，C-14，C-15，H-15与C-9，C-10，C-11，C-13和C-14的相关确定了talaronoid A中C环为六元环，而不是5–8–5环壳梭菌素中的5元环，该六元环通过C-10和C-11与B环骈合。至此，确定了talaronoid A的平面结构，相比于5-8-5环壳梭菌素，talaronoid A的C环发生了扩环，新增了一个季碳。

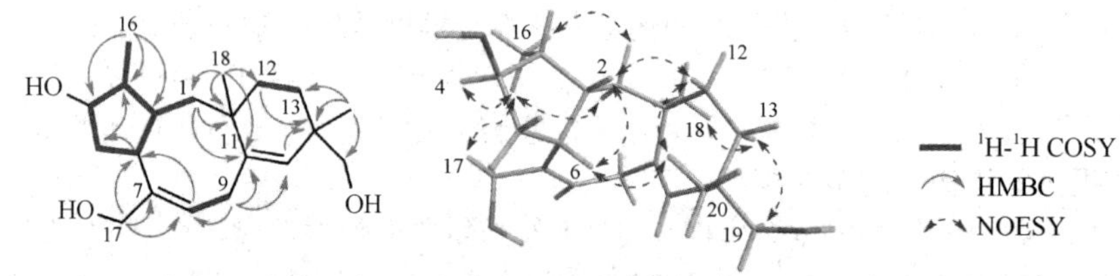

图 10-1 talaronoid A 的二维图谱相关信号

四、立体构型

通过NOESY对talaronoid A的相对构型进行了解析（图10-1）。首先，Me-18/H-13α的相关证明其处于同向的直立键，H-13α/H_2-19的相关则证明了C-19羟甲基为α构型。因此，Me-20/H-6，H-6/H-2，H-2/H-12β的相关信号，表明H-2和H-6均为β构型。最后通过H_2-17/Me-16和Me-16/H-4的相关信号确认了Me-16为α构型，而4-OH为β构型。综上所述，talaronoid A的相对构型得以确认。talaronoid A的绝对构型是通过计算ECD来确定的。将talaronoid A的实测ECD曲线与talaronoid A（2*R*,3*R*,4*R*,6*R*,11*S*,14*S*）及其对映体*ent*-talaronoid A（2*S*,3*S*,4*S*,6*S*,11*R*,14*R*）的计算ECD曲线进行对比，确定了该化合物的绝对构型。

talaronoid B 的 HRESIMS 数据显示其与 talaronoid A 拥有相同分子式 $C_{20}H_{32}O_3$。^{1}H-NMR 和 ^{13}C-NMR 数据证明 talaronoid B 和 talaronoid A 相似，除了 C-3，C-4，C-5 和 Me-16 的化学位移，经过仔细分析其 2D-NMR，发现两者为 C-4 位差向异构体。

talaronoid C 的 HRESIMS 数据显示其与 talaronoid A 分子式相同，为 $C_{20}H_{32}O_3$。该化合物的 ^{1}H-NMR 和 ^{13}C-NMR 数据与 talaronoid A 非常相似，主要区别在于 C-5（δ_H 4.41, m；δ_C 75.3）发生氧化，以及 C-19 被还原为甲基（δ_H 1.04, s；δ_C 29.4）。在 NOESY 谱中，Me-16/H_2-17 和 H_2-17/H-5 的相关证实 H-5 为 α 构型，而其余手性中心与 talaronoid A 一致。

talaronoid D 的 HRESIMS 给出其准分子离子峰 *m/z* 357.2037（$[M+Na]^+$计算值 $C_{20}H_{30}O_4Na$, 357.2042），提示 talaronoid D 的分子式为 $C_{20}H_{30}O_4$，具有 6 个不饱和度。^{1}H-NMR 和 ^{13}C-NMR 显示 talaronoid D 同样是 5–8–6 三环系二萜，而与 talaronoids A–C 相比多出一个不饱和度，推测可能多形成一个氧环。呋喃环 D 环的形成可由 C-5（δ_C 119.5）的化学位移值以及 HMBC 中 H_2-17 和 C-5 的相关证明。NOESY 谱中，Me-16/H-17α 的相关信号证明 A 环与 D 环是顺式骈合，从而确定了 C-5 的构型，其余手性中心与 talaronoid A 一致。

talaronoid B～D 的 ECD 与 talaronoid A 相似，由此确定了化合物 talaronoid B～D 的绝对构型。

第五节　萜类化合物的生物活性

一、抗　肿　瘤

恶性肿瘤严重危害人类生命健康，是导致死亡的第一大疾病，我国每年死亡人数中，有 20% 死于恶性肿瘤。为了寻找安全有效的抗肿瘤新药，科学家将目光投入到自然界中的天然产物。

紫杉醇是一种存在于各种紫杉属植物中的微量二萜类化合物。它能作用于细胞有丝分裂过程中形成纺锤体的微管蛋白，促进微管聚合并抑制其解溶，具有广谱、抗肿瘤活性强的效果，尤其对子宫癌、卵巢癌和乳腺癌具有特殊疗效。紫杉醇是临床上治疗肿瘤的良好药物，被认为是最有效的抗肿瘤药之一。

除植物来源的抗肿瘤萜类药物之外，许多微生物来源的萜类化合物也具有良好的抗肿瘤作用。例如，从真菌 *Talaromyces flavus* 中发现的倍半萜类化合物 talaperoxide D 对人前列腺癌细胞（PC-3），人肝癌细胞（HepG2），人乳腺癌高转移细胞（MDA-MB-435）具有显著的抑制作用，其 IC_{50} 分别为 0.70μg/mL、0.90μg/mL、0.91μg/mL。

二、抗 寄 生 虫

疟疾是由疟原虫寄生于人体所引起的危害严重的寄生虫病，广泛流行于热带、亚热带发展中国家，是危害最严重的传染性疾病之一，与艾滋病、结核病并列为全球三大公共卫生问题。中国药学家屠呦呦等受中医古籍启发，筛选出青蒿作为抗疟疾首选药材，率先发现青蒿有效部位乙醚提取物，进而发现青蒿素及其活性衍生物，为抗疟事业做出突出贡献，荣获 2015 年诺贝尔生理学或医学奖。研究表明，当疟原虫大量吞噬红细胞时，会释放出高浓度的血红素分子，青蒿素会在疟原虫代谢旺盛处被血红素激活；激活后的青蒿素与疟原虫蛋白质结合，致使其失去活性，进而杀死疟原虫，具有低毒和速效的特点。

从银胶菊 *Parthenium hysterophorus* 中分离到的倍半萜类化合物银胶菊素（parthenin）也被证实具有抗疟疾的作用。Tagitinin C 是肿柄菊 *Tithonia difolia* 中的一种重要倍半萜，具有抗锥虫体 *Trypanosoma brucei* 活性，其 IC_{50} 低至 0.0042μg/mL。从菊芋 *Helianthus tuberosus* 中分离到的 budlein A 表现出很强的杀曼氏血吸虫 *Schistosoma mansoni* 活性。

三、抗菌和抗病毒

穿心莲内酯（andrographolide）为中药穿心莲 *Andrographis paniculala Nees* 中的二萜内酯类化合物，是中药穿心莲的主要有效成分。穿心莲内酯对铜绿假单胞菌 *Pseudomonas aeruginosa* 生物膜抑制作用明显，与阿奇霉素（azithromycin）也有协同抗菌作用。此外，穿心莲内酯对大多数测试的革兰氏阳性细菌显示出潜在的抗菌活性，其中，对金黄色葡萄球菌 *Stphylococeus aureus* 最敏感，对其生物膜的形成具有抑制作用。

异龙脑具有较低的细胞毒性和相对较强的抗单纯疱疹病毒-1（HSV-1）的作用。其抗病毒活性的机制依赖于异冰片的羟基与病毒包膜脂质的相互作用。此外，异冰片可以抑制病毒复制和病毒蛋白的糖基化，导致 HSV-1 丧失了传染性。其他单萜类化合物如桉树脑和冰片也有强效的抗 HSV-1 活性。

四、免 疫 活 性

从宽管花 *Eurysolen gracilis* 中发现的两个二倍半萜类的新骨架化合物 eurysoloid A 和 B 均表现出免疫抑制活性，研究表明，其作用机制是通过抑制 T 细胞细胞因子 IFN-γ 的产生从而达到免疫抑制的作用。从火把花 *Colquhounia coccinea* var. mollis 中分离到的两个二倍半萜化合物 colquhounoid D 和 14-*epi*-colquhounoid D 也表现出相同的免疫抑制活性。

毛萼乙素（eriocalyxin B，EriB）是一种从疏花毛萼香茶菜 *Isodon eriocalyx* 中分离的二萜类化合物，它能选择性调控 Th1 和 Th17 细胞，发挥强有力的抗炎作用，为自身免疫疾病的治疗提出了一种独特的治疗方向。

五、降　血　糖

甜菊苷（stevioside）是一种来源于甜叶菊的二萜甜菊醇糖苷，对糖尿病有良好的治疗作用。甜菊苷和甜菊醇的抗高血糖作用可能与糖酵解相关基因的诱导表达、对肝脏线粒体 ATP 磷酸化及 NADH-氧化酶活性的抑制作用有关，导致糖酵解增加和糖异生受到抑制。

近年来，青蒿素被发现是一种潜在的改善 1 型糖尿病的治疗药物，因为它能够促进大鼠体内胰高血糖素向胰岛素的转化。

第六节　萜类化合物的生物合成

案例 10-3　①将橡胶进行焦化反应，或将松节油的蒸气经氮气稀释后，在低压下通过红热的铂丝网时，均能获得产率很高的异戊二烯；②1875 年布沙尔达（Boochardat）曾将异戊二烯加热至 280℃，发现两分子异戊二烯经 Diels-Alder 加成反应聚合而成二戊烯。二戊烯是柠檬烯的外消旋体，是一个典型的萜类化合物，存在于多种植物的挥发油中。

问题：早期在萜类化学的研究过程中，曾一度认为异戊二烯是萜类化合物在植物体内形成的生源物质，为什么？

萜类化合物有着共同的生物合成途径。在萜类化合物研究过程中，其生源途径先后有两种学说，即经验的异戊二烯法则（empirical isoprene rule）和生源的异戊二烯法则（biogenetic isoprene rule）。

一、经验的异戊二烯法则

瓦拉赫（Wallach）于 1887 年提出“异戊二烯法则”，认为自然界存在的萜类化合物都是由异戊二烯衍变而来，是异戊二烯的聚合体或衍生物，并以是否符合异戊二烯法则作为判断是否为萜类化合物的一个重要原则。但是，后来研究发现有许多萜类化合物的碳架结构无法用异戊二烯的基本单元来划分，如艾里莫芬酮（eremophilone）、土青木香酮（aristolone）、扁柏酚（hinlkitol）等。而且在植物的代谢过程中也很难找到异戊二烯的存在，因此化学家鲁日奇卡（Ruzicka）称上述法则为“经验的异戊二烯法则”，并提出所有萜类化合物的前体物质是“活性的异戊二烯”的假设。

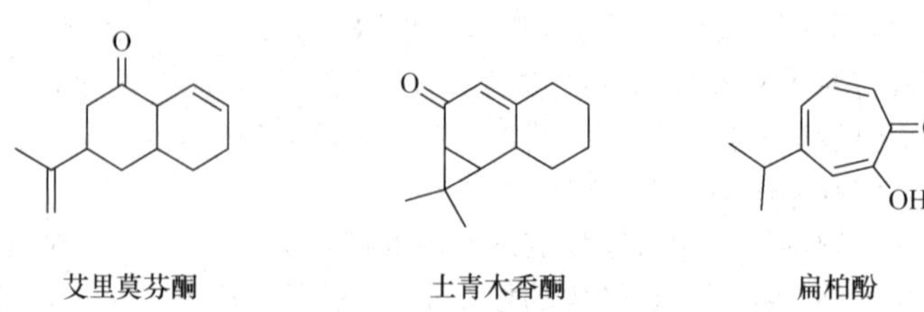

二、生源的异戊二烯法则

视窗 10-3

吕嫩（Lynen）研究证明了异戊烯焦磷酸（isopentenyl pyrophosphate，IPP）在萜类化合物生物合成过程中的存在，从而初步验证了 Ruzicka 提出的假设。其后福克斯（Folkers）于 1956 年又证明 3*R*-甲羟戊酸（3*R*-mevalonicacid，MVA）是 IPP 合成的关键性前体物质，由此证实了萜类化合物是经甲羟戊酸途径衍生的一类化合物，这就是“生源的异戊二烯法则”。

在萜类化合物的生物合成中，首先由乙酰辅酶 A（acetyl-CoA）与乙酰乙酰辅酶 A（acetoacetyl-CoA）生成羟基甲基戊二酸酰辅酶 A（hydroxymethylglutaryl CoA，HMG-CoA），后者还原生成甲羟戊酸（MVA）。MVA 经数步反应转化成 IPP，IPP 经硫氢酶（sulphyhydryl enzyme）及异构酶 IPP（IPP isomerase）转化为二甲基烯丙焦磷酸（DMAPP）。IPP 和 DMAPP 均可转化为半萜，并在酶的作用下，“头-尾”连接缩合为焦磷酸香叶酯（GPP），衍生为单萜类化合物，或继续与 IPP 分子缩合衍生为其他萜类物质。因此，IPP 和 DMAPP 目前被认为是萜类成分在生物体内形成的真正前体，是生物体内“活性的异戊二烯”物质，在生物合成中起着烷基化的作用。但三萜和四萜并不完全遵循“头-尾”的连接方式，它们是焦磷酸金合欢酯（farnesyl diphosphate，FPP）或焦磷酸香叶基香叶酯（GGPP）通过“尾-尾”的方式连接而成。异戊烯链和萜类化合物的生物合成途径如图 10-2 和图 10-3 所示。

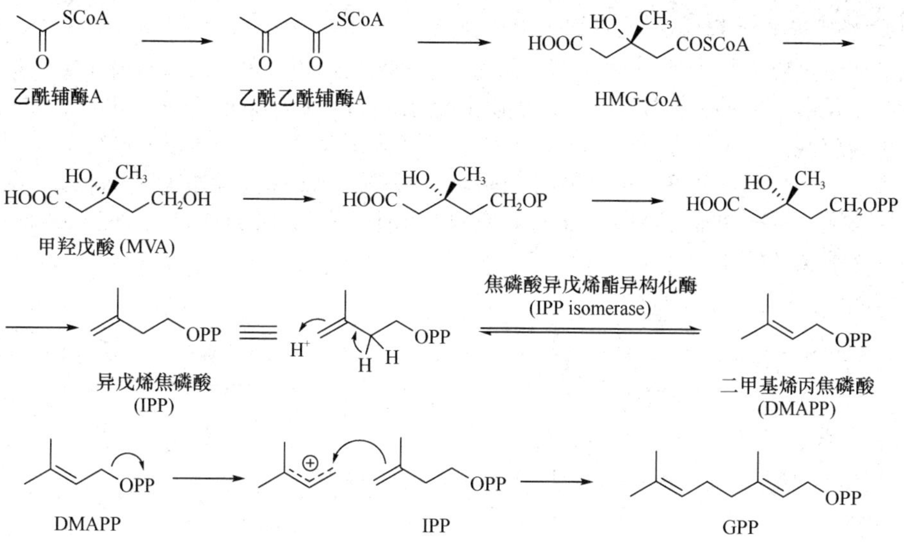

乙酰辅酶A → 乙酰乙酰辅酶A → HMG-CoA → 甲羟戊酸 (MVA) → … → 异戊烯焦磷酸 (IPP) ⇌（焦磷酸异戊烯酯异构化酶 (IPP isomerase)）二甲基烯丙焦磷酸 (DMAPP)

DMAPP + IPP → GPP

图 10-2　异戊烯链的生物合成途径

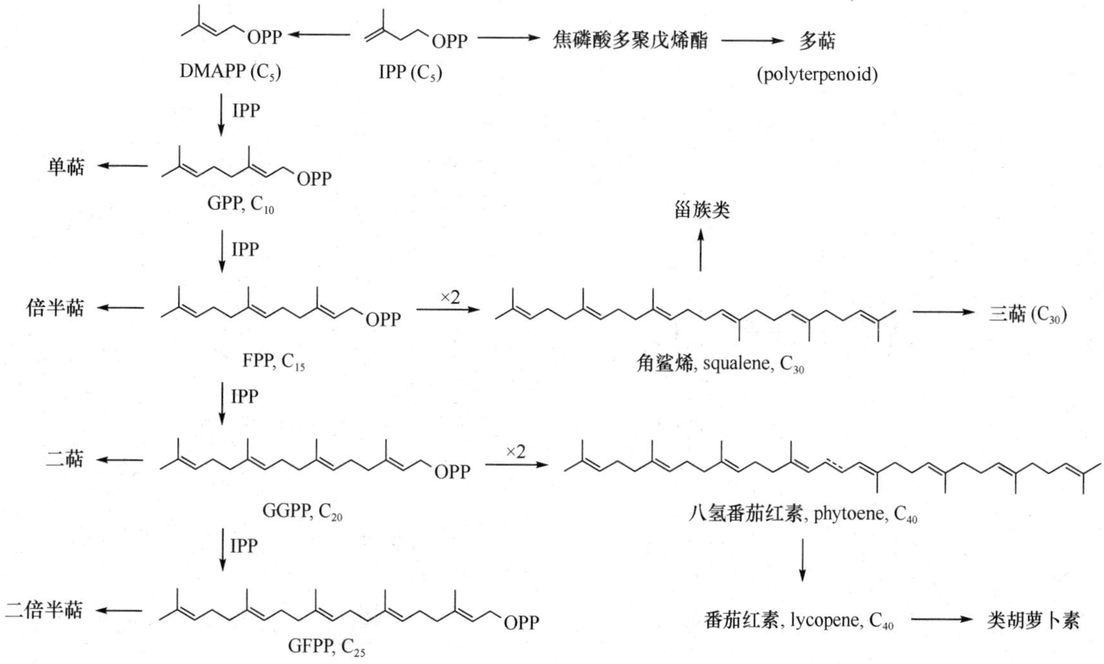

DMAPP (C_5) ← IPP (C_5) → 焦磷酸多聚戊烯酯 → 多萜 (polyterpenoid)

单萜 ← GPP, C_{10}

倍半萜 ← FPP, C_{15} —×2→ 角鲨烯, squalene, C_{30} → 三萜 (C_{30})；→ 甾族类

二萜 ← GGPP, C_{20} —×2→ 八氢番茄红素, phytoene, C_{40} → 番茄红素, lycopene, C_{40} → 类胡萝卜素

二倍半萜 ← GFPP, C_{25}

图 10-3　萜类化合物的生物合成途径

除甲羟戊酸途径外，形成萜类化合物的前体 IPP 和 DMAPP 还可通过 DOXP 途径形成。因该

途径中有中间产物 2-*C*-甲基-*D*-赤藓糖醇-4-磷酸酯（MEP），因此也称“MEP 途径”。

动物、真菌和古细菌体内只有甲羟戊酸途径，大部分细菌、少数单细胞藻类只有 MEP 途径。在植物体内，两种途径的合成位点是独立区分开的，参与甲羟戊酸途径的酶在细胞液中；参与 MEP 途径的酶在叶绿体中。三萜和甾体（细胞液产物）是通过甲羟戊酸途径合成的；其他大部分萜类化合物形成于叶绿体中，是通过 MEP 途径生成。

天然的异戊二烯属于半萜（hemiterpene），可在植物的叶绿体中形成，虽广泛存在，但其量极微，生源途径尚不清楚。自然界常有一些半萜结合在非萜化合物上，形成异戊烯基或异戊基支链，而成为一种混杂的萜类化合物，多见于黄酮和苯丙素类化合物中。

（一）单萜的生物合成

链状单萜由焦磷酸香叶酯（GPP）衍生而来，结构较为简单。单萜的结构多样性主要由环化产生。环状单萜是由 GPP 的双键异构化生成焦磷酸橙花酯（neryl pyrophosphate，NPP），NPP 再经双键转位脱去焦磷酸基，生成具薄荷烷（menthane）骨架的阳碳离子，进一步形成薄荷烷衍生物。而薄荷烷阳碳离子进一步环化，可衍生出蒎烷（pinane）、蒈烷（carane）、侧柏烷（thujane）等双环单萜骨架。蒎烷型离子再经 Wagner-Meerwein 转位重排，衍生出菠烷（bornane）、葑烷（fenchane）、莰烷（camphane）等骨架（图 10-4）。

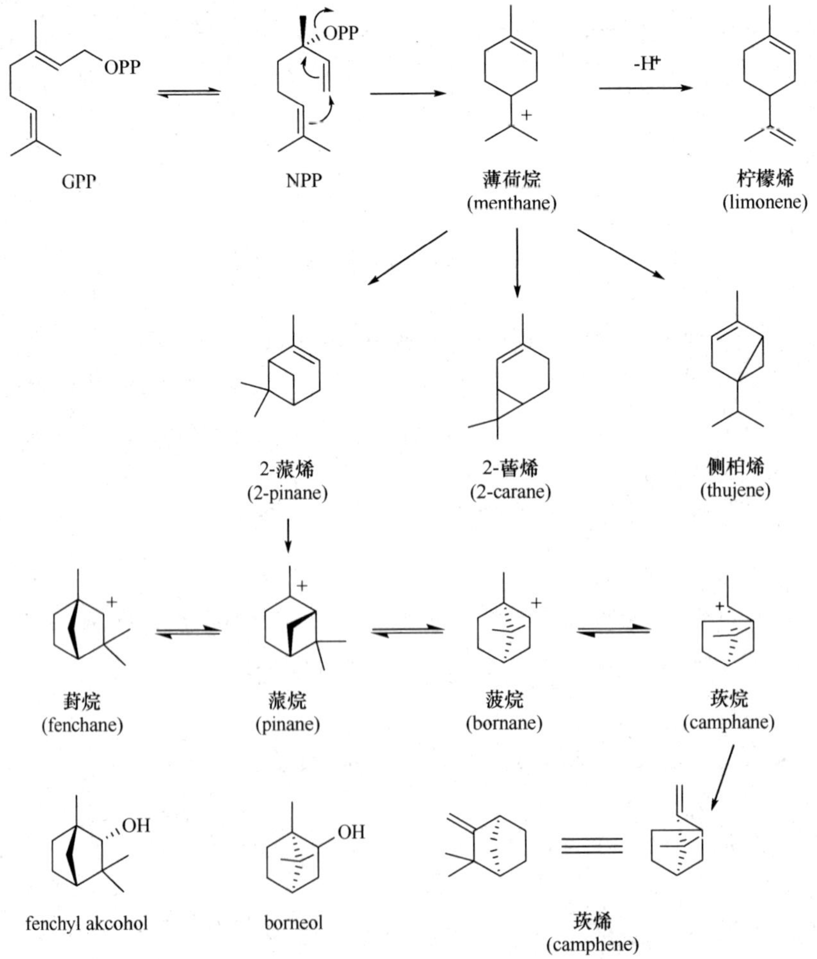

图 10-4　环状单萜的闭环和骨架转换示意图

作为一类特殊的单萜，环烯醚萜在植物体内也是由活性 GPP 衍生而来，但实际上其生物合成途径不同于常规单萜，它不是经 GPP 分子脱去焦磷酸基而直接产生闭环反应这一生源途径，而是 GPP 经水解脱去焦磷酸后，经氧化形成香茅醛，香茅醛在环合过程中发生双键转位，再水合成一个伯醇，伯醇进一步被氧化，衍生为臭蚁二醛。臭蚁二醛烯醇化后，再经过分子内的半缩醛反应，产生环烯醚萜（图 10-5）。这种折叠过程不产生磷酸化中间体，也没有碳正离子反应机制。

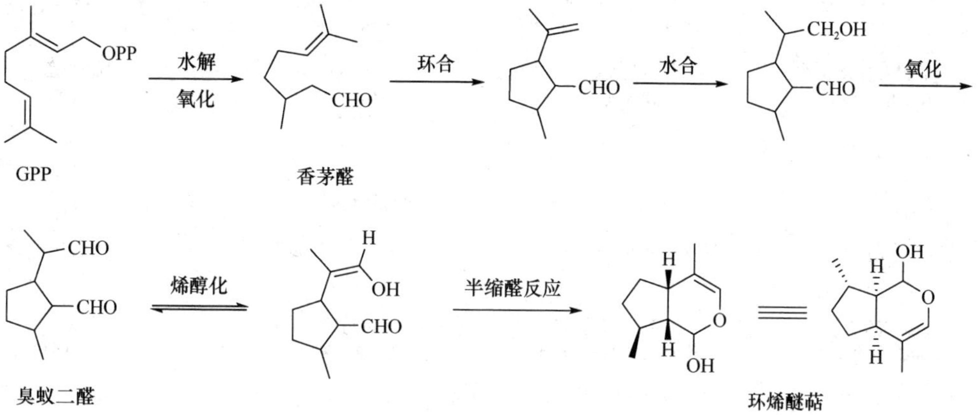

GPP　水解/氧化　香茅醛　环合　水合　氧化

臭蚁二醛　烯醇化　半缩醛反应　环烯醚萜

图 10-5　环烯醚萜的生物合成途径

环烯醚萜 C-4 位甲基经氧化成羧基，再脱羧形成 4-去甲基环烯醚萜（4-demethyliridoid）。环烯醚萜中环戊烷部分的 C-7 和 C-8 处化学键断裂，则形成裂环环烯醚萜（secoiridoid），后者 C-4 位甲基经氧化成羧基，闭环而衍生成裂环环烯醚萜内酯。4-去甲基环烯醚萜和裂环环烯醚萜的生物合成途径见图 10-6。

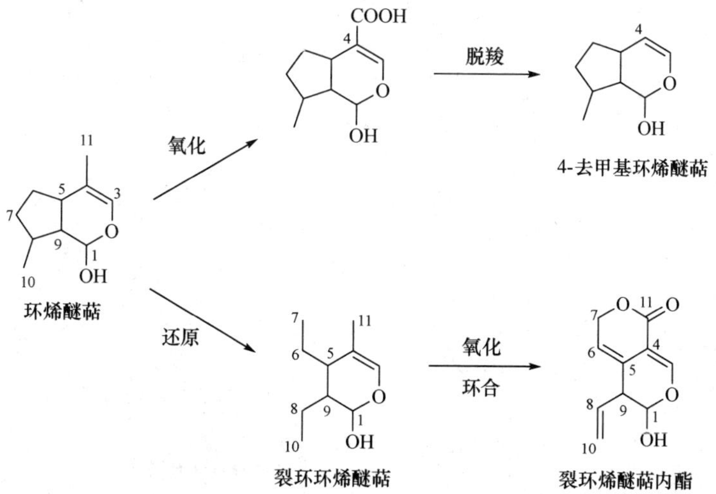

环烯醚萜　氧化　脱羧　4-去甲基环烯醚萜

还原　裂环环烯醚萜　氧化/环合　裂环环烯醚萜内酯

图 10-6　4-去甲基环烯醚萜和裂环环烯醚萜的生物合成途径

（二）倍半萜的生物合成

骨架复杂多变的倍半萜类，在生源上是由前体物焦磷酸金合欢酯（FPP）衍生而来，在环化酶的作用下，形成单环、二环或三环倍半萜。绝大部分倍半萜基本骨架都由以下反应步骤形成。①*trans*, *trans*-FPP 或它的异构体 *trans*, *cis*-FPP 中的焦磷酸基与分子中的相关双键结合而脱去，形成正碳离子。②形成的正碳离子进一步进攻分子内的其他双键，形成新的环，并伴随着邻位氢原子的移动，发生 Wagner-Meerwein 重排，在闭环过程中产生具有最终生成物骨架的正碳离子。③这种正碳离子由于脱氢化或者水分子的进攻，形成各种烯烃。

由上述步骤形成的母核，再经进一步修饰、重排，构成各种不同的倍半萜化合物，其主要的基本骨架名称和生物合成途径如图 10-7 和图 10-8 所示。

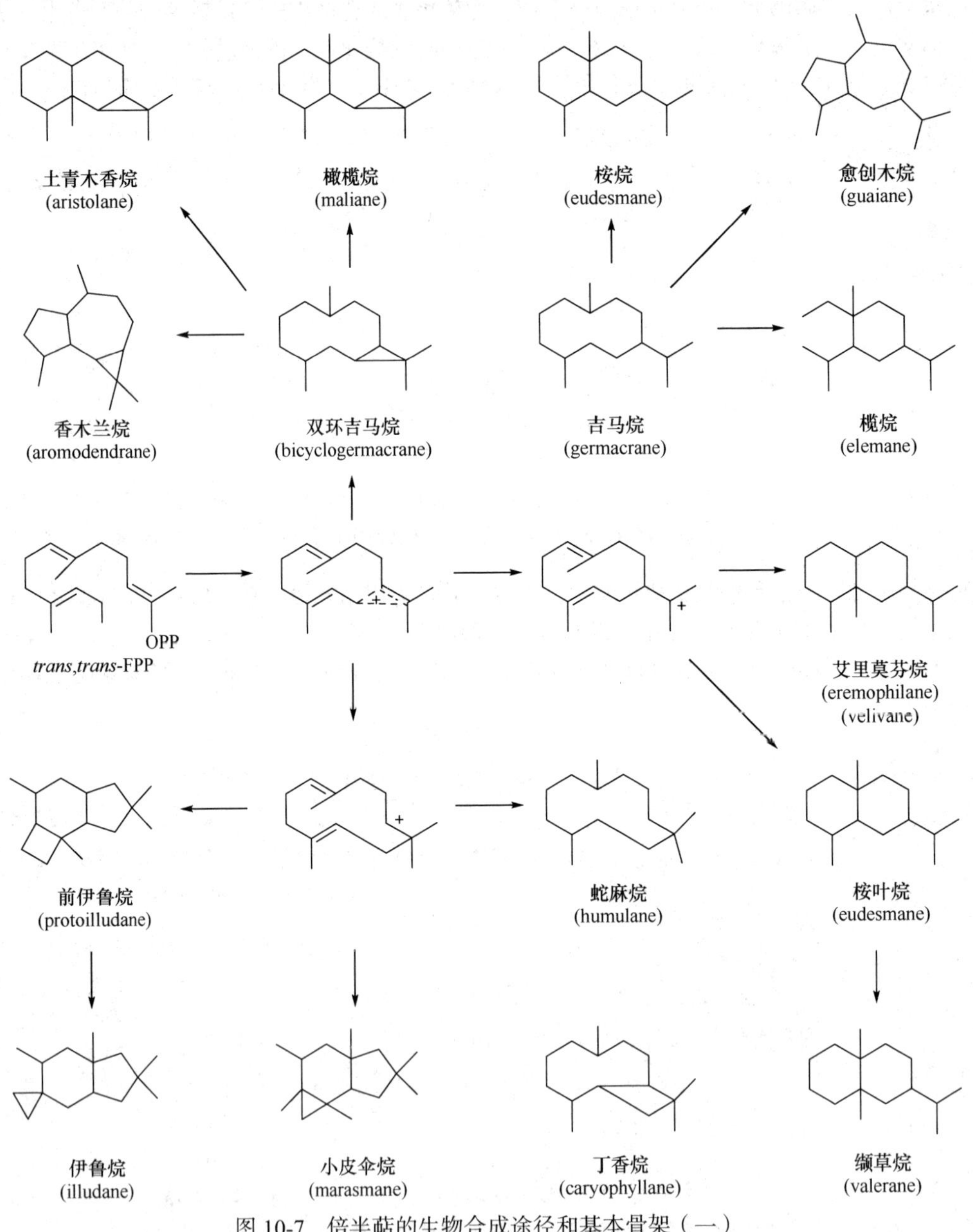

图 10-7 倍半萜的生物合成途径和基本骨架（一）

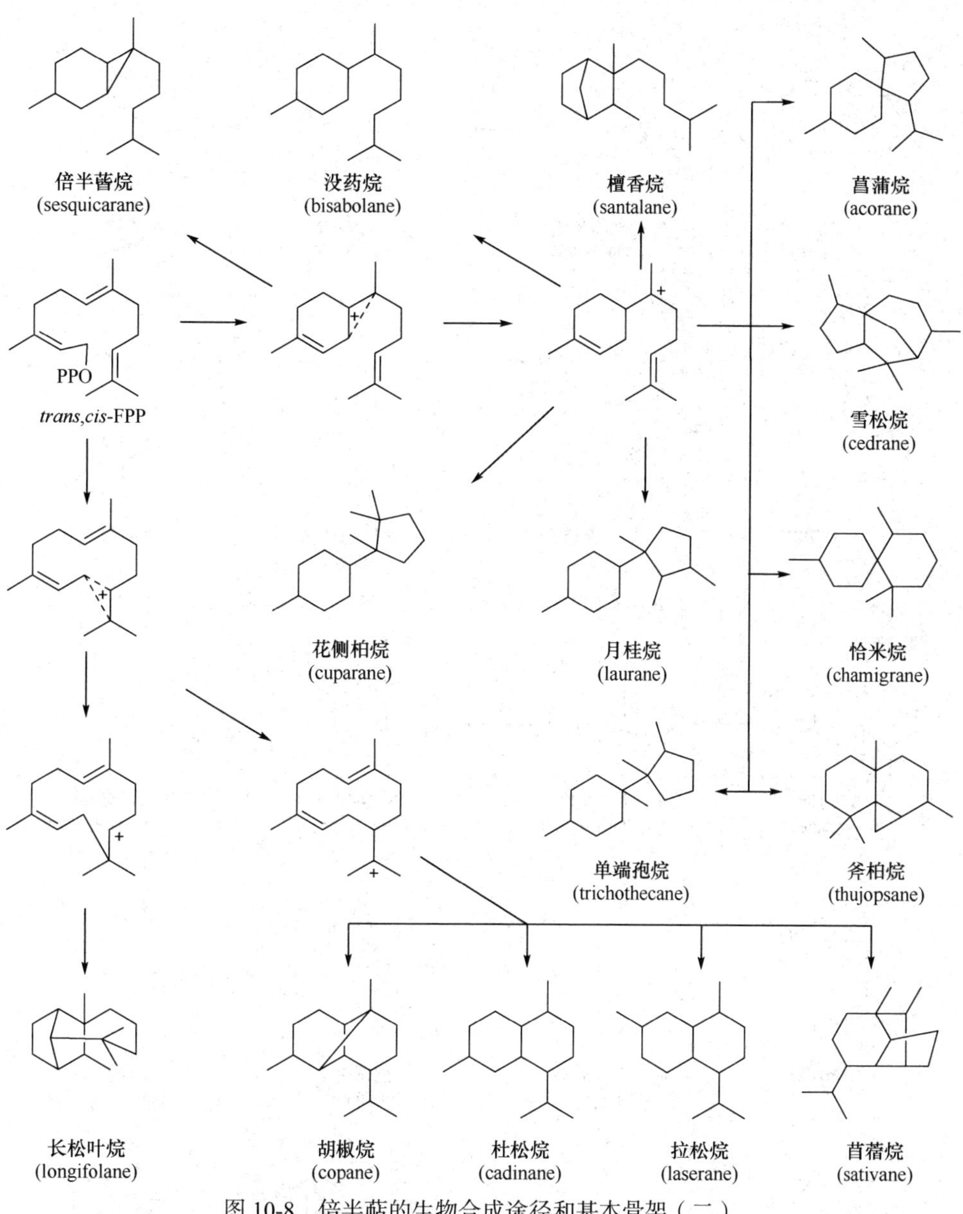

图 10-8　倍半萜的生物合成途径和基本骨架（二）

（三）二萜的生物合成

二萜化合物是由焦磷酸香叶基香叶酯[GGPP，又称双（牻牛儿基）焦磷酸]衍生而成，大多呈环状结构。二萜的主要骨架及相互之间的转化如图 10-9 所示。其中对映-贝壳杉烷（*ent*-kaurane）等骨架的二萜在天然产物中较为常见。

二萜类化合物生物合成的环化过程有两种主要途径，一种是脱掉焦磷酸，形成一个碳正离子，从而引发一系列的环化反应，如紫杉醇的形成（图 10-10）；另一种是链末端双键质子化形成碳正离子后，随即发生第一个环化反应，接着再脱掉焦磷酸酯基生成一个碳正离子，引发进一步的环化反应，如甜菊苷的形成（图 10-11）。

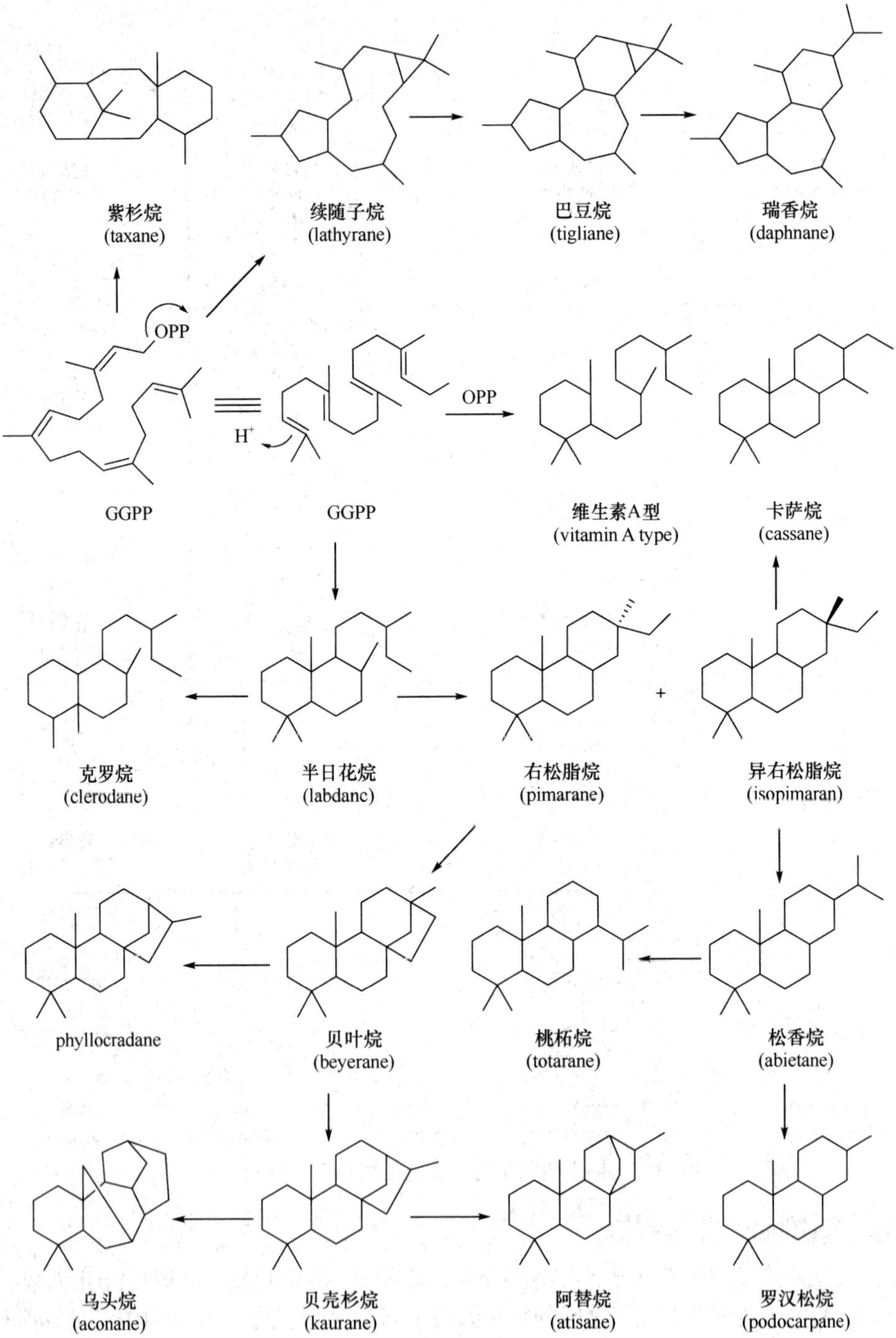

紫杉烷
(taxane)

续随子烷
(lathyrane)

巴豆烷
(tigliane)

瑞香烷
(daphnane)

OPP

GGPP

H^+

GGPP

OPP

维生素A型
(vitamin A type)

卡萨烷
(cassane)

克罗烷
(clerodane)

半日花烷
(labdanc)

右松脂烷
(pimarane)

+

异右松脂烷
(isopimaran)

phyllocradane

贝叶烷
(beyerane)

桃柘烷
(totarane)

松香烷
(abietane)

乌头烷
(aconane)

贝壳杉烷
(kaurane)

阿替烷
(atisane)

罗汉松烷
(podocarpane)

图 10-9　二萜的生物合成途径和基本骨架

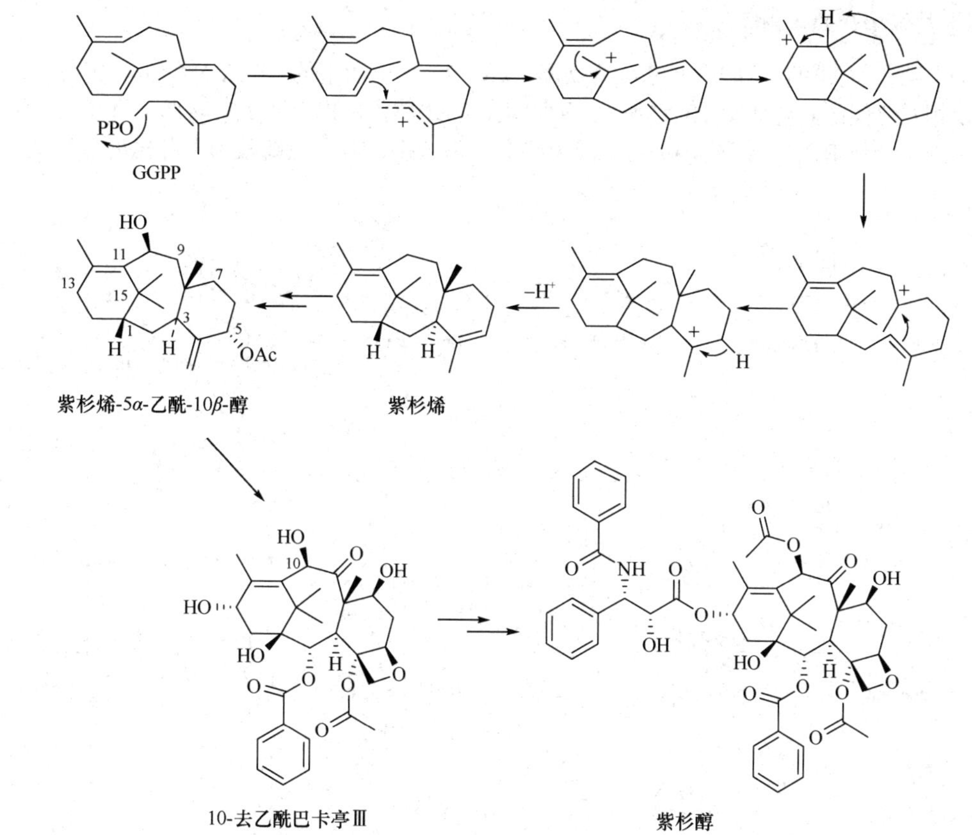

GGPP

紫杉烯-5α-乙酰-10β-醇

紫杉烯

10-去乙酰巴卡亭Ⅲ

紫杉醇

图 10-10　紫杉醇的生物合成

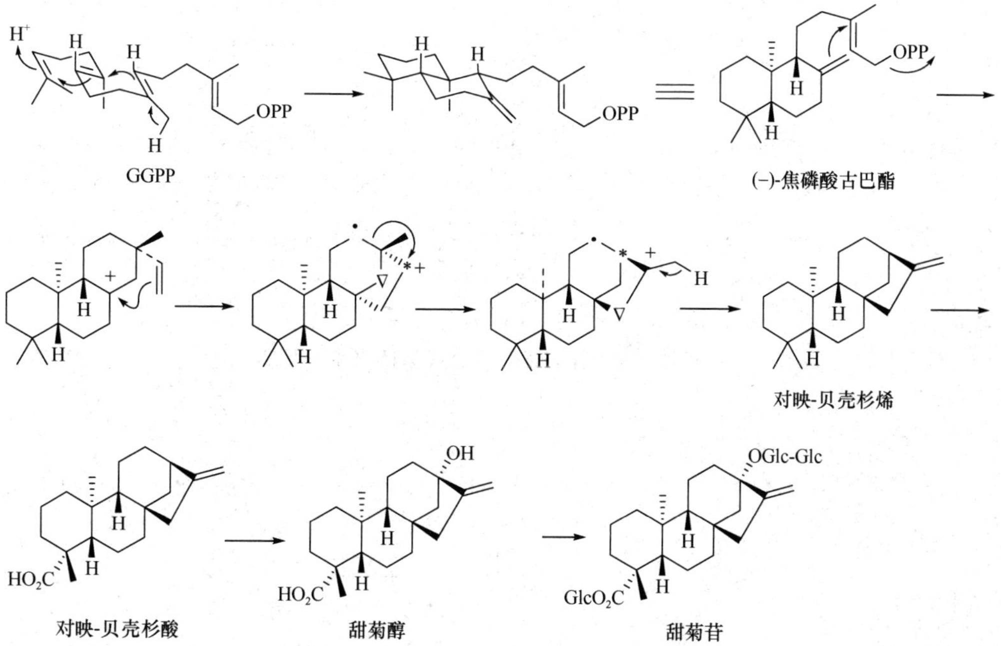

GGPP

(−)-焦磷酸古巴酯

对映-贝壳杉烯

对映-贝壳杉酸

甜菊醇

甜菊苷

图 10-11　甜菊苷的生物合成

（四）二倍半萜的生物合成

二倍半萜是一类由焦磷酸香叶基金合欢酯（GFPP）衍生而来的骨架多样的萜类化合物，其主要骨架及相互之间的转化如图 10-12 所示。不同化合物的环化过程也涉及二萜部分所述的两种不同的环化机制，如蛇孢菌素 A 和 scalarin（图 10-13），但大多以脱掉焦磷酸引发环化反应为主。

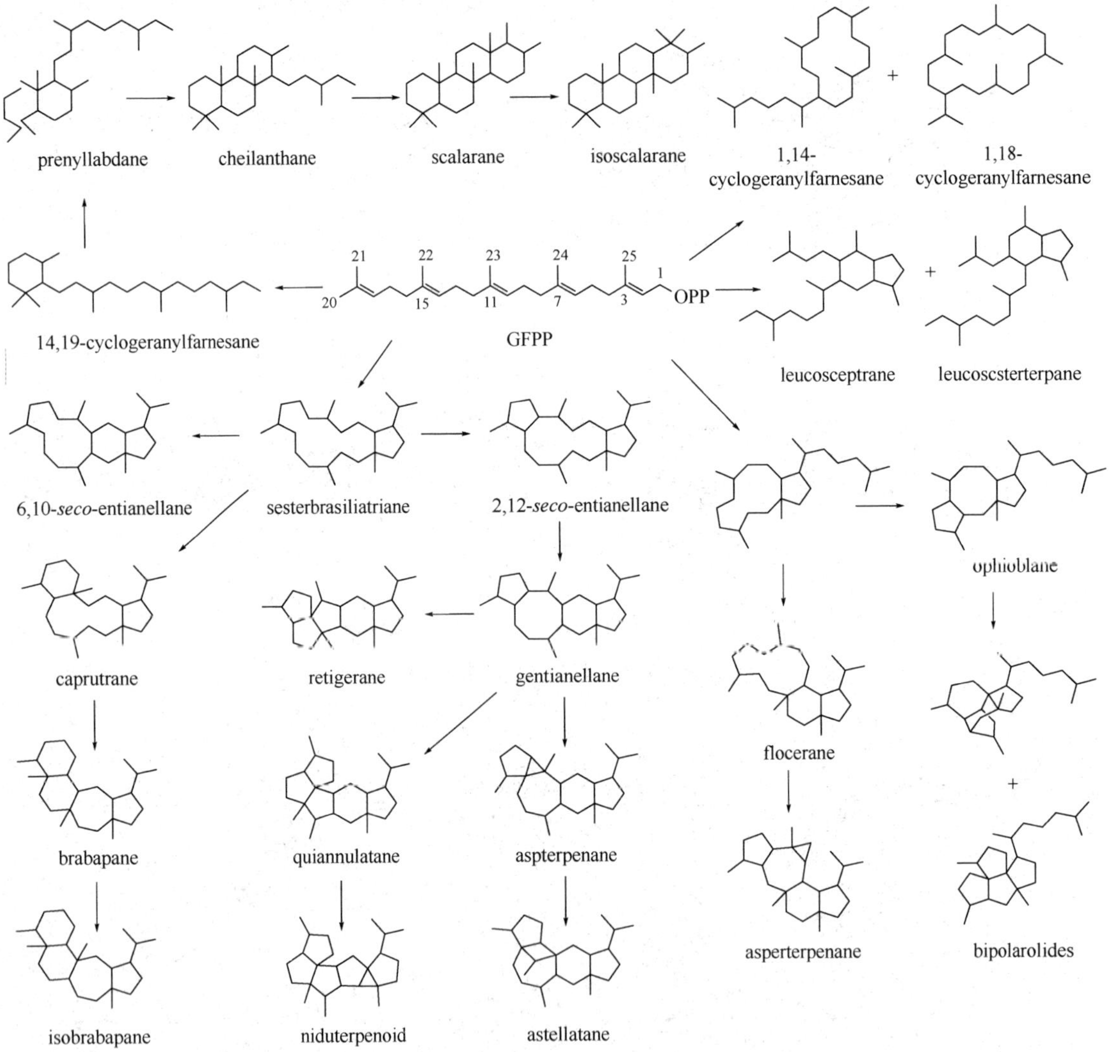

prenyllabdane　cheilanthane　scalarane　isoscalarane　1,14-cyclogeranylfarnesane　+　1,18-cyclogeranylfarnesane

14,19-cyclogeranylfarnesane　GFPP（21, 22, 23, 24, 25, 20, 15, 11, 7, 3, 1, OPP）　leucosceptrane　+　leucoscsterterpane

6,10-*seco*-entianellane　sesterbrasiliatriane　2,12-*seco*-entianellane　ophiobiane

caprutrane　retigerane　gentianellane　flocerane

brabapane　quiannulatane　aspterpenane　asperterpenane　+　bipolarolides

isobrabapane　niduterpenoid　astellatane

图 10-12　二倍半萜的生物合成途径和基本骨架

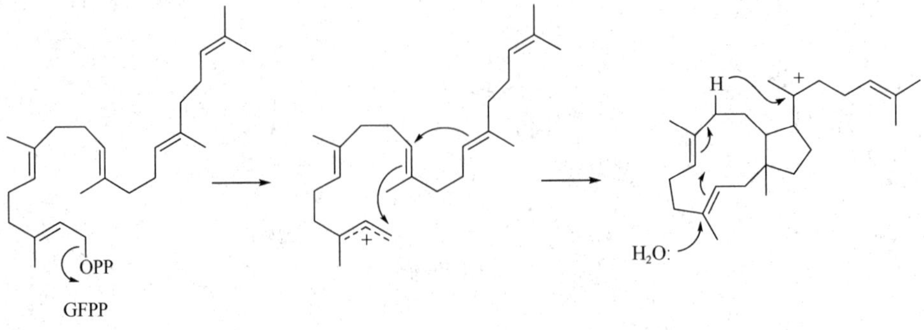

OPP　GFPP　+　H　+　H_2O:

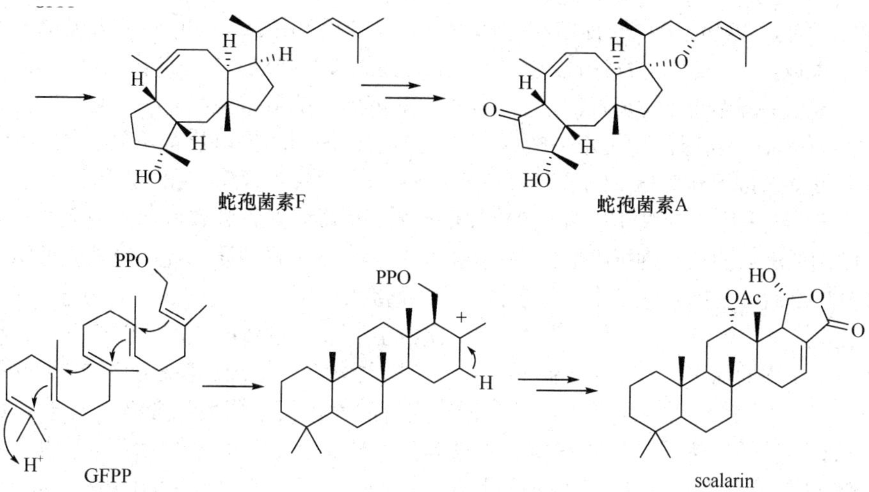

蛇孢菌素F
蛇孢菌素A
PPO
GFPP
scalarin

图 10-13　蛇孢菌素 A 和 scalarin 的生物合成途径

第七节　萜类化合物的研究实例

青蒿素是著名的抗疟药物，其本质是倍半萜类化合物，来源于中药青蒿（黄花蒿）。本节将系统讲述青蒿素的发现及相关药物的研发历程。

一、青蒿素的发现

疟疾曾是肆虐全球的重大传染性疾病，主要通过蚊虫叮咬或输入带疟原虫的血液传播。疟原虫进入人体的初期，人体会出现发冷、寒战，之后又会出现发热，这种忽冷忽热的疾病就是疟疾。

很久以前，南美人就发现金鸡纳树皮能够用于治疗疟疾。19 世纪初，欧洲科学家从金鸡纳树皮中分离出了奎宁，开发成为当时的抗疟特效药。那时，金鸡纳树在印尼大规模种植，能够产出大量奎宁，满足药用需求。但是，第二次世界大战期间，印尼被日本占领后，奎宁的生产被垄断。于是，西方各国投入大量人力物力，合成筛选了数以万计的化合物，最终开发出了氯喹、伯喹、乙胺嘧啶等疟疾的治疗药和预防药。由于合成药物价格低廉，疟疾治疗迎来了氯喹时代。

20 世纪 60 年代初期，世界各地先后出现了抗氯喹疟原虫，并逐渐蔓延开来，疟疾又开始流行。在越南战争中，大批越南军民因患抗药性恶性疟疾而死亡，急需新的特效药。我国应越南的请求，在全国范围内组织了科研大协作，寻找新的抗疟药物。1967 年 5 月 23 日，我国政府为解决抗药性疟疾的防治问题，召开了疟疾防治药物研究工作会议，成立了全国疟疾防治研究小组及其办事机构“五二三办公室”。经过努力，研究人员发现中药常山中的常山碱有高于奎宁的杀疟原虫活性，但副作用较大，会引起剧烈呕吐。之后，“523”项目的研究重点就是常山碱的结构改造，不少常山碱衍生物和类似物被合成、筛选，其中，常咯啉进入到了临床试验，但最终未能成为理想的抗疟新药。

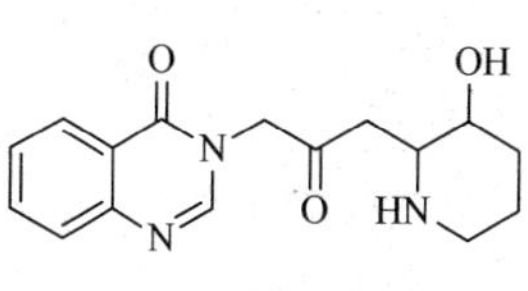

常山碱 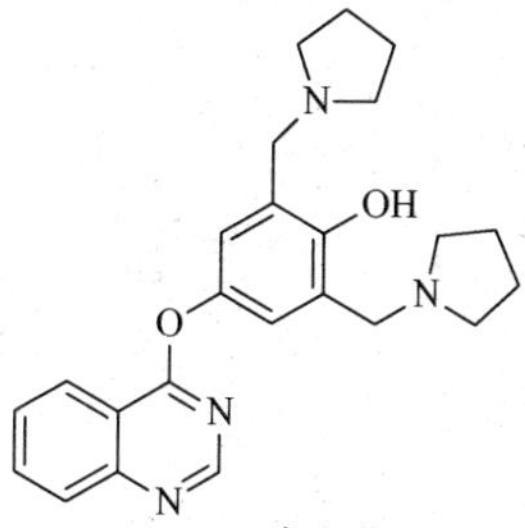　　　　常咯啉

与此同时，大量的其他中草药提取和筛选研究也在进行。由于我国的疟疾状况也不容乐观，所以越南战争结束以后，“523”项目得以继续开展。北京中医研究院也参加了“523”项目，屠呦呦任科研组长。通过系统收集整理历代医籍、本草，整理出《抗疟单验方集》，其中就包括青蒿，但是在对青蒿的研究中，发现青蒿用水、醇或苯加热提取，得到的提取物都不显示抗疟活性。

屠呦呦的灵感来自于东晋葛洪的《肘后备急方》，书中记载“青蒿一握，以水二升渍，绞取汁，尽服之”。鉴于古人采用“绞取汁”而非最常用的煎煮，屠呦呦意识到或许加热破坏了青蒿的有效成分。因此，她用低沸点的乙醚进行提取，终于在 1971 年发现了青蒿素，经动物试验证明了青蒿素是抗疟活性成分。之后，全国其他多个单位在青蒿素的研究中均取得一定的成果，为进一步进行药效、毒理、药理及临床试验提供了充足的青蒿素，极大地加速了整个项目的进展。1972 年，青蒿的乙醚提取物在海南进行小型的临床试验，它的高效、速效及抢救脑型疟有效使其成为全国抗疟药研究重点。

1975 年，通过元素分析、质谱、核磁共振确定青蒿素为倍半萜类化合物，分子量为 282Da，分子式为 $C_{15}H_{22}O_5$。研究人员曾考虑青蒿素可能是过氧化物，但由于它很稳定，有悖于过氧化物易于分解的传统观念。同年，“全国五二三中草药专业会议”报告了鹰爪甲素的过氧化合物结构，对青蒿素的过氧结构确定有很好的启示作用。很快，青蒿素被证实含有过氧基团。1975～1976 年，青蒿素的化学结构和绝对构型被 X 射线晶体衍射法确定。1977 年，科学通报发表了第一篇有关青蒿素的论文，公开了青蒿素的化学结构。

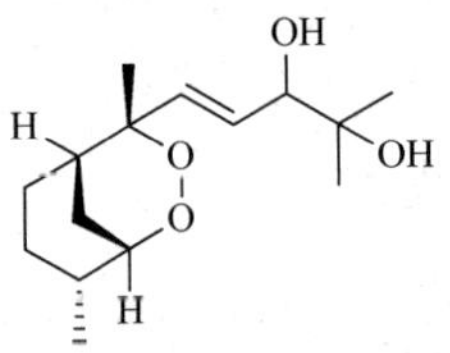

鹰爪甲素 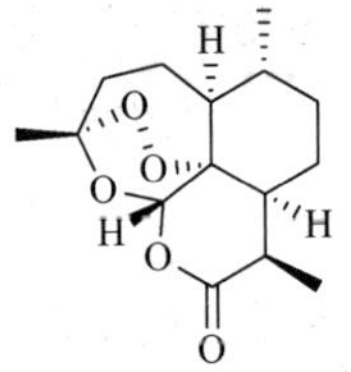　　青蒿素

青蒿素被发现之后，研究者继续对其进行结构改造，寻找活性更好、毒性更低、生物利用度更高的衍生物（图 10-14）。青蒿素是含有过氧基团的倍半萜内酯，分子内 5 个氧原子形成的内酯、醚键和过氧基团一开始就成为研究目标。青蒿素经催化氢化得到脱氧青蒿素，它的分子骨架没有变化，只是过氧基团变成了单氧，结果失去抗疟活性，这一实验证明过氧基团是抗疟活性的必需基团。此外，11-氮杂衍生物活性明显高于青蒿素，说明内酯变成内酰胺并没有降低活性，反而增加了稳定性。脱羰基后发现，抗疟活性是青蒿素的 8 倍，说明羰基不是药效基团，羰基的脱除还增加了化合物稳定性。除此之外，还有一些 C-16 取代衍生物。

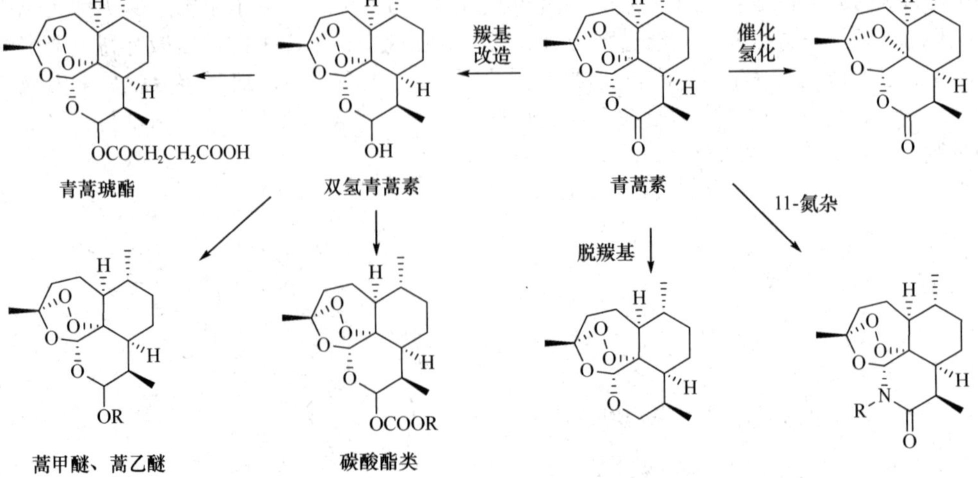

青蒿琥酯　双氢青蒿素　羰基改造　青蒿素　催化氢化　11-氮杂　脱羰基　蒿甲醚、蒿乙醚　碳酸酯类

图 10-14　青蒿素的衍生化

基于构效关系的探讨，研究人员着力于对青蒿素羰基的改造，合成了三类衍生物：醚类、羧酸酯类和碳酸酯类。在第一批筛选的25个化合物中，大多数化合物的抗疟活性超过了青蒿素。由于亲脂性基团的引入，醚类衍生物脂溶性增强，提高了药效，其中蒿甲醚的活性最高、是青蒿素的6倍，蒿乙醚次之，是青蒿素的3倍。羧酸酯类和碳酸酯类有不少达到青蒿素10倍以上。1981年，青蒿琥酯钠盐的水针剂和蒿甲醚油针剂在我国进行大规模临床试验，取得很好效果。其中青蒿琥酯适用于脑型疟疾及各种危重疟疾的抢救，蒿甲醚主要用于抗氯喹恶性疟疾的治疗和凶险型恶性疟疾的急救。此外，还开发了双氢青蒿素哌喹片等抗疟疾药物。

二、青蒿素的制备

青蒿素的制备主要有三种方法，包括提取分离、化学合成及生物合成。提取以萃取为基础，主要有乙醚浸提法和溶剂汽油浸提法。基本工艺包括干燥-破碎-浸泡-多次萃取-浓缩-粗品精制等。青蒿素化学合成的路线有很多，大多是从单萜或倍半萜开始的半合成。2012年，库克（Cook）研究组报告了一种高效、经济的青蒿素全合成方法（图10-15）。该路线以现有的价格相对低廉的环己烯酮作为起始原料，经过烯醇烷基化、非常规的[4+2]环化和内烯烃氧化，最终以总收率14%获得青蒿素。

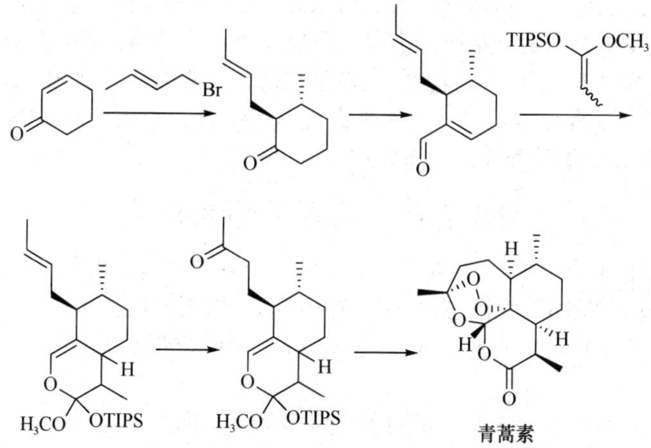

Br
TIPSO　OCH_3
H
O
O
O
H
H
H_3CO　OTIPS
H_3CO　OTIPS
青蒿素

图10-15　青蒿素的全合成

20世纪80年代后，多个实验室对青蒿素的生物合成展开了研究。早期，多个研究团队均发现用甲羟戊酸内酯或异戊烯焦磷酸为原料，在青蒿叶匀浆的无细胞体系中孵育可以合成得到青蒿素。黄敬坚等发现在青蒿叶的匀浆中甲羟戊酸内酯可合成得到青蒿酸，而青蒿酸又可进一步合成得到青蒿素和青蒿乙素。因此，确证了青蒿酸是青蒿素生物合成中间体。基于对青蒿素生物合成的研究，利用生物技术、基因工程的方法来合成青蒿素的途径近年来受到了多方关注，但目前的工作也仅涉及青蒿素生物合成中的中间体青蒿酸的合成，之后再经过化学转化得到青蒿素及其衍生物。2006年，育成青蒿酸合成酵母工程菌，再用化学方法实现青蒿酸向青蒿素的转化，即通过生物合成和半合成获得青蒿素（图10-16）。2013年，酵母工程菌中青蒿酸的产量从1.6g/L提高到了25g/L，同时可利用单线态氧成功地将青蒿酸转化成青蒿素。

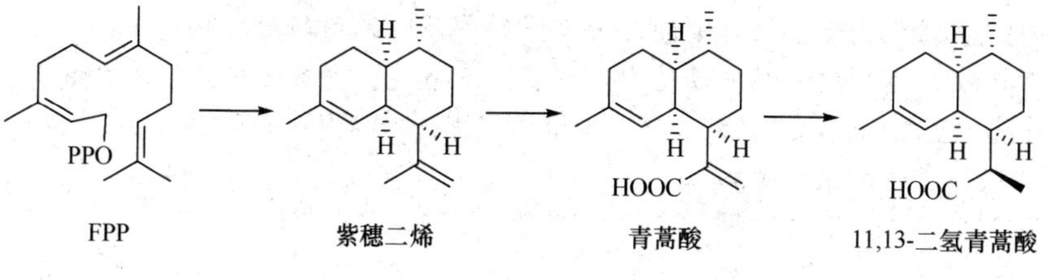

PPO
HOOC
HOOC
FPP　紫穗二烯　青蒿酸　11,13-二氢青蒿酸

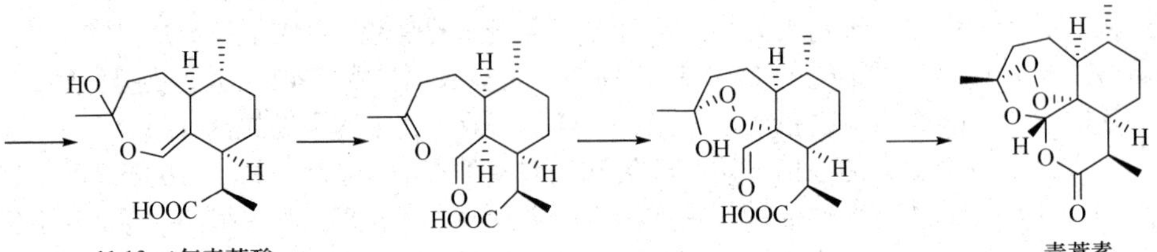

图 10-16 青蒿素的生物合成途径

三、青蒿素的抗疟机制

青蒿素需要被激活才能发挥抗疟作用。通过还原剂亚铁离子打破过氧桥结构，生成相应的氧自由基，再经过 1,5 氢迁移或分子断裂重排转化为活性更强的碳自由基，碳自由基发挥活性中间体的作用，对细胞脂质体和液泡膜极具破坏性；也可以烷基化血红素，或者与疟原虫蛋白质作用，抑制疟原虫蛋白活性从而导致氧化应激和细胞损伤，最终杀死疟原虫。虽然很多关于青蒿素的抗疟机制的研究，但是很久以来，青蒿素具体如何作用于疟原虫仍存在争议，有两个关键问题亟待解决：一是激活青蒿素的亚铁离子来自哪里？二是被激活的青蒿素到底有哪些蛋白靶点？2015 年，研究人员利用化学生物学的方法明确了激活青蒿素的铁来源，认为氯高铁血红素及亚铁血红素对于青蒿素的激活至关重要，都是青蒿素的激活剂。在早期环状阶段，生物合成的血红素主要负责药物活化；在后期阶段，两种途径共存，其中来自血红蛋白消化的血红素起主要作用。2016 年，研究人员明确了青蒿素的作用靶点，青蒿素通过与这些靶点蛋白的结合，干扰疟原虫的关键生理过程，包括 DNA 合成、蛋白质合成和脂质合成，进而导致疟原虫死亡。

四、青蒿素发现的伟大意义

疟疾在中国肆虐了 3000 余年。我国疟疾发病数在 1949 年高达 3000 万，至 1970 年发病数仍高达 2000 万，随着青蒿素的推广使用，我国于 2016 年彻底消灭疟疾。2021 年 6 月 30 日，我国获得了世界卫生组织的无疟疾认证。自此，我国成为世界卫生组织西太平洋区域 30 多年来首个获得无疟疾认证的国家。

尽管我国抗疟工作取得显著成就，但目前全世界的疟疾防控形势仍不容乐观。2019 年，全球疟疾患者数仍高达 2.29 亿，导致约 40.9 万人死亡（主要集中在非洲及东南亚）。目前疟疾疫区已经出现了青蒿素耐药迹象，该问题是大湄公河次区域及非洲部分地区所面临的公共卫生难题。2019 年，国际权威期刊《新英格兰医学杂志》刊载了屠呦呦等对青蒿素耐药现状及解决方案建议，研究团队认为，青蒿素仍然是目前抗疟疾一线药物，继续合理和战略性地使用青蒿素联合治疗是目前最佳的解决方案，要优化治疗联合方案，最大限度地发挥现有抗疟药物的潜力。

屠呦呦在诺贝尔奖颁奖演讲中说道，“青蒿素是人类征服疟疾进程中的一小步，也是中国传统医药献给人类的一份礼物”。相信在不远的将来，全球疟疾零病例的时代终会到来，疟疾必将成为历史。

第八节 挥 发 油

案例 10-4 解表药或含挥发油类成分的中药常采用下列服用方法。

（1）研粉冲服：对于用量小而贵重的含挥发油的中药可采用研粉冲服法。

（2）水煎服：①后下：把含挥发油的中药用少量水先泡，待其他中药煎沸 20min 左右，再入煎沸 5min 左右后滤取药汤服用；②武火急煎服；③高压锅煎煮服。

问题： 分别说明采用上述方法的理由。

挥发油（volatile oil）又称精油（essential oil），是一类具有芳香气味的油状液体的总称，挥发油在常温下能挥发，可随水蒸气蒸馏，并具有广泛的生物活性。

挥发油在植物界分布广泛，我国野生与栽培的含挥发油的植物多达数百种，特别是菊科植物中的菊、蒿、苍术、泽兰等，芸香科植物中的芸香、降香、佛手、吴茱萸等，伞形科植物中的小茴香、芫荽、川芎、白芷等，唇形科植物中的薄荷、藿香、香薷、罗勒等，姜科植物中的郁金、姜黄、莪术、山柰等，樟科植物中的乌药、肉桂、阴香、樟等，木兰科植物中的五味子、八角茴香、厚朴、辛夷等，此外桃金娘科、马兜铃科、马鞭草科等 50 多个科的植物中也含有挥发油。

挥发油存在于植物的腺毛、油室、油管、分泌细胞或树脂道中，如薄荷油存在于薄荷叶的腺鳞中，桉叶油在桉叶的油腔中，茴香油在小茴香果实的油管中，玫瑰油在玫瑰花瓣表皮分泌细胞中，姜油在生姜根茎的油细胞中，松节油在松树的树脂道中等。大多数挥发油以油滴状存在，也有些与树脂、黏液质共同存在，还有少数以苷的形式存在，如冬绿苷。植物中挥发油的含量一般在 1%以下，也有少数含量超过 10%，如丁香中的挥发油含量超过 14%。

挥发油在植物体中的存在部位常各不相同，如薄荷、紫苏的叶，荆芥的全草，檀香的树干，桂树的皮等部位的含油量较高。同一植物的药用部位不同，其所含挥发油的组成成分往往也有差异，如樟科桂属植物的树皮挥发油多含桂皮醛，叶中则主要含丁香酚，而根和木质部含樟脑较多。有的植物由于采集时间不同，同一药用部分所含的挥发油成分也不完全一样，如胡荽子果实未熟时，其挥发油主要含桂皮醛和异桂皮醛，成熟时则以芳樟醇、杨梅叶烯含量较高。全草类药材一般以开花前期或含苞待放时含油量最高，而根茎类药材则以秋天成熟后采集为宜。

视窗 10-4

挥发油多具有祛痰、止咳、平喘、祛风、健胃、解热、镇痛、抗菌消炎、解痉、杀虫、抗肿瘤、利尿、降压、强心等作用。例如，茴香油、满山红油在止咳、平喘、祛痰、消炎方面疗效显著；莪术油具有抗肿瘤活性；小茴香油、豆蔻油有祛风健胃的功效；当归油、川芎油有活血镇静作用；檀香油、松节油有利尿降压作用；樟脑油有强心作用；桂皮油、藁本油有抑制真菌作用；柴胡挥发油制备的注射液，有较好的退热效果；丁香油有局麻、止痛作用；土荆芥油有驱虫作用等。表 10-2 中列举了《中国药典》（2020 年版）中收载的常用发挥油。挥发油不仅在医药工业上发挥重要作用，在香料工业中应用也极为广泛。随着“回归大自然”热潮的掀起，利用精油的芳香疗法又重新崛起。此外，挥发油在昆虫信息素及昆虫驱避剂等方面也有广泛应用。

表 10-2　《中国药典》（2020 年版）中收载的常用挥发油

挥发油名称	来源
丁香罗勒油	唇形科植物丁香罗勒（*Ocimum gratissimum* L.）的全草经水蒸气蒸馏提取的挥发油
肉桂油	樟科植物肉桂（*Cinnamomum cassia* Presl）的干燥枝叶经水蒸气蒸馏提取的挥发油
广藿香油	唇形科植物广藿香[*Pogostemon cablin*（Blanco）Benth.]的干燥地上部分经水蒸气蒸馏提取的挥发油
八角茴香油	兰科植物八角茴香（*Illicium verum* Hook. f.）的新鲜枝叶或成熟果实经水蒸气蒸馏提取的挥发油
牡荆油	马鞭草科植物牡荆[*Vitex negundo* L. var. *cannabifolia*（Sieb. Et Zucc.）Hand.-Mazz]的新鲜叶经水蒸气蒸馏提取的挥发油
松节油	松科松属数种植物中渗出的油树脂，经蒸馏或其他方法提取的挥发油
莪术油	莪术（温莪术）经水蒸气蒸馏提取的挥发油
桉油	桃金娘科植物蓝桉（*Eucalyptus globules* Labill.）、樟科植物樟[*Cinnamomum camphora*（L.）Presl]或上述两科同属其他植物经水蒸气蒸馏提取的挥发油
满山红油	杜鹃花科植物兴安杜鹃（*Rhododendron dauricum* L.）的叶经水蒸气蒸馏提取的挥发油
薄荷素油	唇形科植物薄荷（*Mentha haplocalyx* Briq.）的新鲜茎和叶经水蒸气蒸馏、冷冻、部分脱脑加工提取的挥发油

一、化学组成和分类

挥发油所含成分比较复杂，一种挥发油常常由数十种乃至数百种成分组成，如保加利亚玫瑰油中检出 270 多种化合物。挥发油的化学组成分为四类，第一类是萜类化合物，即单萜和倍半萜；含量占第二位的是芳香族化合物；第三类是脂肪族化合物；第四类是其他类化合物。

（一）萜类化合物

挥发油中的萜类成分，主要是单萜、倍半萜和它们的含氧衍生物，而且含氧衍生物多是生物活性较强或具有芳香气味的主要成分，如松节油中的蒎烯（pinene）含量为 80%左右；薄荷油含薄荷醇（menthol）8%左右；山苍子油含柠檬醛（citral）约 8%；樟脑油含樟脑（camphor）约为 50%。本章前面所述的单萜及倍半萜类化合物，除了它们的苷、内酯及其他衍生物外，几乎均为挥发油的组成分。

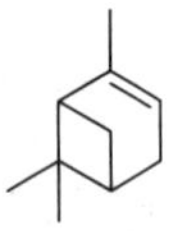

蒎烯 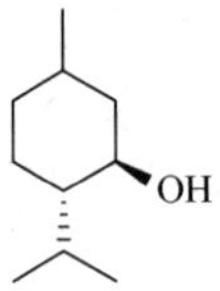　薄荷醇 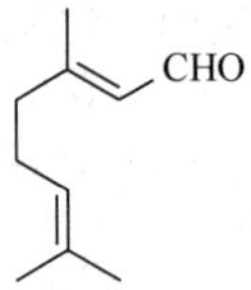　柠檬醛 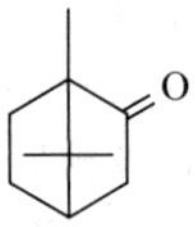　樟脑

（二）芳香族化合物

在挥发油中，芳香族化合物所占比例仅次于萜类。挥发油中的芳香族化合物，有的是萜源衍生物，如百里香酚（thymol）、孜然芹烯（*p*-cymene）、*α*-姜黄烯（*α*-curcumene）等。有些是苯丙烷类衍生物，其结构多具有 C_6–C_3 骨架，如桂皮醛（cinnamaldehyde）、茴香醚（anethole）、丁香油酚（eugenol）、*α*-细辛醚及 *β*-细辛醚（*α*-asarone 及 *β*-asarone）等；还有的具有 C_6–C_2 骨架，如苯乙烯（styrene）、苯乙醇（phenylethyl alcohol）；有的具有 C_6–C_1 骨架，如水杨酸甲酯（methyl salicylate），花椒油素（xanthoxylin）、茴香醛（anisaldehyde）、香草醛（vanillin）、丹皮酚（paeonol）等。此类化合物有些在植物中以苷或酯的形式存在。

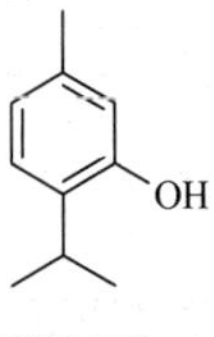

百里香酚 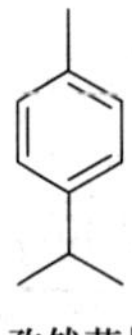　孜然芹烯 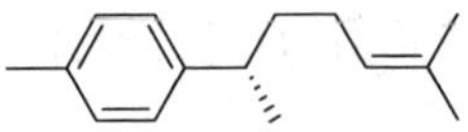　*α*-姜黄烯 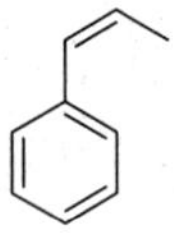　桂皮醛 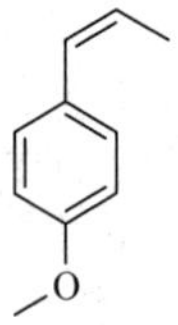　茴香醚

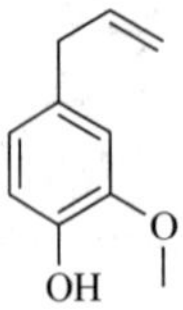

丁香油酚 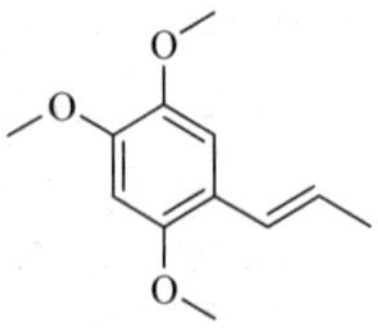　*α*-细辛醚 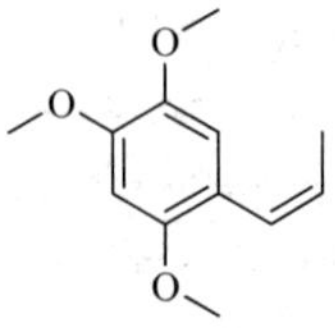　*β*-细辛醚 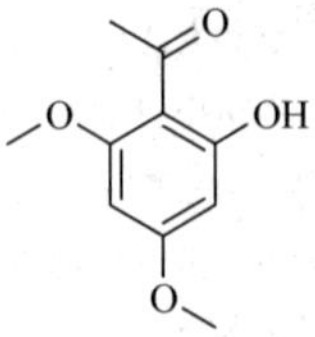　花椒油素

（三）脂肪族化合物

一些具有挥发性的小分子脂肪族化合物常存在于挥发油中，如甲基正壬酮（methyl nonylketone）、正庚烷（*n*-heptane）、正癸烷（*n*-decane）等。

在些挥发油中还含有小分子醇、醛及酸类化合物，如正壬醇（*n*-nonylalcohol）、癸酰乙醛（decanoylacetaldehyde）、异戊酸（isovaleric acid）等。癸酰乙醛是中药鱼腥草的主要成分，是鱼腥味的主要来源。

（四）其他类化合物

少数挥发油中有含硫、含氮的化合物，无法归入上述三类的挥发性化学成分统称为其他类，如芥子油、原白头翁素、大蒜油等，也能随水蒸气蒸馏，故也称为“挥发油”。

此外，如川芎挥发油中的川芎嗪（tetramethylpyrazine）、烟叶中的烟碱（nicotine）及无叶毒藜中的毒藜碱（anabasine）等生物碱，也是可以随水蒸气蒸馏的液体。但这些化合物往往不作挥发油类成分对待。

二、挥发油的性质

（一）性状

1. 颜色　挥发油在常温下大多为无色或微带淡黄色，有些挥发油含有薁类化合物，或溶有色素而具有特殊颜色，如洋甘菊油因含有薁类化合物而显蓝色，苦艾油显蓝绿色，麝香草油显红色。

2. 气味　挥发油大多数具有香气或其他特异性气味，有辛辣烧灼的感觉，呈中性或酸性。挥发油的气味，往往是其品质优劣的重要标志。

3. 形态　挥发油在常温下为透明液体，有的在冷却时主要成分结晶析出。这种析出物习称为“脑”，如薄荷脑、樟脑等。滤去析出物的油称为“脱脑油”，如薄荷脱脑油习称“薄荷素油”，但仍含有约50%的薄荷脑。

4. 挥发性　挥发油在常温下可自行挥发而不留任何痕迹，这是挥发油与脂肪油的本质区别。

（二）溶解性

挥发油不溶于水，易溶于各种有机溶剂，如石油醚、乙醚、二硫化碳、油脂等。在高浓度的乙醇中能全部溶解，而在低浓度乙醇中只溶解一部分。

（三）物理常数

挥发油的沸点一般为70～300℃，具有随水蒸气蒸馏的特性；挥发油多数比水轻（相对密度小于1），也有比水重的（如丁香罗勒油、肉桂油），比重在0.85～1.065；挥发油几乎均有光学活性，比旋度为97°～177°；具有强的折光性，折光率在1.43～1.61。

（四）稳定性

挥发油与空气及光线接触，常会氧化变质，使之比重增加，颜色变深，失去原有香味，并形成树脂样物质，无法再随水蒸气蒸馏。因此，挥发油制备方法及储存条件的选择十分重要。

三、挥发油的提取

我国是最早记载挥发油提取方法的国家，《本草纲目》中详细记录了提炼、精制樟脑的方法。目前，挥发油的提取方法主要分四种：水蒸气蒸馏法、浸取法、超临界流体萃取法、冷压法。

（一）水蒸气蒸馏法

将原料粗粉在蒸馏器中加水浸泡后，直接加热蒸馏，挥发油随水蒸气蒸馏出来，收集蒸馏液，经冷却后分取油层，或采用盐析法促使挥发油析出，再用低沸点的有机溶剂（如乙醚、30～60℃沸程的石油醚）萃取制得。此方法具有设备简单、操作方便、成本低、产量大、挥发油的回收率较高等优点。但受热后原料易焦化，成分易变化，挥发油的芳香气味易改变，降低其作为香料的价值，应注意。

视窗 10-5

（二）浸取法

1. 溶剂提取法　用低沸点有机溶剂如石油醚（30～60℃）、二硫化碳、苯等回流提取或冷浸，减压蒸去有机溶剂后即得挥发油。此法得到挥发油杂质较多，树脂、油脂、蜡、叶绿素等脂溶性成分也同时被提出，必须进一步提纯。提纯可利用乙醇对植物蜡等脂溶性杂质的溶解度随温度下降而降低的特性，将挥发油粗品先用热乙醇溶解，放置冷却（–20℃左右），滤除析出物后，回收乙醇即得净油；也可将挥发油粗品再进行水蒸气蒸馏，以获得较纯的挥发油。

2. 油脂吸收法 对某些热敏感的贵重挥发油，如玫瑰油、茉莉花油等常采用吸附法进行提取。通常用 3 份猪油与 2 份牛油的混合物，均匀地涂在面积为 50cm×100cm 的玻璃板两面，然后将此玻璃板嵌入高 5～10cm 的木制框架中，在玻璃板上面铺放金属网，网上放一层新鲜花瓣，将一个个的木框玻璃板叠起来，花瓣被夹在两层脂肪中间，挥发油逐渐被油脂吸收，待吸收充分，刮下脂肪，即为“香脂”。吸收挥发油的油脂可直接供香料工业用，也可加入无水乙醇搅拌，减压蒸去醇即得精油。

（三）超临界流体萃取法

由于挥发油组分多为易氧化物质，提取时易被破坏。挥发油中成分分子量较小，具有亲脂性，在超临界二氧化碳流体中有良好的溶解性，所需温度一般较低，可避免有效成分的氧化分解。超临界二氧化碳流体萃取所得挥发油的气味与原料相同，能提高挥发油的品质，明显优于其他方法。超临界流体萃取法与传统水蒸气蒸馏法比较主要有以下优点：①挥发油收率明显提高；②活性成分的种类增多、含量提高；③提取时间缩短，无溶剂残留。缺点是产物中可能有低极性杂质。

（四）冷压法

此法适用于新鲜原料，如橘、柑、柠檬果皮含挥发油较多的原料，可经撕裂，捣碎冷压后静置分层，或用离心机分出油分，即得粗品。此法所得挥发油可保持原料的新鲜香气，但可能溶出原料中的非挥发性物质，如水、叶绿素、黏液质及细胞组织等杂质而呈现浑浊，如柠檬油常溶出叶绿素而呈绿色。

四、挥发油的分离

从植物中提取出来的挥发油往往为混合物，根据需要可作进一步分离与纯化，以获得单体成分，常用方法如下。

（一）冷冻法

将挥发油置于 0℃以下使析出结晶，如无结晶析出可将温度降至–20℃，继续放置。取出结晶再经重结晶可得纯品。例如，薄荷油置于–10℃冷却 12h 析出第一批粗脑，再置于–20℃冷冻 24h 可析出第二批粗脑，粗脑加热熔融，在 0℃冷却即得较纯的薄荷脑。本法的优点是操作简单，缺点是分离不完全，且大多数挥发油冷冻后不能析出结晶。

（二）分馏法

挥发油所含成分由于类别不同，沸点差异较大。化合物的碳原子数目、含氧官能团不同及双键数目、位置等均影响其沸点，且具有一定的规律。从表 10-3 可以看出，单萜的沸点随双键数目增多而升高，含氧单萜的沸点随着官能团极性的增大而升高，即醚＜酮＜醛＜醇＜酸，酯比相应的醇沸点高。

挥发油的成分在沸点温度下易被破坏，因此分馏宜在减压下进行。通常在 35～70℃/10mmHg 被蒸馏出来的为单萜烯类化合物，70～100℃/10mmHg 蒸馏出单萜含氧衍生物，80～110℃/10mmHg 蒸馏出倍半萜烯及其含氧化合物，有些倍半萜含氧衍生物的沸点很高，所得各馏分的组成成分有交叉情况。收集相同压力、温度下蒸馏出来的组分为一馏分，还需经过适当分离，才能获得纯品。

表 10-3　萜类的沸程

萜类	常压沸程（℃）
半萜类	≈130
双环单萜烯烃含一个双键	150～170
单环单萜烯烃含二个双键	170～180
无环单萜烯烃含三个双键	180～200
含氧单萜	200～230
倍半萜烯及其含氧衍生物	230～300

（三）化学法

1. 利用酸、碱性不同进行分离

（1）碱性成分的分离：挥发油经过预试若含有碱性成分，可将挥发油溶于乙醚，加稀盐酸或硫酸萃取，分取酸水层，碱化，用乙醚萃取，蒸去乙醚可得碱性成分。

（2）酚、酸性成分的分离：将挥发油溶于等量乙醚中，先用 5%碳酸氢钠溶液萃取，分出碱水液，加稀酸酸化，用乙醚萃取，蒸去乙醚，可得酸性成分。继用 2%氢氧化钠溶液萃取，分取碱水层，酸化后用乙醚萃取，蒸去乙醚可得酚性成分。工业上从丁香罗勒油中提取丁香酚即用此法。

2. 利用官能团特性进行分离　对于一些中性挥发油，多利用官能团的特性制备成相应衍生物的方法进行分离，如：

（1）含醇羟基的萜类化合物的分离：将挥发油与邻苯二甲酸酐或丙二酸单酰氯或丁二酸酐等试剂反应生成酯，再将生成物溶于碳酸钠溶液，用乙醚洗去未反应的挥发油，碱溶液皂化，再以乙醚萃取出所生成的酯，蒸去乙醚，残留物为经皂化而得的原有萜醇。伯醇容易形成酯，仲醇反应较慢，叔醇不易发生反应。

R－OH ＋ (邻苯二甲酸酐) —吡啶→ (COOR, COOR) —皂化/NaOH→ (COONa, COONa) ＋ R－OH

萜醇　邻苯二甲酸酐　酸性邻苯二甲酸酐萜醇酯　萜醇

（2）含醛、酮基的萜类化合物的分离：挥发油中的醛、酮类化合物可与多数羰基试剂反应，如与缩胺脲、肟、苯腙、吉拉德（Girard）腙、亚硫酸氢钠等反应生成加成物。最常用的是亚硫酸氢钠和 Girard 试剂，它们能使亲脂性的羰基化合物转化成亲水性的加成物而加以分离。

1）亚硫酸氢钠法：亚硫酸氢钠只能与醛或部分酮形成加成物。除去酚、酸成分的挥发油母液，经水洗至中性，以无水硫酸钠干燥后，加亚硫酸氢钠饱和溶液振摇，分出水层或加成物结晶，加酸或碱液处理，使加成物水解，以乙醚萃取，可得醛或酮类化合物。

2）Girard 试剂法：Girard 试剂是分子内带有酰肼和季铵基团试剂的总称，常用的有 Girard 试剂 T 和 Girard 试剂 P，它们的酰肼基团能与羰基反应，生成 Girard 腙。除去酚、酸成分的挥发油母液，加入 Girard 试剂的乙醇液和 10%乙酸，加热回流 1h，使羰基化合物生成水溶性的缩合物，用乙醚除去不具羰基的组分，再以酸处理，又可获得羰基化合物。

（3）其他成分的分离：挥发油中的酯类成分，多使用精馏或色谱法分离；醚类成分可利用醚与浓酸形成盐，有时还能形成结晶析出；不饱和萜烃利用与 Br_2、HCl、HBr、$NOCl_2$ 试剂加成，生成衍生物进行分离。

（四）色谱分离法

色谱法中以硅胶和氧化铝吸附柱色谱应用最广泛。由于挥发油的成分多而复杂，分离多采用分馏法与吸附色谱法相结合的方式。一般将分馏的馏分溶于石油醚或己烷等极性小的溶剂，使其通过硅胶或氧化铝吸附柱，用石油醚或己烷混以不同比例的乙酸乙酯进行洗脱。

除采用一般色谱法外，还可采用硝酸银柱色谱或硝酸银薄层色谱进行分离。这是根据挥发油成分中双键的多少和位置不同，与硝酸银形成 π 络合物稳定性的差别进行分离。硝酸银与双键作用的一般规律为：①对双键的吸附能力大于三键；②双键越多吸附能力越强；③末端双键吸附力大于一般双键；④顺式双键大于反式；⑤环外双键大于环内双键。一般硝酸银浓度以 2%～2.5%为宜。例如，α-细辛醚（α-asarone）、β-细辛醚（β-asarone）和欧细辛醚（euasarone）的混合物，通过用 2%硝酸银处理的硅胶柱，以苯-乙醚（5:1）洗脱。α-细辛醚苯环外双键为反式，与硝酸银络合不牢固，先被洗下来。β-细辛醚为顺式，与硝酸银络合的能力大于 α-细辛醚，但小于欧细辛醚，因欧细辛醚的双键为末端双键，与硝酸银结合能力最强，故 β-细辛醚第二个被洗下来，欧细辛醚最后被洗下来。

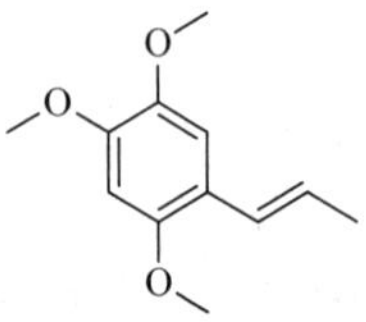

α-细辛醚　　β-细辛醚 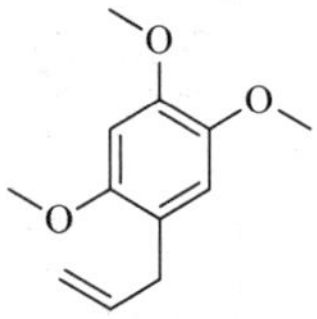　　欧细辛醚

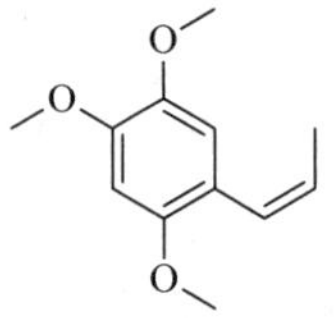

气相色谱是研究挥发油组分的好方法，有些研究应用制备性气-液色谱，成功将挥发油成分分开。

（五）分子蒸馏技术

分子蒸馏技术是近几十年发展起来的液-液分离技术，它是依据液体分子受热后变成气体分子从液面逸出，而不同种类的分子逸出后，其运动的平均自由程的差异而实现物质分离。它与常规蒸馏法相比，具有操作温度低、受热时间短、蒸馏压力低等特点，尤其适合于分离高沸点和热敏性物质。目前，分子蒸馏技术在中药有效成分分离纯化中的应用主要集中在挥发油的提取和精制方面，已成功用于互生叶白千层精油（国际市场上习称为茶树油）、玫瑰精油、香附油、山苍子油的精制和富集。

五、挥发油成分的鉴定

（一）物理常数的测定

相对密度、比旋度、折光率、凝固点等是鉴定挥发油常测的物理常数。

（二）化学常数的测定

酸值、酯值、皂化值是重要的化学常数，也是表示挥发油质量的重要指标。

1. 酸值　酸值是代表挥发油中游离羧酸和酚类成分的含量。以中和 1g 挥发油中含有的游离羧酸和酚类所需要氢氧化钾毫克数来表示。

2. 酯值　代表挥发油中酯类成分含量，以水解 1g 挥发油所需氢氧化钾毫克数来表示。

3. 皂化值　以皂化 1g 挥发油所需氢氧化钾毫克数来表示。事实上，皂化值等于酸值和酯值之和。

测定挥发油的 pH，如呈酸性，表示挥发油中含有游离酸或酚类化合物，如呈碱性，则表示挥发油中含有碱性化合物，如挥发性碱类等。

（三）官能团的鉴定

1. 酚类　将少许挥发油溶于乙醇中，加入三氯化铁的乙醇溶液，如生成蓝色、蓝紫或绿色产物，表示挥发油中有酚类物质存在。

2. 羰基化合物　用硝酸银的氨溶液检测挥发油，如发生银镜反应，表示有醛类等还原性物质存在。挥发油的乙醇溶液加2,4-二硝基苯肼、氨基脲、羟胺等试剂，如产生结晶型沉淀，表明有醛或酮类化合物存在。

3. 不饱和化合物和薁类衍生物　于挥发油的三氯甲烷溶液中滴加溴的三氯甲烷溶液，如红色褪去表示油中含有不饱和化合物，继续滴加溴的三氯甲烷溶液，如呈现蓝色、紫色或绿色，则表明油中含有薁类化合物。此外，在挥发油的无水甲醇溶液中加入浓硫酸，如有薁类衍生物应出现蓝色或紫色。

4. 内酯类化合物　于挥发油的吡啶溶液中，加入亚硝酰氰化钠试剂及氢氧化钠溶液，如出现红色并逐渐消失，表示油中含有α、β不饱和内酯类化合物。

（四）色谱法在鉴定中的应用

1. 薄层色谱　在挥发油的分离鉴定中薄层色谱应用广泛。吸附剂多采用硅胶G或Ⅱ～Ⅲ级中性氧化铝。采用石油醚（或正己烷）作展开剂，可使不含氧的烃类成分展开，而含氧化合物一般留在原点；采用石油醚-乙酸乙酯为展开剂，则不含氧的烃类到达前沿，含氧化合物可较好地展开。在实际操作中要同时测定这两种展开剂的薄层色谱。显色剂有如下几种。①1%香草醛-浓硫酸：可与挥发油产生多种鲜艳的颜色反应。②2%高锰酸钾水溶液：在粉红色背景上产生黄色斑点时表明含有不饱和化合物。③0.05%荧光素-溴试剂：在紫外灯下产生蓝或红色的荧光斑点时表明含有含氧乙烯基化合物。④碘化钾-冰醋酸-淀粉试剂：斑点显蓝色表示含有过氧化物。⑤对二甲胺基苯甲醛试剂：薁类化合物在室温显深蓝色。⑥2,4-二硝基苯肼试剂：产生蓝色斑点表明含有醛或酮类化合物。⑦硝酸铈试剂：在黄色背景上显示棕色斑点表明含有醇类化合物。

2. 气相色谱法　该法现已广泛用于挥发油的质量控制和定性、定量分析。气相色谱主要解决挥发油中已知成分的鉴定，且具有令人满意的定量准确度和高分辨能力。香料工业是应用气相色谱技术的先驱，气相色谱至今仍是这个领域中分析化学家的“左右臂”。几乎所有现今流行的香味成分都用气相色谱进行分析。气相色谱还是快速、灵敏的分离方法。对于挥发油中的未知成分，应选用气相色谱-质谱联用（GC-MS）技术进行分析鉴定。

3. 气相色谱-质谱联用（GC-MS）法　该法已成为对化学组成极其复杂的挥发油进行定性分析的一种有力手段。现多采用气相色谱-质谱-数据系统联用（GC-MS-DS）技术，大大提高了挥发油分析鉴定的速度。首先将样品注入气相色谱仪，经分离后的各个组分依次进入分离器，浓缩后的各组分又依次进入质谱仪。质谱仪对每个组分进行检测，得到每个组分的质谱，通过计算机与数据库的标准谱进行对照，并根据质谱裂解规律进行解析，进而参考文献数据加以确认。

六、挥发油的成分分析与含量测定

中草药中挥发油成分复杂，测定一种或几种成分不能反映整个挥发油的质量。同时选用何种挥发油质控方法，选择何种化学成分作为质控指标将直接影响挥发油质量评价结果。对植物中挥发油进行研究，往往要先测定该植物中挥发油的含量，主要利用水蒸气蒸馏法提取植物中的挥发油，在标准测定器中计算其百分含量。常用的方法与仪器参考《中国药典》。

气相色谱-质谱联用是越来越普遍采用的分析技术，高分辨毛细管气相色谱、保留指数和与计算机资料数据相匹配的质谱联合使用，在精油化学及许多其他有机分析领域已成为广泛采用的鉴定标准。此外，还有气相色谱-FT红外（GC-FTIR）技术，1979年报道过第一次成功地应用高分辨气相色谱柱于GC-FTIR进行香料分析。有人发展了红外光谱图书馆检索程序，并且证明GC-FTIR联用对快速鉴定有机化合物是有效的。

七、挥发油研究实例

薄荷挥发油的提取精制研究实例如下。

中药薄荷为唇形科植物薄荷的地上部分，具有疏散风热、清利头目、利咽、透疹等功效，全草含挥发油 1%以上，其油（oleum menthae，薄荷素油）和脑（薄荷醇）为芳香药、调味品及祛风药。我国是薄荷生产大国，薄荷制品在国际上享有盛誉。

薄荷挥发油为无色或淡黄色液体，有强烈的薄荷香气，可溶于乙醇、乙醚、三氯甲烷等有机溶剂，比重为 0.89～0.91，比旋度为 17°～24°，折光率为 1.456～1.466，沸点为 204～211℃。

薄荷油化学成分复杂，主要含单萜及其含氧衍生物，还有芳香族、脂肪族化合物等几十种，如薄荷醇（menthol）、薄荷酮（menihone）、新薄荷醇（neomenthol）、乙酸薄荷酯（menthyl acetate）、胡椒酮（piperitone）、芳樟醇（linalool）、乙酸芳樟酯（linalyl acetate）、桉叶素（1,8-cineole）、香芹酮（carvone）、柠檬烯（limonene）、烯醇-3（octanol-3）等。

薄荷醇　薄荷酮　新薄荷醇　乙酸薄荷酯　胡椒酮　芳樟醇

$H_3C-H_2C-CH(OH)(CH_2)_4CH_3$

乙酸芳樟酯　桉叶素　香芹酮　柠檬烯　烯醇-3

薄荷挥发油的质量优劣主要依据其中薄荷醇（薄荷脑）的含量而定，一般含量超过 50%，最高可达 85%。薄荷醇的精制多采用水蒸气蒸馏结合冷冻分离法（图 10-17）。

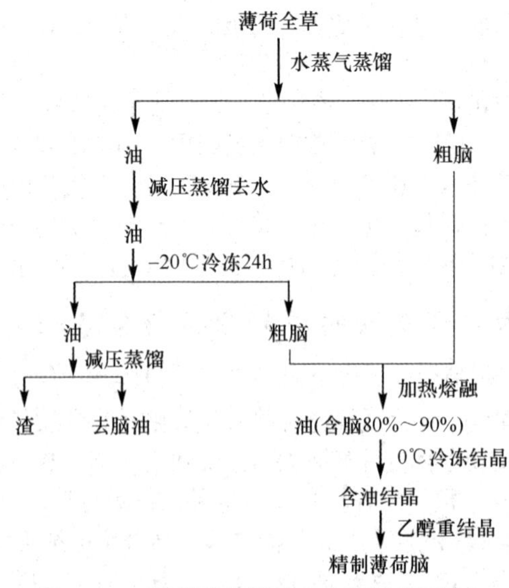

图 10-17　薄荷醇的精制（水蒸气蒸馏法）

第十一章　三萜及其苷类

学习目标

1. 掌握　三萜及三萜皂苷类化合物的结构特征、分类、理化性质及常用的物理化学检测方法。三萜皂苷类化合物的常用提取分离方法。

2. 熟悉　三萜皂苷类化合物结构解析常用化学方法及波谱学特征。

3. 了解　三萜类化合物的生物活性及新药开发。

在上一章学习了萜类化合物的生物来源及结构较简单的单萜、倍半萜、二萜等化合物的基础上，本章主要介绍三萜及三萜皂苷类化合物的结构特征、分类、提取分离的方式方法及其理化性质和能够发生的化学反应，并介绍三萜皂苷类化合物结构解析常用的方法及该类化合物的生物活性，在本章末将对其新药开发进行简要介绍。

案例 11-1　早在古代时期，人们就知道利用皂荚树（*Gleditsia sinensis* Lam.）的果实皂角在水中揉搓产生泡沫，达到去污的目的。

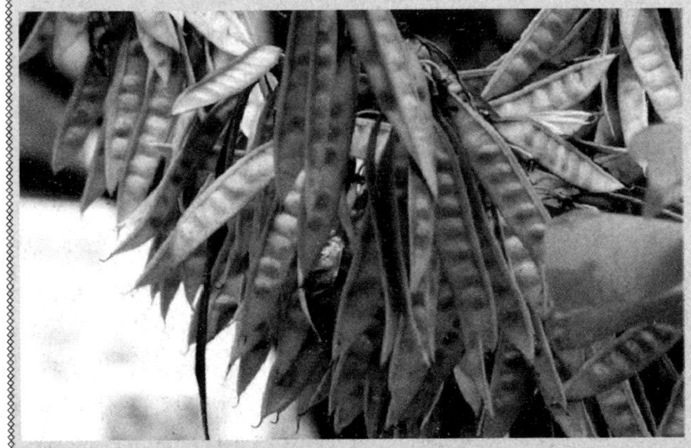

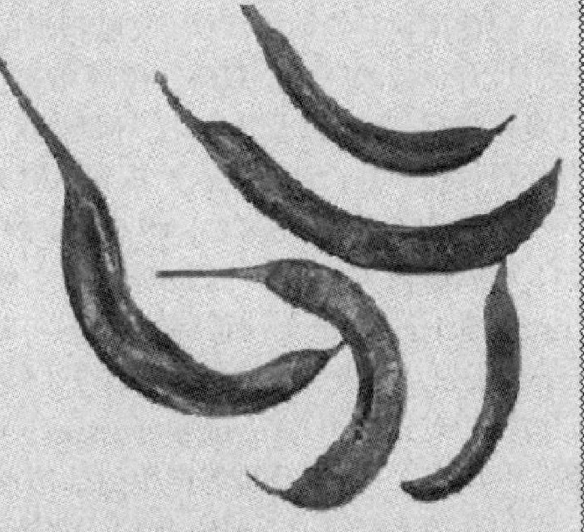

问题：为什么在水中揉搓皂角能够产生泡沫？其中含有一类什么样的化合物？这类化合物具有表面活性的结构特征是什么？这类化合物具有什么样的生理活性？

1. 基本结构及组成　三萜（triterpene）是一类由三十个碳原子构成的萜类化合物，其生源一般都是由鲨烯（squalene）衍生而来，符合异戊二烯法则。根据水解后苷元的结构，三萜皂苷（triterpenoid saponin）主要分为四环三萜和五环三萜两大类，下文中将详细介绍。三萜皂苷是一类由三萜苷元和糖链缩合而成的天然产物。组成三萜皂苷的糖有葡萄糖、鼠李糖、阿拉伯糖、半乳糖、芹糖，以及葡糖醛酸、半乳糖醛酸等。糖链的数量多见单糖链（monodemoside）、双糖链和三糖链。苷键类型多为与 C-3 位或其他位置羟基形成的醚苷（ether saponin）和与 C-28 位—COOH 形成的酯苷（ester saponin）。

2. 性质特点　由于苷元具有不同程度的亲脂性，而糖链具有较强的亲水性，使皂苷成为一种表面活性剂，其水溶液经振摇能够产生大量持久性泡沫。一些富含皂苷的植物提取物（如案例中提到的皂角）被用于制造乳化剂、洗洁剂及发泡剂等。一些皂苷对细胞膜具有破坏作用，表现出溶血、毒鱼、灭螺、杀精等活性。

3. 自然分布 三萜类化合物在自然界分布广泛，五加科、豆科、桔梗科、玄参科等植物中三萜含量较高，动物体中也有三萜的存在，如羊毛中分离得到的羊毛脂醇。在真菌及海洋生物中也有多种类型的三萜类化合物。

4. 药理作用 三萜皂苷多为药用植物中的有效成分，如人参皂苷、柴胡皂苷等。现代药理研究表明人参皂苷能够促进 RNA 蛋白质的生物合成，调节机体代谢，增强免疫功能；柴胡皂苷能抑制中枢神经系统，有明显的抗炎作用，并且能够降低血浆中胆固醇和甘油三酯的水平。一些游离三萜皂苷元已经作为药物应用于临床，如甘草次酸具有促肾上腺皮质激素（ACTH）样活性，临床作为抗炎药用于胃溃疡的治疗；齐墩果酸具有降低转氨酶的功效，临床用于治疗急性黄疸性肝炎等。

5. 研究进展 由于皂苷结构复杂，水溶性大，同种植物中的皂苷大都结构相近，曾经皂苷的分离提纯和结构鉴定是天然产物化学的研究难点，但随着现代色谱、波谱技术的飞速发展和完善，皂苷的研究工作有了很大进展，至今已有 3000 多种皂苷被发现。近年来，利用现代分离纯化技术和波谱分析方法从天然资源中发现了多种新的三萜皂苷，其中主要为五环三萜皂苷，在苷元的结构、糖的类型、糖的数量、成苷位置等方面均有新的发现，极大地丰富了三萜皂苷类化合物的种类。

第一节 三萜类化合物的结构类型

三萜类化合物结构多样，文献报道的三萜骨架超过了 200 种。多数三萜化合物为四环或五环三萜，也有少数的三环、双环、单环和链状三萜，如三环三萜主要包括 6,6,5-三环母核的臭椿烷型和异臭椿烷型三萜，以及 7,6,5-三环母核的五味子素型三萜等。臭椿烷型和异臭椿烷型三萜具有 6,6,5-三环母核和一条长链取代，A/B 和 B/C 环反式骈合，C-5 位为 α-H，C-10 位有 β 角甲基，C-13 位构型为 *R* 或 *S*，两者仅在 C-8 和 C-9 位的构型不同，臭椿烷型三萜 C-8 位为 β 角甲基，C-9 位为 α-H，如臭椿属植物 *Ailanthus malabarica* 中的岭南臭椿醇（malabaricol）和中药黄芪中的黄芪臭椿三萜（astramalabaricoside），而异臭椿烷型三萜 C-8 位为 α 角甲基，C-9 位为 β-H，如海绵 *Jaspis* sp.中的 Jaspolide B；五味子素型三萜具有 7,6,5-三环母核，A/B 环反式骈合，C-8 位为 β-H，C-9 位为 α-H，如披针叶南五味子（*Kadsura lancilimba*）中的 lancilactone C。近年来还发现了许多由于氧化、环裂解、甲基移位、骨架重排等产生的结构复杂的新骨架三萜化合物。本节将主要介绍四环三萜和五环三萜中几种比较常见的结构类型，其中四环三萜主要有达玛烷型、羊毛脂烷型、甘遂烷型、环阿屯烷型等；五环三萜主要包括齐墩果烷型、乌苏烷型、羽扇豆烷型等。

一、四环三萜类

视窗 11-1

四环三萜（tetracyclic triterpene）在生源上可视为由鲨烯变为甾体的中间体，大多数结构和甾醇很相似，亦具有环戊烷骈多氢菲的四环甾核。在 4α、4β、14α 位上比甾醇多三个甲基，也被认为是植物甾醇的三甲基衍生物。存在于自然界较多的四环三萜主要有达玛烷、羊毛脂烷、甘遂烷、环阿屯烷（环阿尔廷烷）、葫芦烷、楝烷型三萜类。

1. 达玛烷型 达玛烷（dammarane）型四环三萜是环氧鲨烯由全椅式构象形成，其结构特点是 A/B、B/C、C/D 环均为反式。C-13 位为 β-H，C-8 和 C-10 位有 β 构型角甲基，C-14 位有 α 构型角甲基，C-17 位有 β 侧链，C-20 位的构型为 *R* 或 *S*。

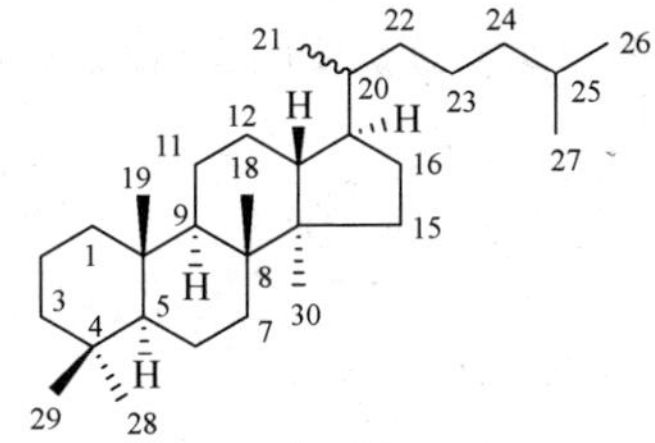

达玛烷

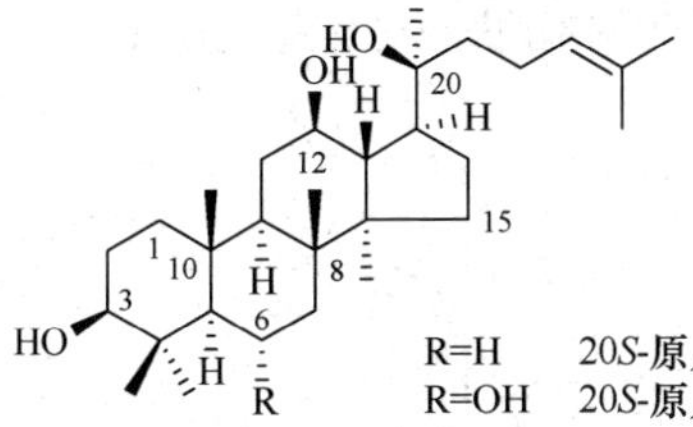

R=H　20S-原人参二醇
R=OH　20S-原人参三醇

五加科著名植物药材人参（*Panax ginseng*）和三七（*Panax notoginseng*）中含有多种人参皂苷（ginsenosides），为药材中重要的活性成分，目前已经报道发现的人参皂苷有40多种，绝大部分为达玛烷型四环三萜，在达玛烷骨架的3位、12位和20位均有羟基取代，C-20位多为*S*构型，近来也分离得到C-20位为*R*构型的人参皂苷，其中6位没有羟基取代的称为原人参二醇（protopanaxadiol），6位有α羟基取代的称为原人参三醇（protopanaxatriol）。由原人参二醇衍生的皂苷糖链接于3位和20位羟基；由原人参三醇衍生的皂苷糖链多接于6位和20位羟基。人参皂苷结构上的微小差异会造成生物活性上的显著不同，如20*S*-原人参三醇衍生的皂苷具有溶血性质，而20*S*-原人参二醇衍生的皂苷则具有抗溶血作用，因此人参总皂苷不能表现出溶血现象；人参皂苷Rg_1有轻度的中枢神经兴奋作用，而人参皂苷Rb_1则有中枢神经抑制和安定作用；人参皂苷Rb_1还有增强核糖核酸聚合酶的活性，而人参皂苷Rc则会抑制核糖核酸聚合酶的活性。

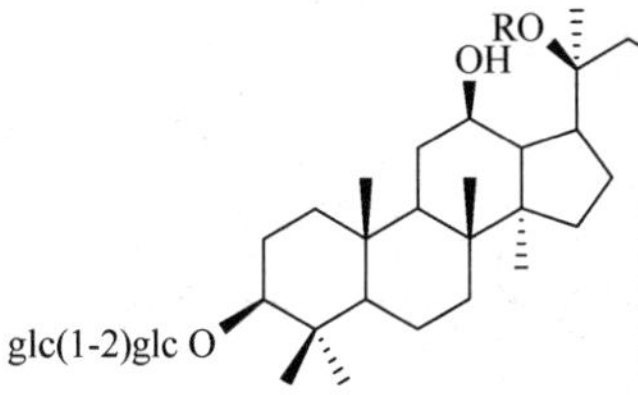

	R
Ra_1	—glc(6-1)ara(p)(4-1)xyl
Ra_2	—glc(6-1)ara(f)(2-1)xyl
Rb_1	—glc(6-1)glc
Rb_2	—glc(6-1)ara(p)
Rc	—glc(6-1)ara(f)
Rd	—glc
Rg_3	—H(20*R*)

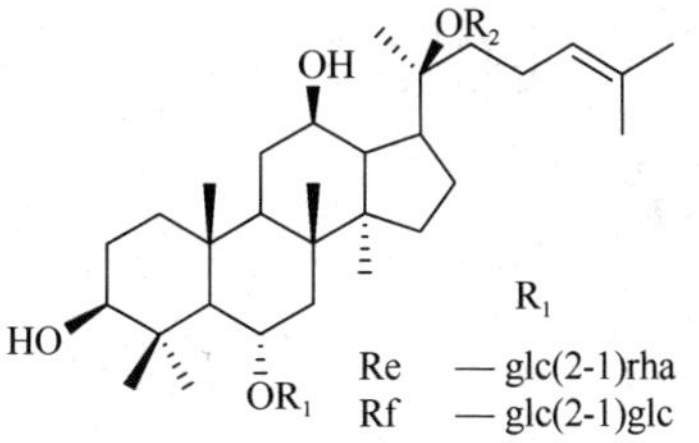

	R_1	R_2
Re	—glc(2-1)rha	—glc
Rf	—glc(2-1)glc	—H(20S)
Rg_1	—glc	—glc

人参皂苷

达玛烷型三萜在不同位置被氧化、环合可以衍生出结构多样的达玛烷型三萜类化合物。鼠李科植物酸枣树（*Ziziphus jujube* Mill. var. *spinosa*）的成熟种子具有镇定、安神的作用，其中含有的酸枣仁皂苷（jujuboside）A和B及同属植物大枣（*Ziziphus jujuba*）中含有的枣皂苷Ⅰ、Ⅱ和Ⅲ（zizyphus saponins Ⅰ，Ⅱ和Ⅲ）都是以jujubogenin作为苷元的30位氧化达玛烷型三萜皂苷。

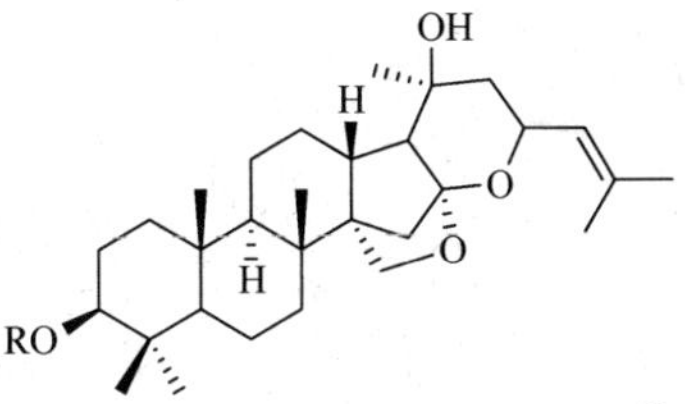

	R		R
酸枣仁皂苷A	glc(6-1)glc(3-1)ara(2-1)rha (2-1)xyl	枣皂苷Ⅰ	glc(3-1)ara(2-1)6-deoxytalose
		枣皂苷Ⅱ	glc(3-1)ara(2-1)rha
酸枣仁皂苷B	xyl(2-1)glc(3-1)ara(2-1)rha	枣皂苷Ⅲ	xyl(2-1)glc(3-1)ara(2-1)6-deoxytalose

还有一些达玛烷型三萜发生开环，骨架重排等结构变形，但基本骨架特征依然存在，这里不再一一详述，可参阅相关参考文献。

2. 羊毛脂烷型　羊毛脂烷（lanostane）型四环三萜是环氧鲨烯经椅式-船式-椅式构象环合而成，其结构特点：A/B、B/C、C/D环均为反式，C-10、C-13位均有β-甲基，C-14位有α-甲基，C-17

位为 β 侧链，C-20 位为 *R* 构型。它与达玛烷型的区别就在于 8 位为 β-H 而 13 位为 β-CH_3，如下图中所示：

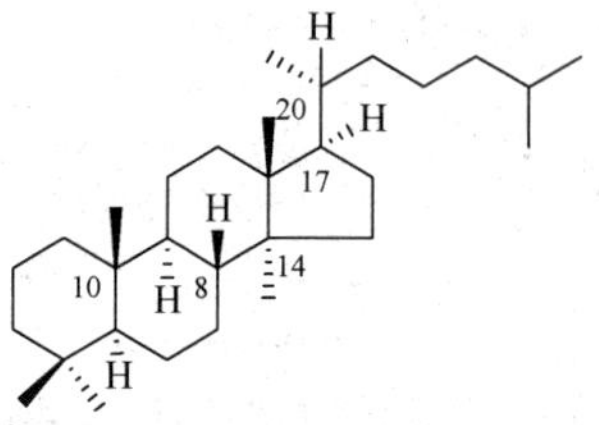

羊毛脂烷 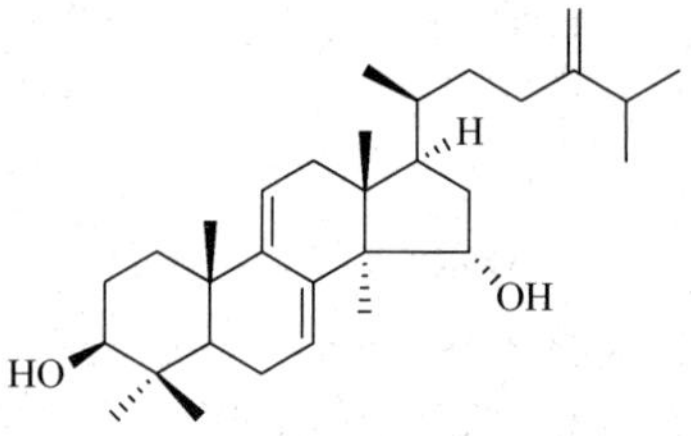　　　　suberosol

该类型皂苷广泛分布于植物、微生物和海洋生物界。从番荔枝科暗罗属的植物暗罗（*Polyalthia suberosa*）的茎叶中得到的化合物 suberosol 是一种羊毛脂烷型的三十一碳三萜，具有抗 HIV 活性，可以抑制 HIV 病毒在 H9 淋巴细胞中的复制，半数效应浓度（EC_{50}）为 3μg/mL。

灵芝为多孔菌科真菌灵芝（*Ganoderma lucidum*）和紫芝（*Ganoderma sinense*）的干燥子实体，是补中益气、扶正固本、滋补强壮的名贵中药材，从中分离得到一百余种四环三萜类化合物，属于高度氧化的羊毛脂烷衍生物。根据其分子中所含碳原子的数目，分为 C_{30}（ganoderic acid C），C_{27}（lucidenic acid A）和 C_{24}（lucidone A）三种基本骨架。

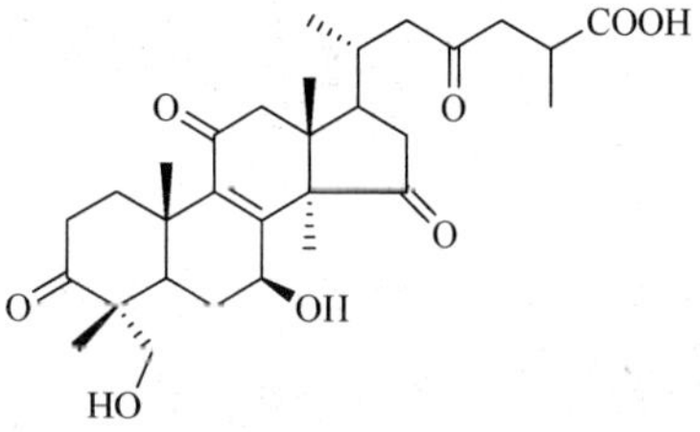

C_{30}(ganoderic acid C) 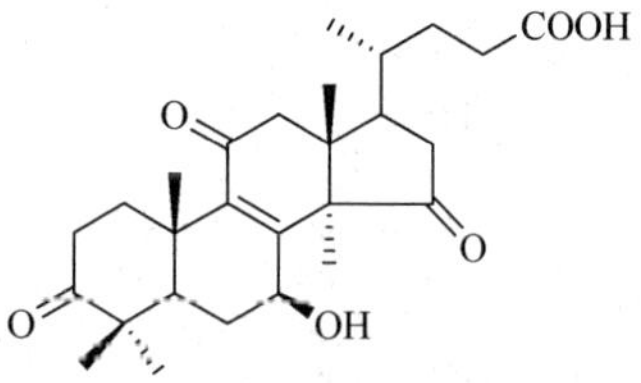　　C_{27}(lucidenic acid A) 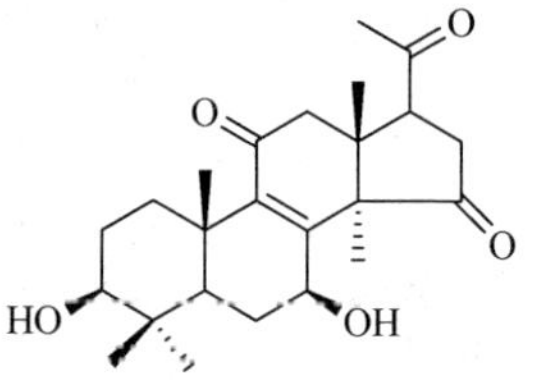　　C_{24}(lucidone A)

从 *Crella* 属海绵（*Neosiphonia superstes*）中发现了一类羊毛脂烷型三萜二聚体。从海参（*Holothuria scabra*）中分离得到了多种侧链不同程度氧化环合的羊毛脂烷型三萜。从茯苓（*Poria cocos*）中分离获得了 A 环开裂的羊毛脂烷型三萜。

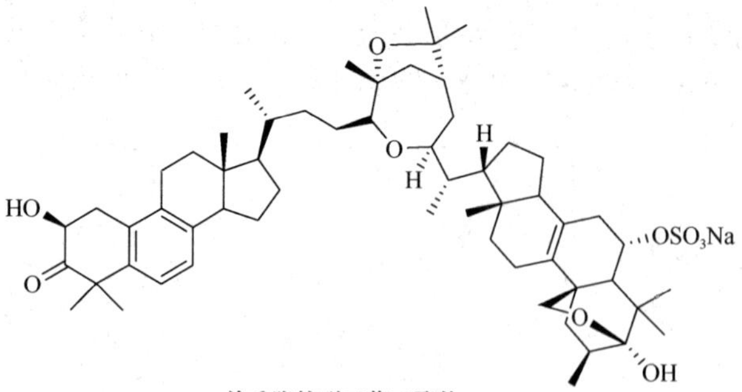

羊毛脂烷型三萜二聚体 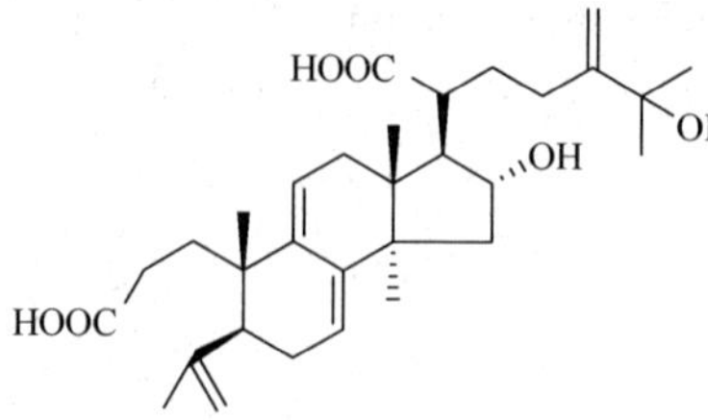　　A环开裂的羊毛脂烷型三萜

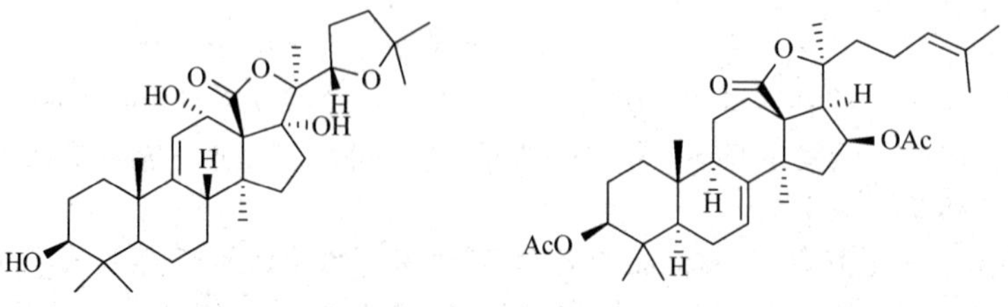

羊毛脂烷型三萜

3. 甘遂烷型　甘遂烷型（tirucallane）四环三萜的结构与羊毛脂烷型相似，A/B、B/C、C/D环均为反式，只是13、14位CH_3的构型与羊毛脂烷型相反，分别为α、β-CH_3，C-17位连有α-侧链（20*S*）。甘遂烷型三萜中17位侧链常有不同程度的氧化环合，从无患子科植物无患子（*Sapindus mukurossi*）的根中获得了6种17位连接五元环醚侧链的甘遂烷型三萜 sapimukoside E～J。

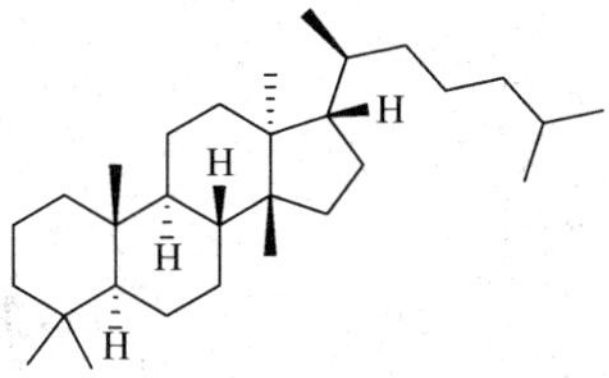

tirucallane

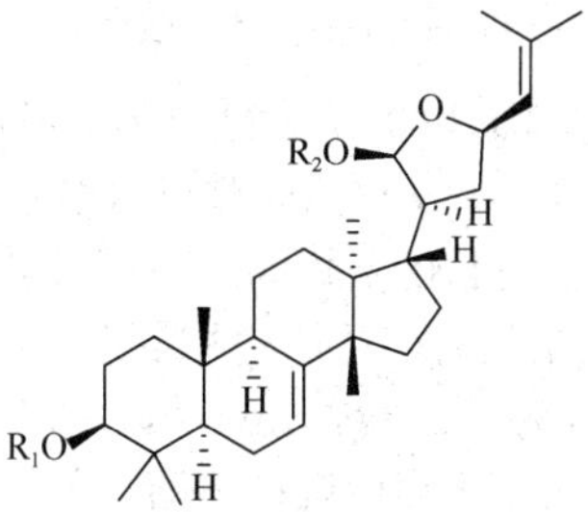

	R_1	R_2
sapimukoside E	—glc(2-1)rha(3-1)ara (3-1)ara	Et
sapimukoside F	—glc(2-1)rha(3-1)xyl (3-1)ara	Et
sapimukoside G	—glc(2-1)rha(3-1)xyl (3-1)ara	Me
sapimukoside H	—glc(2-1)rha(3-1)ara (3-1)ara	Et
sapimukoside I	—glc(2-1)rha(3-1)ara (3-1)ara	Me
sapimukoside J	—glc(6-1)rha	Et

香椿（*Toona ciliata*）中化合物 toonaciliatin L 是17位侧链氧化的二十九碳甘遂烷型三萜。

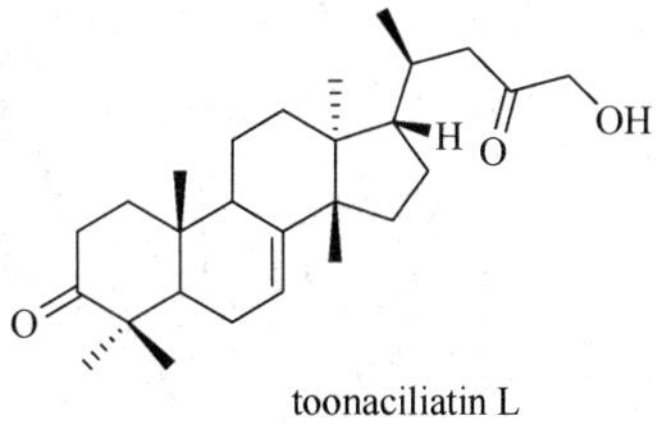

toonaciliatin L

4. 环阿屯烷型　环阿屯烷（cycloartane）型三萜基本骨架与羊毛脂烷型四环三萜的差别仅在于环阿屯烷19位甲基与9位脱氢形成三元环。膜荚黄芪（*Astragalus membranaceus*）为《中国药典》所收载，具有补气、强壮、利尿作用，从中分离出20多种三萜皂苷，绝大多数皂苷元为环阿屯烷型三萜皂苷——环黄芪醇（cycloastragenol），化学命名为(20*R*,24*S*)-3β,6α,16β,25-tetrahydroxy-20,24-epoxy-9,19-cyclolanostane，它与糖结合形成单糖链苷、双糖链苷及三糖链苷。黄芪苷Ⅳ（astragaloside Ⅳ）是黄芪中非常重要的皂苷，皂苷元3位羟基与糖相连。黄芪苷Ⅰ皂苷元分子上的3位和6位羟基分别与一分子糖相连，糖分子上还有乙酰基取代，文献报道该化合物具有免疫促

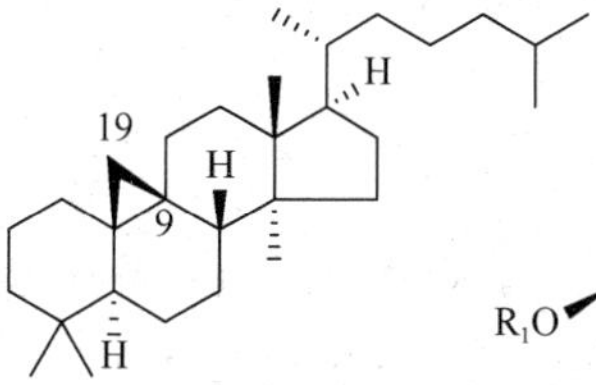

cycloartane

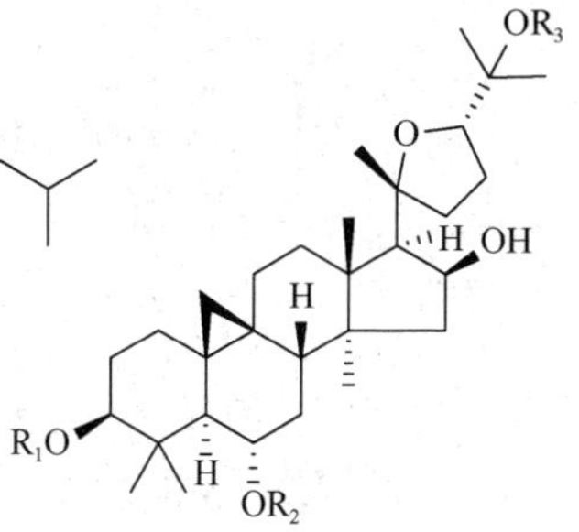

	R_1	R_2	R_3
环黄芪醇	—H	—H	—H
黄芪苷Ⅳ	—xyl	—glc	—H
黄芪苷Ⅰ	—xyl(2,3-diAc)	—glc	—H
黄芪苷Ⅴ	—xyl(2-1)glc	—H	—glc
黄芪苷Ⅶ	—xyl	—glc	—glc

进作用。黄芪苷Ⅴ皂苷元上的 3 位和 25 位羟基分别与糖相连。黄芪苷Ⅶ是自然界中发现的第一个三糖链三萜皂苷，在 3 位、6 位和 25 位羟基与糖相连。

从五味子科（Schisandraceae）南五味子属（*Kadsura*）植物异型南五味子（*K. heteroclita*）中分离得到的 heteroclic acid、环阿屯烯酮、schisandronic acid、heteroclitalactone A～C 等化合物均属于环阿屯烷型三萜。

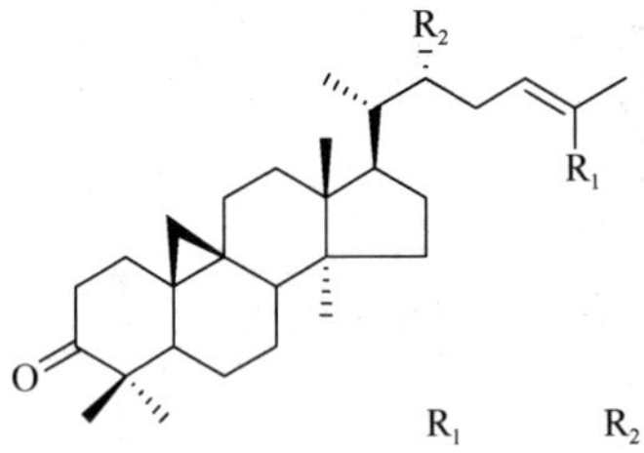

	R_1	R_2
heteroclic acid	—COOH	—OAc
环阿屯烯酮	—CH_3	—H
schisandronic acid	—COOH	—H

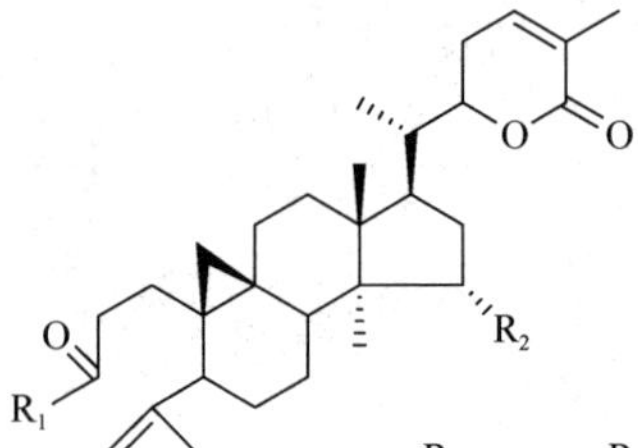

	R_1	R_2
heteroclitalactone A	—OH	—OAc
heteroclitalactone B	—OCH_3	—H
heteroclitalactone C	—OC_2H_5	—OAc

5. 葫芦烷型 葫芦烷（cucurbitane）型三萜的基本骨架可以认为是由羊毛甾烯（lanostene）8 位双键质子化，产生正碳离子，然后 19 位甲基转移到 9 位，9 位氢转移到 8 位而形成的。它在结构上具有 5*β*–H、8*β*–H、10*α*–H 和 9*β*–CH_3，其余均与羊毛脂烷型相同。葫芦科许多属植物中含有此类成分，总称为葫芦苦素类（cucurbitacins）。这类三萜具有广泛的生物活性，主要包括细胞毒、抗肿瘤、保肝及抗炎等。葫芦科雪胆属植物丽江雪胆（*Hemsleya lijiangensis*）中分离得到的雪胆甲素和雪胆乙素（cucurbitacins Ⅰ$_a$，Ⅱ$_b$）及雪胆甲素苷均属于葫芦烷型三萜。前两者在临床上适用于治疗急性痢疾、肺结核、慢性支气管炎等疾病，具有良好的疗效。

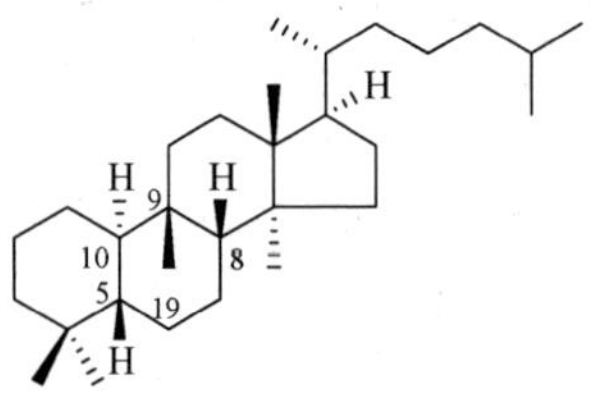

葫芦烷

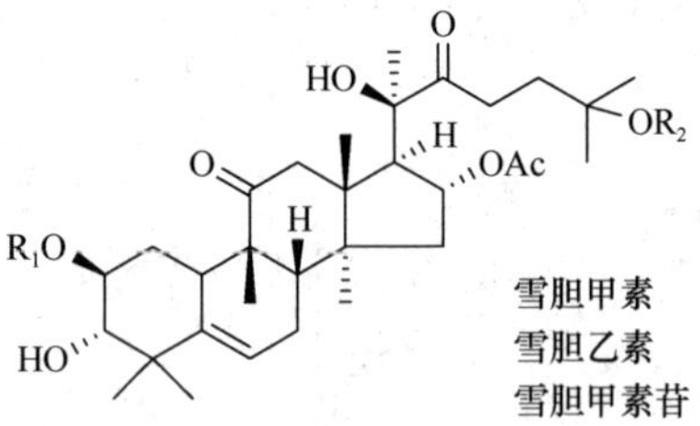

	R_1	R_2
雪胆甲素	—H	—Ac
雪胆乙素	—H	—H
雪胆甲素苷	—glc	—Ac

6. 楝烷型 楝烷型三萜（meliacane triterpene）的结构骨架由 26 个碳原子构成，因此又称四去甲三萜（tetranortriterpenoid），大量存在于楝科楝属植物中，很多具有苦味及昆虫拒食作用。研究认为该类三萜以甘遂烷或大戟烷为生物前体，$\Delta^{7(8)}$双键被氧化成 7（8）环氧，然后氧环键断裂，发生 Wagner-Meerwein 重排，14 位甲基移位到 8 位，形成 7–OH，$\Delta^{14(15)}$位双键，而后侧链失去四个碳原子，形成 17-呋喃环。

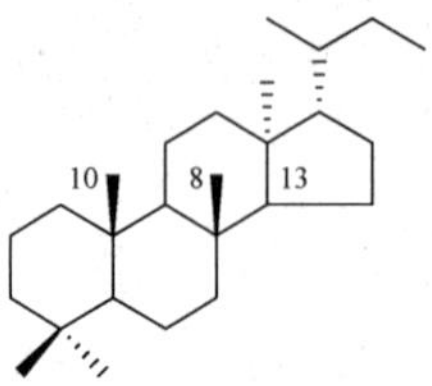

楝烷型三萜 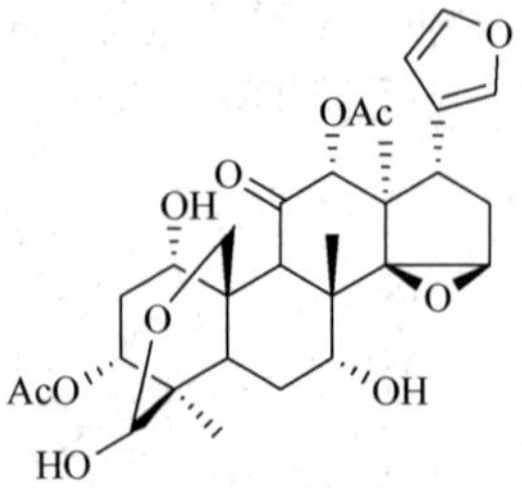 川楝素

苦楝（*Melia azedarach*）果实提取物作为昆虫拒食剂已经商品化。从其根皮中分离得到的川楝素（toosendanin）被作为驱虫药，有效率在 90%以上。楝烷型三萜的母核经常发生裂解开环，有的会在裂环后进一步形成内酯环。

二、五环三萜类

在植物界中，五环三萜（pentacyclic triterpene）皂苷分布很广。基本碳架是多氢蒎的五环母核，主要包括齐墩果烷型、乌苏烷型、羽扇豆烷型、木栓烷型等结构类型。

1. 齐墩果烷型　齐墩果烷（oleanane）型三萜又称 β-香树脂烷（β-amyrin）型三萜，是植物界中存在最为广泛的一类三萜骨架类型。结构中具有五个六元环，A/B、B/C 和 C/D 环为反式排列，D/E 环多为顺式排列，也有反式排列的情况。八个甲基分别取代在 C-4（×2）、C-8、C-10、C-14、C-17 和 C-20（×2）。这类三萜多具有 C-3 位—OH，C-28 位—COOH，以及 $\Delta^{12(13)}$双键，皂苷中的糖链多连于 3 位羟基和 28 位羧基上。齐墩果烷型三萜皂苷是最常见的一类三萜皂苷，在中药甘草、柴胡、远志、牛膝等药材中都有发现。齐墩果酸（oleanolic acid）是齐墩果烷型三萜中的代表性化合物，最初发现于木犀科植物油橄榄（*Olea europaea*，俗称齐墩果）的叶中，具有降低转氨酶作用，对四氯化碳引起的大鼠急性肝损伤有明显的保护作用，临床上用于治疗急性黄疸型肝炎，对慢性肝炎也有一定疗效。我国传统中药甘草为豆科植物乌拉尔甘草（*Glycyrrhiza uralensis*）、光果甘草（*G. glabra*）及胀果甘草（*G. inflata*）的根和根茎，具有解毒、镇痛、解痉、矫味、镇咳祛痰、补脾益气、调和诸药等功效。甘草中的主要成分甘草酸（glycyrrhizic acid，又称甘草甜素）及其苷元甘草次酸（glycyrrhetinic acid）均以齐墩果烷为骨架，已经成为天然抗癌启动因子的代表，此外还具有抗炎、免疫调节、保肝、抗病毒等多种生物活性。

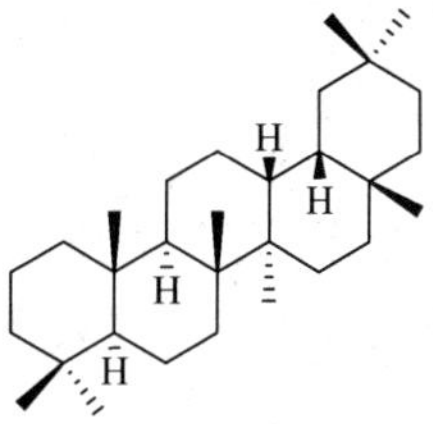

齐墩果烷 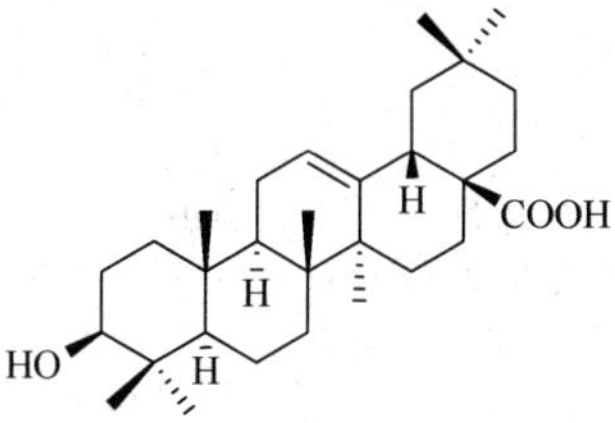　　齐墩果酸

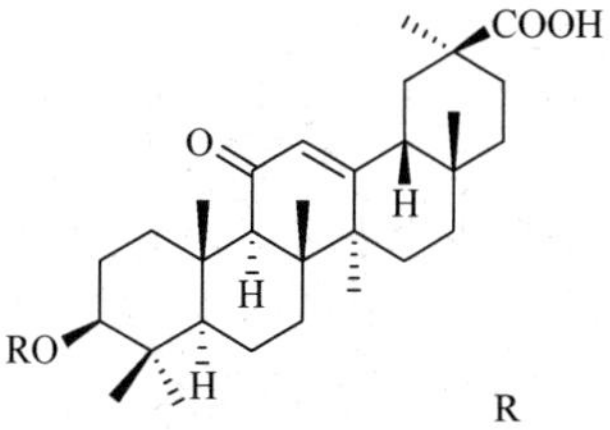

	R
甘草酸	—glc(2-1)glc
甘草次酸	—H

日本学者从菊花（*Chrysanthemum morifolium*）中分离得到了 5 种齐墩果烷型三萜：maniladiol、erythrodiol、longispinogenin、coflodiol、heliantriol A_1，这些化合物与甘草次酸有着相当或更强的抑制 EB 病毒早期抗体（EBV-EA）的活性，显示了菊花的抗癌药用价值。

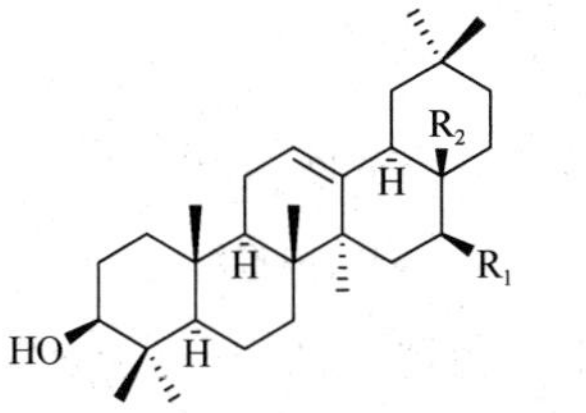

	R_1	R_2
maniladiol	—OH	—CH_3
erythrodiol	—H	—CH_2OH
longispinogenin	—OH	—CH_2OH

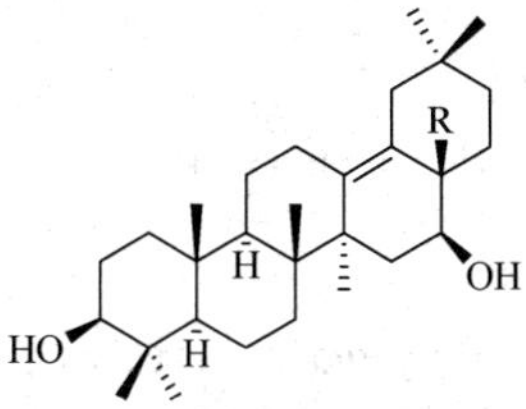

	R
coflodiol	—CH_3
heliantriol A_1	—CH_2OH

柴胡为伞形科（Apiaceae）柴胡属（*Bupleurum* L.）植物的干燥根，具和解退热，疏肝解郁，升举阳气的功能，《中国药典》规定北柴胡（*B. chinense*）和狭叶柴胡（*B. scorzonerifolium*，又称南柴胡）为中药柴胡的正品原植物。国内外对柴胡皂苷进行了大量研究，迄今为止柴胡属植物中已经分离出 100 多种三萜皂苷，绝大多数为齐墩果烷型骨架。根据双键的数量和位置主要有以下五种结构类型：①$\Delta^{11(12)}$-13,28-环氧-齐墩果烯型，如柴胡属植物中广泛存在的柴胡皂苷 saikosaponins A、C、D 及它们的苷元 saikogenins F、E、G；②$\Delta^{11(12),\ 13(18)}$-齐墩果二烯型（异环双烯），如来源于黑

柴胡（*B. smithii*）的柴胡皂苷 M、N 和来源于南柴胡的柴胡皂苷 R 和 S；③$\Delta^{9(11),12(13)}$-齐墩果二烯型（同环双烯），如黑柴胡和小叶黑柴胡（*B. smithii* var. *parvifolium*）中的柴胡皂苷 G 和前柴胡皂苷元 H；④$\Delta^{12(13)}$-齐墩果烯型，如来源于北柴胡的柴胡皂苷 F；⑤$\Delta^{18(19)}$-齐墩果烯型，如来源于三岛柴胡（*B. falcatum*）的 bupleuroside XIII。

	R_1	R_2	R_3
saikosaponin A	—OH	β—OH	—fuc(3-1)glc
saikosaponin C	—H	β—OH	—fuc(3-1)glc(4-1)rha
saikosaponin D	—OH	α—OH	—fuc(3-1)glc
saikogenin F	—OH	β—OH	—H
saikogenin E	—H	β—OH	—H
saikogenin G	—OH	α—OH	—H

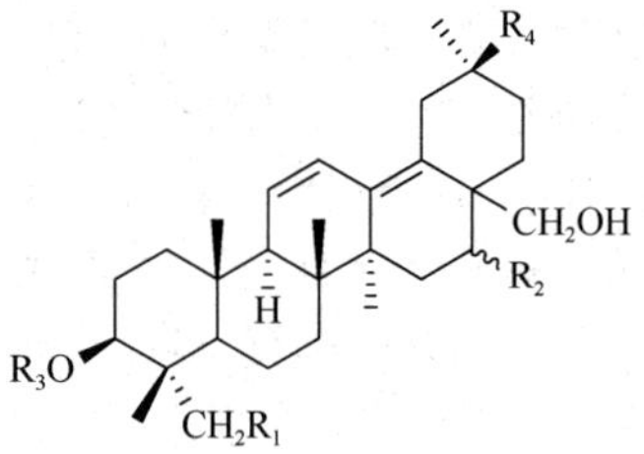

R_4 CH_2OH R_2 H R_3O CH_2R_1

	R_1	R_2	R_3	R_4
柴胡皂苷M	—OH	β—H	—fuc(3-1)glc	—H
柴胡皂苷N	—OH	β—OH	—glc(4-1)rha(6-1)glc	—H
柴胡皂苷R	—OH	α—OH	—fuc(3-1)glc(2-1)glc	—CH_2OH
柴胡皂苷S	—OH	α—OH	—glc(4-1)rha(6-1)glc	—H

O H R_2 R_3O CH_2R_1

CH_2OH R_2 R_3O CH_2R_1

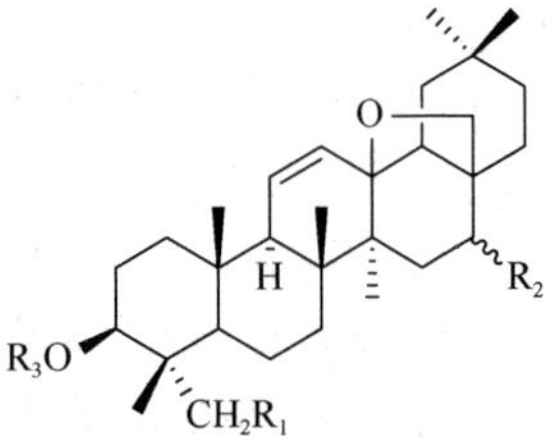

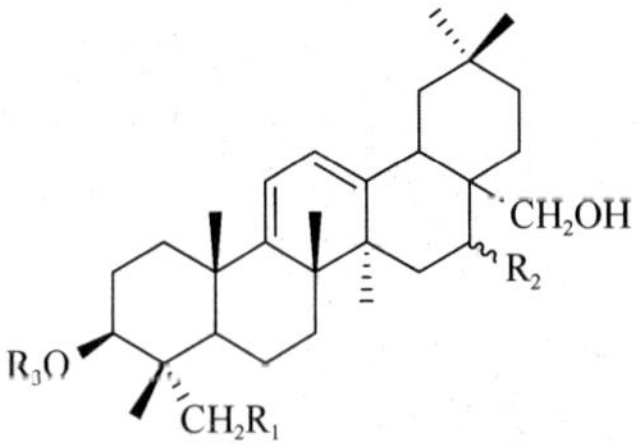

	R_1	R_2	R_3
柴胡皂苷G	—OH	β—OH	—fuc(3-1)glc
前柴胡皂苷元H	—OH	α—OH	—fuc

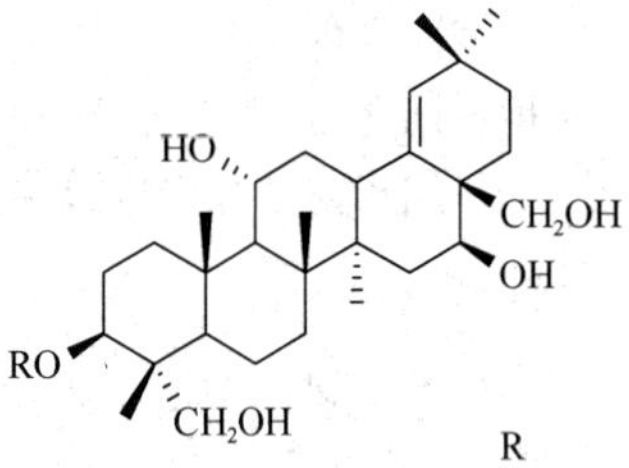

HO CH_2OH OH RO CH_2OH

	R
bupleuroside XIII	—fuc(3-1)glc

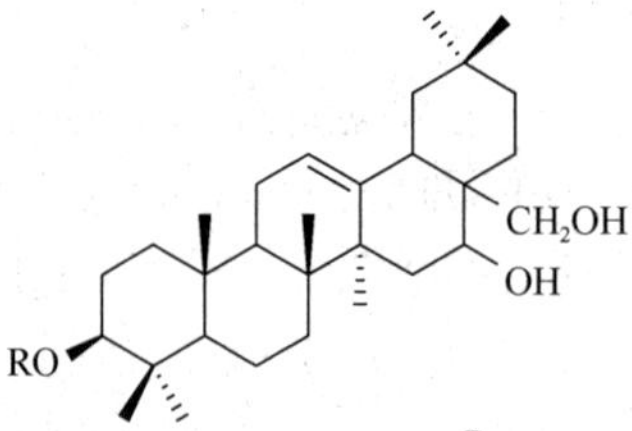

CH_2OH OH RO

	R
柴胡皂苷F	—glc(6-1)glc | (4-1)rha

远志为远志科（Polygalaceae）远志属（*Polygala* L.）植物，始载于《神农本草经》，视为上品。《中国药典》（2020 年版）收载两种基源植物：远志（*P. tenuifolia*）和卵叶远志（*P. sibirica*），药用部位为根。民间以全草或根入药，具有镇咳、祛痰、益智、安定、解毒消肿、补益强壮等作用。现代药理研究表明其某些活性成分还具有抗菌、降糖、免疫增强等活性。已从该属植物中分离鉴定了 130 多个皂苷，均为齐墩果烷型三萜类，常见苷元有原远志皂苷元（presenegenin）、2β-羟基-23-醛基齐墩果酸（polygalagenin）、2β-23-二羟基齐墩果酸（bayogenin）等，苷元的区别在于 2 位碳取代基不同（羟基或酮基），23 位碳氧化度不同（甲基、醛基、羟甲基、羧基或亚甲基），双键的数量和位置的差异[有的在 12（13）位，有的在 11（12）、13（18）位有 2 个双键]。皂苷多为 3-*O* 苷和 28 位酯苷，其中 3 位连接的糖为葡萄糖，28 位连接的糖地下部分以岩藻糖为主，地上部分以葡萄糖为主。

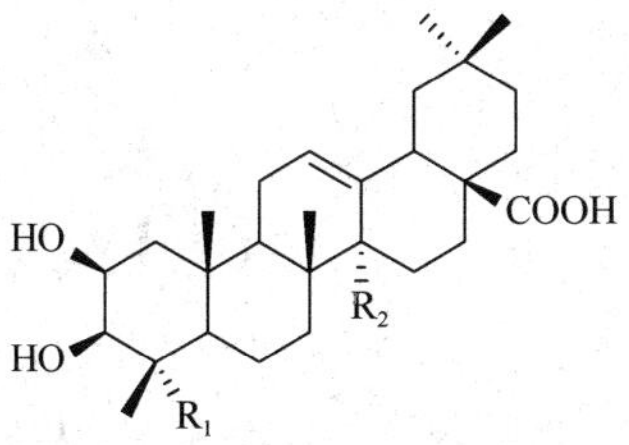

	R_1	R_2
原远志皂苷元	—COOH	—CH_2OH
2*β*-羟基-23-醛基齐墩果酸	—CHO	—CH_3
2*β*-23-二羟基齐墩果酸	—CH_2OH	—CH_3

中药牛膝为苋科植物牛膝（*Achyranthes bidentata*）的根，又名百倍、怀牛膝、鸡胶骨，在我国有悠久的药用历史，具有补肝肾、强筋骨、逐淤通经、引血下行等功效。齐墩果烷型三萜皂苷是牛膝中主要有效成分，药理研究表明，牛膝皂苷（achyranthoside）具有保肝降酶、降血脂、强心的作用，能明显降低血清中甘油三酯、胆固醇和脂蛋白的含量。在对牛膝中三萜皂苷的系统研究中，分离得到了四种三萜皂苷——牛膝皂苷Ⅰ～Ⅳ，均为首次从牛膝中获得。

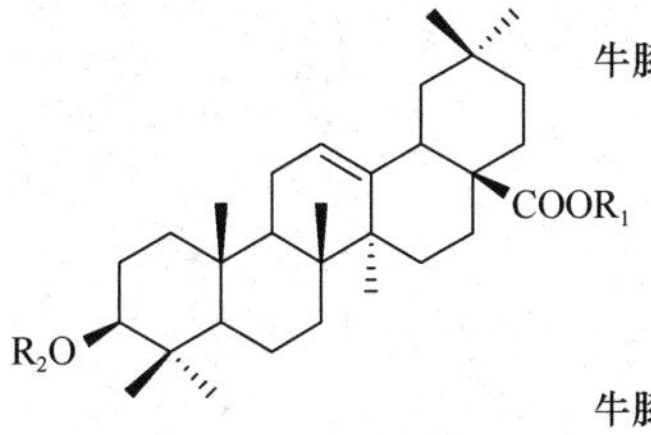

	R_1	R_2		R_1	R_2
牛膝皂苷Ⅰ	—glc	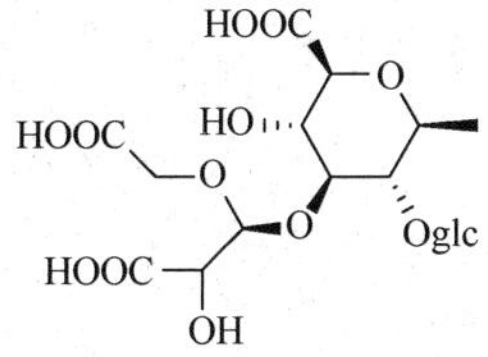	牛膝皂苷Ⅲ	—glc	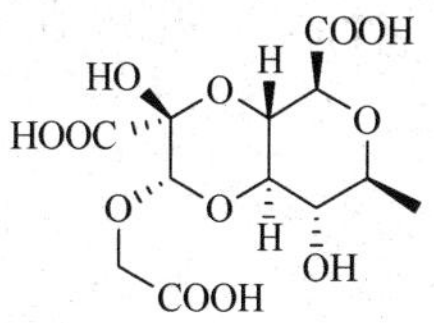
牛膝皂苷Ⅱ	—H	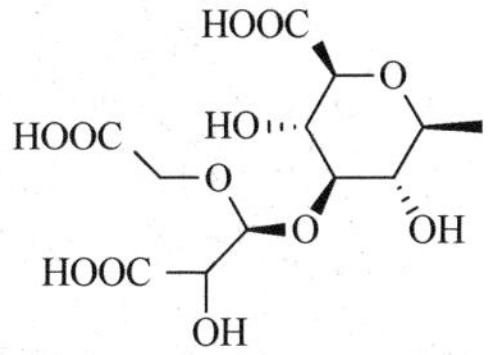	牛膝皂苷Ⅳ	—H	

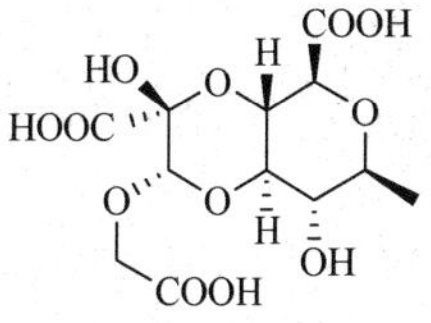

2. 乌苏烷型　乌苏烷（ursane）型三萜又称 *α*-香树脂烷（*α*-amyrin）型三萜，又称熊果烷型，其结构与齐墩果烷型三萜非常类似，仅 C-20 位的甲基取代不同，乌苏烷在 C-19、C-20 位各有一个甲基取代。C-3 位—OH，C-17 位—COOH，以及 $\Delta^{12(13)}$双键在该类三萜中也很常见，代表化合物为乌苏酸（ursolic acid），又称熊果酸。其皂苷糖链的常规连接位置也与齐墩果烷型三萜皂苷相同。这类三萜化合物及其皂苷在自然界中存在非常普遍，在熊果叶、栀子果实、女贞叶、车前草、白花蛇舌草等植物中均有存在。熊果酸在体外试验中表现出很好的抗菌活性，对革兰氏阳性菌和阴性菌及酵母菌均有抑制活性，并能够降低正常大鼠体温，具有安定作用。

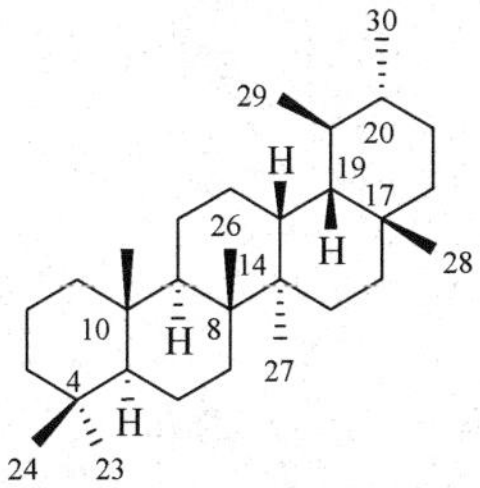

ursane 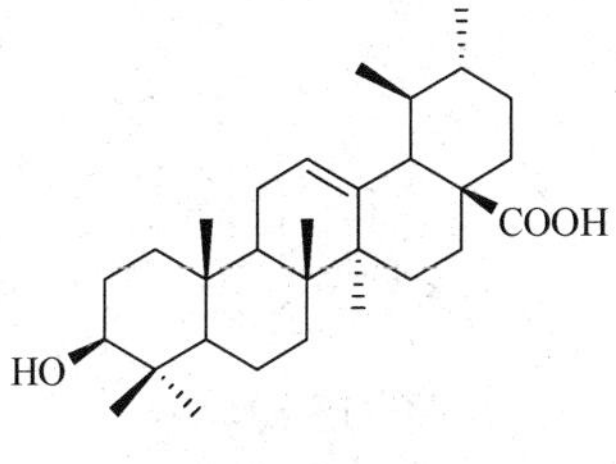　　　　熊果酸

川续断科（Dipsacaceae）刺参属（*Morina*）植物共 10 多种，其中多种植物是著名的传统藏药，白花刺参（*Morina nepalensis* var. *alba*）是国家卫生部藏药药品标准中收载的三种刺参藏药材中的第一种，具有催吐，健胃等功能；可用于关节痛、小便失禁、腰痛、眩晕及口眼歪斜等病症，外用治疗化脓性创伤，并对肿瘤具有抑制作用。从白花刺参中分离获得了两种新的三萜皂苷类化合物——刺参皂苷（monepalosides）A 和 B。

刺参皂苷A　　　　刺参皂苷B

3. 羽扇豆烷型　羽扇豆烷（lupane）型三萜中的 E 环为五元环，且 E 环的 C-19 位有 α 取代的异丙基，A/B、B/C、C/D 和 D/E 各环均以反式构型排列。这类骨架的三萜为数不多，主要有黄羽扇豆（*Lupinus luteus*）种子中存在的羽扇豆醇（lupeol），酸枣仁（*Ziziphus jujuba*）中的白桦脂醇（betulin）和白桦脂酸（betulinic acid）等。

羽扇豆烷

	R
羽扇豆醇	—CH_3
白桦脂醇	—CH_2OH
白桦脂酸	—COOH

卫矛科有 100 多属，1300 多种植物，广泛分布于北非、南美和东亚许多地区，该科属植物具有多种生理活性，主要包括止痛、平喘、抗炎、抗菌、抗 HIV、防腐、解痉、抗辐射、细胞毒、杀虫等。从该属的两种植物：佩罗特木（*Microtropis fokienensis*）和福建塞卫矛（*Perrottetia arisanensis*）中得到了 11 种羽扇豆烷型三萜化合物，它们的结构主要有以下四组：①以白桦脂酸为基本骨架的结构类型；②A 环高度氧化开环，形成二羧酸的结构类型；③E 环 19 位和 17 位形成内酯环；④以白桦脂醇为基本骨架的结构类型。

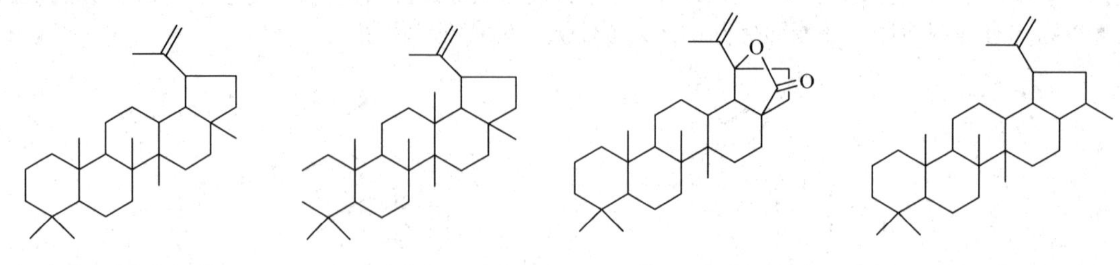

白桦脂酸为基本骨架　　A环高度氧化开环　　E环19位和17位形成内酯环　　以白桦脂醇为基本骨架

4. 木栓烷型　木栓烷（friedelane）从生源途径推断应该是由齐墩果烯甲基移位演变而来的。文献对此类结构的化合物报道较少，主要在卫矛科植物雷公藤（*Tripterygium wilfordii*）中发现较多，如分离自雷公藤去皮根中的雷公藤酮（tripterygone），为 25 降木栓烷型三萜。从狭叶余甘子（*Phyllanthus oxyphyllus*）的根中分离获得了一种裂环-降-木栓烷，命名为 29-降-3,4-裂环-木栓烷-4(23),20(30)-二烯-3-酸[29-*nor*-3,4-*seco*- friedelan-4(23),20(30)-dien-3-oic acid]。

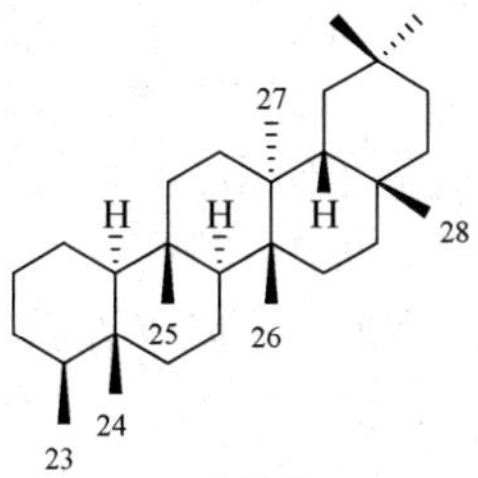

木栓烷 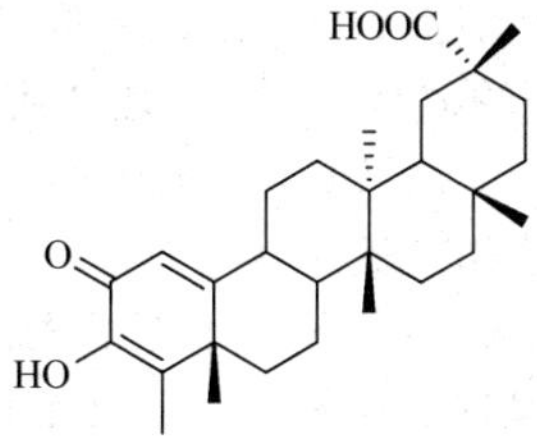　　雷公藤酮 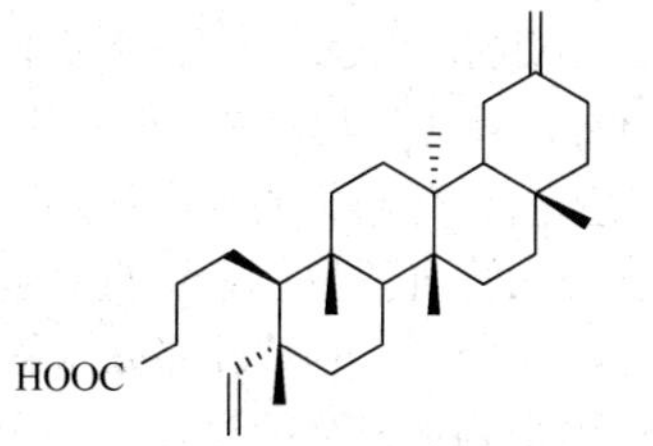　　29-降-3,4-裂环-木栓烷-4(23),20(30)-二烯-3-酸

第二节　三萜类化合物的理化性质

三萜苷元和皂苷由于糖链的介入在理化性质上有较大的不同，三萜极性较三萜皂苷小，能溶于石油醚、三氯甲烷、乙醚等低极性溶剂中。而皂苷的极性较大，不溶或难溶于低极性溶剂，多数可以溶于水。三萜皂苷水溶液可以使红细胞破裂而产生溶血作用，因此又称为皂毒类。三萜类化合物在无水的条件下可以与酸作用发生颜色变化，这种反应常常用以检测三萜的存在。

案例 11-2　从人参中获得一种白色无定形粉末，具有辛辣气味，其水溶液振摇可产生大量持久泡沫且加热不消失，该粉末易溶于热水和醇水溶液。

问题： 请问此白色无定形粉末属哪类化合物？除了上述特性外这类化合物还具有哪些理化特征？有哪些化学反应可以鉴别这类化合物？

一、基本性质

1. 性状　三萜苷元多为白色或无色，有较好晶型，而三萜皂苷由于分子量大，结构疏松，多为无定形粉末。皂苷极性较大，具有较高熔点。

2. 气味　三萜皂苷多数具有苦味，因其表面活性作用，皂苷粉末对人体黏膜具有强烈刺激性，但有的皂苷无此性质，如甘草皂苷、罗汉果苷有较强的甜味，对黏膜刺激性弱。而苷元不具备这样的性质。另外皂苷还具有吸湿性。

3. 溶解度　皂苷可溶于水，易溶于热水，可溶于含水醇（甲醇、乙醇、丁醇、戊醇等），易溶于热甲醇、乙醇，几乎不溶于乙醚、苯、丙酮等有机溶剂。皂苷在提取的过程中会产生次级苷，使水溶性下降，使之易溶于中等极性有机溶剂（醇、乙酸乙酯）。而皂苷元则不溶于水，而易溶于石油醚、苯、三氯甲烷、乙醚等。

二、表面活性

三萜皂苷水溶液强烈振摇后能够产生持久泡沫，并且加热不消失，这是由于三萜皂苷元具有一定亲脂性而糖链具有亲水性，使皂苷整个分子具有类似表面活性剂的结构特点而成为一种表面活性剂。因此皂苷可以用作清洁剂、乳化剂等。同时表面活性作用还可以促进其他成分的溶解，配伍应用时会提高其他药物的血药浓度。皂苷的表面活性与其分子内部亲脂基团和亲水基团的比例有关，只有当二者比例相当时才能较好地发挥这种活性，若其中一种基团的比例大于另一基团，就不能呈现这种活性。

三、溶血作用

皂苷在水溶液中能与红细胞壁上的胆甾醇结合，生成不溶于水的分子复合物，破坏红细胞的正常渗透，使细胞内渗透压增加而发生崩解，从而导致溶血现象，故皂苷又称皂毒素（saptoxin）。常用溶血指数来表示各类三萜皂苷溶血作用的强弱，所谓溶血指数是指皂苷对同一动物来源的红细胞稀悬液，在相同的等渗条件下能使血液中红细胞完全溶解的最低皂苷浓度。如甘草皂苷，溶血指数为 1：4000，溶血性能较强。但并不是所有的皂苷都具有溶血作用，如以原人参三醇和齐墩果酸为苷元的人参皂苷有显著的溶血作用，而以原人参二醇为苷元的皂苷却有抗溶血作用，因此人参总皂苷并不表现出溶血现象。皂苷的溶血活性还和糖链部分有关，单糖链皂苷溶血作用明显，某些双糖链皂苷无溶血作用，但经过部分水解成为单糖链皂苷后就具有溶血作用。因此，不能单独以是否具有溶血作用来判断皂苷的存在，需要结合其他性质和化学反应才能进行判断。

四、沉淀反应

皂苷的水溶液可以和一些金属盐类如铅盐、钡盐、铜盐等产生沉淀。此性质可用于皂苷的分离：先用金属盐使皂苷沉淀下来，分离出来之后再对其分解脱盐。但是铅盐吸附力强，容易带入杂质，并且在脱铅时铅盐还会带走一些皂苷，脱铅也难以脱干净，使得该提取方法的使用受到了限制。在这里需要注意的是三萜皂苷因其结构中常含有羧基而多为酸性皂苷，可用硫酸铵、中性乙酸铅等中性盐类沉淀，而下一章将要学习的甾体皂苷则为中性皂苷，须用碱性乙酸铅或氢氧化钡等碱性盐类进行沉淀。

五、颜色反应

三萜化合物产生颜色变化的具体作用原理目前还不是很清楚，主要是使羟基脱水，增加双键结构，再发生双键移位、双分子缩合等反应生成共轭双烯系统，又在酸的作用下形成正碳离子而呈现颜色。因此，全饱和的、3 位无羟基或羰基的三萜在上述条件下呈阴性反应。分子结构中本身就具有共轭双键的化合物显色快，孤立双键的化合物显色较慢。常见的颜色反应有以下几种：

1. 浓硫酸-乙酸酐[利伯曼-伯查德（Liebermann-Burchard）]反应 样品溶于冰醋酸，加浓硫酸-乙酸酐（1：20），产生黄→红→紫→蓝等颜色变化，最后褪色。该反应是检验三萜皂苷最常用的一个显色反应，值得注意的是甾体皂苷也有类似反应，但是颜色变化快，在颜色变化的最后呈现污绿色；而三萜皂苷颜色变化稍慢，且不出现污绿色。

2. 三氯乙酸[罗森-海默（Rosen-Heimer）]反应 将样品的氯甲烷溶液滴加于滤纸上，加 25% 三氯乙酸的乙醇溶液一滴，加热至 100℃以上，发生红色渐变为紫色的颜色反应。甾体皂苷也可以发生这样的反应，但是较三萜皂苷更加灵敏，加热至 60℃即可。三氯乙酸较浓硫酸温和，可以用于纸色谱的显色。

3. 三氯化锑或五氯化锑[卡伦贝格（Kahlenberg）]反应 将样品醇溶液点于滤纸上，喷以 20% 三氯化锑（或五氯化锑）氯甲烷溶液（不应含乙醇和水）干燥后，于 60～70℃加热，显黄色、灰蓝色、灰紫色斑点，在紫外灯下显蓝紫色荧光（甾体皂苷则显黄色荧光）。由于五氯化锑腐蚀性很强，应少量配制，用后倒掉。

4. 三氯甲烷-浓硫酸[绍尔科维斯基（Salkowski）]反应 将样品溶于三氯甲烷，加入浓硫酸后，在三氯甲烷层呈现红色或蓝色，硫酸层有绿色荧光出现。此反应适用于含有共轭双键或含有在一定条件下能生成共轭系统的不饱和双键的三萜皂苷类化合物。

5. 冰醋酸-乙酰氯（Tschugaeff）反应 样品溶于冰醋酸中，加入数滴乙酰氯及数粒氯化锌结晶，略加热，可呈现淡红色或紫红色。

第三节 三萜及其皂苷的提取分离

皂苷化合物通常分子量较大，极性也较大，属于水溶性化合物，需用醇、水或其混合物进行提取；而苷元分子量较小，极性弱、易溶于石油醚等非极性有机溶剂，通常使用醇提取，有机溶剂萃取或酸水解有机溶剂萃取。总皂苷为结构相似的类似物，常常只是糖链的连接位置或次序不同，因此传统溶剂提取和普通柱色谱很难获得皂苷单体化合物，一般使用分配色谱法比吸附色谱法效果好。多种现代色谱技术，如离心薄层色谱（centrifugal thin-layer chromatography，CTLC）、闪柱色谱（flash chromatography）、中/低压液相色谱（medium/low pressure liquid chromatography）、高压液相色谱等被广泛地应用于皂苷的分离纯化，取得了很大的进步。

一、三萜皂苷元的提取分离

三萜类化合物的提取方法主要有以下四种。

（1）醇提取，提取物直接分离：一般使用乙醇、甲醇或醇水溶液进行提取，提取物直接进行分离。

（2）醇提取，有机溶剂萃取：醇提物经浓缩除醇后加水稀释，再使用石油醚、三氯甲烷、乙酸乙酯等有机溶剂依次进行萃取，三萜化合物一般集中于三氯甲烷层。

（3）制备衍生物：即将提取物用乙醚提取，然后用重氮甲烷甲基化，制成甲酯衍生物，或对提取物进行乙酰化制成乙酰衍生物，然后再进行分离。

（4）对于以皂苷形式存在的三萜化合物，需要对皂苷进行水解，水解产物用三氯甲烷等有机溶剂萃取后进行分离。需要注意的是酸水解反应比较剧烈，有些三萜化合物会发生结构变异而产生次生产物，则无法获得原生苷元，可以采用比较温和的水解方法，如两相酸水解、酶水解、Smith 降解法等，来获得原生苷元。

三萜类化合物的分离：通常使用反相硅胶柱色谱对三萜化合物进行分离，待样品达到一定纯度后可使用中压柱色谱、制备薄层、高效液相色谱等方法获得纯品。硅胶柱色谱常用的溶剂系统有石油醚-三氯甲烷、苯-乙酸乙酯、三氯甲烷-乙酸乙酯、三氯甲烷-丙酮、三氯甲烷-甲醇、乙酸乙酯-丙酮等。

二、三萜皂苷的提取分离

（一）提取

三萜皂苷根据其含羟基、羧基基团的多寡，常用醇或烯醇进行提取，提取液浓缩除醇后，用石油醚、乙醚、苯等亲脂性溶剂萃取除去色素、油脂等脂溶性成分，然后用正丁醇萃取，浓缩萃取液获得总皂苷的粗品。

（二）分离

1. 初步分离 沉淀法常常作为一种初步的分离方法对皂苷进行分离，主要有以下几种方式。

（1）溶剂沉淀法：利用皂苷难溶于丙酮、乙醚等有机溶剂的性质，将粗皂苷溶于乙醇或甲醇中，再逐滴加入乙醚、丙酮或乙醚-丙酮（1∶1）的混合溶剂，直至皂苷析出为止，获得的皂苷沉淀可反复利用此方法进行进一步的纯化。

（2）铅盐沉淀法：在上一节中提到了可以利用皂苷与一些金属盐类如铅盐、钡盐、铜盐等产生沉淀的性质对其进行分离。通常向水提或醇提液中加入过量的 20%～30%中性乙酸铅溶液，搅拌，使酸性皂苷完全沉淀，滤出沉淀后向滤液中加入过量的 20%～30%碱性乙酸铅溶液，使中性皂苷沉淀析出。获得的铅盐沉淀溶于水或稀乙醇中，通以硫化氢气体，产生硫化铅沉淀从而脱铅，含铅盐的母液也需要进行脱铅处理后再进一步精制。硫化氢脱铅比较彻底，但溶液中残存的硫化氢气体需要通入空气或二氧化碳产生气泡将其带出，以免其在之后的处理中参与反应。新生的硫化铅多为胶体沉淀，容易吸附有效成分而造成损失。也可用阳离子交换树脂进行脱铅，但一些有效成分也可能被交换除去，此外脱铅树脂很难再生。铅盐沉淀法会引起重金属残留和环境污染，故现今基本不再使用。

（3）胆甾醇沉淀法：利用皂苷可以与胆甾醇形成分子复合物的性质达到分离纯化的目的。将粗皂苷溶于少量乙醇，再加入胆甾醇饱和水溶液，析出的沉淀依次用水、乙醇、乙醚进行洗涤从而除去糖类、色素、油脂和游离态的胆甾醇，待沉淀干燥后放入乙醚连续回流提取器中回流提取，残留物即为总皂苷。

2. 纯品的获得 若要获得较纯的皂苷或是皂苷单体化合物，则常用以下的方法对总皂苷进行进一步的分离。

（1）乙酰化法：皂苷大多亲水性较强，容易夹带杂质，若将水溶性大的粗皂苷制成乙酰化衍生物，增强其亲脂性，就可以溶于弱极性溶剂中，这样脱色、层析或重结晶就比较容易进行了。纯化后再用氢氧化钡水解除去乙酰基，用二氧化碳除去多余的碱，即可得到较纯的皂苷。

（2）层析分离法：前面介绍的几种方法多用以获得总皂苷，而层析分离则可以获得皂苷单体化合物。前面也提到过分配柱色谱对皂苷的分离效果优于吸附柱色谱，常用硅胶为支持剂，以 $CHCl_3$–MeOH–H_2O 或 CH_2Cl_2–MeOH–H_2O 或 EtOAc–EtOH–H_2O 等溶剂系统作为洗脱剂进行梯度洗脱。反相色谱也得到了广泛的应用，常用的填充剂有 Rp-C_{18}、Rp-C_8、Rp-C_2 等，洗脱剂多为甲醇-水或乙腈-水。此外 Sephadex LH-20 也被用以对皂苷进行纯化，可以获得满意的效果。皂苷的分离纯化比较困难，往往需要多种分离方法结合使用才能最终获得单体化合物。

三、提取分离实例

1. 人参总皂苷的提取分离 针对案例中所提出的问题，举例来说明人参皂苷的提取方法。

（1）采用热水保温提取，提取液上大孔吸附树脂柱，水洗后用不同浓度乙醇梯度洗脱，50%乙醇溶液洗脱部分获得纯度达到 78%的人参总皂苷。

（2）采用甲醇提取，浓缩除醇后将浸膏溶于水，用乙醚脱脂，而后正丁醇萃取获得总皂苷。

2. 高效液相色谱 三萜皂苷往往结构十分相近，普通分离方法很难获得单一的纯品，高效液相色谱法是目前分离皂苷化合物最常用且分离效能较高的一种方法，下面举一例来说明其应用方法：含羞草科（Mimosaceae）猴耳环属（*Pithecellobium*）植物亮叶围涎树（*Pithecellobium lucidum*）的根中含有大量齐墩果烷型三萜皂苷。在经过聚酰胺柱色谱、大孔吸附树脂柱色谱、正反相硅胶柱色谱等经典色谱方法分离纯化的基础上，最终通过高效液相色谱分离得到 5 个含有 7～8 个糖残基的三萜苷类化合物 pithelucosides A～C、prosapogenin-10、julibroside J_{29}。

这些化合物的结构如下所示：

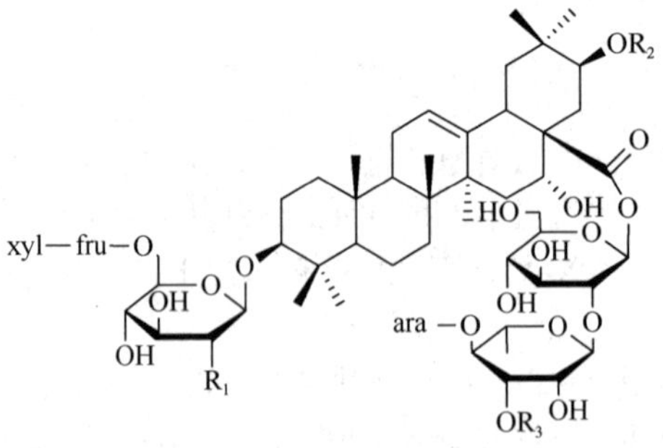

	R_1	R_2	R_3
pithelucoside A	—OH	—S-1	—qui
pithelucoside B	—OH	—S-2	—glc
pithelucoside C	—OH	—S-3	—glc
prosapogenin-10	—OH	—S-1	—glc
julibroside J_{29}	—NHAc	—S-1	—glc

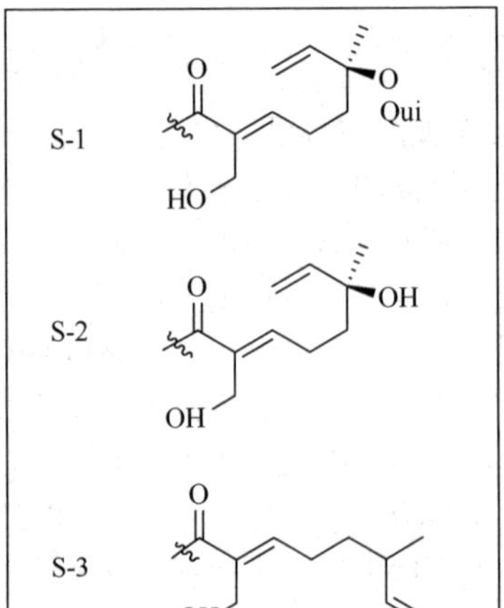

3. 逆流色谱 作为一种无须吸附剂的液液分配色谱，具有诸多优越性，如利于样品的回收、缓解拖尾现象、减少溶剂的用量等，尤其是对于极性强的皂苷类化合物不会造成不可逆吸附。逆流色谱主要包括液滴逆流色谱法（DCCC）、旋转小室逆流色谱法（RLCCC）及高速逆流色谱法

（HSCCC），在总论中已有介绍，这里不再详述，以一例来说明其在皂苷成分分离中的应用。利用 Sephadex LH-20、液滴逆流色谱和高效液相色谱从鹅掌柴属植物（*Schefflera divaricata*）中分离获得了 12 种三萜皂苷类化合物，其中 4 种为齐墩果烷型三萜，8 种为羽扇豆烷型三萜。

第四节　三萜及其皂苷的结构鉴定

过去，由于皂苷结构的复杂性和多样性，皂苷的结构鉴定工作曾经是天然产物化学家们的巨大挑战。近年来，高兆周 2D-NMR 技术的应用极大地改变了以往皂苷结构的研究方法，使其结构鉴定更加快速、微量化。皂苷的结构鉴定主要包括以下几个方面：①苷元结构类型；②糖链中糖的种类、数量、连接位置及连接顺序，还有糖的端基构型及其与苷元的连接位置；③其他取代基团的结构和连接位置。

案例 11-3　从人参果实中分离获得了一单体化合物，白色结晶，熔点为 175.5～177℃，元素分析结果为 $C_{42}H_{72}O_{13}\cdot 3H_2O$。该化合物经稀酸水解后可以检识到原人参三醇、葡萄糖和鼠李糖。在其 FD-MS 谱中可以见到 *m/z* 823$[M+K]^+$，807$[M+Na]^+$，677$[M+K-146]^+$，661$[M+Na-146]^+$，515$[M+K-146-162]^+$等信号。在 ^{13}C-NMR 中，C-6 的化学位移出现在 δ 77.8ppm，比之于原人参三醇 C-6 之化学位移（δ 67.6ppm），向低场位移了 10.2 个化学位移单位；C-17、C-21、C-22 的化学位移分别为 54.6ppm、26.7ppm 和 35.7ppm。

问题：根据酸水解的结果推断该化合物是由何种苷元和糖组成的皂苷。根据质谱数据推断其分子量、含糖的数目及糖的连接顺序。根据该化合物与苷元 ^{13}C-NMR 中化学位移的变化判断成苷位置。根据 C-17、C-21、C-22 的化学位移推断 C-20 位的取向为 *R* 还是 *S*。综合以上信息，推断该化合物的最终结构。

一、苷键的水解

在传统研究皂苷结构的方法中，将皂苷降解成次级皂苷及苷元和糖的碎片，再分别对它们进行结构分析鉴定，最后将所有碎片信息集中归纳从而推断皂苷的结构是很重要的一种研究手段。目前，为了节约时间并不损失样品，多采用核磁共振直接测定皂苷结构。但是，苷键裂解对研究新皂苷结构中糖的绝对构型仍是一种不可或缺的手段。下面将简要地介绍几种常用的苷键裂解方法。

1. 酸水解　由于苷键是缩醛结构的一部分，容易被酸水解，因此该方法是很常用的一种苷键裂解方法。将皂苷溶于盐酸或硫酸水或醇的溶液中加热，而后减压除去有机溶剂，再用弱极性有机溶剂对水溶液进行萃取以获得苷元，或直接将水溶液中的苷元沉淀过滤出来。母液通过碱或阴离子交换树脂中和后再通过薄层色谱或气相色谱鉴定水解所生成的单糖。

2. 二相酸水解　酸水解反应剧烈时会造成苷元结构的变化，因此在进行酸水解的同时向反应液中加入有机相，如苯或甲苯等，可以将反应生成的苷元在第一时间萃取至有机溶剂中，从而避免了苷元副产物的产生。

3. Smith 降解　皂苷分子中的含有邻二羟基的糖可以在过碘酸钠的氧化下生成二醛中间体，中间体用硼氢化钠还原，而后在室温下酸处理即可得到失去含邻二羟基糖片段的苷元或次级苷，该方法被称为 Smith 降解，其反应条件非常温和，适合于酸水解条件下不稳定的皂苷。

4. 碱水解　针对含有酯苷键的皂苷，可以使用碱水解的方法对酯键进行裂解而不影响醚苷键。但该方法反应条件较剧烈时会破坏苷元结构并导致水解掉的糖分解，需要特别注意。

5. 酶水解　糖苷酶（glycosidase）在适合的条件下可以选择性地裂解某一类苷键，具有较高的专属性，并且反应条件温和，不会破坏苷元和糖的结构。

6. 微生物水解 一些土壤微生物可以在一定条件下水解苷键。

二、波谱方法在皂苷结构研究中的应用

波谱方法不需要制备衍生物，除质谱外均不会造成样品损失，随着近代波谱技术的快速发展，单独使用波谱技术（主要是质谱和核磁共振）对皂苷的结构进行研究已经成为大势所趋。三萜皂苷结构鉴定中常用的波谱学方法主要有红外光谱、紫外光谱、质谱、核磁共振谱、单晶 X 射线衍射等。其中单晶 X 射线衍射主要针对可以形成良好晶形的苷元，而对多数皂苷应用并不广泛。下面将较详细地介绍其他几种波谱方法的应用。

1. 紫外光谱 大多数三萜化合物不具有共轭结构，因此紫外光谱中不显示强的特征吸收峰；对于齐墩果烷型三萜化合物而言，紫外光谱可以判断其结构中双键的类型，若结构中只有一个孤立双键，则仅在 205～250nm 处有微弱吸收，若有 α、β-不饱和羰基；则最大吸收位于 242～250nm；同环共轭双烯的最大吸收在 285nm，而异环共轭双烯的最大吸收在 240nm、250nm、260nm。对于 11-oxo，Δ^{12}-齐墩果烯型化合物，18–H 的构型可以通过紫外光谱来判断，α 构型的 18–H 在紫外光谱中的最大吸收位于 242～243nm，β 构型的最大吸收位于 248～249nm。

2. 红外光谱 红外光谱主要用来推断羟基、羰基及双键的存在与否及某些苷元的结构。根据三萜类化合物在红外光谱区域 A（1392～1355cm^{-1}）和区域 B（1330～1245cm^{-1}）的碳氢吸收可区别齐墩果烷型、乌苏烷型和四环三萜。齐墩果烷型在 A 区域有两个峰、B 区域有三个峰；乌苏烷型在 A、B 区域均有三个峰；四环三萜在 A、B 区域均有一个峰。

3. 质谱 早期的质谱技术，如电子轰击质谱法（EI-MS）、化学电离质谱法（CI-MS）等，虽然可以提供苷元的结构信息，但对于极性大、热不稳定且难挥发的皂苷类化合物却存在很多局限性。常常需要先将其衍生化（常用的有甲基化、乙酰化和三甲基硅醚化）后才能获得准分子离子峰。随着各种软电离技术（ESI、FD、FAB 等）的发展及串联质谱、色谱-质谱联用技术的出现和改进，使得极性大、糖链长、结构复杂的皂苷类化合物的结构研究取得了飞速发展。在皂苷的软电离质谱中，除了可以观测到$[M+H]^+$、$[M+Na]^+$或$[M-H]^+$ 等准分子离子信号外，一般还可以观察到一组连续失去糖单元的碎片离子信号，根据这些碎片间的质量差可以推测失去的是五碳糖（–132）、六碳糖（–162）、6-去氧糖（–146），还是已糖醛酸（–176），由此可以推断糖的连接顺序。高分辨 ESI-MS 和 FAB-MS 还可以直接获得皂苷的分子式，非常有助于皂苷结构的确定。下面将介绍几种主要类型三萜在 EI-MS 中的裂解规律：

（1）达玛烷型三萜的裂解规律：在 EI-MS 中，达玛烷型三萜通常产生 C 环裂解及侧链的断裂，主要有以下两种类型。

1）在具有一般侧链的达玛烷型三萜的 EI-MS 中可以见到 C 环裂解后产生的含有 A 环、B 环并失去一个氢的碎片离子峰，同时还可能有侧链碎片离子峰，如

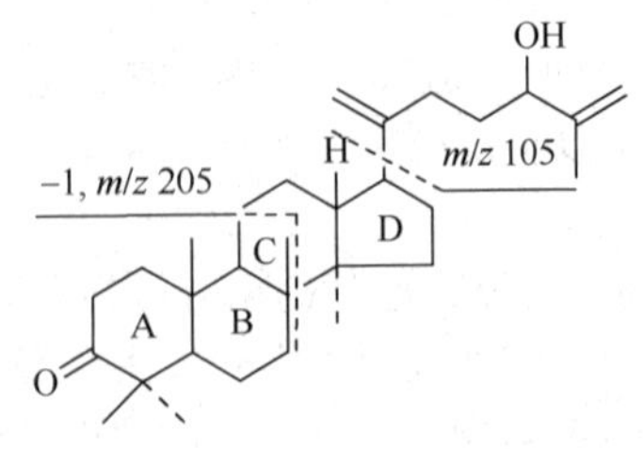

24-羟基-达玛-20,25-二烯-3-酮

2）在具有四氢呋喃环侧链的达玛烷型三萜 EI-MS 中，主要的碎片离子峰为侧链碎片离子峰（*m/z* 143），并且也有侧链脱水后的离子峰（*m/z* 125），与上一类情况相同，这类化合物都具有 C 环裂解的碎片离子峰，如

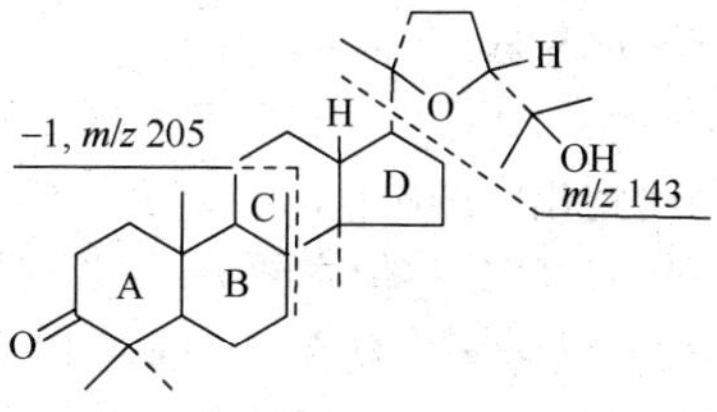

-1, *m/z* 205

m/z 143

cabraleone

（2）齐墩果烯型三萜的裂解规律：齐墩果烯型三萜在三萜中占有很大比例，其中又以 Δ^{12}-齐墩果烯类居多，在该类化合物的 EI-MS 中可以见到分子离子峰以及失去 CH_3、OH 或 COOH 等碎片峰，主要特征是双键在电子轰击的作用下，C 环发生 RDA 裂解，产生含 A、B 环和 C、D 环的离子碎片。

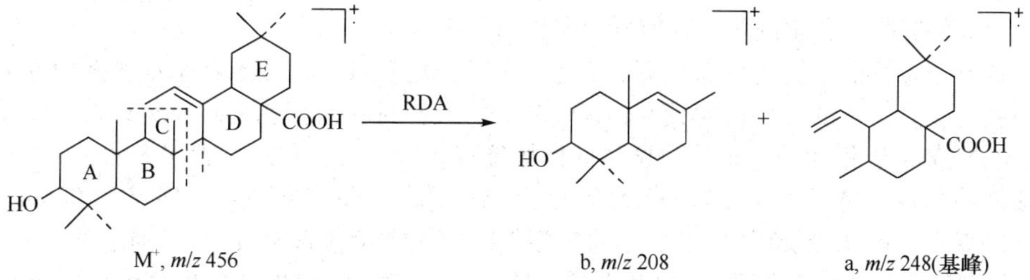

RDA

M^+, *m/z* 456　　b, *m/z* 208　　a, *m/z* 248(基峰)

具有 11-oxo，Δ^{12} 结构的齐墩果烯型三萜，除发生 RDA 裂解外，还会发生麦氏重排：

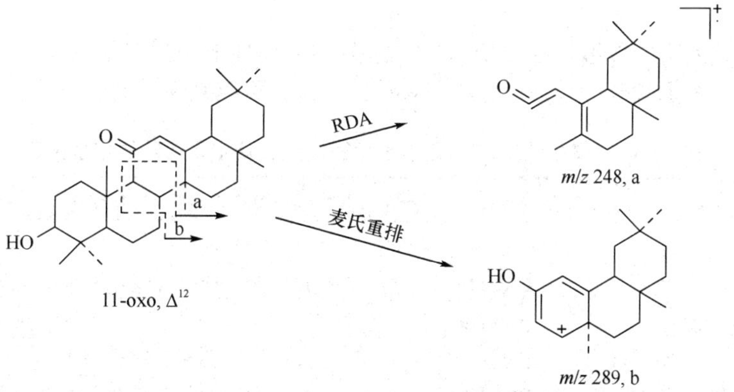

RDA

麦氏重排

m/z 248, a

11-oxo, Δ^{12}

m/z 289, b

4. 核磁共振谱　对于皂苷的结构研究来说，核磁共振谱是波谱分析中最为有力的工具，特别是近年来发展起来的具有高分辨能力的超导核磁分析技术和 2D-NMR 技术，不仅提高了图谱的质量，还给出了更多的结构信息。下面将较详细地介绍三萜皂苷的核磁图谱特征和一些特殊结构及位置的判定方法。

（1）^{1}H-NMR：可以提供三萜及其皂苷中甲基质子、连氧碳上的质子、烯氢质子和糖的端基质子信号等重要结构信息。在 ^{1}H-NMR 高场出现多个甲基质子信号是三萜类化合物的重要特征，多出现在 δ 0.625～1.50ppm 处。齐墩果烷型三萜的 ^{1}H-NMR 中甲基信号多为单峰；乌苏烷、四环三萜 ^{1}H-NMR 中常出现双峰的甲基信号；羽扇豆烷型三萜的 C-30 烯丙位甲基以宽单峰形式出现在 δ 1.63～1.80ppm 处。烯氢质子信号一般出现在 δ 4.3～6.0ppm 处，环内双键质子的化学位移值一般大于等于 5.0ppm，环外双键小于 5.0ppm。三萜化合物常有—OH 取代，连—OH 碳上的质子信号多出现在 δ 3.2～4.0ppm 处，连–OAc 碳上的质子信号位于 δ 4.0～5.5ppm。多数三萜类化合物 C-3 位都有—OH 取代，因 C-4 为季碳，当 C-2 位没有取代基团的时候，H-3 则呈现 dd 峰，并且根据其耦合常数可以判断 C-3 羟基的相对构型。糖的端基质子信号也是三萜化合物 ^{1}H-NMR 所提供的一个重要信息，多出现于 δ 4.3～6.0ppm，如果是酯苷键则出现在 6.0 以上。糖的端基质子较糖上其他质子信号出现在较低场，可以根据其数目推断皂苷中糖的单元数。

（2）^{13}C-NMR：相对于 ^{1}H-NMR 而言，^{13}C-NMR 的信号分布在 δ 0～200ppm，重叠的概率较小，三萜及其皂苷中的每个碳都可以归属到相应的碳信号，因此 ^{13}C-NMR 是确定三萜及皂苷结构的一个重要波谱技术。三萜苷元的碳信号的化学位移值主要分为以下几组：角甲基信号一般出现在 δ 8～33ppm；除连氧碳、烯碳等，其他碳原子信号多出现在 δ 60ppm 以下；与糖相连的碳在 δ 60～90ppm；烯碳在 δ 110～160ppm；羰基碳在 δ 170～220ppm。皂苷中糖的碳信号除端基碳外多出现于 δ 60～80ppm，糖的端基碳信号出现于 δ 90～112ppm，其中醚苷键处于较低场，一般大于 δ 98ppm，而酯苷键在较高场，位于 δ 95ppm 左右。

^{13}C-NMR 的重要作用之一就是确定苷化位置。由糖与苷元结合成苷及糖与糖相连而产生的相应碳信号化学位移的变化称为苷化位移，在前面一些章节中对此已有详细介绍。在形成醚苷时，苷化位置的碳信号一般向低场位移 4～10 个化学位移单位，邻位碳信号多向高场位移 1～5 个化学位移单位；形成酯苷时，苷化位置的碳信号则向高场位移。

对于四环三萜而言，达玛烷型三萜、羊毛脂烷型三萜及甘遂烷型三萜基本骨架中各碳的化学位移比较接近，取代基的影响也比较类似。羟基的引入会对直接相连的碳及邻近碳的化学位移产生影响，与羟基直接相连的 α 碳化学位移向低场位移 δ 34～50ppm，一般在 δ 60.9～77.9ppm，β 位受到去屏蔽作用向低场位移 2.1～10.2 个化学位移单位，γ 位则向高场位移 δ 0～9ppm。值得注意的是达玛烷型三萜中 C-20 位构型的不同对相邻碳的化学位移影响较大，特别是对于 C-17、C-21 和 C-22 影响显著。以人参三醇为例，20*S*-人参三醇 C-17、C-21、C-22 的化学位移值分别为 54.7ppm、26.8ppm 和 35.5ppm；而 20*R*-人参三醇中这几个碳的化学位移分别为 50.7ppm、22.8ppm 和 43.4ppm。

对于五环三萜而言，双键的存在是非常广泛的，在表 11-1 中列出了几种五环三萜化合物中烯碳的化学位移值，根据烯碳的个数和化学位移值的不同，可以判断双键的类型。

表 11-1 齐墩果烷、乌苏烷、羽扇豆烷型三萜主要烯碳的化学位移

双键类型	烯碳化学位移值	相关特征碳化学位移值
Δ^{12}-齐墩果烯	C-12 122～124ppm，C-13 143～144ppm	
11-oxo，Δ^{12}-齐墩果烯	C-12 128～129ppm，C-13 155～167ppm	11-C=O 199～200ppm
3,11-dioxo，Δ^{12}-齐墩果烯	C-12 128ppm，C-13 169ppm	11-C=O 199～200ppm，3-C=O 216ppm
$\Delta^{9(11),12}$-齐墩果烯（同环双烯）	C-9 154～155ppm，C-11 116～117ppm， C-12 121～122ppm，C-13 143～147ppm	
$\Delta^{11,13(18)}$-齐墩果烯（异环双烯）	C-11 126～127ppm，C-12 126ppm C-13 136～137ppm，C-18 133ppm	
Δ^{11}-13,28-环氧齐墩果烯	C-11 132～133ppm，C-12 131～132ppm	C-13 84～85.5ppm
13β,28-内酯-Δ^{11}-齐墩果烯	C-11 136.8ppm，C-12 127.8ppm	28-COOR 180ppm
Δ^{12}-乌苏烯	C-12 124～129ppm，C-13 139～140ppm	
3,11-dioxo，Δ^{12}-乌苏烯	C-12 130ppm，C-13 164ppm	11-CO 199ppm，3-CO 216ppm
3α–OH，11-oxo，Δ^{12}-乌苏烯	C-12 131ppm，C-13 164ppm	C-4 48ppm，C-23 22ppm
3β–OH，11-oxo，Δ^{12}-乌苏烯	C-12 128ppm，C-13 171ppm	C-4 55ppm，C-23 18ppm
$\Delta^{12(29)}$-羽扇豆烯	C-29 109ppm，C-20 150ppm	

（3）2D-NMR：随着高兆周核磁共振技术的发展，2D-NMR 越来越多地被应用于天然产物特别是结构较复杂的天然化合物的结构研究中。常用的几种 2D-NMR 包括氢-氢相关谱（^{1}H–^{1}H correlation spectroscopy，^{1}H–^{1}H COSY）、氢检测异核多量子相关谱（heteronuclear multiple-quantum coherence，HMQC）、氢检测的异核多键相关谱（heteronuclear multiple bond coherence，HMBC）、二维核 Overhauser 效应谱（NOESY）、总相关谱（total correlation spectroscopy，TOCSY）等。^{1}H–^{1}H COSY 主要给出两个相邻碳上的氢之间的耦合关系，从而可以推测除季碳外其他碳原子的连接顺序；HMQC 主要用于碳连接质子的归属；HMBC 谱则给出了质子与相邻碳原子之间的耦合关系，对于结构碎片的拼合及苷化位置的确定具有重要作用；NOE 效应可以用来观测相邻或空间相邻质子间的增益效应，有助于判定化合物的相对构型及糖的连接位置。TOCSY 谱被称为“全相关谱”，当皂苷中含有较多的糖而产生氢信号的重叠时，可以通过对某一个较独立的氢信号（如端基氢）进行照射，就可以得到所有该信号耦合体系中的其他质子信号，这对于糖环中连续相关的氢的归属非常有帮助。

三、研究实例

（一）赤芝酸 LM_1

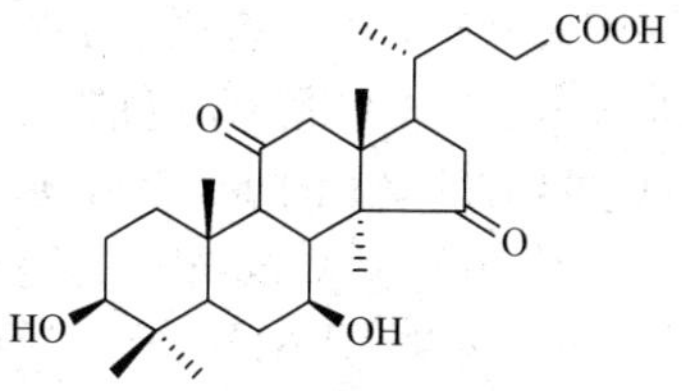

赤芝（*Ganoderma lucidum*）系担子菌纲多孔菌科灵芝属真菌，主要分布于我国云、黔、冀、吉、苏、浙、闽等省。传统中医视其为名贵滋补类药材，有扶正固本、延年益寿之功效。从赤芝醇提物中分离得到多种三萜类化合物。体外实验表明，部分三萜类化合物有抗 HIV-1 病毒及抗 HIV-1 蛋白酶活性、抑制 ACE 活性和抑制肿瘤细胞增殖等作用。从赤芝子实体的乙醇提取物中分离得到了化合物Ⅰ。Ⅰ为白色针状结晶，熔点为 130～131℃。利伯曼-伯查德（Liberman-Burchard）反应呈阳性。紫外光谱显示有 α、β 不饱和酮基（λ_{max} 254nm）吸收。红外光谱给出羟基特征吸收峰（3443cm^{-1}、1071cm^{-1}、1041cm^{-1}）、五元环酮吸收峰（1705cm^{-1}）和 α、β 不饱和酮基吸收峰（1646cm^{-1}）。EI-MS 在 *m/z* 460 处给出分子离子峰，另有 *m/z* 432（M^+–CO），359（M^+–侧链），331（M^+–侧链–C_2H_3–H），320（M^+–$C_9H_{16}O$），305（M^+–侧链–C_3H_3O+H）。经 HRMS 确定其分子式为 $C_{27}H_{40}O_6$（M^+ 460.2828，计算值为 460.2825）。^{1}H-NMR 给出 5 个角甲基质子的单峰[δ 1.08ppm（6H），1.25ppm，1.37ppm，1.43ppm]和 1 个角甲基质子的双峰（δ 0.90ppm，d，J=6.0Hz）；2 个连氧碳上的偕氢信号（δ 5.14ppm，t，J=8.5 Hz 和 δ 3.47ppm，dd，J=4.0，11.5Hz）。其 ^{13}C-NMR 与已知化合物 lucidenic acid A 的 ^{13}C-NMR 数据相似，显示有 27 个碳信号，其中 6 个甲基碳信号，2 个羰基碳信号（δ 217.0ppm，198.4ppm），1 个羧基碳信号（δ 176.1ppm），2 个烯碳信号（δ 158.7ppm 和 142.7ppm）以及 2 个连氧碳信号（δ 77.5ppm 和 66.8ppm）。从 EI-MS 和 ^{13}C-NMR 数据推测该化合物为 27 碳的羊毛脂烷型四环三萜化合物。与已知化合物 lucidenic acid A 的 ^{13}C-NMR 数据比较，推测有 1 个羟基连在 C-3 位上。在化合物Ⅰ的 ^{13}C-NMR 中，δ 216.7ppm 的信号（C-3 羰基）消失，而 δ 77.5ppm 出现 1 个连氧碳信号，同时 C-2 和 C-26 分别向高场位移 5.7ppm 和 4.4ppm，C-25 向低场位移 1.7ppm，表明 C-3 的羰基被羟基取代。质谱中 B 环裂解形成的 *m/z* 320 和 140 特征碎片峰亦提示有 1 个羟基位于 A 环上。用 ^{1}H–^{1}H COSY 和 HMQC 谱对化合物Ⅰ的 ^{1}H-NMR 和 ^{13}C-NMR 谱中其余信号进行了归属，用 HMBC 谱推断了其化学结构。^{1}H–^{1}H COSY 谱给出有 4 组相关的质子信号，第 1 组：H-1α–H-1β–H-2(2H)–H-3α。第 2 组：H-5–H-6α–H-6β–H-7α。第 3 组：H-12α–H-12β。第 4 组：H-16(2H)–H-17–H-20–H-21(3H)–H-22(2H)–H-23(2H)。表明 C-3 连有 1 个羟基，该羟基偕氢（δ_H 3.47）只与 H-2（2H）相关，另 1 个羟基连在 C-7 位上，其偕氢（δ_H 5.14ppm）只与 H-6（2H）相关。HMBC 谱给出角甲基 H-25（δ_H 1.25ppm，s）和 H-26（δ_H 1.09ppm，s）与 C-3（δ_C 77.5ppm）的相关信号，3 位的羟基偕氢（δ_H 3.47ppm，dd，J=4.0，11.5Hz）与角甲基 C-25（δ_C 28.7ppm）和 C-26（δ_C 16.4ppm）的相关信号；而 7 位的羟基偕氢（δ_H 5.14ppm，t，J=8.5Hz）则与 C-6（δ_C 28.0ppm），C-8（δ_C 158.7ppm）和 C-9（δ_C 142.7ppm）有相关信号，表明 2 个羟基分别取代在 C-3 和 C-7 位上。此外，HMBC 谱还给出角甲基 H-19（δ_H 1.43ppm，s）与双键的 C-9

COOH
O
O
HO
OH

赤芝酸 LM_1

（δ_C 142.7ppm）及 H-27（δ_H 1.37ppm，s）与双键的 C-8（δ_C 158.7ppm）和 C-15 羰基（δ_C 217.0ppm）的相关信号；H-12（δ_H 2.95ppm，d，J=17.0Hz；2.80ppm，d，J=17.0Hz）与 C-11 羰基（δ_C 198.4ppm）的相关信号；H-23（δ_H 2.48ppm，m；2.59ppm，m）与 C-24 羧基（δ_C 176.1ppm）的相关信号。综上分析确定了化合物Ⅰ的结构为 3*β*,7*β*-dihydroxy-4,4,14*α*-trimethyl-11,15-dioxo-5*α*-cho-8-en-24-oic acid，该化合物为一新化合物，命名为赤芝酸 LM_1（lucidenic acid LM_1）。

（二）桔梗皂苷 A

桔梗（*Platycodon grandiflorum*）为桔梗科多年生草本植物，药用其根。性味苦、辛、平，归肺经，有开宣肺气，祛痰排脓之功效。用于治疗外感咳嗽，咽喉肿痛，肺痈吐痰，胸满肋病，痢疾腹痛等病症。桔梗中含有大量的皂苷类成分，被认为是其主要药效成分之一。从桔梗乙醇提取物中分离获得化合物Ⅱ。Ⅱ为白色无定形粉末，Molish 反应阳性，Liberman-Burchard 反应阳性。HR-FAB-MS 谱给出$[M+Na]^+$ *m/z* 1277.5848，确定化合物的分子式为 $C_{57}H_{94}O_{25}$。酸水解后检出葡萄糖、阿拉伯糖、鼠李糖、木糖和桔梗皂苷元，碱水解物薄层检出阿拉伯糖、鼠李糖和木糖。红外光谱给出 3426 的羟基吸收峰，1642 的羰基吸收峰和 1046 的 C—O—C 吸收。^{1}H-NMR（C_5D_5N）谱中，高场区 δ_H 1.00～1.75ppm 有 5 个甲基单峰信号，1 个甲基双峰信号出现在 δ_H 1.75ppm（3H，d，J=6.0Hz，C-6 of Rha）；低场区有烯碳上的质子信号 δ_H 5.66ppm（1H，br s，H-12）和连氧碳上的质子信号 δ_H 5.26ppm（1H，brs，H-16）。^{13}C-NMR（C_5D_5N）谱中，δ_C 123.5ppm 和 δ_C 144.3ppm 为 C-12 和 C-13 位的双键碳信号，进一步将 ^{1}H-NMR 和 ^{13}C-NMR 数据与桔梗皂苷元数据对照，确定苷元为桔梗皂苷元。C-3、C-28 位的化学位移分别为 δ_C 86.4ppm 和 δ_C 175.9ppm，显示 C-3 和 C-28 位已被苷化，为双糖链皂苷。^{1}H-NMR 谱中：δ_H 5.04ppm（1H，d，J=8.0Hz），δ_H 5.19ppm（1H，d，J=7.5Hz），δ_H 5.23ppm（1H，d，J=8.0Hz），δ_H 5.80ppm（1H，br s）和 δ_H 6.47ppm（1H，d，J=2.5Hz）信号，以及 ^{13}C-NMR 谱端基碳区 δ_C：93.6ppm、101.1ppm、105.7ppm×2、106.8ppm 信号都表明该化合物含有 5 个糖。其中有 2 个 *D*-吡喃葡萄糖、1 个 *L*-吡喃阿拉伯糖、1 个 *L*-吡喃鼠李糖和 1 个 *D*-吡喃木糖。糖的构型由糖的端基质子耦合常数确定为：葡萄糖和木糖为 *β* 型（J 值在 7.0～8.0Hz）；阿拉伯糖和鼠李糖为 *α* 构型。HMBC 谱中，外侧葡萄糖的端基质子 δ_H 5.23ppm（1H，d，J=8.0Hz）与内侧葡萄糖的 C-3（δ_C 88.6ppm）有远程相关；内侧葡萄糖的端基质子 δ_H 5.04ppm（1H，d，J=8.0Hz）与苷元 C-3（δ_C 86.4ppm）有远程相关；木糖的端基质子 δ_H 5.19ppm（1H，d，J=7.5Hz）与鼠李糖的 C-4（δ_C 83.6ppm）有远程相关；鼠李糖的端基质子 δ_H 5.80ppm（1H，br s）与阿拉伯糖的 C-2（δ_C 75.2ppm）有远程相关；阿拉伯糖的端基质子 δ_H 6.47ppm（1H，d，J=2.5Hz）与苷元 C-28（δ_H 175.9ppm）有远程相关。因此确定化合物Ⅱ为 3-*O*-*β*-*D*-glucopyranosyl-(1-3)-*β*-*D*-glucopyranosyl-2*β*,3*β*,16*α*,23,24-pentahydroxyolean-12-ene-28-oic acid 28-*O*-*β*-*D*-xylopyranosyl-(1-4)-*α*-*L*-rhamnopyranosyl-(1-2)-*α*-*L*-arabinopyranoside（桔梗皂苷 A；platycoside A）。

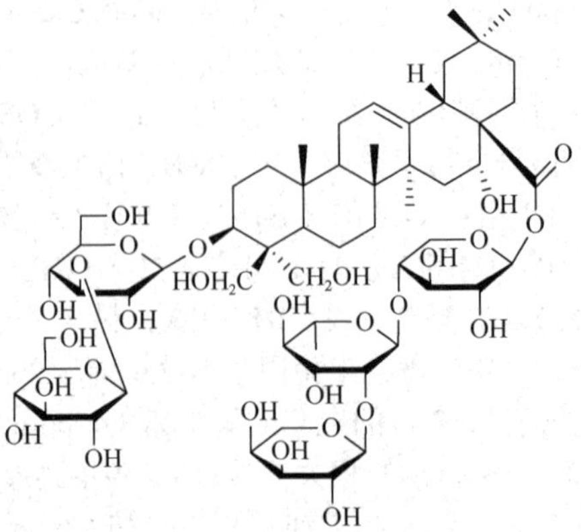

桔梗皂苷A

（三）黄花败酱皂苷

黄花败酱为败酱科（Valerianaceae）败酱属植物黄花败酱（*Patrinia scabiosaefolia*）的干燥根、根茎或带根全草，具有清热解毒、排脓破淤、活血、镇心安神的功效。从该植物全草的乙醇提取物中分离获得黄花败酱皂苷。黄花败酱皂苷为白色粉末，熔点为 208～209℃（甲醇）；Molish 反应和 Liberman-Burchard 反应均呈阳性。紫外光谱在 217nm 处给出最大吸收峰；红外光谱给出羟基吸收峰 3430cm^{-1}，羰基吸收峰 1697cm^{-1} 和醚的吸收峰 1042cm^{-1}；阴离子电喷雾质谱给出 1063.6 的[M+Cl]$^{-}$峰，阳离子谱给出 1051.6 的[M+Na]$^{+}$峰，推断其分子式为 $C_{52}H_{84}O_{20}$（计算值为 1028.555 7）。^{1}H-NMR（400MHz，C_5D_5N）在 δ 0.57ppm、0.69ppm、0.73ppm、0.84ppm、0.85ppm、0.95ppm 和 1.07ppm 处给除了 7 个三萜皂苷的特征甲基质子信号；^{13}C-NMR 谱中给出 122.9ppm 和 144.2ppm 两个烯碳信号，说明苷元为 Δ^{12}-齐墩果烯型三萜。^{13}C-NMR 谱中给出四个糖的端基碳信号：δ 106.1ppm、101.5ppm、107.6ppm 和 95.8ppm；相应地，^{1}H-NMR 谱给出四个糖的端基质子信号：δ 6.58ppm（1H，s）、4.77ppm（1H，d，J=7.8Hz）、5.34ppm（1H，d，J=7.6Hz）、6.34ppm（1H，d，J=7.8Hz），说明该化合物中含有四个糖。原位薄层酸水解反应经检出葡萄糖、鼠李糖、木糖、阿拉伯糖和齐墩果酸，根据端基质子信号的耦合常数推断葡萄糖和木糖为 β 构型，鼠李糖和阿拉伯糖为 α 构型。与齐墩果酸相比其 C-3 和 C-28 的信号都有明显的苷化位移，说明苷化位置在 3 位和 28 位。HMBC 谱中可以见到：H-1 与 δ 176.5ppm 的苷元 C-28 的相关信号；δ 4.77ppm 的阿拉伯糖 H-1 与 δ 88.5ppm 的苷元 C-3 的相关信号；δ 4.28ppm 的鼠李糖 H-l 与 δ 76.9ppm 的阿拉伯糖的 C-2 的相关信号；δ 5.30ppm 的木糖 H-l 与 δ 83.0ppm 的鼠李糖 C-3 的相关信号。证明木糖是末端糖，以 C-1 与鼠李糖 C-3 相连，鼠李糖 C-1 与阿拉伯糖的 C-2 相连，阿拉伯糖的 C-l 与苷元的 C-3 相连，葡萄糖的 C-l 与苷元的 C-28 相连。因此，该化合物的结构为 3-*O*-*β*-*D*-xylopyranosyl-(1-3)-*α*-*L*-rhamnopyranosyl-(1-2)-*α*-*L*-arabino pyranosyl oleanolic acid-28-*O*-*β*-*D*-glucopyranosyl ester。该化合物为新的天然产物，其结构如下所示：

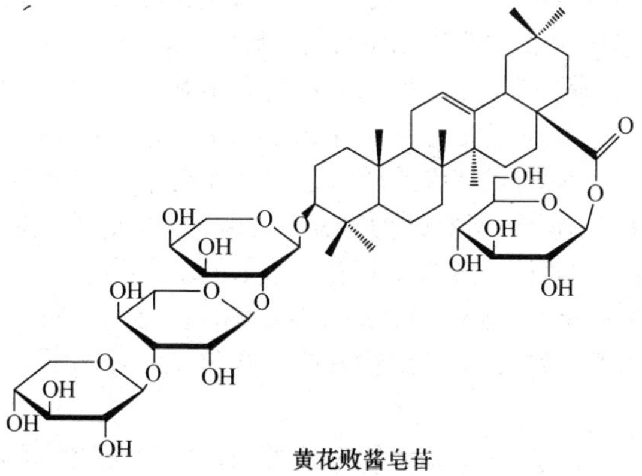

黄花败酱皂苷

第五节　三萜及其皂苷的生物活性

在本章概述中曾简要介绍过三萜及其皂苷类化合物是许多药用天然物的有效成分，具有多种生物活性，如抗炎、抗肿瘤、祛痰、镇咳、增强免疫力、保肝等。三萜皂苷的生物活性除与三萜的结构有关外，与糖链的多寡、连接位置等也有密切关系。在天然药物日益受到重视的今天，人们对三萜皂苷的生理活性研究也越来越广泛和深入，下面将对其主要的生理活性分别进行介绍。

案例 11-4　齐墩果酸（商品名：齐墩果酸胶囊）作为辅助用药类非处方药，用于急慢性肝炎的辅助治疗，对肝损伤有一定的保护作用，可使升高的血清丙氨酸氨基转移酶下降，促进肝细胞再生，加速坏死组织的修复。人参皂苷 Rg_1 作为治疗气虚血瘀所致的头昏无力、健忘等症的治疗药物被应用于临床（商品名：七生力片），研究表明其能够上调脑内 ACh 水平和 M2 胆碱受体数，提高突触效能和结构可塑性，抑制细胞凋亡和坏死，促进海马的神经发生，因而具有促智和抗衰老等作用。

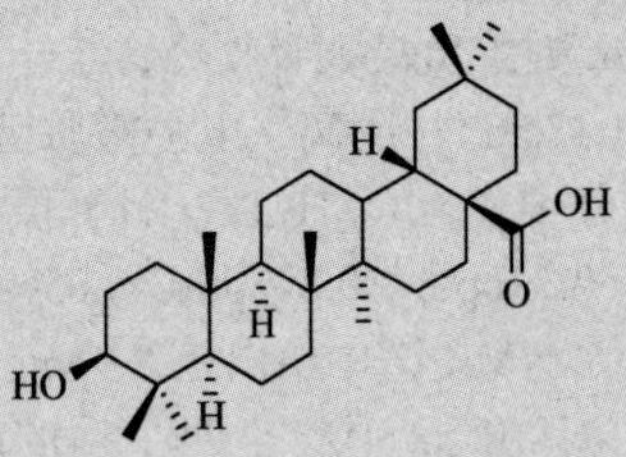

齐墩果酸

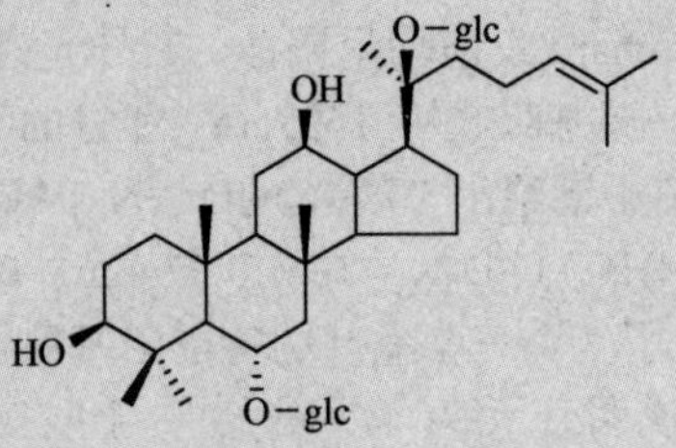

人参皂苷Rg_1

问题：据你所知还有哪些三萜、三萜皂苷类化合物或是含有三萜皂苷成分的植物提取物被作为临床用药的？主要用于何种疾病的治疗？它们的作用机制是什么？

一、抗肿瘤活性

抗肿瘤活性是三萜皂苷的一个主要生理活性，近 10 年来报道的具有抗肿瘤作用的三萜皂苷类化合物就有 50 多种，对于多种肿瘤细胞都具有抑制作用。其抗肿瘤作用机制多样，如对肿瘤细胞具有细胞毒作用、诱导肿瘤细胞分化、抑制肿瘤血管形成等。

人参三醇（PTS）是人参皂苷中抑制白血病细胞的有效成分，能抑制 HL260 细胞的生长并增强其对化疗药物的敏感性。人参皂苷 Rh_1 及其前体 Rg_1 对小鼠宫颈癌（U14）和 EAC 有明显的抑制作用，具有很强的抗肿瘤作用，Rh_1 抗肿瘤作用强于 Rg_1。其二醇组皂苷 Rh_2 经研究具有很高的抗肿瘤活性，对癌症细胞具有分化诱导、增殖抑制、诱导细胞凋亡等作用，其对人源性和鼠源性肿瘤细胞的增生都具有抑制作用，可以抑制 B16 黑色素瘤的肺转移。Rh_2 作用后的 B16 黑色素瘤细胞侵袭人工基底膜的能力明显下降，因此认为，Rh_2 抑制 B16 黑色素瘤的肺转移可能与降低 B16 黑色素瘤细胞的侵袭能力有关。还有研究发现 Rh_2 可诱导体外培养的人肝癌 Bel-7404 细胞凋亡。人参皂苷 Rg_3 可抑制胃癌诱导的血管内皮细胞的增殖，明显抑制 B16 黑色素瘤的生长及生殖活性，还具有抑制甲状腺癌血管生成的作用，可有效抑制其生长和转移。此外人参皂苷通过阻止细胞增殖周期的 G0/G1 期或促使细胞死亡两种方式抑制肿瘤细胞 U_2OS 的增殖。人参皂苷 Rb_1 和 Rg_1 可增强荷瘤小鼠免疫功能，其中，人参皂苷 Rb_1 能显著提高 NK 细胞功能和 TNF-α 含量，拮抗氟尿嘧啶的抑制作用；人参皂苷 Rg_1 能显著提高 T 淋巴细胞增殖功能和 TNF-α 含量，也可拮抗氟尿嘧啶的抑制作用。

中药土贝母（*Bolbostemma paniculatum*）中分离获得的具有酯环双糖链结构的土贝母皂苷甲（tubeimoside Ⅰ），可抑制肿瘤细胞中的 DNA 合成，并可诱导肿瘤细胞表型逆转，同时可使 HL-60 白血病细胞的细胞增殖率及粒性白细胞的功能性表达降低，引起粒性白细胞的细胞化学和酶功能障碍，这些研究结果提示 tubeimoside Ⅰ可望成为治疗白血病的候选药物；它还可以诱导 SW480 肿瘤细胞凋亡。研究表明，土贝母皂苷是通过抑制 *Bcl-2*、*p53* 基因和上调 *Fas* 基因表达诱导细胞凋亡的。土贝母苷甲对 HeLa 细胞的生长也有强抑制作用，可使细胞阻滞在 G2/M 期，蛋白免疫印迹结果揭示 Bcl-2 下调、Bax 过度表达。

紫金牛科紫金牛属植物九节龙（*Ardisea pusilla*）中的九节龙皂苷Ⅰ（ardipusilloside Ⅰ）可增强 CTX 所致免疫低下小鼠巨噬细胞吞噬功能和迟发性超敏反应，促进血清溶血素形成，可显著改善环磷酰胺小鼠模型的免疫功能，增加血清细胞因子白介素-2（IL-2），肿瘤坏死因子（TNF）和 IFN-γ 的含量。

二、抗炎活性

许多三萜及其皂苷类化学成分均具有抗炎活性，其作用机制也是多方面的，如通过抑制磷脂酶A_2而产生抗炎作用；或通过抑制环氧化酶COX_2的活性从而减少前列腺素PGE_2的合成而产生抗炎作用；或通过抑制白介素-1（IL-1）产生抗炎作用等。

三七是五加科人参属植物，传统用于止血化瘀、消肿镇痛。近年来研究表明，三七总皂苷对多种实验性炎症模型具有良好的抗炎活性。三七总皂苷及三七叶皂苷，对于角叉菜胶诱发的大鼠气囊膜炎具有明显的抗炎作用，能升高中性粒细胞（Neu）内环磷酸腺苷（cAMP）含量，抑制炎症介质TNF及NO水平的升高，显著降低灌洗液中白细胞数量和蛋白含量，其抗炎机制与升高Neu内cAMP水平，抑制NO及TNF含量升高，减轻脂质过氧化损伤有密切关系。

从紫金牛科紫金牛属灌木朱砂根（*Ardisia crenata*）中分离得到的朱砂根皂苷C（ardisicrenoside C）和从*Chionodoxa gigantea*中分离获得的海葱皂苷C（scillasaponin C）均具有抑制cAMP磷酸二酯酶的活性。七叶树科植物欧马栗树（*Aesculus hippocastanum*）中得到七叶皂苷Ⅰa，Ⅰb、Ⅱa、Ⅱb可明显抑制大鼠因乙酸引起的血管渗透压升高，减少小鼠因角叉菜胶引起的急性脚爪肿胀。在结构上，酰基是保持活性的必需基团。目前七叶皂苷的衍生物七叶皂苷钠在临床上广泛用于脊椎综合征治疗，以及指（趾）水肿、血肿、血管疾病的治疗等。

甘草次酸对大鼠棉球肉芽肿、甲醛性足肿胀、角叉菜胶性关节炎等都有一定抑制作用，其抗炎效价约为氢化可的松的 1/10；甘草次酸琥珀酸的钠盐被收载于《中国药典》，称为“甘珀酸钠”（biogastrone，carbenoxolone），自20世纪60年代起便作为抗溃疡药用于临床。甘草酸则可以降低细胞对前列腺素和巨噬细胞移动抑制因子等活性因子的反应性，拮抗组胺、乙酰胆碱和慢反应物质引起的兔离体回肠和豚鼠离体气管平滑肌的收缩。

三、免疫调节作用

许多皂苷都具有调节人体免疫系统的功能，如著名的人参皂苷对人体免疫系统具有浓度依赖的双向调节作用，还有三七皂苷、绞股蓝皂苷等。从刺叶石竹（*Acanthophyllum squarrosum*）中分离得到的刺叶石竹苷A（squarroside A）在淋巴细胞转换实验中表现出浓度依赖的免疫双向调节作用，在高浓度时表现免疫抑制作用，在低浓度时表现免疫增强作用。从植物商陆（*Phytolacca esculenta*）中得到的商陆皂苷甲（esculentoside A）具有免疫抑制作用。甘草酸、大豆皂醇A和B、熊果醇能够增加混合淋巴细胞反应（MLR）活性，抑制免疫介导的肝损伤，延缓自身免疫疾病的发展。甘草酸、熊果酸和齐墩果酸分别腹腔给药，发现可以增加白细胞（WBC）的数量，并使实验动物体内骨髓细胞和阳性 α-酯酶细胞的数量均有增加。结合抗原治疗，均可增加特异性抗体的滴定率和脾脏中空斑形成细胞的数量，表明这几种三萜均具有免疫调节活性。

四、抗菌和抗病毒活性

关于三萜皂苷抗菌作用的报道较多，一种观点认为其抗菌机制是由于能与细胞膜中的甾醇形成分子复合物，破坏了细胞膜的通透性而造成菌体死亡。例如，从革叶常春藤（*Hedera colchica*）中分离得到的革叶常春藤皂苷E（hederacolchiside E）对蜡状芽孢杆菌（*Bacillus cereus*）和白色假丝酵母（*Candida albicans*）具有生长抑制作用。三萜皂苷的抗病毒活性也比较显著，从人参和西洋参茎叶中分离得到的Rb系列人参皂苷，特别是人参皂苷Rb_2，对HSV-1病毒感染的细胞有保护作用。豆科植物甘草中的甘草甜素（glycyrrhizin），能显著抑制UV导致的HIV-1基因表达，并呈现剂量相关性。有研究指出，甘草甜素是通过抑制HIV蛋白酶而发挥抗HIV作用的。黄芪总皂苷在HepG-2细胞中，能够阻断HSV-2333的感染，并抑制其增殖，对HSV-1和HSV-2均有很好的抑制作用。另外苦瓜茎叶总皂苷也表现有一定的抗HSV-2病毒活性。

五、保肝作用

五环三萜齐墩果酸类化合物的保肝作用历来为人们所重视，从构效关系看，天然及合成的齐墩果酸及常春藤双糖链皂苷均有显著的护肝作用，但单糖苷则无活性，只有在苷元的C-3和C-28位均接有糖时，才会产生活性。C_{24}的取代基的变换（CH_3或CH_2OH）不影响活性。合成的甘草酸双糖苷，有β(1-2)连接，末端有β-glucuronopyranose时，作用较甘草酸更强。另外一项研究表明合成的齐墩果酸，11-去氧甘草酸的β-双糖苷活性很强，而α-双糖苷则无明显活性。11位上羰基还原后，活性稍强于甘草酸，但苷元上的羰基替换为羟甲基时，活性急剧下降。将多种人参皂苷作用于CCl_4诱导的肝损伤模型时，通过分析受损肝组织及检测血清中谷草转氨酶及谷丙转氨酶活性，结果显示人参皂苷可降低肝损伤，作用机制可能是皂苷与肝微粒体中的细胞色素P450酶相互作用，降低了此酶的活性。七叶皂苷钠能显著降低CCl_4肝损伤所致的小鼠血清谷丙转氨酶升高，对小鼠实验性肝损伤具有明显的保护作用。三七皂苷和绞股蓝皂苷对乙醇引起的肝损伤具有干预、保护作用，能减轻肝脏组织脂肪变性程度。甘草甜素具有抑制CCl_4所致的肝损伤作用，还具有保护肝细胞膜的作用，研究表明其护肝作用机制是通过抑制磷脂酶A_2的活性而实现的。在临床上，甘草甜素在日本已广泛用于治疗慢性病毒性肝炎。早在20世纪70年代，人们就开始对齐墩果酸的保肝作用机制进行研究，可能主要与其抗氧化、抗炎效应及对药物代谢酶的作用有关。熊果酸能明显抑制由CCl_4诱导的小鼠血清丙氨酸转移酶（ALT）和天冬氨酸转移酶（AST）的升高，并能够逆转过氧化物歧化酶、过氧化氢酶、谷胱甘肽还原酶及谷胱甘肽过氧化物酶的活性，同时保持体内谷胱甘肽的水平。

六、对心血管系统的作用

许多皂苷化合物都具有降低胆固醇、抗低压缺氧、抗心律失常、正性肌力作用及毛细血管保护等作用。人参皂苷Re、Rb_1、Rg_1，三七皂苷，西洋参总皂苷在局部及体外均能防止动物心肌细胞局部缺血和再灌注引起的心肌损伤，其主要机制是降低血清磷酸肌酸激酶（CPK）的释放，减少心肌Ca^{2+}的累积，防止过氧化歧化酶（SOD）的活性降低，缩小心肌梗死面积，降低乳酸脱氢酶（LDH）活性，降低血清游离脂肪酸（FFA）及过氧化脂质（LPO）的含量，纠正心肌缺血时游离脂肪酸代谢紊乱和防止脂质过氧化。西洋参叶总皂苷不仅能降低血糖，还能够降低总胆固醇、甘油三酯、低密度脂蛋白，升高高密度脂蛋白，对冠心病和血脂异常有治疗作用，实验证实西洋参叶总皂苷和人参总皂苷都对胰脂肪酶活性有抑制作用。聚合草（*Symphytum officinale*）的乙醇提取物及其一个常春藤型结构的三萜皂苷能以剂量依赖方式引起麻醉小鼠收缩压和舒张压的降低。绞股蓝总皂苷对以高分子右旋糖酐所引起的血栓形成时间缩短具有较强的对抗作用，对高分子右旋糖酐引起的凝血时间及凝血酶原时间的缩短亦具有较强对抗作用。

七、对中枢神经系统作用

刺五加皂苷对缺血性神经元凋亡有保护作用，其机制可能是抑制NO的释放及稳定细胞膜并拮抗神经元凋亡。研究发现人参皂苷单体Rb_1、Rb_3、Rg_1对局灶性脑缺血再灌注大鼠的神经有不同程度的保护作用，其中Rb_3的作用最为明显。人参皂苷Rg_2可调节单胺类递质的代谢，增加单胺类递质含量，从而改善大脑皮层的兴奋性，激活脑缺血再灌损伤后的学习记忆过程。

八、其他作用

除以上列举的生理活性外，三萜皂苷的其他多种生物活性也被广泛研究报道。例如，具有胰岛素样作用的长柄七叶树皂苷Ⅰ和Ⅱ（assamicins Ⅰ和Ⅱ），能完全抑制肾上腺素处理的大鼠脂肪细胞中游离脂肪酸的释放；在胰岛素剂量下能增强3T3-L1脂肪细胞葡萄糖的纳入。黄芪总皂苷具有显著抗实验性血栓形成作用，并能抑制血小板聚集，提高前列腺素水平和氧化氮含量。从麦蓝菜（*Vaccaria segtalis*）的种子中分离得到一个新的三萜皂苷segetoside F，这种皂苷具有抑制黄体细胞活性，浓度在 20μg/mL 时，抑制活性可达到 100%，IC_{50} 为 12.6μg/mL。此外，三萜皂苷还具有杀软体动物活性、抗生育作用等。甘草皂苷和罗汉果皂苷具有甜味，被用作甜味剂添加于食品；皂苷还由于其降低表面张力的活性被用于作为乳化稳定剂、洗涤剂和起泡剂等。

第六节　三萜类化合物的生物合成

三萜化合物由 30 个碳原子组成，生源上一般由鲨烯经不同途径环合而成，而鲨烯是由倍半萜金合欢醇（farnesol）的焦磷酸酯（FPP）头头缩合而成。这样就沟通了三萜和其他萜类之间的生源关系。三萜可以为直链、单环、双环、三环、四环、五环甚至多环，常见的三萜在结构上主要分为四环三萜和五环三萜。

OPP　PPO

焦磷酸金合欢酯

鲨烯

三萜类化合物的生物合成途径一般分为三个阶段：①活性异戊二烯单位 IPP 和 DMAPP 的生物合成；②三萜骨架碳环系统的生物合成；③环上复杂的官能化反应过程，最终生成完整的三萜类化合物。

视窗 11-2

对三萜类化合物生物合成过程的研究表明，三萜是由鲨烯经过 MVA 途径合成的。2,3-环氧鲨烯（squalene-2,3-epoxide）是鲨烯转化为三萜类化合物的一个非常重要的中间体，其在环化酶或弱酸性环境下很容易被环化，从而形成各种三萜类化合物。

现在普遍认为在动物和真菌中存在的羊毛固醇（lanosterol）和植物体内的环阿屯醇（cycloartenol）是由 3*S*-环氧鲨烯通过椅式-船式-椅式-船式的构象折叠环化而成的原萜正离子（protosterol cation）所形成。若环氧鲨烯以椅式-椅式-椅式-船式构象环化，则形成达玛烷碳正离子（dammarenyl cation），该正离子经猝灭后便可形成达玛烷型四环三萜（dammarane）；发生甲基和氢的迁移重排从而生成甘遂烷型四环三萜（tirucallane）；或者发生 D 环的扩环反应生成羽扇豆烷碳正离子（lupenyl cation），羽扇豆烷正离子 E 环发生扩环反应生成齐墩果烷碳正离子（oleanyl cation），齐墩果烷碳正离子发生多步氢的迁移和重排从而形成齐墩果烷型（oleanane）和乌苏烷型五环三萜（ursane）。

2,3-环氧鲨烯

椅式-船式-椅式-船式

HO　H　H　H

原萜正离子

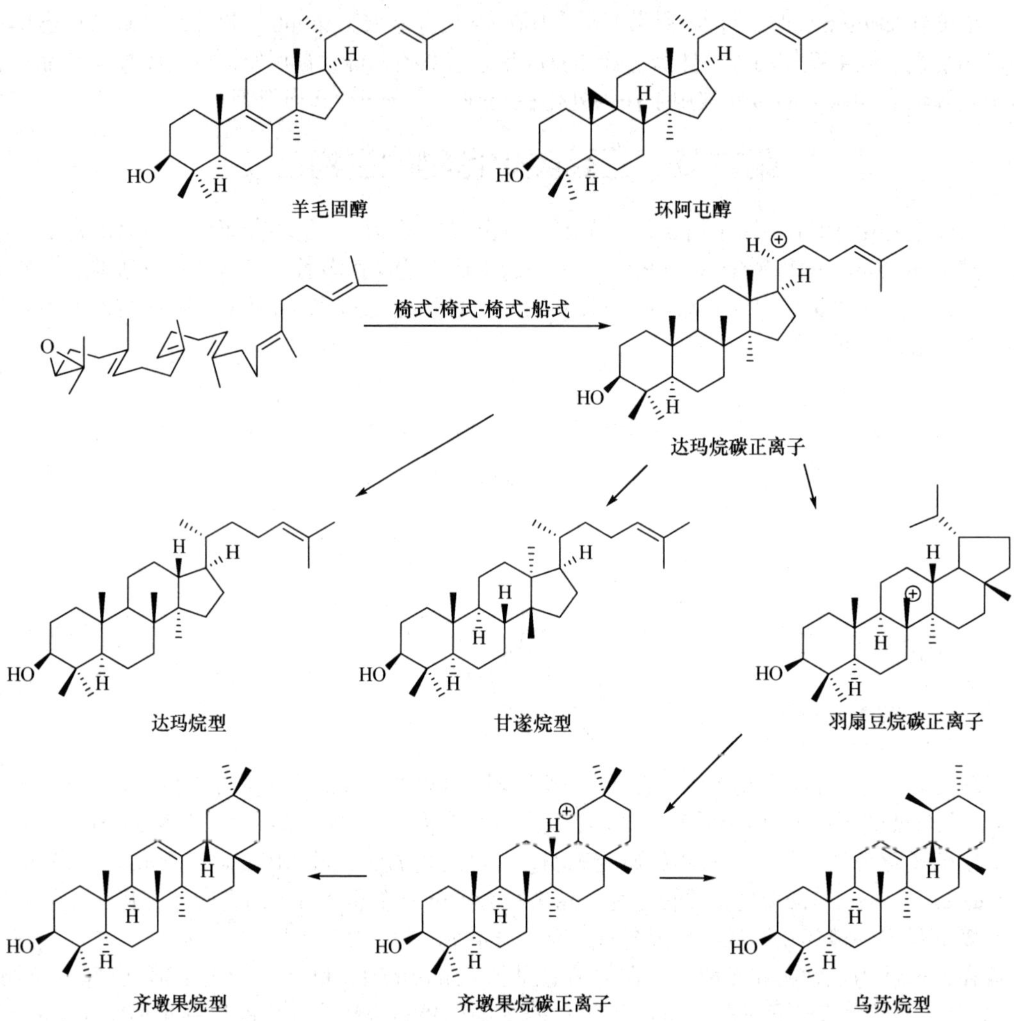

羊毛固醇　　环阿屯醇

椅式-椅式-椅式-船式

达玛烷碳正离子

达玛烷型　　甘遂烷型　　羽扇豆烷碳正离子

齐墩果烷型　　齐墩果烷碳正离子　　乌苏烷型

第七节　三萜类化合物新药研究实例

20*R*-人参皂苷 Rg_3 为五加科植物人参（*Panax ginseng* C. A. Meyer）炮制品红参中的微量精华成分，临床上用于抗肿瘤、辅助放、化疗。于 2000 年获得新药证书和生产批件。2019 年获得美国 FDA 临床研究正式批件。该药物具有选择性抑制肿瘤细胞浸润和转移作用、并有抗疲劳、增强机体免疫力等功能，分别进入《NCCN Ⅰ非小细胞肺癌临床实践指南（中国版）》《肿瘤中医诊疗指南》《恶性肿瘤中医诊疗指南》。20*R*-人参皂苷 Rg_3 是我国继青蒿素之后自主研发的第一个中药单体新药，是我国中药制药史上的一个里程碑，标志我国传统中药走向国际化成为可能。

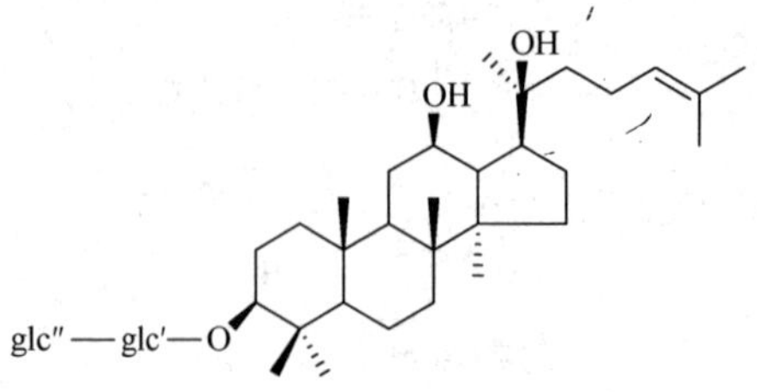

20*R*-人参皂苷Rg_3

1. 人体药动学　单剂量口服 3.2mg/kg 人参皂苷 Rg_3，其药时曲线符合口服吸收有滞后时间的二房室模型，T_{max} 为（0.66±0.10）h，C_{max} 为（16±6）ng/mL，$T_{1/2\alpha}$ 为（1.46±0.12）h，$T_{1/2\beta}$ 为（4.9±1.1）h，$T_{1/2(K_a)}$ 为（0.28±0.04）h，$AUC_{0-\infty}$ 为（77±26）ng/（mL・h）。在所试剂量范围内人参皂苷 Rg_3 属一级动力学吸收、消除过程。

2. 药理作用

（1）诱导肿瘤细胞凋亡作用：Rg_3 可明显诱导胃癌细胞凋亡，其作用机制为通过刺激 SP1 的表达和抑制 HSF1 表达来下调 FUT4 表达水平，从而诱导胃癌细胞凋亡。另外，Rg_3 可促进 HeLa 细胞凋亡，其作用与细胞的凋亡基因 *Bcl-2* 表达降低及 *Bax* 基因表达升高相关。另据报道，人参皂苷 Rg_3 可以通过下调 PI3K/Akt 家族蛋白的表达，抑制 MEK 信号通路及激活 STAT3 信号通路，从而抑制瓦尔堡（Warburg）效应诱导肿瘤细胞凋亡。

（2）抑制肿瘤细胞黏附、侵袭和转移作用：人参皂苷 Rg_3 能有效抑制前列腺癌 PC-3M 细胞迁徙，其作用机制与激活 p38/MAPK 通路，下调 AQP1 和作用于 AQP1 启动子的转录因子的表达相关。另外，人参皂苷 Rg_3 能通过抑制 TGF-β1 诱导的 EMT 来降低体外肺癌迁移和侵袭能力。

（3）抑制血管生成作用：人参皂苷 Rg_3 能够抑制 HNE-1 细胞体外血管生成拟态的形成；体内外研究表明，人参皂苷 Rg_3 可抑制胰腺癌细胞血管拟态的发生，其作用机制与下调血管内皮细胞钙黏蛋白（VE-cadherin）、上皮细胞激酶 2（Epha2）、金属蛋白酶-2（MMP-2）及金属蛋白酶-9（MMP-9）相关。

（4）增强机体免疫作用：人参皂苷 Rg_3 可通过调节荷瘤动物模型中的宿主免疫发挥作用；人参皂苷 Rg_3 可通过诱导免疫细胞增殖显著抑制肺癌 H460 细胞荷瘤小鼠的肿瘤生长；人参皂苷 Rg_3 治疗肝癌 H22 细胞荷瘤小鼠后，小鼠血清中分泌的 IL-2、IFN-γ 明显增多；人参皂苷 Rg_3 通过刺激伴口豆凝集素 A（ConA）诱导淋巴细胞增殖显著增强细胞免疫。

（5）抗氧化应激作用：人参皂苷 Rg_3 可以抑制高水平活性氧诱导的 Lewis 肺癌细胞增殖，减少活性氧的产生；人参皂苷 Rg_3 通过抑制顺铂介导的细胞内 ROS 的产生，从而减少顺铂对肝、肾等组织的损伤。

（6）逆转耐药，与化疗联合协同增效作用：人参皂苷 Rg_3 可增强肿瘤细胞对化疗药物的敏感性，克服肿瘤细胞多药耐药。Rg_3 与多西他赛联合应用能使前列腺癌和结肠癌细胞耐药性下降，两药合用能增加治疗肿瘤效果，其作用机制与抑制 NF-κB 活性和信号通路相关；人参皂苷 Rg_3 联合紫杉醇具有协同抗胃癌转移作用；人参皂苷 Rg_3 还可显著增加肝细胞癌细胞中 TRAIL 受体 DR5 的表达，增强对 TRAIL 的敏感性。

3. 新药研发过程　20*R*-人参皂苷 Rg_3（以下简称 Rg_3）是从红参中发现的微量成分。1980 年，日本学者北川勋首先发现并鉴定了 Rg_3 结构，随后多国学者研究证实 Rg_3 具有选择性抑制肿瘤细胞浸润和转移的作用。然而，Rg_3 为人参中的稀有成分，含量仅为十万分之三，工业化生产难度大，限制了其进一步的利用。1993 年，我国科学家富力、鲁岐突破技术瓶颈，成功从人参中获得克级量水平 Rg_3，实现了手性化合物研究领域重大突破。1995 年，两位科学家打破常规思维方式，联合物理、化学、酶法等技术建立了 Rg_3 大生产工艺，将人参中母核相同、结构类似的二醇型人参皂苷定向转化为 Rg_3，使 Rg_3 产量提高 410 多倍，产率提高 270 多倍，纯度达到了 95%以上，解决了 Rg_3 手性化合物规模化生产的世界性技术难题。1996 年，Rg_3 获得了中国药品生物制品检定所质量检验合格报告书。而后历时两年，人参皂苷 Rg_3 原料药及口服制剂完成了临床前试验研究，并进入正式临床试验阶段。1999 年 5 月，Ⅰ～Ⅲ期临床试验证实了 Rg_3 的安全性及抗肿瘤疗效的确切性。2000 年 1 月，人参皂苷 Rg_3 获得国家药品监督管理局批准的一类新药证书及生产批件，中国第一个完全拥有自主知识产权的中药新药（参一胶囊）问世。参一胶囊在生产工艺、质量标准、检测、用途、机制等多个关键技术，都获得了产权保护，增加了该药的市场竞争优势。参一胶囊不仅能提高化疗药物疗效及减轻不良反应，而且能提高人体机体免疫力，临床上主要用于原发性肺癌和肝癌。

同时，针对 Rg_3 新用途研制出保健品、功能食品。2012～2014 年，参一胶囊累计生产 376 万盒，销售总额 4.41 亿元；Rg_3 保健品销售收入 9300 万，创汇 780 万美元。

人参皂苷 Rg_3 存在溶解度差，体内吸收慢，遇到胃酸易发生水解，生物利用度低等问题，影响了其疗效。2021 年水溶性人参皂苷 Rg_3 面世，水溶性人参皂苷 Rg_3 溶解度高、杂质少，体内吸收效果提高了 40 多倍，其功效远优于普通人参皂苷 Rg_3。该技术已获 15 个国家的技术发明专利保护。Rg_3 不仅具有良好的抗肿瘤效果，而且能全面调节人体功能，在行业中被誉为“植物钻石”。而新一代的水溶性人参皂苷 Rg_3 在保留了其优秀的抗肿瘤作用同时，克服了诸多缺点，增强了抗肿瘤效果。

第十二章　甾体及其苷类

学习目标

1. 掌握　强心苷及甾体皂苷的结构特征及其分类；强心苷及甾体皂苷的理化性质、颜色反应及其应用；强心苷及甾体皂苷的提取分离方法。

2. 熟悉　强心苷及甾体皂苷的光谱特征；甾体的定义、基本结构特征及分类。

3. 了解　强心苷及甾体皂苷的生物活性；C_{21} 甾类、植物甾醇、胆酸类化合物的结构特点。

第一节　甾体及其苷类的结构类型

甾体类化合物（steroid）是广泛存在的一类天然化学成分，种类很多，包括动植物甾醇（也称固醇）、胆酸、维生素 D、肾上腺皮质激素、植物强心苷、蟾酥毒素、甾体皂苷等。虽然这些成分来源不同、生理活性不同，但它们的化学结构中都具有甾体母核——环戊烷骈多氢菲。“甾”字很形象化地表示了这类化合物的骨架，即在含有 4 个稠合环“田”字上面连有 3 个支链“〈〈〈”。母核上的 C-10、C-13 位各有一个甲基，称为角甲基，C-17 位上连有侧链。此外，C-3 位常有羟基取代，可与糖结合成苷。

视窗 12-1

视窗 12-2

根据 4 个环的稠合方式及 C-17 位上侧链结构的不同，天然甾类成分可分为许多结构类型（表 12-1）。天然甾类成分的 C-10、C-13、C-17 位侧链大多为 β 构型。根据 C-3 位羟基的构型分为两种异构体：C-3 位羟基和 C-10 位甲基为顺式，称 β 构型（以实线表示）；C-3 位羟基和 C-10 位甲基为反式，称 α 构型或 *epi-*（表）型（以虚线表示）。甾体母核上还可由羟基、羰基、双键、环氧醚键等功能基取代。

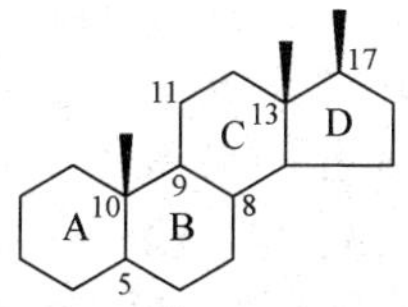

表 12-1　天然甾类成分 C-17 位侧链的构成及其甾核的稠合方式

结构类型	C-17 侧链	A/B	B/C	C/D
C_{21} 甾类	羰甲基衍生物	反	反	顺
强心苷类	不饱和内酯环	顺、反	反	顺
甾体皂苷类	含氧螺杂环	顺、反	反	反
植物甾醇类	脂肪烃	顺、反	反	反
昆虫变态激素	脂肪烃	顺	反	反
胆酸类	戊酸	顺	反	反

本章主要介绍 C_{21} 甾、强心苷及甾体皂苷 3 类成分。

一、C_{21} 甾类

案例 12-1　以民族药乌骨藤为原料所制备的消癌平系列制剂对多种癌症具有一定的治疗效果，

尤其对消化道恶性肿瘤疗效更佳，其中的主要活性成分为新型 C_{21} 甾及其苷类化合物。

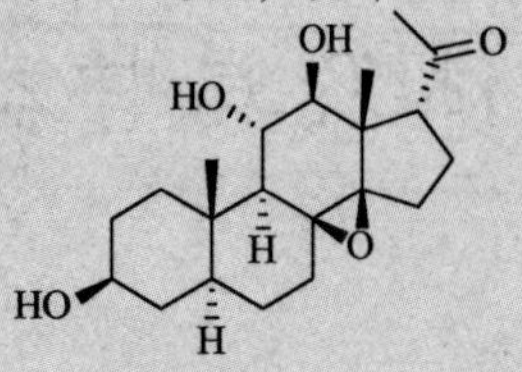

tenacigenin B 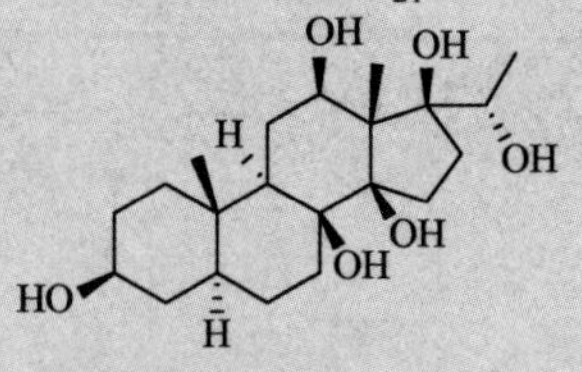　　dihydrosarcostin

C_{21} 甾类（C_{21}-steroid）是一类母核含有 21 个碳原子的甾体衍生物。目前从植物中分离出的 C_{21} 甾类成分均是以孕甾烷（pregnane）或其异构体为基本骨架，A/B 环为反式排列，C/D 环为顺式排列。B/C 环在天然甾族中绝大多数以反式排列。但萝藦科植物通光藤（*Marsdenia tenacissima*）中分离得到的通光素（tenacissigenin）是首次发现的 B/C 为顺式排列的 C_{21} 甾类化合物。在 C-5、C-6 位大多有双键，C-20 位可能有羰基，C-17 位上的侧链多为 α 构型，但也有为 β 构型。C-3、C-8、C-12、C-14、C-17、C-20 等位置上都可能有 β-OH，C-11 位可能有 α-OH，其中 C-11、C-12 羟基还可能与乙酸、苯甲酸、肉桂酸等结合成酯存在。

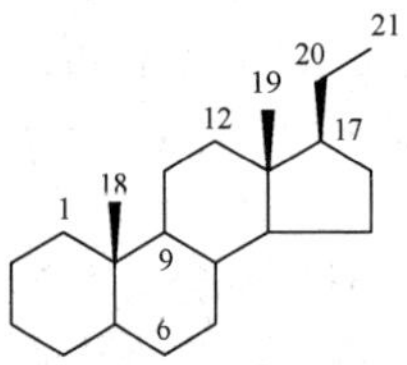

孕甾醇 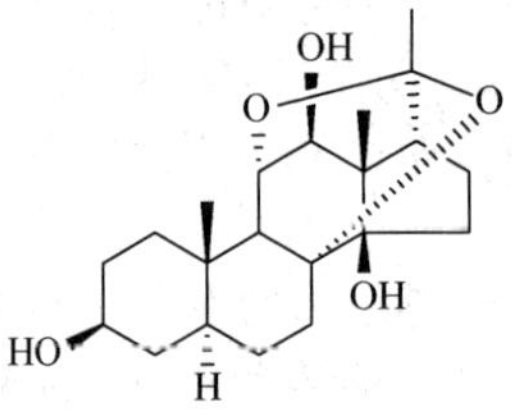　　平面画法 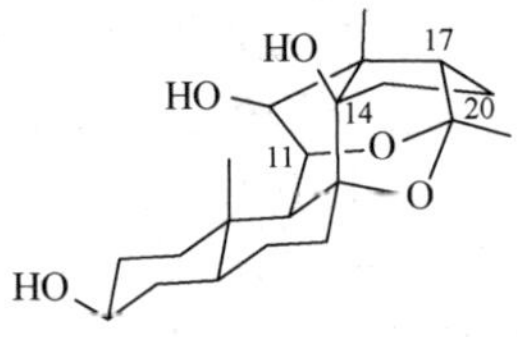　　立体画法

C_{21} 甾类成分在植物体中除游离存在外，也可和糖缩合成 C_{21} 甾苷类存在。糖链多和 C_{21} 甾的 C-3 位羟基相连，但也有连在 C-20 位的羟基上。C_{21} 甾苷中常见的糖有加拿大麻糖（cymarose）、地芰糖（diginose）、夹竹桃糖（oleandrose）、毛地黄毒糖（digitoxose）、阿洛糖（allose）、黄花夹竹桃糖（thevetose）及葡萄糖等，糖链最多的可含有 7 个糖。常见的苷元有加加明（gagamin）、告达亭（caudatin）、萝藦苷元（metaplexigenin）、开德苷元（kidjoranin）等。近年来还发现 C 和 D 环发生变形，具有特殊的 14、15 裂环或 13、14，14、15 双裂环孕甾烷的苷元骨架结构。苷元按骨架可分为典型的孕甾烷衍生物（骨架 1 和骨架 2）和变型的孕甾烷衍生物（骨架 3–7）。

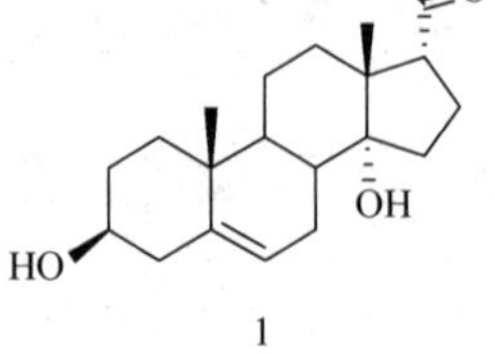

1 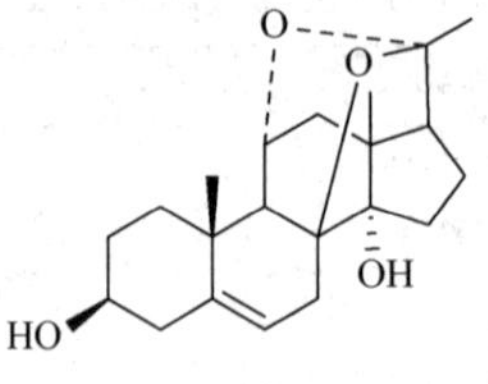　　2 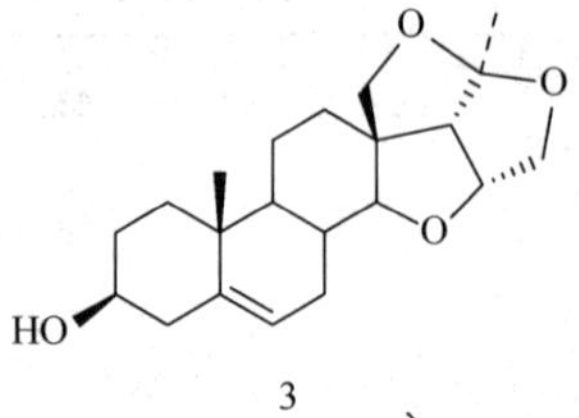　　3

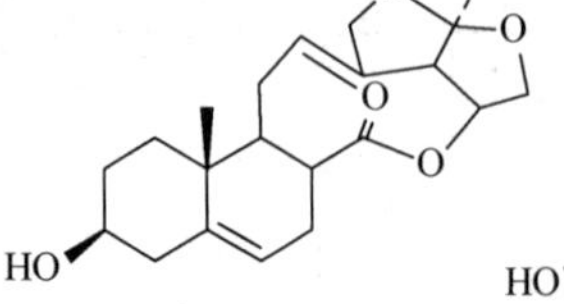

4 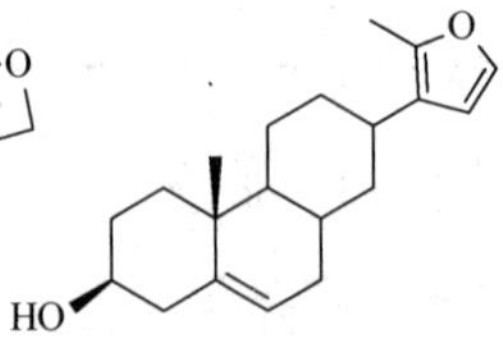　　5 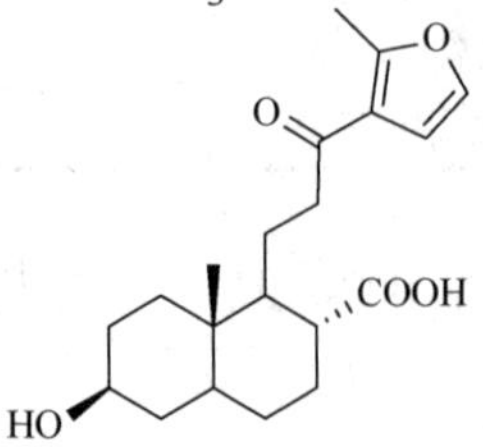　　6

7

除玄参科、夹竹桃科、毛茛科等植物中有 C_{21} 甾苷类成分发现外，在萝藦科植物中发现有 C_{21} 甾苷类成分更加普遍，如鹅绒藤属、牛奶菜属、黑鳗藤属、杠柳属、马利筋属、尖槐藤属、须药藤属、夜来香属、南山藤属等植物中均有分布。例如，萝藦科鹅绒藤属植物青阳参（*Cynanchum otophyllum*）根茎中分离得到青阳参苷Ⅰ（qingyangshengenin A）和青阳参苷Ⅱ（qingyangshengenin B）。前者为青阳参苷元的三糖苷，后者为告达亭的三糖苷，糖的组成完全一样，两者均有抗惊厥作用，是青阳参治疗癫痫的有效成分。

青阳参苷元　告达亭

青阳参苷Ⅰ　青阳参苷Ⅱ

近年来，从萝藦科鹅绒藤属植物蔓生白薇（*Cynanchum versicolor*）、大理白前（*C. frrestit*）、徐长卿（*C. paniculatum*）、竹消灵（*C. inamoenum*）中分离得到的 C_{21} 甾苷的苷元多具有特殊的14、15裂环或13、14，14、15双裂环变型孕甾烷骨架（骨架3–7）。例如，从蔓生白薇（*C. versicolor*）中分离得到的蔓生白薇苷G（cynanversicoside G）的苷元具有骨架3的结构。

蔓生白薇苷G

二、强心苷类

视窗 12-3

强心苷（cardiac glycoside）是由强心苷元和糖缩合所产生的一类苷，主要分布在玄参科、夹竹桃科、萝藦科、百合科等植物的根、茎、叶、种子中，并以种子中含量最高。有毒中草药万年青的根、羊角拗种子中也含有强心苷。

视窗 12-4

迄今为止，动物中尚未发现有强心苷类成分，蟾蜍皮下腺分泌物中所含的强心成分为蟾毒配基（bufogenin）及其酯类（称蟾酥毒素 bufotoxin），并非苷类。临床上常用的强心苷有西地兰（cedilanid， deacetyllanatoside C)、地高辛(digoxin)、毒毛旋花素 K(K-strophanthin)、洋地黄毒苷(digitoxin)等。治疗充血性心力衰竭及节律障碍等心脏疾患，用得最多的是洋地黄类强心药物西地兰与地高辛。

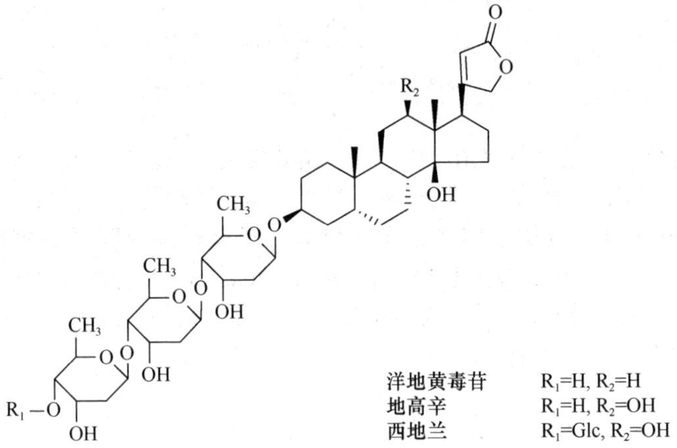

洋地黄毒苷 R_1=H, R_2=H
地高辛 R_1=H, R_2=OH
西地兰 R_1=Glc, R_2=OH

强心苷的结构复杂，是由强心苷元(cardiac aglycone)与糖两部分构成的。天然存在的强心苷元的甾体母核 A、B、C、D 四个环的稠合方式为 B/C 环都为反式；C/D 环多为顺式；A/B 环有顺、反两种形式，但多为顺式，如毛地黄毒苷元(digitoxigenin)，反式稠合的较少，如乌沙苷元(uzarigenin)。

强心苷元甾核中 C-10、C-13、C-14 的取代基大多为 β 构型。C-10 大多为甲基、醛基、羟甲基、羧基等含氧基团取代。C-13 均为甲基取代，C-17 侧链均为不饱和内酯环。C-3 和 C-14 都有羟基取代，C-3 位羟基大多是 β 构型，少数为 α 构型，如 3-表毛地黄毒苷元(3-epidigitoxigenin)，是毛地黄毒苷元的 C-3 位异构体。由于 C/D 环是顺式，所以 C-14 羟基都是 β 构型。甾核其他位置还可能有羟基取代，一般位于 1β、2α、5β、11α、12α、12β、15β、16β，其中 16β 羟基还可能与小分子有机酸如甲酸、乙酸、异戊酸等结合成酯。甾体母核结构中还可能含有环氧基，一般位于 7、8β，8、14β 或 11、12β 位。在 C-11、C-12 和 C-19 位上可能有羰基取代。有的甾体母核含有双键，通常位于 C-4、C-5 或 C-5、C-6 位，也可能在 C-9、C-11 或 C-16、C-17 位。

根据 C-17 侧链不饱和内酯环的不同，将强心苷元分为两类。C-17 侧链为五元不饱和内酯环($\Delta^{\alpha,\beta}$-γ-内酯)，称为强心甾烯类(cardenolides)，即甲型强心苷元。天然存在的强心苷元大多属于此种类型。C-17 侧链为六元不饱和内酯环($\Delta^{\alpha,\beta,\ \gamma,\delta}$-$\delta$-内酯)，称为海葱甾二烯类(scillanolide)或蟾酥甾二烯类(bufanolide)，即乙型强心苷元。此类型强心苷元数目较少，如中药蟾酥中的强心成分蟾毒配基类。

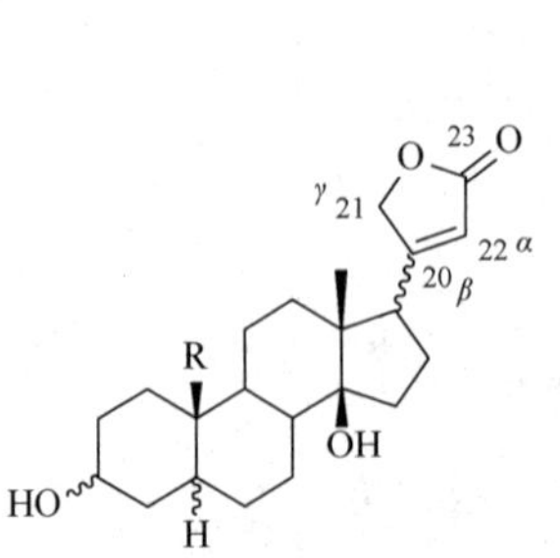

甲型强心苷元 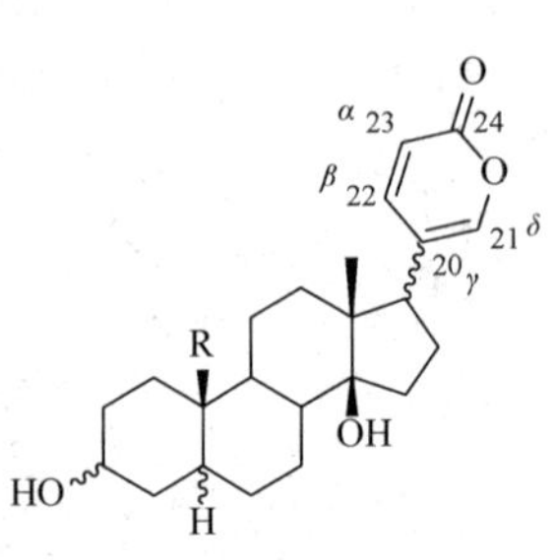 乙型强心苷元

天然存在的一些强心苷元，如洋地黄毒苷元(digitoxigenin)、3-表洋地黄毒苷元(3-epidigitoxigenin)、乌沙苷元(uzarigenin)、夹竹桃苷元(oleandrigenin)、海葱苷元(scilliglaucosidin)、蟾毒素(bufotalin)的结构如下：

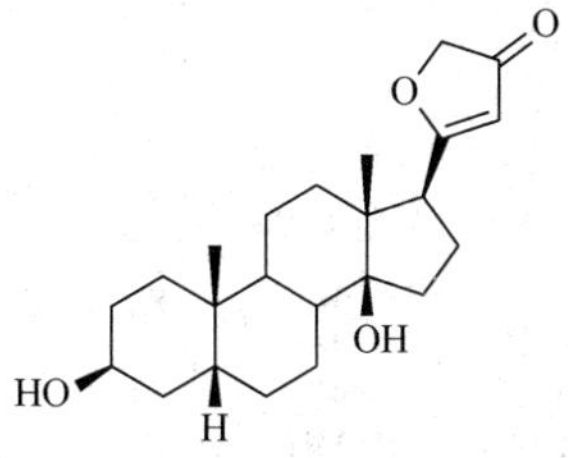

洋地黄毒苷元

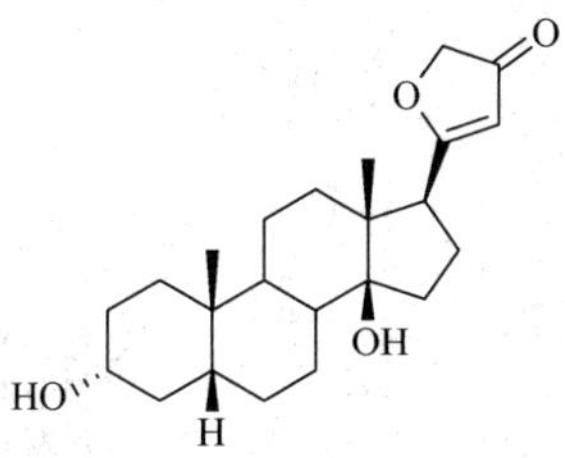

3-表洋地黄毒苷元

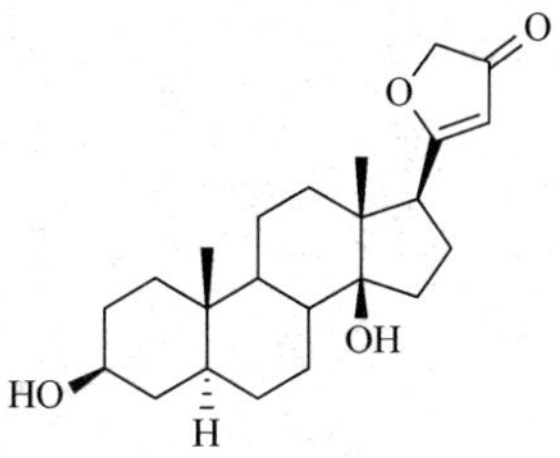

乌沙苷元

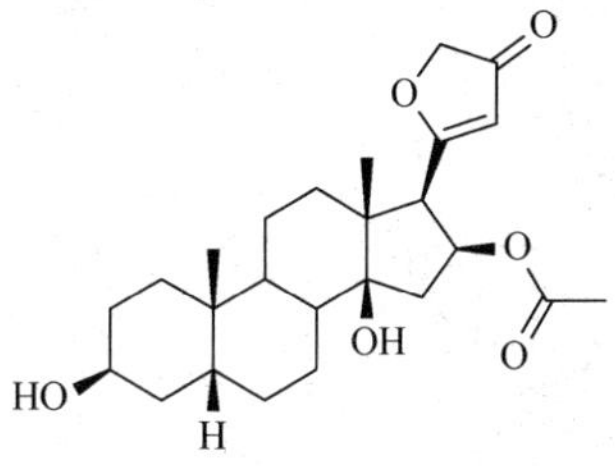

夹竹桃苷元

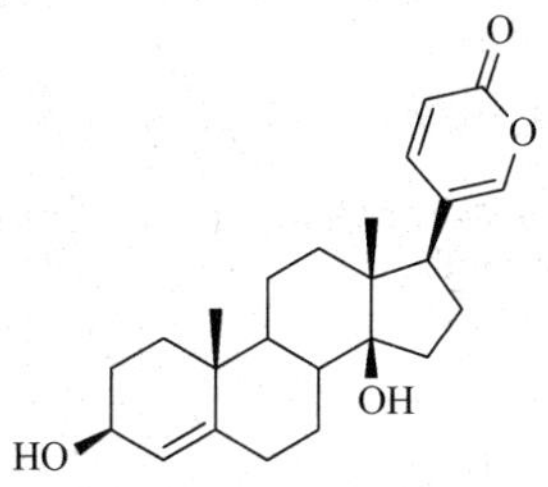

海葱苷元

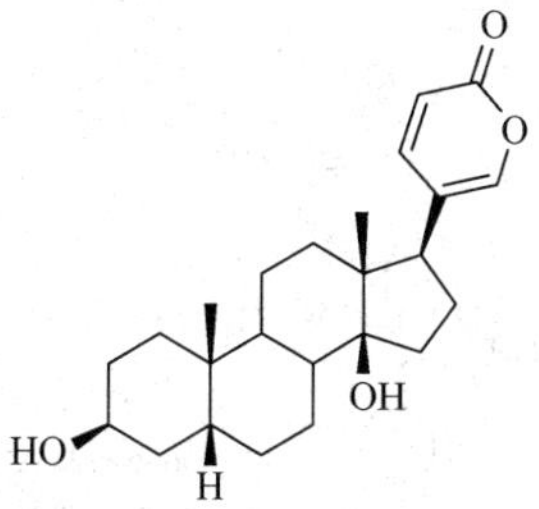

蟾毒素

按甾类化合物的命名，甲型强心苷元以强心甾为母核命名，如洋地黄毒苷元的化学名为3*β*,14-二羟基-5*β*-强心甾-20(22)-烯[3*β*,14-dihydroxy-5*β*-card-20(22)-enolide]。乙型强心苷元则以海葱甾或蟾酥甾为母核，如海葱苷元的化学名为 3*β*,14-二羟基海葱甾-4,20,22-三烯（3*β*,14-dihydroxy-scilla-4,20,22-trienolide）。

强心苷中糖均与苷元C-3位羟基结合成苷，可多至5个糖单元，以直链连接。除有六碳醛糖、6-去氧糖、6-去氧糖甲醚和五碳醛糖外，还有仅存在于强心苷或 C_{21} 甾苷中特有的2,6-二去氧糖，2,6-二去氧糖甲醚。

（一）五元内酯环强心苷类（毛地黄强心苷）

毛地黄品种很多，主要有毛花毛地黄（*Digitalis lanata*）和紫花毛地黄（*D. purpurea*）。从毛花毛地黄叶中分离出的强心苷，已达 30 多种，其苷元结构主要有五种——毛地黄毒苷元（digitoxigenin）、羟基毛地黄毒苷元（gitoxigenin）、异羟基毛地黄毒苷元（digoxigenin）、双羟基毛地黄毒苷元（diginatigenin）和吉他洛苷元（gitaloxigenin），与不同糖缩合而成，大多是次级苷。属于原生苷存在的有毛花毛地黄苷A、B、C、D和E（lanatoside A、B、C、D和E），糖链上都有乙酰基取代。紫花毛地黄叶中分离出强心苷有20多种，其苷元结构主要有三种——毛地黄毒苷元、羟基毛地黄毒苷元和吉他洛苷元，与不同糖缩合而成，大多数亦为次级苷，属于原生苷的有紫花毛地黄苷A和B（purpurea glycosides A和B）和葡萄糖吉他洛苷（glucogitatoxin）等。这些成分中供临床应用的原生苷只有毛地黄苷C，亲水性强，适于注射外，其余均为次级苷。例如，毛地黄毒苷（digitoxin）亲脂性较强，口服吸收完全，作用持久而缓慢，多口服用于慢性病例的治疗。异羟基毛地黄毒苷（digoxin，地高辛），C-12位引入羟基，亲脂性降低，口服不易吸收，但可制成注射液用于急性病例，作用迅速，蓄积性小。去乙酰毛花毛地黄苷 C（西地兰，deslanoside），比原生苷毛花毛地黄苷 C 少一个乙酰基，亲水性更强，口服吸收不好，适于注射，作用基本与地高辛相似，毒性小，安全性大，为一速效强心药。

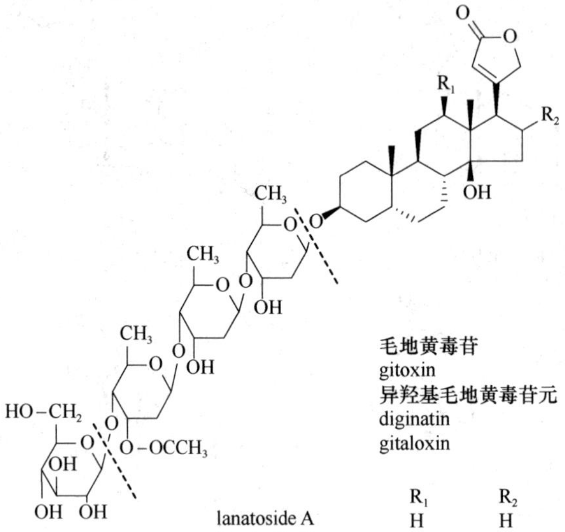

	R_1	R_2
毛地黄毒苷元	H	H
羟基毛地黄毒苷元	H	OH
异羟基毛地黄毒苷元	OH	H
双羟基毛地黄毒苷元	OH	OH
吉他洛苷元	H	—O—C(=O)—H

	R_1	R_2
毛地黄毒苷	H	H
gitoxin	H	OH
异羟基毛地黄毒苷元	OH	H
diginatin	OH	OH
gitaloxin	H	—O—C(=O)—H

	R_1	R_2
lanatoside A	H	H
lanatoside B	H	OH
lanatoside C	OH	H
lanatoside D	OH	OH
lanatoside E	H	—O—C(=O)—H

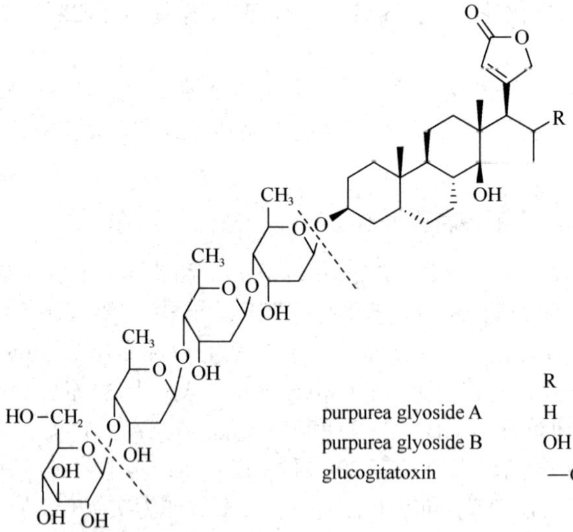

	R
purpurea glyoside A	H
purpurea glyoside B	OH
glucogitatoxin	—O—C(=O)—H

（二）六元内酯环强心苷

目前，此类强心苷成分仅在百合科、景天科、鸢尾科、毛茛科、檀香科、楝科等 6 个科中发现，尤以百合科植物中分布最多，已发现的超过 100 种，如海葱（*Seilla maritima*）中含有的原海葱苷 A（proscillaridin A）、海葱苷 A（scillaren A）与葡萄糖海葱苷 A（glucoscillaren A）等，都由海葱苷元（scillarenin）衍生而来。原海葱苷 A 是海葱苷元与 *L*-鼠李糖的单糖苷，但苷键构型不是 α 构型。海葱苷 A 是原海葱苷 A 的 *β*-*D*-葡糖苷。葡萄糖海葱苷 A 是海葱苷 A 的 *β*-*D*-葡糖苷，是三糖苷。绿海葱苷（scilliglaucoside）是绿海葱苷元（scilliglaucogenin）的 5-*O*-*β*-*D*-葡糖苷，存在于海葱中。红海葱（海葱的变种）中的主要成分——红海葱苷（scilliroside）是红海葱苷元（scillirosidin，海葱罗西定）的 5-*O*-*β*-*D*-葡糖苷，毒性为海葱苷 A 的 300～500 倍，作为杀鼠剂应用。

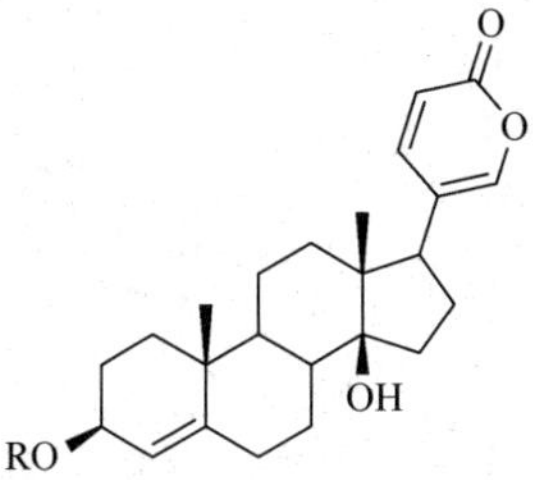

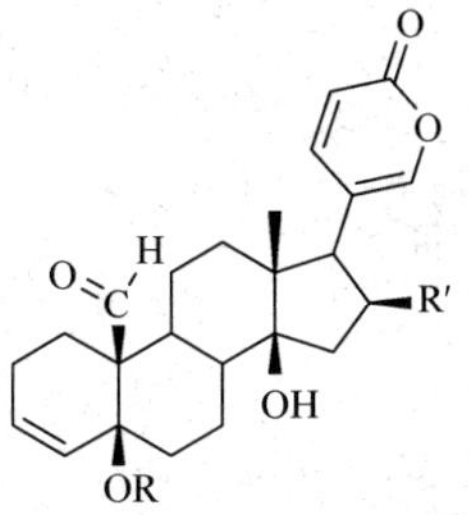

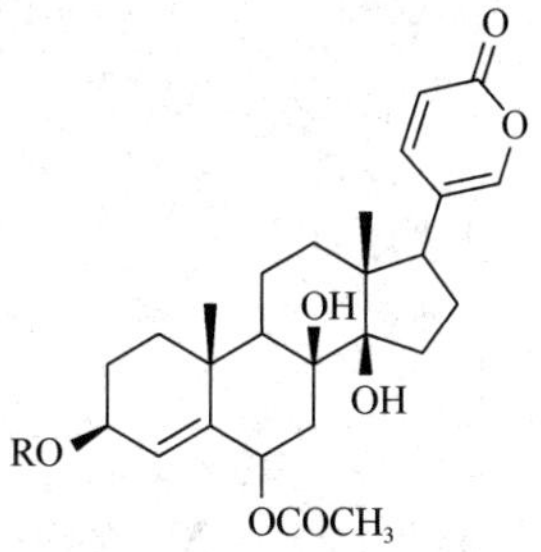

	R
海葱苷元	H
原海葱苷A	-Rha
海葱苷A	-Rha-glc
葡萄糖海葱苷A	-Rha-glc-glc

	R	R′
绿海葱苷元	H	H
绿海葱苷	-Glc	H
scillicyanogenin	H	$OCOCH_3$
scillicyanosid	-Glc	$OCOCH_3$

	R
红海葱苷元	H
红海葱苷	-Glc

蟾酥由蟾蜍（*Bufo bufo gargarizans*）耳后腺、皮下腺分泌的白色浆液加工制成。有攻毒散肿、通窍止痛之功效。经药理试验证明其有强心、利尿、升压、抗炎、镇咳、祛痰、抗癌、升高白细胞等方面活性。蟾酥所含成分较复杂，它的毒性成分是蟾毒配基（bufogenin）及其酯类和蟾毒素（bufotoxin）。它们都属于乙型强心苷元的衍生物。目前从蟾酥中分离出的蟾毒配基有 10 多种。蟾毒配基在蟾酥中不是以苷形式存在，而是与辛二酰精氨酸（suberoyl arginine）等结合成酯。如由日蟾酥它灵与辛二酰、庚二酰、己二酰和丁二酰精氨酸形成的酯类，称为日蟾酥它灵毒类（gamabufotalitoxin）。

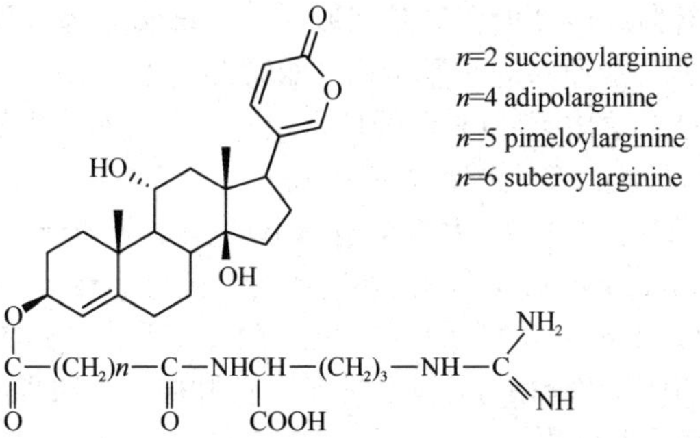

n=2 succinoylarginine
n=4 adipolarginine
n=5 pimeloylarginine
n=6 suberoylarginine

日蟾酥它灵毒类

这类成分有较强的强心作用，但毒性也大，其中以来西蟾酥毒配基（resibufogenin）的毒性最小，具强心、升压、呼吸兴奋作用，临床用作心力衰竭、呼吸抑制的急救药。

植物界存在的强心苷种类很多，至今已达 1000 多种，但用于临床和曾用于临床的不过二三十种，常用的不过六七种。

三、甾体皂苷类

甾体皂苷（steroidal saponin）是一类由螺甾烷（spirostane）类化合物和糖结合的寡糖苷，其水溶液经振摇后多能产生大量肥皂水溶液样的泡沫，故称为甾体皂苷。

视窗 12-5

甾体皂苷在植物界分布较广泛，迄今为止发现的甾体皂苷类化学成分已超过一万多种，尤以薯蓣科、百合科、玄参科、蒺藜科、龙舌兰科等植物中含量较高。此外，从多种海洋生物中也分离得到了一系列结构特殊的甾体皂苷。

视窗 12-6

甾体皂苷的苷元由 27 个碳原子组成，基本骨架属于螺甾烷（spirostane）的衍生物。

甾体皂苷元结构中含有 6 个环，A、B、C 和 D 环构成甾体母核，E 环和 F 环以螺缩酮（spiroketal）形式连接，构成螺旋甾烷结构。天然存在的甾体皂苷元，具有植物甾醇类相似的甾核构型，A/B 环有顺式和反式（5β 或 5α）稠合，B/C 和 C/D 环均为反式稠合（即 8β,9α,13β,14α）。

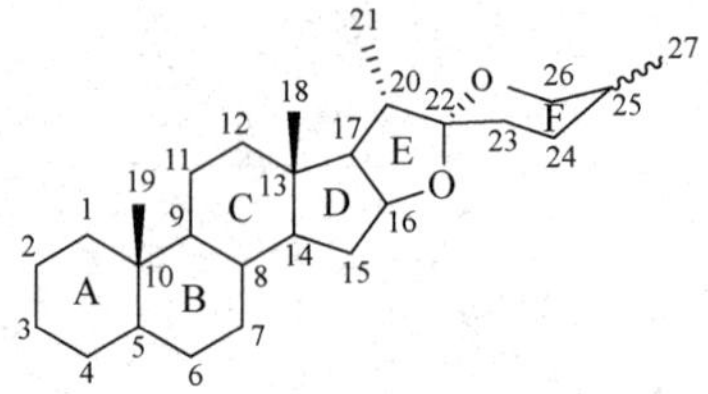

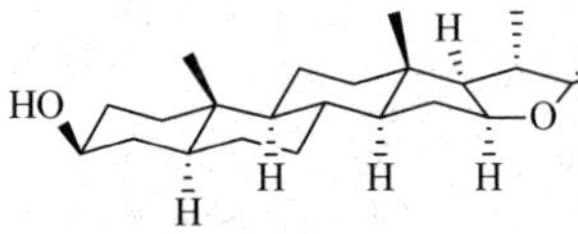

A/B 环反式
(5α-H)

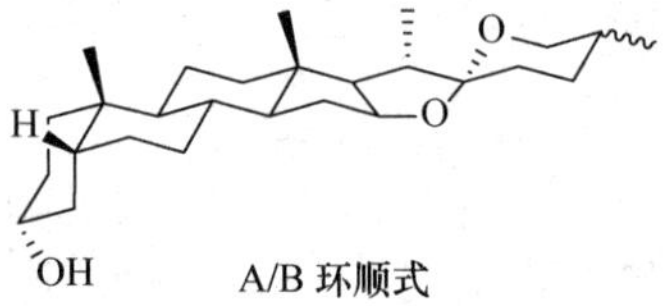

A/B 环顺式
(5β-H)

在甾体皂苷元的 E、F 环中有 3 个手性碳原子，分别为 C-20、C-22 和 C-25。其中 21–CH_3 位于 E 环的平面后，为 α 型，但对 F 环来说是 β 型，即 $20_{\alpha E}$ 或 $20_{\beta F}$，故 C-20 的绝对构型为 *S* 型。C-22 上含氧侧链位于 F 环的平面后，也为 α 型，故 C-22 的绝对构型为 *R* 型。C-25 位上甲基有两种构型，当 27-CH_3 位于 F 环平面上的直立键时，为 β 型，C-25 的绝对构型为 *S* 型，为螺旋甾烷；当 27–CH_3 位于 F 环平面下的平伏键时，为 α 型，C-25 的绝对构型为 *R* 型，即为异螺旋甾烷。两者互为异构体，它们的衍生物常共存于植物体内，由于 25*R* 型较稳定，所以 25*S* 型衍生物容易转化为 25*R* 型。

皂苷元分子中多常含有羟基，大多在 C-3 位有羟基取代，且多数为 β 型，少数为 α 型。除 C-9 和季碳外，其他位置均可有羟基或其他含氧基团取代。羰基和双键也是常见取代基，羰基大多在 C-12 位，为肾上腺皮质激素合成原料的必需结构；双键多在 Δ^{5} 和 $\Delta^{9(11)}$位，少数在 $\Delta^{25(27)}$。

依照螺旋甾烷结构中 C-25 的构型和 F 环的环合状态，可将其分为四种类型，分别是螺甾烷醇类、异螺甾烷醇类、呋甾烷醇类、变形螺甾烷醇类。

（1）螺甾烷醇（spirostanols）类：C-25 为 *S* 构型。例如，从中药知母（*Anemarrhena asphodeloides*）中分得的知母皂苷 A-Ⅲ（timosaponin A-Ⅲ），其皂苷元为菝葜皂苷元（sarsasapogenin），为螺甾烷的衍生物，化学名为 $5\beta,20_{\beta F},22\alpha_{F},25_{\beta F}$ 螺旋甾-3β-醇，简称螺旋甾-3β-醇。知母皂苷 A-Ⅲ具有抗血小板聚集、抗老年痴呆、抗肿瘤和降糖等作用。尤其在抗肿瘤方面表现出很强的药理活性，对结肠癌、宫颈癌、乳腺癌等均有抑制作用。

从剑麻中获得的剑麻皂苷元（sisalagenin）也是螺甾烷的衍生物，具有 C-12 位羰基取代，化学名为 3β-羟基-$5\alpha,20_{\beta F},22\alpha_{F},25_{\beta F}$-螺旋甾-12-酮，或简称 3$\beta$-羟基-5$\alpha$-螺旋甾-12-酮。剑麻皂苷元具有较明显的抗炎、抗菌、止血、抗衰老和降血糖的生物活性，广泛应用于肾上腺皮质激素、性激素及蛋白同化激素三大类 200 多种药物的制造，是合成甾体激素类药物的医药中间体和重要原料。

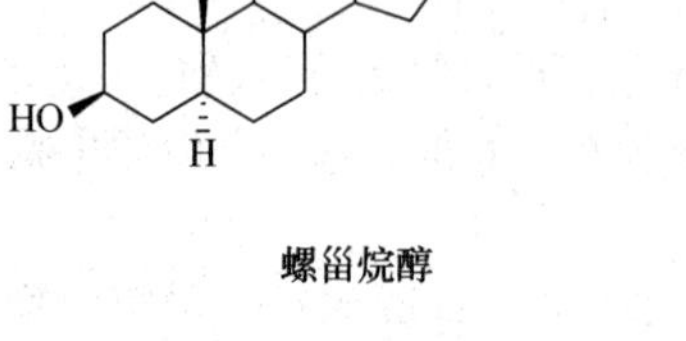

螺甾烷醇

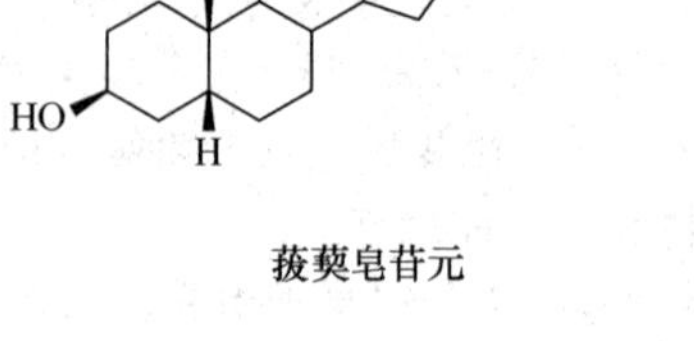

菝葜皂苷元

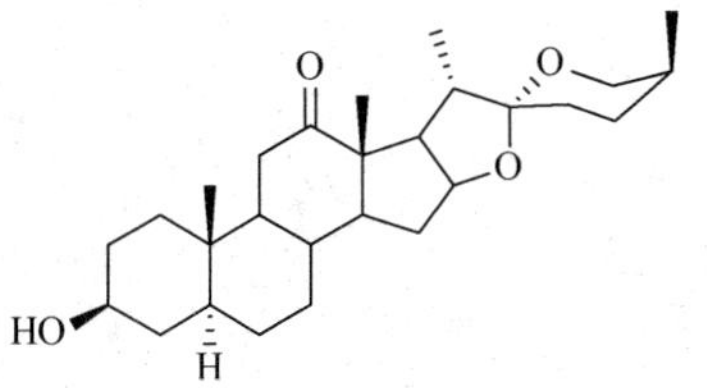

剑麻皂苷元

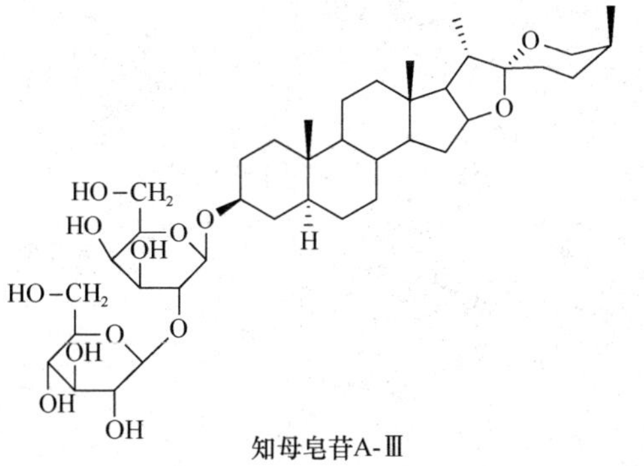

知母皂苷A-Ⅲ

（2）异螺甾烷醇（isospirostanols）类：C-25 为 *R* 构型。例如，从薯蓣科薯蓣属植物根茎中分得的薯蓣皂苷（dioscin），其水解产物为薯蓣皂苷元（diosgenin），为异螺甾烷的衍生物，化学名为 Δ^5-$20_{\beta F}$,$22\alpha_F$,$25\alpha_F$-螺旋甾烯-3*β*-醇，简称 Δ^5-异螺旋甾烯-3*β*-醇。薯蓣皂苷元是合成具有抗炎、抗过敏、抗肿瘤、解毒等药理作用的甾体激素类药物及甾体避孕药的重要原料。

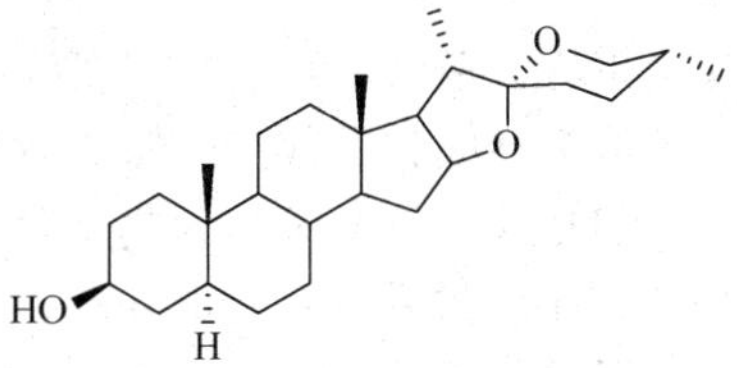

异螺甾烷醇

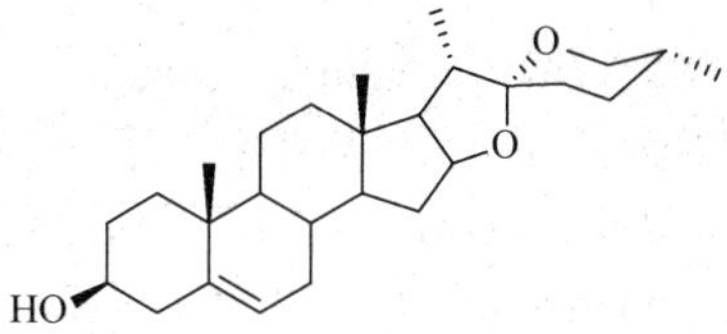

薯蓣皂苷元

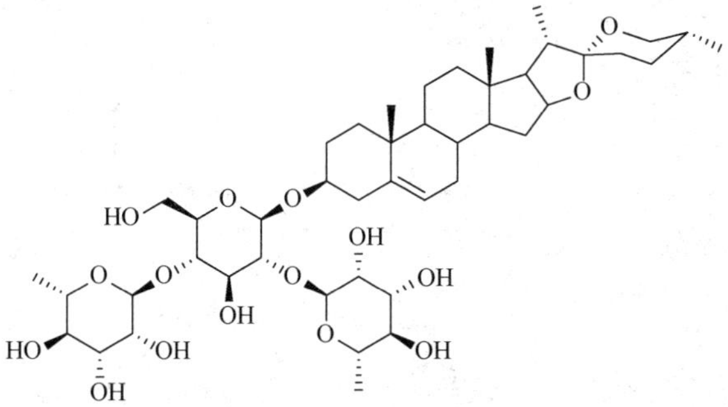

薯蓣皂苷

（3）呋甾烷醇（furostanols）类：F 环为开链衍生物。在新鲜的植物中，上述的（异）螺甾烷醇型皂苷中有些原本不存在，它们是在植物干燥、储存过程中产生的。例如，从菝葜（*Smilax aristolochiaefolia*）根中分离得到的菝葜皂苷（parillin）属于螺甾烷醇型的单糖链苷，其糖基和皂苷元中 C-3 位羟基相连。在新鲜植物中本不存在，而与之共存的原菝葜皂苷（sarsaparilloside），是 F 环开裂的呋甾烷醇型双糖链皂苷，除与 C-3 羟基相连的糖链外，另一糖链位于 C-26 位上。原菝葜皂苷易被 *β*-葡糖苷酶水解，失去 C-26 位上葡萄糖，通过 C-26 羟基和 C-22 羟基间脱水缩合，F 环重新环合，转化为螺甾烷醇型的菝葜皂苷。F 环开裂的呋甾烷醇型双糖链皂苷没有抗菌活性，而螺旋甾烷衍生的单糖链皂苷却有明显的抗霉菌作用，或兼有抗细菌作用。

例如，原菝葜皂苷既没有皂苷的溶血作用，也不能与胆甾醇结合生成不溶性的复合物，更没有抗菌活性。而菝葜皂苷则具有强抗霉菌活性，也有一定程度的抗细菌作用。

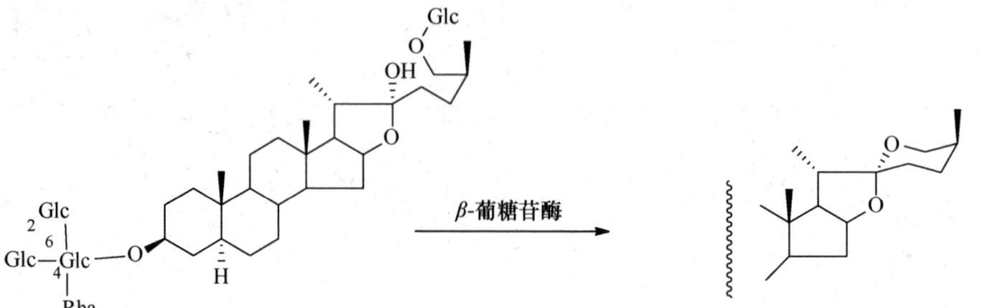

原菝葜皂苷

β-葡糖苷酶

菝葜皂苷

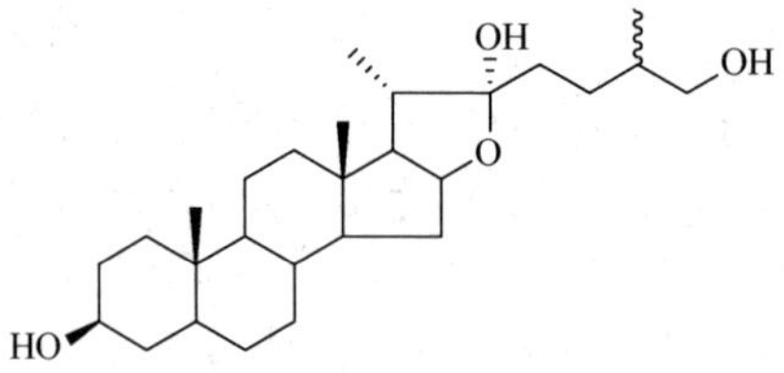

呋甾烷醇

（4）变形螺甾烷醇（pseudo-spirostanols）类：F环为五元四氢呋喃环。其与螺旋甾烷类皂苷的不同之处是其苷元的 F 环是呋喃环，而不是吡喃环，该类皂苷的数量很少。如从新鲜茄属植物颠茄（*Solanum aculeatissimum*）中分离得到的颠茄皂苷（aculeatiside）A 和 B 为此类皂苷的例子，都是纽替皂苷元（nuatigenin）的衍生物，其 C-26 位羟基均和 *β-D*-葡萄糖结合成苷键，而前者 C-3 羟基与马铃薯三糖（*β*-chacotriose）相连，后者 C-3 羟基与茄三糖（*β*-solatriose）结合成苷键。

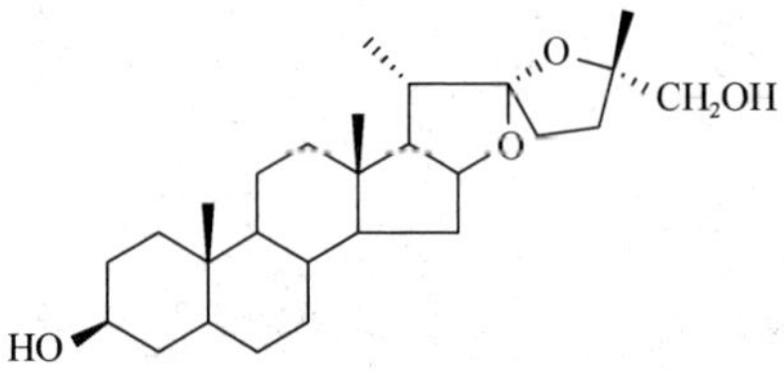

变形螺甾烷醇

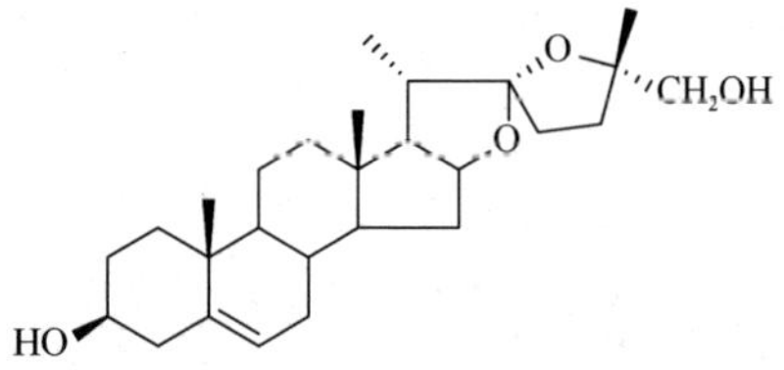

纽替皂苷元

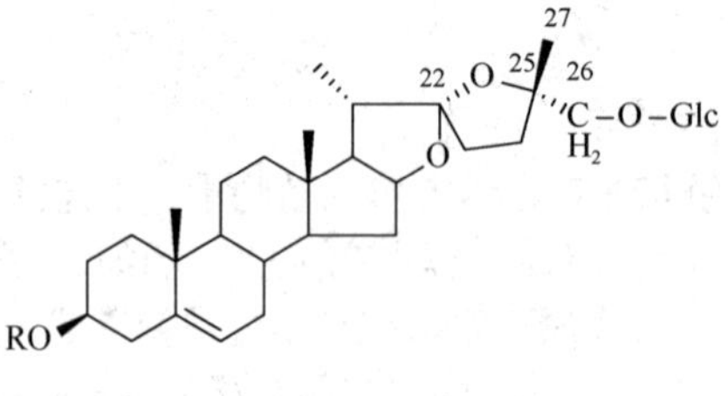

颠茄皂苷A

R=Rha —4— Glc —(β-chacotriose)
|2
Rha

颠茄皂苷B

R=Glc —3— gal —(β-chacotriose)
|2
Rha

当上述两种变形螺甾烷醇皂苷经酸性水解，在水解产物中可分离得到纽替皂苷元和异纽替皂苷元。这是由于纽替皂苷元中四氢呋喃环（F 环）上的羟甲基与葡萄糖形成苷，当水解出去葡萄糖后，F 环能迅速重排为六元环的异纽替皂苷元，而具有正常的螺旋甾烷侧链，唯 C-25 位有羟基取代。纽替皂苷元不是正常的螺甾烷醇衍生物，认为是变形的螺甾烷醇衍生物。

近年来，随着甾体类化学研究的不断发展，一些结构新颖的甾体皂苷被分离得到，其苷元的骨架也超出了传统的概念，如 l-dehydrotrillenogenin，其 C-1 和 C-15 位各有一个羰基取代，C-21、C-23 和 C-24 位均有羟基取代，C-18 甲基失去，而在 C-13、C-14 间引入一个双键，为 18-去甲异螺甾烷醇（18-*nor*-isospirostanol）的衍生物。

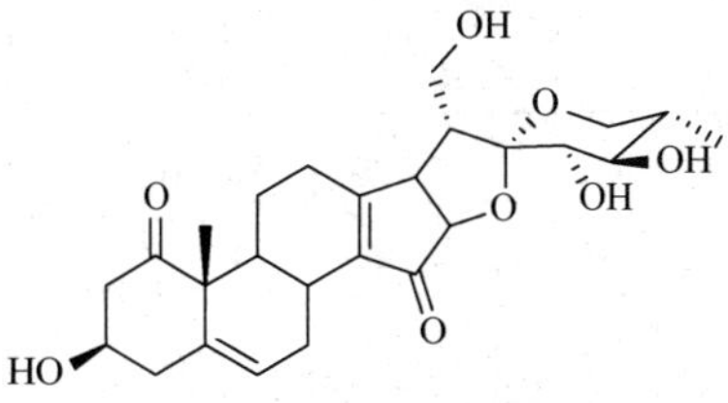

1-dehydrotrillenogenin

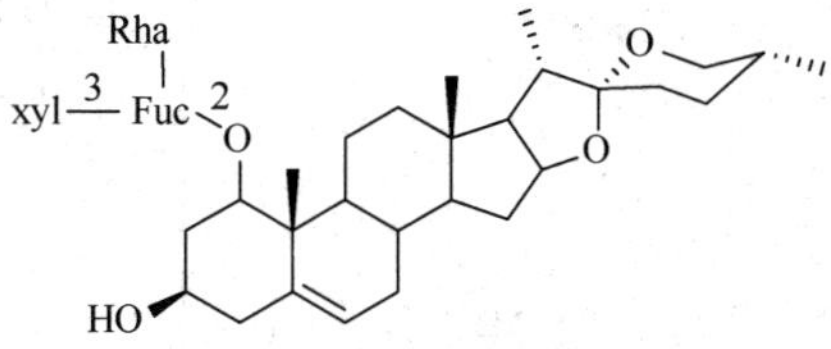

沿阶草皂苷D

甾体皂苷中，糖链上的单糖种类和长度与三萜皂苷相类似。糖基除大多数与皂苷元中 C-3 羟基相连外，还能与其他位置上的羟基脱水缩合形成双糖链或三糖链苷。少数情况下，C-3 羟基游离，而糖基和其他位置羟基相连，如沿阶草皂苷 D（ophiopogonin D）中，糖和皂苷元中 C-1 羟基相连。

四、植物甾醇类

植物甾醇的 17-位侧链为含有 9～10 个碳原子的脂肪烃。天然植物甾醇种类繁多，一般有 4 种结构：谷甾醇（sitosterol）、豆甾醇（stigmasterol）、菜油甾醇（camptesterol）和菜籽甾醇（brassicasterol）。

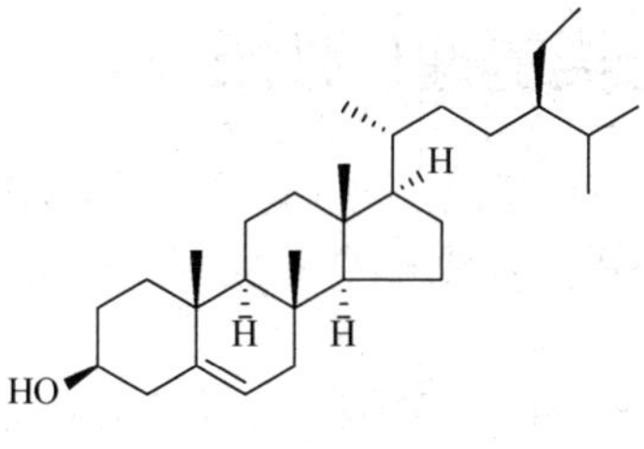

谷甾醇

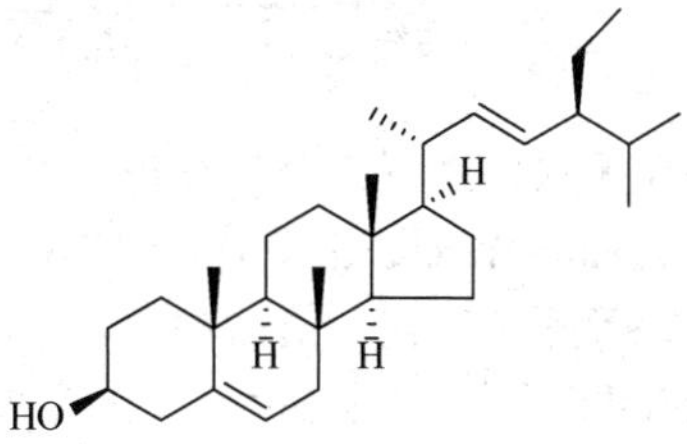

豆甾醇

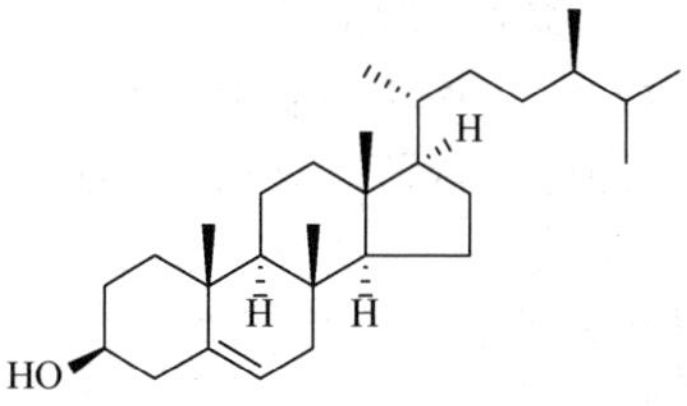

菜油甾醇

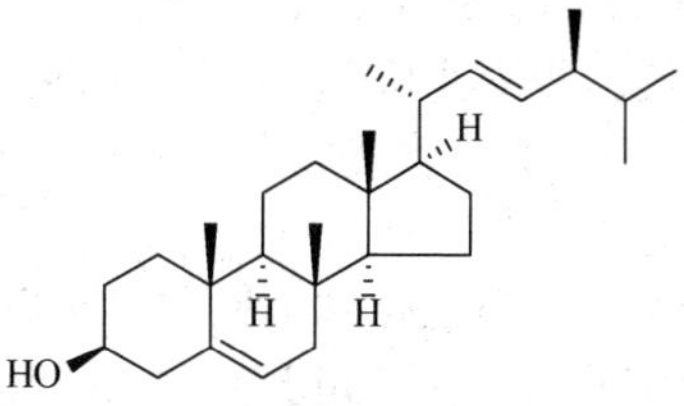

菜籽甾醇

五、昆虫变态激素

昆虫变态激素是甾醇的衍生物或甾醇类的代谢产物。其结构特点是甾核上带有 7,8 位双键和 6-酮基，此外还有多个羟基，因而在水中溶解度比甾醇大。

六、胆　酸　类

天然胆汁酸是胆烷酸的衍生物，在动物胆汁中通常与甘氨酸或牛磺酸的氨基以酰胺键结合成甘氨胆汁酸或牛磺胆汁酸，并以钠盐形式存在。胆烷酸的结构特点是其甾核 B/C 环稠合皆为反式，C/D 稠合也多为反式，而 A/B 环稠合有顺，反两种异构体形式。甾体母核 A/B 环为顺式稠合时称为正系，若为反式稠合则为别系，如胆酸为正系，而别胆酸为别系。中药牛黄及其替代品中主要含有胆酸（cholic acid，CA）、脱氧胆酸（deoxycholic acid，DCA）、鹅脱氧胆酸（chenodeoxycholic acid，CDCA）、牛磺胆酸（taurocholate acid，TCA）、牛磺去氧胆酸（tauroursodeoxycholic acid，TDCA）、牛磺鹅去氧胆酸（taurochenodeoxycholic acid，TCDCA）、甘氨胆酸（glycocholic acid，GCA）、甘氨去氧胆酸（glycodeoxycholic acid，GDCA）、甘氨鹅去氧胆酸（glycochenodeoxycholic acid，GCDCA）。

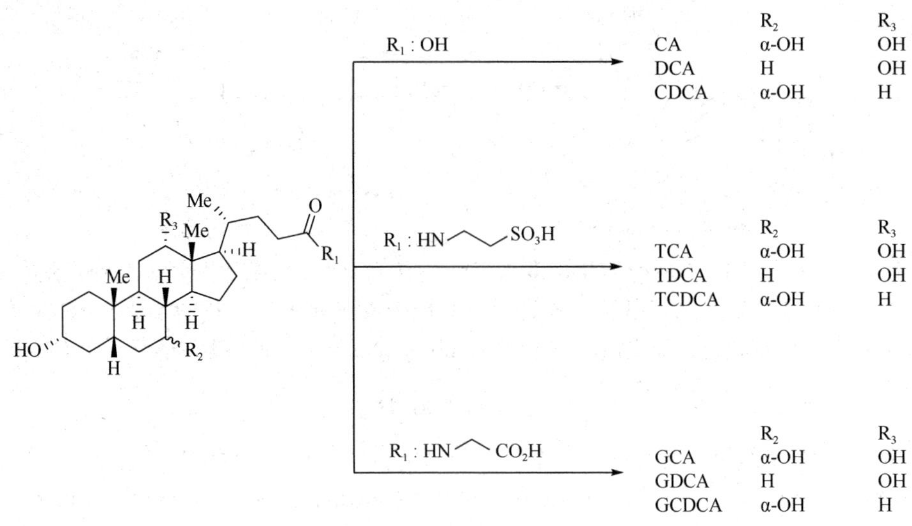

第二节　甾体及其苷类的理化性质

甾类成分在无水条件下，遇强酸也能产生一系列颜色反应，与三萜类化合物相似。

（1）Liebermann-Burchard 反应：将样品溶于乙酸酐，加浓硫酸-乙酸酐（1∶20），产生红→紫→蓝→绿→污绿等颜色变化，最后褪色。

（2）Salkowski 反应：将样品溶于三氯甲烷，沿管壁滴加浓硫酸，三氯甲烷层显血红色或青色，硫酸层显绿色荧光。

（3）罗森海姆（Rosenheim）反应：样品和 25%三氯乙酸的乙醇溶液反应可显红色至紫色。将 25%三氯乙酸的乙醇溶液和 3%氯胺 T（chloramine T）以 4∶1 混合。喷于滤纸上遇强心苷反应，干后 90℃加热数分钟，于紫外光下观察，可显黄绿色、蓝色、灰蓝色荧光，反应稳定，且可用于毛地黄强心苷类的区别。

（4）三氯化锑（五氯化锑）反应：将样品醇溶液点于滤纸上，喷以 20%三氯化锑（或五氯化锑）三氯甲烷溶液（不含醇和水），干燥后，60～70℃加热，显蓝、灰蓝、灰紫色斑点。以胆甾醇（cholesterol）和三氯化锑的反应为例，自其中分离得到两个反应产物Ⅰ和Ⅱ。二者在三氯化锑或浓硫酸作用下，生成碳阳离子盐而显色。反应如下：

HO　$\xrightarrow[H^+]{-H_2O}$

3,5-胆甾二烯(Ⅰ)
(3,5-cholestadiene)

3,3′-双(2,4)胆甾二烯(Ⅱ)
[3,3′-bis(2,4)-cholestadiene]

一、C_{21} 甾类

C_{21} 甾苷类化合物具有甾类皂苷的性质，但由于分子中可能有 2-去氧糖的存在，因而呈凯-凯（Keller-Kiliani）颜色反应，由于分子中往往有酯键存在，所以一般亲脂性较强。C_{21} 甾苷由于所含的糖多为甲基化的去氧糖，羟基又多被酯化。极性极低，可溶于三氯甲烷中。

二、强心苷类

（一）理化性质

（1）强心苷多为无定形粉末或无色结晶，强心苷 C-17 侧链上 β-内酯，在二甲基甲酰胺（DMF）中，与甲苯磺酸盐钠（sodium tosylate，NaOT）和乙酸钠加热 110℃反应 24h，即可异构化为 17α-内酯构型。C-17 位侧链为 β 构型者味苦，α 构型者味不苦。两者对黏膜均具有刺激性。

（2）强心苷一般可溶于水、丙酮及醇类等极性溶剂，微溶于乙酸乙酯、含醇三氯甲烷，几乎不溶于乙醚、苯、石油醚等非极性溶剂。

（3）强心苷中 5β-羟基和 14β-羟基均系叔羟基，极易脱水，故此类强心苷在酸水解时，常得脱水苷元。例如，C-3 位羟基被氧化为酮基，则更使 C-5 叔羟基活化，在温热下即可脱水而形成烯酮。同时 C-16 羟基被氧化为酮基，也能促使 C-14 位叔羟基脱水而形成烯酮。

（二）苷键的水解

强心苷和其他苷类成分相似，其苷键亦能被酸、酶催化水解，分子中内酯环和其他酯键可被碱水解。水解反应是研究强心苷组成、改造强心苷结构的重要方法，可分为化学方法和生物方法。化学方法主要有酸水解、碱水解；生物方法有酶水解。但强心苷中苷键由于糖的种类不同，水解难易有区别，水解产物也有差异。

1. 酸催化水解

（1）温和酸水解：用稀酸（0.02～0.05mol/L 盐酸或硫酸溶液）在含水醇中经短时间（半小时至数小时）加热回流，可水解去氧糖的苷键。温和酸水解条件较温和，对苷元结构影响较小，不致引起脱水反应，对不稳定的 α-去氧糖亦不致分解，如

紫花洋地黄苷 A $\xrightarrow{\text{稀酸温和水解}}$ 洋地黄毒苷元+2 分子 D-洋地黄毒糖+洋地黄双糖（D-洋地黄毒糖-D-葡萄糖）

毒毛花苷 K $\xrightarrow{\text{稀酸温和水解}}$ 毒毛花苷元+毒毛旋花子三糖（D-加拿大麻糖-D-葡萄糖-D-葡萄糖）

此法对 16 位有甲酰基取代的洋地黄强心苷类的水解不适宜，因 16 位甲酰基即使在这种温和条件下也能被水解。

（2）强烈酸水解：2-羟基糖的苷，由于 2-位羟基的存在，产生下式互变，阻碍了苷键的质子化，使温和酸水解反应难以进行，必须增高酸的浓度（3%～5%），延长水解时间，或同时加压，才能使 α-羟基糖定量地水解下来。

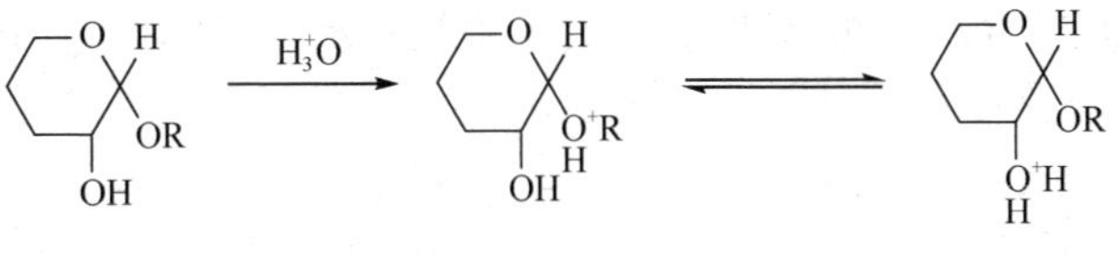

但由于反应比较强烈，常引起苷元的脱水，产生脱水缩合苷元。如羟基毛地黄毒苷，用盐酸水解，不能得到羟基毛地黄毒苷元，而得到它的三脱水产物。

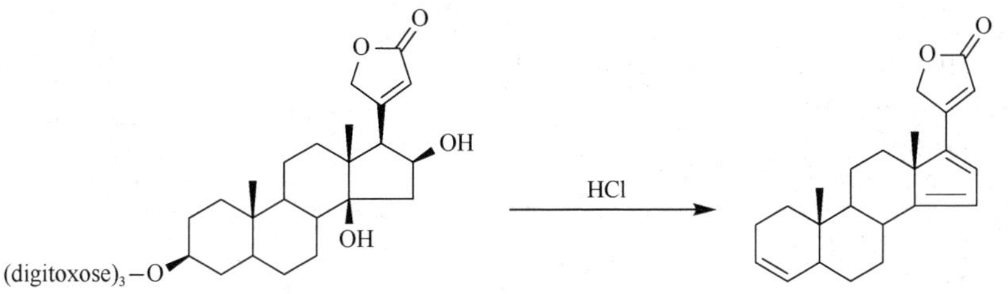

羟基毛地黄毒苷　　　　脱水羟基毛地黄毒苷

（3）盐酸-丙酮法（Mannich 水解）：将强心苷置于含 1%盐酸的丙酮溶液中，室温条件下放置 2 周，糖分子中 2-OH 和 3-OH 与丙酮反应，生成丙叉化衍生物，进而水解，可得到原生苷元及糖的衍生物。以铃兰毒苷为例，其反应如图 12-1。

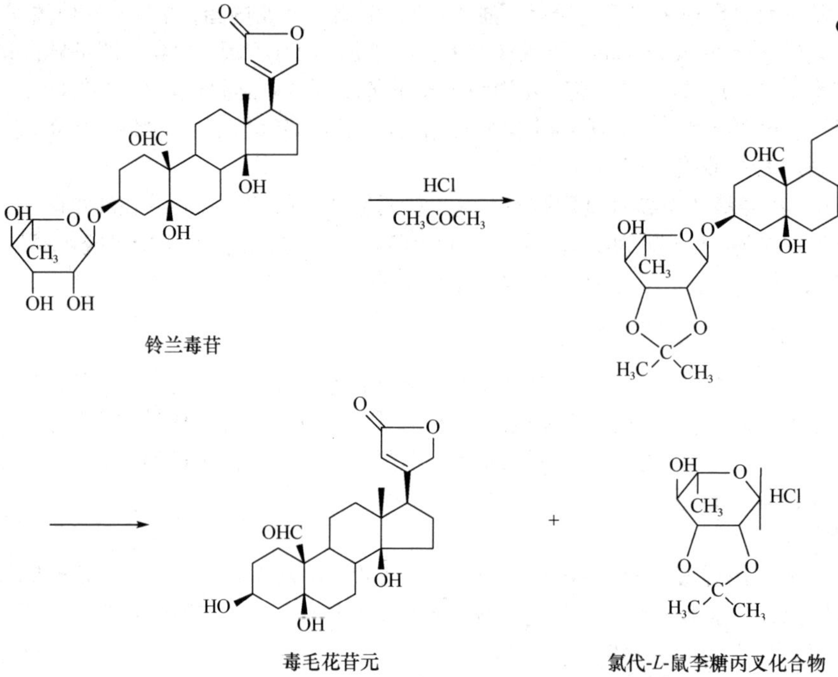

铃兰毒苷

HCl

CH_3COCH_3

毒毛花苷元

氯代-*L*-鼠李糖丙叉化合物

图 12-1 盐酸丙酮法水解过程

2. 酶催化水解 酶的水解有一定选择性（专属性），不同性质的酶作用于不同性质的苷键。在含有强心苷的植物中，有水解葡萄糖的酶，但无水解 *α*-去氧糖的酶，所以能水解除去分子中的葡萄糖，保留 *α*-去氧糖而生成次级苷。例如，紫花毛地黄叶中存在的酶，称紫花苷酶（digipurpidase），只能使紫花毛地黄苷 A 和 B 脱去一分子葡萄糖，依次生成毛地黄毒苷和羟基毛地黄毒苷。又如毒毛旋花子中含有的 *β*-*D*-葡糖苷酶（*β*-*D*-glucosidase）和毒毛旋花子双糖酶（strophanthobiase）。用前者酶解，可使毒毛花苷 K 生成毒毛花次苷 *β*，用后者酶解则得到加拿大麻苷。

（三）碱水解

强心苷的苷键为缩醛结构，可被酸或酶水解，而不被碱水解。碱试剂主要使分子中的酰基水解、内酯环裂开、$\Delta^{20(22)}$转位及苷元异构化等。

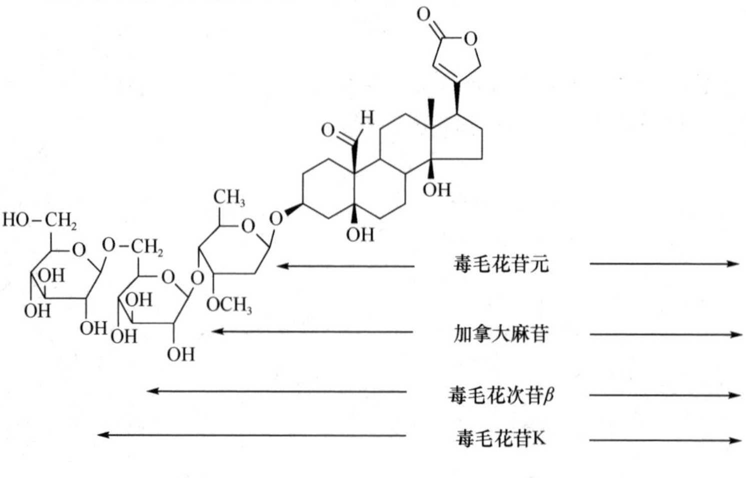

毒毛花苷元

加拿大麻苷

毒毛花次苷*β*

毒毛花苷K

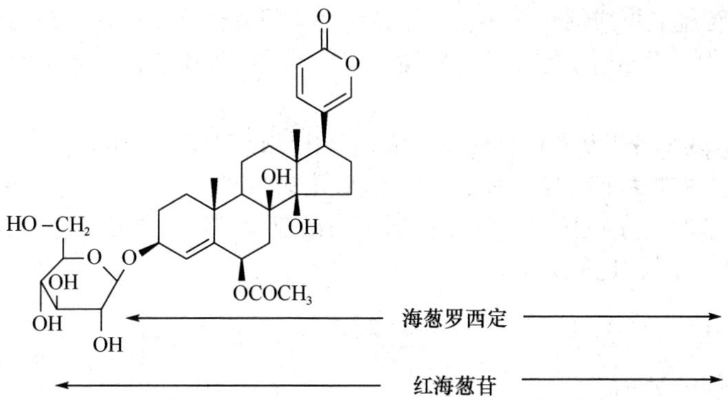

海葱罗西定

红海葱苷

1. **内酯环的水解**　强心苷分子中有内酯环结构，当用氢氧化钾或氢氧化钠水溶液处理，内酯环开裂，但酸化后又环合。如用醇性苛性碱溶液处理，内酯环异构化，这种变化是不可逆的，遇酸亦不能复原（图 12-2）。

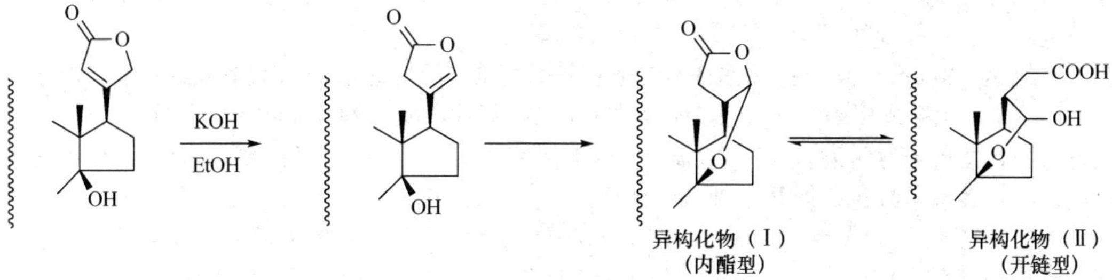

异构化物（Ⅰ）
（内酯型）

异构化物（Ⅱ）
（开链型）

图 12-2　甲型强心苷内酯环开裂过程

甲型强心苷元是通过内酯环的质子转移，双键转位，然后 C-14 位羟基质子对 C-20 亲电加成，形成内酯型异构化物（Ⅰ），再因碱的作用，内酯环开裂，形成开链型异构化物（Ⅱ），如有 C-16 羟基，则可形成 16,22-环氧衍生物。乙型强心苷在醇性苛性碱溶液中，内酯环开裂生成酯，再脱水生成异构化物（图 12-3）。

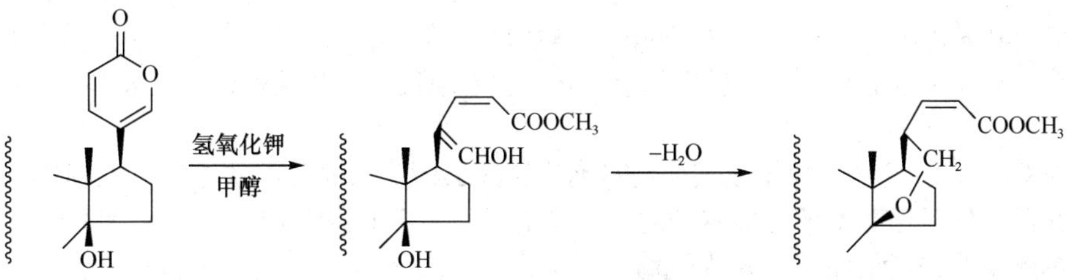

图 12-3　乙型强心苷内酯环开裂过程

2. **酰基的水解**　强心苷的苷元或糖基上常有酰基存在，一般可用碱试剂处理使酯键水解脱去酰基。碳酸氢钠和碳酸氢钾可使 *α*-去氧糖上的酰基水解，而 *α*-羟基糖及苷元上的酰基多不被水解；氢氧化钙和氢氧化钡可使 *α*-去氧糖、*α*-羟基糖及苷元上的酰基水解；氢氧化钠碱性太强，不但使所有酰基水解，还使内酯环破裂，故很少使用。

（四）显色反应

强心苷除甾体母核所产生的显色反应外，还可因结构中含有的不饱和内酯环和 2-去氧糖而产生显色反应。因甾体母核的颜色反应在本章第二节已经述及，故以下仅介绍另两个结构部分所产生的颜色反应。

1. **C-17 位上不饱和内酯环产生的反应**　甲型强心苷类 C-17 侧链上的五元不饱和内酯环，在碱性溶液中，双键转位能形成活性次甲基，能与活性亚甲基试剂反应而显色。反应物在可见光区往往具有特殊最大吸收，故亦用于定量。乙型强心苷在碱性溶液中不能产生活性亚甲基，故无此类反应产生。

（1）莱加尔（Legal）反应：又称亚硝酰铁氰化钠试剂反应。取样品 1～2mg，溶于 2～3 滴吡啶中，加 3%亚硝酰铁氰化钠溶液和 2mol/L 氢氧化钠溶液各一滴，反应液呈深红色并渐渐褪去。

反应机制可能是由于亚硝酰铁氰化钠试剂中的亚硝基和活性次甲基反应生成肟基衍生物而留在络合阴离子内，Fe^{3+}被还原为 Fe^{2+}。

$$[Fe(CN)_5NO]^{2-} + H_2C\langle \ + \ 2OH^- \longrightarrow \left[Fe(CN)_5\overset{\overset{O}{\uparrow}}{N}{=}C\langle\right]^{4-} + 2H_2O$$

（2）雷蒙（Raymond）反应：又称间二硝基苯试剂反应。取样品约 1mg，以少量的 50%乙醇溶解后加入 1%间二硝基苯乙醇溶液 0.1mL，摇匀后再加入 20%氢氧化钠溶液 0.2mL，呈紫红色。

本法反应机制是先由间二硝基苯与活性亚甲基缩合，缩合产物再经过量的间二硝基苯氧化生成醌式结构而显色，部分间二硝基苯被还原为间硝基苯胺。

（3）凯达（Kedde）反应：又称 3,5-二硝基苯甲酸试剂反应。取样品的甲醇或乙醇溶液于试管中，加入 3,5-二硝基苯甲酸试剂（A 液：2% 3,5-二硝基苯甲酸甲醇或乙醇溶液。B 液：2mol/L 氢氧化钾溶液，使用前等量混合）3～4 滴，产生红或紫红色。本反应可用于强心苷纸色谱和薄层色谱显色，喷雾后呈紫红色，但几分钟后会褪色。

（4）巴列特（Baljet）反应：又称碱性苦味酸试剂反应。取样品的甲醇或乙醇液于试管中，加入碱性苦味酸试剂（A 液：1%苦味酸乙醇溶液；B 液：1%氢氧化钠溶液，使用前等量混合）数滴，呈现橙或橙红色。有时需放置 15min 后显色。

2. *α*-去氧糖产生的反应

（1）凯-凯（Keller-Kiliani）反应：此反应是 *α*-去氧糖的特征反应，对游离的 *α*-去氧糖或在反应条件下能水解出 *α*-去氧糖的强心苷都可显色。取样品 1mg 溶于 5mL 冰醋酸中，加 20%三氯化铁水溶液 1 滴，混匀后倾斜试管，沿试管壁缓慢加入浓硫酸 5mL，观察界面和乙酸层的颜色变化。若有 *α*-去氧糖存在，乙酸层渐呈蓝或蓝绿色。界面的呈色，是由于浓硫酸对苷元所起的氧化作用向下层扩散，其显色随苷元羟基、双键的位置和数目不同而异，可显红色、绿色、黄色等，如毛地黄毒苷呈草绿色，羟基毛地黄毒苷呈洋红色，异羟基毛地黄毒苷呈黄棕色。但久置后因炭化，均转为暗色。

该反应对 *α*-去氧糖与葡萄糖或其他羟基糖连接的二糖、三糖及乙酰化的 *α*-去氧糖均不显色，因为它们在此条件下不能水解产生游离的 *α*-去氧糖。故此反应阳性可肯定 *α*-去氧糖的存在，但若不显色，不能说明分子结构中无 *α*-去氧糖。

（2）呫吨氢醇（xanthydrol）反应：取强心苷固体样品少许，加入呫吨氢醇试剂（10mg 呫吨氢醇溶于 100mL 冰醋酸，加入 1mL 浓硫酸）中，置水浴上加热 3min，只要分子结构中有 *α*-去氧糖都能显红色。该反应极其灵敏，分子中的 *α*-去氧糖可发生定量反应，故还可用于定量分析。

（3）对-二甲氨基苯甲醛反应：将强心苷的醇溶液滴在滤纸上，干后，喷对-二甲氨基苯甲醛试剂（1%对-二甲氨基苯甲醛乙醇溶液 4mL，加入浓盐酸 1mL），于 90℃加热 30s，分子中如有 *α*-去氧糖可显灰红色斑点。反应机制可能是 *α*-去氧糖经盐酸催化，产生分子重排，再与对-二甲氨基苯甲醛缩合而呈色。

（4）过碘酸-对硝基苯胺反应：将样品的醇溶液点于滤纸或薄层板上，先喷过碘酸钠水溶液（过碘酸钠饱和水溶液 5mL，加蒸馏水 10mL）。室温下放置 10min，再喷对硝基苯胺试液（1%对硝基苯胺乙醇溶液 4mL，加浓盐酸 1mL），立即在灰黄色背底上出现深黄色斑点，在紫外光下观察则为棕色背底上现黄色荧光斑点。如再喷以 5%氢氧化钠甲醇溶液，斑点变为绿色。本反应机制为过碘酸能使强心苷分子中的 α-去氧糖氧化生成丙二醛，再与对硝基苯胺缩合而呈黄色。

三、甾体皂苷类

（1）甾体皂苷元多为无色或白色结晶，而甾体皂苷大多为白色或无色的无定形粉末，不易结晶。它们熔点都较高，苷元的熔点常随着羟基数目的增加而升高，单羟基取代物都在208℃以下，三羟基取代物都在242℃以上，多数双羟基取代或单羟基取代酮类苷元介乎二者之间。甾体皂苷和苷元多具旋光性，且多为左旋。甾体皂苷一般味苦而辛辣，对人体黏膜有较强烈的刺激性。

（2）甾体皂苷元能溶于石油醚、三氯甲烷、乙醇、乙醚等有机溶剂中，而难溶或不溶于水。甾体皂苷元若与糖结合成为苷类，尤其是与寡糖结合成皂苷后，则一般可溶于水，易溶于热水、烯醇，几乎不溶于或难溶于石油醚、苯、乙醇等亲脂性溶剂。

（3）甾体皂苷与甾醇形成分子复合物：甾体皂苷的乙醇溶液可被甾醇（常用胆甾醇）沉淀。生成的分子复合物用乙醚回流提取时，胆甾醇可溶于醚，而皂苷不溶，从而用于纯化皂苷和检查是否有皂苷类成分存在。除胆甾醇外，其他凡是含有 C-3 位 β–OH 的甾醇（如 β-谷甾醇、豆甾醇、麦角甾醇等）均可与皂苷结合生成难溶性分子复合物。若 C-3 羟基为 α 构型，或者是当 C-3 羟基被酯化或者生成苷键，就不能与皂苷生成难溶性的分子复合物。而且，与 A/B 环为反式相连或具有 Δ^5 结构的甾醇所形成的分子复合物溶度积最小。因此，此沉淀反应还可用于判断、分离甾体类化合物中的 C-3 差向异构体和 A/B 环顺反异构体。此外，三萜皂苷与甾醇形成的分子复合物不及甾体皂苷稳定。

（4）同三萜皂苷类似，甾体皂苷多具有发泡性，其水溶液振荡后产生持久性泡沫，甾体皂苷也具有溶血作用。甾体皂苷能与碱式铅盐或钡盐形成沉淀，而不能与中性铅盐或钡盐形成沉淀。

（5）甾体皂苷在无水条件下，遇某些酸类亦可产生与三萜皂苷相类似的显色反应。只是甾体皂苷与乙酸酐-硫酸反应，在颜色变化中最后出现绿色，三萜皂苷不出现绿色反应。与三氯乙酸反应时，三萜皂苷须加热到100℃才能显色，而甾体皂苷加热到60℃即可发生颜色变化。

（6）F 环裂解的双糖链皂苷不具有某些皂苷的通性，如没有溶血作用，不能和胆甾醇形成复合物。F 环裂解的双糖链皂苷对盐酸二甲氨基苯甲醛试剂（Ehrlish 试剂，简称 E 试剂）能显红色反应，对茴香醛（anisaldehyde）试剂（简称 A 试剂）则显黄色。而 F 环闭环的单糖链皂苷和螺旋甾烷衍生皂苷元，只对 A 试剂显黄色，对 E 试剂不显色。

第三节　甾体及其苷类的提取分离

一、C_{21} 甾类

目前，C_{21} 甾类化合物常用的分离方法是甲醇提取物脱脂后溶于三氯甲烷，三氯甲烷可溶部分倒入正己烷中，析出沉淀，得总皂苷，然后用常规硅胶柱色谱进行分离，再用反相硅胶 C_8、C_{18} 低压柱或高效液相色谱精制纯化。

二、强心苷类

植物体中所含强心苷种类复杂，大多含量较低。多数强心苷为寡糖苷，常与糖类、皂苷、色素、鞣质等共存，这些成分的存在能影响或改变强心苷类成分在许多溶剂中的溶解度。同时植物中还含有能使强心苷类水解的酶，植物原料在保存或提取过程中，要注意酶的活性问题。如要提取原生苷，必须抑制酶的活性，新鲜原料采集后要低温快速干燥。如要提取次生苷，应利用植物中酶的活性，进行酶解（25～40℃）获得次生苷。此外，还要注意酸、碱对强心苷结构的影响。

（一）提取

一般原生苷易溶于水、醇等极性溶剂，而难溶于石油醚、乙醚等亲脂性溶剂，次生苷则相反，易溶于亲脂性溶剂而难溶于水等极性溶剂。提取时应根据强心苷的性质选择不同溶剂，如乙醚、三氯甲烷、三氯甲烷-甲醇混合溶剂、甲醇、乙醇等。但常用的为甲醇或70%乙醇溶液，提取效率高，且能破坏酶的活性。

（二）纯化

1. 溶剂法 原料如为种子或含油脂类杂质较多时，一般宜先脱脂，然后用醇或烯醇提取。另外，也可先用醇或烯醇提取，提取液浓缩除去醇，残留水提液用石油醚、苯等萃取，除去亲脂性杂质。水液再用三氯甲烷-甲醇混合溶剂提取，提取出强心苷，亲水性杂质留在水层而弃去。若原料为地上部分，而叶绿素含量较高，可将醇提液浓缩，使醇的浓度维持在10%～20%，放置使叶绿素等脂溶性杂质呈胶状沉淀析出，过滤除去。

2. 吸附法 向强心苷的烯醇提取液中加入适量活性炭，可使提取液中的叶绿素等脂溶性杂质被吸附而除去。当提取液中加入中性 Al_2O_3，则溶液中糖类、水溶性色素、皂苷等可被吸附，从而达到纯化目的。但强心苷也可能被吸附而带来一定程度的损失，而且吸附量与溶液中乙醇的浓度有关。

（三）分离

1. 两相溶剂萃取法 主要利用强心苷在二种互不相溶的溶剂中分配系数的差异而达到分离。例如，毛花毛地黄 A、B、C 的分离，在氯甲烷中苷 C 的溶解度（1∶2000）比苷 A（1∶225）和苷 B（1∶550）小，而三者在甲醇（1∶20）和水（几不溶）中溶解度均相似。可用三氯甲烷-甲醇-水（5∶1∶5）为溶剂系统进行二相溶剂萃取，溶剂用量为总苷的1000倍，苷 A 和苷 B 容易分配到三氯甲烷层，而苷 C 主要留在水层，分出水层，浓缩到原体积的1/50，放置析出结晶，收集结晶，用相同溶剂再行两相溶剂萃取，可得到纯的苷 C。

2. 逆流分配法 同样依据分配系数的不同，实现混合苷的分离。例如，黄花夹竹桃苷 A 和 B（thevetins A 和 B）的分离，以750mL 三氯甲烷-乙醇（2∶1）和150mL 水为二相溶剂，三氯甲烷为流动相，水为固定相，经九次逆流分配（0～8 管），最后由三氯甲烷层 6～7 管中获得苷 B，水层 2～5 管中获得苷 A。

3. 色谱分离 分离亲脂性的单糖苷、次生苷和苷元，一般选用吸附色谱的方法，常以硅胶作为吸附剂，以正己烷-乙酸乙酯、苯-丙酮、三氯甲烷-甲醇、乙酸乙酯-甲醇等混合溶剂为洗脱剂，梯度洗脱。弱亲脂性的强心苷类成分常选用分配色谱方法分离，硅胶、硅藻土、纤维素等作支持剂，以乙酸乙酯-甲醇-水或三氯甲烷-甲醇-水进行梯度洗脱。液滴逆流色谱法和高速逆流色谱法也是分离强心苷的有效方法。当组分复杂时，往往需要几种方法包括半制备高效液相色谱法等配合应用反复分离，方能满意地达到分离效果。

三、甾体皂苷类

甾体皂苷的提取与分离方法和原则，基本与三萜皂苷相似。只是甾体皂苷一般不含羧基，呈中性（因此甾体皂苷俗称中性皂苷），亲水性较弱，是提取分离时应考虑的。甾体皂苷元如薯蓣皂苷元、剑麻皂苷元、海可皂苷元等为合成甾体激素和甾体避孕药物的重要原料。因此将甾体皂苷进行水解，提取其皂苷元较为有实用价值。现介绍薯蓣皂苷元的提取方法如下。

我国薯蓣科薯蓣属植物资源丰富，种类多，分布南北各地。其根茎中常含有大量的薯蓣皂苷。作为薯蓣皂苷元生产原料的植物主要有盾叶薯蓣（*Dioscorea zingiberensis*）和穿龙薯蓣（*D. hipponica*）的根茎。生产上多采用酸水解法，具体提取流程如下。

穿龙薯蓣饮片或干燥根 —水浸透后，3.5倍量3%硫酸溶液，蒸汽加压水解8h→ 水解物 —水洗至中性，干燥含水量≤6%，粉碎→ 干燥粉 —活性炭脱色，6倍量汽油回流提取20h→ 汽油提取物 —回收汽油，浓缩至1/40体积，室温放置，析晶完全，离心→ 粗薯蓣皂苷元 —乙醇或丙酮重结晶→ 精制薯蓣皂苷元（熔点204～207℃）

此法收率比较低，只有2%左右，如果将植物原料在酸水解前，经过预发酵或自然发酵，既可缩短水解时间，又能提高薯蓣皂苷元的收率。有文献报道带水提取薯蓣皂苷元的工艺，即水解物含水50%，即用汽油进行提取。

此外也可根据甾体皂苷元难溶于或不溶于水，而易溶于多数常见的有机溶剂的性质。先自原料中提取粗皂苷，将粗皂苷加热酸水解，然后用苯、三氯甲烷等有机溶剂自水解液中提取皂苷元。

甾体皂苷的提取多利用其溶解性，采用溶剂提取。常用甲醇或稀乙醇作溶剂，提取液回收溶剂后，用丙酮、乙醚沉淀或加水后用水饱和正丁醇萃取，或用大孔吸附树脂法纯化，获得粗皂苷。

分离混合甾体皂苷的方法同三萜皂苷类似，常采用溶剂沉淀法（乙醚、丙酮）、胆甾醇沉淀法、吉拉德试剂法（含羰基的甾体皂苷元）、硅胶柱色谱法（洗脱剂常用三氯甲烷-甲醇-水梯度系统）、大孔吸附树脂法、Sephadex LH-20 柱色谱法及液滴逆流色谱法等方法进行分离。有时对正丁醇萃取部位（含极性较大的甾体皂苷）在上述分离方法的基础上，采用反相中低压柱液相色谱、反相半制备高效液相色谱或制备薄层色谱等手段分离。

四、植物甾醇类

植物甾醇的提取通常采用传统的有机溶剂提取法，常用的有机溶剂有甲醇、乙醇、丙酮、正己烷等。近年来，有较多报道采用超临界二氧化碳流体萃取技术提取植物甾醇，这种技术具有较好的萃取效能，同时具有无溶剂残留、无污染等优点。

五、昆虫变态激素

尾虫变态激素的提取分离一般采用有机溶剂提取，然后采用逆流分配法进行纯化。通常采用甲醇为溶剂进行提取，然后用乙醚萃取除去脂溶性成分，再经乙酸乙酯反复萃取，合并乙酸乙酯萃取液，回收溶剂即得粗品。单体化合物通常采用柱色谱方法分离获得。

六、胆 酸 类

游离胆汁酸在水中溶解度很小，但与碱成盐后则易溶于水，故常用碱水溶液提取胆汁酸。在胆汁酸的分离和纯化时，常将胆汁酸制备成酯的衍生物，使其容易析出结晶。

第四节 甾体及其苷类的结构鉴定

一、强 心 苷 类

（一）紫外光谱

具有 $\Delta^{\alpha\beta}$-γ-内酯环的甲型强心苷元，于 217～220nm（lgε 4.20～4.34）处呈现最大吸收。具有 $\Delta^{\alpha\beta,\gamma\delta}$-$\delta$-内酯的乙型强心苷元在 295～300nm（lg$\varepsilon$ 约 3.93）处有最大吸收，借此可区别二类强心苷。

分子中如引入非共轭双键，在紫外区无吸收。若引入 $\Delta^{16(17)}$ 与 $\Delta^{\alpha\beta}$-γ-内酯共轭，则另外在约 270nm 处产生强的共轭吸收。若引入 $\Delta^{8(9),14(15)}$ 双烯和内酯环不共轭，一般在 244nm 左右有最大吸收。引入 $\Delta^{14(15),16(17)}$ 双烯和内酯环共轭，则在 330nm 左右出现强吸收。苷元中的孤立羰基在 300nm 附近有低吸收（lgε 约 1.8），若为苷时，该吸收更弱，几乎看不到。强心苷在 C-11 或 C-12 位有羰基，因受空间阻碍影响，不易为化学反应所检出，但在紫外光谱中可示 290nm（lgε 约 1.90）的低峰。C-11、C-12 均为羰基的双酮，吸收峰向长波方向移动。

（二）红外光谱

强心苷所有官能团在红外光谱中都有相应吸收，其中最特征的吸收峰来自于不饱和内酯环上的羰基。根据羰基吸收峰的位置和强度，可以区分强心苷元是甲型或乙型。具有 $\Delta^{\alpha\beta}$-γ-内酯环的甲型强心苷元，一般在 1800～1700cm^{-1} 处有两个羰基吸收峰，较低波数的是 α、β-不饱和羰基产生的正常吸收，而较高波数的吸收峰是其不正常吸收，随溶剂性质改变，在极性大的溶剂中，吸收强度减弱甚至消失。如用溴化钾压片测定，此较高波数的吸收峰消失。而正常吸收在极性溶剂中，吸收强度基本不变或略加强。例如，3-乙酰毛地黄毒苷元在二硫化碳溶液中，红外光谱有 3 个羰基峰，即 $1738cm^{-1}$、$1756cm^{-1}$、$1783cm^{-1}$。其中 $1738cm^{-1}$ 是乙酰基上羰基吸收，$1756cm^{-1}$ 和 $1783cm^{-1}$ 都来自于 $\Delta^{\alpha\beta}$-γ-内酯环的羰基。$1756cm^{-1}$ 是正常吸收，因羰基与 α、β 不饱和双键共轭而向低波数位移 20～$30cm^{-1}$（二氢毛地黄毒苷元羰基在 $1786cm^{-1}$ 有吸收）。$1783cm^{-1}$ 是非正常吸收，溶剂极性增大，吸收强度显著减弱，但峰位不变。

具 $\Delta^{\alpha\beta,\gamma\delta}$-$\delta$-六元不饱和内酯环的乙型强心苷，在 1800～$1700cm^{-1}$ 虽也有两个羰基吸收峰，但由于环内共轭程度增高，故两峰较甲型强心苷元中相应的羰基峰均向低波数位移约 $40cm^{-1}$ 左右。如嚏根草苷元（hellebrigenin），在三氯甲烷溶液中出现 $1718cm^{-1}$ 和 $1740cm^{-1}$ 两个吸收峰。前者为正常峰，后者为非正常峰，亦因溶剂极性增大而吸收强度减弱。

根据红外光谱不但可区分甲型和乙型强心苷，而且还可根据其中非正常峰因溶剂的极性增强而吸收强度削弱或甚至消失的现象，用来指示不饱和内酯环的存在与否。

（三）ESI-MS^n

ESI-MS^n 常用于强心苷分子量和糖连接顺序的测定，为强心苷结构鉴定的常用技术。ESI-MS^n 可较清楚地看到准分子离子以及其连续失水或失糖基后再失水而产生的碎片离子，来自苷元部分和糖基部分的碎片离子。以洋地黄毒苷为例：

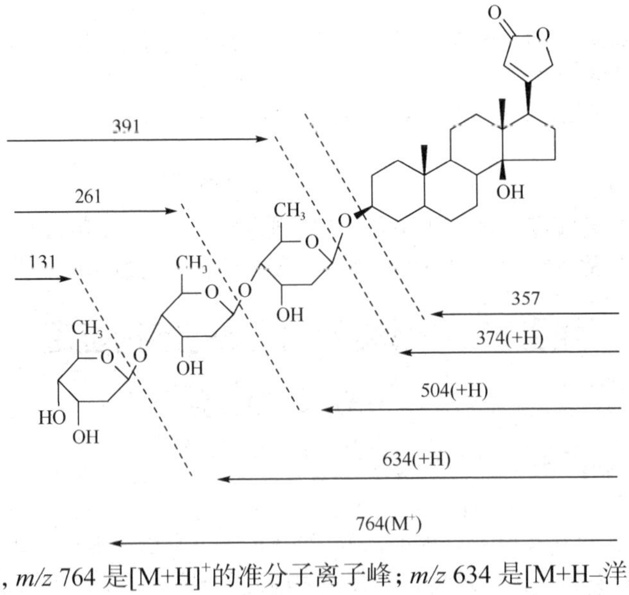

在其质谱图谱中，m/z 764 是$[M+H]^+$的准分子离子峰；m/z 634 是$[M+H$–洋地黄毒糖$]^+$碎片离子；m/z 504 为$[M+H$–(洋地黄毒糖$)_2]^+$；m/z 374 是苷元离子峰；m/z 357 为基峰离子，来自于苷元脱羟基形成的离子。

（四）^{1}H-NMR

^{1}H-NMR 是测定强心苷类化合物结构的一种重要方法。同三萜类成分相似，在高场区有很多饱和的亚甲基及次甲基信号重叠严重，难以准确地一一归属。

在 δ 0.80～1.00ppm，可出现 18、19 位二个叔甲基单峰。由于强心苷 C/D 环都是顺式稠合（14β–H），故 18–CH_3 的化学位移要高于 19–CH_3。若 C-10 位被醛基取代，则该甲基信号消失，在 δ 9.50～10.00ppm 出现一个醛基质子的单峰。若 C-10 位为羟甲基取代，在 δ 3.50～4.20ppm 可出现两组双峰质子信号，耦合常数约为 12.0Hz。

16 位没有含氧取代或双键的苷元，C-16 位上二个质子应在 δ 2.00～2.50ppm 呈多重峰，而 C-17 位上质子在 δ 2.80ppm 左右，为多重峰或 dd 峰，耦合常数约为 9.5Hz。16 位有含氧取代时，在 δ 5.00～5.40ppm 多出一个双峰质子信号，耦合常数为 8～10Hz。16 位有双键取代时，^{1}H-NMR 谱中内酯环上 21 位及 22 位质子信号化学位移与前者相比变化不大；但在低场区 δ 6.2ppm 左右多出一个 16 位烯氢质子信号；受 16 位双键影响，18–CH_3 质子的化学位移向低场位移到 δ 1.25ppm。

甲型强心苷 $\Delta^{\alpha\beta}$-γ-内酯环 C-21 上的两个质子以宽单峰、三重峰或 AB 型四重峰（J =18.0Hz）出现在 δ 4.50～5.00ppm，C-22 位烯氢质子与 C-21 上的两个质子有远程耦合，在 δ 5.60～6.00ppm 内呈宽的单峰。乙型强心苷 $\Delta^{\alpha\beta,\gamma\delta}$-$\delta$-内酯环上 C-21 位烯氢质子在 δ 7.20ppm 左右，为一单峰，C-22 和 C-23 位质子分别在 δ 7.80ppm 和 δ 6.30ppm 左右，各出现一个烯氢双峰。C-3 位质子一般为多重峰在 δ 3.90ppm 左右，成苷后向低场位移。

强心苷的糖部分质子信号，同其他苷类化合物的糖部分一样，均有相同的特征信号。例如，葡萄糖 C-5 位羟甲基，被乙酰化后常为三重峰或 AB 双重峰出现在 δ 4.00～4.50ppm；6-去氧糖的 C-5 位甲基，呈一个二重峰（J =6.5Hz）或多重峰，出现在 δ 1.00～1.50ppm。强心苷中除常见的糖外，还有一些特殊的糖，如 α-去氧糖 C-2 位上二个质子，处于高场区，它们在化学上不等价，具有不同的化学位移值，与端基质子间有不同的耦合常数，所以端基质子以双二重峰出现在较低场，可用去偶实验和 ^{1}H–^{1}H 相关谱关联确认。含甲氧基的糖分子应出现甲氧基的单峰，位于 δ 3.50ppm 左右。

（五）^{13}C-NMR

张琳等报道了 9 种毛地黄毒苷元及其衍生物（图 12-4）的 ^{13}C-NMR，并用化学位移理论、2D-NMR 技术及与结构相关化合物进行了比较，归属了所有碳的信号，其化学位移值列于表 12-2，可供参考。

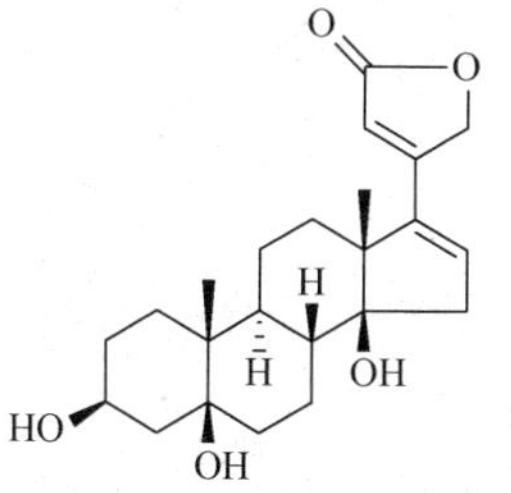

藤苦参毒苷元(Ⅰ)

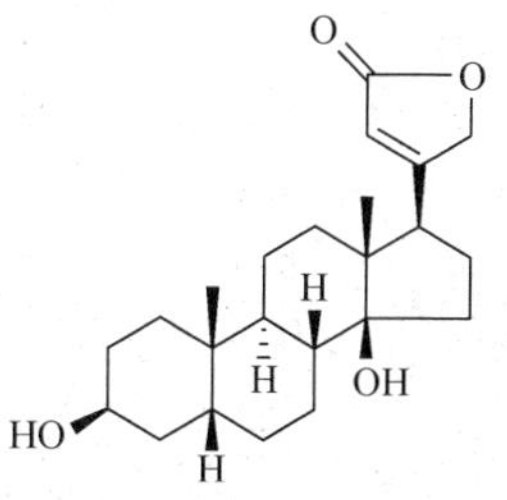

洋地黄毒苷元(Ⅱ)

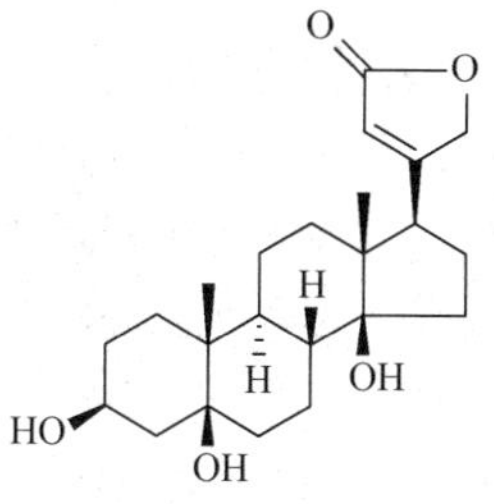

红柳苷元(Ⅲ)

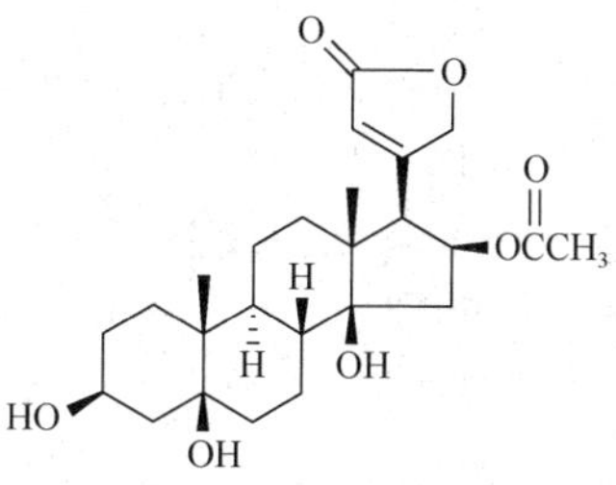

16-乙酰氧基红柳苷元(Ⅳ)

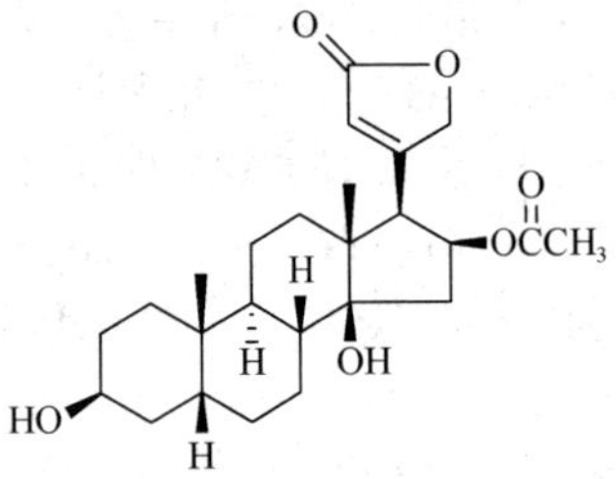

16-乙酰氧基洋地黄毒苷元(Ⅴ)

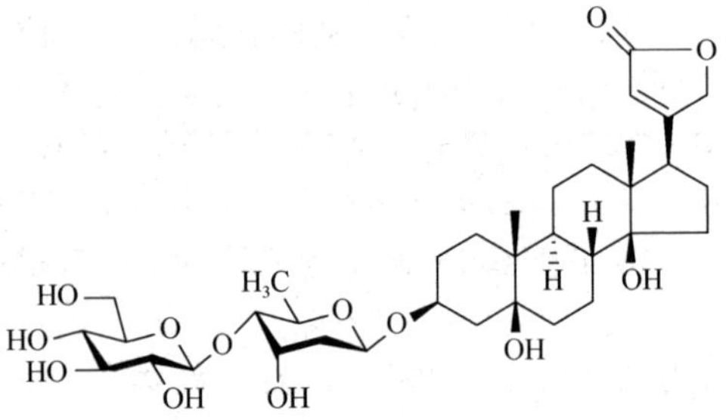

corchorusosede(Ⅵ)

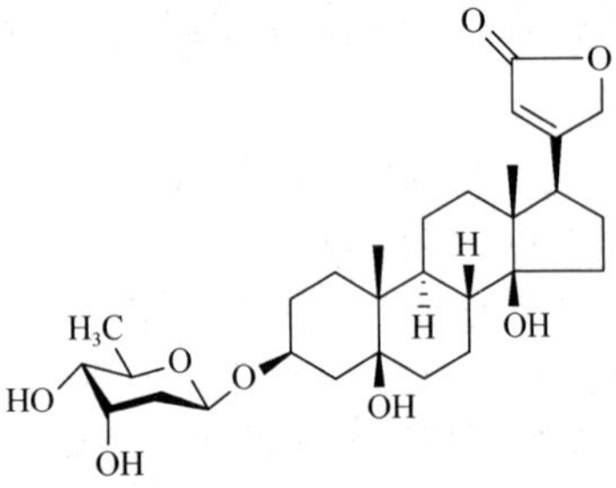

红柳苷元洋地黄毒糖苷(Ⅶ)

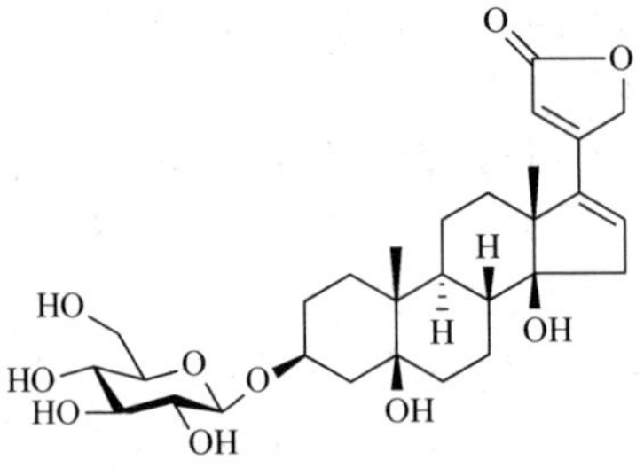

藤苦参毒苷A(Ⅷ)

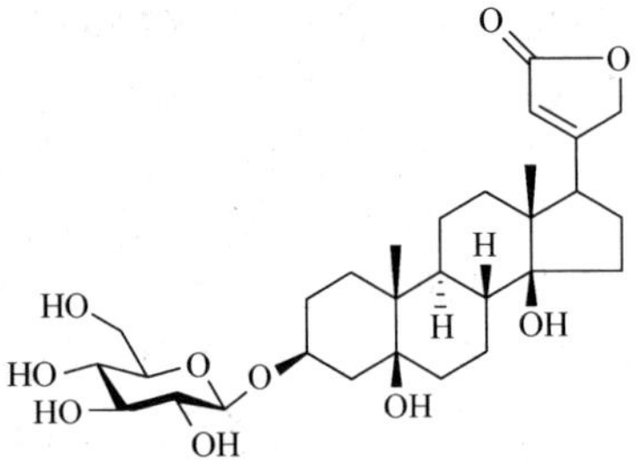

红柳苷元葡萄糖苷(Ⅸ)

图 12-4 化合物Ⅰ～Ⅸ的化学结构

表 12-2 毛地黄毒苷元及其衍生物的 ^{13}C-NMR 数据（150MHz，$CDCl_3$）

序号	δ（ppm）								
	Ⅰ	Ⅱ	Ⅲ	Ⅳ	Ⅴ	Ⅵ	Ⅶ	Ⅷ	Ⅸ
1	26.1	30.7	26.1	26.1	27.7	26.5	27.2	26.5	27.9
2	28.6	28.5	28.4	28.4	28.4	27.9	30.9	26.9	26.9
3	68.9	67.5	69.0	69.0	67.6	75.0	74.2	78.3	75.1
4	35.6	34.1	35.9	35.9	34.1	35.8	38.4	34.6	36.2
5	76.0	36.4	76.1	75.8	41.4	77.2	76.3	75.1	75.1
6	37.7	27.8	37.7	37.7	36.3	35.5	33.3	36.0	34.6
7	21.5	22.3	22.7	22.3	22.1	24.7	22.3	21.4	24.9
8	40.9	42.6	40.1	40.0	42.6	41.7	42.7	40.8	41.6
9	41.0	36.6	41.7	41.7	36.5	40.1	40.4	41.1	40.1
10	41.8	37.3	41.9	41.8	40.0	41.6	41.2	41.7	41.8
11	24.5	22.4	24.7	24.3	21.9	22.6	22.1	24.7	22.6
12	39.6	40.5	40.9	40.0	37.3	40.8	40.7	39.3	40.9
13	53.2	51.0	50.9	51.2	51.3	50.8	50.8	53.1	50.8
14	86.6	86.3	86.2	84.8	84.9	86.2	86.2	86.6	86.3
15	41.2	33.3	33.3	41.3	41.4	33.3	32.1	41.2	33.3
16	134.6	28.0	28.0	77.5	77.5	26.7	28.0	134.8	26.5
17	144.9	52.0	51.9	57.2	57.4	51.9	52.0	144.9	51.9
18	17.1	16.4	16.3	16..3	16.4	16.3	16.3	16.8	16.2
19	17.6	24.2	17.2	17.2	24.2	17.2	19.1	17.4	17.2
20	161.7	177.1	177.1	171.4	171.5	177.1	177.2	161.9	177.2
21	73.5	75.2	75.3	76.0	75.9	75.6	75.3	73.5	75.9
22	112.2	117.7	117.8	121.7	121.3	117.8	117.8	112.0	117.8

续表

序号	δ（ppm）								
	Ⅰ	Ⅱ	Ⅲ	Ⅳ	Ⅴ	Ⅵ	Ⅶ	Ⅷ	Ⅸ
23	177.2	178.3	178.3	176.6	176.6	178.2	178.3	177.2	178.3
1′	—	—	—	—	—	98.0	97.4	101.9	101.9
2′	—	—	—	—	—	38.8	39.9	75.9	75.3
3′	—	—	—	—	—	68.3	69.1	78.2	78.3
4′	—	—	—	—	—	83.9	74.0	71.6	71.6
5′	—	—	—	—	—	69.7	70.9	78.1	78.1
6′	—	—	—	—	—	18.5	18.5	62.7	62.7
1″	—	—	—	—	—	105.7	—	—	—
2″	—	—	—	—	—	75.2	—	—	—
3″	—	—	—	—	—	77.8	—	—	—
4″	—	—	—	—	—	71.1	—	—	—
5″	—	—	—	—	—	77.6	—	—	—
6″	—	—	—	—	—	62.2	—	—	—
CO	—	—	—	172.1	172.0	—	—	—	—
CH_3	—	—	—	20.9	20.7	—	—	—	—

^{13}C-NMR 在鉴定强心苷分子中糖链的结构以及糖链与苷元的连接位置等，同样具有重要作用，其作用规律可参考相关章节内容。强心苷分子中，常含有 2,6-二去氧糖和 6-去氧糖，以及它们的甲氧基糖。这些糖也与普通糖一样，在其 ^{13}C-NMR 中各碳原子也都有各自的化学位移值（表 12-3）。因此可根据这些信号，采用对比分析方法，解决强心苷中有关糖的种类、数目及其连接位置。

表 12-3　2,6-二去氧糖和 6-去氧糖的 ^{13}C-NMR 数据（δ，ppm，150MHz，CD_3OD）

化合物	碳原子位置						
	1′	2′	3′	4′	5′	6′	—OCH_3
L-夹竹桃糖	95.9	35.8	79.3	77.1	69.1	18.6	56.9
D-加拿大麻糖	97.6	36.4	78.7	74.0	71.1	18.9	58.1
D-地芰糖	98.2	33.1	79.1	67.0	71.2	17.6	55.1
D-沙门糖	97.3	33.6	80.3	67.9	69.9	17.5	56.7
L-黄花夹竹桃糖	98.9	73.8	84.8	76.6	68.9	18.5	60.6
D-毛地黄糖	103.6	70.9	85.1	68.7	71.0	17.4	57.2
D-6-去氧-3-甲氧基阿洛糖	104.3	71.6	85.2	74.6	68.5	18.4	60.7

二、甾体皂苷类

（一）紫外光谱

饱和的甾体皂苷元，在 200～400nm 没有吸收，如果结构中引入孤立双键、羰基、*α*,*β*-不饱和酮基或共轭双键，则可产生紫外吸收。含孤立双键的甾体皂苷元在 205～225nm 有吸收（lg*ε* 2.9 左右），含羰基的甾体皂苷在 285nm 有一弱吸收（*ε* 500）。具有 *α*,*β*-不饱和酮基的甾体在 240nm 有特征吸收（lg*ε* 4.0），共轭双键在 235nm 有强的紫外吸收。但不含共轭体系的甾体皂苷元，如先用化学方法，制备成具有共轭体系的反应产物，然后测定产物的紫外光谱，可以为结构鉴定提供线索。将甾体皂苷元溶于浓硫酸中，40℃加热 1h，则可在 220～600nm 有吸收峰，同时甾体皂苷元中的 E 环和 F 环还可能引起在 270～275nm 处的吸收峰。测定其吸收峰 *ε* 值，并和标准品光谱进行对照，可鉴别不同的甾体皂苷元。此外，此法还可用于甾体皂苷元的定量测定。

（二）红外光谱

甾体皂苷及苷元分子中均含有螺缩酮结构片段，在红外光谱中都能显示出 980cm^{-1}（A）、920cm^{-1}（B）、900cm^{-1}（C）和 860cm^{-1}（D）附近的四个特征吸收谱带，其中 A 带最强。B 带和 C 带的相对强度与 F 环上 C-25 的构型有关。在 25*S* 型化合物中，921cm^{-1}（B）吸收强度大于 897cm^{-1}（C）的吸收强度，而 25*R* 型化合物中正好相反，920cm^{-1}（B）强度小于 900cm^{-1}，如果是二种差向异构体的混合物，则 B 带、C 带的强度应相近。因此能借以区别 C-25 位的两种立体异构体。甾体皂苷元若存在 $\Delta^{25(27)}$双键，在 920cm^{-1} 附近应有强吸收峰，同时还存在 $>C=CH_2$引起的 1658cm^{-1}、878cm^{-1} 的吸收峰。当皂苷元 F 环上 C-25 上有羟基取代时，IR 吸收情况有较大改变，25*S* 型苷元在 995cm^{-1} 处有强吸收，25*R* 苷元在 1010cm^{-1} 处有强吸收。F 环开裂后亦无这种螺缩酮（spiroketal）结构的特征吸收。

甾体皂苷元中羟基的红外伸缩振动频率约为 3625cm^{-1}，弯曲振动频率在 1030～1080cm^{-1}。3–OH 的红外振动频率与 A/B 环的构型有一定关系，当 3–OH 构型已知时，可利用 3–OH 红外光谱中的特征峰来推测 A/B 环的构型（表 12-4）。所有甾体衍生物（包括甾体皂苷元）中 3–OH 在 1000～1050cm^{-1} 均有吸收。

表 12-4　C-3 羟基甾体衍生物的红外光谱特征

A/B	C-3 羟基	ν_{OH}（cm^{-1}）	C-3 羟基	ν_{OH}（cm^{-1}）
顺（5*β*–H）	*α*（e）	1044～1037	*β*（a）	1036～1032
反（5*α*–H）	*β*（e）	1040～1037	*α*（a）	1002～996
Δ^5	*β*（e）	1052～1050	*α*（a）	1034*

注：*石蜡糊，其余为 CS_2 溶液；e：横键，a：竖键

甾体皂苷元的 C-11 或 C-12 位有孤立羰基时，在 1705～1715cm^{-1} 有一个强吸收峰，C-11 位羰基的振动频率比 C-12 位羰基稍高。如果 C-12 位羰基与 $\Delta^{9(11)}$构成 *α*,*β*-不饱和酮体系，则有 1600～1605cm^{-1}（$\nu_{C=C}$）及 1673～1679cm^{-1}（$\nu_{C=O}$）两个吸收峰。

（三）ESI-MS

ESI-MS 可用于甾体皂苷分子量和糖连接顺序的测定。甾体皂苷的负离子扫描 ESI-MS 中常见负离子分子离子峰$[M-H]^-$，同时还有$[M-H-糖基]^-$等特征碎片负离子峰。根据分子量，可帮助确定皂苷分子中糖的数目，继之，通过解析逐渐失去糖基的系列碎片峰，可推测糖的连接顺序。例如，化合物重楼新皂苷 A 的负离子扫描 ESI-MS 谱提供了如下负离子信息：*m/z* 1223（基峰）、1091、945 和 783。其中 *m/z* 1223 为准分子离子峰$[M+H]^+$，推测其分子量为 1224Da；*m/z* 1091$[M-H-132]^-$应为分子离子丢失一个戊糖单元（xyl）；*m/z* 945$[M-H-132-146]^-$应为分子离子丢失一个戊糖单元（xyl）后再失去一个甲基五碳糖单元（rha）；*m/z* 783$[M-H-132-146-162]^-$应为 *m/z* 945 碎片离子再丢失一个已糖单元（glc）；苷元部分的结构信息和其他两个糖的组成信息在负离子扫描 ESI-MS 谱未反映出来。

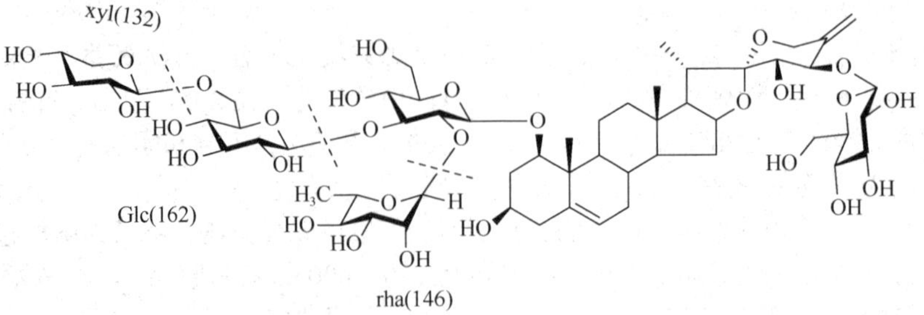

xyl(132)

Glc(162)

rha(146)

重楼新皂苷A

都述虎等较系统地研究了穿龙薯蓣中的新甾体皂苷——穿龙薯蓣皂苷 Dc 在正离子扫描模式下的 ESI-MS 裂解规律，为该化合物的结构鉴定提供了相关依据。在正离子扫描 ESI-MS 谱提供了如下正离子信息：*m/z* 1016.8（基峰）、870.6、724.2、577.9 和 415.5。其中 *m/z* 1016.8 为准分子离子峰$[M+2H]^+$，推测其分子式为 $C_{51}H_{82}O_{20}$（MW1014.6）；*m/z* 870.6$[M+2H–146]^+$应为分子离子丢失一个甲基五碳糖单元（rha）；*m/z* 724.2 $[M+2H–146–146]^+$应为分子离子丢失两个甲基五碳糖单元（rha）；*m/z* 577.9 $[M+2H–146–146–146]^+$应为分子离子丢失三个甲基五碳糖单元（rha）；而 *m/z* 415.5 $[M+2H–146–146–146–162]^+$应为分子离子丢失三个甲基五碳糖单元（rha）后再失去一个己糖单元（glc）而获得皂苷元结构碎片离子。结合核磁数据，判断穿龙薯蓣皂苷 Dc 为单糖链苷，连接在 C-3 位，从而判断出糖链由三分子鼠李糖和一分子葡萄糖构成，且葡萄糖直接和苷元的 C-3 位相连接。

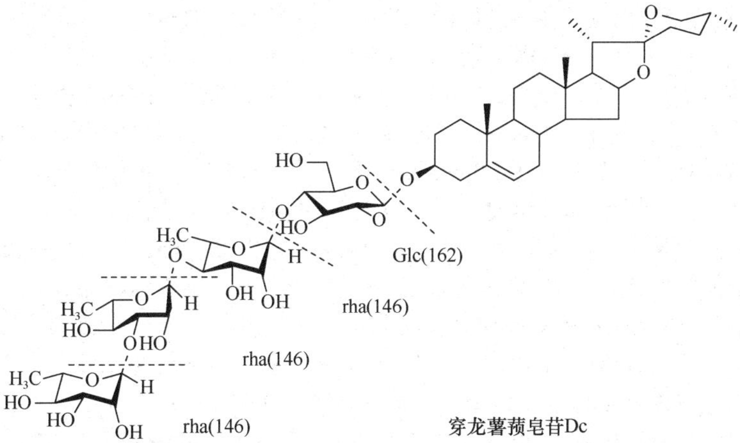

穿龙薯蓣皂苷Dc

（四）^{1}H-NMR

甾体皂苷元在核磁共振氢谱的高场区有四个甲基（即 18、19、21、27 位甲基）质子的特征峰。其中 18–CH_3 和 19–CH_3 均为单峰，且前者处于较高场。21–CH_3 和 27–CH_3 均为双峰，且后者处于较高场，容易辨认。如果 C-25 位有 OH 取代，则 27–CH_3 成为单峰，并向低场位移。C-16 和 C-26 位上的氢为连氧碳上质子，处于较低场，也比较容易辨认。而其他碳原子上质子的化学位移相近，彼此重叠，难以识别。

27–CH_3 的化学位移值，还因 C-25 的构型不同而有区别。C-25 上甲基为 α-取向（25*R* 构型）时，甲基质子的化学位移值约为 0.70ppm，比 β-取向（25*S* 构型）的甲基质子信号（约 δ 1.10ppm）处于较高场，因此可利用 27–CH_3 的 δ 值来区别 25*R* 和 25*S* 两种异构体。此外，还可根据 C-26 上两个质子信号的分布情况来区别 C-25 二种异构体，在 25*R* 异构体中，C-26 二个质子的化学位移相近，而在 25*S* 异构体中，二个氢的化学位移差别较大。如南重楼皂苷 A（25*R*），C-26 位二个氢的化学位移值分别为 3.40ppm 和 3.51ppm，而菝葜皂苷元（25*S*）的 C-26 位二个氢的化学位移值分别为 3.30ppm 和 3.95ppm。

同三萜苷元相似，耦合常数也可帮助确定甾体皂苷元中取代基的相对构型。例如，化合物 A，已知 C-5β-H，在氢谱中 H-4 的化学位移为 5.63ppm（d，$J_{4,5}$ =12.0Hz），该 J 值说明 H-4 与 H-5 为反式双直立关系，因此可判断 C-4 位 OAc 为 β-取向，位于平伏键上。H-2 的化学位移为 5.35ppm（dd，J=6.0Hz，14.0Hz），提示 H-2 为 α-取向，位于竖键上。与 C-1 上直立氢（H-1a）间耦合常数为 14.0Hz 为 Jaa 耦合；与 C-1 上平伏氢（H-1e）间耦合常数为 6.0Hz，为 Jae 耦合。因此 2–OAc 为 β-取向，位于平伏键上。在化合物 B 的氢谱中，H-3 的化学位移为 3.52ppm（dd，J =9.0Hz，9.5Hz），说明 H-3/H-2 和 H-3/H-4 均为反式双直立关系。从而推断化合物 B 中三个羟基的构型是 2β、3α、4β。

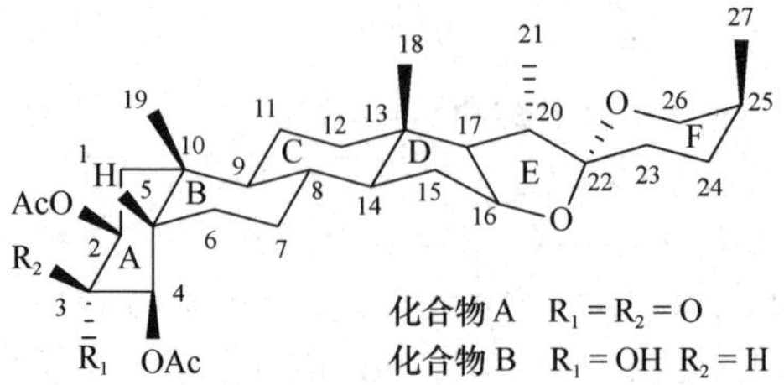

化合物A　$R_1 = R_2 = O$
化合物B　$R_1 = OH$　$R_2 = H$

（五）^{13}C-NMR

由于 ^{13}C-NMR 总宽度比 ^{1}H-NMR 约大 30 倍，分子中微小差异就能引起 ^{13}C-NMR 化学位移值的变化，结合 2D-NMR，几乎可以将皂苷元分子中 27 个碳（包括季碳和羰基碳）的特征峰都能辨认出来。皂苷元上如有羟基取代，化学位移值将增加 40～45ppm。羟基与糖缩合成苷后，与糖链直接相连接的碳原子受苷化位移作用的影响，将向低场位移 6～10ppm；皂苷元中双键碳原子的化学位移值一般位于 115～150ppm；羰基碳原子的化学位移值约为 200ppm。C-16 和 C-20 由于连氧，它们的化学位移值分别位于 80ppm 和 109ppm 左右，这两个碳信号极具特征性，易于辨别。尤其是 C-20，在甾体皂苷中，其化学位移基本不受 C-5、C-22 和 C-25 构型的影响。18–CH_3、19–CH_3、21–CH_3 和 27–CH_3 的化学位移均低于 20ppm。此外，^{13}C-NMR 谱还可为甾体皂苷元 A/B 环的稠合方式及 C-5 位构型的鉴别提供重要信息。在 A/B 环反式稠合（5 位氢为 α 构型）的甾体皂苷元中，C-5、C-9 和 C-19 的化学位移值分别为 44.9ppm、54.4ppm 和 12.3ppm 左右；而 A/B 环顺式稠合（5 位氢为 β 构型）的甾体皂苷元，C-5、C-9 和 C-19 的化学位移值分别为 36.5ppm、42.2ppm 和 23.9ppm 左右。C-25 构型对甾体皂苷 F 环中各碳原子及 27-CH_3 的化学位移有一定影响。在异螺甾烷醇型甾体皂苷（25*R*）中，27–CH_3 信号出现在（17.1±0.1）ppm 处，而 F 环中 C-23、C-24、C-25 和 C-26 信号分别位于（31.3±0.3）ppm、（28.8±0.3）ppm、（30.3±0.3）ppm 和（66.9±0.2）ppm；在螺甾烷醇型甾体皂苷（25*S*）中，27–CH_3 信号出现在（16.2±0.2）ppm 处，而 F 环中 C-23、C-24、C-25 和 C-26 信号通常分别位于（27.3±0.3）ppm、（25.8±0.3）ppm、（26.1±0.3）ppm 和（65.1±0.1）ppm。

呋甾烷醇型甾体皂苷 E 环和 F 环上碳原子的化学位移与（异）螺甾烷醇型甾体皂苷相应位置碳信号有显著差异，其 C-22 信号一般出现在 90.3ppm 附近；当 C-22 羟基未被取代时，C-22 信号出现在 110.8ppm 处；当 C-22 被甲氧基取代时，C-22 信号出现在 113.5ppm 处，其甲氧基碳在较高场，一般位于（47.2±0.2）ppm。

变形螺甾烷醇型皂苷元，F 环为五元呋喃环，C-22 信号常位于 120.9ppm 处，C-25 信号出现在 δ 85.6ppm 处，可与其他类型甾体皂苷相区别。

根据已知皂苷元的 ^{13}C-NMR 化学位移数据，参考取代基对化学位移的影响，采用分析比较的方法，有可能确定各种甾体皂苷元各个碳的化学位移，推测苷元可能的结构。

表 12-5 列举了四种甾体皂苷元的 ^{13}C-NMR 数据，它们分别为(25*R*)-5α-12-氧代-螺甾-3β-醇（Ⅰ）、(25*R*)-5α-螺甾-3β-醇（Ⅱ）、(25*R*)-5β-螺甾-3β-醇（Ⅲ）和(25*S*)-5β-螺甾-3β-醇（Ⅳ）。比较 A 环和 B 环上各碳原子的化学位移，化合物Ⅰ和化合物Ⅱ十分相近，而化合物Ⅲ和化合物Ⅳ基本相同。通过与已知化合物化学位移值进行比对分析，可以帮助确定甾体皂苷元中 C-5 的构型，如其 A 环和 B 环上各碳原子化学位移值同化合物Ⅰ和化合物Ⅱ中 A 环和 B 环上各碳原子的相近，说明 A 环与 B 环为反式稠合（H-5α）；反之同化合物Ⅲ和化合物Ⅳ中 A 环和 B 环上各碳原子的相近，说明 A 环与 B 环为顺式稠合（H-5β）。C-25 构型主要影响 F 环上各碳原子的化学位移，如化合物Ⅰ、Ⅱ及Ⅲ的 F 环上各碳原子的化学位移值基本相同，说明它们均为异螺甾烷醇型皂苷元，而化合物Ⅳ的 F 环上各碳原子化学位移值与它们均有一定差异，说明其可能为螺甾烷醇型皂苷元。另外，取代基一般只对邻近碳原子的化学位移值产生影响，如化合物Ⅰ中 C-12 位羰基主要使 C-11、C-12 和 C-13 产生较大低场位移。

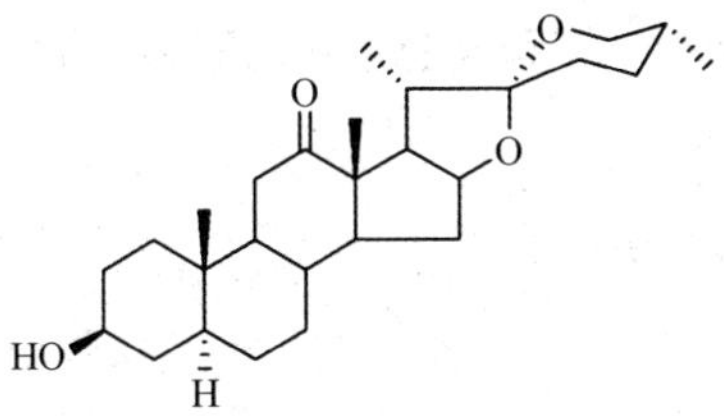

表 12-5　四种甾体皂苷元的 ^{13}C-NMR 数据（δ，ppm）

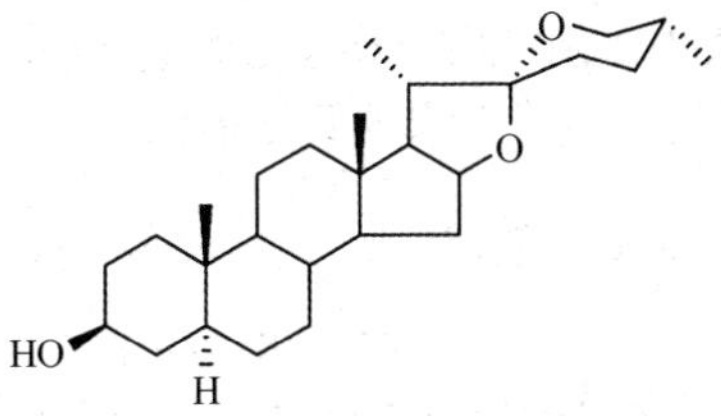

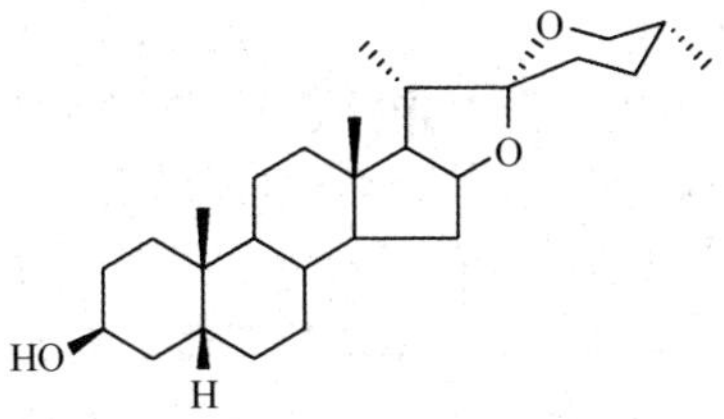

序号	化合物				序号	化合物			
	Ⅰ	Ⅱ	Ⅲ	Ⅳ		Ⅰ	Ⅱ	Ⅲ	Ⅳ
1	36.9	37.0	29.9	29.9	15	31.9	31.8	31.8	31.7
2	31.5	31.5	27.8	27.8	16	80.0	80.7	80.9	80.9
3	71.2	71.2	67.0	67.0	17	53.8	62.2	62.4	62.1
4	38.2	38.2	33.6	33.6	18	16.4	16.5	16.4	16.5
5	45.0	44.9	36.6	36.5	19	12.4	12.4	23.8	23.9
6	28.6	28.6	26.5	26.6	20	42.6	41.6	41.6	42.1
7	31.7	32.3	26.5	26.6	21	13.5	14.5	14.4	14.3
8	34.9	35.2	35.3	35.3	22	109.2	109.0	109.1	109.5
9	56.0	54.4	40.3	40.3	23	31.5	31.4	31.4	27.1
10	36.5	35.6	35.3	35.3	24	28.8	28.8	28.8	25.8
11	38.3	21.1	20.9	20.9	25	30.2	30.3	30.3	26.0
12	211.8	40.1	39.9	39.9	26	66.8	66.7	66.8	65.0
13	55.7	40.6	40.7	40.6	27	17.1	17.1	17.1	16.1
14	55.5	56.3	56.5	56.4					

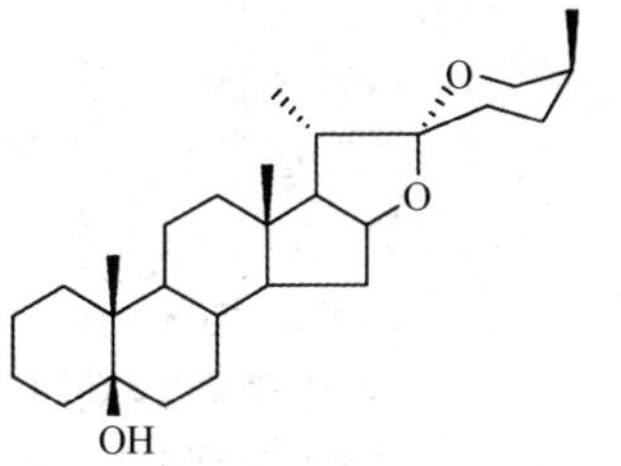

第五节　甾体及其苷类的生物活性

一、C_{21} 甾类

C_{21} 甾类化合物是目前广泛应用于临床的一类重要药物，具有抗肿瘤、调节免疫、抗氧化等多种生物活性。

1. 抗肿瘤作用　通关藤中提取的 C_{21} 甾体苷类化合物制剂消癌平目前广泛用于治疗肺癌、肝癌、食管癌、胃癌、白血病等多种恶性肿瘤。C_{21} 甾体苷类化合物的抗肿瘤作用表现在抑制肿瘤细胞增殖并促进其凋亡。但是对不同的肿瘤细胞株表现出的抗肿瘤活性有差别。

2. 调节免疫作用　白首乌水溶液浸膏及 C_{21} 甾体苷对正常与免疫受抑制动物均有明显的免疫增强作用。白首乌总苷可使小鼠胸腺和脾脏不因受免疫抑制而萎缩，从而显示出对免疫器官具有一定的保护作用。

3. 抗氧化作用 白首乌 C_{21} 甾体苷可抑制小鼠剧烈运动后的红细胞渗透性增强和肝脏中过氧化脂质含量的升高所引起的氧化损伤。

二、强 心 苷 类

强心苷是治疗心力衰竭不可缺少的重要药物,但在临床应用中发现它们治疗指数小和剂量不易控制等缺点，故目前仍有必要继续寻找和研究新的强心苷，为开发治疗指数更高的强心类药物提供研究基础。

强心苷的化学结构与其强心作用和毒性之间有着密切的关系。其苷元甾核需有一定立体结构，A/B 环顺式或反式，C/D 必须是顺式稠合，否则无强心作用。强心苷的 C-17 位侧链必须为一不饱和内酯环，且为 β 构型，如异构化为 α 构型或内酯环开环，则强心作用将变得很弱甚至消失。内酯环中双键被氢饱和后，强心活性会减弱，毒性亦相应减弱，安全性有所提高，具有一定的研究价值。C-10 位的甲基氧化成羟甲基或醛基后，作用稍有增强，毒性亦加大。在甲型强心苷元中，A/B 顺式稠合，C-3 羟基为 β 构型时强心作用大于 α 构型的 C-3 位羟基异构体。在 A/B 反式异构体中，C-3 羟基构型对强心作用无明显的影响。C-14 羟基只有是 β 构型的才有效，C-14 羟基如与邻近的碳原子上的氢脱水形成双键或与 C-8 脱氢成氧桥，均使强心作用减低或消失。β 构型的 C-14 羟基可能是保持氧的功能和 C/D 环为顺式构象的重要因素。其他位置引入取代基，对强心作用的影响不尽相同。例如，引入 5β、11α、12β–OH 有增强活性作用，而引入 1β、6β、16β–OH 有降低活性作用。在母核上引入双键，对强心作用的影响不一致，引入 $\Delta^{4(5)}$与引入 5β–OH 的影响相似，能增强活性，而引入 $\Delta^{16(17)}$则活性消失或显著下降。假设毛地黄毒苷元的强心作用为 1，当其 C-2 位引入 α–OH，同时在 C-4、C-5 间引入双键，强心作用降为 0.09～0.06。

糖部分不具备强心作用，在强心苷中，糖的性质及数目对强心作用有影响。如表 12-6 所示，毛地黄毒苷元和不同长度的葡萄糖链结合成苷（如化合物Ⅱ、Ⅲ、Ⅳ），它们的强心活性和毒性均随分子中糖的数目增加而减弱。但与不同长度的毛地黄毒糖链结合成苷（如化合物Ⅴ、Ⅵ、Ⅶ），糖分子数目增加，对活性无明显的影响，而毒性却随之增大。比较双糖苷（Ⅲ和Ⅵ）或三糖苷（Ⅵ和Ⅶ），毛地黄毒糖的苷均比相应的葡糖苷的水/油分配系数小，显示有较强的作用和毒性。比较化合物Ⅱ和Ⅴ两个单糖苷，前者为葡萄糖的苷，后者为 2,6-二去氧糖的苷。它们水/油分配系数近似，所显示强心作用的有效浓度和毒性亦比较接近。这些结果可以说明强心苷中糖的性质和数目，很可能是影响到强心苷的水/油分配系数，从而影响到强心苷的活性和毒性。

有文献报道，2,6-二去氧糖衍生的苷，对心肌和中枢神经系统的亲和力比葡糖苷强，这类苷的强心活性、毒性和亲脂性呈平衡关系。而葡糖苷虽然强心活性不及 2,6-二去氧糖的苷类强，但毒性较弱，被认为有可能发展为一类更为安全的药物。

表 12-6 毛地黄毒苷元及其苷类强心活性及毒性与分配系数之间关系

化合物	强心活性* 浓度（mol/L）				LD_{50}	分配系数#
	2×10^{-8}	2×10^{-8}	2×10^{-8}	2×10^{-8}	nmol/10g	（H_2O/n-BuOH）
Ⅰ毛地黄毒苷元（ROH）		+	+	+	36	0
Ⅱ R-O-glc		+	+	+	＞310	4.65×10^{-2}
Ⅲ R-O-glc^6-O-^{1}glc			±	+	＞780	25.2×10^{-2}
Ⅳ R-O-glc^6-O-^{1}glc^6-O-^{1}glc				+	＞730	128×10^{-2}
Ⅴ R-O-dig		+	+	+	203	2.61×10^{-2}
Ⅵ R-O-dig^4-O-^{1}dig		+	+	+	126	1.82×10^{-2}
Ⅶ R-O-dig^4-O-^{1}dig^4-O-^{1}dig		+	+	+	85	1.37×10^{-2}

注：glc=glucose；dig=digitoxose；*：心肌收缩效应；#：测定温度：37℃；LD_{50}：半数致死剂量

为寻找安全范围大，治疗指数高的强心药，许多药物化学家进行了不少的研究。例如，化合物Ⅰ是一种半合成的4-氨基糖强心苷，与天然的 *β-D* 半乳糖类似物（Ⅱ）和毛地黄毒苷元（Ⅲ）相比，Ⅰ的强心活性（对犬心肺增加左心室心搏作用）要比Ⅱ大3倍多，比Ⅲ大2倍多，并且延长了作用时间。

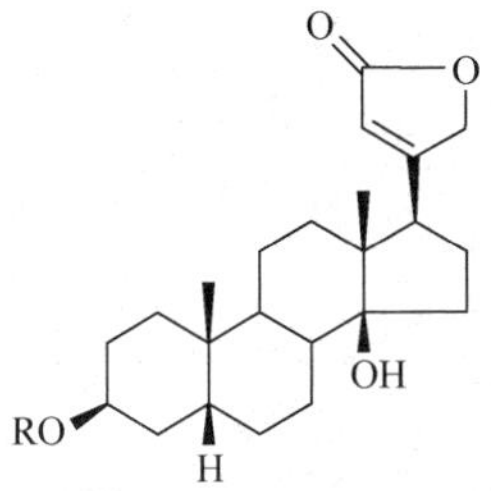

Ⅰ R =

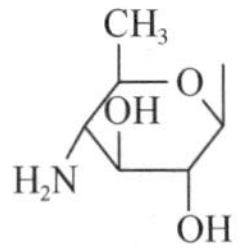

Ⅱ R =

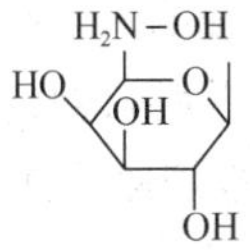

Ⅲ R = H

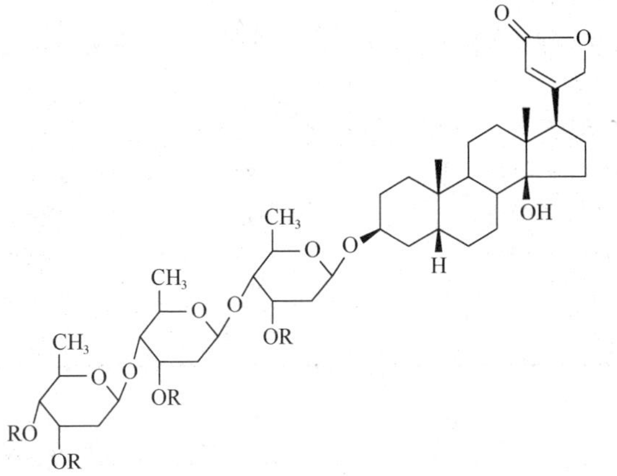

羟基毛地黄毒苷　R = H

五乙酰基毛地黄毒苷　R = $CH_3C(=O)—$

羟基毛地黄毒苷对离体心脏的强心作用虽与毛地黄毒苷相当，但由于前者比后者多一个 C-16 羟基，导致溶解度下降，使它几乎不溶于水和注射用溶剂，不适于作静脉注射，也不易被肠道所吸收。另外，C-16 羟基的存在使它的中枢神经系统的毒性要比毛地黄毒苷小得多（这正是这类强心苷治疗心力衰竭的一种主要副作用），因此利用药物潜伏化（drug latenciation）原理，制成五乙酰基衍生物（仲羟基都酯化）作为前体药物供临床上应用。

通过临床（2700 例以上）对心力衰竭患者的治疗，证实五乙酰羟基毛地黄毒苷具适应性好，副作用小，生物活性迅速而安全等优点。

强心苷作为治疗心力衰竭的重要药物在临床上应用已有200多年的历史，近年来发现某些强心苷也有抗肿瘤活性。文献报道乌沙苷元及其单葡糖苷、双葡糖苷对小鼠 P_{388} 有明显活性。洋地黄毒苷对多种体外培养的人癌细胞株（HL-60，K562，SMMC-7721，SGC-7901）有显著的杀伤作用，并存在剂量依赖性，而对正常成纤维细胞株 HLF 的 IC_{50} 远远高于对癌细胞。结果表明强心苷类药物对肿瘤细胞的杀伤作用跟抑制了肿瘤细胞膜上较高的 Na^+,K^+-ATP 酶水平有关。洋地黄毒苷或地高辛对长春新碱的抗肿瘤活性还存在协同作用，能增强其活性。

张琳等对藤苦参中分离得到的9种强心苷进行体外抗肿瘤活性的研究。研究结果表明，藤苦参中的9种强心苷对4种试验的人癌细胞株均显示出抑制作用（表12-7），其中7种强心苷抑制作用显著。对食道癌细胞株 Eca-109 的杀伤作用尤为明显，corchorusosede C(Ⅶ)的 IC_{50} 仅为 0.014μg/mL。

强心苷类药对 Na^+,K^+-ATP 酶有很强的抑制作用，国外已有应用 Na^+,K^+-ATP 酶抑制剂防治肿瘤的研究。上述试验中的9种强心苷类化合物在体外也显示出对几种肿瘤细胞有很强的抑制作用。应用强心苷类化合物防治肿瘤是一个值得探讨的方向。对 Eca-109 的抑制作用试验数据初步表明，化合物的结构与对肿瘤细胞的抑制作用之间存在一定的构效关系。

表 12-7 藤苦参中强心苷对 4 种瘤株生长的抑制作用

强心苷 \ 瘤株	抑制率（%，72h）			
	BGC-823（1.0μg/mL）	SGC-7901（1.0μg/mL）	Eca-109（0.5μg/mL）	BEL-7402（0.01μg/mL）
洋地黄毒苷元（Ⅰ）	75	50	90	50
16-*O*-乙酰氧基洋地黄毒苷元（Ⅱ）	70	60	90	40
杠柳苷元（Ⅲ）	70	65	90	10
16-*O*-乙酰氧基杠柳苷元（Ⅳ）	75	60	90	10
杠柳苷元洋地黄毒糖苷（Ⅴ）	80	70	90	50
杠柳苷元葡糖苷（Ⅵ）	65	50	90	20
corchorusosede C（Ⅶ）	75	55	90	40
藤苦参毒苷元（Ⅷ）	30	50	65	30
藤苦参毒苷 A（Ⅸ）	0	20	45	40

三、甾体皂苷类

甾体皂苷主要作为合成甾体激素及相关药物的原料，少数作为药物直接用于临床。自 20 世纪 80 年代以来，分离技术和结构鉴定方法的飞速发展，使一些极性较大、糖链较长的甾体皂苷类成分相继被分离得到，一些新的该类活性化合物逐渐被发现，尤其是防治心脑血管疾病、抗肿瘤、降血糖、抗病原微生物和免疫调节等生理活性引起了国际上的广泛关注，一些新的甾体皂苷类药物也相继在临床中开始使用，并取得了满意的疗效。例如，从黄山药（*Dioscorea panthaica*）中提取的甾体皂苷制成的地奥心血康胶囊，对冠心病及心绞痛发作有很好的疗效。心脑舒通为蒺藜（*Tribulus terrestris*）果实中提取的总甾体皂苷制剂，临床用于心脑血管疾病的防治，具有扩冠、改善冠脉循环作用，对缓解心绞痛、改善心肌缺血有较好疗效。有些甾体皂苷类还具有降低胆固醇、降血糖、抗真菌、杀灭钉螺、细胞毒等生物活性。由于甾体皂苷能与细菌细胞膜中胆甾醇形成复合物而具抗菌活性，如欧铃兰次皂苷有显著的抗霉菌作用，对细菌的生长也有抑制作用；知母中所含的伪原知母皂苷 $A_{Ⅲ}$和原知母皂苷 $A_{Ⅲ}$具有较强的降血糖活性；蜘蛛抱蛋皂苷（aspidistrin）具有较强杀螺活性；由云南白药原料药重楼中分得的两个有细胞毒活性的化合物，称皂苷Ⅰ和皂苷Ⅳ，对 P_{388}、L-1210、KB 细胞均有抑制作用；从中药薤白（*Allium macrostemon*）中分离得到的薤白皂苷经体外试验显示具有较强的抑制 ADP 诱导的家兔血小板凝集作用；而大蒜中的甾体皂苷是其降血脂和抗血栓形成的活性成分。

糖链对甾体皂苷的生物活性也有一定的影响。例如，地奥心血康中的甾体皂苷具有显著的扩张血管作用，而它们的水解产物——薯蓣皂苷元却无此药理作用，反而具有明显的细胞毒作用。甾体皂苷具有与三萜皂苷相似的表面活性和溶血作用，但 F 环开裂的皂苷没有溶血作用，也无抗菌活性。

第六节 甾体及其苷类的生物合成

甾体皂苷是药用植物中普遍存在的一类功效物质，由糖基和甾体皂苷元缩合而成，甾体皂苷的生物合成途径主要包括细胞质甲羟戊酸途径和质体 2-*C*-甲基-*D*-赤藓糖醇-4-磷酸酯（MEP）两条途径，二者均会生成中间产物异戊烯焦磷酸（IPP），二者中甲羟戊酸途径在甾体皂苷生物合成中起到主导。在生物合成途径中涉及一系列关键酶，包括 HMG-CoA 还原酶（HMGR），1-脱氧-*D*-木酮糖-5-磷酸合酶（DXS），1-脱氧-*D*-木酮糖-5-磷酸还原异构酶（DXR），法尼基焦磷酸合酶（FPS），鲨烯合酶（SQS），鲨烯环氧酶（SQE），环阿屯醇合酶（CAS），细胞色素 P450 酶（CYP450），糖基转移酶（SGTase）等。

1. 甾体皂苷生物合成途径　MVA 途径：指以 2 分子的乙酰辅酶 A 为底物，在乙酰乙酰辅酶 A 硫解酶（acetoacetyl-CoA thiolase，AACT），羟甲基戊二酰辅酶 A 合酶（hydroxy methylglutaryl-CoA synthase，HMGS）作用下催化生成 HMG-CoA，之后经 HMGR 生成 MVA。最后经过焦磷酸化、脱羧化和脱水作用生成异戊烯焦磷酸（IPP）。

MEP 途径：MEP 途径是由 1-脱氧-*D*-木酮糖-5-磷酸合酶（1-deoxy-*D*-xylulose-5- phosphatesynthase，DXS）催化丙酮酸（pyruvate）后，再与 3-磷酸甘油醛（glyceraldehyde-3-phosphate，G3P）缩合生成 1-脱氧-*D*-木酮糖-5-磷酸酯（1-deoxy-*D*-xylulose-5-phosphate，DXP）；之后 DXP 在限速酶 1-脱氧-*D*-木酮糖-5-磷酸还原异构酶（1-deoxy-*D*-xylulose-5-phosphate reductoisomerase，DXR）的催化下还原生成中间体 MEP，MEP 经过磷酸化、环化等反应后，最终生成 IPP。

甾体皂苷生物合成途径 IPP 通过法尼基焦磷酸合酶（farnesyl pyrophaophate synthase，FPS）的催化生成法尼基焦磷酸（FPP），之后通过鲨烯合酶（squalene synthase，SQS）和鲨烯环氧酶（squalene epoxidase，SQE）的催化形成 2,3-氧化角鲨烯（2,3-oxidosqualene，OS），2,3-氧化角鲨烯在环阿屯醇合酶（cycloartenol synthase，CAS）的催化下形成甾体类化合物的前体环阿屯醇（cycloartenol），该步骤是甾体与萜类代谢的重要分支，是甾体类化合物下游代谢总开关。环阿屯醇经过一系列的氧化、还原等修饰，形成胆甾醇，胆甾醇侧链经过羟基化、羰基化等反应，环化为半缩酮，半缩酮 C-26 位羟基被葡糖基转移酶催化形成糖苷键，生成呋甾烷型甾体皂苷。而呋甾烷型甾体皂苷经 26-β-糖苷酶（F26G）催化 C-26 糖苷键水解，形成螺甾烷型甾体皂苷，合成途径如图 12-5 所示。

2. 甾体皂苷生物合成途径中的关键酶及基因　甾体皂苷的合成关键酶根据其合成途径可以分成 3 个部分，第一部分是 IPP 和 DMAPP 合成酶，为甾体皂苷与萜类生物合成共同途径的酶，包括了 MVA 途径中的限速酶 HMGR，以及 MEP 途径中的酶 DXS，DXR；第二部分是催化 IPP 和 DMAPP 形成 2,3-氧化鲨烯的各种环化酶，如 FPS，SQS，SQE；第三部分是催化 2,3-氧化鲨烯经过环化、氧化、还原、羟基化、糖基化等一系列修饰反应最终形成甾体类皂苷的合成酶，包括 CAS、CYP450、SGTase。由于第一部分酶为甾体皂苷与萜类生物合成共同的途径酶，在萜类的生物合成关键酶及基因研究中已有大量详细叙述，本章中不再赘述。

（1）FPS：是一种异戊烯基转移酶，是类异戊二烯途径的一个关键酶。其催化 5 碳原子的 IPP 和 DMAPP 以 1～4 头尾连续缩合反应后形成 15 碳的 FPP。典型的 FPS 有 2 个富含天冬氨酸的模序，每个亚基均有底物丙烯基焦磷酸（APP）及 IPP 结合位点。目前已经从虎眼万年青、川贝母、雷公藤、杜仲、泽泻、金铁锁等药用植物中获得了 FPS 氨基酸序列，其长度在 342～352aa，分子量约为 40kDa，相对保守。

（2）SQS：SQS 可以催化两分子 FPP 首尾聚合生成鲨烯，是三萜皂苷、甾醇、胆固醇等萜烯类重要物质的共同前体。目前已经从人参、三七、丹参、盾叶薯蓣等药用植物中克隆出该基因，含有 374～417aa，分子量约为 47kDa。

（3）SQE：SQE 存在于内质网的微粒体中，是催化鲨烯（角鲨烯）转变为环氧化鲨烯反应的生物催化剂。环氧化鲨烯是从鲨烯生成羊毛甾醇、环阿屯醇、香树素等过程中的重要中间产物，因此鲨烯环氧酶被认为是甾体皂苷生物合成途径中的一个非常重要的调控酶。目前已经从绞股蓝、远志、太子参、滇重楼等药用植物中克隆出该基因，由 366～544aa 编码而成，其中在 500aa 左右的药用植物居多，分子量为 40～60kDa。

CAS：CAS 能够催化 2,3-氧化角鲨烯向合成甾体先导化合物环阿屯醇转化，是合成环阿屯醇的关键调控酶，也是很多植物甾醇及甾体类物质生物合成途径中的重要环化酶。目前已经从药用植物葫芦巴和吊兰中克隆了该基因，且该基因氨基酸序列长度分别为 756aa 和 758aa，其分子量约 80kDa。

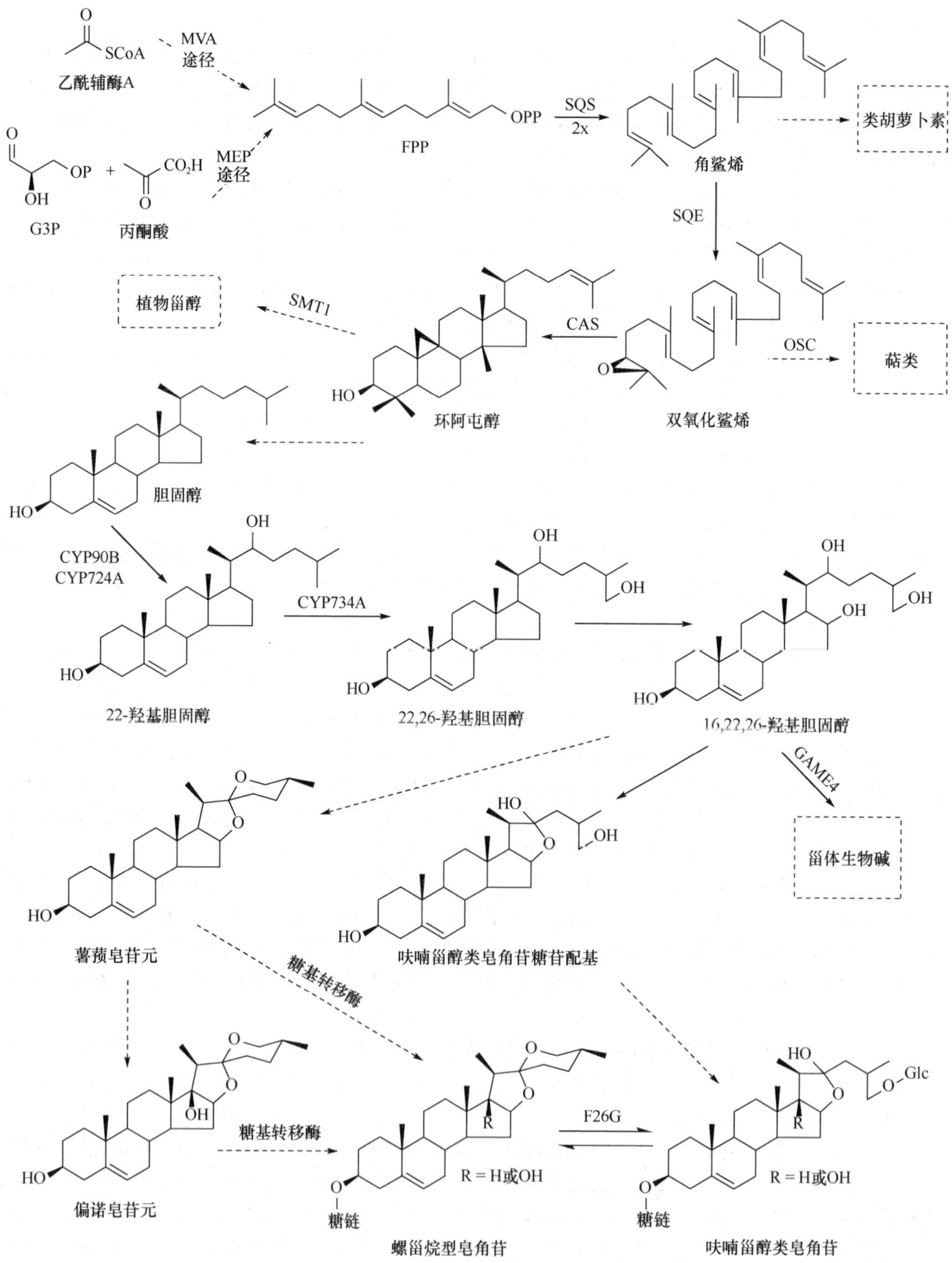

图 12-5　甾体类化合物生源合成路径

（4）CYP450：是广泛存在于动物、植物、细菌及真菌等细胞内的血红素-铁硫蛋白，由血红素蛋白、黄素蛋白及磷脂组成，分子量约 50kDa，含有 1 个保守的血红素结构域，其标签序列为“F×G×R×C×G”，该序列标签是鉴定 CYP450 的主要特征。CYP450 是一种末端加氧酶，从 NAD(P)H 获得电子后，催化单加氧反应。目前已从重楼、吊兰、刺五加等植物中克隆出了该基因，由 289～547aa 编码而成，分子量为 30～60kDa。

强心苷的生物合成是以甾醇为母体经 20 多种酶的作用，如还原酶、氧化还原酶、苷化酶、乙酰化酶等，多次转化而逐渐生成，以毛地黄中的强心苷元形成过程为例，主要有以下步骤（图 12-6）。

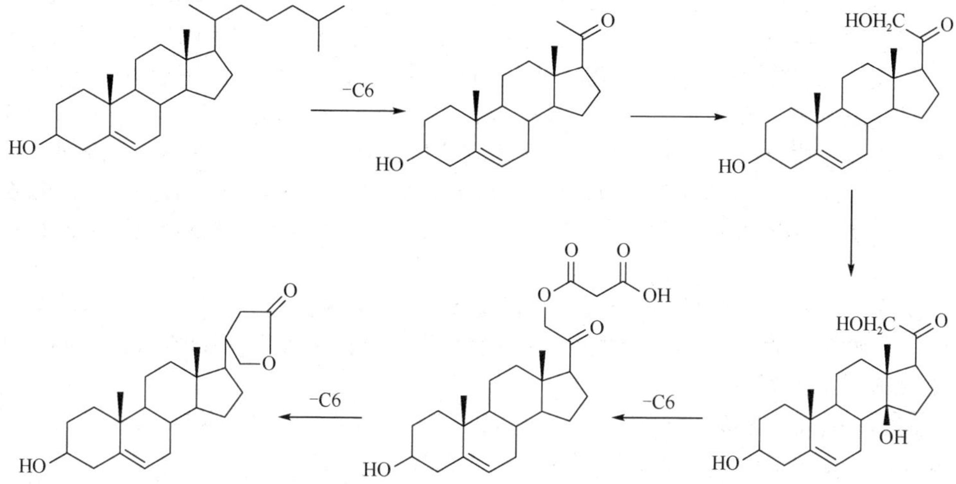

图 12-6　强心苷生物合成途径

第七节　甾体及其苷类的研究实例

1. 西地兰（去乙酰毛花毛地黄苷丙）

（1）背景：西地兰是洋地黄制剂的一种，从毛花洋地黄叶中提取的一级苷，通用名称为去乙酰毛花苷注射液，中文又名毛花苷丙，无臭，味苦；有阴湿性，能吸收空气中约 7%的水分。不溶于水，溶于甲醇，稍溶于乙醇。

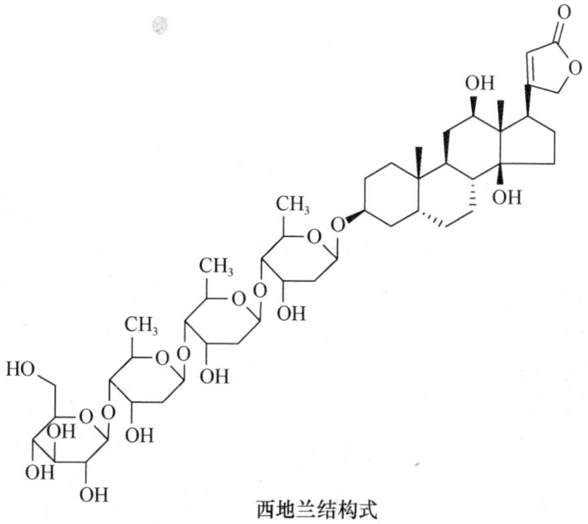

西地兰结构式

（2）结构：西地兰的结构类型是五元不饱和内酯环强心甾。

（3）提取：取毛花毛地黄叶磨粉后加 5 倍量 70%乙醇溶液于 60℃温浸 2h，过滤，滤渣再用 3 倍量 70%乙醇溶液提取 2 次，合并提取液，减压浓缩至含醇量 15%～20%，15℃静置过夜，析胶完全后吸取上清液，减压浓缩至相当于生药量，用 1/3 容量 $CHCl_3$ 洗涤一次、除去亲脂性杂质和部分毛花毛地黄苷 A 和 B。水层加入乙醇使含醇量达 22%左右，$CHCl_3$ 提取 3 次（$CHCl_3$ 每次用量为混液量的 1/3），合并 $CHCl_3$ 提取液，减压蒸干即为粗制总苷，甲醇重结晶，加丙酮-乙醚（1∶1）混合溶液后过滤、洗涤、烘干，得精制总苷。

（4）分离：按精制总苷：甲醇：三氯甲烷：水（1：100：500：500）的比例，使精制总苷先溶于甲醇，过滤，按上述比例向滤液中加三氯甲烷与水，振摇，三氯甲烷层主要含苷 A、苷 B，水层主要为苷 C 和少量苷 B，取水层减压浓缩至少量，放冷，可析出苷乙和苷丙的混合苷粉末，过滤后，按上述比例重复操作一次，所得水层浓缩放冷后，析出的粉末中苷丙的纯度可超过 95%。

（5）脱乙酰基：将苷丙溶于 5 倍量的热甲醇中，加入等量新鲜配制的 0.15%氢氧化钙水溶液，放置室温过夜，混液应呈中性（如果 pH＞7 或＜7，应用盐酸或氢氧化钙调到 pH=7），减压浓缩至少量，放置过夜，滤集析出的沉淀或结晶，于甲醇中重结晶一次即得西地兰纯品。

（6）药理作用：为一种快速强心药，能加强心肌收缩，提高心排血量，对抗心力衰竭时交感神经兴奋的不利影响，作用快而蓄积性小，治疗量与中毒量之间的差距较其他洋地黄类强心苷大。口服在肠中吸收不完全，服后 2h 见效，经 3～6 日作用消失。

（7）适应证：主要用于慢性心力衰竭、心房颤动和阵发性室上性心动过速，尤其以缺血性心脏病、高血压心脏病、慢性心瓣膜病及先天性心脏病所致的慢性充血性心力衰竭效果较好。

2. 地高辛（异羟基毛地黄毒苷）

（1）背景：地高辛是从毛花洋地黄叶中提取的一种二级苷。为中效强心苷，白色结晶性粉末，无臭，味苦，几乎不溶于水、氯甲烷、乙醚，溶于乙醇、吡啶。

（2）结构：地高辛属强心甾烯类，甾核 C_{17} 位连接的是五元不饱和内酯环。

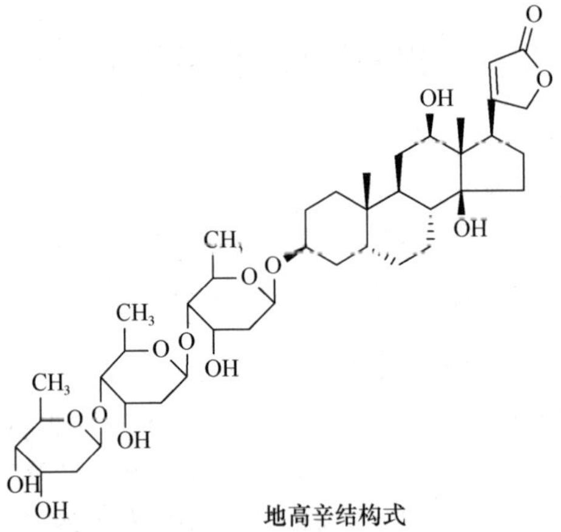

地高辛结构式

（3）提取：取毛花毛地黄干燥叶粉加等量水，保持 40～50℃发酵酶解 20h 左右，每 2～5h 翻动一次，然后分别用 4 倍及 3 倍量 80%乙醇溶液加热回流提取 2 次，每次 2h，冷却，过滤，合并提取液，减压浓缩至含醇量 20%左右，低温静置过夜，析出叶绿素等胶质后，布袋滤取上清液，用 $CHCl_3$ 提取 3 次，每次用量为滤液的 1/5。合并 $CHCl_3$ 提取液，减压蒸干后丙酮重结晶，即得粗制地高辛，再经 80%乙醇溶液重结晶二次，即得地高辛纯品。

（4）药理作用：治疗时对心脏的作用表现为正性肌力作用，是直接作用，而不是通过神经机制实现的。增强心肌收缩力，改善泵功能，减慢心率，抑制心肌传导系统，使心搏出量、排血量增加，改善肺循环及体循环。使扩大的心脏缩小，但不能改善心肌舒张功能。

（5）适应证：用于各种急性和慢性心功能不全及室上性心动过速、心房颤动和扑动等。通常口服，对严重心力衰竭患者则采用静脉注射。

3. 大蒜（garlic） 又称葫或康香草，属百合科葱属植物蒜（*Allium sativum* L.）的鳞茎，其栽培史已有多年。自 1988 年从大蒜中发现第一个呋甾烷醇皂苷以来，现已陆续从大蒜中提取分离鉴定了 20 多种甾体皂苷类化合物，其中有些具有较强的生物活性。如从新鲜大蒜鳞茎的水溶性部位中分得的呋甾皂苷 protoisoeruboside B(Ⅰ)和螺甾皂苷 eruboside B(Ⅱ)、isoeruboside B(Ⅲ),其中 protoisoeruboside B 可显著提高纤溶活性；而 isoeruboside B 可明显延长血液凝固时间，提高纤溶活性。

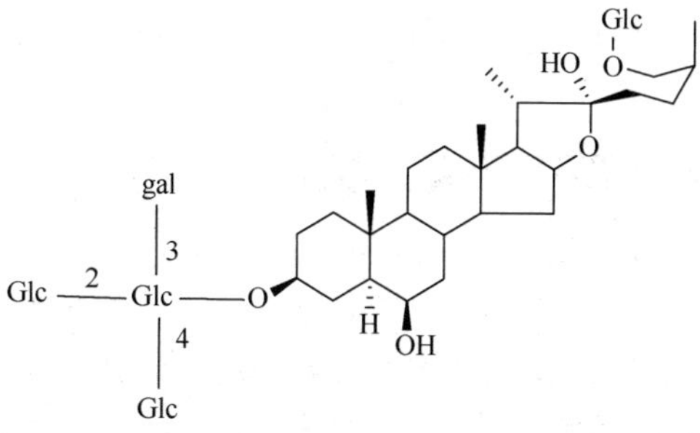

protoisoeruboside B (Ⅰ)

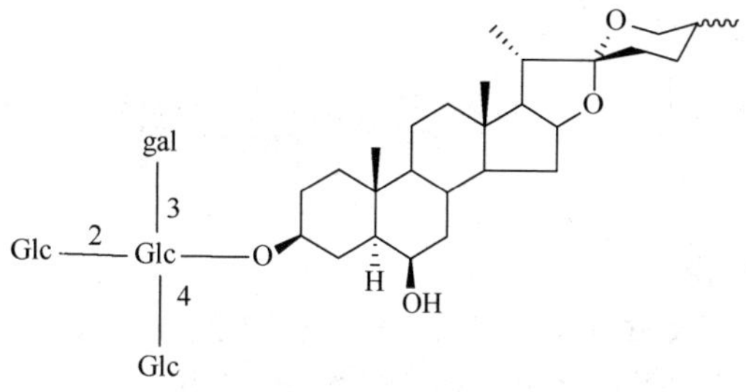

25*R*: eruboside B (Ⅱ)
25*S*: isoeruboside B (Ⅲ)

结构鉴定：protoisoeruboside B，白色粉末，熔点为 218～220℃，$[\alpha]_D^{20}$ –20.6°（*c* 0.1，C_5H_5N），Ehrlich 反应、Liebermann-Burchard 反应和 Molish 反应阳性，说明该化合物为 F 环开环的甾体皂苷。元素分析结合 FAB-MS 确定分子式为 $C_{57}H_{96}O_{30}$。根据 ^{13}C-NMR 谱中 C-5（48.0ppm）、C-9（54.7ppm）和 19–CH_3（16.5ppm）的化学位移，推测其为 5*α*-呋甾烷醇型皂苷。FAB-MS 显示 *m/z* 1243 $[M+H–H_2O]^+$、1081$[M+H–H_2O–Glc]^+$、919$[M+H–H_2O–Glc\times2]^+$、757$[M+H–H_2O–Glc\times2–gal]^+$、595 $[M+H–H_2O–Glc\times3–gal]^+$、577$[M+H–H_2O\times2–Glc\times3–gal]^+$、433$[aglycone+H]^+$，说明苷元部分除 22-OH 外，另外还存在一个游离羟基，同时还说明分子中含有五分子己糖。酸水解检出葡萄糖和半乳糖，且比例为 4：1，该化合物经植物中酶解可生成一分子葡萄糖及 isoeruboside B，说明 26-OH 与葡萄糖成苷，C-3 上所连接的糖链由三分子葡萄糖和一分子半乳糖组成。isoeruboside B 的 NMR 及 MS 数据除 F-环外与文献报道的 eruboside B 的化学位移完全一致，F-环部分化学位移呈现 C-25 为 *S* 构型特征。根据以上分析确证 protoisoeruboside B 的化学结构为(25*S*)-26-*O*-*β*-*D*-吡喃葡萄糖基-22*α*-羟基-5*α*-呋甾-3*β*,6*β*,26*β*-三醇-3-*O*-*β*-*D*-吡喃葡萄糖基(1→2)-[*β*-*D*-吡喃葡萄糖基(1→3)]-*β*-*D*-吡喃葡萄糖基(1→4)-*β*-*D*-吡喃半乳糖苷。^{1}H-NMR 中 *δ* 0.90ppm 和 1.23ppm 分别为 18–CH_3 和 19–CH_3 信号，而 *δ* 1.03ppm 及 1.33ppm 分别为 21-CH_3 和 27-CH_3 信号；*δ* 4.82ppm、4.95ppm、5.16ppm、5.31ppm 及 5.58ppm 则分别为五个糖的端基氢，根据耦合常数可确定它们均为 *β* 构型。^{13}C-NMR 数据（*δ*，ppm）见下图。根据与 3-OH 直接相连的葡萄糖各碳化学位移值的变化，可推断在该糖的 C-2、C-和 C-4 位各有一分子糖取代，每一位置所取代的糖的种类一般需要 2D-NMR 技术加以确证。

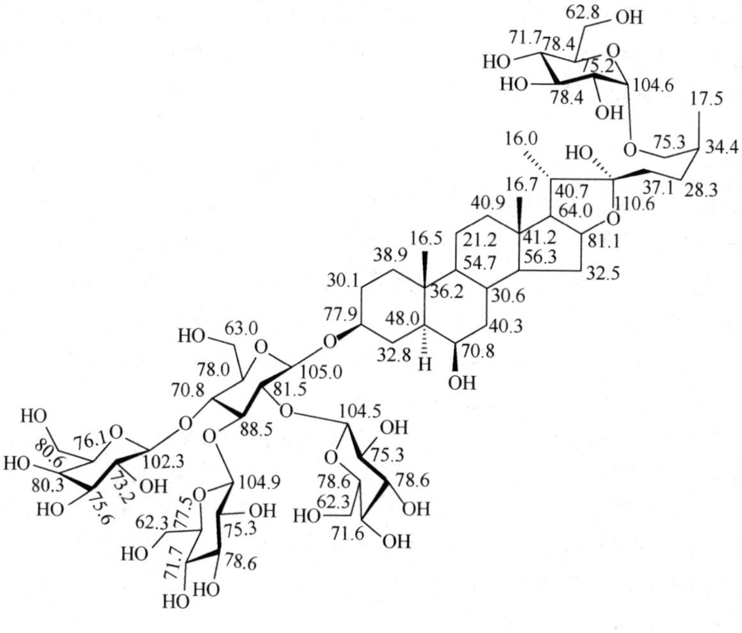

第十三章　生 物 碱 类

学习目标

1. 掌握　生物碱的结构特点、分类、碱性大小影响因素、鉴别方法及提取分离方法。

2. 熟悉　生物碱的理化性质、常见生物碱的结构及生物活性。

3. 了解　生物碱的结构鉴定方法。

视窗 13-1

案例 13-1　鸦片，俗称大烟，医学上作为麻醉性镇痛药，长期或过量使用有依赖性；吸食鸦片后，起初致欣快感，产生梦幻现象，出现高度心理及生理依赖性，长期使用后停止则会发生渴求药物、不安、流泪、易怒、发抖、冷战、厌食、便秘、腹泻、身体蜷曲、抽筋等戒断症状；过量使用可造成急性中毒，症状包括昏迷、呼吸抑制、低血压、瞳孔变小等，严重时可引起呼吸抑制致死。

问题： 鸦片显著的生理活性与其含有的化学成分有关，其主要含有哪类化学成分？

生物碱（alkaloid）通常来源于氨基酸、萜类和甾体等多个前体化合物，是一类天然存在的有机含氮化合物。生物碱具有多种生物活性，对人类和其他动物有重要的生理和药理作用。人类应用生物碱的历史可追溯到使用罂粟来缓解疼痛的古希腊时期。在众多药用天然产物中，生物碱占有非常重要的地位。

生物碱广泛分布于自然界。早在 1803 年，法国药剂师查尔斯·德罗斯内（Charles Derosne）从罂粟科（Papaveraceae）罂粟属（*Papaver*）植物鸦片中分离得到生物碱那可丁（narcotine）；几乎同时，奥地利药剂师弗里德里希·瑟托内尔（Friedrich Sertürner）又从鸦片中分离出吗啡（morphine）。此后，人类才真正开始了对生物碱的研究。随着天然产物分离与结构研究新方法、新技术的出现，尤其是现代色谱分离和波谱技术的应用，大大加速了生物碱的研究进程，相继发现了大量新的生物碱。生物碱具有多种药理作用，在临床用药中占有重要地位。目前已有上百种生物碱作为临床药物成功上市，如抗肿瘤药物长春碱（vinblastine）、高三尖杉酯碱（homoharringtonine）和喜树碱（camptothecin）；抗菌药物小檗碱（berberine）和抗阿尔茨海默病药物石杉碱甲（huperzine A）等。

一、生物碱的定义

生物碱是一类结构复杂多样的化合物，通常呈碱性，并具有显著的生物活性。最初，人们将生物碱定义为存在于生物体中的一类含氮有机化合物。但这一定义不够确切，有些含氮的天然产物，如某些维生素、氨基酸、氨基糖、肽类（不包括麦角克碱 ergocristine 等）、蛋白质、核酸、核苷酸、卟啉类（porphyrin）和一些低分子胺类等，习惯上又不属于生物碱的范畴。基于生物碱的结构和分布特点，佩莱蒂埃（Pelletier）于 1983 年将生物碱定义为，生物碱是含负氧化态氮原子、存在于生物有机体中的环状化合物。负氧化态氮包括胺（–3）、氮氧化物（–1）、酰胺（–3）化合物，但排除了含硝基（+3）和亚硝基（+1）的化合物如马兜铃酸（aristolochic acid）等；环状结构则排除了小分子的胺类、非环的多胺和酰胺等。此外，有学者提出，天然的吡唑类（pyrazole）、咪唑类（imidazole）、异唑类（isoxazole）、噻唑类（thiazole）、吡啶类（pyridine）、嘧啶类（pyrimidine）、吡嗪类（pyrazine）、蝶啶类（pteridine）和嘌呤类（purine）不包括在生物碱范畴内，并称之为含氮非生物碱类化合物。

结合派勒蒂埃提出的生物碱定义，目前人们共识的生物碱具备以下几个特点。

（1）结构中含有一个或多个氮原子。

（2）不包括分子量超过 1500Da 的肽类化合物。
（3）具有碱性或中性。
（4）氮原子源自氨基酸或嘌呤母核或甾体与萜类的氨基化。
（5）不包括上述简单定义中所有例外的化合物。

二、生物碱的分布

（一）生物碱在植物界的分布

天然生物碱主要来源于植物界，在植物界的分布具有如下规律。

1. 在系统发育较低级的类群中，生物碱分布较少。

（1）藻类、水生植物（除伸出水面部分的植物如睡莲科植物外）、异养（腐生、寄生）植物中未发现生物碱。

（2）地衣、苔藓类植物中仅发现少数简单的吲哚类生物碱。

（3）蕨类植物中除简单类型的生物碱如烟碱外，结构复杂的生物碱则集中分布于小叶型的真蕨如木贼科、卷柏科和石松科等植物中。

2. 生物碱集中分布在系统发育较高级的植物类群（裸子植物和被子植物）中。

（1）在裸子植物中，仅红豆杉科（Taxaceae）红豆杉属（*Taxus*）、松科（Pinaceae）松属（*Pinus*）、云杉属（*Picea*）、油杉属（*Keteleeria*）、麻黄科（Ephedraceae）麻黄属（*Ephedra*）和三尖杉科（Cephalotaxaceae）三尖杉属（*Cephalotaxus*）等植物含有生物碱。

（2）在少数被子植物的单子叶植物中，百合科（Liliaceae）、石蒜科（Amaryllidaceae）和百部科（Stemonaceae）等植物含有丰富的生物碱。

（3）在被子植物古生花被类双子叶植物中，毛茛科（Ranunculaceae）、木兰科（Magnoliaceae）、小檗科（Berberidaceae）、防己科（Menispermaceae）、马兜铃科（Aristolochiaceae）、罂粟科、番荔枝科（Annonaceae）和芸香科（Rutaceae）等植物含有大量的生物碱。

（4）在被子植物后生花被类双子叶植物中，龙胆科（Gentianaceae）、夹竹桃科（Apocynaceae）、马钱科（Loganiaceae）、茜草科（Rubiaceae）、茄科（Solanaceae）、紫草科（Boraginaceae）和菊科（Compositae）等植物含有生物碱。

3. 富含萜类和挥发油的植物类群中含生物碱极少。

4. 结构类型越是特殊的生物碱，其分布的植物类群就越窄。例如，莲花烷（hasubanan）型异喹啉生物碱类，仅分布在毛茛科千金藤属（*Stephania*）植物中；环孕甾烷（C_{24}）生物碱类只分布于黄杨木科植物中；二萜生物碱主要分布于毛茛科乌头属（*Aconitum*）和翠雀属（*Delphinium*）植物中；三萜类生物碱主要分布在虎皮楠科（Daphniphyllaceae）虎皮楠属（*Daphniphyllum*）中。

5. 富含生物碱的植物中通常含有数种或数十种生物碱，如长春花中多种生物碱。同一植物中的生物碱多来源于同一个前体，因而化学结构多具有相似性，同科同属植物中的生物碱也多属于同一结构类型，这对于生物碱的结构解析和挖掘新的药用资源具有重大意义。

（二）生物碱在非植物界的分布

生物碱除了主要在植物界分布外，在微生物、动物和海洋生物中也有一定的分布。

在微生物中，生物碱主要分布在曲霉属（*Aspergillus*）、青霉属（*Penicillium*）和毛壳菌科（Chaetomiaceae）等真菌中。近年来，科学家们从上述真菌得到大量结构新颖且具有生物活性的生物碱，如从黄柄曲霉（*Aspergillus flavipes*）中分离得到的首个细胞松弛素类生物碱二聚体 asperchalasine A，对多种肿瘤细胞具有较强的 G1 期阻滞作用；从毛壳属（*Chaetomium*）的多个物种中发现的二酮哌嗪类生物碱 chetomin，通过靶向 HIF-1α/p300 复合物的蛋白相互作用而发挥抗肿瘤活性。

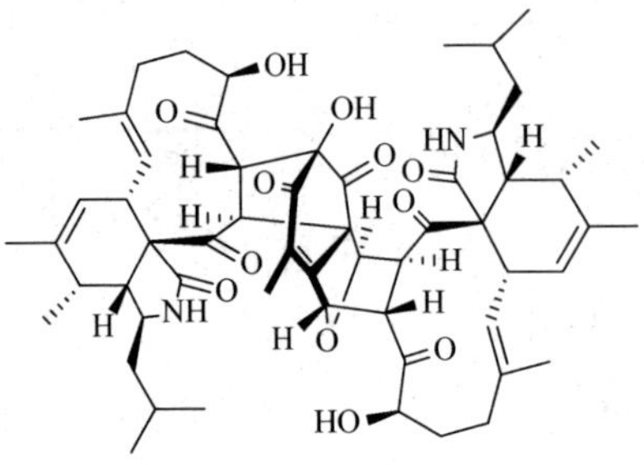

asperchalasine A 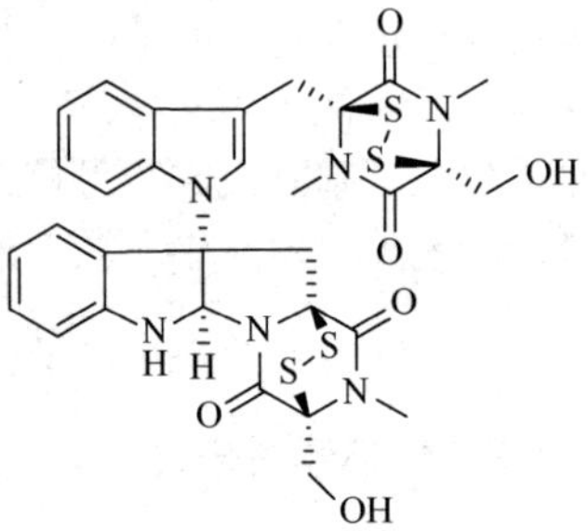　　chetomin

在低等动物中，生物碱主要分布在蟾蜍、苔藓虫和蚂蚁中。北美箭毒蛙科（dendrobatidae）青蛙的皮肤中含有有毒的生物碱，如在巴拿马 Bocas 群岛上的 *Dendrobates pumilio* 中发现的 pumiliotoxins A 和 B，其对膈神经标本具有强心和肌紧张活性；从厄瓜多尔青蛙（*Epipedobates tricolor*）中分离得到的 epibatidine，其止痛效果是吗啡的 200 多倍，是目前最强的烟碱激动剂。在高等动物中，主要是在动物脏器中发现去甲肾上腺素（noradrenaline），其主要作用于 α 受体，有强烈的收缩血管作用。生物体内的酪氨酸是去甲肾上腺素生物合成的基本原料。

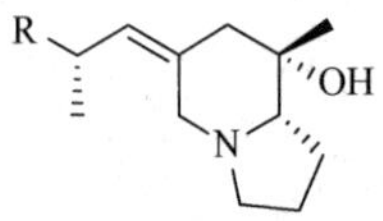

pumiliotoxin A　R 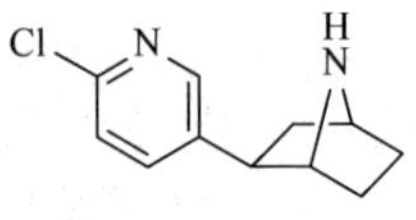 = 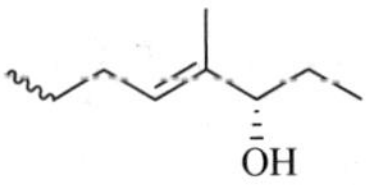　　epibatidine 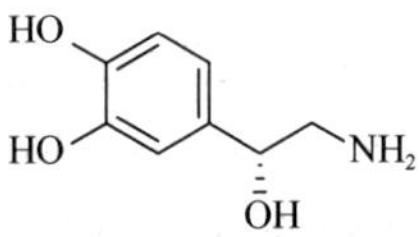　　去甲肾上腺素

pumiliotoxin B　R =

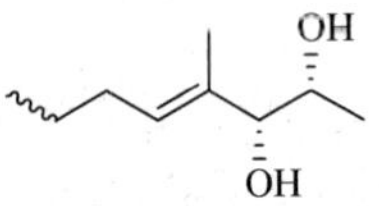

近年来，随着海洋天然产物的发展，在海洋动物如海绵、珊瑚和海鞘等中也分离得到相当数量的生物碱。海绵中含有多种生物碱成分，其中许多生物碱具有抗菌、抗肿瘤和抗病毒等生物活性。例如，从牙买加海绵（*Smenospongia aurea*）中分离到的 *N*-3′-ethylaplysinopsin，是一类具有特殊结构的吲哚生物碱，对人的 5-羟色胺 2（5-HT2）受体具有高度的亲和性；从印度太平洋海绵（*Zyzzya fuliginosa*）中分离得到的 isobatzelline C 具有显著的抗肿瘤和抗病毒活性。柳珊瑚（*Pseudopterogorgia elisabethae*）中含有许多结构新颖的天然活性成分。近年来，人们从柳珊瑚中分离鉴定了大量的二萜类生物碱。如从印度柳珊瑚中分离得到的 pseudopteroxazole，对结核分枝杆菌 H37Rv 表现出较好的抑制活性；从加勒比海软珊瑚 *Erythropodium caribaeorum* 中发现的含有咪唑环的 desmethyleleutherobin，具有抗有丝分裂活性。从加勒比海鞘 *Trididemnum solidum* 中分离得到的 didemnin B，是第一个进入临床的海洋天然产物，其作为广谱抗肿瘤药物进入Ⅰ期临床试验后，在Ⅱ期临床时因发现具有较大毒性而终止临床试验；从加勒比海鞘 *Ecteinascidia turbinana* 中分离到的 ecteinascidin-743 对多种肿瘤细胞具有显著细胞毒活性，已于 2007 年成功上市，用于治疗难治性软组织肉瘤和卵巢癌。

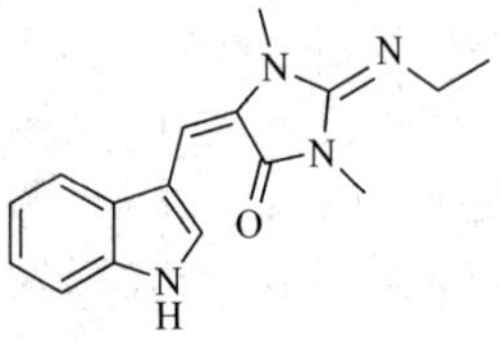

N-3′-ethylaplysinopsin 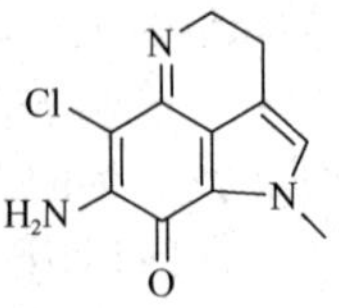　　isobatzelline C 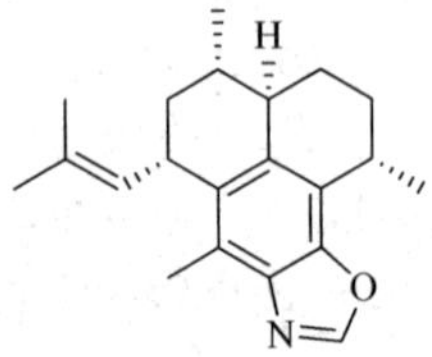　　pseudopteroxazole desmethyleleutherobin　　didemnin B

ecteinascidin-743

第一节　生物碱的结构类型

视窗 13-2

生物碱的种类繁多，结构复杂，从其生源途径来看，主要有两个生源途径：一是氨基酸途径，二是甲羟戊酸（异戊烯）途径。此外，还有少数生物碱通过乙酸-丙二酸途径或其他生源途径而来。在不同研究时期，生物碱的结构分类各不相同。在早期研究阶段，生物碱主要按其物种来源进行分类，并冠以来源的物种名，如黄连生物碱、乌头生物碱、三尖杉生物碱等。这种分类没有对生物碱的结构进行归类，也无法反映结构之间的内在联系。此后，人们根据化学结构特征对生物碱进行分类，如异喹啉类生物碱、吲哚类生物碱、萜类生物碱等。此种分类方法便于掌握生物碱的结构特征和理化性质，但不能了解到生物碱的生源途径。本章采用生物碱的生源途径与化学结构分类相结合的方法，对生物碱的主要结构类型进行分类。

一、氨基酸来源生物碱

视窗 13-3

这类生物碱的生源前体化合物之一为氨基酸。在生物代谢酶的作用下，氨基酸和其他前体化合物历经脱羧、脱氨基、氧化和环化等反应生成二次代谢产物——生物碱。本节根据这类生物碱的前体氨基酸的不同类型，将此类生物碱分为鸟氨酸来源生物碱、赖氨酸来源生物碱、邻氨基苯甲酸来源生物碱、苯丙氨酸和苯丙氨酸-酪氨酸来源生物碱及色氨酸来源生物碱。

（一）鸟氨酸来源生物碱

该类生物碱的结构来源于鸟氨酸经脱羧反应形成的丁二胺。根据此类生物碱的结构类型，可分为吡咯类生物碱、吡咯里西啶类生物碱和托品烷类生物碱。

1. 吡咯类生物碱（pyrrolidine alkaloid）　这种类型的生物碱结构简单，数量较少，是以吡咯环或四氢吡咯环为基本骨架的一类生物碱，其生物合成的关键中间体是 *N*-甲基吡咯亚胺盐及其衍生物，如从古柯科（Erythroxylaceae）植物古柯（*Erythroxylon novogranatense*）叶中发现的具有中枢镇静作用和外周抗胆碱作用的红古豆碱（cuscohygrine）、从新疆党参（*Codonopsis clematidea*）中得到的具有抗高血压作用的党参碱（codonopsine）和从细叶益母草（*Leonurus sibiricus*）中分离鉴定的具有活血调经、利尿消肿、收缩子宫作用的水苏碱（stachydrine）等。如前所述的 epibatidine 也可看作此类型的生物碱。

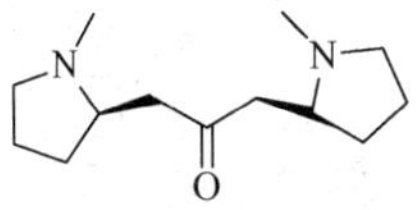

红古豆碱 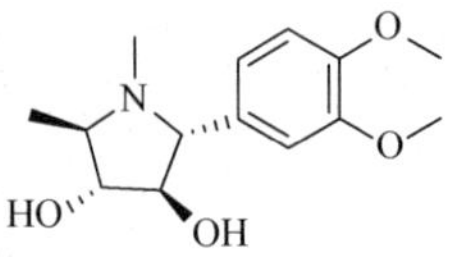　　党参碱 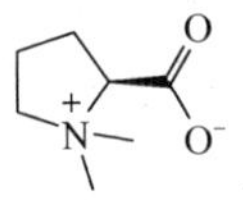　　水苏碱

2. 吡咯里西啶类生物碱（pyrrolizidine alkaloid） 此类生物碱结构来源于两分子鸟氨酸经脱羧反应形成两分子丁二胺，然后缩合成亚胺。吡咯里西啶基本骨架是由一个四氢吡咯环和一个羟甲基取代四氢吡咯环通过氮原子和邻位碳原子稠合而成，多有双内酯结构。该类生物碱主要存在于紫草科、菊科（Asteraceae）和豆科（Fabaceae）植物中，如存在于紫草科毛果天芥菜属（*Heliotropium*）植物中的毛果天芥菜碱（lasiocarpine）、存在于紫菀科千里光属（*Senecio*）植物中的千里光碱（senecionine）和阔叶千里光碱（platyphylline）、存在于豆科猪屎豆属（*Crotalaria*）植物中的野百合碱（monocrotaline）等。

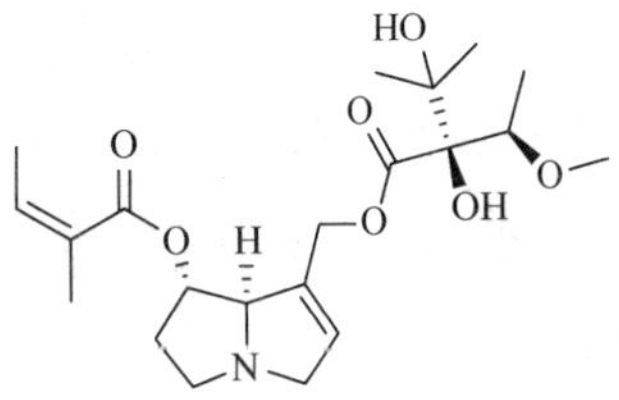

毛果天芥菜碱 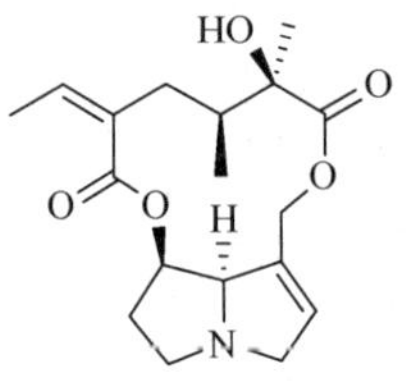　　千里光碱 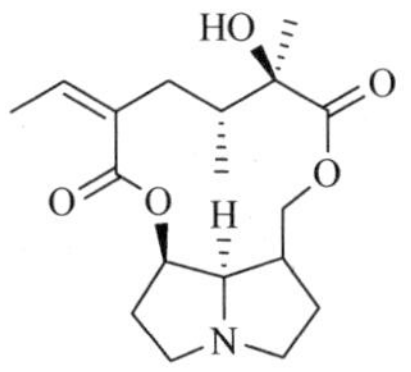　　阔叶千里光碱 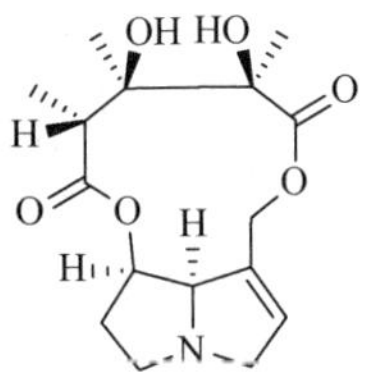　　野百合碱

吡咯里西啶类生物碱大都具有较强的毒性和致癌性，对肝脏的损害较大，这种损害可能是由这类生物碱在体内代谢成相应的吡咯衍生物引起的。阔叶千里光碱不具肝毒性，可能是由于其基本骨架里没有烯碳双键，曾被用作抗高血压。

3. 托烷类生物碱（tropane alkaloid） 此类生物碱的骨架为具有 8-氮杂双环辛烷结构的托烷（tropane），由吡咯烷和哌啶共用一个氮原子和两个碳原子骈合而成。其中，吡咯烷结构是经鸟氨酸生物合成 *N*-甲基-Δ^1 吡咯阳离子而来。托烷类生物碱常以有机酸酯的形式存在，主要分布于古柯科、茄科、旋花科（Convolvulaceae）、十字花科（Cruciferae）、红树科（Rhizophoraceae）等植物中。这类生物碱大都具有较好的药理活性，临床应用较为广泛，如从南美古柯树叶中获取的古柯碱（cocaine）被用作局麻药、从颠茄（*Atropa belladonna*）中得到的莨菪碱（hyoscyamine）、东莨菪碱（scopolamine），以及从唐古特山莨菪（*Anisodus tanguticus*）中分离鉴定的山莨菪碱（anisodamine）和樟柳碱（anisodine）均为 M 受体拮抗剂，临床上用于胃肠道解痉、抑制腺体分泌、镇静和扩瞳等。

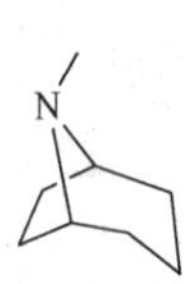

托烷 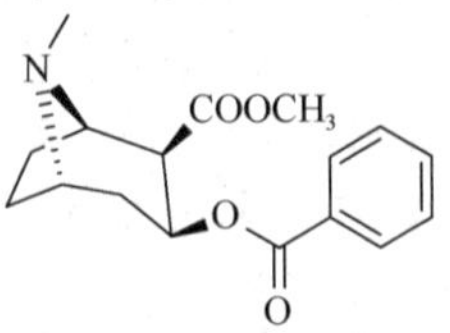　　古柯碱 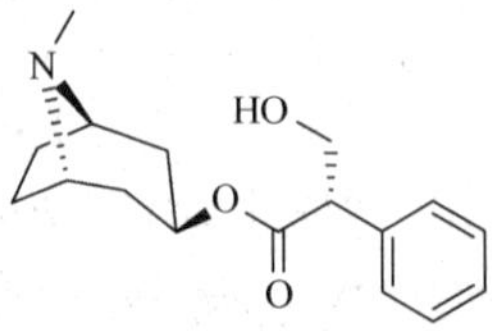　　莨菪碱

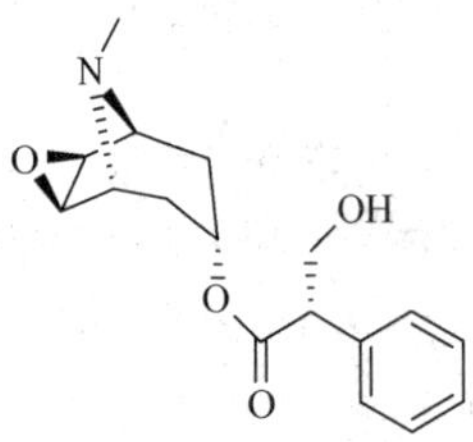

东莨菪碱 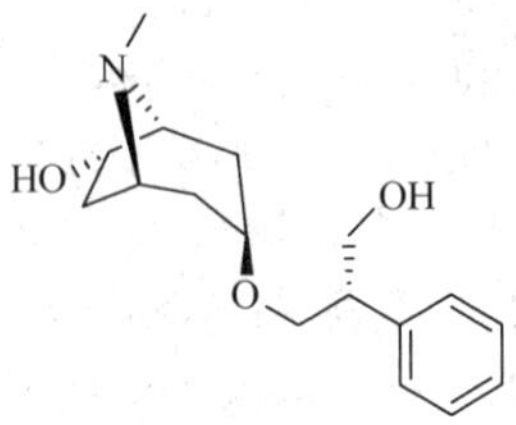　　山莨菪碱 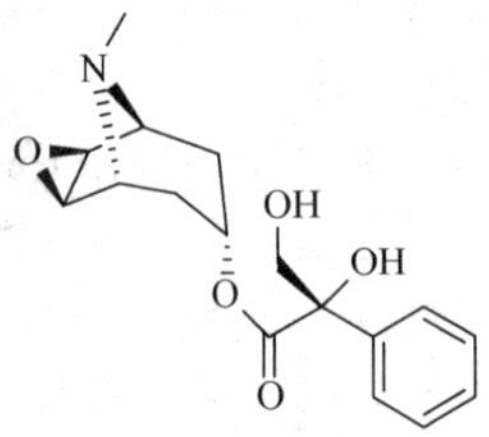　　樟柳碱

(二)赖氨酸来源生物碱

该类生物碱来源于赖氨酸代谢途径，数量较多，分布广泛。结构特点主要表现为以哌啶环、哌啶环与吡咯环稠合、两个哌啶环稠合等为基本骨架。根据此类生物碱的骨架特点，可将其分为哌啶类生物碱、吲哚里西啶类生物碱和喹诺里西啶类生物碱。

1. 哌啶类生物碱(piperidine alkaloid) 此类生物碱以哌啶环为基本骨架，分布广泛，在胡椒科(Piperaceae)、菊科、桔梗科(Campanulaceae)、豆科、百合科、茜草科和茄科等植物中都有分布，如具有抗惊厥和镇静作用的胡椒碱(piperine)、具有抗菌活性的山扁豆碱(cassine)，具有加快呼吸作用的山梗菜碱(lobeline)，以及分离自刺茉莉科(Salvadoraceae)植物 *Azima tetracantha* Lam.的生物碱 azimine 等。此外，在动物和微生物中也有发现结构相对简单的哌啶类生物碱。

胡椒碱　山扁豆碱

山梗菜碱　azimine

2. 吲哚里西啶类生物碱(indolizidine alkaloid) 此类生物碱以哌啶环和吡咯环共用一个氮原子和邻位碳原子形成稠环为基本骨架。这类生物碱结构多样，在多种植物、动物、海洋生物及微生物中广泛存在。羟化的吲哚里西啶类生物碱主要分布在有毒植物中，如豆科黄花属(*Astragalus*)、棘豆属(*Oxytropis*)和栗豆树属(*Castranospermum*)、旋花科番薯属(*Ipomoea*)等，从这些有毒植物中发现了强选择性淀粉糖苷酶抑制剂 lengtiginosine 和具有 α-甘露糖苷酶抑制活性的 swainsonine 等。烷化吲哚里西啶类生物碱主要存在于蚁亚科(Myrmicinae) *Monomorium* 属和 *Solenopsis* 属、蟾蜍科(Bufoninae) *Melanophryniscus* 属、箭毒蛙科 *Epipedobates* 属和 *Minyobates* 属、曼蛙科(Mantellinae) *Mantella* 属中，如 indolizidine 223A、indolizidine 209D 和前述的 pumiliotoxins A 和 B。骈合芳环的吲哚里西啶类生物碱主要存在于萝藦科(Asclepiadaceae)娃儿藤属(*Tylophora*)、鹅绒藤属(*Cynanchun*)和夜来香属(*Telosma*)中，如娃儿藤中具有抗肿瘤作用的娃儿藤碱(tylophoridicine E)和鹅绒藤中的 vincetene 等。

(+)-lentiginosine　swainsonine　indolizidine 223A　(−)-indolizidine 209D

tylophoridicine E　vincetene

3. 喹诺里西啶类生物碱（quinolizidine alkaloid） 此类生物碱以两个哌啶环共用一个氮原子形成喹诺里西啶稠环为基本骨架，广泛分布于高等植物中。近年来从动物和海洋生物中也发现了此类生物碱。该类生物碱大都具有较好的药理活性，如具有细胞毒性的羽扇豆碱（lupinine）、引起子宫收缩的鹰爪豆碱（sparteine）、具有抗肿瘤活性的苦参碱（matrine）和氧化苦参碱（oxymatrine）、具有潜在的抗胆碱酯酶活性的石松碱等。此外，人们还从昆虫体内分离得到一种特殊的三环骈合的喹诺里西啶类生物碱 precoccinelline。

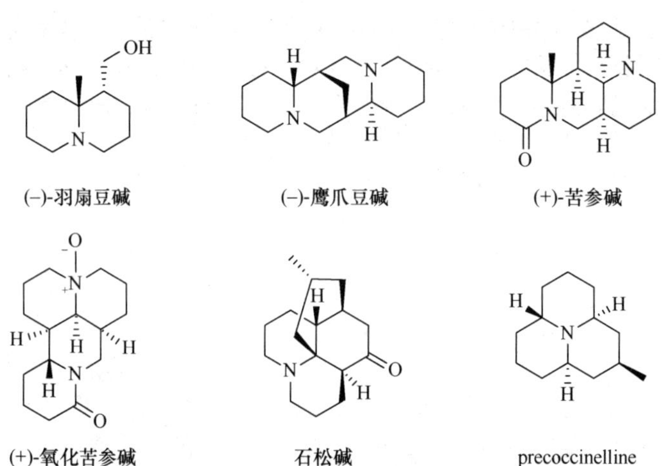

（三）邻氨基苯甲酸来源生物碱

该类生物碱来源于邻氨基苯甲酸途径，主要分布于芸香科（Rutaceae）、珙桐科（Davidiaceae）、茜草科（Rubiaceae）、苦木科（Simaroubaceae）和胡椒科（Piperaceae）等植物中。根据其母核结构类型，可分为喹啉类生物碱和吖啶酮类生物碱。

1. 喹啉类生物碱（quinoline alkaloid） 此类生物碱以喹啉环为基本母核，主要分布在芸香科、珙桐科和茜草科金鸡纳属（*Cinchona*）植物中。结构比较简单的有白藓碱（dictamnine）、茵芋碱（skimmianine）等。喹啉类生物碱具有多种生物活性，如用于治疗和预防疟疾的奎宁（quinine）、对 DNA 拓扑异构酶 I 具有特异性抑制作用的喜树碱（camptothecin），以及临床用于治疗结肠癌、胃癌和肝癌等消化系统肿瘤的 10-羟基喜树碱（10-hydroxycamptothecin）等。

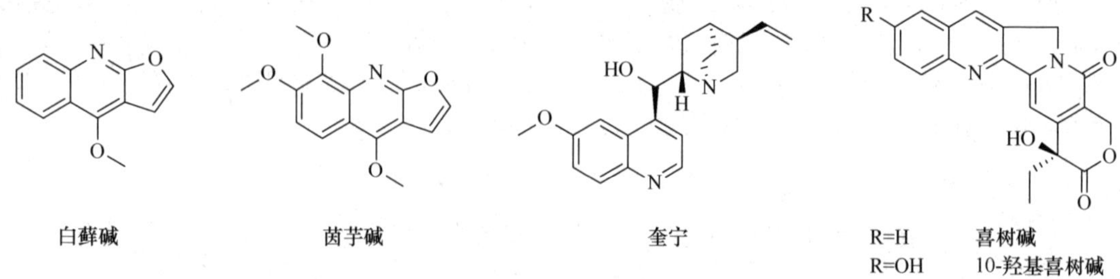

2. 吖啶酮类生物碱（acridone alkaloid） 此类生物碱基本母核为 9(10*H*)-吖啶酮，主要分布在芸香科、苦木科和胡椒科植物中，在抗肿瘤、抗病毒、抗疟疾和抗菌方面有较好活性，如芸香科植物山油柑（*Acronychia pedunculata*）树皮中的山油柑碱（acronycine），吴茱萸（*Evodia rutaecarpa*）中的吴茱萸宁（evoprenine），芸香科酒饼簕属（*Atalantia*）中的 atalaphylline 等。

吖啶酮　　山油柑碱　　吴茱萸宁　　atalaphylline

（四）苯丙氨酸和苯丙氨酸-酪氨酸来源生物碱

该类生物碱来源于苯丙氨酸或苯丙氨酸-酪氨酸代谢途径，在植物中分布广泛，数目较多、结构类型复杂。其结构特点主要表现为以苯丙胺、四氢异喹啉、苄基四氢异喹啉、苯乙基四氢异喹啉和依米丁等为基本骨架。根据此类生物碱的骨架特点，可分为苯丙胺类生物碱、四氢异喹啉类生物碱、苄基（四氢）异喹啉类生物碱、苯乙基四氢异喹啉类生物碱和吐根类生物碱。

1. 苯丙胺类生物碱（amphetamine alkaloid） 此类生物碱由苯丙氨酸生物合成而来，又称有机胺类生物碱，其氮原子不在环内，以苯丙胺为基本骨架，结构较为简单，生物活性显著。比较典型的化合物有从麻黄属（*Ephedra*）植物中发现的麻黄碱（ephedrine），临床主要用来治疗感冒和哮喘；从 *Colchicum autumnale* 和 *Gloriosa superba* 中发现的秋水仙碱（colchicine），临床用于治疗痛风等。

麻黄碱　　秋水仙碱

2. 四氢异喹啉类生物碱（tetrahydroisoquinoline alkaloid） 此类生物碱来源于苯丙氨酸-酪氨酸途径，种类少、结构简单，基本骨架为四氢异喹啉，主要分布于毛茛科唐松草属（*Thalictrum*）、罂粟科紫堇属（*Corydalis*）和罂粟属植物中。如鹿尾草中具有降压作用的萨苏林（salsoline）和萨苏里丁（salsolidine）等，如前所述的加勒比海鞘 *Ecteinascidia turbinana* 中的 ecteinascidin-743，也含有四氢异喹啉母核结构。

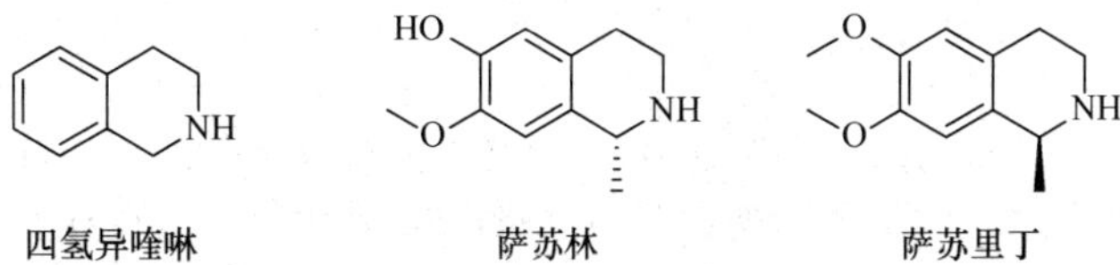

四氢异喹啉　　萨苏林　　萨苏里丁

3. 苄基（四氢）异喹啉类生物碱（benzyl tertrahydroisoquinoline alkaloid） 此类生物碱来源于苯丙氨酸-酪氨酸途径，种类繁多、结构复杂，以含一个四氢异喹啉（或异喹啉）和苄基为基本骨架，广泛分布于罂粟科、木兰科、防己科、毛茛科、马兜铃科、番茄枝科、芸香科、大戟科（Euphorbiaceae）等植物中。根据其结构特点，又可细分为以下几类。

（1）苄基四氢异喹啉生物碱：此类生物碱结构特征为四氢异喹啉（或异喹啉）的 1 位被苄基取代，其表现有多种生物活性，如具有强心作用的去甲乌头碱（dl-demethylcoclaurine）、具有横纹肌松弛作用的厚朴碱（magnocurarine）和具有解痉作用的罂粟碱（papaverine）等。

去甲乌头碱　　厚朴碱　　罂粟碱

（2）双苄基四氢异喹啉类生物碱（bis-benzyl tertrahydroisoquinoline alkaloid）：这类生物碱是由相同或不同的苄基四氢异喹啉骨架经酚氧化耦合形成1～3个醚氧键而成的二聚体或多聚体。若以异喹啉母核为头，苄基为尾，则根据其耦合方式可分类：头-头连接型，如具有降压作用的粉防己碱（tetrandrine）；尾-尾连接型，如具有抗炎、降压和抗生育作用的木兰胺（magnolamine）；头-尾/尾-头连接型，如具有肌肉松弛作用的筒箭毒碱（tubocurarine）和异谷树碱（isochondodendrine）。

粉防己碱　　木兰胺

筒箭毒碱　　异谷树碱

（3）阿朴啡类生物碱（aporphine alkaloid）：此类生物碱以苄基四氢异喹啉的苄基苯环和四氢异喹啉的 8 位骈合形成四环为基本骨架，具有多种药理活性，广泛存在于马兜铃（*Aristolochia debilis*）、番茄枝（*Annona squamosa*）、千金藤（*Stephania japonica*）、土藤（*Calamus beccarii*）等植物中，如具有降压作用的木兰花碱（magnoflorine）、具有抗肿瘤活性的紫堇定（corydine）、具有中枢抑制、抗癌及降压作用的千金藤碱（stephanine）、具有抗炎、降压、抗病毒及杀虫作用的土藤碱（tuduranine）等。

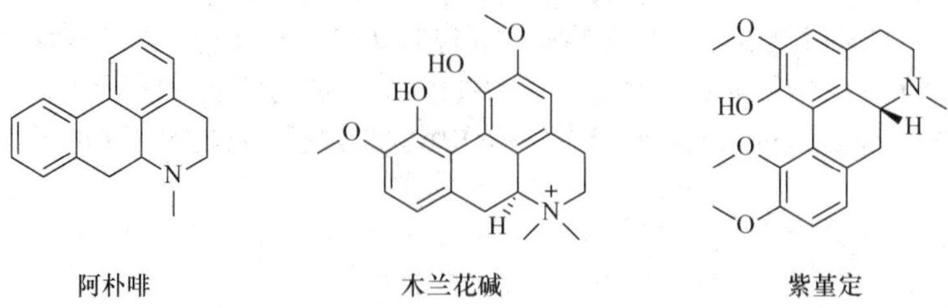

阿朴啡　　木兰花碱　　紫堇定

(−)-千金藤碱　　土藤碱

（4）吗啡烷类生物碱（morphinane alkaloid）：此类生物碱具有部分饱和菲核的四环骨架，由苄基四氢异喹啉发生酚羟基氧化、碳碳偶联等过程产生，主要存在于罂粟科和防己科植物中，如具有镇痛功效的吗啡（morphine）和可待因（codeine），临床用于抗风湿的青藤碱（sinomenine），具有潜在抗神经退行性活性的莲花氏碱（hasubanonine）等。

吗啡烷　　吗啡　　可待因

青藤碱　　(−)-莲花氏碱

（5）原小檗碱（protoberberine）和小檗碱类生物碱（berberine alkaloid）：小檗碱类生物碱结构特点为两个异喹啉母核稠合成环。原小檗碱则为四氢或二氢小檗碱衍生物。这些生物碱主要存在于小檗科和毛茛科等植物中，具有抑菌、抗肿瘤和抑制中枢神经等多种药理作用，如四氢帕马丁（corydalis B）、巴马亭（palmatine）、小檗碱（berberine）和药根碱（jatrorrhizine）等。

延胡索乙素　　巴马亭　　小檗碱　　药根碱

（6）苯菲啶类生物碱（benzophenanthridine alkaloid）：根据其骨架中稠合的不同基团，此类生物碱又可分为苯骈菲啶类（如白屈菜碱，chelidonine）和吡咯骈菲啶类（如石蒜碱，lycorine）。

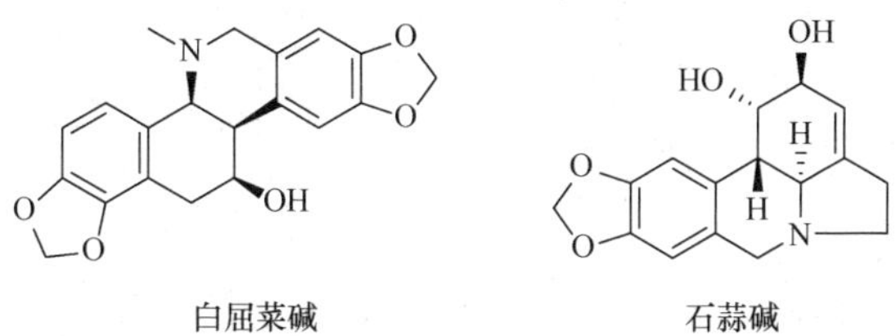

白屈菜碱　　石蒜碱

4. 苯乙基四氢异喹啉类生物碱（phenethyl tetrahydroisoquinoline alkaloid）　此类生物碱主要分布在百合科、罂粟科、三尖杉科等植物中。同位素示踪法显示其生源来自苯丙氨酸-酪氨酸途径，且历经一个苯乙基四氢异喹啉前体，然后转化为最终骨架类型。如已上市的抗肿瘤药物高三尖杉酯碱（homoharringtonine）、对白血病有较好疗效的三尖杉碱（cephalotaxine）和三尖杉酯碱（harringtonine）等。

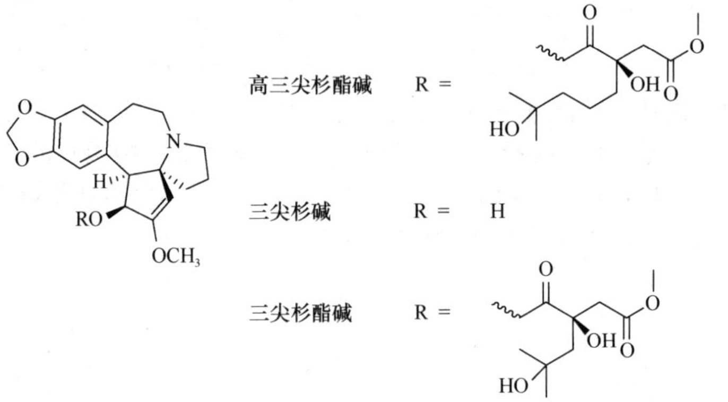

高三尖杉酯碱 R =

三尖杉碱 R = H

三尖杉酯碱 R =

5. 萜类四氢异喹啉类生物碱（emetine alkaloid） 此类生物碱在自然界存在较少，生物合成前体也是苯丙氨酸和酪氨酸，其骨架由一个萜类片段和两个四氢异喹啉环系组成，如临床用于治疗急性阿米巴痢疾和肠外阿米巴病的依米丁（emetine）及具有抗神经胶质瘤活性的吐根酚碱（cephaeline）等。

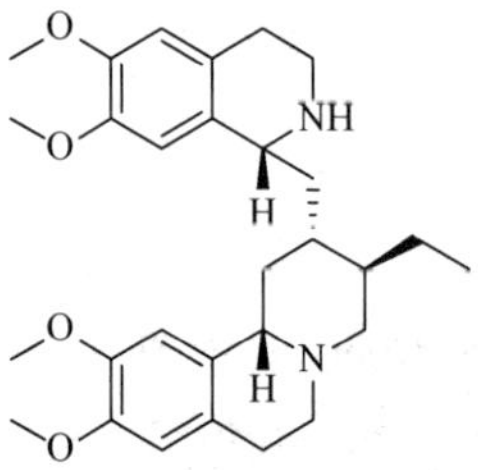

吐根碱

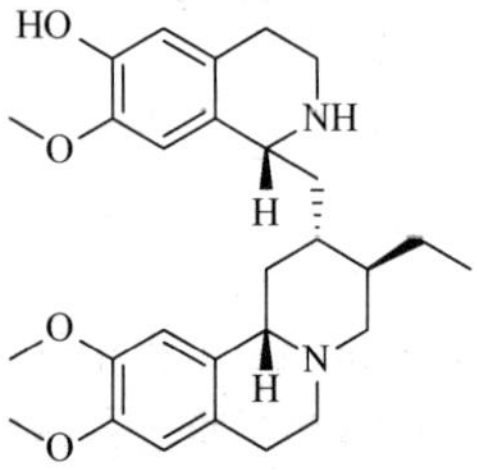

吐根酚碱

（五）色氨酸来源生物碱

生源途径为色氨酸来源的生物碱种类繁多，结构庞杂，一般具有吲哚母核，主要分布于夹竹桃科、茜草科、马钱科、苦木科、十字花科、芸香科等植物中。根据其骨架特点可分为简单吲哚类、β-卡波林类、半萜吲哚类、单萜吲哚类、双吲哚类生物碱和异戊烯吲哚生物碱等。

1. 简单吲哚类生物碱（simple indole alkaloid） 该类生物碱结构中除了吲哚母核，没有其他杂环结构，主要分布在豆科和禾本科（Poaceae）植物及一些真菌中，多数具有显著的生物活性，如存在于豆科植物相思藤（*Abrus precatorius*）中具有潜在的抗肿瘤活性的相思豆碱（abrine）、菘蓝（*Isatis indigotica*）中具有清热解毒作用的大青素（isatan B）、蓼蓝（*Polygonum tinctorium*）中具有抗肿瘤活性的靛青苷（indican）、裸盖菇属（*Psilocybe*）中具有抗抑郁效果的裸头草辛（psilocin）和西洛西宾（psolocybin）等。如前所述的牙买加海绵（*Smenospongia aurea*）中的*N*-3′-ethylaplysinopsin也具有吲哚母核结构。

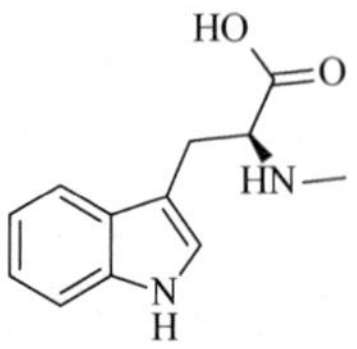

相思豆碱

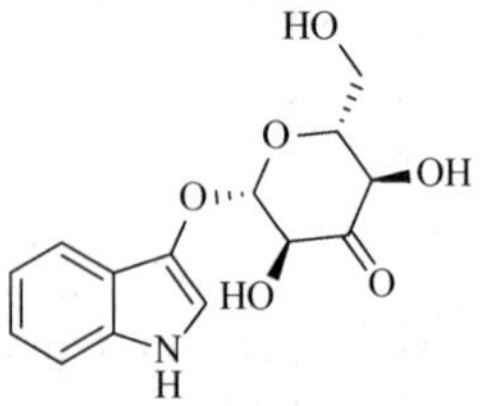

大青素

靛青苷　　　　裸头草辛　　　　西洛西宾

2. β-卡波林类生物碱（β-carboline alkaloid） 卡波林具有吡啶并吲哚类骨架特点，按照稠合位置不同，可将此类生物碱分为 α、β、γ、δ-卡波林。其中 β-卡波林类生物碱数目较多，在植物界广泛分布，近年来在海洋生物中也有发现。代表化合物如从深水海鳗（*Plakortis nigra*）中得到的具有抗肿瘤活性的 plakortamine B、从简骨海绵目（Haplosclerida）中得到的治疗骨质疏松症的 haploscleridamine 等。

β-卡波林　　　　plakortamine B　　　　haploscleridamine

3. 半萜吲哚类生物碱（semiterpenoid indole alkaloid） 此类生物碱又称麦角碱类生物碱。此类生物碱主要分布在真菌麦角菌（*Clavieps purpurea*）中，故又被称为麦角生物碱（ergot alkaloids），是由吲哚衍生的 *D*-麦角酸或 *D*-异麦角酸的氨基化合物，其骨架特点为一个吲哚环骈合一个喹啉环构成四环麦角碱母核。近年来，人们从麦角属其他种真菌和旋花科植物牵牛花（*Ipomoea violacea*）及薇卉属植物 *Rivea corymbosa* 中也得到了麦角生物碱，如具有促进子宫收缩作用的麦角新碱（ergometrine）和具有收缩外周血管作用的麦角胺（ergotamine）等。

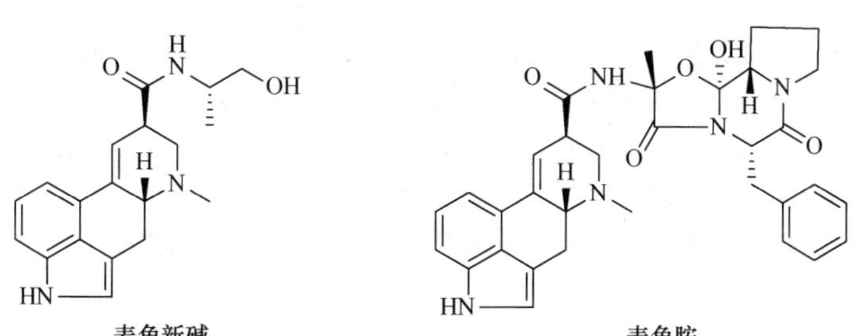

麦角新碱　　　　麦角胺

4. 单萜吲哚类生物碱（monoterpenoid indole alkaloid） 该类生物碱数量较多，结构庞杂，其结构特点表现为分子中具有吲哚核和 C_9 或 C_{10} 的裂环番木鳖萜（裂环烯醚单萜）骨架，如从钩藤（*Uncaria rhynchophylla*）中发现的具有镇静作用的柯南因（corynantheine）、从马钱子中得到的具有中枢神经兴奋作用的的士宁（strychnine）、从夹竹桃植物长春花（*Catharanthus roseus*）中发现的具有抗肿瘤活性的长春胺（vincamine）、从印度萝芙木（*Rauvolfia serpentina*）中得到的具有降血压作用的利血平（reserpine）、存在于依波加木 *Tabernanthe iboga* 中具有心血管扩张作用的依波加明碱（iboganine）等。

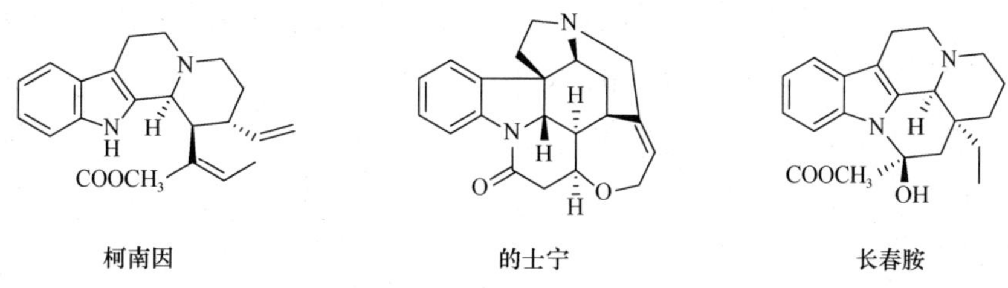

柯南因　　　　的士宁　　　　长春胺

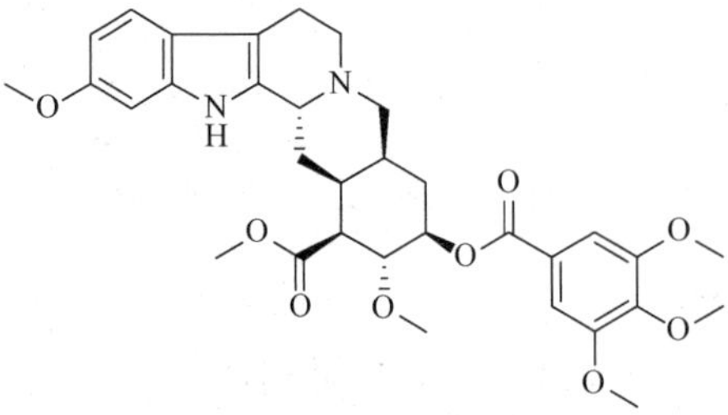

利血平 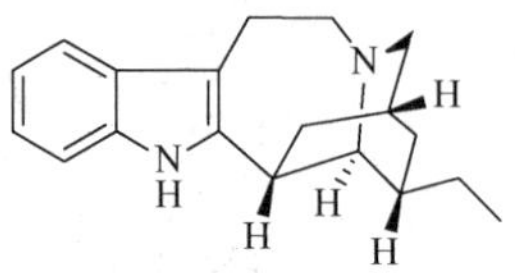　　依波加明碱

5. 双吲哚类生物碱（bisindole alkaloid） 此类生物碱的骨架可看作是由不同的单萜吲哚类生物碱经分子间缩合而成，如从长春花植物中分离得到的抗肿瘤药物长春碱（vinblastine）和长春新碱（vincristine），以及如前所述的具有抗肿瘤活性的 asperchalasine A 和 chetomin 等。

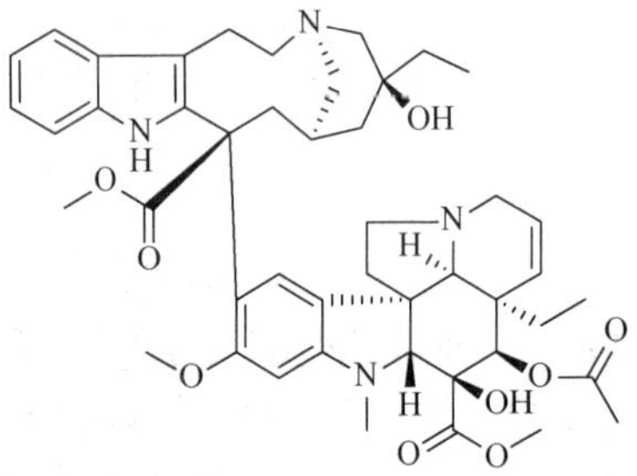

长春碱 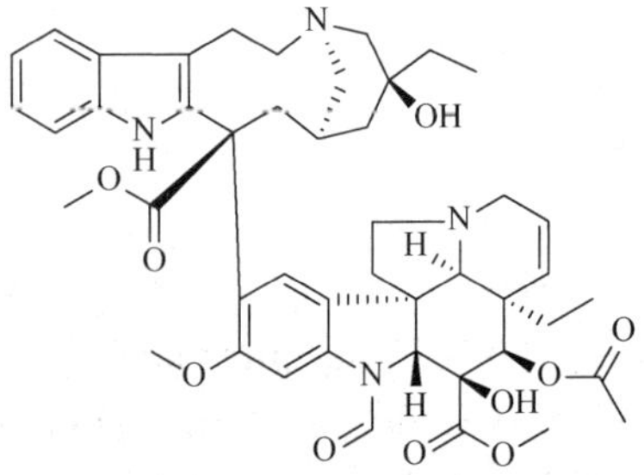　　长春新碱

6. 异戊二烯吲哚类生物碱（prenylated indole alkaloid） 此类生物碱结构新颖多样，主要分布于青霉属和曲霉属等真菌中。从生源途径来看，这类生物碱由色氨酸和脯氨酸或缬氨酸，以及一个或两个异戊二烯单元历经生物代谢而来，其母核结构为吲哚二酮哌嗪，如从青霉属真菌 *Penicillium viridicatum* 中发现的 brevianamide A，从 *Penicillium chrysogenum* 中得到的具有神经保护作用的 chrysogenamide A，从曲霉属真菌 *Aspergillus fumigatus* 发现的对乳腺癌耐药蛋白/ATP 结合盒 G2（BCRP/ABCG2）ATP 酶有抑制活性的 fumitremorgin C，从 *Aspergillus ochraceus* 中分离鉴定的具有一定抗肿瘤活性的 notoamide B 和具有抗炎活性的 asperochramide C，从 *Aspergillus ochraceus* 和 *Penicillium* sp. HUBU 0120 共培养发酵物中得到的具有神经保护作用的 asperpenazine 和 asperpendoline 等。

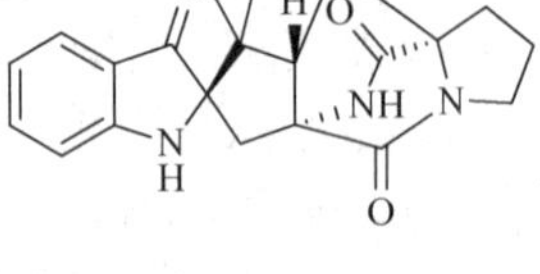

brevianamide A 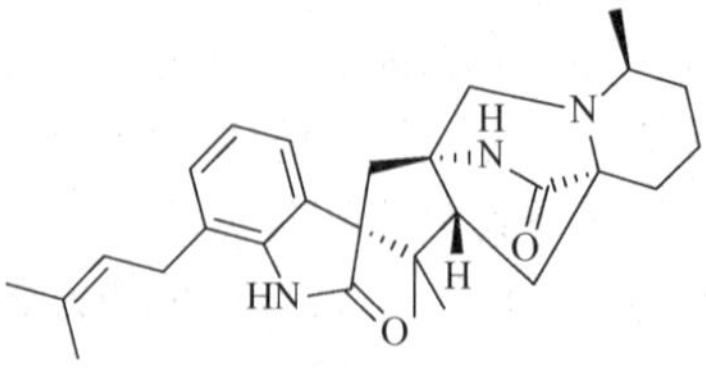　　chrysogenamide A 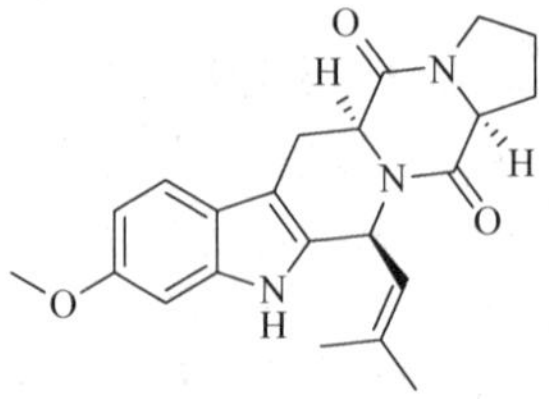　　fumitremorgin C

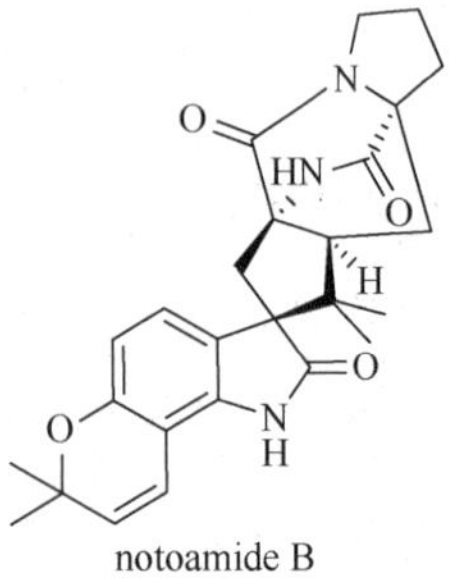

notoamide B 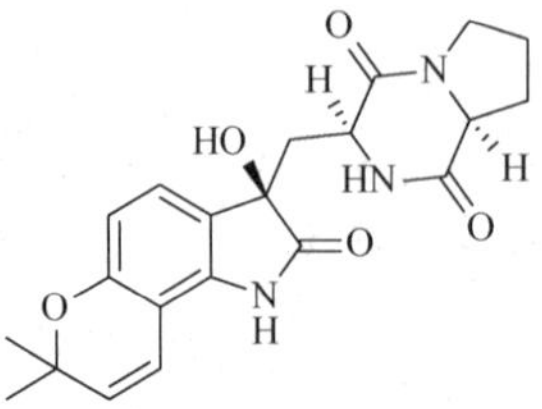　　asperochramide C 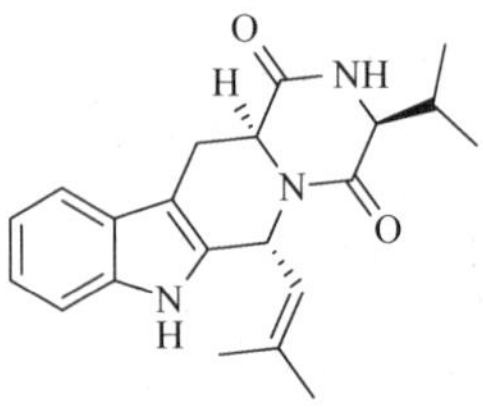　　asperpenazine 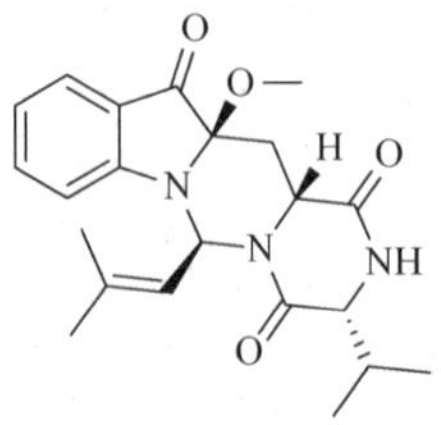　　asperpendoline

> **案例 13-2** 香烟是烟草制品的一种。在市售香烟的包装上，一般都印有“吸烟有害健康”的字样。香烟中含有的生物碱尼古丁（也称烟碱）是有害健康的成分之一，尼古丁进入人体后，会导致血管收缩、心搏加快、血压上升、精神兴奋等。同时，尼古丁会使人上瘾或产生依赖性，从而使吸烟者难以戒断。
>
> **问题：**结合本节知识，判断尼古丁（nicotine）在化学分类上可归为哪一类生物碱？其来源植物烟草（*Nicotiana tabacum*）有何药用价值？

二、甲羟戊酸（异戊烯）来源生物碱

从骨架特点来看，异戊烯来源生物碱主要可分为萜类生物碱和甾体生物碱。

（一）萜类生物碱

1. 单萜生物碱（monoterpenoid alkaloid） 此类生物碱主要由环烯醚萜衍生而来，其生源不涉及氨基酸途径，多分布于龙胆科、猕猴桃科（Actinidiaceae）、玄参科及夹竹桃科植物中。代表化合物有用于老年人保健降压作用的猕猴桃碱（actinidine）、抗炎镇痛的龙胆碱（gentianine）、秦艽碱甲（gentianine）、治疗糖尿病的黄钟花碱（tecomanine）等。

猕猴桃碱　　龙胆碱　　秦艽碱甲　　黄钟花碱

2. 倍半萜生物碱（sesquiterpenoid alkaloid） 此类生物碱具有倍半萜骨架，在植物界分布较窄，主要分布于兰科石斛属（*Dendrabium*）和睡莲科萍蓬草属（*Nuphar*）等植物中，如具有止痛解热和降血压等作用的石斛碱（dendrobine）、具有抑菌活性的黄萍蓬草碱（nuphleine）和具有一定免疫活性的萍蓬定（nupharidine）等。前文所述的pumiliotoxins A和B也属于此类生物碱。

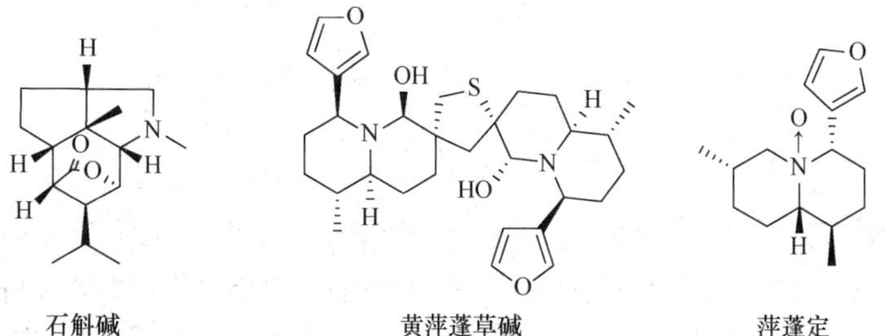

石斛碱　　黄萍蓬草碱　　萍蓬定

3. 二萜生物碱（diterpenoid alkaloid） 此类生物碱主要包括两类：一类是去甲二萜类生物碱（含19个碳原子）；另一类是二萜类生物碱（含20个碳原子）。这类生物碱主要分布于毛茛科乌头属（*Aconitum*）和翠雀属（*Delphinium*）及蔷薇科绣线菊属（*Spirea*）等植物中。其骨架主要表现为四环二萜（贝壳杉烷）或五环二萜（乌头烷）骨架，还可能连有*β*-氨基乙醇、甲胺或乙胺形成的杂环骨架。二萜生物碱具有广泛的生物活性，尤其在抗炎、镇痛、抗心律失常等方面作用显著。代表化合物有乌头碱（aconitine）、3-乙酰乌头碱（3-acetylaconitine）、粗茎乌碱甲（crassicauline A）、高乌甲素（lappaconitine）、牛扁碱（lycoctonine）和紫杉醇（taxol）等。

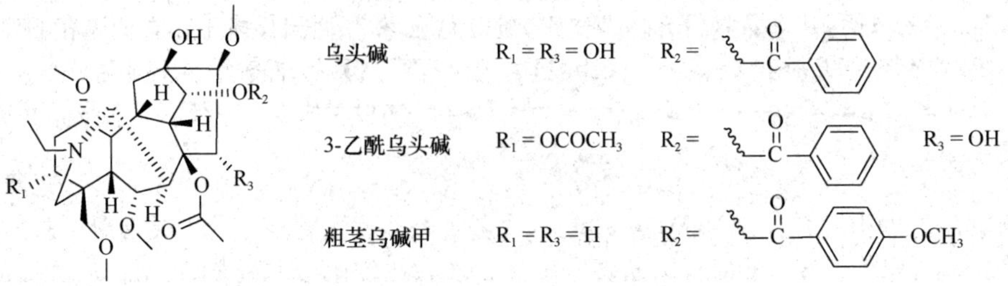

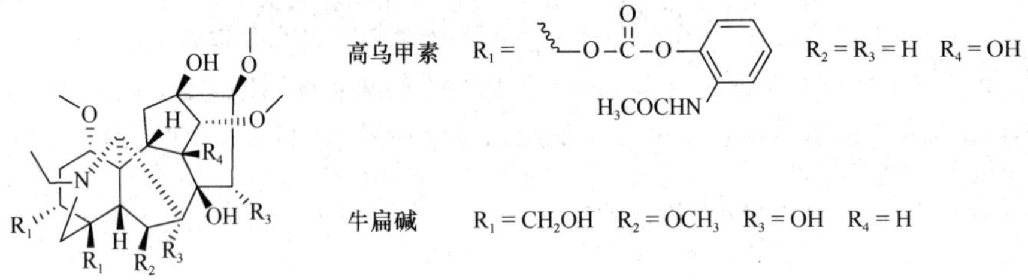

乌头碱 $R_1 = R_3 = OH$ $R_2 =$ 苯甲酰基

3-乙酰乌头碱 $R_1 = OCOCH_3$ $R_2 =$ 苯甲酰基 $R_3 = OH$

粗茎乌碱甲 $R_1 = R_3 = H$ $R_2 =$ 对甲氧基苯甲酰基

高乌甲素 $R_1 = -O-C(=O)-O-$(2-H_3COCHN-苯基) $R_2 = R_3 = H$ $R_4 = OH$

牛扁碱 $R_1 = CH_2OH$ $R_2 = OCH_3$ $R_3 = OH$ $R_4 = H$

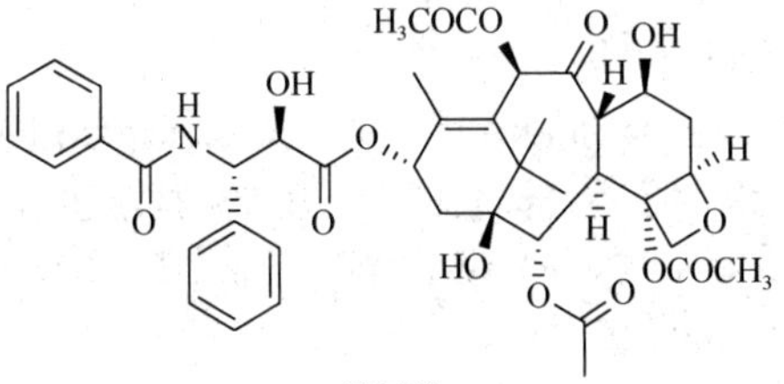

紫杉醇

4. 三萜类生物碱（triterpenoid alkaloid） 此类生物碱数量较少，结构中含有三萜或降三萜骨架。主要分布于虎皮楠科虎皮楠属（*Daphniphyllum*）和黄杨科（Buxaceac）黄杨属（*Buxus*）等植物中，代表化合物有交让木碱（daphniphylline）等。

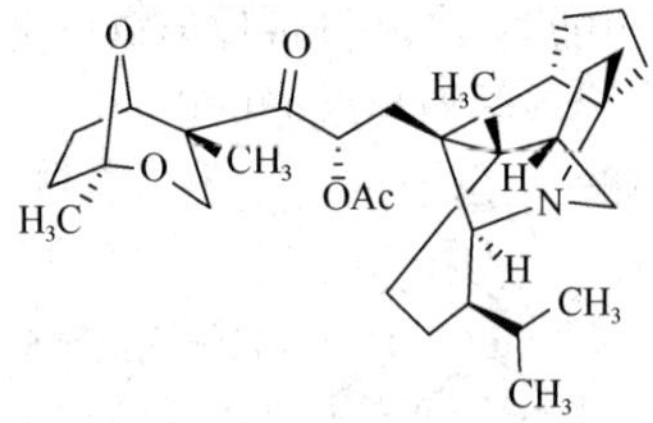

交让木碱

（二）甾体生物碱

此类生物碱被认为是天然甾体含氮的衍生物，其氮原子多数不在甾环中，与萜类生物碱同属于非氨基酸来源生物碱，故被称为伪生物碱（pseudo alkaloid）。根据甾核的骨架类型又分为孕甾烷（C_{21}）生物碱、环孕甾烷（C_{24}）生物碱和胆甾烷（C_{27}）生物碱。

1. 孕甾烷（C_{21}）生物碱（pregnane alkaloid） 该类生物碱主要分布于夹竹桃科和黄杨木科等植物中，少数分布于低等动物如北美箭毒蛙科青蛙的皮肤中，如具有降压作用的康斯生（conamine），具有神经剧毒的箭毒蛙毒素（batrachotoxin）等。

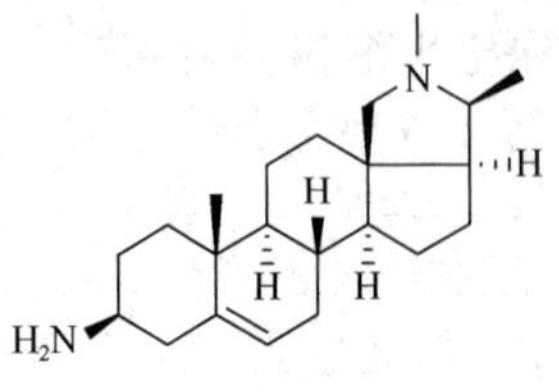

康斯生 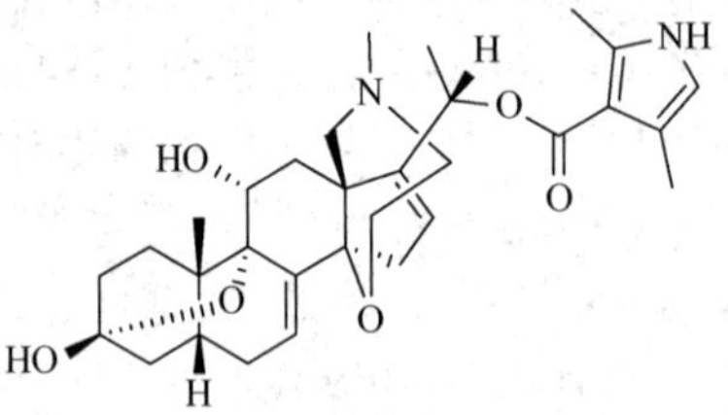　　箭毒蛙毒素

2. 环孕甾烷（C_{24}）生物碱（cyclopregnane alkaloid）　此类生物碱具有 19-环-4,4,14α-三甲基孕甾烷型结构，母核一般具有 24 个碳原子。主要分布在黄杨木科 *Buxus*、*Pachysandra* 和 *Sarcococca* 属植物中。这类生物碱具有较好的生物活性，如增加冠脉血流量和强心作用等。代表化合物有黄杨碱（cyclovirobuxine D）、环黄杨酰胺（cycloprotobuxinamine）等。

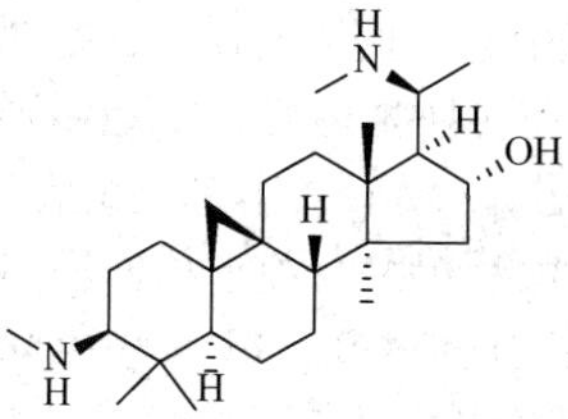

黄杨碱 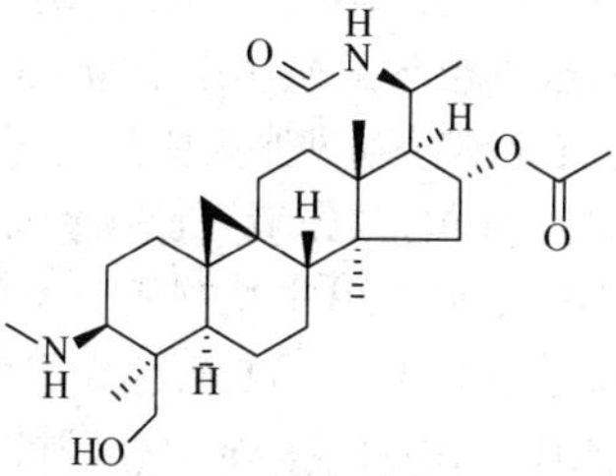　　环黄杨酰胺

3. 胆甾烷（C_{27}）生物碱　根据结构特点，可将此类生物碱分为胆甾烷生物碱和异胆甾烷生物碱。前者主要是天然胆甾醇氨基化的衍生物，多以苷的形式存在，主要分布于茄科植物茄属（*Solanum*）和百合科植物中。代表化合物有茄次碱（solanidine）、辣茄碱（solanocapsine）、圆锥茄次碱（jurubidine）等。后者与前者的根本区别在于五元环与六元环异位，其主要存在于百合科藜芦属（*Veratrum*）和贝母属（*Fritillaria*）植物中。藜芦属的生物碱常以酯的形式存在，贝母属生物碱大多以游离碱存在，少数以苷、极少数以酯的形式存在，如湖贝甲素（hupehenine）、藜芦胺（veratramine）、介藜芦胺（jervine）等。

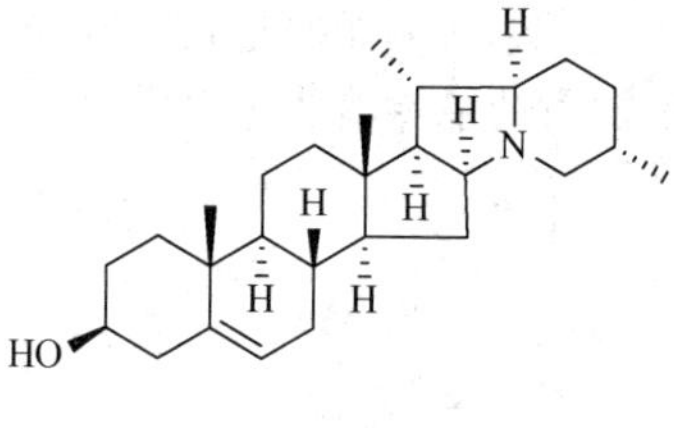

茄次碱 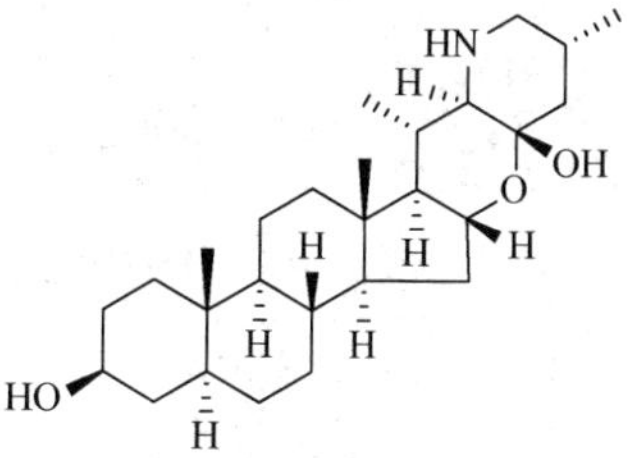　　辣茄碱 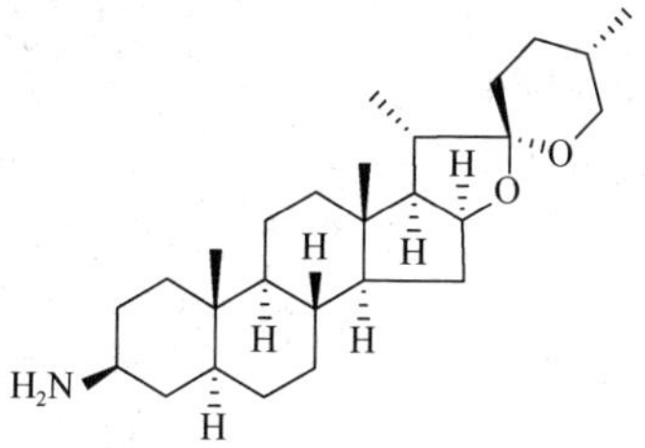　　圆锥茄次碱

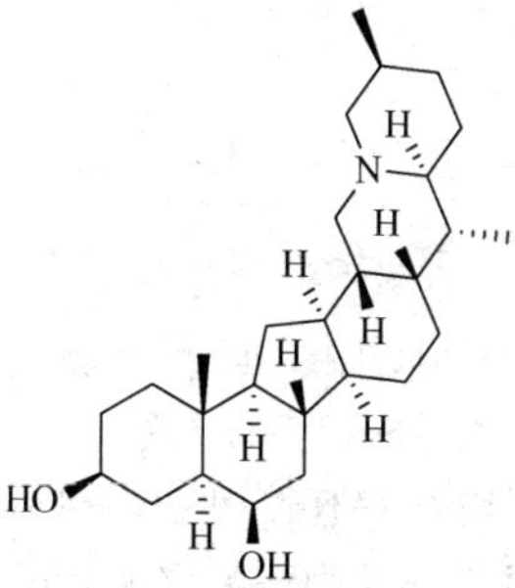

湖贝甲素 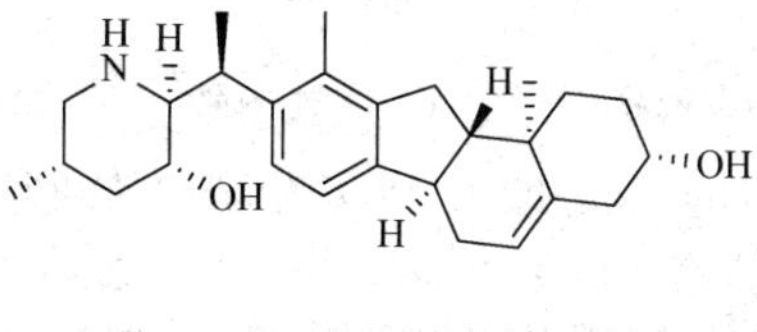　　藜芦胺 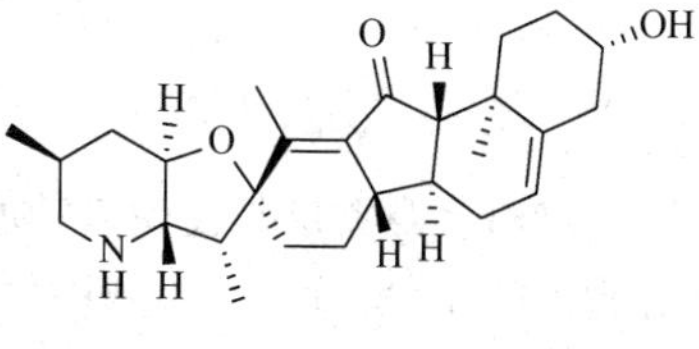　　介藜芦胺

三、其他类生物碱

除了上述各种类型的生物碱外，还有少数其他类型的生物碱。例如，环肽类生物碱，有如前所述的在加勒比海鞘 *Trididemnum solidum* 中发现的 didemnin B 等；咪唑类生物碱，其咪唑环可能来自组氨酸，在毛果芸香属植物中发现的毛果芸香碱（pilocarpine）和前所述的在加勒比海软珊瑚 *Erythropodium caribaeorum* 中发现的 desmethyleleutherobin 等；噁唑或异噁唑类生物碱，如在赭曲霉 *Aspergillus ochraceus* 中发现的 ochracesol A、从一种蘑菇（*Amanita muscaria*）中发现的 ibotenic acid、和前所述的 pseudopteroxazole 等；胍盐类生物碱，如河鲀毒素（tetrodotoxin）等，其生源

途径可能与精氨酸和异戊二烯途径有关。

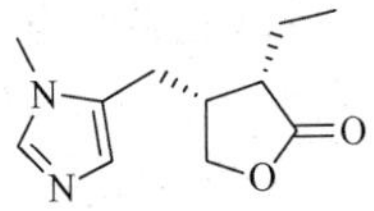

毛果芸香碱 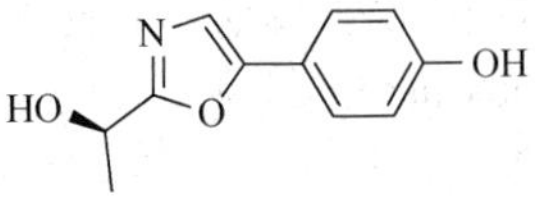　　ochracesol A 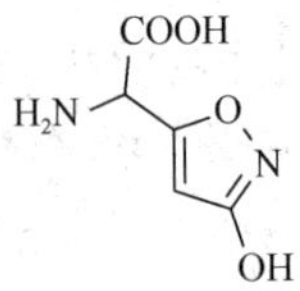　　ibotenic acid 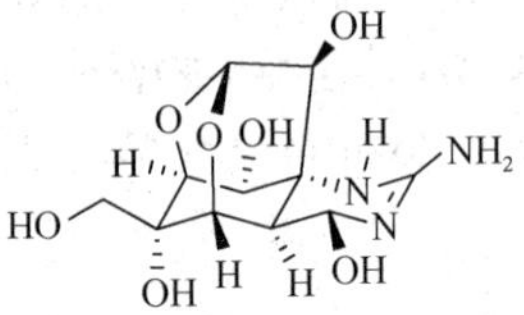　　河鲀毒素

第二节　生物碱的理化性质

一、性　　状

生物碱类化合物绝大多数含有 C、H、O、N 元素，极少数还含有 Cl、S 等元素。生物碱多为结晶形固体，少数为非晶形粉末。固体生物碱大都具有确定的熔点，极个别有双熔点现象，如防己诺林碱（fangchinoline）、浙贝乙素（verticinone）等。有的生物碱能发生升华，如咖啡因（caffeine）等。少数呈液态的生物碱如烟碱（nicotine）、毒藜碱（anabasine）、槟榔碱（arecoline）等，其分子中一般不含有氧原子或者氧原子以酯键形式存在。少数液态及个别小分子固态生物碱如烟碱、麻黄碱等，常压下能随水蒸气蒸馏逸出。

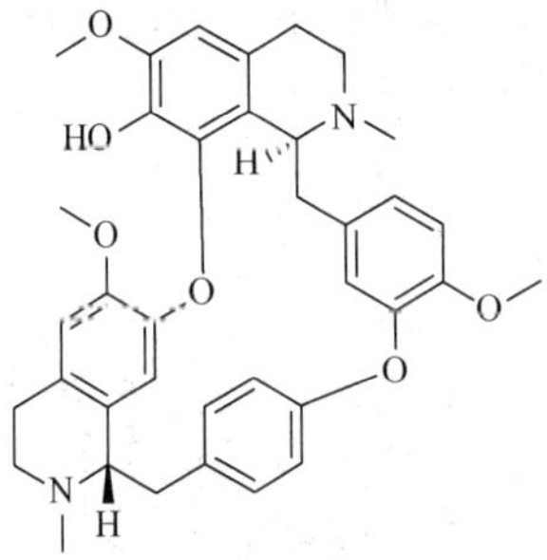

防己诺林碱 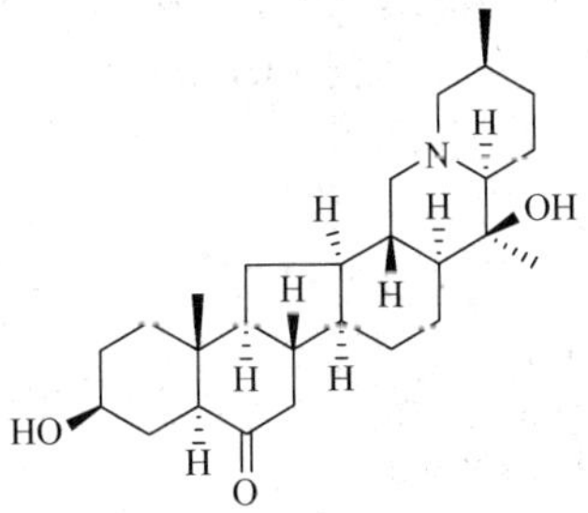　　浙贝乙素

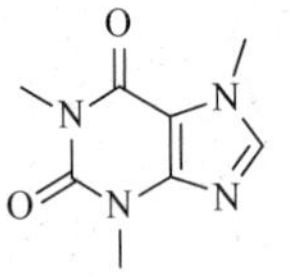

咖啡因 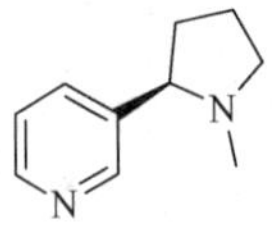　　(+)-烟碱 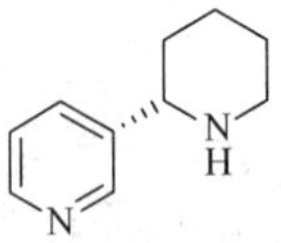　　毒藜碱 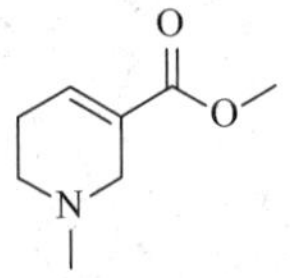　　槟榔碱

生物碱多具苦味，有些味极苦，如盐酸小檗碱；少数呈辛辣味或其他味道，如胡椒碱（piperine）具辣味、甜菜碱（betaine）具有甜味等。

生物碱一般为无色或白色，少数因含有较大共轭结构的生物碱表现出各种颜色，如小檗碱（黄色）、利舍平（蛇根碱，serpentine，黄色）、小檗红碱（berberubine，红色）、一叶萩碱（securinine，淡黄色）等。共轭结构发生变化，颜色也随之发生改变。如小檗碱还原成四氢小檗碱后，因共轭体系变小呈无色。

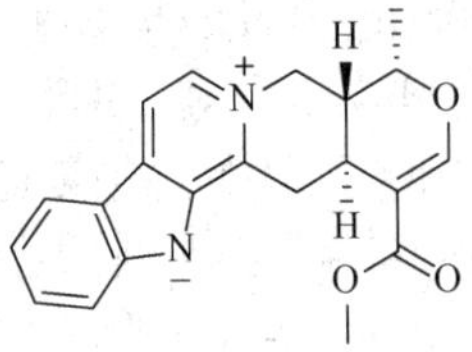

蛇根碱 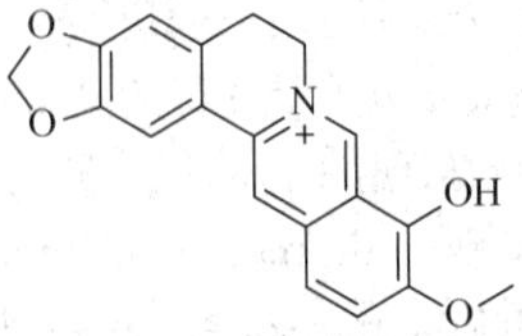　　小檗红碱 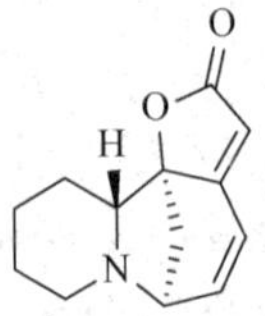　　一叶萩碱

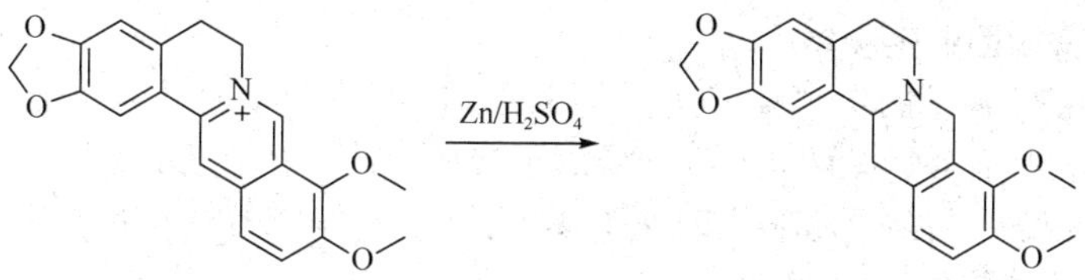

小檗碱 $\xrightarrow{Zn/H_2SO_4}$ 四氢小檗碱

二、旋 光 性

结构中有手性碳原子或手性氮原子的生物碱具有旋光性。大多数生物碱有旋光性，且多呈左旋。生物碱受pH、溶剂、浓度、温度等因素影响，容易产生变旋现象。例如，麻黄碱在三氯甲烷中呈左旋光性，在水中则为右旋光性；烟碱在中性条件下呈左旋光性，在酸性条件下呈右旋光性。北美黄连碱（hydrastine）在95%以上的高浓度乙醇中为左旋光性，在低浓度乙醇中则为右旋光性；此外，游离碱与其相应盐类有时旋光性也不一致，如依米丁在三氯甲烷中为左旋光性，其盐酸盐则为右旋光性。

生物碱的生物活性与其旋光性密切相关，通常左旋体较右旋体活性强。如(–)-莨菪碱的散瞳作用比(+)-莨菪碱强100倍；(–)-去甲乌药碱（norcoclaurine）具有强心作用，而(+)-去甲乌药碱则没有强心作用。但也有少数生物碱的生物活性表现为右旋体强于左旋体，如(+)-古柯碱的局部麻醉作用强于(–)-古柯碱。

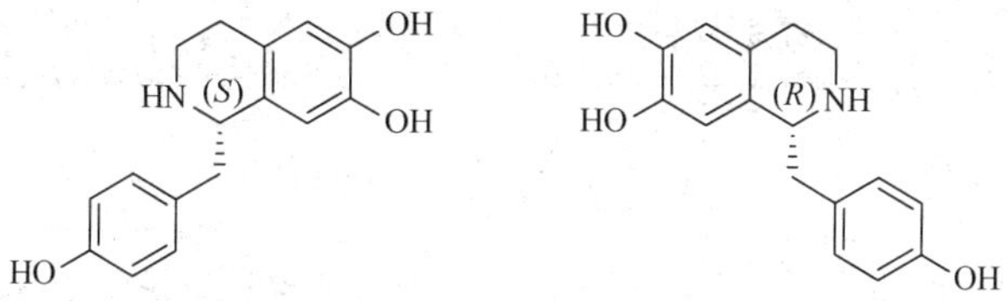

(–)-去甲乌药碱　　(+)-去甲乌药碱

三、溶 解 性

生物碱的溶解度与结构中氮原子的存在形式、分子的大小、官能团的种类和数目及溶剂性质等因素密切相关。根据氮原子的存在形式，可将生物碱分为游离生物碱和生物碱盐两大类。根据其溶解性能不同，又可将其中的游离生物碱分为亲脂性生物碱、亲水性生物碱和具有特殊官能团的生物碱。

（一）游离生物碱

1. 亲脂性生物碱　绝大多数仲胺碱和叔胺碱为亲脂性生物碱。此类生物碱易溶于乙醚、苯和卤烃类（二氯甲烷、三氯甲烷、四氯化碳）等有机溶剂，尤其在三氯甲烷中溶解度较大；可溶于甲醇、乙醇、丙酮和乙酸乙酯等；不溶或难溶于水，可溶于酸水。但也有例外，如伪石蒜碱（pseudolycorine）不溶于有机溶剂，而溶于水；喜树碱仅溶于三氯甲烷等。

2. 亲水性生物碱　亲水性生物碱数目较少，主要包括季铵型生物碱、含*N*-氧化物生物碱、小分子生物碱和酰胺类生物碱等。

（1）季铵型生物碱：此类生物碱为离子型化合物，易溶于水、酸水和碱水，可溶于甲醇、乙醇及正丁醇等极性较大的有机溶剂，难溶于亲脂性有机溶剂。如小檗碱等。

（2）含*N*-氧化物生物碱：此类生物碱具有N→O配位键，可溶于水。如氧化苦参碱等。

（3）小分子生物碱：少数分子量较小、碱性较强的生物碱，既可溶于水，也可溶于三氯甲烷。如麻黄碱、烟碱等。

（4）酰胺类生物碱：此类生物碱的酰胺键在水中可形成氢键，故在水中有一定的溶解度。如秋水仙碱、咖啡碱等。

3. 具有特殊官能团的生物碱

（1）具有酚羟基或羧基的生物碱：有些生物碱的结构中既具有碱性氮原子，又具有酸性基团（如酚羟基、羧基等），具有酸、碱两性，故即可溶于酸水，又可溶于碱水。具有酚羟基官能团的生物碱（又称酚性生物碱），可溶于氢氧化钠等强碱性溶液，如吗啡等；具有羧基官能团的生物碱，可溶于碳酸氢钠等弱碱溶液，如槟榔碱等。

（2）具有内酯或内酰胺结构的生物碱：在强碱性溶液中加热此类生物碱，其内酯（或内酰胺）结构可开环形成羧酸盐而溶于水，酸化后环合析出。如喜树碱、苦参碱等。

（二）生物碱盐

生物碱盐一般易溶于水，可溶于甲醇、乙醇类，难溶于亲脂性有机溶剂。生物碱盐的水溶性大小与成盐所用的酸有关。一般来说，生物碱的无机酸盐水溶性大于有机酸盐；无机酸盐中含氧酸盐的水溶性大于卤代酸盐；小分子有机酸盐水溶性大于大分子有机酸盐。但也有例外情况，有的生物碱盐难溶于水，可溶于亲脂性溶剂，如小檗碱盐酸盐、麻黄碱草酸盐等。

案例 13-3 毛茛科植物黄连（*Coptis chinensis*）为我国名产药材之一，抗菌力很强，对急性结膜炎、口疮、急性细菌性痢疾、急性肠胃炎等均有很好的疗效，其主要有效成分为黄连中含有的小檗碱（berberine，俗称黄连素）。

问题：盐酸小檗碱片剂在临床上效果较好，而盐酸小檗碱注射液疗效较差，结合本节生物碱的理化性质（溶解性），试分析其可能原因。

四、生物碱的碱性

碱性是生物碱的重要性质之一。生物碱通常表现出来的碱性，是由于其结构中含有氮原子，其碱性强弱与分子结构等因素有很大关系。

（一）生物碱碱性强弱的表示方法

根据丹麦化学家布朗斯特（Brønsted）酸碱质子理论，凡是接受质子（H^+）的任何物质都是碱。简单地说，碱是质子的接受体。生物碱分子中含有的氮原子通常具有孤对电子，可以接受质子，故显碱性。

生物碱碱性强弱可根据其接受质子后形成共轭酸的电离常数的负对数 pK_a 的大小来判断。共轭酸电离程度越小，氮原子与 H^+结合能力越强，pK_a 值越大，碱性越强。反之亦然。

碱性强度与 pK_a 值关系可分为：极弱碱，$pK_a<2$；弱碱，pK_a 2～7；中强碱，pK_a 7～12；强碱，$pK_a>12$。碱性基团的 pK_a 值大小顺序一般为：胍基[—NH(C=NH)NH_2]＞季铵碱＞脂肪胺基＞芳杂环（吡啶）＞酰胺基。

（二）生物碱碱性强弱和分子结构的关系

生物碱的碱性强弱和氮原子上孤电子对的杂化方式、氮原子的电子云密度及分子的空间效应等有关。

1. 氮原子的杂化方式 生物碱中氮原子在形成有机胺时，其外层价电子跟碳原子类似，也可通过 sp、sp^2 和 sp^3 三种杂化方式形成杂化轨道。氮原子的碱性强弱与杂化轨道中 p 电子成分所占比例有关：p 电子成分比例增大，则越容易供给电子（接受质子），碱性则越强。氮原子不同杂化方式下的碱性强弱顺序为：$sp^3>sp^2>sp$。例如，氰基（—CN）的氮原子为 sp 杂化，呈中性；吡啶（氮原子为 sp^2 杂化）呈弱碱性；异喹啉（氮原子为 sp^2 杂化）氢化成四氢异喹啉（氮原子为 sp^3 杂化）后，碱性增强。季铵碱如小檗碱，因其氮原子以离子形式存在，同时含有 OH^-，故显强碱性。

吡啶 pK_a 5.19　　异喹啉 pK_a 5.4　　四氢异喹啉 pK_a 9.5　　小檗碱 pK_a 11.5

2. 电性效应　生物碱的碱性受其分子中的氮原子电子云密度大小影响。氮原子电子云密度越大，接受质子的能力越强，则碱性越强；反之亦然。影响氮原子的电子云密度分布主要有诱导效应、诱导-场效应和共轭效应等。

（1）诱导效应：生物碱分子中氮原子的电子云密度受到分子中供电子基团和吸电子基团的诱导效应影响。供电子基团如烷基等，可增加氮原子的电子云密度，使碱性增强，如二甲胺的碱性强于甲胺和氨分子，麻黄碱（ephedrine）的碱性强于去甲伪麻黄碱（norpseudoephedrine）。吸电子基团如苯环、羟基、双键、酰基、酯酰基等，可降低氮原子的电子云密度，使碱性降低，如托哌可卡因（tropococaine）碱性强于可卡因（cocaine），石蒜碱（lycorine）由于其氮原子附近的双键吸电子诱导效应，使其碱性弱于二氢石蒜碱（dihydrolycorine）。

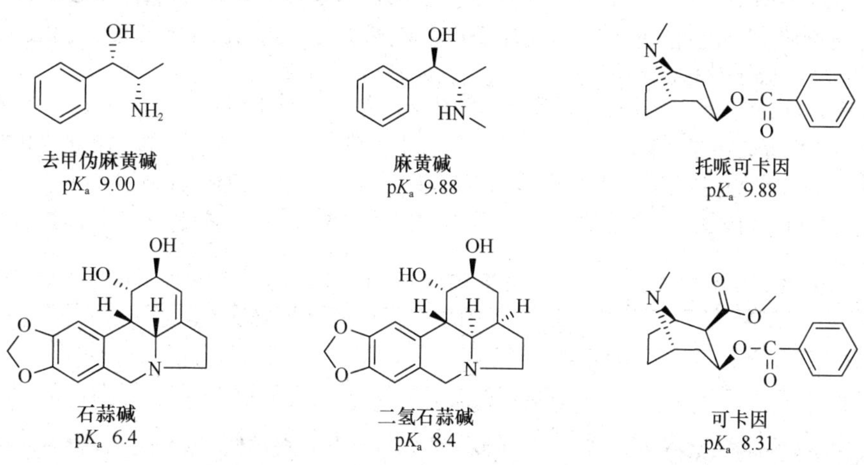

去甲伪麻黄碱 pK_a 9.00　　麻黄碱 pK_a 9.88　　托哌可卡因 pK_a 9.88

石蒜碱 pK_a 6.4　　二氢石蒜碱 pK_a 8.4　　可卡因 pK_a 8.31

具有氮杂缩醛（酮）结构的生物碱，其氮原子容易质子化形成季铵碱，表现出强碱性。如小檗醇（berberinol）的氮原子位于氮杂半缩醛中，其孤对电子与 α-羟基的 C–O 键的 σ 电子发生转位，从而形成稳定的季铵碱而呈强碱性。根据布雷特（Bredt）规则，较小稠环（双环）的桥环化合物，如 3 个桥的总长小于 7 时，双键如 C═C 或 C═N 等不能稳定存在于桥头碳原子上。当氮杂缩醛（酮）结构中氮原子处于稠环桥头时，则不能发生转位，无法形成季铵碱，反而因为 OR 基团（如羟基）的吸电子诱导效应使碱性降低。例如，阿马林（ajmaline）结构中虽然有 α-羟胺结构，但其氮原子处于稠环桥头，不能转位，故为中等碱性。又如伪士的宁（pseudostrychnine）因其结构中的 α-羟基只起吸电子诱导效应，不能转化为季铵盐，故而碱性弱于士的宁（strychnine）。

小檗醇 $\underset{OH^-}{\overset{H^+}{\rightleftharpoons}}$ 小檗碱 pK_a 11.5

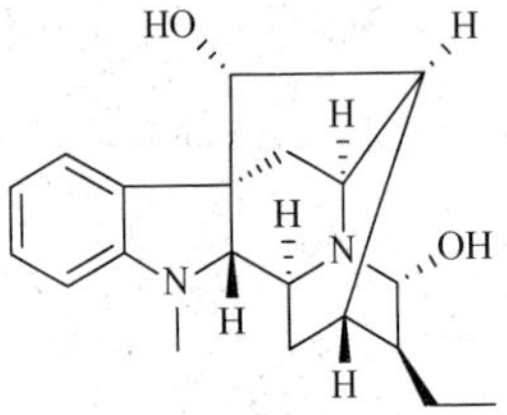

阿马林
pK_a 8.15

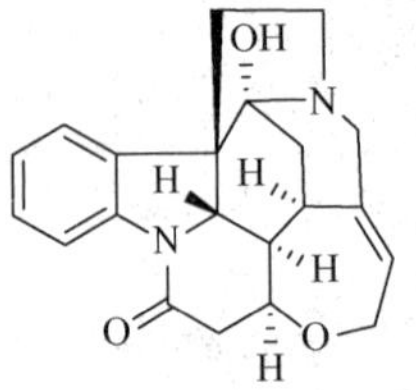

伪士的宁
pK_a 5.6

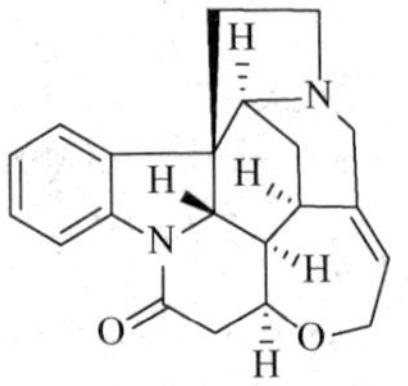

士的宁
pK_a 8.2

（2）诱导-场效应：生物碱分子中如果含有两个氮原子，即使这两个氮原子的杂化形式相同，周围化学环境也完全相同，各个氮原子的碱度强弱仍存在差异。当分子中一个氮原子质子化后，就产生一个强吸电基团$-N^+HR_2$。这个强吸电基团对另一个氮原子产生两种碱性降低的效应：吸电子诱导效应和静电场效应。前者通过碳链传递吸引电子，从而降低另一个氮原子的电子云密度，这种吸电子诱导效应随着碳链的增长逐渐减弱；后者则是由于第一个氮原子质子化后产生一个正静电场，此静电场通过空间作用阻碍另一个氮原子与质子结合，这种静电场效应随着两个氮原子之间的空间距离的增加而减弱。这两种效应统称为诱导-场效应。例如，依米丁（emetine）分子中两个氮原子都在脂杂环体系中，中间间隔 5 个碳原子，空间距离较远，彼此受诱导-场效应影响较小，故ΔpK_a=0.89；而鹰爪豆碱（sparteine）分子中的两个氮原子之间间隔仅 3 个碳原子，空间距离较近，彼此受诱导-场效应影响较大，碱性差别很大，ΔpK_a为 8.1。

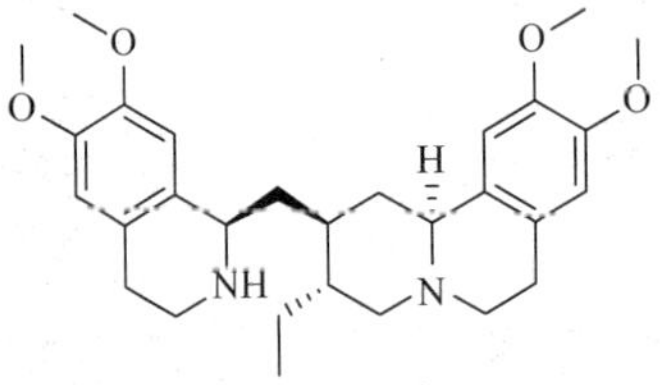

吐根碱
ΔpK_a 0.89

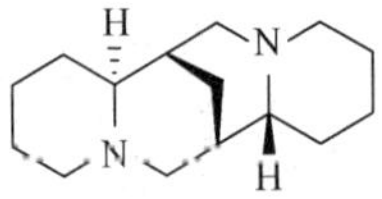

金雀花碱
ΔpK_a 8.1

（3）共轭效应：生物碱分子中的氮原子与具有 π 电子的基团相连时，氮原子上的孤电子对与 π 电子形成 p-π 共轭体系，氮原子的电子云密度降低，分子的碱性减弱。在生物碱分子中，常见的 p-π 共轭效应主要有三种类型：苯胺型、烯胺型和酰胺型。

苯胺型：苯胺（aniline）氮原子上的孤电子对与苯环上的大 π-电子形成 p-π 共轭体系，碱性比相应的环己胺（cyclohexylamine）弱很多。例如毒扁豆碱（physostigmine）分子中，N_1 氮原子与苯环形成 p-π 共轭体系，pK_a仅为 1.76，而 N_2 氮原子未处于 p-π 共轭体系中，pK_a为 7.88，二者碱性相差悬殊。

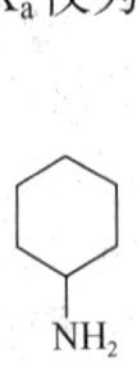

环己胺
pK_a 10.14

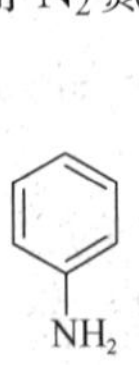

苯胺
pK_a 4.58

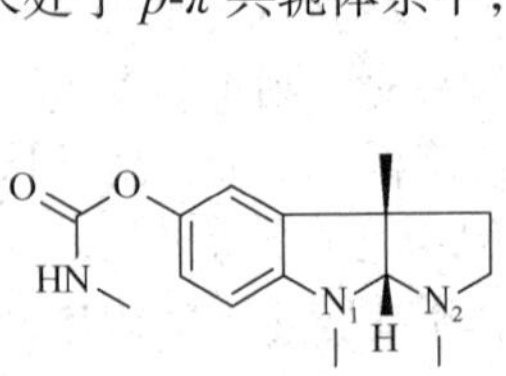

毒扁豆碱
pK_a1 1.76 pK_a2 7.88

烯胺型：氮原子处于烯胺结构的生物碱通常存在以下转化。

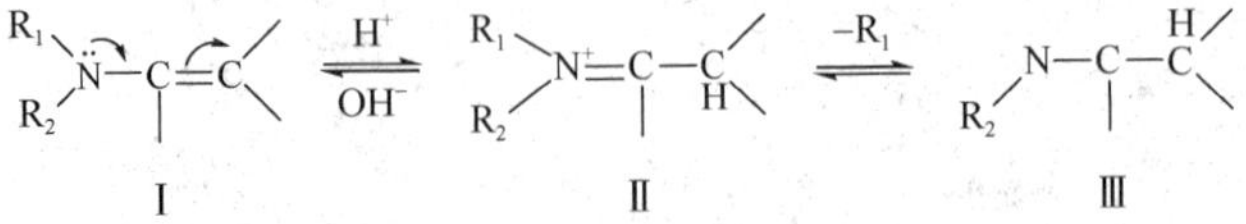

$$R_1R_2\ddot{N}-C=C\langle \underset{OH^-}{\overset{H^+}{\rightleftharpoons}} R_1R_2N^+=C-CH\langle \overset{-R_1}{\rightleftharpoons} R_2N-C-CH\langle$$

Ⅰ Ⅱ Ⅲ

烯胺Ⅰ可以发生双键移位，形成季铵Ⅱ。若Ⅰ为仲烯胺（即 R_1 或 R_2=H），则其季铵Ⅱ极不稳定，可脱去 R_1 或 R_2，进一步转化成Ⅲ，碱性减弱；若 I 为叔烯胺（即 R_1 和 R_2 为烷基），则其季铵Ⅱ较稳定，碱性较强。如 *N*-甲基-2-甲基二氢吡咯的 pK_a 为 11.94，碱性较强，是由于其氮原子为叔烯胺氮原子。又如蛇根碱（serpentine）分子容易发生双键移位形成季铵，从而呈较强碱性（pK_a=10.8）。值得注意的是，具有叔烯胺结构的生物碱的氮原子处在桥头位置，根据 Bredt 规则，其不能形成季铵盐，反而由于双键的吸电子诱导效应使得生物碱分子碱性减弱。如新士的宁（neostrychnine，pK_a=3.8）的碱性小于士的宁（strychnine，pK_a=8.2）

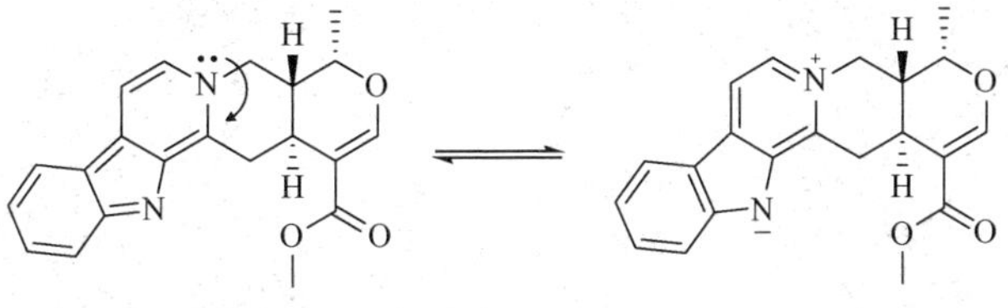

蛇根碱 pK_a 10.8

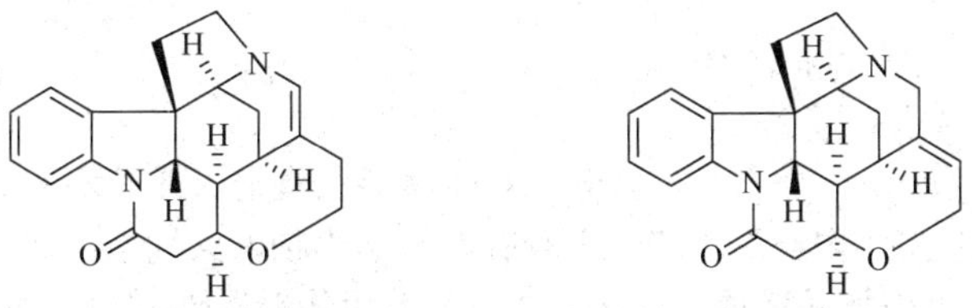

新士的宁　　士的宁

吡咯具有烯胺基，但其为 π-*N*-芳杂环，氮原子的孤电子对与芳环的 6 个 π 电子形成 *p*-π 共轭体系，吸引质子的能力很弱，碱性很弱（pK_a 0.4）。吲哚的情况与吡咯类似。相反，吡啶为缺 π-*N*-芳杂环，氮原子的孤电子对不参与共轭，碱性较强（pK_a 5.25）。

咪唑含两个氮原子，其中一个氮原子与吡咯的氮原子类似，几乎不呈碱性；另一个氮原子则与吡啶的氮原子相似，容易接受质子，显示较强的碱性；同时，当其接受质子后能形成更稳定的共轭酸产物，进一步增强其碱性。故此，咪唑的碱性（pK_a 7.2）强于吡啶。具有—N—C═N—结构的生物碱，由于其接受质子后能形成结构稳定的共轭酸，通常显强碱性，如脒（pK_a 12.4）和胍（pK_a 13.6）均表现出较强的碱性。

酰胺型：当氮原子处于酰胺结构中时，氮原子上孤电子对与酰胺羰基形成 *p*-π 共轭体系，碱性很弱，几乎呈中性。如咖啡因（caffeine）、胡椒碱（piperine）和秋水仙碱（colchicine）等。

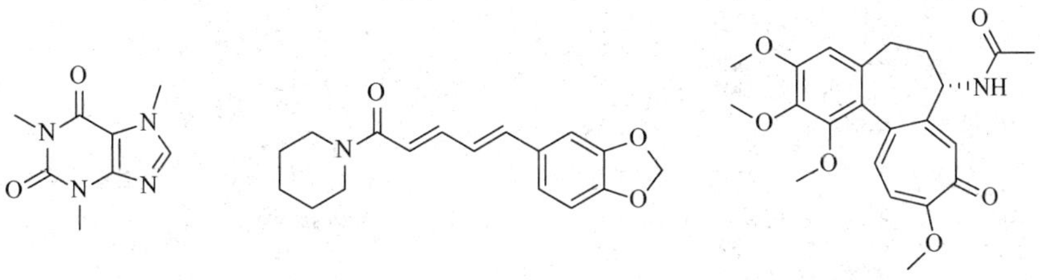

咖啡因 pK_a 1.22　　胡椒碱 pK_a 1.42　　秋水仙碱 pK_a 1.84

当生物碱氮原子上的孤电子对在参与 *p*-π 共轭时受邻近基团干扰，共轭效应将减弱或消失，孤电子对向 π 键供电子，使得生物碱分子的碱性增强。例如，*N*,*N*-二甲基苯胺（pK_a 4.39）在其氨基邻位引入一个甲基后则为邻甲基 *N*,*N*-二甲基苯胺（pK_a 5.15），其碱性增强。

3. 空间效应 生物碱的分子构象及氮原子附近取代基的种类等立体因素也会影响氮原子接受质子的能力，故而影响生物碱的碱性强弱。生物碱分子中的氮原子附近存在立体障碍时会减弱氮原子接受质子的能力，使其碱性降低。例如，甲基麻黄碱（*N*-methylephedrine）中氮原子比麻黄碱（ephedrine）多一个甲基取代基，由于供电子诱导效应可使其碱性增强，但实际碱性却较麻黄碱弱，主要就是因为前者的氮原子上多的一个甲基产生了空间位阻效应；又如东莨菪碱（scopolamine）中存在的三元环氧取代基对氮原子产生空间位阻效应，使其碱性比莨菪碱（hyoscyamine）的碱性弱。

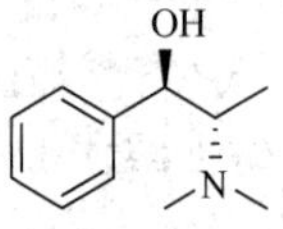

甲基麻黄碱
pK_a 9.30

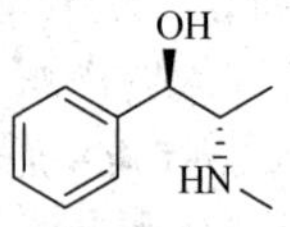

麻黄碱
pK_a 9.56

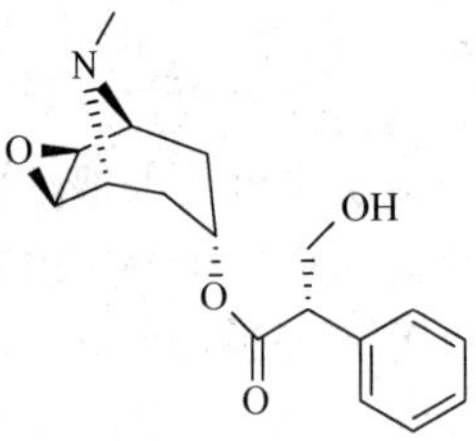

东莨菪碱
pK_a 7.50

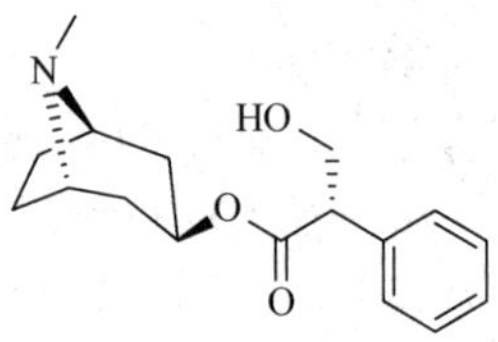

莨菪碱
pK_a 9.65

4. 分子内氢键 生物碱氮原子上的孤电子对能够接受质子形成共轭酸，该共轭酸越稳定，生物碱的碱性则越强。如果在生物碱氮原子附近存在有能与生物碱共轭酸的质子形成分子内氢键的羟基和羧基等取代基，则可增加共轭酸的稳定性，从而使生物碱碱性增强。如顺-10-羟基二氢去氧可待因（*cis*-10-hydroxycodeine）的碱性强于反式（*trans*-10-hydroxycodeine）和钩藤碱（rhynchophylline）的碱性强于异和钩藤碱（isorhynchophylline），就是由于顺-10-羟基二氢去氧可待因与和钩藤碱的羟基或羰基易于形成分子内氢键，使得相应的共轭酸更稳定。

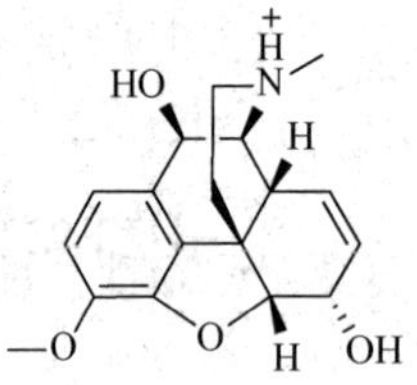

顺-10-羟基二氢去氧可待因
pK_a 9.41

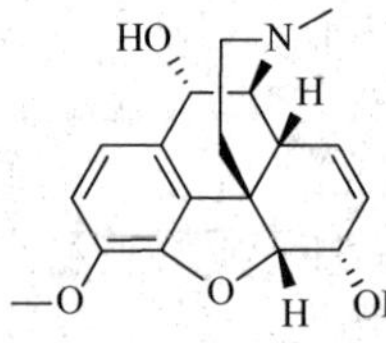

反-10-羟基二氢去氧可待因
pK_a 7.71

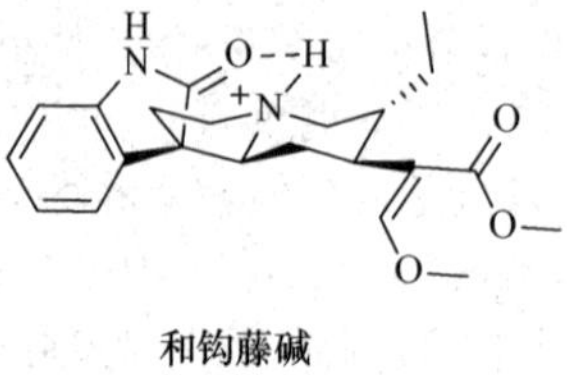

和钩藤碱
pK_a 6.32

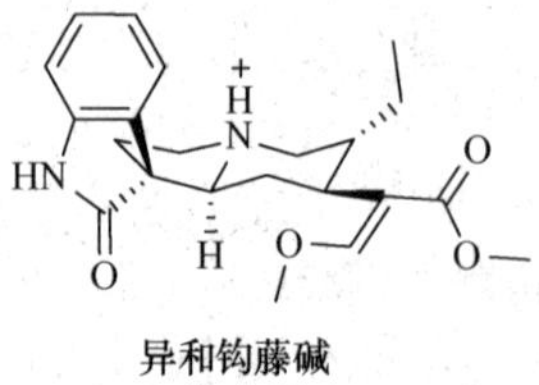

异和钩藤碱
pK_a 5.20

在比较不同生物碱碱性强弱时，对于具体化合物应具体分析，综合考虑上述几种影响碱性强弱的因素。一般来说，当空间效应和诱导效应共存时，前者影响较大；当诱导效应和共轭效应共存时，共轭效应居主导地位。此外，溶剂、温度等外界因素对生物碱的碱性也有一定的影响。

五、生物碱的检识

判断天然药物中是否含有生物碱，以及在对生物碱类成分的提取分离和结构鉴定中，常常需要一些简便快捷的定性方法来达到检识目的。生物碱最常用的检识方法是生物碱的显色反应和沉淀反应。

（一）显色反应

某些生物碱能与一些浓无机酸为主的试剂反应呈现不同的颜色，这些试剂通常可以用来检识和鉴别个别生物碱，称为生物碱显色试剂。

1. Mandelin 试剂 1%钒酸铵的浓硫酸溶液。可与阿托品显红色，与奎宁显淡橙色，与吗啡显蓝紫色，与可待因显蓝色，与士的宁显现蓝紫色至红色。

2. Fröhde 试剂 1%钼酸钠或 5%钼酸铵的浓硫酸溶液。可与乌头碱显黄棕色，与秋水仙碱显黄色，与小檗碱显棕绿色，与吗啡显紫色转棕色，与阿托品和士的宁等不显色。

3. Marquis 试剂 0.2mL 的 30%甲醛溶液与 10mL 浓硫酸混合而得。可与吗啡显橙色至紫色，与可待因显蓝色，与古柯碱和咖啡因不显色。

4. 浓硝酸 与吗啡碱显蓝色至黄色，与可待因显黄色，与士的宁显黄色，与阿托品、咖啡因和古柯碱等不显色。

5. 浓盐酸 与藜芦碱显红色，与小檗碱在氨水中显红色，与其他大部分生物碱无显色反应。

（二）沉淀反应

在酸性条件下，生物碱与某些试剂反应生成不溶性复盐或络合物而产生沉淀，这些试剂被称为生物碱沉淀试剂。沉淀反应可以用于分离纯化生物碱。某些生物碱和沉淀试剂反应产生的沉淀具有很好的结晶和一定的熔点，可以用于生物碱的鉴定。

1. 沉淀试剂 生物碱的沉淀试剂很多，常用的生物碱试剂可以分为金属盐、重金属盐、大分子酸类等 3 类。

1）金属盐类

碘化钾碘（Wagner）试剂：$KI\text{-}I_2$，形成棕褐色沉淀。

碘化铋钾（Dragendorff）：$BiI_3 \cdot KI$，形成红棕色沉淀。

碘化汞钾（Mayer）试剂：$HgI_2 \cdot 2KI$，形成类白色沉淀，若加过量试剂，沉淀又被溶解。

雷氏铵盐（Ammoniumreineckate）硫氰酸铬铵试剂：生成难溶性紫红色复盐。

改良碘化铋钾试剂（Dragendorff 试剂）：配制方法：取次硝酸铋 0.85g，加入 10mL 冰醋酸和 40mL 水，混合溶解即得溶液Ⅰ；取碘化钾 8g，加 20mL 水溶解即得溶液Ⅱ；取溶液Ⅰ和溶液Ⅱ等量混合即得（置棕色瓶中可长期保存）储存液。显色剂：取 1mL 储存液，加入 2mL 冰醋酸和 10mL 水，混合即得（需临用前配制）。生物碱显橘红色斑点。

2）重金属盐类

氯化金（3%）（Suric chloride）$HAuCl_4$. 形成黄色晶形沉淀。

3）大分子酸类

硅钨酸（Bertrand）试剂：$SiO_2 \cdot 12WO_3 \cdot nH_2O$，形成淡黄色或灰白色无定形沉淀。

磷钼酸试剂：$H_3PO_4 \cdot 12MoO_3 \cdot H_2O$，形成白色或黄褐色无定形沉淀。

磷钨酸试剂：$H_3PO_4 \cdot 12WO_3 \cdot 2H_2O$，形成白色或黄褐色无定形沉淀。

苦味酸（Hager）试剂：2,4,6-三硝基苯酚，显黄色。

2. 反应原理 生物碱能够与沉淀试剂生成难溶于水的复盐或络合物。

$$\geqslant NH^+ + KBiI_4 \longrightarrow \geqslant NH^+BiHI_4^- + K^+$$

生物碱盐　　碘化铋钾　　　　红棕色沉淀

$$\geqslant NH^+ + \text{2,4,6-}(O_2N)_3C_6H_2OH \longrightarrow \geqslant NH^+O^- C_6H_2(NO_2)_3$$

生物碱盐　　苦味酸　　　　黄色沉淀

3. 沉淀反应条件 通常在酸水或酸性烯醇中进行。若在碱性条件下则试剂本身将产生沉淀。苦味酸试剂和三硝基间苯二酚试剂可在中性条件下进行。在烯醇或脂溶性溶液中时，含水量需要大于 50%，如果醇的含量大于 50%时，则使沉淀溶解。沉淀试剂不宜过量，如过量的碘化汞钾可使产生的沉淀溶解。

4. 结果判别

（1）生物碱沉淀试剂对不同生物碱的灵敏度不同，个别生物碱与某些生物碱沉淀试剂不产生沉淀，如麻黄碱、咖啡因和碘化铋钾试剂不反应。故此，每种生物碱需采用三种以上沉淀试剂来进行判别。

（2）对中药酸提取液进行沉淀反应，阴性结果则可判断无生物碱存在，但阳性结果并不能判定生物碱的存在，而是需要排除氨基酸、蛋白质、多肽和鞣质等干扰反应的成分出现假阳性结果。

第三节 生物碱的提取分离

生物碱的提取分离方法一般可从以下三个方面考虑：①生物碱在植物体内的存在形式（一般以生物碱盐的形式存在）；②药材中所含杂质的情况；③根据生物碱的碱性控制提取时的 pH。要使生物碱充分游离出来，则 $pH-pK_a>2$；反之成盐（$pH-pK_a<2$）。综合考虑这些因素，绝大多数生物碱可以用溶剂提取出总生物碱，再进一步进行分离。

一、总生物碱的提取

（一）酸水提取法

1. 提取原理 生物碱能够和酸生成盐，生物碱盐易溶于水，难溶于有机溶剂，因而用酸水提取，使生物碱以盐的形式提取出来。

2. 提取方法 一般用 0.5%～1%乙酸、硫酸、盐酸或酒石酸水溶液提取。多采用渗滤法、浸渍法等冷提法。提取液浓缩后用碱（氨水、石灰乳等）碱化游离出生物碱，然后用有机溶剂如三氯甲烷、乙酸乙酯等萃取，浓缩萃取液，得到亲脂性总生物碱。酸水提取法简单易行，但是提取液体积较大，浓缩困难，并且提取出来的水溶性杂质较多，回收处理比较麻烦。对于含有大量淀粉或蛋白质的天然药物不宜用此法提取。酸水法提取总生物碱流程如图 13-1 所示。

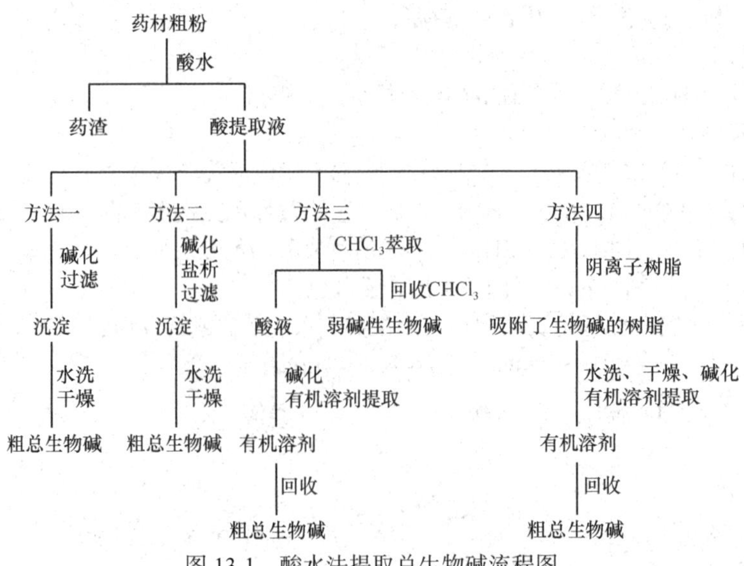

图 13-1 酸水法提取总生物碱流程图

（二）醇类溶剂提取法

1. 提取原理 生物碱及其盐一般易溶于甲醇和乙醇，因而用醇代替酸水提取生物碱。

2. 提取方法 一般采用渗滤、浸渍、加热回流等方法。醇类溶剂除了将生物碱及其盐类提取出来，提取物中还含有大量脂溶性杂质。用烯醇提取的提取物中还含有水溶性杂质，需要进一步纯化。可配合酸水-碱化-萃取法处理除去。

（三）亲脂性溶剂提取法

1. 提取原理 生物碱一般以盐的形式存在于植物细胞中，故采用亲脂性有机溶剂提取时，应先使生物碱盐转化为游离的生物碱。大多数游离生物碱都是脂溶性生物碱，可用亲脂性有机溶剂如三氯甲烷、二氯甲烷、乙酸乙酯等进行提取。

2. 提取方法 药材先用碱水（石灰乳、碳酸钠或稀氨水）润湿，使生物碱充分游离，再用三氯甲烷、乙醚等有机溶剂提取。该法一般采用冷浸法、回流提取法等。亲脂性有机溶剂提取的总生物碱一般只含有亲脂性生物碱，不含水溶性生物碱，杂质较少，容易进一步纯化。

（四）离子交换树脂法

将酸水液与阳离子交换树脂（多用磺酸型）进行交换，交换后的树脂，用碱液进行碱化，再用有机溶剂（如乙醚、三氯甲烷等）进行洗脱，回收溶剂得到总生物碱。此法实用性很强，如提取奎宁、麦角碱类、东莨菪碱、一叶萩碱、咖啡因等应用此方法取得很好的效果。

（五）沉淀法

1. 酸提碱沉法 游离的生物碱难溶于水，可用酸水处理使其成盐，经两相萃取出水层后，再加碱液使其沉淀出来。此法适用于碱性较弱的生物碱。

2. 盐析法 用盐析法析出沉淀进行提取，此法多用于中等极性的生物碱。如黄藤的 1%的酸水提取液，碱化至 pH=9，加入氯化钠使溶液达到饱和，静置，析出掌叶防己碱的沉淀。

3. 雷氏铵盐沉淀法 利用生物碱沉淀试剂与生物碱反应生成难溶性复盐沉淀，从而与水溶性杂质分开。此法多用于季铵碱的提取。

以雷氏铵盐为例，操作过程如下：

（1）用稀酸将季铵碱的水溶液调至 pH 2～3，加入新鲜配制的雷氏铵盐饱和水溶液至不再生成沉淀为止。滤取沉淀，用少量水洗涤 1～2 次，抽干；将沉淀溶于丙酮（或乙醇）中，过滤。滤液即为雷氏生物碱复盐丙酮（或乙醇）溶液。

（2）于此溶液中，加入 Ag_2SO_4 饱和水溶液，形成雷氏铵盐沉淀，滤除，滤液备用。

（3）于滤液中加入与 Ag_2SO_4 物质的量相等的 $BaCl_2$ 溶液，滤除沉淀，最后所得滤液即为季胺碱的盐酸盐。整个反应过程如下：

$$B^{+}+NH_4[Cr(NH_3)_2(SCN)_4] \longrightarrow B[Cr(NH_3)_2(SCN)_4]\downarrow$$

$$2B[Cr(NH_3)_2(SCN)_4]+Ag_2SO_4 \longrightarrow B_2SO_4+2Ag[Cr(NH_3)_2(SCN)_4]\downarrow$$

$$B_2SO_4+BaCl_2 \longrightarrow BaSO_4\downarrow+2BCl$$

B 代表季铵碱。

（六）其他提取方法

1. 超声波提取法 浸泡在溶剂中的药材在超声波振动时产生的空化效应作用下，空化泡瞬间爆破所产生的能量使药材细胞壁破裂，加速了溶剂进入细胞内部。在超声振动作用下，受损细胞中的生物碱成分在溶剂中快速溶解。

2. 微波萃取法 微波萃取技术是一种新型提取技术，主要是对极性分子能够选择性加热，从而对其选择性地溶出，降低了萃取时间，提高了萃取效率。

案例 13-4 某药厂采用酸水渗滤加碱沉淀法，从防己科植物蝙蝠葛（北山豆根；*Menispermum dauricum*）的藤茎中提取山豆根总碱（主要含北山豆根碱 dauricine）、北豆根苏林碱 daurisoline、蝙蝠葛林碱 menisperine、青藤碱 sinomenine 等。

问题：当用氢氧化钠溶液中和使生物碱沉淀析出时，在 pH 8～9 时有大量沉淀生成；当继续加碱时，发现生成的沉淀大部分消失了。试结合生物碱的理化性质及本节相关知识，分析其原因。

二、生物碱的分离

生物碱的分离主要包括系统分离和特定生物碱分离两类。前者主要应用于基础研究；后者主要应用于实际生产。系统分离通常采用生物总碱→生物碱碱性强弱类别或极性部位→单体生物碱的分离流程。药用生物碱的生产大都采用特定生物碱的分离流程，其主要是基于特定生物碱的结构、理化特性等特征来进行定向分离。

（一）利用生物碱的碱性差异进行分离

同一物种中提取的总生物碱中各个单体生物碱的碱性通常存在一定差异，可以采用 pH 梯度萃取法对其进行分离。pH 梯度萃取法的原理是通过调节溶剂系统的 pH，改变某成分在溶剂中的存在状态（游离型或解离型），从而改变该成分在溶剂系统中的分配系数而达到分离目的。采用一系列 pH 由大到小或由小到大的水溶液，依次对待分离的有机溶液进行萃取，能得到酸碱度不同的化合物。对于游离生物碱混合物可通过加酸液，由高到低调节 pH 进行梯度萃取；对于生物碱盐混合物可加碱液，由低到高调节 pH 进行梯度萃取。

（二）利用生物碱及其盐的溶解度不同进行分离

根据不同生物碱或生物碱盐在有机溶剂中的溶解度差异，采用结晶或重结晶法可获取高纯度的生物碱单体化合物。例如，麻黄碱和伪麻黄碱为一对光学异构体，根据其草酸盐在水中的溶解度不同，可将麻黄碱的草酸盐先从水中析出进行分离。又如金鸡纳（*Cinchona calisaya*）树皮中有四种生物碱：奎宁、奎尼丁、金鸡宁和金鸡宁丁；硫酸奎宁、酒石酸金鸡宁丁和氢溴酸奎尼丁在水中的溶解度都很小，而金鸡宁不溶于乙醚；根据以上溶解度差异，可把这些生物碱分别制备成其相应的难溶盐类进行分离。

（三）利用生物碱的特殊官能团性质分离

生物碱除了具有碱性基团外，尚含有其他的官能团，可利用这些官能团的性质进行分离。如具有羧基，则可溶于碳酸氢钠溶液；具有酚羟基，则可溶于氢氧化钠溶液；具有内酯或内酰胺结构的生物碱，则可先加碱（氢氧化钠等）加热开环，生成羧酸盐溶于水，再加酸环合从溶液中析出。如苦参碱和喜树碱的分离等。

（四）利用色谱法进行分离

上述分类方法各有特点，但又有一些局限性。例如，在分离生物碱总碱时，常常不能达到完全分离的目的，结构近似的成分更是难以用上述方法分离，此时需要结合色谱法进行分离。绝大多数色谱法采用吸附色谱手段，但实际应用分配色谱的实例也不少。吸附剂多采用硅胶、氧化铝、ODS、Sephadex LH-20、大孔吸附树脂等。其中，硅胶的应用最广。考虑到硅胶显弱酸性，强碱能在硅胶色谱柱里成盐，通常会在洗脱液中加入适量的二乙胺，使生物碱在游离状态下实现分离。对苷类生物碱或极性较大的生物碱，可采用反相色谱材料（如 RP-8、RP-18 等）或葡聚糖凝胶进行分离。高效液相色谱具有快速、高效的特点，广泛应用于生物碱的分离，但是载量相对较少。在实际生成中，对于较大量制备型分离，通常运用中压或低压柱色谱和制备薄层色谱等进行分离。

案例 13-5　长春碱和长春新碱是从夹竹桃科植物中提取分离的抗肿瘤药物，其化学结构见本章第二节。

问题： 1. 根据本章介绍的生物碱的理化性质（碱性强弱及其影响因素）分析其碱性强弱。

2. 根据本节生物碱提取分离相关知识，请设计一种提取分离这两种生物碱的方法。

第四节　生物碱的结构鉴定

生物碱具有多样的存在形式及骨架结构，其结构鉴定是研究生物碱的重要部分。传统的化学方法进行结构鉴定，所需样品量较大，通过反应破坏了原有的结构，而反应副产物较多，结果准确率较低。随着波谱学的快速发展，其高效，准确度高，且不破坏样品的特性，已成为生物碱结构鉴定的主要方法。此外，随着计算机及密度泛函理论的飞速发展，量子化学计算方法也逐渐成为确定生物碱结构的重要方法之一。

最常用的波谱法有紫外光谱、红外光谱、质谱和核磁共振谱（^{1}H-NMR、^{13}C-NMR 和 2D-NMR）。涉及立体构型时主要用到 CD、ORD、单晶 X 射线衍射以及量子化学计算 ORD、VCD、ECD 和化学位移值等。

一、紫 外 光 谱

生物碱的紫外光谱图能够反映其基本骨架或分子中生色团的结构特点，助色团的种类、数量及位置也会对其紫外光谱图谱产生一定影响。生色团为生物碱母核的非主体结构部分，其紫外光谱图不能反映分子的骨架特征和母核结构，对结构解析作用较小；生色团为生物碱母核的主体结构部分，不同类型的生物碱通常具有相同或相似的紫外光谱，对结构解析仅起到辅助作用；生色团为生物碱母核的整体结构部分，发色团组成了分子的基本骨架与结构类型，其紫外光谱受取代基的影响很小，对生物碱骨架的确定有重要作用。

二、红 外 光 谱

利用特征吸收峰，鉴定结构中主要官能团，主要用于功能基团的定性和与已知生物碱的对照鉴定。对于结构复杂的生物碱作用不大，仅对个别生物碱骨架的立体构型、功能基的位置及构型有一定帮助。

1. 酮基 $\nu_{C=O}$ 吸收　生物碱中的羰基处于跨环时，$\nu_{C=O}$ 吸收在 1680～1660cm^{-1} 内，比正常酮羰基吸收向低波数移动。例如，普罗托品中 $\nu_{C=O}$ 为 1658～1661cm^{-1}。

2.博尔曼（Bohlmann）吸收带　喹诺里西啶环类生物碱，其六元环具有顺式和反式两种稠合方式，红外光谱存在明显差异。反式喹诺里西啶环中，氮原子邻位有 2 个以上氢与氮的孤电子对呈反式直立关系，且氮的孤电子对不参与共轭，其红外光谱在 2800～2700cm^{-1} 区域有 2 个以上明显的吸收峰，称之为 Bohlmann 吸收峰；顺式喹诺里西啶环中，氮原子邻位只有一个氢与氮的孤电子对呈反式直立关系，红外光谱中无 Bohlmann 吸收峰或极弱。

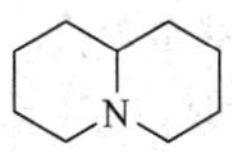

喹喏里西啶 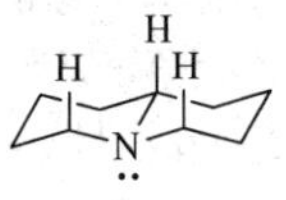　　反式双环（有Bohlmann带）　　顺式双环（无Bohlmann带）

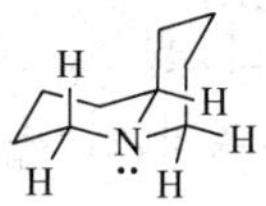

三、质　　谱

质谱主要用于确定生物碱的分子量及分子式，判定生物碱的分子离子峰时，要注意是否符合氮律。另外，根据其碎片裂解规律，可以推测部分生物碱的结构。

1. 难以裂解或由取代基及侧链裂解产生离子碎片 该类生物碱的骨架结构比较稳定，很难裂解，一般裂解主要发生在取代基或侧链上，特征为$[M]^+$或$[M-1]^-$多为基峰或强峰，主要包括下列两大类生物碱。

（1）芳香体系组成生物碱的骨架结构：如喹啉类、吖啶酮类、4-喹酮类、*β*-卡波林类、阿朴啡类及苯丙胺类（如防己碱）等。

（2）分子结构环系多、排列紧密的生物碱：如吗啡碱类、苦参碱类、马钱子碱类、秋水仙碱类、萜类生物碱及取代氨基的甾体生物碱（丰土那明丙素）等。

2. 以氮原子为中心的 *α*-裂解 该类生物碱的裂解主要发生在氮原子的*α*-碳和*β*-碳之间，且多涉及骨架的裂解，对生物碱骨架结构的推测具有重要意义。其特征为分子离子峰较低，基峰或强峰多是含氮的基团或部分。另外，当氮原子的 *α*-碳连接不同的基团时，大基团更易于发生裂解。容易发生 *α*-裂解的生物碱包括杂氮环己烷及其衍生物、莨菪烷类、四氢异喹啉类、四氢 *β*-卡波林类、甾体生物碱类等。

3. RDA 裂解 当生物碱分子中存在环己烯结构片段时，在双键的 *α*-碳和 *β*-碳之间发生 RDA 裂解，产生一对强的互补离子，由此确定环上取代基的类型及数量。具有这种裂解方式的生物碱主要为含四氢 *β*-卡波林结构的吲哚类、四氢原小檗碱类、普罗托品类及无氮烷基取代的阿朴啡类等。例如，原小檗碱和四氢原小檗碱型的生物碱，主要从 C 环发生 RDA 裂解。

H_3CO, HO, N, CH_3, OH, OCH_3 — *m/z* 342 → *m/z* 192 + *m/z* 150

m/z 192 —($-CH_2$)→ *m/z* 178；*m/z* 150 —($-CH_3$)→ *m/z* 135

四、核磁共振谱

核磁共振谱是生物碱结构鉴定最常用的工具。^{1}H-NMR 能够提供有关功能基团（如 NH、N-CH_3、N-CH_2CH_3、CH_3O、双键、芳氢等）和立体结构的重要信息。^{13}C-NMR 能够提供分子结构中碳原子的类型及数量，对生物碱的结构推测具有重要意义。其他 2D-NMR 提供大量结构信息，用于确定生物碱的平面及立体结构。

（一）^{1}H-NMR

由于氮原子的影响，不同类型N上质子的化学位移值（*δ*）不同。脂肪胺为 0.6～3.5；芳香胺为 3.0～5.0；酰胺为 5.0～8.5。具有芳香环的生物碱，由于苯环的正屏蔽效应，立体结构中处于苯环上、下氢的化学位移向高场偏移，由此可以判断生物碱立体构象及取代基的取向。例如，*N,O,O*-三甲基乌药碱结构中 A 环上的 7–CH_3 位于 C 环的正屏蔽区，其质子化学位移值较 6–CH_3 向高场移动；而 *N,O,O,O*-四甲基乌药碱中 7–CH_3 不受此影响。同理，后者 N-CH_3 中的质子处于 C 环的正屏蔽区，其质子化学位移值较前者偏向高场。由此，可判断这两个生物碱的立体结构。

N,*O*,*O*-三甲基乌药碱　　*N*,*O*,*O*,*O*-四甲基乌药碱

（二）^{13}C-NMR

生物碱结构中的氮原子电负性较强，会对相邻碳原子产生吸电诱导效应，使其化学位移向低场移动，移动一般规律为 *α*-碳＞*γ*-碳＞*β*-碳。同理，由于氮原子的电负性，与其相连的甲基碳化学位移值较烷烃甲基偏大。例如，分离自棒节石斛（*Dendrobium findlayanum*）的 dendrofindline B 中 *N*-甲基（δ_C 32.9）比 *C*-甲基（δ_C 19.8，21.2）的位移值明显偏高。

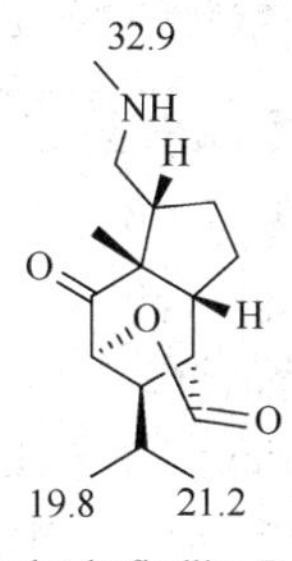

dendrofindline B

（三）2D-NMR

生物碱结构复杂多样，其结构的确定需要借助各种二维图谱。^{1}H-^{1}H COSY 主要给出两个相邻碳上的氢之间的耦合关系，从而可以确定连氢碳原子的连接顺序；碳-氢异核单量子相关（heteronuclear singular quantum correlation，HSQC）谱主要用于与碳直接相连质子的归属；碳-氢异核多键相关（heteronuclear multiple bond correlation，HMBC）谱可以把因为有杂原子或季碳原子而断开的结构片段相互连接起来完成化合物的平面结构；核欧沃豪斯效应谱（nuclear Overhauser effect spectroscopy，NOESY）或旋转坐标系的欧沃豪斯增强谱（rotating frame Overhauser enhancement spectroscopy，ROESY）用于确定各个质子在三维空间上的分布，主要用作确定分子中某些基团的位置、立体构型。如从夹竹桃科雷打果（*Melodinus yunnanensis*）中分离得到的喹啉类生物碱 meloyunnanine A，首先通过 HMBC 和 ^{1}H–^{1}H COSY 谱中的相关信号，连接不同的结构片段，确定其平面结构，然后通过 ROESY 相关确定骨架的立体构型。具体如图 13-2 所示。

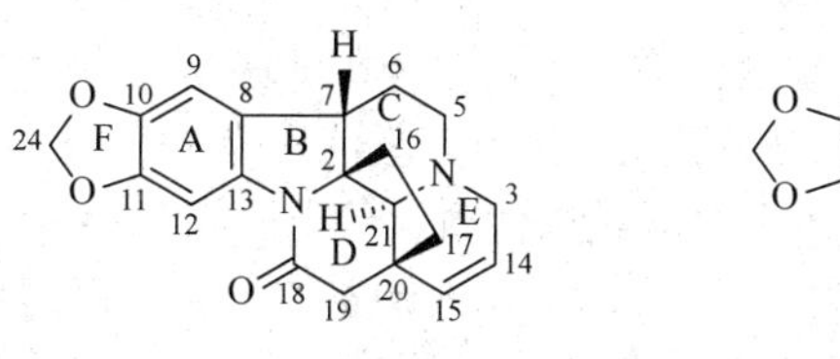

(2*R*,7*S*,20*S*,21*S*)-a　　(2*S*,7*R*,20*R*,21*R*)-b

图 13-2　meloyunnanine A 的结构及关键 2D 相关信号

五、量子化学计算

生物碱中由于含有 N 原子，导致其结构解析要比其他类化合物难度大。近些年，随着计算机及核磁共振理论的发展，量子化学计算被越来越多地运用到复杂生物碱的结构解析中，主要包括旋光光谱（ORD）、电子圆二色谱（ECD）、振动圆二色谱（VCD）及化学位移参数计算等。

生物碱 schizozygine 的平面结构和相对构型可以通过 1D-NMR 及 2D-NMR 图谱确定，其绝对构型通过密度泛函理论，计算 ORD 及 ECD 确定。Schizozygine 的绝对构型有 a 和 b 两种，通过密度泛函理论计算，并采用高斯曲线在 σ=0.2eV、0.3eV、0.4eV 下进行模拟。结果显示 a 构型计算得到的 ECD 曲线与实测曲线基本一致，由此确定 schizozygine 的绝对构型为 2*R*,7*S*,20*S*,21*S*。同时，计算两种不同构型在不同波长下的旋光值，并与实测值进行比较分析，发现构型 a 的计算旋光值与实测值符号一致，确定 schizozygine 的绝对构型为 2*R*,7*S*,20*S*,21*S*。

(2*R*,7*S*,20*S*,21*S*)-a　　(2*S*,7*R*,20*R*,21*R*)-b

六、生物碱结构鉴定实例

（一）海南狗牙花中生物碱的结构鉴定

狗牙花属（*Ervatamia*）是夹竹桃科植物的一个大属，全球共约 120 种。狗牙花属植物中的主要化学成分为生物碱类化合物，具有结构新颖，活性广泛等优点。现代药理研究表明，狗牙花属植物中的生物碱具有抗肿瘤和抗乙酰胆碱酯酶活性。

海南狗牙花（*Ervatamia hainanensis* Tsiang）的根也叫单根木、独根木、山辣椒树、艾角青、鸡爪花等，分布于海南、广东、广西、云南等地，从中分离到的吲哚生物碱具有较好的戒毒活性。

海南狗牙花中的吲哚类生物碱大多为冠狗牙花碱的类似物，结构中吲哚环（A/B）和一个含氮七元环以[2,3,d]形式骈联，七元环的 2,3 位骈一个饱和六元环（D），六元环的 C-14 位和七元环的 N-4 位以 C-3 亚甲基桥相连，组成冠狗牙花碱的母核。母核的 C-16 位一般有甲氧甲羰基取代；C-20 位有乙基取代；C-3 位的变化较多，有羟基、羰丙基或羟乙基取代，或被氧化成羰基。母核在光谱学上的共同特征如下。

1. 紫外光谱特征　吲哚类生物碱生色团组成分子的基本骨架，其紫外光谱受取代基的影响较小，紫外光谱对生物碱骨架的测定有重要作用。紫外光谱中一般在 220～228nm（vs），280～290nm（w），290～295nm（sh）处有吸收峰，提示化合物可能具有吲哚环母核。

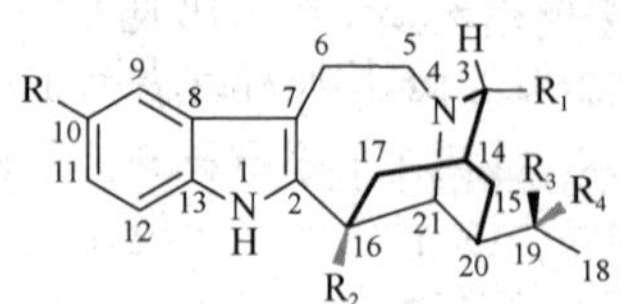

Ⅰ：伊波加明(ibogamine) R=R_1=R_2=R_3=R_4=H
Ⅱ：伏康京碱(voacangine) R=OCH_3, R_1=R_3=R_4=H, R_2=$COOCH_3$
Ⅲ：19-海尼山辣椒碱(19-heyneanine) R=R_1=H, R_2=$COOCH_3$, R_3=OH, R_4=H
Ⅳ：冠狗牙花碱(coronaridine) R=R_1=R_3=R_4=H, R_2=$COOCH_3$
Ⅴ：3-羟基冠狗牙花碱(3-hydroxylcoronaridine) R=R_3=R_4=H, R_1=OH, R_2=$COOCH_3$

2. ^{1}H-NMR（表 13-1）　^{1}H-NMR 中 NH 信号一般出现在低场 δ_H 7.8～7.9，吲哚环上的芳氢信号多为 δ_H 6.5～8.0，当吲哚环的苯环未被取代时，4 个芳氢信号为 2 个 dd 或 d 峰和 2 个 dt 或 t 峰（*J*=8.0，2.0Hz），当吲哚环的苯环上有 1 个甲氧基取代时，芳氢区则出现 ABX 系统信号；18 位的甲基质子信号通常在 δ_H 0.8～0.9，且为 t 峰，当 19 位有羟基取代时，该信号向低场移动，并由 t 峰变为 d 峰；H-21 一般在 δ_H 3.5～4.5 处以宽单峰的形式出现。

表 13-1　化合物Ⅰ～Ⅲ的 ^{1}H-NMR 数据（*J*, δ）

序号	Ⅰ	Ⅱ	Ⅲ
1	7.65（1H，br.s）	7.76（1H，br.s）	7.81（1H，br.s）
3	3.35（2H，m）	2.80（1H，d，*J*=9.0）	2.80（1H，d，*J*=9.0）

续表

序号	Ⅰ	Ⅱ	Ⅲ
		2.92（1H，m）	3.00（1H，m）
5	3.17（1H，m）	3.21（1H，m）	3.17（1H，m）
	3.28（1H，m）	3.39（1H，m）	3.42（1H，m）
6	3.00（1H，m）	3.00（1H，dd，J=16.0，1.0）	3.12（2H，m）
	3.19（1H，m）	3.15（1H，m）	
9	7.46（1H，d，J=8.0）	6.92（1H，d，J=2.0）	7.47（1H，d，J=8.0）
10	7.08（1H，t，J=8.0）		7.07（1H，t，J=8.0）
11	7.08（1H，t，J=8.0）	6.80（1H，dd，J=9.0，2.0）	7.17（1H，t，J=8.0）
12		7.14（1H，d，J=9.0）	7.26（1H，d，J=8.0）
14	1.80（1H，m）	1.88（1H，m）	1.96（1H，m）
15	1.41（1H，m）	1.12（1H，dd，J=10.0，7.0）	1.78（1H，m）
		1.73（1H，t，J=10.0）	1.83（1H，m）
16	1.98（1H，m）		
17	2.10（1H，dd，J=12.0，2.0）	1.90（1H，dd，J=12.0，2.0）	2.04（1H，dd，J=12.0，2.0）
	2.67（1H，dd，J=12.5，2.0）		2.60（1H，d，J=12.0）
18	0.89（3H，t，J=7.5）	0.91（3H，t，J=7.0）	1.26（3H，d，J=6.0）
19	1.49（1H，m）	1.44（1H，m）	3.90（1H，dq，J=6.0，3.0）
	1.57（1H，m）		1.42（1H，m）
20	1.25（1H，m）	1.32（1H，m）	4.10（1H，s）
21	2.03（1H，m）	3.55（1H，s）	

注：化合物Ⅱ：$COOCH_3$ 3.71（3H，S），OCH_3 3.84（3H，S）；Ⅲ：$COOCH_3$ 3.73（3H，S）；J单位为 Hz；δ单位为 ppm

3. ^{13}C-NMR（表 13-2） ^{13}C-NMR 中羰基信号一般出现在 δ_C 173～175，低场区 δ_C 110～140 可见吲哚环上的 4 个叔碳和 4 个季碳信号，当吲哚环有连氧取代时，被取代的芳碳向低场方向移动，而与之相邻的 2 个芳碳则向高场方向移动；在 δ_C 11 和 δ_C 27 左右的信号分别为 18 和 19 位碳信号，当 19 位有羟基取代时，2 个信号分别向低场移动至 δ_C 20 和 δ_C 70 左右；21 位的叔碳信号一般出现在 δ_C 55～60。

表 13-2 化合物Ⅰ～Ⅴ的 ^{13}C-NMR 数据（δ，ppm）

序号	Ⅰ	Ⅱ	Ⅲ	Ⅳ	Ⅴ
2	141.7s	137.6s	136.1s	136.7s	136.1s
3	49.9t	51.6t	51.0t	51.7t	86.1d
5	54.2t	53.2t	52.3t	53.2t	51.3t
6	20.6t	22.2t	22.0t	22.2t	21.8t
7	109.1s	110.1s	110.1s	110.4s	110.1s
8	129.6s	129.2s	128.9s	128.9s	128.4s
9	117.9d	100.8d	118.8d	118.5d	118.4d
10	119.1d	154.0s	119.8d	119.2d	119.4d
11	121.0d	111.1s	128.9d	121.9d	122.1d
12	110.1d	111.8d	110.8d	110.4d	110.5d
13	134.6s	130.6s	135.9s	135.6s	135.6s
14	26.4d	26.8d	27.4d	27.5d	34.6d

续表

序号	Ⅰ	Ⅱ	Ⅲ	Ⅳ	Ⅴ
15	34.1t	32.0t	29.0t	32.1t	24.8t
16	41.9d	55.1s	54.3s	55.2s	54.3s
17	32.0t	36.6t	37.1t	36.6t	35.6t
18	11.9q	11.6q	22.6q	11.6q	11.7q
19	27.7t	27.4t	71.2d	26.8t	27.0t
20	41.3d	39.2d	40.1d	39.2d	37.8d
21	57.6d	52.6d	53.1d	57.5d	56.3d
*$COOCH_3$		175.7s	175.3s	175.7s	174.9s
COO*CH_3		57.5q	54.6q	56.5q	52.7q
O*CH_3		56.1q			

注：*表示化学位移值所对应的原子

（二）钩吻中生物碱 gelstriamine A 的结构鉴定

钩吻（*Gelsemium elegans*）为马钱科钩吻属常绿木质藤本，为中国传统药用植物，主要分布于江西、福建、台湾、湖南、广东、海南、广西、贵州、云南等省、自治区。其味辛、苦，性温。有剧毒，具有破积拔毒、祛瘀止痛、杀虫止痒、镇痛、抗炎、散瞳、抗肿瘤等功效。用于治疗疥癞、湿疹、瘰疬、痈肿、疔疮、跌打损伤、风湿痹痛、神经痛。钩吻的钩吻碱多为吲哚类生物碱，具有抗肿瘤、促进免疫调节、镇痛、降压等药理作用。

从钩吻茎中分离得到了一个无色油状化合物Ⅰ，高分辨质谱在 *m/z* 414.2009 给出$[M+H]^+$分子离子峰，推测其分子式为 $C_{22}H_{27}N_3O_5$（计算值为 414.2029），具有 11 个不饱和度。紫外光谱在 206nm、254nm 和 278nm 处有吸收峰，提示化合物中含有吲哚酮发色团。^{1}H-NMR 谱中显示四个芳香质子信号（δ_H 7.37，d，J=7.6Hz；7.11，t，J=7.6Hz；7.28，t，J=7.6Hz；6.93，d，J=7.6Hz），说明该化合物中含有一个邻二取代苯环片段；一个氧化的次甲基质子信号（δ_H 3.60，d，J=9.1Hz）；一个氧化的亚甲基质子信号（δ_H 4.36，d，J=10.7Hz；4.03，dd，J=10.7，5.0Hz）；一个连氮次甲基质子信号（δ_H 3.12，dt，J=8.8，3.7Hz）；一个连二氮次甲基质子信号（δ_H 4.62，s）；一个甲基质子信号（δ_H 1.05，t，J=7.3Hz）；一个 N–OCH_3 质子信号（δ_H 3.98，s）；一个 N–CH_3 质子信号（δ_H 2.45，s）及一个仲氨基质子信号（δ_H 6.45，brs，NHCOO）。^{13}C-NMR 和 DEPT 谱显示 22 个碳信号，包括 3 个甲基碳，4 个亚甲基碳，9 个次甲基碳，1 个连氧叔碳，3 个季碳，2 个羰基碳。以上 ^{1}H-NMR 和 ^{13}C-NMR 数据与钩吻中的单萜吲哚生物碱 20- hydroxydihydrorankinidine 相似，说明两者具有相同的骨架结构，进一步分析其 1D-NMR 数据，发现化合物Ⅰ比 20-hydroxydihydrorankinidine 多了一个氨基甲酸酯基团（δ_H 6.45，brs；δ_C 158.9，NHCOO），且 20-hydroxydihydrorankinidine 中的连氮亚甲基（δ_H 3.42，2.50；δ_C 45.6）变成了连二氮次甲基（δ_H 4.62；δ_C 76.0）。此外，根据两者的分子式对比发现，化合物Ⅰ比 20-hydroxydihydrorankinidine 多了两个不饱和度，其中氨基甲酸酯基团提供一个不饱和度，剩下的一个不饱和度应该是在结构骨架上形成了一个额外的环系。结合化合物Ⅰ的 1D-NMR 和质谱数据，推测其结构中多了一个五元的噁唑烷酮环。HMBC 谱中显示 H-21（δ_H 4.62）与氨基甲酸酯中的羰基碳（δ_C 158.9）强相关信号，且 20-hydroxydihydrorankinidine 中 C-20 的化学位移值由 86.1ppm 变成了化合物Ⅰ中的 71.8，表明新多出来的噁唑烷酮环由氨基甲酸酯基团与 C-20 和 C-21 形成（图 13-3，表 13-3）。由此，确定了化合物Ⅰ的平面结构，为具有 6/5/7/6/6/5 六环的吲哚类生物碱，该类骨架的生物碱为首次发现。

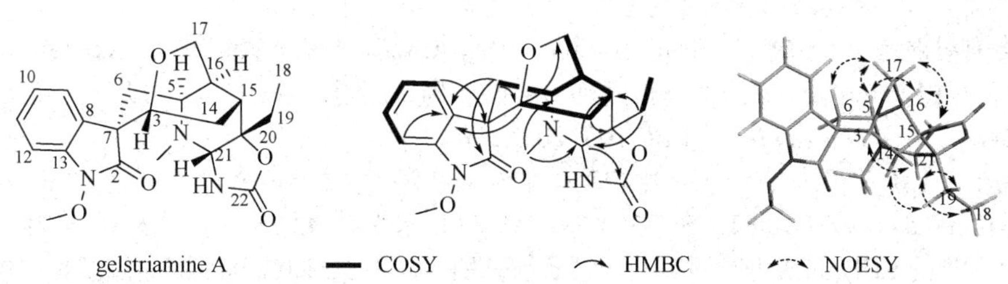

图 13-3　gelstriamine A 的结构及关键 2D 相关信号

表 13-3　gelstriamine A 的核磁共振数据（$CDCl_3$）

序号	δ_H (J, δ)	δ_C
2	—	172.6
3	3.60（1H，d，J=9.1）	73.8
5	3.12（1H，dt，J=8.8，3.7）	56.8
6α	2.61（1H，br d，J=16.5）	32.4
6β	1.24（1H，dd，J=16.5，3.7）	
7	—	56.0
8	—	131.3
9	7.37（1H，d，J=7.6）	125.5
10	7.11（1H，t，J=7.6）	123.5
11	7.28（1H，t，J=7.6）	128.3
12	6.93（1H，d，J=7.6）	107.0
14α	2.96（1H，dd，J=13.1，9.1）	24.1
14β	2.04（1H，m）	
15	2.11（1H，overlap）	33.9
16	2.56（1H，m）	29.6
17α	4.36（1H，d，J=10.7）	67.0
17β	4.03（1H，dd，J=10.7，5.0）	
18	1.05（1H，t，J=7.3）	7.1
19	1.93（1H，dq，J=14.6，7.3）	29.3
	1.83（1H，dq，J=14.6，7.3）	
20	—	86.1
21	4.62（1H，s）	76.0
N-CH_3	2.45（3H，s）	40.6
N-OCH_3	3.98（3H，m）	63.6
NHCOO	6.45（1H，br s）	158.9

注：J 单位为 Hz，δ 单位为 ppm，δ_C 单位为 ppm

该化合物的相对构型由 NOESY 图谱确定：NOESY 谱中 H-16 与 H-5 和 H-15 的相关信号，确定了 C-5、C-15 和 C-16 的相对构型；H-21 与 H_2-19 和 H_3-18 的 NOESY 相关信号，确定六元氮己烷与噁唑烷酮环为顺式骈合。同时，H-14a 与 H-21 和 H_2-19 的 NOESY 相关信号，确定了 C-20 和 C-21 的相对构型。由于缺乏有用的 NOESY 相关信号，C-7 位的相对构型无法确定，因此，量子化学计算方法被采用。根据 H-14 与 H_2-19 的 NOESY 相关信号，采用 iJ/dJ-DP4 方法进行分析，化合物Ⅰ有四种可能的构型（a～d）（图 13-4）。首先对不同的构型进行构象搜索和优化，然后对不同构型的 ^{1}H-NMR 和 ^{13}C-NMR 数据进行计算，并将计算结果进行误差分析。结果显示构型 a 计算值的校正平均绝对误差（corrected mean absolute error，CMAE）和最大偏差（maximum deviation，MD）最小，且由 i*J*/d*J*-DP4 方法计算得到构型 a 的准确率超过了 99.99%。由此，确定化合物 I 的相对构型如 a 所示，为 $3R^*,5S^*,7S^*,15R^*,16S^*,20S^*,21R^*$。

最后，选择计算 ECD 的方法确定化合物 I 的绝对构型。采用含时密度泛函理论（time-dependent density functional theory，TDDFT）在 B3LYP/6-311++G**水平计算构型 a 及其对映异构体的 ECD 曲线图，并与实测的 ECD 曲线进行对比，构型 a 计算所得的 ECD 曲线与实测曲线基本一致，确定其绝对构型为 $3R,5S,7S,15R,16S,20S,21R$。由此，最终确定化合物 I 的平面及立体结构，为一具有 6/5/7/6/6/5 杂环骨架的三氨基单萜吲哚生物碱，并命名为 gelstriamine A。

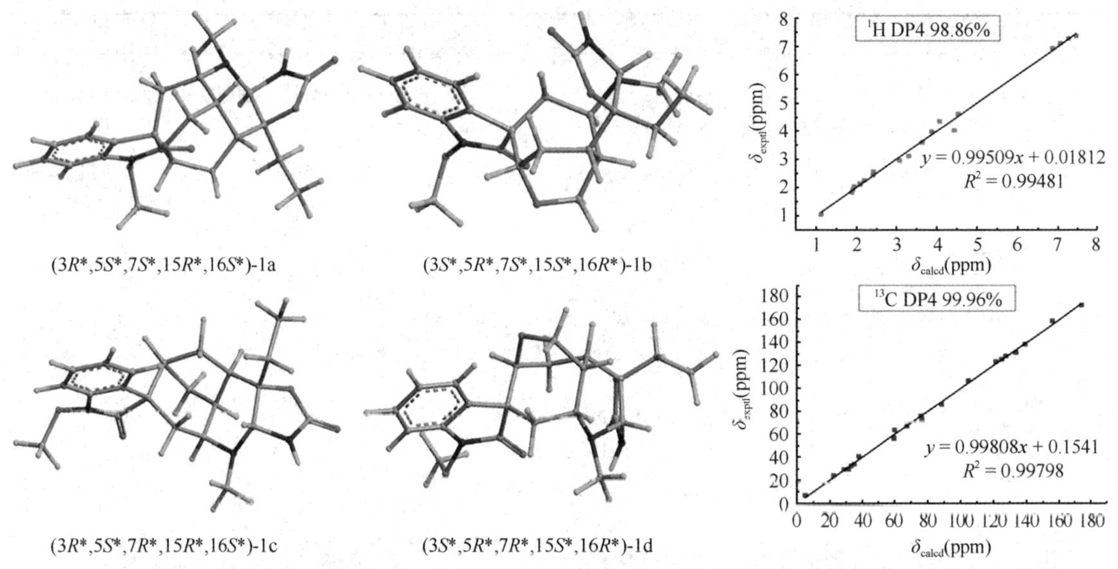

图 13-4　gelstriamine A 的四种不同构象（a～d）及 NMR 计算结果

δ_{calcd}：表示计算的化学位移（calculated chemical shift），是通过理论计算或模拟方法得出的化学位移值；δ_{exptl}：表示实验的化学位移（experimental chemical shift），是通过核磁共振（NMR）实验测量得到的化学位移值。

第五节　生物碱的生物活性

视窗 13-4

生物碱具有多种生物活性，如抗菌、抗肿瘤、对中枢神经系统的作用、对心血管系统的作用等。目前临床上作为药物使用的生物碱已有百余种，如长春花中的长春碱（vinblastine）、三尖杉中的高三尖生物碱（homoharringtonine）、喜树中的喜树碱（camptothecin）等均具有很好的抗肿瘤作用；黄连、黄柏中的小檗碱（berberine）具有抗菌消炎作用；千层塔中的石杉碱甲（huperzine A）具有抗阿尔茨海默病作用等。在临床用药中，生物碱类成分占有重要地位。本节将对生物碱的主要活性作简要介绍。

一、抗肿瘤活性

在生物碱的多种生理活性中，抗肿瘤活性是其中最主要的活性之一，近年来报道的多种天然药物中的生物碱或者含生物碱提取物对多种肿瘤细胞具有抑制作用，其抗肿瘤作用机制多样，如对肿瘤细胞具有细胞毒性、诱导肿瘤细胞分化、抑制肿瘤血管形成等。

多种源于海洋生物的哌啶类生物碱对肿瘤细胞表现出较强的细胞毒性。冲绳海鞘胺 A 和 B 是海鞘 *Pseudodistoma kanoko* 中最早发现的哌啶类生物碱，对鼠淋巴瘤细胞 L1210 的 IC_{50} 值分别为 2.5μg/mL 和 0.4μg/mL，对小鼠淋巴瘤 L5178Y 细胞的 IC_{50} 分别为 2.4μg/mL 和 0.7μg/mL。此外，从日本冲绳海鞘 *Pseudodistoma kanoko* 中得到的类似物冲绳海鞘 C，在体外对鼠淋巴瘤细胞 L1210 和人表皮癌 KB 细胞也表现出了较强的细胞毒活性，IC_{50} 分别为 2.3μg/mL 和 2.6μg/mL。

冲绳海鞘胺A $R_1=$

冲绳海鞘胺B $R_1=$

冲绳海鞘胺C $R_2=$

从喜树中分离提取得到的吲哚类生物碱羟基喜树碱，在同类抗肿瘤单体化合物中抗肿瘤作用最强。羟基喜树碱为细胞周期特异性药物，对 S 期的作用强度强于其在 G1 期和 G2 期。在较高浓度时对核分裂显示出抑制作用，可阻止细胞进入分裂期。与抗代谢药物烷化剂不同，羟基喜树碱可选择性地抑制拓扑异构酶Ⅰ，从而影响 DNA 的复制过程。并且羟基喜树碱与其他大多数为拓扑异构酶Ⅱ抑制剂的药物不同，因此无耐药性。

长春碱具有明确的抗肿瘤作用，它主要是以微管蛋白作为作用靶点，通过与微管蛋白结合，从而抑制微管聚合，使有丝分裂纺锤体不能正常形成而终止分裂，起到抑制肿瘤细胞增殖的作用。最新研究结果表明，长春碱在两个微管蛋白分子的连接处引入一个楔子，借助这个楔子干涉微管的复制，从而抑制微管蛋白分子自我连接和形成螺旋形聚合体。科学家发现，长春碱在体内非细胞毒浓度的情况下能表现出较强的抗血管生成活性，并呈剂量依赖关系，长春碱这种生理活性有可能是其发挥抗肿瘤活性的另一机制。

在双苄基四氢异喹啉类（BBI）生物碱中，粉防己甲素（tetrandrine）、防己诺林（fangchinoline）及蝙蝠葛碱（dauricine）等生物碱的结构特征与 P-gp 光亲和标记物类似。而这些具有膜活性的生物碱被发现能通过阻断 P-gp 的药物外排机制或显著逆转凋亡抗逆性而逆转多药耐药（MDR）。

王锋鹏等通过在苯环上引入溴原子或者在酚羟基上取代烷基或酰基，制备了一系列粉防己甲素和防己诺林的结构修饰物，并系统研究了它们的逆转 MDR 活性。他们发现，所有半合成衍生物 1～9 在体外筛选实验中，当浓度为 0.1g/mL，在多药耐药的 P388 细胞中范围逆转指数约为 20，绝大多数化合物能达到完全逆转程度。在所有化合物中，化合物 3 活性最高，提示苄基环上引入较大基团（Br）会增强其活性。同时，对携带 P388/ADR 的小鼠，用化合物 2 和长春新碱联合给药 10 日，发现小鼠生存率提高 37.7%，其提高程度远远高于母体化合物粉防己甲素和防己诺林，同时与临床

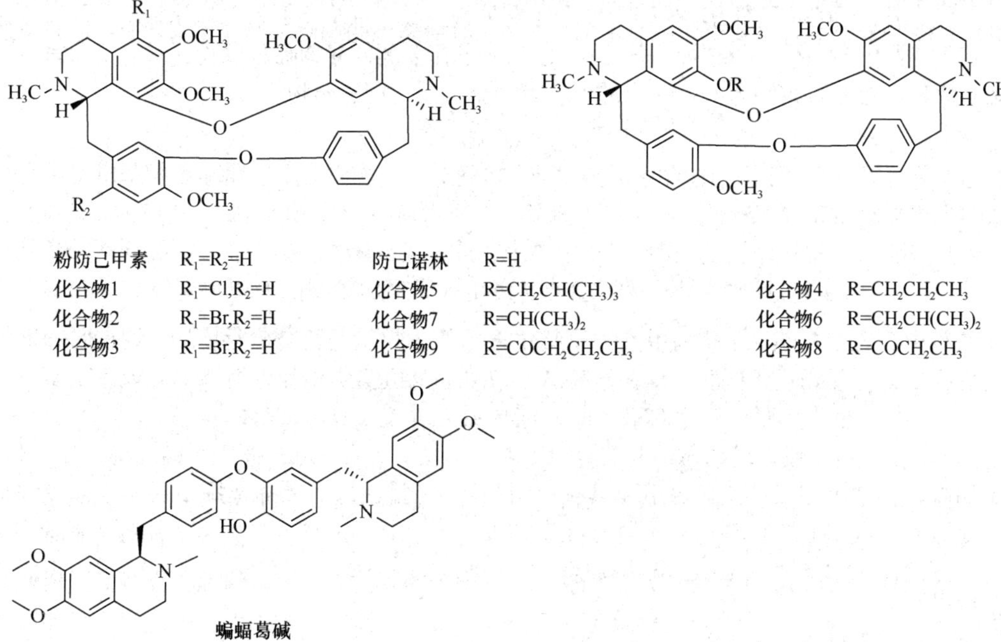

曾经唯一使用的抗 MDR 药物维拉帕米（verapamil，异搏定）相当。但化合物 2 表现出比异搏定更低的毒性。初步试验结果，其急性小鼠静注 LD_{50}＞125mg/kg，而异搏定仅为 8mg/kg。在综合考虑化合物体内吸收性质后，将化合物 2 作为抗肿瘤药增敏剂进行深度开发，目前已进入Ⅰ期临床试验。

二、对中枢神经系统的作用

视窗 13-5

麻黄碱能明显兴奋中枢神经，较大治疗剂量即能够引起大脑皮质和皮质中枢的兴奋，引起失眠、神经过敏、不安、震颤等症状。对呼吸中枢系统和血管运动中枢也有兴奋作用，麻黄碱能够提高中枢性痛觉阈值，产生镇痛作用，其对骨髓有兴奋作用，也能使中枢部位脑内的多巴胺游离，引起定型的运动。

苦参碱对中枢神经的作用主要表现为抗惊厥、镇痛和催眠等中枢神经抑制。通过影响 Ca^{2+}内流，减少 NO 生成，产生中枢镇痛作用。通过研究苦参碱与中枢神经抑制性递质 γ-氨基丁酸（GABA）受体之间的相互作用后发现，此类生物碱中枢神经抑制作用不是通过与抑制性受体直接相互作用产生的，而可能与影响 GABA 的囊泡储存、再摄取或促进释放，激活合成酶而促进递质合成和代谢有关。

麻黄碱　　苦参碱

石杉碱甲是胆碱酯酶（AChE）抑制剂，能够延缓乙酰胆碱被水解，提高乙酰胆碱在突触间隙的水平而发挥作用。研究人员对石杉碱甲的体外抗胆碱酯酶活性在 AChE 和丁酰胆碱酯酶（BuChE）上进行评估，发现石杉碱甲对 AChE 产生明显的浓度依赖的抑制效应，且在对大鼠的体内研究中也发现了类似的剂量依赖作用，同时经过研究发现其副作用很小。因此认为石杉碱甲是一个高选择性 AChE 抑制剂，其优点有口服生物利用度高，作用时间长，副反应小。这是继青蒿素后，中国药学家在创新药物研究领域作出的又一重大的贡献。“哈伯因”“双益平”“富伯信”“亮邦”等石杉碱甲的片剂或胶囊作为治疗记忆障碍、改善痴呆患者和脑器质性病引起的记忆障碍药物已先后在中国上市。在美国，石杉碱甲作为治疗轻中度老年痴呆的药物正在进行Ⅱ期临床试验。中国科学家基于石杉碱甲研制的新一代 AChE 抑制剂 ZT-1 也完成了在欧洲的Ⅱ期临床试验，有望成为第一个中国人独立研发、具有自主知识产权的、进入欧美主流医药的创新药物。

石杉碱甲

在临床中 3-乙酰乌头碱、高乌甲素和草乌甲素已作为镇痛药物被广泛应用，且在同等剂量下这些化合物的镇痛作用优于吗啡，且作用持久不成瘾，其镇痛作用与中枢肾上腺能系统有关。研究表明，有些与中枢去甲肾上腺素（NE）的 α-受体或者 β-受体或 α_2-受体有关。生理学实验表明，双酯型乌头碱、中乌头碱等对钙通道Ⅱ位点具有高亲和力，导致通道去极化而最终抑制疼痛传导；单酯类如高乌甲素等则因抑制钙通道而具有镇痛和抗癫痫作用，其镇痛作用主要是中枢吸收抑制去甲肾上腺素，即引起胞核释放去甲肾上腺素和去甲肾上腺素载体间外转运去甲肾上腺素作用，但对于 3-乙酰基乌头碱和 *N*-去乙酰基高乌头甲素则以另一种方式刺激去甲肾上腺素能神经系统而显示镇痛作用。

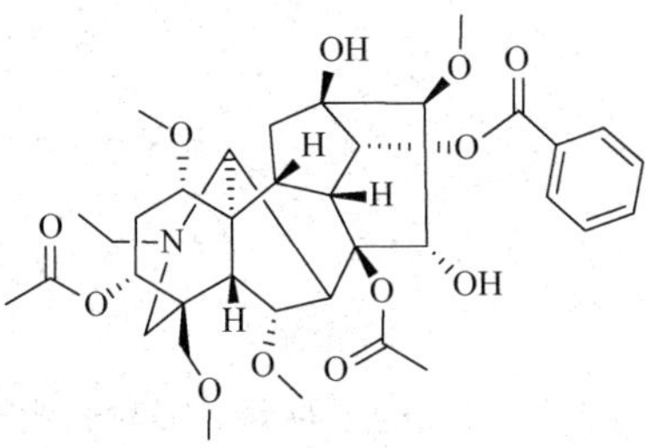

3-乙酰基乌头碱 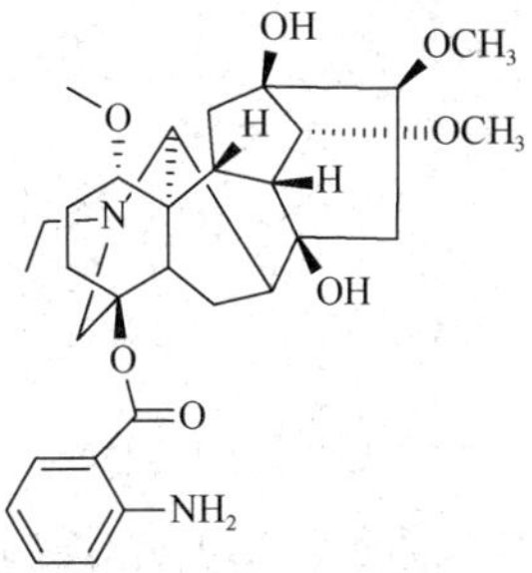　　　　*N*-去乙酰基高乌头甲

阿托品、东莨菪碱、山莨菪碱及樟柳碱是临床应用最多的M受体拮抗剂，通过阻断中枢或外周胆碱能神经支配的效应器上的M受体发挥作用。阿托品对M受体选择性较差，具有抑制腺体分泌，松弛肠道平滑肌、舒张血管、兴奋脑中枢使人产生幻觉等药理作用。

东莨菪碱分子中环氧的引入增强了中枢M受体拮抗活性，具有镇静、催眠作用，用于眩晕的预防和帕金森病的治疗。

三、对心血管系统的作用

案例 13-6　1806 年德国学者泽尔蒂纳（Sertürner）从鸦片中分离得到吗啡碱，具有如图所示的结构，该结构类生物碱及其结构修饰物作为心血管系统药物应用于临床已有两百多年历史。

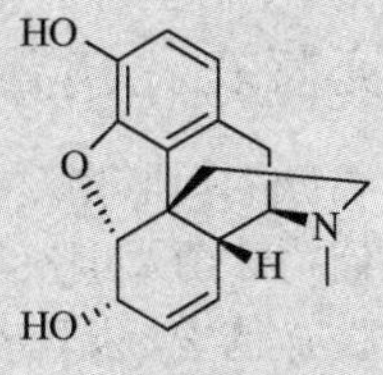

吗啡碱

问题：本章所学知识，判别该结构是属于什么类型的生物碱。该类型作为心血管系统的药物都有哪些？

心血管疾病严重威胁人类健康，是人类死亡的重要原因之一，而导致心血管疾病死亡的重要原因是室速和室颤导致的心源性猝死（SCD）。据调查，SCD在我国占死亡率的22.7%，其中80%～90%患者死于室性心动过速和心室颤动。因此，开发能有效治疗室性心动过速和心室颤动的药物是抗心律失常药物研究的最大挑战。

苦参碱类生物碱在抗心律失常方面具有肯定而显著的作用，能对抗多种实验性心律失常，对乌头碱所致心律失常作用尤佳，认为是一种非特异性“奎尼丁样”作用。苦参碱能扩张冠状动脉，增加冠状动脉血流量，降低血清甘油三酯，降低血液黏稠度，在防治动脉粥样硬化方面具有一定作用。

麻黄碱能使心肌收缩力增加，心排血量增加，而心率变化不大。麻黄碱的三种异构体的升压作用，以左旋麻黄碱最强，右旋麻黄碱最弱，约为左旋的一半，人工合成的消旋麻黄碱居其中。麻黄次碱使冠脉、脑、肌肉血管扩张，血流量增加；使肾、脾等内脏和皮肤、黏膜血管收缩，血流量降低。麻黄碱对鼻黏膜血管的收缩作用比伪麻黄碱强，维持时间也较长。

石蒜伦碱对蟾蜍心脏有抑制作用，石蒜碱则先兴奋后抑制，后者对麻醉大鼠、猫、犬及兔均有降压作用，机制为直接扩张外周血管及抑制心脏。二氢石蒜碱对大鼠去甲状腺素的升压作用无明显影响，但可以减弱肾上腺素的升压作用，因此认为其降压除中枢部分参与外，主要是阻断儿茶酚胺的释放。

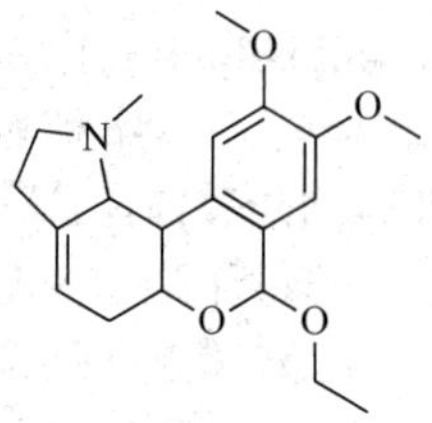

石蒜伦碱 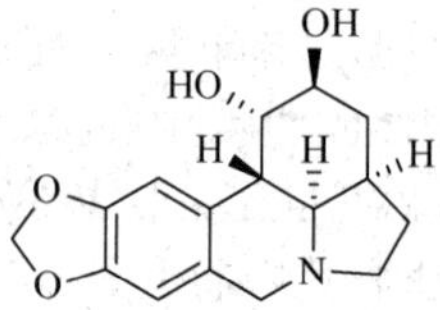 二氢石蒜碱

环维黄杨星 D（简称 CVB）是对心血管系统有强烈活性的生物碱。实验表明 CVB 不仅能显著缩小实验性家兔急性心肌梗死范围，改善纺锤体后叶黄素引起的缺血性心电图改变，减少猫冠状动脉血管的动静脉血氧含量的差值，还能降低肾上腺素引起的心肌耗氧量增加，提高整体小白鼠及豚鼠心肌细胞的耐氧能力，增加冠状血流量，既有保护和增强左心室的收缩作用，有增加心肌收缩力和改善实验性心律失常的作用。目前 CVB 已制成商品新药黄杨宁片剂、冠心片投放市场。

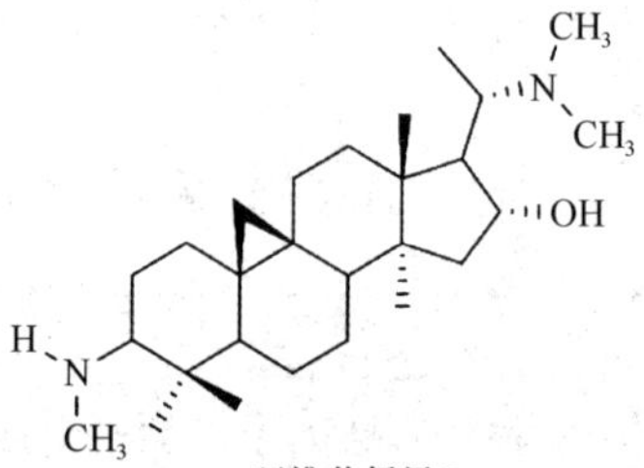

环维黄杨星D

四、抗菌及抗病毒活性

体外实验表明，百部煎剂等含百部生物碱的提取物对多种致病菌如肺炎球菌、乙型溶血型链球菌、脑膜炎球菌、金黄色葡萄球菌、白色葡萄球菌及痢疾杆菌、伤寒杆菌、白喉杆菌等都有不同程度的抑制作用。在对泰国产百部的全面活性筛选中，发现各地百部地上部分甲醇提取物均有好的抗菌活性，进一步研究发现这些具有抗菌活性的化合物为双苄类、9,10-二氢菲类、苯丙基并呋喃类生物碱。

一些哌啶类生物碱表现出一定的抗菌活性。例如，山扁豆碱（cassine），对金黄色葡萄球菌、枯草杆菌、大肠埃希菌、绿脓杆菌、黑曲霉和白念珠菌六株均具有抗菌活性，对金黄色葡萄球菌和大肠埃希菌的最小抑制浓度为 2.5mg/mL，对白念珠菌的 IC_{50} 为 5.0mg/mL。

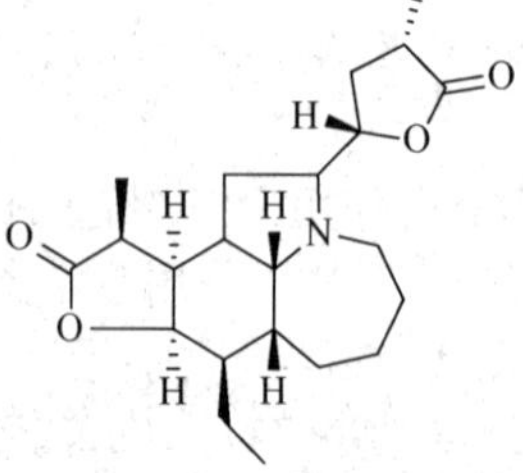

新对叶百部碱 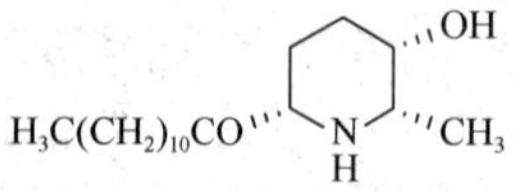 山扁豆碱

芸香科植物根中能产生大量的吖啶酮生物碱，它是为抵抗土壤中真菌侵害所产的一类次级代谢产物。许多吖啶酮类化合物，如芸香吖啶酮环氧化合物既具有抗真菌作用，也具有抗细菌效果。另外，吖啶酮生物碱对单纯疱疹病毒（HSV）、人巨细胞病毒（HCMV）、EB 病毒（EBV）、人类免疫缺陷病毒 Ⅰ 型（HIV-1）和腺病毒 6 型（Adv6）等不同病毒显示出显著的抑制作用。

芸香吖啶碱

五、对呼吸系统的作用

案例 13-7　1887 年，日本学者长井长义首次从麻黄中分离得到麻黄碱，但是直到 1924 年，我国药学家陈克恢验证了麻黄素具有平喘作用，进而引起了医药学界的重视。随后发现，低浓度的麻黄碱和伪麻黄碱均能引起支气管扩张。

问题：你还了解哪些对呼吸系统起作用的生物碱呢？它们都是什么结构类型？在临床上分别用作什么用途？

百部中分离得到的新对叶百部碱在 50mg/kg 的剂量下，对柠檬酸引起的豚鼠咳嗽抑制率可以达到 85%，镇咳效果好于可待因，并且其镇咳作用的机制并非是作用于中枢系统，而是作用于外周神经系统。另外有研究发现百部生物碱与 M 受体和二氢吡啶的结合位点发生相互作用，进而产生松弛支气管平滑的作用。原百部碱还可抑制交替激活巨噬细胞的极化和减轻哮喘相关的炎症程度，因此可以作为一种潜在的哮喘治疗药物。百部碱还具有抗肺炎的作用，减少小鼠肺的中性粒细胞浸润、组织通透性和炎性细胞因子（TNF-α、IL-1β 和 IL-6）的产生，机制可能与抑制了丝裂原活化蛋白激酶和核因子 κB 信号通路激活有关。

六、其他生物活性

石柱科类型环肽（类型Ⅵ）具有抗疟疾、抗血小板聚集、抑制酪氨酸酶、抑制环氧化酶、雌性激素样、免疫抑制、免疫调节等生物活性，其活性机制可能与其能够抑制 DNA 合成有关。

类毒素-a 是烟碱型胆碱受体的强效激动剂，具有很强的神经毒性，现可作为有效的药理学探针。

从蜘蛛 *Nephila clavipes* 网中分离鉴定的生物碱毒素四氢 *β*-卡波林类生物碱对被捕食的昆虫有神经毒性，具有杀虫作用。

另外，生物碱类化合物还具有抗炎、镇痛、降血糖、治疗溃疡、抗疟疾、抗纤维化、松弛平滑肌、保护肝功能等作用。

第六节　生物碱的生物合成

一、生物合成途径及分类

目前已知的生物碱的主要生物合成途径有两条：一是氨基酸途径（amino acid pathway），天然产物中的生物碱类成分均由此途径生成，作为生物碱前体的氨基酸脱羧成为有机胺中间体，经过环化、甲基化、氧化、还原、重排等一系列化学反应后转变为生物碱，涉及曼尼希（Mannich）反应等一些重要的化学反应；二是甲羟戊酸途径，通过该途径合成萜类和甾类化合物骨架，生成萜类生物碱和甾体生物碱等非氨基酸来源生物碱。此外，还有少数生物碱通过乙酸-丙二酸途径或其他生源途径而来。

视窗 13-6

（一）氨基酸途径

作为生物碱前体的氨基酸通常有鸟氨酸、赖氨酸等脂肪族氨基酸及苯丙氨酸、酪氨酸、色氨酸等芳香族氨基酸。其中，鸟氨酸和赖氨酸主要由三羧酸循环（TAC）及解糖途径中形成的 *α*-酮酸经过还原氨化（reductive amination）后生成，用于构建生物碱的脂链和脂环部分。鸟氨酸为生物碱的形成提供了 C_4N 单元，吡咯类生物碱、吡咯里西啶类生物碱以及托品烷类生物碱均来源于鸟氨酸代谢途径。*L*-赖氨酸提供 C_5N 单元，是哌啶类生物碱、吲哚里西啶类生物碱和喹诺里西啶类生物碱的代谢途径。苯丙氨酸、酪氨酸、色氨酸等芳香族氨基酸主要来自于莽草酸途径（shikimic acid pathway），用于构建生物碱的杂环或稠环结构。邻氨基苯甲酸脱羧形成 C_6N 骨架，合成喹啉类生物碱和吖啶酮类生物碱，同时也是 *L*-色氨酸生物合成中关键的中间体之一，参与到吲哚类生物碱的生物合成中。苯丙氨酸和酪氨酸则为四氢异喹啉类生物碱、苄基四氢异喹啉类生物碱等提供环系系统。

1. 来源于鸟氨酸代谢途径的生物碱 吡咯类生物碱、吡咯里西啶类生物碱及托烷类生物碱均来源于鸟氨酸代谢途径。其中，托烷类生物碱种类较多，且目前对其生物合成途径已研究得较为清楚。故以该类来源于鸟氨酸代谢途径的生物碱托烷类生物碱——东莨菪碱为例，讲述其生物合成的主要过程（图 13-5）。鸟氨酸在鸟氨酸脱羧酶（ornithine decarboxylase，ODC）的作用下脱羧生成腐胺（putrescine），腐胺经 *N*-甲基-腐胺转移酶（putrescine *N*-methyltransferase，PMT）催化甲基化形成 *N*-

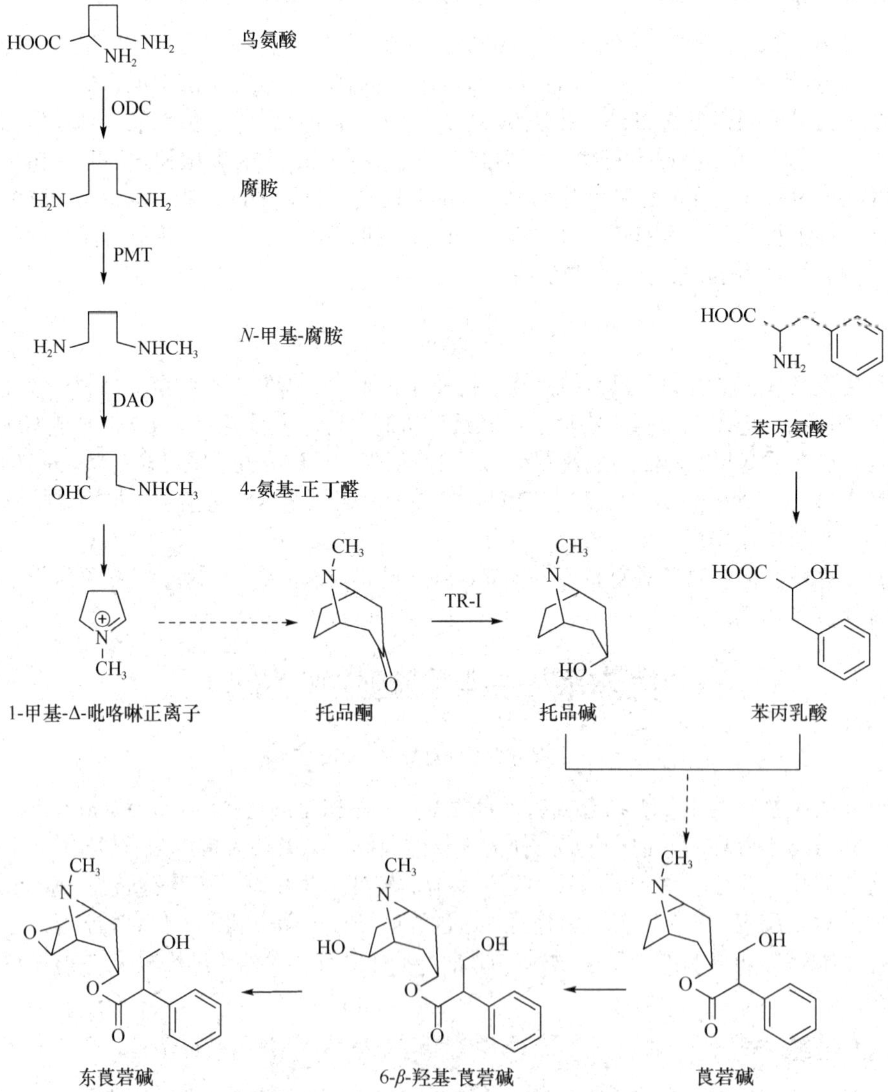

图 13-5 东莨菪碱的生物合成途径

甲基-腐胺（N-methyl-putrescine）；二胺氧化酶（diamine oxidase，DAO）催化 N-甲基-腐胺生成 4-氨基-正丁醛（4-amino-n-butanal）并自发转化为 1-甲基-Δ-吡咯啉正离子（1-methyl-Δ-pyrroliniumcation），然后经过一系列未知反应生成托烷生物碱的前体托品酮（tropinone）。托品酮经托品酮还原酶Ⅰ（tropinone reductase-Ⅰ，TR-Ⅰ）催化还原为托品碱（tropine），托品碱与苯丙氨酸（phenylalanine）来源的苯丙乳酸（phenyllactic acid）结合并经一系列酶催化生成莨菪碱（hyoscyamine），进而环氧化生成东莨菪碱。

2. 来源于赖氨酸代谢途径的生物碱 哌啶类生物碱、吲哚里西啶类生物碱和喹诺里西啶类生物碱均来源于赖氨酸代谢途径。该类生物碱上游生物合成均始于赖氨酸脱羧酶（lysine decarboxylase，LDC）催化赖氨酸脱羧生成尸胺（cadaverine）。以喹诺里西啶类生物碱石杉碱甲为例，讲述其生物合成的主要过程（图 13-6）。L-赖氨酸经 LDC 催化脱羧生成尸胺，而后可能由铜胺氧化酶（copper amine oxidase；CAO）催化尸胺脱氨基生成 5-氨基戊醛（5-aminopentanal），并自发地环化为 Δ^1-哌啶烯（Δ^1-piperideine）。Δ^1-哌啶烯与丙二酸单酰辅酶 A 缩合形成 4-(2-哌啶基)乙酰乙酸辅酶 A（4PAA-CoA），然后脱羧生成石榴碱（pelletierine）。石榴碱再与 4PAA-CoA 脱羧形成石杉碱甲合成的前体物质马尾杉碱（phlegmarine），然后经细胞色素 P450 酶催化，最后经过一系列氧化开环、脱甲基后形成石杉碱甲。

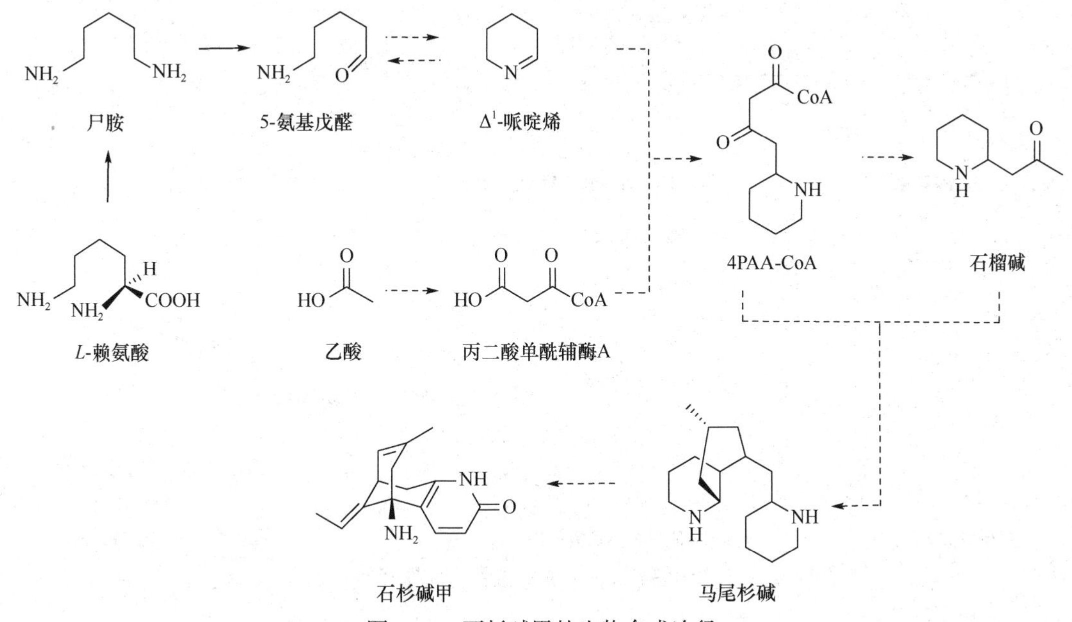

图 13-6 石杉碱甲的生物合成途径

3. 来源于邻氨基苯甲酸代谢途径的生物碱 喹啉类生物碱和吖啶酮类生物碱均来源于邻氨基苯甲酸代谢途径。邻氨基苯甲酸是 L-色氨酸生物合成中关键的中间体之一，以喹啉类生物碱喜树碱为例，讲述其生物合成的主要过程（图 13-7）。邻氨基苯甲酸经莽草酸途径提供色氨酸，关键限速酶色氨酸脱羧酶（tryptoophan decarboxylase，TDC）催化色氨酸脱羧生成前体色胺（tryptamine），色胺和断马钱子酸（secologanic acid）在异胡豆苷酸合成酶（strictosidinic acid synthase，STRAS）的作用下合成异胡豆苷酸（strictosidinic acid），异胡豆苷酸作为喜树碱合成过程中的核心中间体经过一系列脱水、氧化及还原反应形成喜树碱，部分喜树碱在细胞色素 P450 单加氧酶催化下合成羟喜树碱。

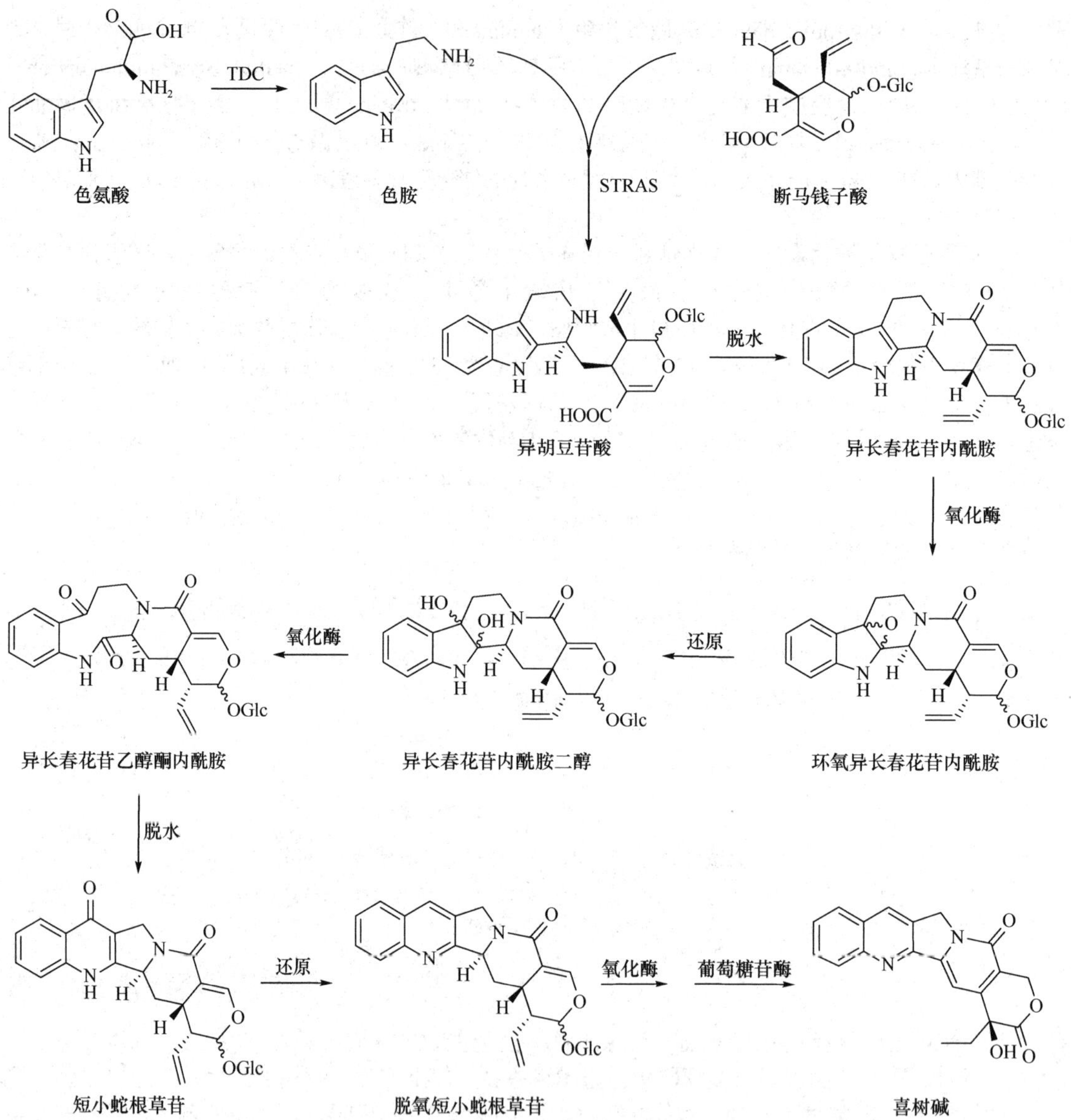

色氨酸 TDC 色胺 STRAS 断马钱子酸
异胡豆苷酸 脱水 异长春花苷内酰胺 氧化酶
环氧异长春花苷内酰胺 还原 异长春花苷内酰胺二醇 氧化酶 异长春花苷乙醇酮内酰胺 脱水
短小蛇根草苷 还原 脱氧短小蛇根草苷 氧化酶 葡萄糖苷酶 喜树碱

图 13-7 喜树碱的生物合成途径

4. 来源于酪氨酸和苯丙氨酸代谢途径的生物碱 简单苯丙胺类生物碱、四氢异喹啉类生物碱、苄基（四氢）异喹啉类类生物碱及苯乙基四氢异喹啉类生物碱均来源于酪氨酸和苯丙氨酸代谢途径。以苄基四氢异喹啉类生物碱为例，讲述其生物合成的主要过程（图 13-8）。苄基四氢异喹啉类生物碱生物合成途径的起始步骤是由酪氨酸的代谢产物多巴胺（dopamine）和 4-羟基-苯乙醛（4-hydroxyphenyl acetaldehyde，4-HPAA）在去甲乌药碱合酶（NCS）的作用下，通过皮克泰-斯彭格勒（Pictet-Spengler）反应先形成 *S*-去甲乌药碱（*S*-norcoclaurine），随后经过 3 个甲基转移酶（6OMT，CNMT，4′OMT）和 1 个细胞色素 P450 氧化还原酶（NMCH）的作用形成关键的中间体 *S*-牛心果碱（*S*-reticuline），其通过异构、偶联、重排、甲基化、去甲基化等反应，形成几乎所有骨架类型的苄基四氢异喹啉类生物碱。例如，*S*-牛心果碱通过小檗碱桥酶（BBE）作用可形成小檗碱类、苄基四氢异喹啉类、苯并菲啶类等生物碱的共同中间体 *S*-金黄紫堇碱（*S*-scoulerine），其可在甲基转移酶（SOMT1）、P450 酶 CAS 和黄素依赖的氧化酶（STOX）的催化下生成小檗碱；异构酶 REPI 则可催化 *S*-牛心果碱形成 *R*-牛心果碱，后者是吗啡烷类生物碱的共同中间体，可在 P450 酶 SalSyn 作用下偶联形成吗啡烷的基本骨架。

5. 来源于色氨酸代谢途径的生物碱 吲哚类生物碱（indole alkaloid）是种类较多、结构较为复杂的一类生物碱。依据其结构特点可以分为简单吲哚类、β-卡波林类、半萜吲哚类、单萜吲哚类和双吲哚类等。简单吲哚类生物碱（simple indole alkaloid）结构中只有吲哚母核，不含其他的杂环结构，如存在于菘蓝（*Isatis indigotica*）中的大青素 B（isatan B）、蓼蓝中的靛苷（indican）。

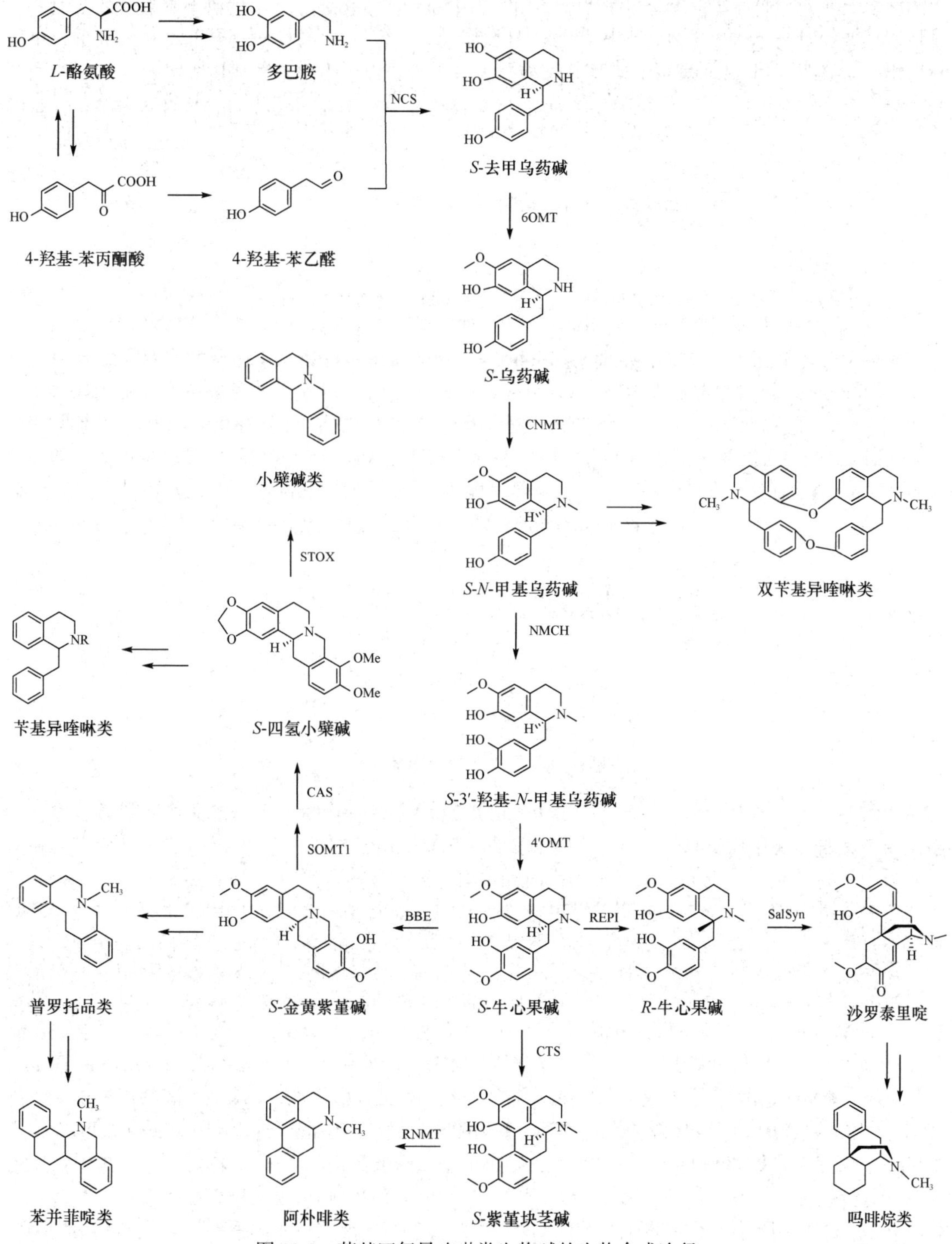

图 13-8 苄基四氢异喹啉类生物碱的生物合成途径

吲哚类生物碱的骨架结构为吲哚杂环，其生物合成起始于莽草酸途径并可产生 *L*-色氨酸，成为大多数萜类吲哚生物碱的前体。其代谢过程：赤藓糖-4-磷酸和磷酸烯醇丙酮酸经多步酶促反应产生莽草酸，莽草酸在莽草酸激酶（shikimate kinase，SK）催化下产生 3-磷酸莽草酸（shikimic acid-3-phosphate），然后 3-磷酸莽草酸经分支酸合酶（chorismate synthase，CS）等一系列酶促反应生成分支酸（chorismic acid），分支酸经邻氨基苯甲酸合成酶 A（anthranilic acid synthase α，ASα）催化生成邻氨基苯甲酸（anthranilic acid），再通过中间产物产生吲哚的前体物质 3-吲哚磷酸甘油，而后在色氨酸合酶 α（tryptophan synthase α，TSA）催化下生成吲哚，接着吲哚在色氨酸合酶 β（tryptophan synthase β，TSB）的催化下与 *L*-丝氨酸（*L*-serine）生成 *L*-色氨酸。最后色氨酸脱羧酶（TDC）催化 *L*-色氨酸脱羧生成色胺，与裂环马钱子苷在异胡豆苷酶（STR）的催化下生成异胡豆苷，经不同分支上的催化酶作用后生成多种吲哚生物碱如利血平、文多灵、长春碱等（图 13-9）。

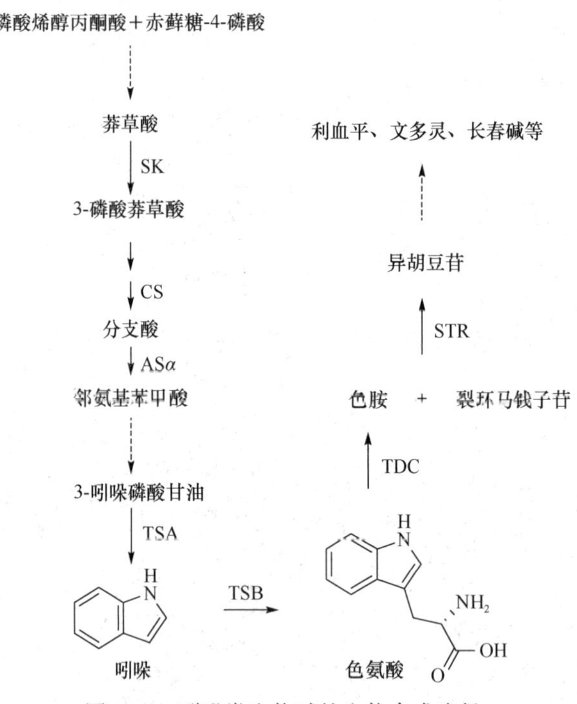

图 13-9 吲哚类生物碱的生物合成途径

（二）甲羟戊酸途径

1. 萜类生物碱（terpenoid alkaloid） 是一类主要来源于甲羟戊酸代谢途径的生物碱，按其结构中的碳原子个数还可分为单萜类、倍半萜类、二萜和三萜类生物碱。

萜类生物碱的生物合成分为萜类部分的合成及含氮部分的合成，其中，萜类部分的合成需要甲羟戊酸的参与，其由位于细胞质的甲羟戊酸途径合成（图 13-10）。主要过程如下：首先以乙酰辅酶 A 为原料，在乙酰乙酰辅酶 A 硫解酶（AACT）的催化下将两分子的乙酰辅酶 A 缩合生成乙酰乙酰辅酶 A，随后在羟甲基戊二酰辅酶 A 合酶（HMGS）的催化下生成 HMG-CoA，最后在 HMGR 的催化下，HMG-CoA 还原生成甲羟戊酸。甲羟戊酸在甲羟戊酸激酶（MK）和磷酸甲羟戊酸激酶（PMK）的连续作用下生成焦磷酸甲羟戊酸（MVAPP），其在焦磷酸甲羟戊酸脱羧酶（MPD）作用下脱羧生成异戊烯焦磷酸（IPP），IPP 可在异戊烯基二磷酸异构酶（IDI）作用下发生可逆反应生成其同分异构体二甲基烯丙焦磷酸（DMAPP）。IPP 和 DMAPP 则通过头尾缩合的方式在香叶基焦磷酸合成酶的作用下生成焦磷酸香叶酯（GPP），随后在单萜合成酶作用下形成单萜及其衍生物；

GPP 与 IPP 再缩合生成法尼基焦磷酸（FPP），在倍半萜合成酶的作用下生成倍半萜及其衍生物；FPP 再和 IPP 缩合生成焦磷酸香叶基香叶酯（GGPP），在二萜环化酶作用下生成二萜及其衍生物。如石斛碱是 FPP 经过萜类合酶、细胞色素氧化酶、环化酶等酶的作用下，先合成倍半萜骨架，再经氨基转移酶、甲基转移酶等修饰酶的催化最终生成石斛碱。

2. 甾体生物碱（steroid alkaloid） 是天然甾体的含氮衍生物，根据甾体骨架可分为孕甾烷生物碱、环孕甾烷生物碱和胆甾烷生物碱。

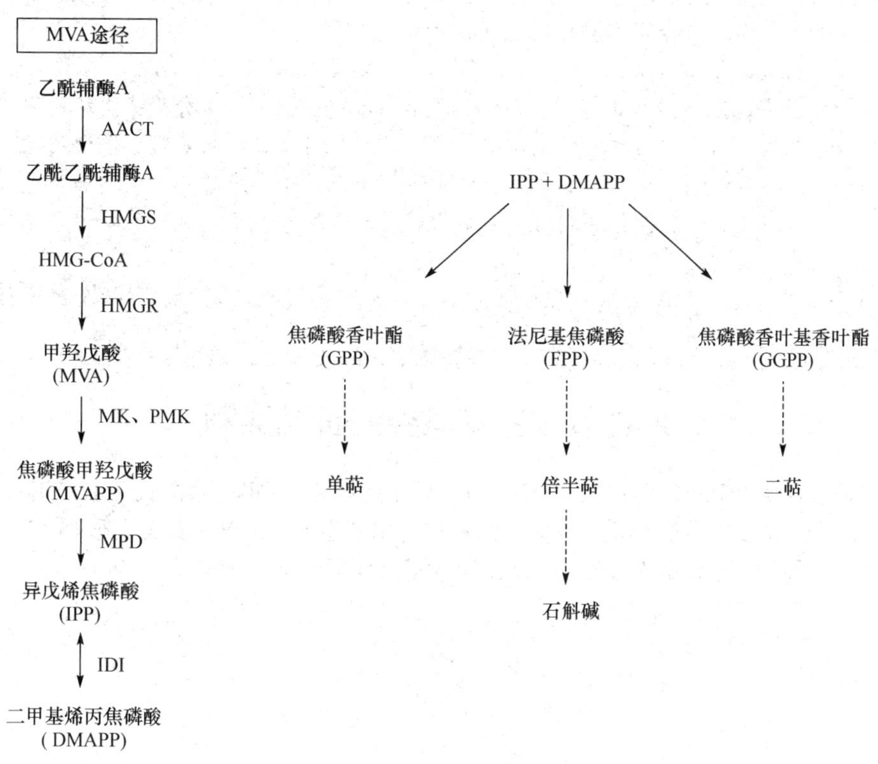

图 13-10 萜类生物碱 MVA 途径

所有甾体类化合物都以 IPP 作为前体物质，IPP 在一系列酶的作用下生成甾类化合物，然后再合成甾体生物碱，胆固醇被认为是甾体生物碱的合成前体。通过甲羟戊酸途径产生的 FPP 在 SQS 和角鲨烯环氧酶的作用下生成 2,3-氧化环鲨烯，在动物体内 2,3-氧化角鲨烯在 LAS 作用下合成羊毛甾醇作为胆固醇的前体物质；而在植物体内则在 CAS 的催化下生成环阿屯醇作为胆固醇的前体物质，甾醇侧链还原酶（SSR2）催化环阿屯醇转化为环木菠萝烷醇，甾醇 C-5(6)去饱和酶（C5-SD）催化胆固醇后期的合成，最终在多种酶促反应的催化下生成甾体生物碱。

二、生物碱的生物合成途径小结

（一）氨基酸途径

鸟氨酸、赖氨酸等脂肪族氨基酸及苯丙氨酸、酪氨酸、色氨酸等芳香族氨基酸，分别在鸟氨酸脱羧酶（ODC）、赖氨酸脱羧酶（LDC）、色氨酸脱羧酶（TDC）等关键酶的作用下形成腐胺、尸胺、色胺和多巴胺等生物合成前体，再经由一系列酶催化反应，生成吡咯类生物碱、吡咯里西啶类生物碱、托品烷类生物碱、哌啶类生物碱、吲哚里西啶类生物碱、喹诺里西啶类生物碱、喹啉类生物碱、吖啶酮类生物碱、吲哚类生物碱和四氢异喹啉类生物碱等氨基酸来源生物碱的基本骨架。

（二）甲羟戊酸途径

萜类生物碱和甾体生物碱作为非氨基酸来源生物碱，均通过甲羟戊酸途径进行合成。萜类生物碱包括单萜类、倍半萜类、二萜类和三萜类生物碱，其萜类部分的合成是以乙酰辅酶 A 为原料，经由 AACT、HMGS、HMGR 等酶促反应后生成关键中间体 IPP 和 DMAPP，二者通过缩合反应生成 GPP、FPP 和 GGPP，进而分别生成单萜、倍半萜和二萜骨架。甾体生物碱包括孕甾烷生物碱、环孕甾烷生物碱和胆甾烷生物碱，其生物合成主要由甲羟戊酸途径生成胆固醇，随后在一系列酶的作用下生成甾类化合物，再经修饰酶作用后生成甾体生物碱。

案例 13-8 安徽省道地药材霍山石斛（*Dendrobium huoshanense*）具有益胃生津，滋阴清热的功效，被誉为“九大仙草”之首。研究发现，霍山石斛含有多糖、氨基酸、蛋白质及生物碱等化学成分，具有提高机体免疫力、抗肿瘤、抗氧化和降血糖等临床作用。生物碱类是最早从霍山石斛中分离出的化合物，包括石斛碱、石斛次碱、石斛胺等，其中对石斛碱的研究较为深入和广泛。

问题： 结合本节知识，判断石斛碱在化学归类上属于哪一类生物碱？其生物合成途径又是怎样呢？

第七节　生物碱类的研究实例

阿托品是一种生物碱，化学式为 $C_{17}H_{23}NO_3$，属于托烷类生物碱。阿托品为叔胺碱，碱性较强，易与酸结合成盐。结构中具有酯键，在碱性溶液中易水解生成托品酸，具有瓦蒂利（Vatili）反应。分子中具有不对称碳原了，具有手性特征，但因外消旋化而无旋光性。

阿托品

一、来　源

古希腊神话中斩断命运之线的女神阿特罗波斯（Atropos），文艺复兴时期意大利“美丽的女郎”（belladonna），能置人于死地的草本植株颠茄——上述概念看似互不相干，最终却由著名的植物分类学家林奈，以阿特罗波斯之名，将颠茄命名为 *Atropa belladonna*，将它们联系到了一起。1831 年，德国药剂师海因里希·弗里德里希·格奥尔格·曼恩（Heinrich F. G. Mein）从颠茄的根中分离得到一种生物碱，这就是阿托品（Atropine）（图 13-11）。

阿托品是莨菪碱的外消旋体，其外消旋化是在分离纯化的过程中形成的。目前，阿托品主要从茄科颠茄（*Atropa belladonna* ）、山莨菪（*Anisodus tanguticus*）或澳洲毒茄（*Duboisia*）中提取，也可以人工合成得到。

二、结 构 解 析

1833 年盖革（Geiger）和黑塞（Hesse）在获得阿托品后，将其中一部分赠予当时德国著名化学分析家尤斯图斯·冯·利比希（Justus von Liebig）用于阿托品的化学式解析。Liebig 根据阿托品分解后生成碳酸和水的质量及阿托品与盐酸发生反应的比例，推测出阿托品的分子量为 289Da，化学式为 $C_{17}H_{23}NO_3$（原文中的结果为 $C_{34}H_{23}NO_6$，基于后期元素原子量变更对此结果进行了修正）。这一结果在 1850 年获得了普兰塔（Planta）的进一步验证。随后的 10 年中，化

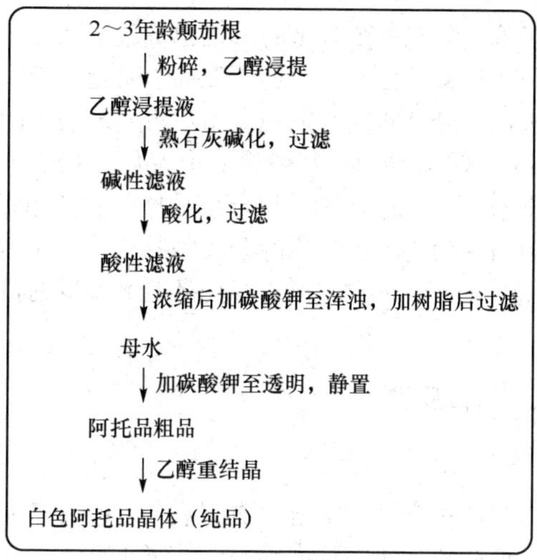

颠茄干燥全草
↓ 粉碎后加石灰水混匀，氯仿浸提
氯仿浸提液
↓ 0.5% H_2SO_4萃取
酸水层
↓ NaOH碱化至pH11后氯仿萃取
氯仿层
↓ 回收氯仿
粗生物碱
↓ 酸溶解，氯仿洗涤，活性炭脱色，碱化，氯仿萃取
氯仿液
↓ 回收氯仿
粗生物碱
↓ 115～120℃加热30分钟
阿托品

图 13-11　Mein 首次分离获得阿托品的流程（左）和现代制备阿托品的流程（右）

学反应逐渐成为解析天然产物结构的有效方法。将天然产物用适当试剂处理后逐步分解，或者修饰后生成可辨识的已知化合物，进而可以推测验证该天然产物的化学结构。1863 年，克劳特（Kraut）将阿托品加到饱和硫酸钡溶液中进行加热，发现以油滴形式漂浮于液体表面的阿托品会完全消失，分解为托品碱（tropine）和阿托品酸（atropic acid）（图 13-12）。以此为基础，阿托品的结构解析再次登上历史舞台。1864 年，洛森（Lossen）用盐酸处理阿托品，发现阿托品的分解产物是托品碱和托品酸（tropic acid），同时证实 Kraut 分离得到的阿托品酸是托品酸的脱水产物。1879 年，拉登堡（Ladenburg）以托品碱和托品酸为底物，通过稀盐酸的催化，首次实现阿托品的人工合成。借鉴这一反应，通过用其他的有机酸如水杨酸、苯甲酸等替代托品酸，Ladenburg 成功合成了一系列阿托品的类似物，Ladenburg 将这些化合物称为 tropeine。这一里程碑式的结果揭开了阿托品化学构造的神秘面纱，为后续阿托品衍生物的构建和结构解析奠定了坚实的基础。令人遗憾的是，托品碱和托品酸的结构在当时都是未知的，导致阿托品真实化学结构仍未能解析出来。

托品碱　　阿托品酸　　托品酸　　芽子碱　　托品醇酸

图 13-12　阿托品和可卡因的分解产物

在通过分析化合物分解产物和化学反应特征推测其结构的时期，科学家们从每一项实验结果中提取针对目的化合物结构的信息碎片，然后以缜密的逻辑思维拼接在一起，就获得了化合物的初步结构框架。接下来就是通过严谨的实验进一步检验推测。关于托品酸的结构信息碎片，最早在由 Lossen 从阿托品分解产物中分离获得托品酸时就已开始收集整理。在确认这是一个带有苯环的芳香族化合物后，Ladenburg 最终基于托品酸的化学式和结构片段，推测它的化学结构是 3-羟基-2-苯基丙酸（图 13-12）。1880 年，Ladenburg 和 Rugheimer 合作通过化学合成的方法，结合性状、熔点、颜色、反应性质等方面的对比，从而最终确定阿托品中托品酸单元的化学结构。托品酸的绝对构型是直到 1961 年才确立。而阿托品中的另外一个单元——托品碱的化学结构解析过程较为曲折，经历了一个近 40 年的漫长历程。在这段历史中最为重要的代表人物是 1915 年的诺贝尔化学奖获得者里夏德·梅尔廷·维尔施泰特（Richard Martin Willstätter）。

1862 年，Wöhler 发现用盐酸处理可卡因后会生成苯甲酸和一个含氮的碱，他将这个碱命名为芽子碱（ecgonine）。随后，Lossen 等确立了可卡因和芽子碱的分子式，还发现芽子碱是可卡因结构中一个完整的单元。Willstätter 对托品碱和芽子碱进行了分解研究，发现在用铬酸处理后，两者都可以生成同一个化合物——托品醇酸（tropinic acid）。Willstätter 在 1898 年以托品酮为原料，首次成功地合成了可卡因，并且阐明了可卡因的结构。1903 年，Willstätter 以环庚酮作为起始原料，经过 15 步合成了托品酮，反应总产率为 0.75%。Willstätter 构建的托品酮的合成路线是早期在实验室装配复杂天然产物的重要事件之一，是有机合成在经典时期的顶峰，标志着托品烷生物碱的核心结构实现解析，也标志着多步全合成的诞生。

三、药理作用及临床应用

（一）药理作用

阿托品是作用于 M 受体的抗胆碱药，能解除平滑肌的痉挛（包括解除血管痉挛，改善微血管循环）；抑制腺体分泌；解除迷走神经对心脏的抑制，使心跳加快；散大瞳孔，使眼压升高；兴奋呼吸中枢。

（二）适应证

阿托品为作用于 M 受体的抗胆碱药，可用于：①用于胃肠道功能紊乱，有解痉作用，对胆绞痛、肾绞痛效果不稳定；②用于急性微循环障碍，治疗严重心动过缓，晕厥合并颈动脉窦反射亢进及Ⅰ度房室传导阻滞；③作为解毒剂，可用于锑剂中毒引起的阿-斯综合征、有机磷中毒及急性毒蕈中毒；④用于麻醉前以抑制腺体分泌，特别是呼吸道黏液分泌；⑤可减轻帕金森病患者强直及震颤症状，并能控制其流涎及出汗过多；⑥局部使用阿托品作为睫状肌麻痹剂，能暂时麻痹调节反射，可作为散瞳剂，扩张瞳孔，并对虹膜睫状体炎有消炎止痛之效。

阿托品的新用途如下。

（1）对抗过敏性鼻炎症状：阿托品抑制病理情况下腺体的分泌，减少分泌物，起到对症治疗的作用。

（2）局部冻伤：阿托品局部扩张小毛细血管，血流加速，温度增加，改善局部组织缺氧。

（3）防治近视：阿托品是一种睫状肌松弛剂，在假性近视阶段，采用阿托品治疗可有效放松睫状肌，有延缓近视发展的作用，然而阿托品对于真性近视的作用目前尚未完全明确。研究显示角膜塑形镜联合 0.01%阿托品眼液治疗近视具有明显的作用，可发挥药物的作用和角膜塑形镜的塑形作用，共同延缓近视的发展，有效提高青少年患者学习和生活质量。阿托品的缺点在于起效和作用发挥慢，需长时间用药，可带来视网膜损害，引起瞳孔扩大、过敏性结膜炎、畏光，甚至出现白内障等副作用。因此阿托品用药需要注意规律性使用，以减缓眼轴增长和缓解睫状肌痉挛的同时减少并发症产生。

（4）单纯疱疹：阿托品可能有抑制病毒糖蛋白作用，故可用来抗病毒。

（5）宫颈糜烂：阿托品能扩张微循环，促进炎性物质的清除，减少渗出和柱状上皮细胞分泌，从而促进鳞状细胞上皮的修复。

（6）肺结核咯血：阿托品止血机制可能与其扩张静脉减少回心血量降低肺动脉压及减少肺血流量有关。

（7）预防人工流产综合征。

（8）遗尿症。

（三）不良反应

（1）常见不良反应：便秘、出汗减少、口鼻咽喉干燥、视物模糊、皮肤潮红、排尿困难（尤其是老年患者），口干（特别是男性）。

（2）少见的有眼压升高、过敏性皮疹或疱疹。

（3）用药过量可见动作笨拙不稳、神志不清、抽搐、幻觉、谵妄（多见于老年患者）、呼吸短促与困难、言语不清、心搏异常加快、易激动、神经质、坐立不安（多见于儿童）等。

（4）有些报告指出阿托品可致记忆力功能不全，有报告则表明应用含有阿托品的贴敷剂也可引起中枢神经系统反应，如视力紊乱及幻觉。

（5）阿托品滴眼时，有时引起刺激性结膜炎。使用时要压迫泪囊部，尤其是儿童。如阿托品经鼻泪管吸收，可产生全身症状，主要表现为口干、唾液分泌减少、无汗，皮肤潮红、眩晕、心率加快、烦躁，视物模糊、羞明，皮肤干热，可能出现皮疹，尤其是在颜面，颈部及躯干上部，可能伴随脱屑。

（四）临床制剂

硫酸阿托品注射液、吗啡阿托品注射液、硫酸阿托品片、硫酸阿托品眼膏、硫酸阿托品片、甲溴阿托品片、硫酸阿托品眼用凝胶、阿托品滴眼剂、阿托品异丙嗪注射液、注射用硫酸阿托品、复方阿托品麻黄碱栓。

四、生物合成

从19世纪初期罗宾森（Robinson）提出托品烷生物碱类化合物生物合成机制的猜想，到2021年完成路径中最后一个催化酶的功能表征，托品烷生物碱的生物合成研究历程跨越逾百年（图13-13），完美呈现了有机化学家和分子生物学家解析天然产物生物合成机制的探索创新之路。

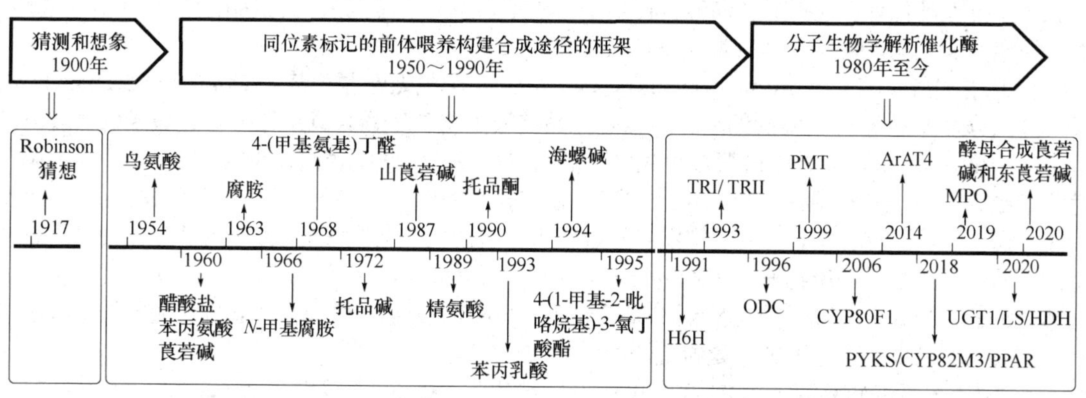

图 13-13 莨菪碱和东莨菪碱的生物合成研究历程

H6H，莨菪碱 6β-羟化酶；TR Ⅰ：托品酮还原酶Ⅰ；TR Ⅱ：托品酮还原酶Ⅱ；ODC：鸟氨酸脱羧酶；PMT：腐胺 *N*-甲基转移酶；CYP80F1：海螺碱变位酶；ArAT4：苯丙氨酸氨基转移酶；PYKS：Ⅲ型聚酮合酶；CYP82M3：芽子酮合酶；PPAR：苯丙酮酸还原酶；MPO：*N*-甲基腐胺氧化酶；UGT1：苯乳酸 UDP-糖基转移酶；LS：海螺碱合酶；HDH：莨菪碱脱氢酶

（一）Robinson 的托品烷生物碱生物合成机制猜想

1917年英国化学家罗伯特·罗宾森（Robert Robinson）（因研究植物染料和生物碱于1947年获得诺贝尔化学奖）基于对托品酮的结构观察，将其分为三个结构单元（图13-14），由此创新性地以这三个单元——丁二醛、甲胺、丙酮二羧酸为原料，在仿生条件下，利用曼尼希反应一锅法（one-pot synthesis）成功合成了托品酮，产率达到42%。Robinson 的托品酮（tropinone）全合成是写入教科书的天然产物全合成的第一个经典案例。更重要的是，在这一合成反应的基础上，Robinson 以其对有机化学反应的深入认识和了解，提出在植物体内很可能也存在类似的途径——鸟氨酸通过氧化和甲基化反应可提供丁二醛和甲胺，进而与体内乙酰乙酸、丙酮二羧酸或者柠檬酸等反应，从而实现莨菪碱、可卡因等托品烷生物碱骨架的生物合成。

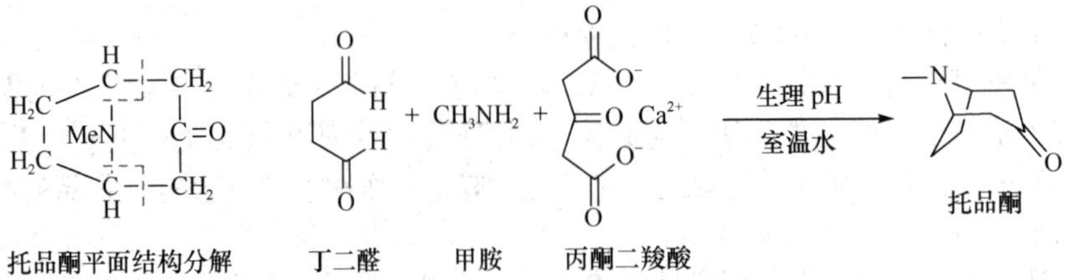

托品酮平面结构分解　丁二醛　甲胺　丙酮二羧酸　生理 pH 室温水　托品酮

图 13-14　Robinson 托品酮的经典全合成

（二）阿托品的生物合成途径

同位素标记技术在 20 世纪 50 年代逐渐成熟。经过同位素标记实验证实精氨酸或鸟氨酸是植物体合成莨菪碱的生物起点，腐胺、*N*-甲基腐胺、丙二酸单酰辅酶 A、4-(1-甲基-2-吡咯烷基)-3-氧丁酸、托品酮、托品碱是莨菪碱的合成前体。与此同时，托品酸单元被证实是以苯丙氨酸为起点，经由苯丙酮酸、苯丙乳酸后与托品碱发生酯化生成海螺碱（littorine），然后经过立体化学重排后生成莨菪碱。

20 世纪 80 年代开始，蛋白质的分离纯化技术逐渐成熟。早期的分子生物学家以催化活性为导向，从植物体组织中富集纯化催化目标反应的关键酶，并在此基础上通过蛋白质测序，尝试挖掘目的基因的潜在序列。在 20 世纪末，基因克隆和测序技术平台开始建立起来，到 21 世纪初期转录组测序技术也逐渐成熟。分子生物学研究技术的发展为最终完整解析莨菪碱的生物合成途径及催化酶的功能特征奠定了基础。莨菪碱的生物合成以鸟氨酸或精氨酸作为起点，经过脱羧、氮甲基化、氧化脱氨、自发环化等反应形成托品碱，再与来自于苯丙氨酸的苯乳酸发生酯化反应后生成海螺碱，然后海螺碱发生立体化学重排后生成莨菪碱（图 13-15）。

1. 鸟氨酸脱羧酶（ornithine decarboxylase，ODC）和精氨酸脱羧酶（arginine decarboxylase，ADC）　按照同位素标记实验结果，腐胺是托品烷型生物碱生物合成路径中鸟氨酸或精氨酸下游的中间产物。由鸟氨酸或精氨酸脱羧生成腐胺的反应是在植物体中普遍存在的代谢步骤，参与调控植物细胞分裂以及胁迫应激等重要生理过程。在产托品烷型生物碱的植物中，编码鸟氨酸脱羧酶 ODC 的基因最早是在 1996 年从曼陀罗中鉴定获得。编码精氨酸脱羧酶 ADC 的基因序列最早是在不产托品烷型生物碱的植物燕麦（*Arena sativa*）中发现的。2012 年，多奇莫（Docimo）等从古柯幼嫩叶片的 cDNA 文库中分别克隆到了编码 ODC 和 ADC 的基因序列，并通过在大肠埃希菌中进行异源表达对其催化鸟氨酸或精氨酸脱羧的活性进行了验证。

2. 腐胺 *N*-甲基转移酶（PMT）　1999 年，苏祖基（Suzuki）等以烟草 *PMT* 基因作为探针，从颠茄、天仙子的 cDNA 文库中获得了相应的 *PMT* 基因。腐胺 *N*-甲基转移酶（putrescine *N*-methyltransferase，PMT）负责催化腐胺由 *S*-腺苷-*L*-甲硫氨酸（*S*-adenosyl-*L*-methionine，SAM）获得一个甲基基团，发生氮甲基化形成 *N*-甲基腐胺，这是代谢流指向托品烷生物碱合成的第一个特征性反应。

3. *N*-甲基腐胺氧化酶（MPO）　1990 年，桥本（Hashimoto）等对从天仙子根组织中部分分离纯化获得的 MPO 粗蛋白进行了详细了功能表征。*N*-甲基腐胺氧化酶 MPO（*N*-Methyl-putrescine oxidase）负责催化 *N*-甲基腐胺中的伯胺基团发生氧化脱氨反应，生成 4-(甲基氨基)丁醛。

4. Ⅲ型聚酮合酶（PYKS）　1988 年，利特（Leete）和基姆（Kim）基于同位素标记实验结果最早提出，古柯植物可能以类似聚酮化合物生物合成的反应机制，以 *N*-甲基-Δ^1-吡咯啉阳离子为初始底物，与丙二酸单酰辅酶 A 发生两轮连续缩合，生成 4-(1-甲基-2-吡咯烷基)-3-氧丁酸的辅酶 A 酯。后来的同位素标记实验结果也进一步证实了 4-(1-甲基-2-吡咯烷基)-3-氧丁酸的甲酯或者乙酯衍生物是托品烷型生物碱生物合成路径中的重要中间产物。2018 年，巴里（Barry）等成功从颠茄的转录组数据中挖掘到了在根中特异性表达的Ⅲ型聚酮合酶基因 *AbPYKS*。通过病毒诱导的基因沉默技术（virus-induced gene silencing，VIGS）和体外酶促反应证实 AbPYKS 蛋白编码产物能以 *N*-甲

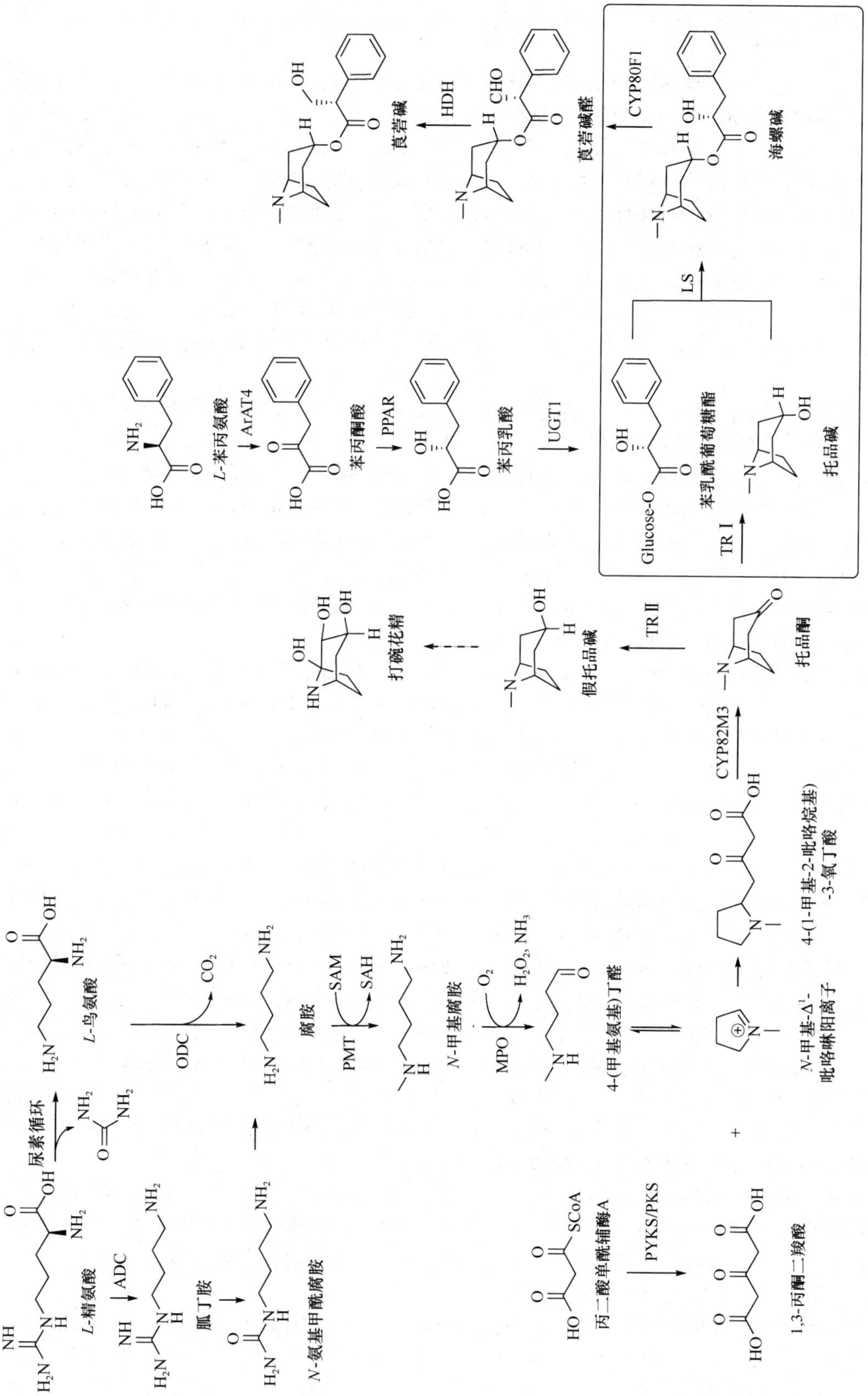

L-精氨酸

ADC

胍丁胺

N-氨基甲酰腐胺

尿素循环

L-鸟氨酸

ODC

CO_2

腐胺

SAM

PMT

SAH

N-甲基腐胺

O_2

MPO

H_2O_2, NH_3

4-(甲基氨基)丁醛

N-甲基-Δ^1-吡咯啉阳离子

丙二酸单酰辅酶A

PYKS/PKS

1,3-丙酮二羧酸

4-(1-甲基-2-吡咯烷基)-3-氧丁酸

CYP82M3

托品酮

TR II

假托品碱

打碗花精

TR I

托品碱

L-苯丙氨酸

ArAT4

苯丙酮酸

PPAR

苯乳酸

UGT1

Glucose-O

苯乳酰葡萄糖酯

LS

海螺碱

CYP80F1

莨菪碱醛

HDH

莨菪碱

图 13-15 阿托品的生物合成途径

基-Δ^1-吡咯啉阳离子和丙二酸单酰辅酶 A 为底物，催化生成 4-(1-甲基-2-吡咯烷基)-3-氧丁酸，这是下一步合成托品酮的直接底物。

几乎与此同时，黄胜雄研究团队也从三分三（*Anisodus acutangulus*）、曼陀罗、颠茄中克隆获得了参与托品烷型生物碱生物合成途径的Ⅲ型聚酮合酶基因—*AaPYKS*，*DsPYKS* 和 *AbPYKS*。通过体外酶促反应和结合有 4-羧基-3-氧代丁酰基-辅酶 A 的 AaPYKS 蛋白晶体，推测丙二酸单酰辅酶 A 很可能是 PYKS 蛋白的单一催化底物。将 *N*-甲基-Δ^1-吡咯啉阳离子和 1,3-丙酮二羧酸在活性 AaPYKS 和失活 AaPYKS 两种条件下进行体外反应分析，结果表明这两种情况下 4-(1-甲基-2-吡咯烷基)-3-氧丁酸的生成速率并没有差别，表明这一步缩合反应是非酶催化反应。综上所有结果，PYKS 蛋白以丙二酸单酰辅酶 A 为底物生成 1,3-丙酮二羧酸后，再与 *N*-甲基-Δ^1-吡咯啉阳离子发生非酶催化的曼尼希缩合反应，生成目的产物 4-(1-甲基-2-吡咯烷基)-3-氧丁酸。这一反应机制与 1917 年 Robinson 的一锅法全合成托品酮有异曲同工之妙，同时也证实了当时 Robinson 所采用的方法是仿生合成。

5. 芽子酮合酶（CYP82M3） 细胞色素 P450 单加氧酶 CYP82M3 负责催化 4-(1-甲基-2-吡咯烷基)-3-氧丁酸发生环化生成托品酮。2018 年，巴里（Barry）等从颠茄的转录组数据中挖掘到了四个特异性在根部表达的细胞色素 P450 单加氧酶。在不产托品烷型生物碱的烟草叶片中，通过异源瞬时表达，他们最终发现只有 CYP82M3 能在体内催化托品酮的生成。进一步的体外酶促反应也确认了 CYP82M3 以 4-(1-甲基-2-吡咯烷基)-3-氧丁酸为底物催化生成托品酮的活性，而且如果下调植物中 *CYP82M3* 基因的表达水平，下游托品酮以及托品烷生物碱的产量都会显著降低，所以 CYP82M3 也被称为托品酮合酶。然而后续研究中发现，CYP82M3 催化的直接产物是芽子酮，后经自发脱羧再形成托品酮，所以 CYP82M3 被更名为芽子酮合酶。

6. 托品酮还原酶Ⅰ（tropinone reductase Ⅰ，TRⅠ）和托品酮还原酶Ⅱ（tropinone reductase Ⅰ，TRⅡ） TRⅠ和 TRⅡ属于短链脱氢酶家族（short-chain dehydrogenases，SDH）蛋白，负责催化托品酮上的酮基还原，分别生成羟基构型不同的托品碱和假托品碱（pseudotropine）。从 20 世纪 80 年代到 90 年代，针对催化托品酮还原或托品碱氧化，分子生物学家开展了大量的粗蛋白分离纯化和酶催化功能表征。1992 年，德雷格（Draeger）等最先从曼陀罗的粗蛋白中将催化生成托品碱和假托品碱的 TRⅠ和 TRⅡ分别纯化了出来。基于对蛋白降解后的多肽片段进行测序，中岛（Nakajima）等在 1993 年首次从曼陀罗的 cDNA 文库中获得了编码 DsTRⅠ和 DsTRⅡ蛋白的基因序列。基于对 DsTRⅠ和 DsTRⅡ蛋白晶体结构的对比分析，Nakajima 等在 1999 年通过对五个保守的底物结合氨基酸位点进行定点诱变，使 DsTRⅠ/TRⅡ催化产物的立体特异性几乎完全逆转。

7. 苯丙氨酸氨基转移酶（aromatic amino acid aminotransferase，ArAT4）和苯丙酮酸还原酶（phenylpyruvic acid reductase，PPAR） ArAT4 负责催化苯丙氨酸生成苯丙酮酸，之后由 PPAR 再催化其生成苯乳酸。2014 年 Barry 等从颠茄的转录组数据中筛选到了特异性在侧根组织中高表达的芳香族氨基酸转氨酶基因 *ArAT4*。利用病毒诱导的基因沉默技术 VIGS，发现下调颠茄中 ArAT4 的表达水平后，下游产物苯乳酸、莨菪碱以及东莨菪碱的含量都显著下降，而与苯乳酸反应的托品碱的含量则上升。大肠埃希菌异源表达获得的 ArAT4 蛋白能在体外以苯丙氨酸为氨基供体，4-羟基苯丙酮酸为氨基受体，催化生成苯丙酮酸和酪氨酸。

2018 年，廖志华等以羟基苯丙酮酸还原酶（HPPR）的保守结构域为特征序列，从颠茄的转录组中挖掘到了在根中特异性高表达的同源蛋白 PPAR。PPAR 在体外反应中能高效地催化苯丙酮酸还原生成苯乳酸，而且将 *PPAR* 基因的表达水平通过 RNAi 手段下调后，植物体内的苯乳酸、莨菪碱、东莨菪碱等下游产物的含量也都显著下降。

8. 苯乳酸 UDP-糖基转移酶（UDP-glycosyltransferase 1，UGT1）和海螺碱合酶（littorine synthase，LS） 基于在颠茄侧根组织和幼苗中特异性高表达，以及与已知酶蛋白的相似性，廖志华等从颠茄转录组中挖掘到了催化苯乳酸生成苯乳酰葡萄糖的糖基转移酶 UGT1，以及催化托品碱与苯乳酰葡萄糖发生酰基化反应生成海螺碱的 LS。

9. 海螺碱变位酶（CYP80F1）和莨菪碱脱氢酶（hyoscyamine dehydrogenase，HDH） 2006年，科韦洛（Covello）等从天仙子的根 cDNA 文库中筛选到了 25 个 P450 表达序列标签（expressed sequence tag，EST）。结合病毒诱导的基因沉默技术发现了 *CYP80F1* 基因。在酵母中表达的 CYP80F1 蛋白能催化海螺碱发生氧化重排生成莨菪碱醛，这正是在 1998 年科学家基于同位素喂养实验结果提出的一个从海螺碱到莨菪碱的中间产物。

2020 年，斯里尼瓦桑（Srinivasan）和斯莫尔科（Smolke）在酵母中重构莨菪碱和东莨菪碱的生物合成途径，发现了 HDH。2021 年，廖志华、黄胜雄等进一步对 HDH 的蛋白晶体结构及体外酶促反应机制开展研究，通过分子对接、关键催化残基突变和氘原子标记实验发现 HDH 是一个能够催化莨菪醛和莨菪碱双向转化的氧化还原酶。在生理条件下，HDH 利用[4*R*-^{2}H]NADPH，主要发挥将莨菪醛还原为莨菪碱的催化功能。此外，较低的催化活性表明 HDH 可能是莨菪碱生物合成途径的是限速酶，因此在颠茄发根中过表达 HDH 能够大幅度提高莨菪碱产量。

10. 莨菪碱到阿托品的转变 天然存在于植物中的莨菪碱为左旋体，很不稳定。在提取过程中经化学处理得到稳定的消旋莨菪碱，即阿托品。

托品烷型生物碱作为一类药用历史悠久的植物天然药物，其分离发现、结构鉴定、生物合成机制解析的历史见证了人类天然药物化学研究从 19 世纪初的崛起到 21 世纪蓬勃的核心发展历程。以托品烷生物碱的研究史为案例，我们从中可以深刻体会到数代科学家孜孜不倦、严谨刻苦的科学探索精神，最终才将这类重要天然药物的结构和合成机理完整清晰地呈现出来。在此基础上，科学家以现代合成生物学途径实现了托品烷型生物碱化合物的异源酵母从头合成，为这类天然药物的创新生产奠定了基础。

第十四章　海洋天然产物

学习目标

1. 掌握　海洋天然产物主要的结构类型、特点。

2. 了解　研究海洋天然产物的生物活性及其化学的意义；海洋天然产物化学的发展情况。

本书前面章节主要介绍了以陆地植物（terrestrial plant）为主体来源的天然产物，本章则重点介绍来源于海洋生物的海洋天然产物（marine natural product，MNP）。通过本章的学习了解海洋天然产物的研究情况，重点介绍大环内酯类、聚醚类、肽类、前列腺素类、生物碱类、C15 乙酸原类和一些重要的其他类型的海洋天然产物，如海洋甾醇类化合物和萜类化合物及其生物活性，了解海洋天然产物的结构多样性及其在新药开发中的重要作用。

近年来药物开发越来越困难，人类迫切需要结构新颖、生物活性和作用机制独特的新的天然产物作为新药开发的先导化合物，于是把目光投向了海洋。生命起源于海洋，从海洋中出现最原始的生命开始到现在已有 40 多亿年的历史。从最初的单细胞生物开始，在几十亿年的生命演化过程中创造出了丰富多彩的海洋生物世界，使海洋生物成为资源最丰富、保存最完整、最具有新药开发潜力的新领域。

海洋约占地球表面积的 70%，占生物圈（biosphere）体积的 95%。生物总种类达 30 多门，50 余万种，海洋生物总量占地球总生物量（biomass）的 87%，是迄今所知最大的生命栖息地，蕴藏着十分丰富的海洋动物、海洋植物及海洋微生物资源。与对陆生植物的研究相比，人们对海洋生物的认识还相当有限。随着人口的快速增长，自然资源的过度开发，导致环境恶化加快，生态平衡遭到严重破坏，导致许多海洋生物在人类还未来得及跟它们见面或起名就悄悄地灭绝了，因此加强对海洋生物的保护与研究已是迫在眉睫。

目前，海洋天然产物研究已成为天然产物化学的重点内容，是药物先导化合物的重要来源，在药学领域中有着十分重要的地位。海洋天然产物起源于 20 世纪 20～30 年代，1922 年日本学者从生活在浅海泥沙中的异足索沙蚕（*Lumbriconeris heteropoda*）体内分离到具有杀虫作用的沙蚕毒素（nereistoxin）。1934 年明确了它的化学结构，结构简单但毒性极大。随后以沙蚕毒素为先导化合物，开发成功一系列拟沙蚕毒素杀虫剂。1945 年，意大利科学家朱塞佩·布罗楚（Giuseppe Brotzu）发现顶头孢霉菌（*Cephalosporium acremonium*）分泌出的一些物质可以有效抵抗伤寒杆菌。随后，牛津大学的爱德华·亚伯拉罕（Edward Abraham）从中分离获得若干头孢菌素类化合物，其代表物是头孢菌素 C（cephalosporin C）。此后，经水解获得的头孢烯母核成为一系列头孢菌素类抗生素的合成材料，头孢菌素钠为海洋微生物中发现并开发成功的第一个“海洋新抗”，开创了开发海洋新抗生素药的先例。50 年代，沃纳·伯格曼（Werner Bergmann）从加勒比海隐南瓜海绵（*Cryptotethia crypta*）中分离到两种罕见的核苷海绵阿糖胸苷（songothymidine）和海绵阿糖尿苷（spongouridine），最终这 2 个化合物的化学衍生物阿糖胞苷 Ara-C 和阿糖腺苷 Ara-A 作为疗效显著的抗癌药和抗病毒药物被 FDA 分别于 1969 年和 1976 年批准应用于临床，故 MNP 开始受到重视。加之合成药物暴露出来的问题，特别是“沙利度胺事件”给人类健康的严重危害。随着 20 世纪 60 年代初河鲀毒素（tetrodotoxin，TTX）结构鉴定的完成，1969 年美国科学家魏因海默（Weinheimer）和斯普拉金斯（Spraggins）从加勒比海柳珊瑚（*Plexaura homomalla*）中分离得到了丰富的（含量高达 1.4%～1.8%）前列腺素 15*R*-PGA2，这一发现不但促进了前列腺素的研究，也使 20 世纪 60 年代末至 70

年代初海洋天然药物的研究出现了一个小高潮，“向海洋要药物”的概念开始逐渐被人们接受。

海洋天然产物的发展大致可分为四个阶段：1960 年以前可以称为孕育期；1960～1970 年为形成期；1980 年进入快速发展期；20 世纪 90 年代以后为成熟期。20 世纪 70 年代以后从海藻中分离出众多天然含卤化合物，目前已有 5000 多种，这些化合物的发现彻底改变了对卤代有机化合物的片面认识，特别是进入 20 世纪 80 年代，深海采集技术、样品的快速冷藏转移及分离技术的进步和 2D-NMR 技术、软离子质谱技术的应用，大大地加快了海洋天然产物的研究进程，一些结构比较复杂的海洋天然产物，如裸藻毒素（brevetoxin，1981）、冈田酸（okadaic acid，1981）、苔藓抑素 1（bryostatin-1，1982）、海葵毒素（palytoxin，1982）、halichondrin B（1985）、norhalichondrin A（1985）、cephalostatin 1（1988）等相继被分离并完成结构鉴定。进入 20 世纪 90 年代，代表着现代鉴定技术特别是各种 2D-NMR 和各种质谱在天然产物化学结构研究最高应用水平的刺尾鱼毒素（maitotoxin，1992）完成了结构鉴定。

海洋生物的生存环境与陆生生物迥然不同，如高压、高盐度、寡营养、低温但相对恒温（火山口附近有高温、极地地区还有超低温）、有限的光照和有限的含氧量。生存环境的巨大差异决定了海洋生物在新陈代谢、生存方式、信息传递、适应机制等方面具有显著的特点，造成海洋生物次级代谢的途径和酶反应机制与陆地对应生物几乎完全不同，最重要的区别是结构和元素组成的多样性。由于海水富含卤素，海水中的氯离子浓度达 2%，溴氯离子浓度达 0.0067%，因而导致海洋生物含有很多共价结合的含卤有机物，主要是溴和氯，少数含有碘。含有多卤素的天然产物是海洋天然产物中所特有的，特别是碘化物迄今尚未见于陆源生物中。另外，海洋生物次级代谢产物结构的多样性和复杂性远远超出了人们的想象，如分子量超过 2000Da 的超级碳链化合物（super-carbon-chain compound，SCC）聚醚类和大环内酯类化合物；有的海洋生物次级代谢产物含有一些特殊的取代基团，如二氯代碳酰亚胺基（$C{=}NCl_2$）、异氰基、胍基、丙二烯、环硫醚等。

海洋生物主要包括海洋水生植物（主要有藻类和具有“海滩森林”之称的红树林）、海洋动物和海洋微生物三大类。海洋天然产物的来源比较广泛，目前研究较多的主要如下。①藻类（algae，seaweed）：藻类是海洋世界的“肥沃草原”，也是海洋中的初级生产者和海洋动物的“天然牧场”，承担着食物链的基础环节，海洋动物的许多活性物质都直接或间接地来源于藻类。海藻的代谢产物相对简单，以萜类为主，最大特点为富含卤素。②海绵（sponge）：海绵属于多孔动物门，是一种原始而奇特的最简单的多细胞生物，七八亿年前就已经生活在海洋中。海绵种类繁多，资源极为丰富，分为六放海绵纲（Hexactinellida）、钙质海绵纲（Calcarea）和寻常海绵纲（Demospongia）3 个纲，约占海洋生物总量的 1/15，分布极为广泛，从热带海洋到南极冰海都有分布，99%分布于浅海。与海藻、珊瑚及其他无脊椎动物相比，海绵蕴藏着结构新颖的次级代谢产物，是发现新化合物的主要原料。③腔肠动物（coelenterata）：包括海葵（sea anemone）、珊瑚（coral）、水母（jellyfish）等，其中研究较多的是珊瑚，珊瑚是海洋低等无脊椎动物，全球有 70 个属 9000 多种，有“海洋中的热带雨林”之称，其代谢产物主要有脂类、萜类、甾体和前列腺素类化合物。④软体动物（mollusc）：研究较多的是海兔（sea hares），它以海藻为食并可以储藏海藻中的化学成分。⑤被囊海鞘类动物（tunicate，ascidian）：被囊动物在进化地位上十分特殊，位于脊椎动物和无脊椎动物之间，约有 2000 种，分为海鞘纲、海樽纲和尾海鞘纲 3 个纲。其中海鞘类占绝大多数，从中发现了许多功能独特的新结构化合物，特别是含氮化合物。⑥棘皮动物（echinoderm）：是具有特殊水管系统的一大类无脊椎动物，约 6000 种，常见的有海参（sea cucumber）、海星（sea star）、海胆（sea urchin）、海百合（crinoid），棘皮动物产生的甾体皂苷是它们体内的常见毒素。⑦苔藓虫类（bryozoan）：海洋苔藓动物俗称苔藓虫，约 4000 种。从总合草苔虫中分得的 bryostanis 类大环内酯类化合物有抗肿瘤活性。⑧海洋微生物（marine microorganism）：包括病毒、细菌、真菌、放线菌、微藻等，也包括极端微生物（extra-microorganism）、真细菌（eubacteria）和大细菌（archaea）。陆地微生物约有 10 万种，而海洋微生物有数百万种，但大多数都是在常规的实验室条件下无法培养，因此极大地限制了从海洋微生物中发现有生物活性的代谢产物的研究。目前采用分子生物学的方法，如宏基因组学（metagenomics）获取海洋不可培养微生物的基因资源已成为一大研究领域。

近年来，海洋中独特丰富的微生物被认为是人类最可能开发利用海洋药物资源的一大明星，是海洋生物活性物质的研究热点之一。从海洋生物中发现的海洋天然产物结构千差万别，按照化学结构分类主要有烃类、萜类（包括含卤素的非挥发性单萜、倍半萜、二萜、二倍半萜、三萜和四萜）、C_{15}乙酸原类、生物碱类、甾体类、肽类、聚醚类、大环内酯类、前列腺素类、多糖类等。随着现代深海采集及转移技术、样品分离和鉴定技术的发展应用，20 世纪 80 年代每年发现的新 MNP 数量为 300～500 个，90 年代每年报道的新 MNP 数量增长至约 700 个，随后这一数字整体呈上升趋势，并在 2008 年突破 1000 个。到目前为止，报道发现的新 MNP 已有 3 万多个，这些 MNP 在过去的 50 多年里作为功能食品、营养补充品、药物等被广泛应用。目前国际上已有 14 个海洋天然产物进入临床应用，分别为头孢菌素 C（Cephalosporin C）、头孢噻吩（Cephalothin）、利福霉素（Rifamycin；Aemcolo）、阿糖胞苷（Ara-C）、阿糖腺苷（Ara-A）、齐考诺肽（Ziconotide）、卡拉胶（Carragelose®）、拉伐佐（lovaza®）、伐赛帕（Vascepa）、Epanova（omega-3-carboxylicacids）、曲贝替定（ET-743，Trabectedin）、甲磺酸艾日布林（Halaven，Eribulin）、Marizomib（NPI-0052）、安适利（Adcetris，Brentuuximab vedotin，SGN-35）、Aplidin。我国研发上市的药物有藻酸双酯钠（Propylene glycol alginate sodium sulfate，PSS）、甘露醇烟酸酯（mannitol nicotinate）及 GV-971，以上海洋天然产物的结构及临床应用见图 14-1。另外，国内外还有超过 40 个海洋天然产物进入临床试验，它们治疗范围涉及众多疾病杂症领域，显示出独特疗效。

这些结构独特的海洋生物次级代谢产物也常常具有很强的生物活性和独特的作用机制，它们不仅可以作为开发新药的先导化合物，还可作为生命科学和基础药物学研究的工具或分子探针，如 TTX 已广泛应用于钠通道药理学研究；大田软海绵酸（okadaic acid，OA）对蛋白磷酸酯酶有高度的选择性抑制作用，用于探测细胞磷酸化过程；而从海绵中分得的大环内酯类化合物 manoalide 是第一个选择性抑制磷酸酯酶 A2（PLA2）活性的化合物，现已成为研究阻断 PLA2 的常规工具药；西加毒素（ciguatoxin，CTX）是电压依赖性钠通道激动剂，已作为研究兴奋细胞膜结构与功能及局麻药作用机制的分子探针；刺尾鱼毒素（maitotoxin，MTX）属于典型的钙通道激动剂，可增加细胞膜对 Ca^{2+}的通透性，是研究钙通道药理作用的特异性工具药。绿色荧光蛋白已经成为现代生

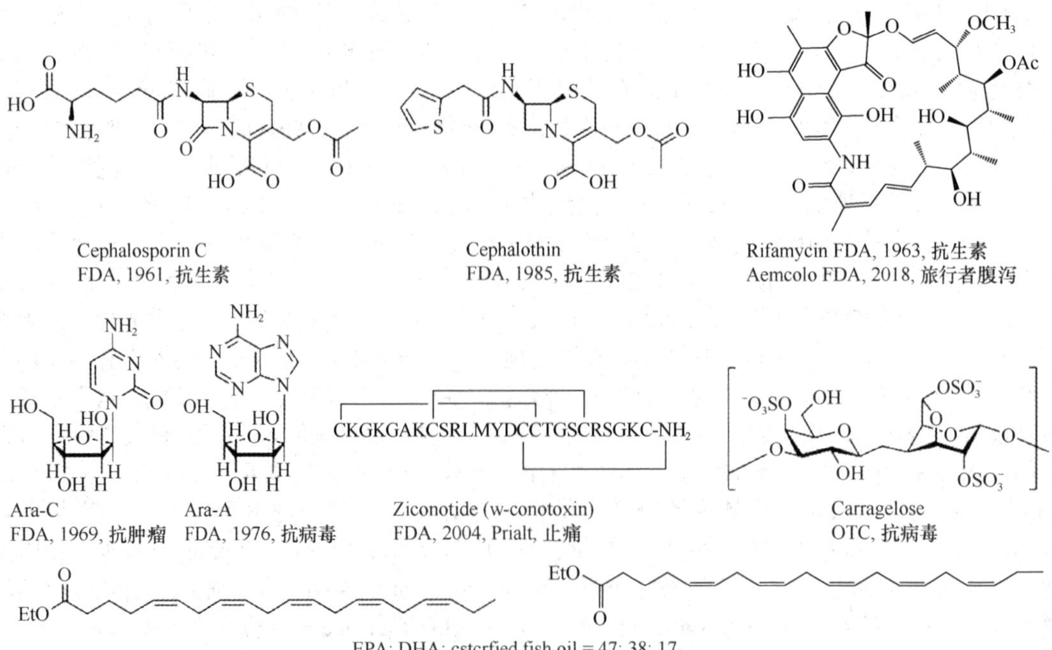

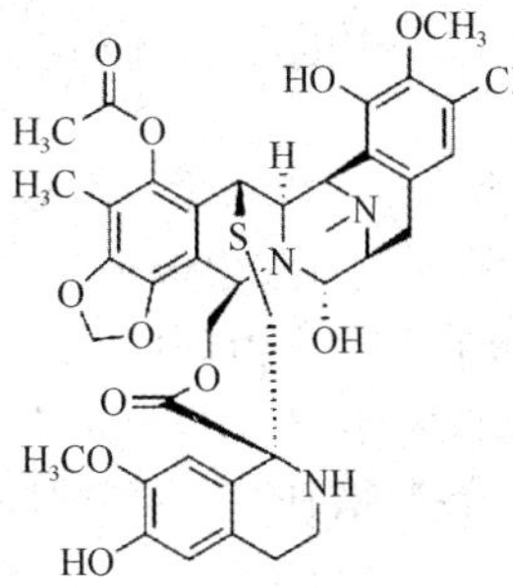

Et-743 (Trabectedin)
UE, 2007 Yondclis, 抗肿瘤

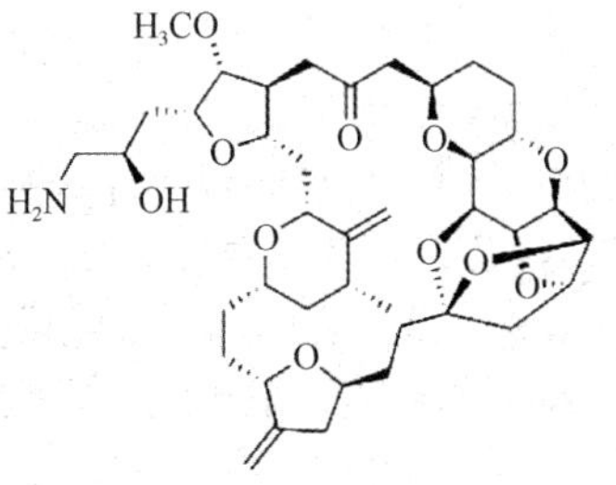

Halaven (Eribulin)
FDA, 2010, 抗肿瘤

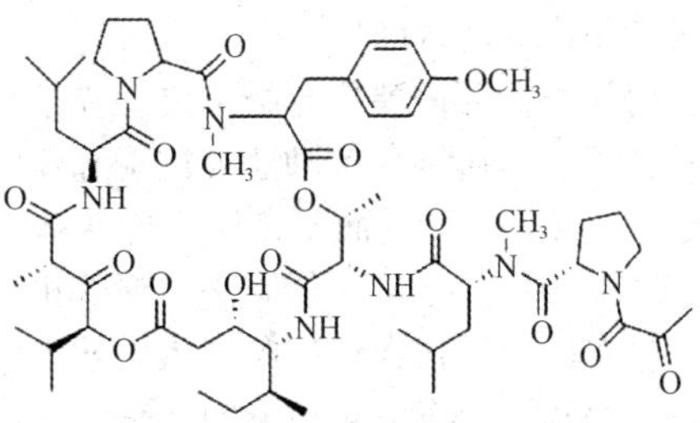

Aplidin (plitidepsin) TGA 2018 MM;
MHRA and AEMPS, 2021, COVID-19

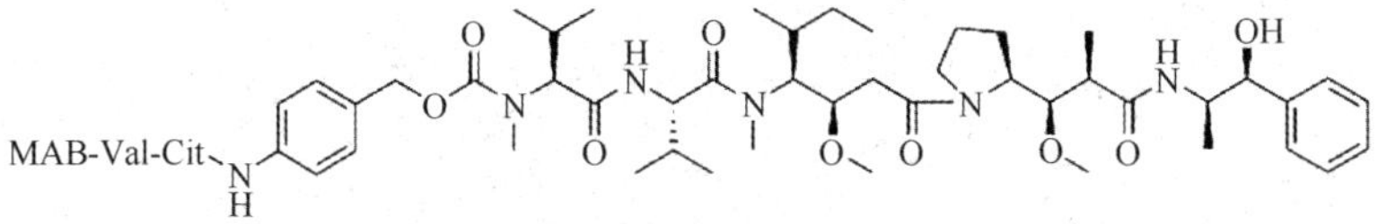

Adcetris本妥昔单抗(又名布伦特克松单抗), FDA, 2011, 抗肿瘤

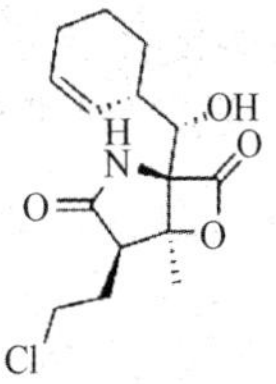

Marizomib (又名NPI-0052), FDA, 2014, 抗肿瘤

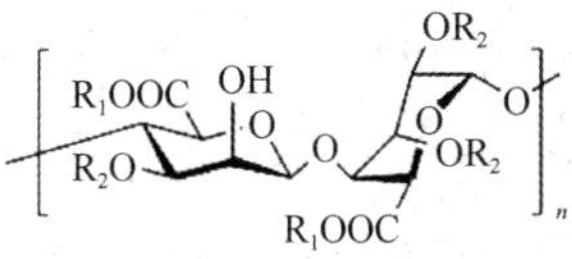

R_1=H, $CH_2CH(OH)CH_3$; R_2=H, SO_3Na
Propylene glycol alginate sodium sulfate (海藻酸丙二醇硫酸钠), NMPA, 1985, 降血脂

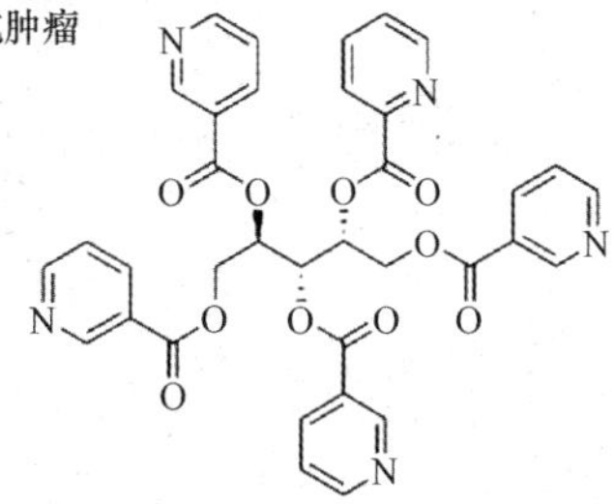

mannitol nicotinate (甘露醇烟酸酯), NMPA, 1986, 缺血性心脑血管疾病

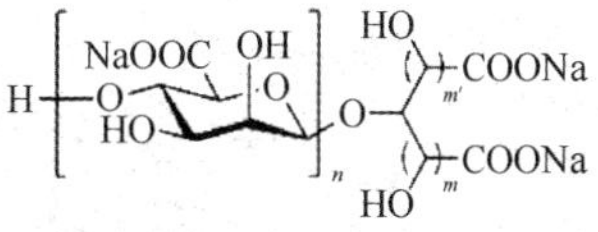

n=1-9; m=0,1,2; m'=0,1
GV-971 (甘露寡糖二酸), 国家药品监督管理局 (NMPA), 2019, 抗阿尔茨海默病

图 14-1　国内外临床应用的海洋天然产物
NMPA，国家药品监督管理局；OTC，非处方药

物科学研究领域最重要的工具之一，在它的帮助下，研究人员能够看到前所未有的新的微观世界，例如，大脑神经细胞的发育过程，癌细胞的扩散方式等，促进了生命科学的发展。开展海洋天然产物的研究不仅具有重要的理论意义和实际应用价值，同时也可以极大地促进有机合成化学的发展，如聚醚梯类海洋毒素（BTX-A、B 和 CTX）和线状聚醚岩沙海葵毒素的全合成、保罗碱[(–)-palau'amine]和河鲀毒素的全合成、前列腺素类化合物的全合成、Et-743 的全合成及大田软海绵素 B 的全合成等。通过研究海洋生物的次级代谢产物，了解海洋生态环境中活性化学物质在生物间的信息传递方式、化学防御机制、生物间的相互关系及食物链关系等，从生态的宏观角度探讨生物活性物质的作用机制，为海洋化学生态学研究奠定基础。本章对结构独特、生物活性显著的几大类海洋天然产物加以介绍。

第一节　大环内酯类

大环内酯类（macrolide）化合物是海洋生物特别是海洋微生物中常见的一大类化合物，它们是由长链脂肪酸形成的含有一个或多个内酯环的化合物，从八元环至六十二元环，大小差别较大。海洋来源的大环内酯类化合物，以内酯环为基本的结构特征，是复杂的多元环化合物。根据分子中酯键的数量，可以分为大环一内酯、大环二内酯、大环四内酯；根据内酯环的大小，可以分为十元环大环内酯、十二元环大环内酯、十四元环大环内酯及十七元环大环内酯，甚至六十元环大环内酯；

根据化学特征可以分为简单大环内酯（脂链大环内酯）、内酯环含有氧环的大环内酯、大环多内酯和其他类型大环内酯等。

海洋类大环内酯化合物主要存在于海洋微生物、海绵、海藻、软体动物等海洋生物中，许多都具有抗菌、抗病毒、抗肿瘤及抗炎和免疫调节活性。自第一代大环内酯类抗生素红霉素上市以来，由于其抗菌活性高，而不良反应比氨基糖苷类、四环素类等抗生素低，因此在临床上得到广泛的应用，其中有大家熟知的药物罗红霉素和阿奇霉素，是主要作用于革兰氏阳性菌、厌氧菌、衣原体和支原体等的新一代大环内酯类抗生素。海洋特殊的环境，赋予大环内酯化合物独特的结构和活性，也是目前药物研发的重点方向之一。

一、简单大环内酯类化合物

这类化合物（图 14-2）尽管环的大小不同，但环上只有羟基或烷基取代，且多数只有一个内酯环，为长链脂肪酸形成的内酯。

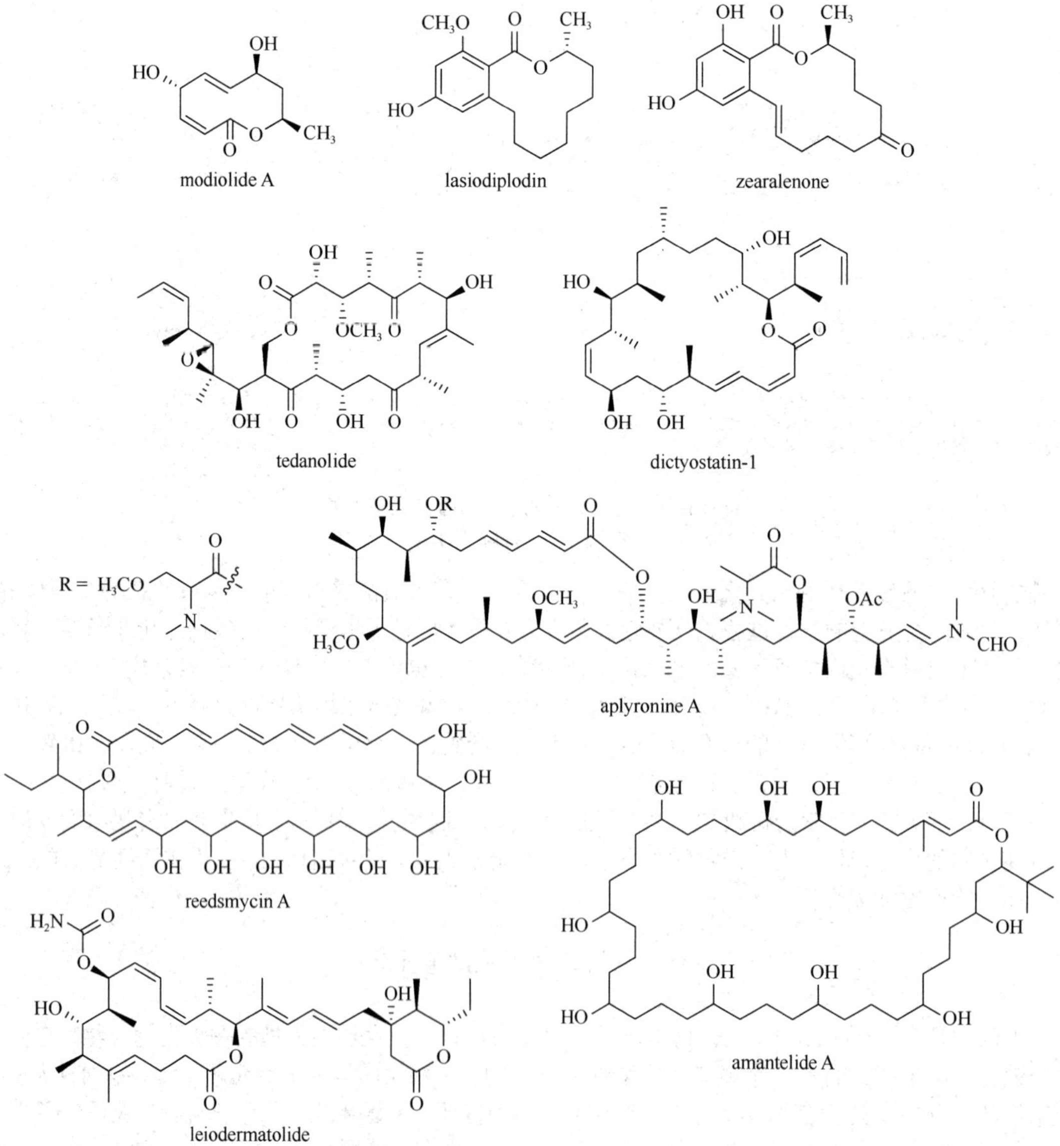

modiolide A　lasiodiplodin　zearalenone

tedanolide　dictyostatin-1

R = H_3CO…

aplyronine A

reedsmycin A

leiodermatolide　amantelide A

图 14-2　简单大环内酯类化合物结构

十元环大环内酯 modiolide A，从海洋真菌 *Paraphaeosphaeria* sp. Strain N-119 和 *Curvularia* sp. Strain 中分离得到，对多种细菌及真菌表现出良好的抑菌活性。十二元环大环内酯 lasiodiplodin，从中国湛江海域马尾藻属褐藻共生真菌（No. ZZF36）中分离得到，对金黄色葡萄球菌、枯草芽孢杆菌和枯萎病菌均有抑制作用。十四元环大环内酯 zearalenone，从青霉菌中分离得到，对真菌稻瘟病菌具有强抑制作用。加州大学圣地亚哥分校斯克里普斯海洋学研究所 William Fenical 小组，从圣巴巴拉海岸的近岸沉积物中分离出的这种链霉菌属海洋微生物中发现了一种新的化合物炭疽霉素 anthracimycin，能治疗炭疽和其他，如耐甲氧西林金黄色葡萄球菌（MRSA）等所引起的感染。

1984 年，由施迈斯（Schmitz）等从加勒比海海岸生息的海绵体 *Tedania iginis* 中分离出来的一种超微量的 18 元环大环内酯化合物 tedanolide。药理试验表明，其具有强力抗肿瘤活性，为现今最强的海洋产抗肿瘤抗生素之一，有望成为新一代的抗生素。含有 22 元环的多不饱和脂肪酸内酯 dictyostatin-1 分离自海绵 *Spongia* sp.，其对大鼠淋巴白血病 P388 细胞 ED_{50} 为 0.7×10^{-9}mol/L；还具有与紫杉醇相同的作用机制，对耐药性乳腺癌 MCF-7 细胞的抑制作用（IC_{50} 为 1.5×10^{-9}mol/L）强于紫杉醇（IC_{50} 为 2.5×10^{-9}mol/L）。从海兔 *Aplysia kurodai* 中分离得到的 24 元环大环内酯 aplyronine A 具有很好的细胞毒性和抗肿瘤活性，对 HeLa-S3 细胞的 IC_{50} 为 0.48ng/mL。从美国加州近海深 1000 米处的沉积物中分离出一种深海细菌 C-237，从其发酵液中分离出了一系列的简单大环内酯类化合物，如 macrolactin A，具有细胞毒性和抗病毒活性。

从海洋链霉菌 *Streptomyces youssoufiensis* OUC6819 和 *Streptomyces* sp. CHQ-64 中分离得到的三十一元环大环内酯 reedsmycin A，具有抗真菌活性。

从关岛土蒙湾海域的颤藻中的灰色藻青菌中分离得到的四十元环大环内酯 amantelide A，具有细胞毒性和抗菌活性。对结直肠腺癌 HT29 和宫颈癌 HeLa 细胞的 IC_{50} 均为 0.87μmol/L；对海洋真菌 *Lindra thalassiae* 和镰刀菌 *Fusarium* sp.有较好的抑制作用，对海洋盐水小树状霉菌 *Dendryphiella salina*、金黄色葡萄球菌和铜绿假单胞菌有微弱的抑制作用。大环内酯可以开环形成相应的大环内酯酸。如从海绵 *Leiodermatium* sp.中分离得到具有独特抗有丝分裂活性的 16 元环内酯 leiodermatolide 对于多种肿瘤细胞的 $IC_{50}<10\times10^{-9}$mol/L。

二、内酯环含有氧环的大环内酯类

大环内酯类化合物的前体是不饱和脂肪酸，在环结构上常含有双键、羟基等基团，在次级代谢过程中发生氧化、脱水等化学反应，形成含有各种氧环的大环内酯类化合物，其中氧环大小以六元氧环较为常见，其次是三元氧环和五元氧环（图 14-3）。

最具代表性的含有六元氧环的大环内酯类化合物是具有抗肿瘤活性的草苔虫素（bryostatin）类化合物。目前已从总合草苔虫 *Bugula neritina* 中分离出了 20 多个草苔虫素类化合物，其中 bryostatin 1，2 和 4～15 具有相同的母核，主要区别为 C-7 和 C-20 的取代基不同。该类化合物对白血病、乳腺癌、皮肤癌、肺癌、结肠癌、宫颈癌、卵巢癌及淋巴癌皆有明显的疗效。bryostatin-1 为第一个从 *B. neritina* 中分离得到的大环内酯类化合物，其具有抗肿瘤活性，作用于蛋白激酶 C（PKC），对白血病患者血液中分离的急性白血病细胞、慢性淋巴细胞及 HL-260 白血病均有明显的诱导分化作用，并抑制其生长。此类化合物不同于以前所有的化疗药物，它除了直接杀死癌细胞外还能促进造血功能，是一类极有希望的低毒抗肿瘤药。从海绵 *Spongia mycofijiensis*、*Hyattella* sp.、*Fasciospongia rimosa*、*Chromodoris lochi* 和 *Dactylospongia* sp.分离得到的大环内酯类化合物 laulimalide，对人卵巢癌细胞 SKOV-3 的抑制活性是紫杉醇的六分之一（IC_{50} 为 11.5×10^{-9}mol/L，紫杉醇 IC_{50} 为 1.7×10^{-9}mol/L），但对耐药性的 SKVLB 细胞株的抑制活性却是紫杉醇的 800 倍。从新西兰海绵 *Mycale* sp.和 *M. hentscheli* 中分得的peloruside A 也具有细胞毒活性和与紫杉醇相似的作用机理。

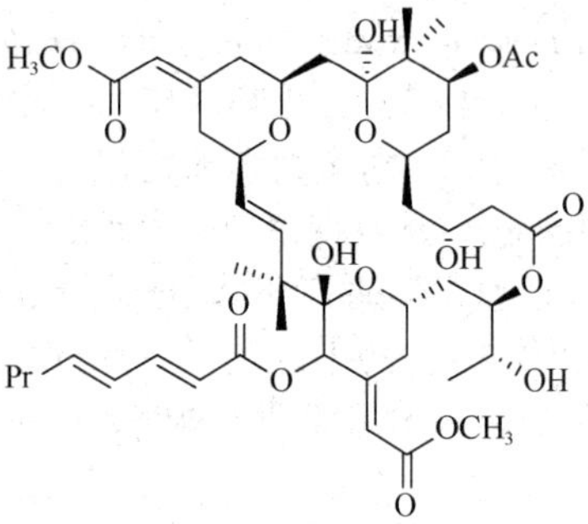

bryostatin-1

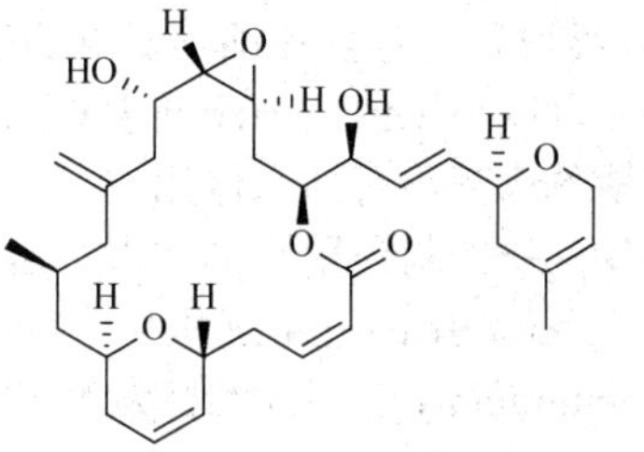

laulimalide

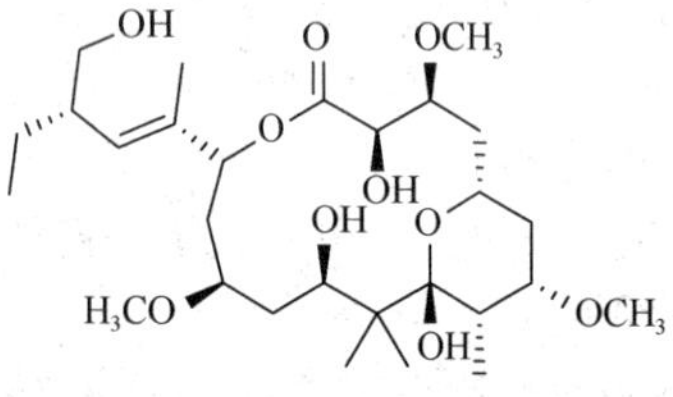

peloruside A

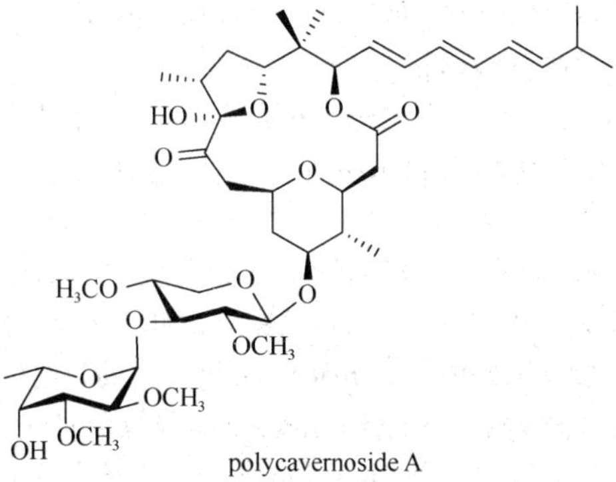

polycavernoside A

图 14-3　内酯环含有氧环的大环内酯类化合物结构

大环内酯类化合物还可以成苷。1991 年在关岛和 2002 年在菲律宾发生两起食用红藻中毒事件，后来从红藻 *Gracilaria edulis* 和 *Acanthophora specifera* 中分离出毒性成分 polycavernoside A。

三、多聚内酯类

该类化合物含有两个或两个以上酯键，大多有抗真菌活性，如从海洋微生物 *Hypoxylon oceanicum*（LL-15G256）中分得的 15G256α1 和 15G256ω 都具有一定的抗真菌活性[半数生长抑制浓度（GI_{50}）分别为 18.6×10^{-9}mol/L 和 12.6×10^{-9}mol/L]。从海洋放线菌 *Marinispora* sp. CNQ-140 中分离出的化合物 marinomycin A 对 6 种黑色素瘤细胞（LOXIMVI、M4、SK-MEL-2、SK-MEL-5、UACC-257、UACC-62）具有强烈的抑制作用，并且有一定的抗菌活性。从日本冲绳岛海绵 *Theonella* sp.中分离得到的二十元环的多内酯 misakinolide A，对白念珠菌的具有抑菌作用，常以二聚体形式存在（图 14-4）。

四、其他大环内酯类

海洋生物中的大环内酯类化合物是生物活性最广的一类化合物，结构类型复杂多变，除了上述类型外，还含有氢化吡喃螺环、噁唑环、噻唑环、硼元素等。

从冲绳蒂壳海绵 *Theonella* sp.中分离得到的化合物 theonezolide A 和 B，它们的结构特征在于含有两条脂肪酸链，并在链上连有磺酸酯、噁唑环、噻唑环氨基和烷氧基等，具有抗肿瘤活性。

从东印度洋海绵 *Spongia* sp.和 *Spirastrella spinispirullifera* 中分离得到了 spongistatin 1 和多个该类含有氢化吡喃螺环的大环内酯化合物。spongistatin 1 对多种肿瘤模型表现出很强的细胞毒性，其中对大鼠白血病细胞 L-1210 的 IC_{50} 平均值为 20×10^{-9}mol/L。

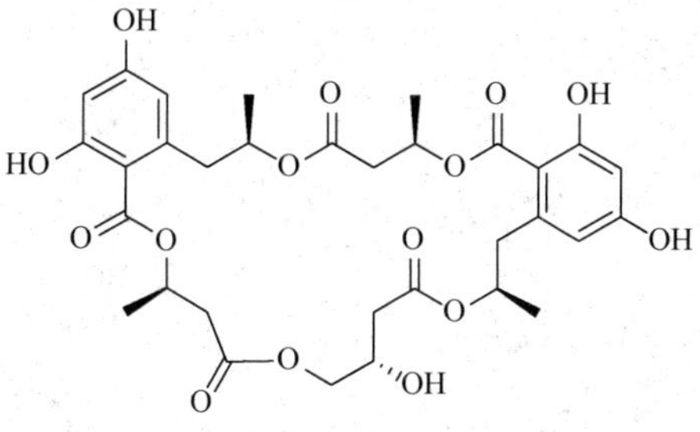

15G256α1

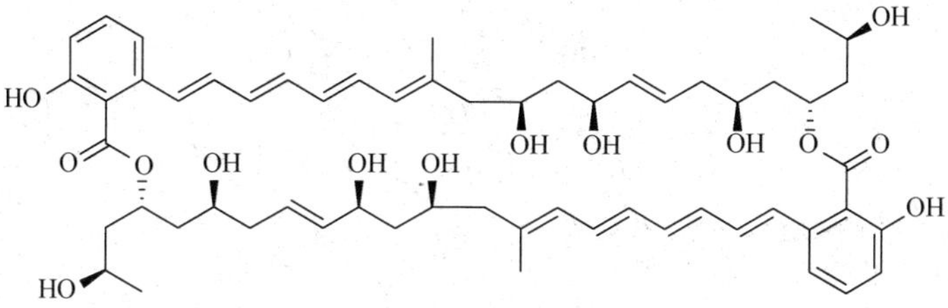

marinomycin A

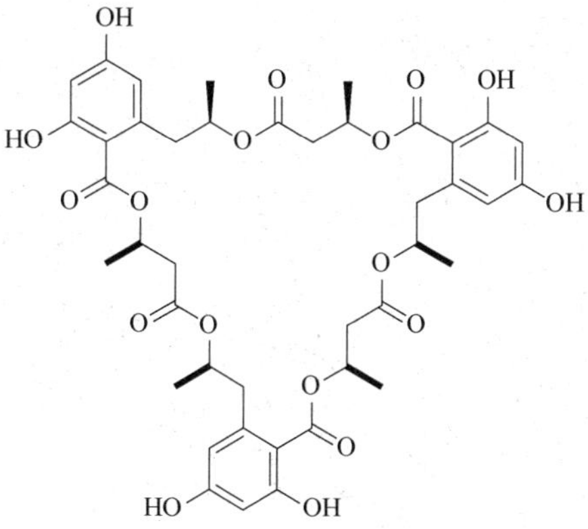

15G256ω

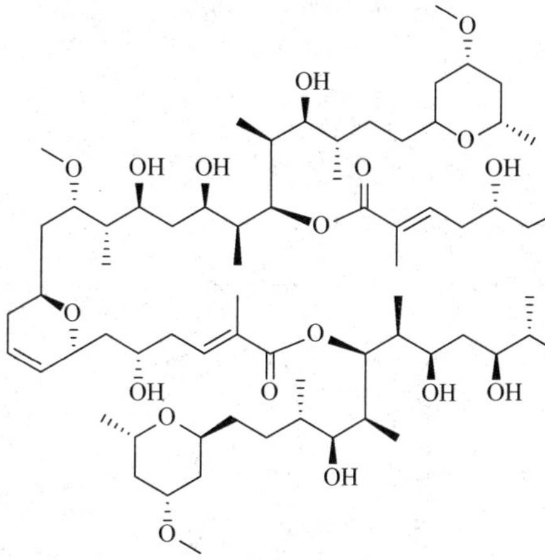

misakinolide A

图 14-4　多聚内酯类化合物结构

从海绵 *Hyrtios altum* 中分离的化合物 altohyrtin A～C，是含有氢化吡喃环的大环内酯类化合物，具有强细胞毒活性。

从青蓝菌 *Lyngbya* sp. NIH309 分离得到的含噻唑环的内酯类化合物 lyngbyabellin C，对 KB 细胞和 LoVo 细胞有细胞毒活性，IC_{50} 分别是 2.1×10^{-3}mol/L 和 5.3×10^{-3}mol/L。

从灰色链球菌 *Streptomyces griseum* 分离得到一种抗菌素 aplasmomycin，是以硼为中心的对称分子，药理研究表明，它在体外试验有抑制革兰氏阳性菌作用，体内试验有抗疟作用（图 14-5）。

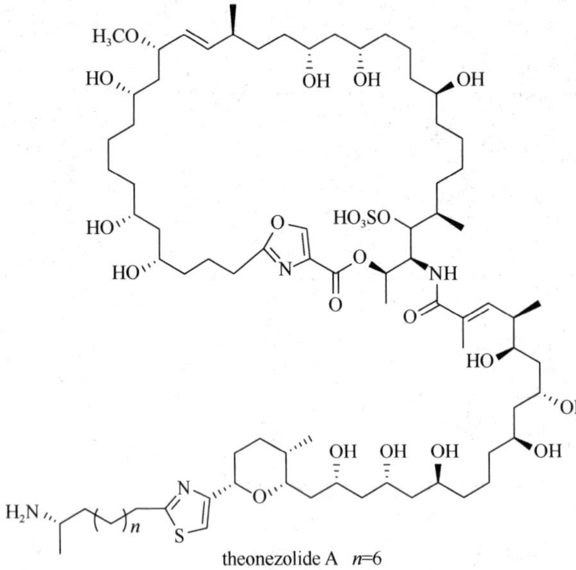

theonezolide A n=6
theonezolide B n=4

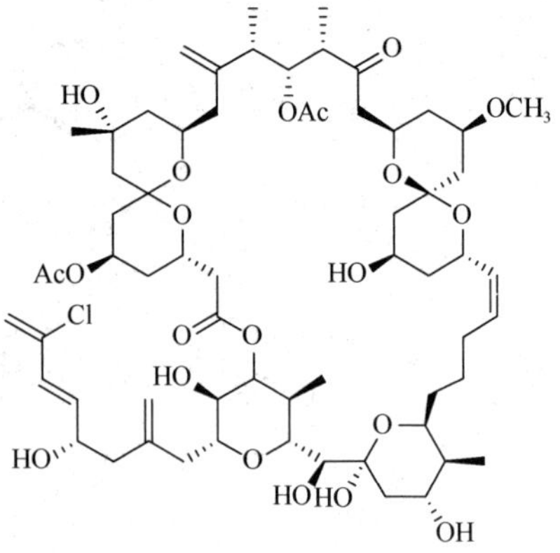

spongistatin 1

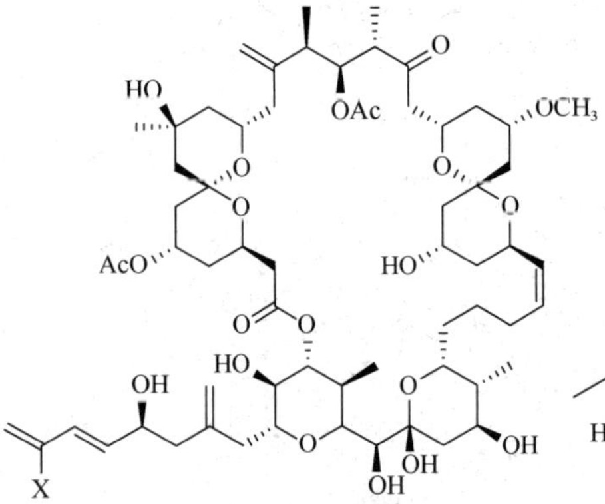

altohyrtin A X=Cl
altohyrtin B X=Br
altohyrtin C X=H

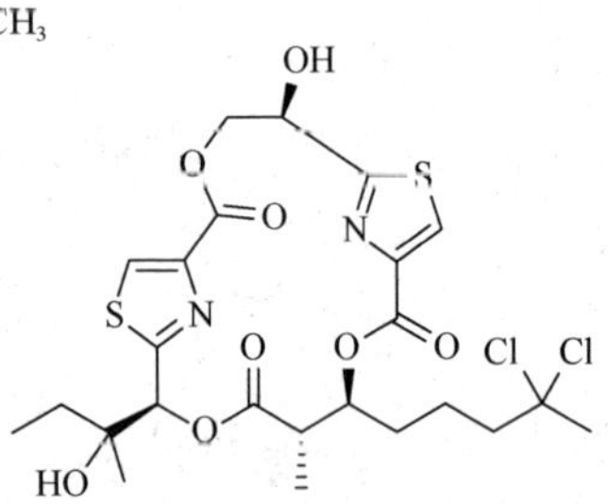

lyngbyabellin C

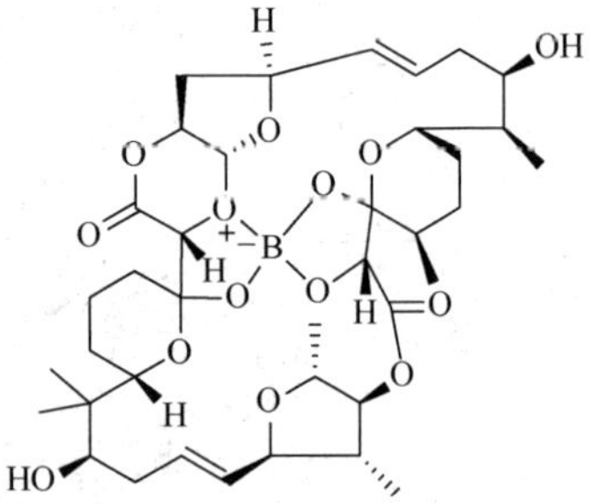

aplasmomycin

图 14-5 其他大环内酯类化合物结构

第二节 聚 醚 类

海洋毒素（marine toxin）是海洋天然产物的重要组成部分，也是海洋生物活性物质中研究进展最迅速的领域，海洋生物毒素具有结构特异、活性广泛且活性强等特点。许多高毒性海洋毒素对生物神经系统或心血管系统具有高特异性作用，常作用于控制生命过程的关键靶位，如神经受体、离子通道、生物膜等，已成为新药开发的特殊模式结构，可发展成神经系统或心血管系统药物的重要先导化合物，很多海洋毒素已成为探索生理或药理现象非常有用的工具药。

聚醚类化合物（polyether）是海洋中一大类毒性成分，此类化合物几乎是从海洋生物代谢产物中特有的发现，分子结构中含有多个醚环。结构特点是杂原子对碳原子的比例很高，分子量大；活性强、剧毒；广谱药效、作用机制独特；多数对神经系统或心血管系统具有高特异性作用，是海洋天然产物中最主要、最重要的一类毒性成分。根据其结构特点聚醚类化合物主要分为聚醚梯、线性聚醚、大环内酯聚醚和聚醚三萜四大类，其中聚醚梯和线性聚醚因结构巨大，毒性强而著名。也可以根据人类对海洋毒素产生的中毒症状不同，把海洋毒素分为腹泻性贝毒、神经性贝毒、记忆缺失性贝毒、西加鱼毒素等。聚醚类毒素有望在研制新型心血管药和抗肿瘤药中发挥重要作用。

一、聚　醚　梯

目前已发现 120 多种聚醚梯（ladder-like/shaped/frame polyether，脂溶性聚醚），以短裸甲藻毒素、西加毒素和刺尾鱼毒素为代表。聚醚梯的化学结构极为特殊，其分子骨架是由一系列含氧五元至九元醚环邻接稠合而成，形成一种陡坡式的梯形线状分子；分子骨架具有相同的立体化学特征，稠醚环间以反式构型相连，相邻醚环上的氧原子交替位于环的上端或下端；分子两端大多为醛酮酯、硫酸酯、羟基等极性基团。

短裸甲藻毒素 A（brevetoxin A，BTX-A）和 B（brevetoxin B，BTX-B）是从在墨西哥海湾形成赤潮的涡鞭毛藻 *Gymnodinium breve*（*Ptychodiscus brevis*）中分离得到的聚醚类海洋毒素。BTX-B 和 A 分别于 1981 年和 1987 年用单晶 X 射线衍射法确定了它们的结构，分别于 1995 年和 1998 年完成了它们的全合成。BTX-A 是佛罗里达赤潮最主要的毒素成分，而 BTX-B 是世界范围内赤潮的最主要毒素成分。短裸甲藻毒素属于神经性贝毒，可以诱导 Na^+内流，从而导致肌肉和神经细胞的去极化。目前已经发现约 10 个短裸甲藻毒素类化合物。

此外，半短裸甲藻毒素（hemi-brevetoxin B）是从 *Gymnodinium breve* 中分到的聚醚类毒素成分，但它的长度只有短裸甲藻毒素的一半，因此被称为半短裸甲藻毒素，其他的还有 brevenal 等。

西加毒素（ciguatoxin，CTX，又称雪卡毒素），20 世纪 60 年代首次从毒鱼中发现的，是一种典型的鱼肉中毒（ichthyosarcotoxism）毒素。该毒素曾从 400 多种鱼中分离得到过，但其真正来源是一种双鞭藻岗比毒甲藻 *Gambierdiscus toxicus*。西加毒素是一种脂溶性高醚类物质，毒性非常强（LD_{50} 为 0.45μg/kg），比河鲀毒素强 100 倍，是已知的危害性较严重的赤潮生物毒素之一，无色无味，脂溶性，不溶于水，耐热，不易被胃酸破坏，主要存在于珊瑚鱼的内脏、肌肉中，尤以内脏中含量为高。已发现三类西加毒素，即太平洋西加毒素（Pacific ciguatoxin，P-CTX）、加勒比海西加毒素（Caribbean ciguatoxin，C-CTX）和印度西加毒素（Indian ciguatoxin，I-CTX）。无论在数量上还是在毒性上，西加毒素是已知的对哺乳动物毒性最强的毒素之一，1989 年利用核磁共振技术确定了它的结构。其同系物（CTX-4B）则来自有毒冈比藻（*Gambierdiscus toxicus*）。来自冈比藻的此类化合物极性较小毒性也小些，而来自鱼类的化合物含氧较多、极性较大、毒性也大。CTX 并不存在于冈比藻，CTX-4B 作为 CTX 的前体物可能是在鱼中被氧化酶氧化转化成 CTX，毒性较氧化前增加 10 倍。而后又从人工培养的 *G. toxicus* 和鳗鱼分离出 5 个 CTX 的同系物。CTX 的毒理和药理作用均十分特殊，分别对神经系统、消化系统、心血管系统和细胞膜有较高的选择性，属于新型的钠通道激动剂，是引起人类中毒分布最广的一种毒素，此外西加毒素是电压依赖性钠通道激动剂，可作为研究兴奋细胞膜结构与功能以及局麻药作用机理的分子探针。目前发现 CTX 的类似物约 30 余个。

虾夷扇贝毒素（yessotoxin，YTX）是 1987 年从受毒的扇贝 *Patinopecten yessoensis* 的消化腺中分得到。虾夷扇贝毒素也属于聚醚类毒素，骨架由 11 个连续的醚环组成，一端含有两个硫酸酯基，另一端是含有 9 个碳的不饱和碳链，使这类化合物具有亲脂性和一定的亲水性。目前已鉴定了 36 个此类化合物的结构，分子量为 955～1551Da。曾一度把虾夷扇贝毒素（YTX）称为腹泻性贝毒，但它们并不像 okadaic acid（OA）和 dinophyisistoxin-1（DTX-1）一样会引起腹泻，也不抑制蛋白硫酸酯酶，但可引起肝脏中毒（HSP）。

刺尾鱼毒素（maitotoxin，MTX）是从 *Gambierdiscus toxicus* 中分离得到，为西加鱼毒的一种，其毒性极为强烈，LD_{50} 仅为 0.05μg/kg。MTX 为非蛋白毒素中毒性最强的物质，属于典型的钙通道激动剂，可增加细胞膜对 Ca^{2+}的通透性，是研究钙通道药理作用特异性工具药。CTX 和 MTX 是引起海洋食品中毒最广的毒素。MTX 是目前发现的最复杂的一个聚醚梯类化合物，分子量高达 3422Da，它的结构鉴定是通过 2D-NMR 和 3D-NMR 技术、化学降解、与已知的合成小分子比较于 1993 年完成，代表着现代鉴定技术在天然产物化学结构研究中的应用水平（图 14-6、图 14-7）。

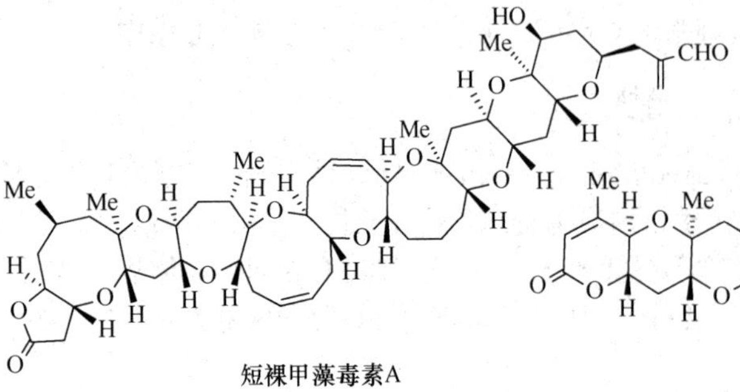

短裸甲藻毒素A 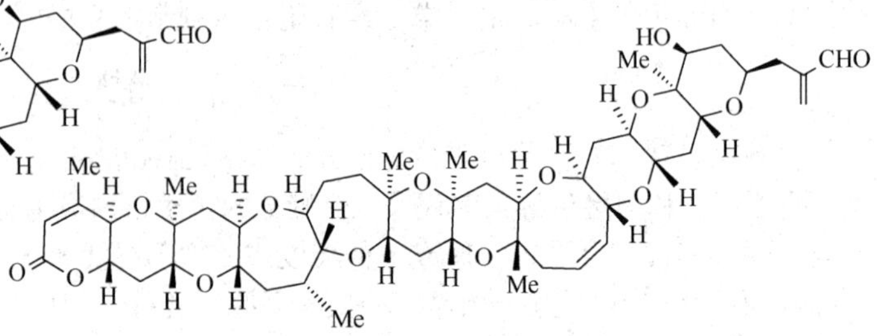　　短裸甲藻毒素B

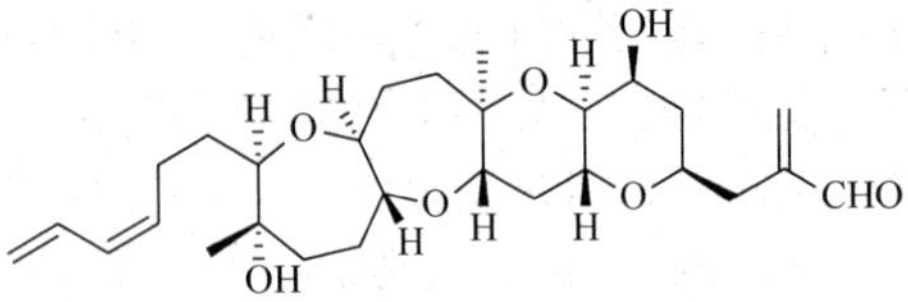

半短裸甲藻毒素 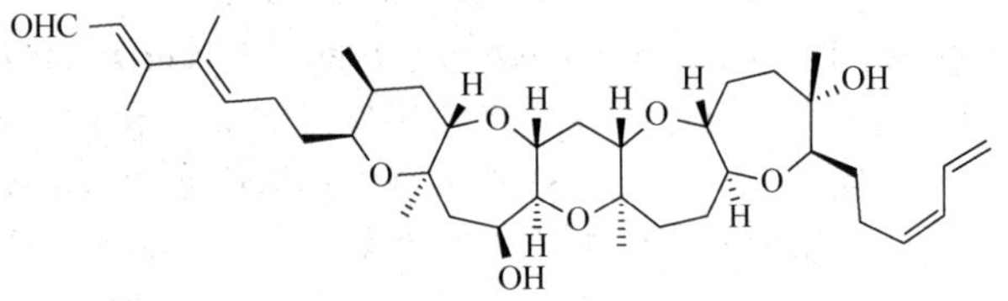　　brevenal

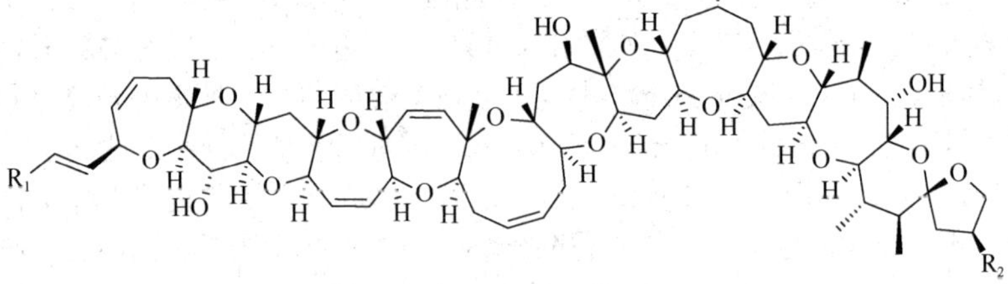

西加毒素 $R_1 = -CH(OH)-CH_2OH,\ R_2=OH$
CTX-4B $R_1 = -CH{=}CH_2,\ R_2=H$

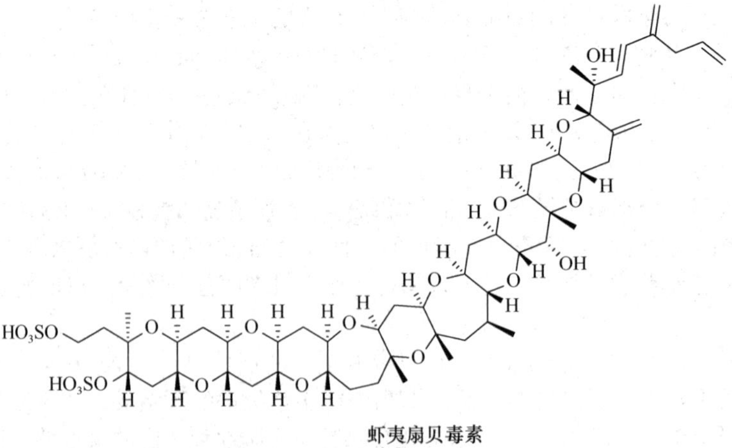

虾夷扇贝毒素

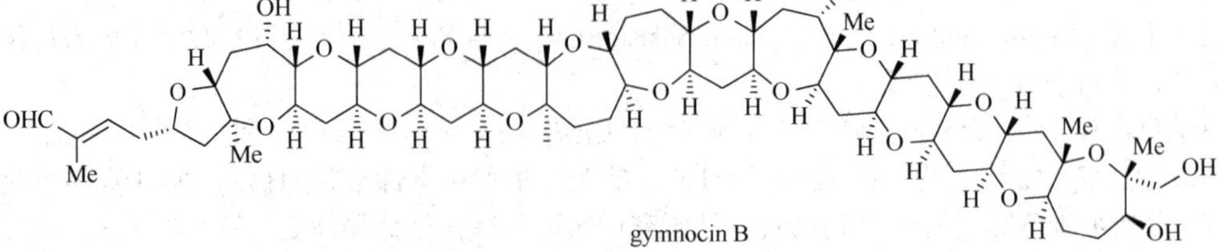

gymnocin B

图 14-6 聚醚梯类化合物结构

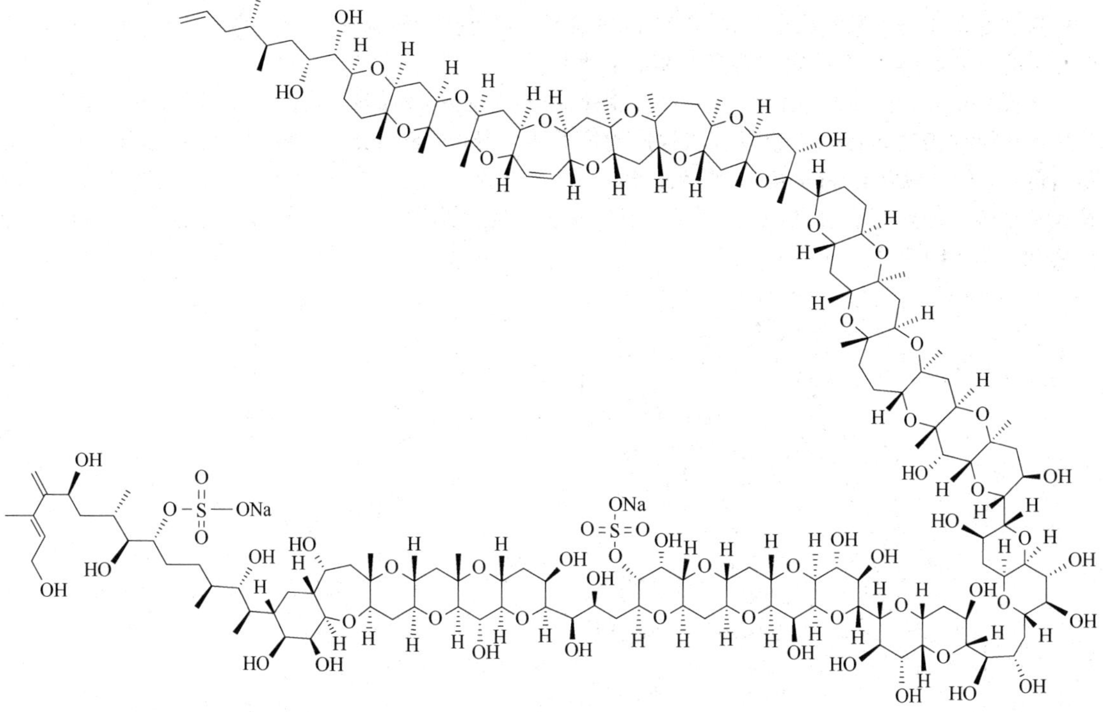

图 14-7 刺尾鱼毒素的结构

gymnocin B 是于 2005 年从赤潮甲藻 *Karenia mikimotoi* 中分离得到的聚醚梯，结构中含有 15 个连续饱和醚环，是已知含有连续醚环最多的聚醚类分子。实验表明其对小鼠淋巴细胞 P388 有明显的细胞毒性，IC_{50} 为 1.7μg/mL。

二、线 性 聚 醚

线性聚醚（linear polyether）又称脂链聚醚，其结构特点同样是含高度氧化的碳链，但仅部分形成醚环，多数羟基游离，属于水溶性聚醚。线性聚醚主要有两类，一类是以岩沙海葵毒素为代表的结构复杂的大分子化合物，此类化合物是一些不饱和脂肪链和若干环醚单元构成的含有 64 个不对称手性中心的复杂有机分子；另一类是以大田软海绵酸为代表的 C_{38} 脂肪酸多醚结构的系列衍生物。

岩沙海葵毒素（palytoxin，PTX）又称沙群海葵毒素，是从岩沙海葵 *Palythora toxicus* 等中分离得到的毒性成分，是目前已知的毒性最强的非蛋白类物质之一，LD_{50} 为 0.15μg/kg。PTX 是一个复杂的长链聚醚化合物，理论上应该有 271 个立体异构体，是目前天然产物中成功完成全合成的分子量最大、手性碳最多的化合物，在 1994 年完成了 PTX 的全合成。PTX 也是目前最强的冠脉收缩剂，作用强度比血管紧张素高 100 倍。研究表明 PTX 具有显著的抗肿瘤活性，当注射剂量为 0.84ng/kg 时能抑制埃利希腹水癌细胞的生长，增加剂量不但可使瘤体消失，而且可使动物存活。PTX 还是一种新型的溶细胞素。目前已发现它还有其他结构类似物，如高岩沙海葵毒素（homopalytoxin）、双高岩沙海葵毒素（bishomopalytoxin）、脱氧岩沙海葵毒素（deoxypalytoxin）和异岩沙海葵毒素（neopalytoxin）等。

岗田软海绵酸（okadaic acid，OA）是由 C_{38} 碳脂肪酸形成的聚醚，因最初来源于岗田软海绵 *Halichondria okadai* 而得名，而后也从隐爪软海绵 *H. melonodocia* 中得到。后来证实 OA 是由与上述两种海绵共生的微藻（dinoflagellate）产生的，海绵通过滤食微藻而将 OA 浓集于体内。OA 和其类似物 dinophysistoxin 1-3（DTX 1-3）是引起人类食用海鲜贝壳类发生腹泻性中毒（DSP）的主要毒素，DTX4 则毒性较小。OA 是一种肿瘤促进剂，能抑制由钙激活的磷脂依赖的蛋白激酶，是一种特殊的蛋白质磷酸酯酶 1、2A 和 2B 的抑制剂，还可作为研究细胞调控的工具药。目前已经发现 OA 的类似物约 20 个，它们均具有相似的生物活性。

多羟基鱼毒素（carteraol E）是从海洋甲藻 *Amphidinium carterae* 菌株中分离得到的线性聚醚，药理活性研究表明 carteraol E 具有非常强的鱼毒性（ichthyotoxicity，LD_{50} 为 0.28μmol/L）和抗真菌活性。多羟基聚醚 karatungiol A 和 karatungiol B 是从海洋甲藻 *Amphidinium* sp.中分离出来的，在其长链结构中还含有不饱和双键、羰基、多个羟基甚至四氢吡喃环等，研究表明其具有一定的抗真菌活性（图 14-8）。

岩沙海葵毒素 $n = 1, R = OH$　　高岩沙海葵毒素 $n = 2, R = OH$
双高岩沙海葵毒素 $n = 3, R = OH$　　脱氧岩沙海葵毒素 $n = 1, R = H$
异岩沙海葵毒素 $n = 1$, X = —$^{78}CH_2CH\overset{}{=}_{E}CHCH—_{E}CHCHOH_{S}CH_2$—

大田软海绵酸 $R_1 = R_3 = R_4 = H, R_2 = CH_3$
dinophysistoxin 1 $R_1 = R_4 = H, R_2 = R_3 = CH_3$
dinophysistoxin 2 $R_1 = R_2 = R_4 = H, R_3 = CH_3$
dinophysistoxin 3 R_1 = acyl, $R_2 = R_3 = CH_3, R_4 = H$
dinophysistoxin 4 $R_1 = R_3 = H, R_2 = CH_3, R_4 =$

多羟基鱼毒素

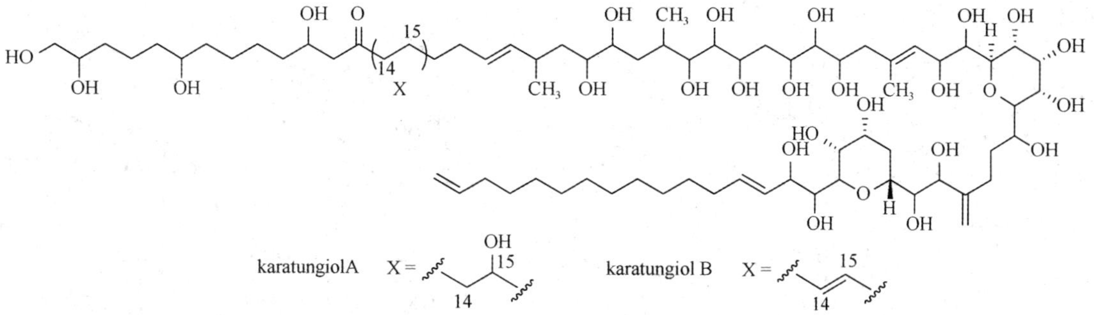

图 14-8　线性聚醚类化合物结构

三、大环内酯聚醚

有的聚醚类化合物可以首尾相连或局部成环形成大环内酯，将此类聚醚归类为大环内酯聚醚（macrolide polyether）。它们大多来自扇贝、海绵、甲藻和苔藓虫，大多有肝脏毒性。此类聚醚的代表性化合物主要有来自于微藻和贝类的扇贝毒素（pectenotoxin，PTX）及来自于海绵 *Spongia* sp.，*Spirastrella spinispirulifera* 的海绵抑制素类化合物 spongistatin。

扇贝毒素（pectenotoxin，PTX）主要是从受毒化的扇贝 *Patinopecten yessoensis* 的消化腺和微藻 *Dinophysis acuta*，*Dinophysis fortii* 中分离得到的一系列化合物，属于腹泻性贝毒，1976 年始日本东北部时有发生的因食用扇贝导致的腹泻性中毒事件就起因于这种毒素。PTX 是一个从海贝中分离出来的聚醚大环内酯家族成员，它是甲藻被贝类动物滤食后在体内积蓄而产生的，已从世界各地微藻和贝类中发现了 20 多种 PTX 的同系物，在这个家族中 PTX1、PTX2 等 6 个具有相同的骨架聚醚，仅在 C-7 和 C-43 位上有区别。PTX2 对人肺、直肠和乳腺癌细胞有较强的选择性细胞毒作用。PTX 目前是已知结构的非肽类天然产物中毒性最强和结构最复杂的化合物。研究表明，PTX 具有显著的抗肿瘤活性，当注射剂量为 0.84ng/kg 时，能抑制埃利希腹水癌细胞的生长，增加剂量不但可以使肿瘤消失，同时还可以使生物存活。

1986 年，学者从海绵 *Halichondria okadai* 中分离出来的具有抗肿瘤活性的天然产物软海绵素（halichondrin B，400mg/t），有 32 个立体中心的大环聚酮结构拥有多达 40 亿个的异构体。1992 年哈佛大学学者完成了对 halichondrin B 的全合成。该学者研究软海绵素 B 的构效关系时发现了结构更简单、药效更好、更稳定的 Eribulin（Halaven）。它是目前批量生产的最复杂的小分子药物，于 2010 年 11 月 15 日由 FDA 批准上市，商品名 Halaven，用于治疗曾接受至少两种化药治疗的转移性乳腺癌。软海绵素类聚醚类似物从不同海域各种不相关的海绵中也分离得到，包括 *Lissodendoryx* sp.、*Phakellia carteri* 及 *Axinella* sp.，提示这类化合物可能是来源于某种共同的微生物。对化合物的活性研究发现，它们是微管蛋白的强抑制剂，可非竞争性地结合到微管蛋白的长春碱结合位点并导致细胞阻滞于 G2/M 期且伴随有丝分裂的纺锤体断裂。从 *Lissodedoryxn.* sp 中分离出来的 homohalchondrin B、isohomohalchondrin B、norhalichondrin B、neonorhalichondrin B 等也是该系列化合物，同样极具开发价值。

spirastrellolide A 和 B 从海绵 *Spirastrella coccinea* 分离得到的具有抗有丝分裂和抑制蛋白质磷酸酯酶的活性的含有氢化吡喃螺环的大环内酯聚醚。Prorocentrolide 是从微藻 *Prorocentrum lima* 中分离得到的一种既含有亚胺氮原子又含有大环内酯，同时还含有多个醚环的新型结构的化合物；prorocentrolide B 是从另一种微藻 *P. maculosum* 中分离得到的，它们具有类似结构，同时均可以在几分钟内致大鼠死亡，目前这种快速致毒机理还正在研究中（图 14-9）。

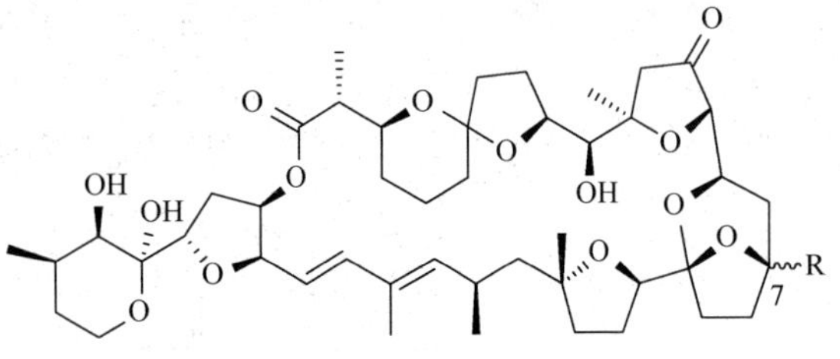

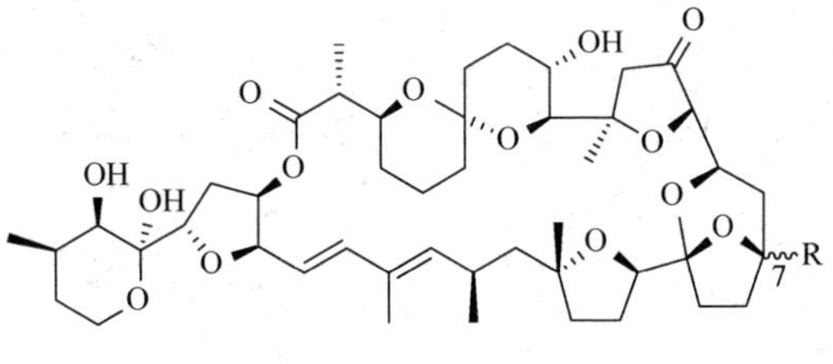

PTX1	R = CH_2OH	*R* at C-7
PTX2	R = CH_3	*R* at C-7
PTX3	R = CHO	*R* at C-7
PTX4	R = CH_2OH	*S* at C-7
PTX5	R = COOH	*R* atC-7
PTX6	R = COOH	*S* at C-7

PTX7	R = COOH	*R* at C-7
PTX8	R = CH_2OH	*S* at C-7
PTX9	R = COOH	*S* at C-7
PTX10	R = 未证实的	

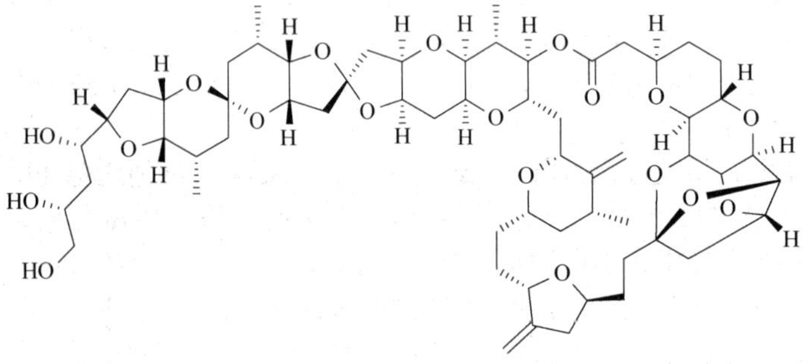

halichondrin B

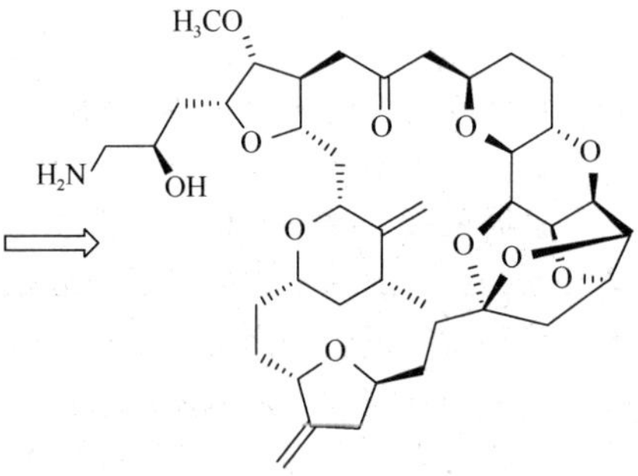

Halaven(Eribulin)

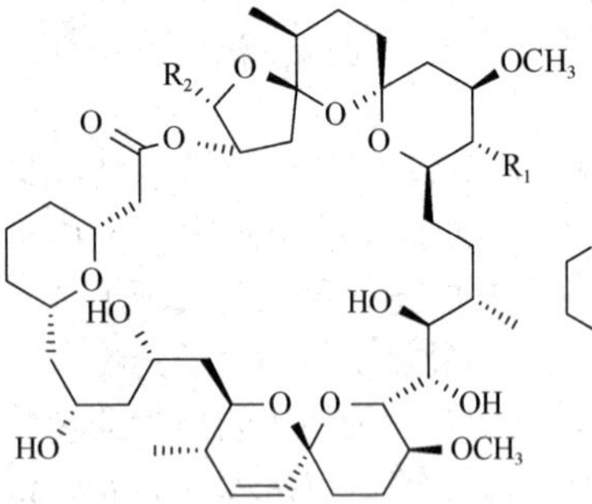

spirastrellolide A R_1 = Cl, R_2 =

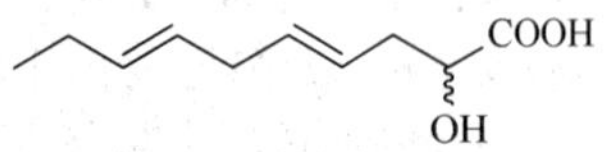

spirastrellolide B R_1 = H, R_2 =

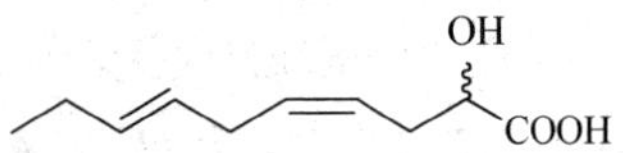

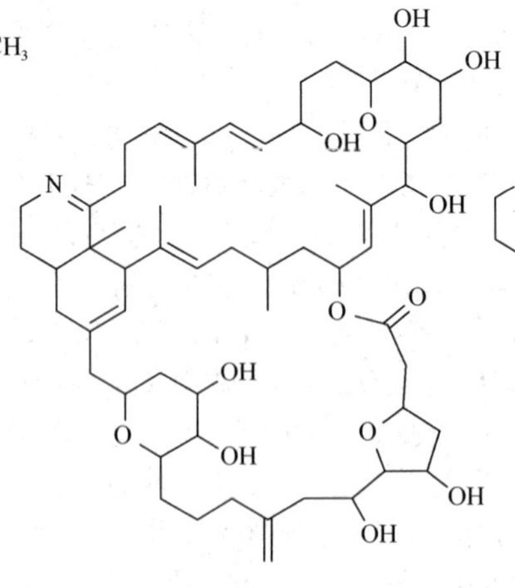

prorocentrolide

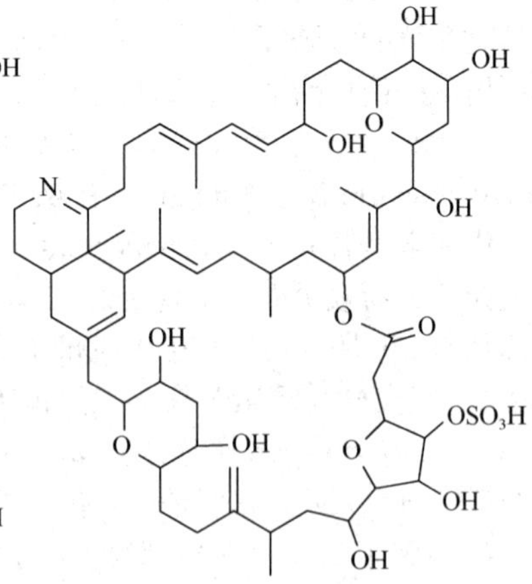

prorocentrolide B

图 14-9 大环内酯聚醚类化合物结构

四、聚醚三萜

海洋聚醚三萜（polyether triterpenoid）与来源于陆生植物的三萜一致，均由角鲨烯衍生而来的，是一类结构新颖，含有多个手性中心的三萜类聚醚化合物。大多来自红藻、海绵和软体动物等海洋生物，具有较好的生物活性，特别是抗肿瘤和蛋白质磷酸酯酶抑制活性。来源于红藻的聚醚三萜主要呈链状，而来源于海绵的聚醚三萜主要是通过一个次乙基桥连接在一起的环己烷反式骈噁庚英。该类化合物于 1990 年首次从海绵 *Raspaciona aculeata* 中得到 raspacionin。从海绵 *Axinella weltneri* 中分得的 sodwanone 是一组结构类似的聚醚三萜，如 sodwanone F 和 sodwanone M，其中 sodwanone M 对 P388 细胞有选择性细胞毒作用，IC_{50} 为 1μg/mL。

从红藻 *L. pinnatifida* 中分离得到的 thyrsenol A 对 P388 细胞株的 IC_{50} 为 0.25μg/mL。从加拿利群岛红藻 *Laurencia viridis* sp.中分离得到的 12 个线性聚醚三萜，在生物活性评价中显示 thyrsenol B 对 P388 细胞有良好的选择性毒性，IC_{50} 为 0.01μg/mL。从红藻 *L. renuata* 中分离得到的具有角鳖烯骨架的环醚类化合物 venustatriol 有明显的抗病毒活性，颇具医药开发潜力。印度洋红藻 *Chondria armata* 的三氯甲烷提取物显示抗病毒、抗真菌和抗细菌活性，从中分离出 6 个含溴的三萜聚醚，如 armatol A 和 armatol F（图 14-10）。

raspacionin　sodwanone F　sodwanone M

thyrsenol A　R_1 = OH, R_2 = CH_2OH
thyrsenol B　R_1 = CH_2OH, R_2 = OH

venustatriol

armatol A　armatol F

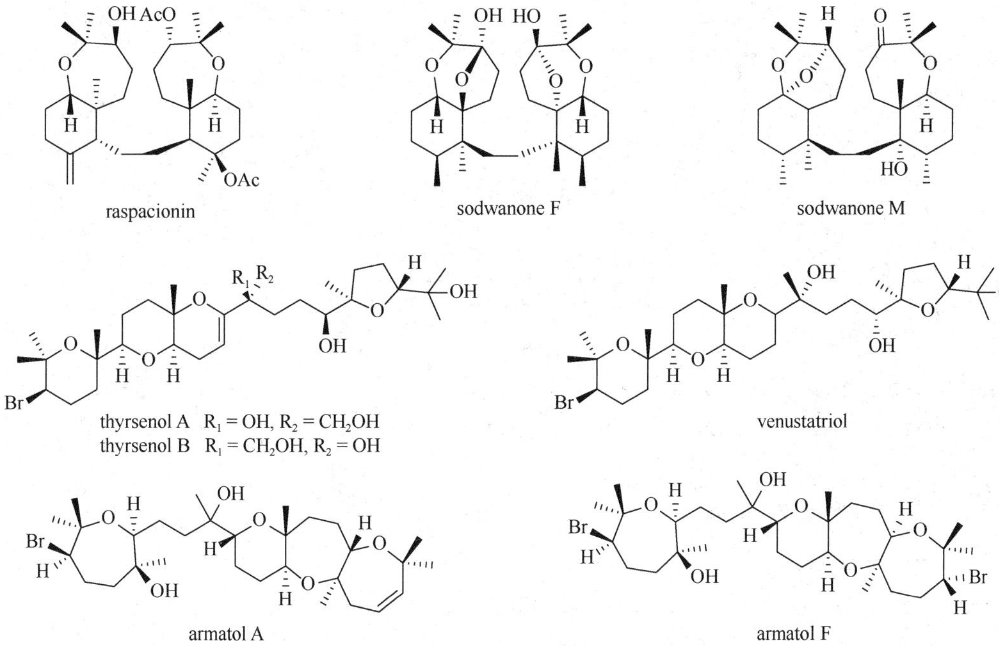

图 14-10　聚醚三萜类化合物结构

五、其他聚醚

从引起食物中毒的牡蛎 *Pinna muricata* 中分离得到的毒性成分 pinnatoxin A～D 是一类含有氢化呋喃吡喃螺环的大环聚醚生物碱。pinnatoxin A 是神经性毒素，对小鼠的杀死 99%实验总体有害物质/有毒物质/游离辐射的剂量（LD_{99}）为 180μg/kg（肌内注射），还可激活钙通道。化合物 pinnatoxin B 和 C 的毒性可以和 TTX 媲美（LD_{99} 为 22μg/kg），pinnatoxin D 的毒性较弱，但有良好的细胞毒性，对小鼠白血病 P388 细胞的 IC_{50} 为 2.5μg/mL。2014 年从中国南海采集的藻类 *Vulcanodinium rugosum* 中又分离得到了 pinnatoxin H。

从海洋链霉菌代谢物 *Streptomyces* sp. H668 中分离出 1 个新的聚醚类化合物，相对已经发现的其他聚醚而言，此化合物的分子量相对较小。实验表明其对抗恶性疟原虫有非常明显的活性，但对正常的细胞未发现有毒性，有望成为第一个来自海洋的抗疟药物或先导物。

从涡鞭毛藻 *Amphidinium klebsii*（NIES 613）中分离得到的 amphidinol 3、amphidinol 4 和 amphidinol 12 是一组特殊的聚醚，含有两个四氢吡啶环、共轭的烯烃和多羟基脂肪链，大多有抗真菌和溶血活性。剧毒卡罗藻 *Karlodinum veneficum*（*K. micrum*）是一种典型的赤潮种，是海水养殖水域和自然水体中一种常见的裸甲藻种类，在世界各地多处都引发过大规模赤潮，造成大量鱼类死亡。2008 年和 2010 年，两种卡罗藻毒素 karlotoxin-1 和 karlotoxin-2 获得了完整的波谱数据和结构（图 14-11）。

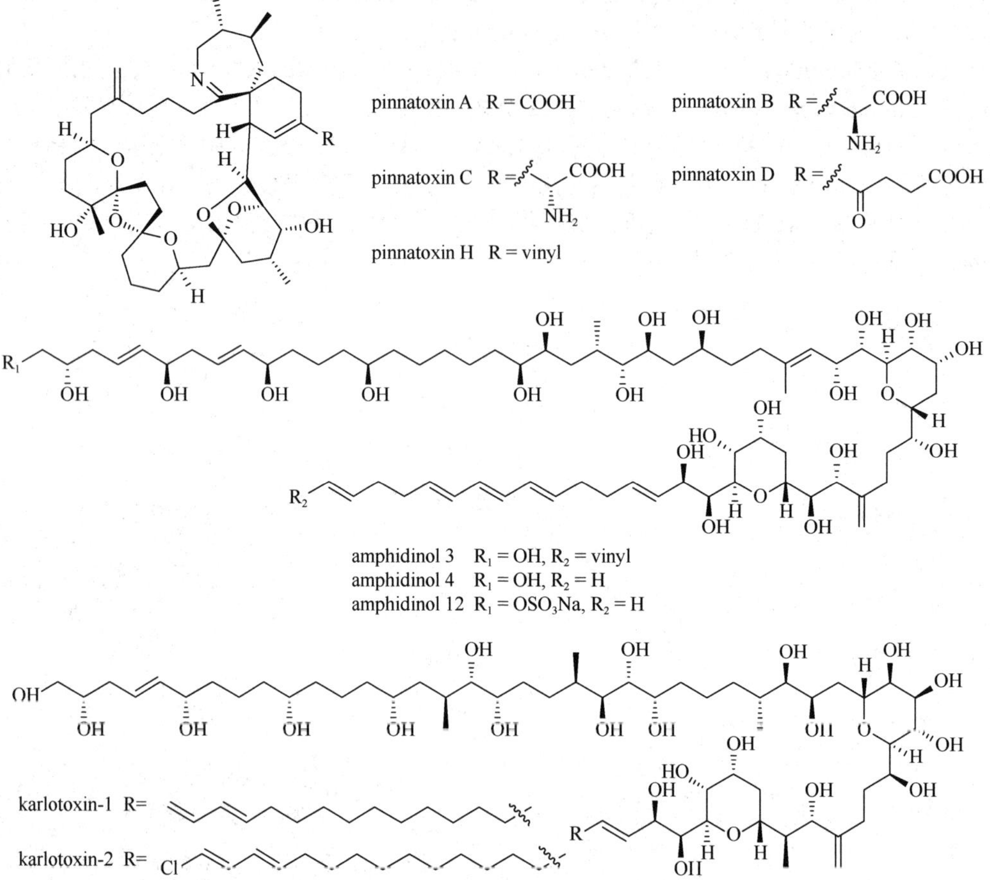

图 14-11　其他聚醚类化合物结构

目前越来越多的这类聚醚被从海洋生物中发现。聚醚类化合物是海洋生物中特有的一大类毒性成分，属于超级碳链化合物，从生物合成的角度看，梯状和线性聚醚类化合物可能起源不饱和脂肪烃，而三萜聚醚则起源于鲨烯（图 14-12、图 14-13）。聚醚类化合物超强的生物活性和复杂的化学

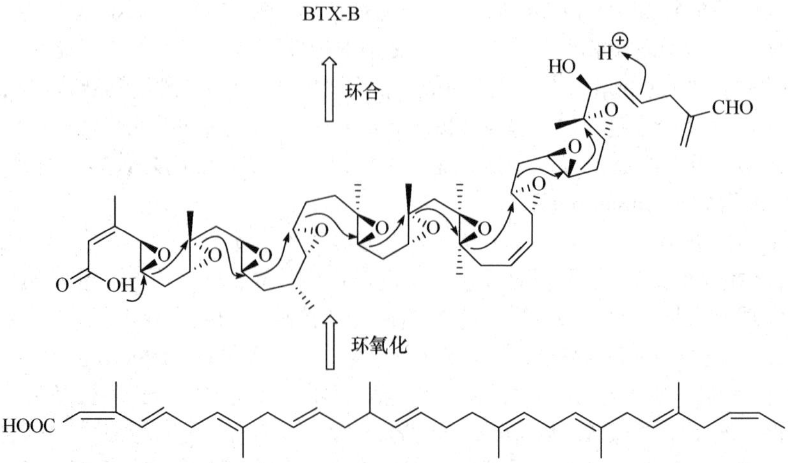

图 14-12　梯状聚醚的生物合成途径

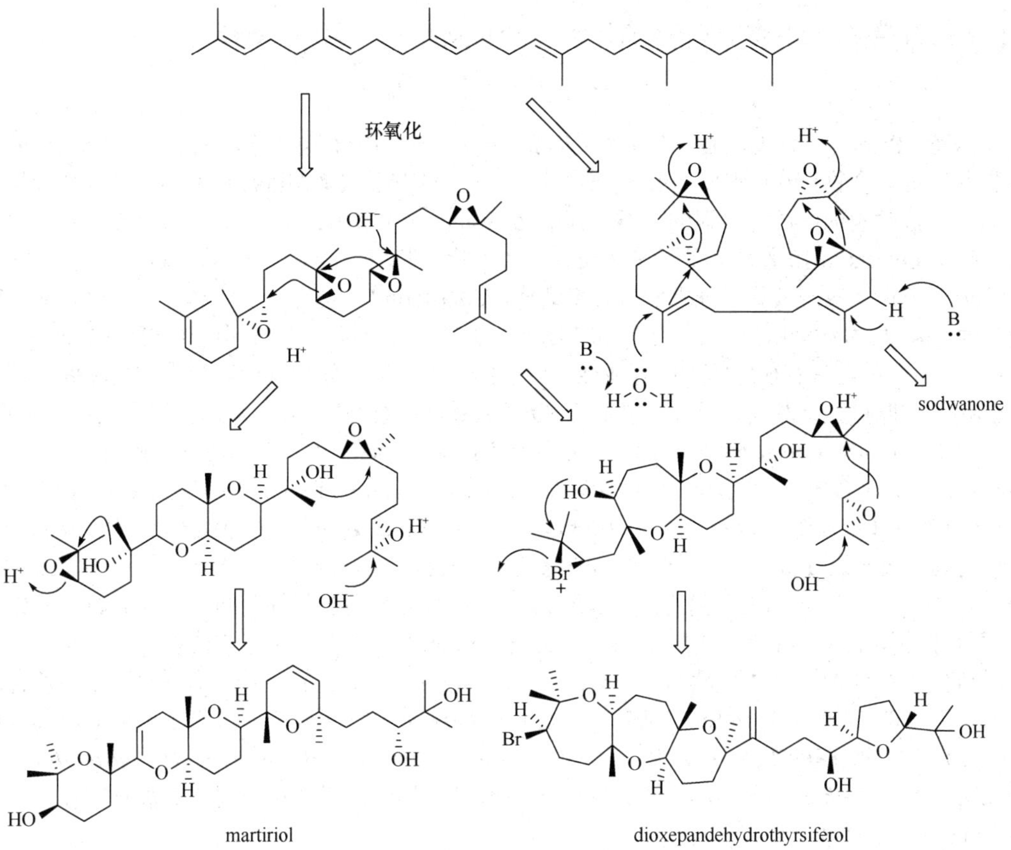

环氧化

H⁺ O H⁺ O O O B H H O H B OH⁻ O O O H⁺ sodwanone

martiriol dioxepandehydrothyrsiferol

图 14-13　三萜聚醚的生物合成途径

结构已引起了生物科学家和化学家们的极大兴趣。但是，什么原因引发赤潮还有待于进一步研究。

第三节　肽　　类

肽类（peptide）是海洋生物产生的另一大类特殊的含氮代谢物，也是海洋活性物质中数量最庞大的一类化合物，在抗肿瘤、抗病毒、抗菌及酶抑制剂活性方面显示了巨大的开发潜力，现已有若干个肽类药物已成功开发或者进入后期临床研究。如 2011 年 8 月 19 日 FDA 批准海洋肽类抗体药物 Adcetris®（维布妥昔单抗，Brentuximab vedotin，Dolastatin 10 的衍生物）的上市用于治疗系统性间变性大细胞淋巴瘤（ALCL），是靶向抗体药物开发的典型范例。芋螺毒素（conotoxin，conopeptide，CTX）对不同离子通道及神经受体显示出高度专一性，而与天然芋螺毒素 ω-conotoxin 的等价合成肽类化合物齐考诺肽（Ziconotide，Prialt®）是唯一经 FDA 及欧洲药品管理局（EMA）认可，且无阿片类成分的鞘内注射镇痛剂，现已被推荐为一线临床镇痛药物。Plitidepsin 被 FDA 授权用于罕见病多发性骨髓瘤和急性淋巴性白血病的治疗。靶向抗体药物 Brentuximab vedotin（Adcetris®）多肽类药物是 21 世纪重要的预防、诊断、监测和治疗药物。

肽类化合物主要来源于进化程度较低的动物，如海绵、水母、海兔、海葵、芋螺和微生物等。由于海洋环境的特殊性，组成海洋多肽类化合物的氨基酸除了常见的氨基酸外，常常含有一些特殊的氨基酸，如 β-氨基异丁酸、异谷氨酸、*L*-baikiain 等，在海人草 *Digenea simplex* 中发现的有效成分 α-红藻氨酸（α-kainic acid）、别红藻氨酸（γ-allo-kainic acid）和别红藻氨酸内酯（γ-allo-kainic acid lactone）均具有显著的抗菌活性。常见的海洋卤化过程也反映在氨基酸的合成中，目前已从海洋生物中发现了很多新奇的卤代氨基酸和含硫氨基酸，这些氨基酸除了以单体存在外，更多的是形成肽类化合物。海洋肽类化合物常见的有直链肽（linear peptide）和环肽（cyclic peptide）。

一、直 链 肽

佩蒂特（Pettit）小组从印度洋海兔 *Dolabella auricularia* 中分离得到 18 个含有特殊氨基酸的较短的链状肽类化合物：海兔毒肽 dolastatin 1～18，它们具有强烈抑制肿瘤细胞生长的作用，是目前已知来源的抗肿瘤剂中活性最强的一类。其中 dolastatin 10 和 15 的 IC_{50} 分别为 0.059nmol/L 和 2.9nmol/L。dolastatin 10 曾进入Ⅱ期临床研究用于治疗乳腺癌、肝癌、实体肿瘤和白血病。除抗肿瘤活性外，最近又发现其具有强烈的抗真菌活性。dolastatin 15 是另一个已经进入后期临床研究的多肽，对 P388 白血病细胞的 ED_{50} 为 0.0024μg/mL。从海兔 *D. auricularia* 中分离得到的 dolastatin H 和 isodolastatin H 也具有很好的细胞毒活性。由它们衍生的数个先导化合物作为抗胰腺癌、前列腺癌、肺癌、皮肤癌、结肠癌、肝癌、乳腺癌和淋巴系统肿瘤用药已被开发进入临床或临床前研究。

从南非海域海绵 *Hemiasterella minor* 中分离得到的 hemiasterlin 具有与长春新碱相同的抗癌机制，并且已经能够人工合成。从巴拿马海域微生物 *Symploca* sp.中分得的 belamide A 对乳腺癌 MCF7 和结肠癌 HCT-116 的 IC_{50} 分别是 1.6μmol/L 和 0.74μmol/L，是一个重要的抗癌先导化合物。从 *Symploca* sp. 中分离得到的线形肽 tasiamide 对 KB 和 LoVo 细胞均有毒性，IC_{50} 分别为 0.58μmol/L 和 3.47μg/mL。

从海绵 *Cymbastela* sp.中分离得到的 milnamide A～G 对前列腺癌细胞 PC3 和人类新生儿包皮成纤维细胞非癌细胞系 NFF 具有细胞毒活性。此外，milnamide A 和 D 对 p53 缺陷型和 HCT-116 结直肠癌细胞有细胞毒性，IC_{50} 分别为 1.65μmol/L 和 66.8nmol/L；它们还具有抑制微管蛋白聚合的作用，IC_{50} 为 6.02μmol/L 和 16.90μmol/L。从海绵 *Auletta* sp.中分离得到的 milnamide C，具有抑制 MDA-MB-435 癌细胞的活性（IC_{50} 为 1.48×10^{-4}g/mL）。milnamide B 是从海绵 *Hemiasterella minor*、*Cymbastela* sp.、*Siphonochalina* sp.和 *Auletta* sp.中分离得到的，对结直肠癌细胞系 HCT-116 的 IC_{50} 为 6.8nmol/L（图 14-14）。

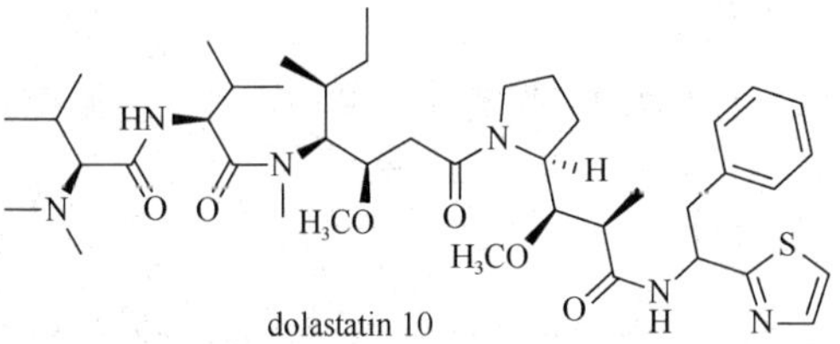

dolastatin 10

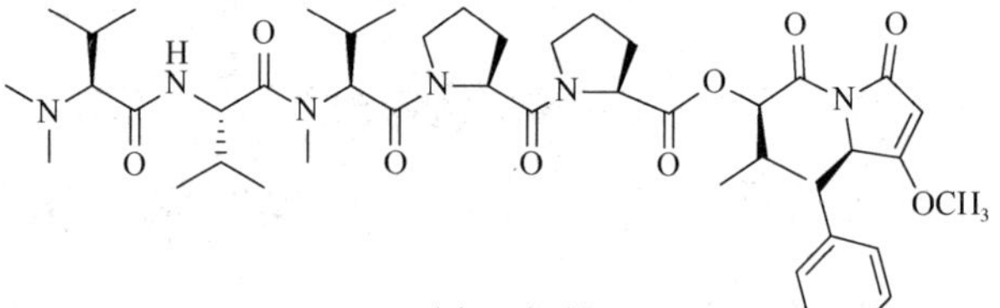

dolastatin 15

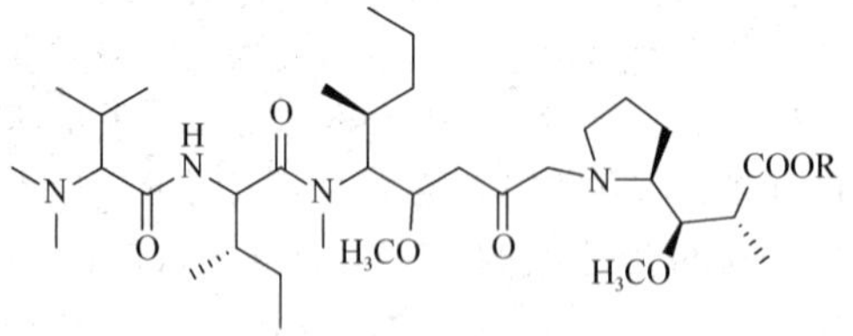

dolastatin H 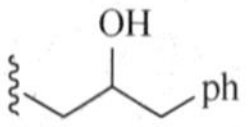　isodolastatin H

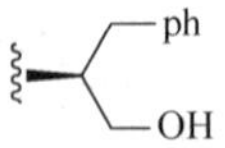

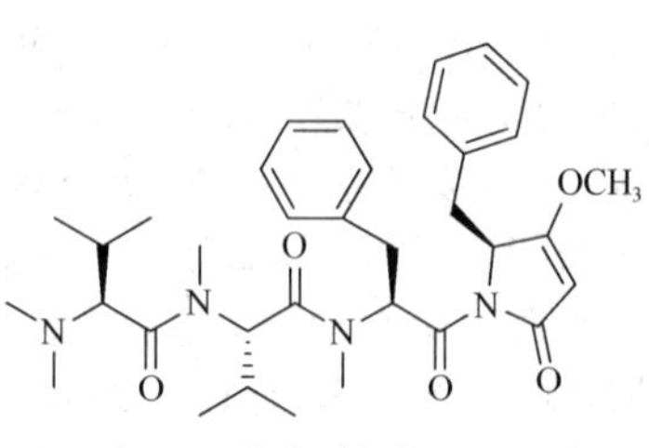

belamide A

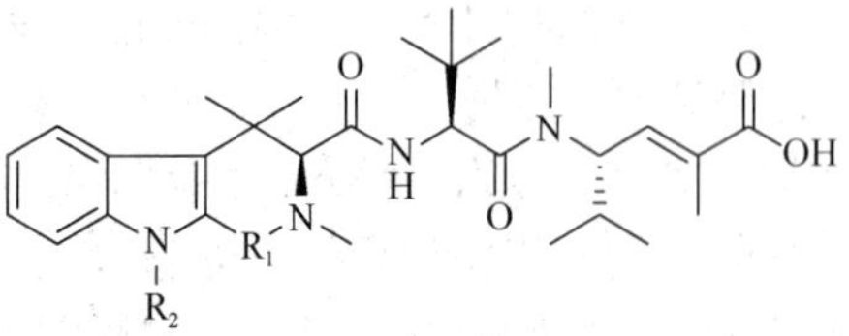

milnamide A　$R_1 = CH_2, R_2 = CH_3$
milnamide C　$R_1 = C = O, R_2 = CH_3$
milnamide D　$R_1 = CH, R_2 = CH_3$
milnamide E　$R_1 = CH_2, R_2 = H$
milnamide F　$R_1 = C = O, R_2 = H$
milnamide G　$R_1 = CH, R_2 = H$

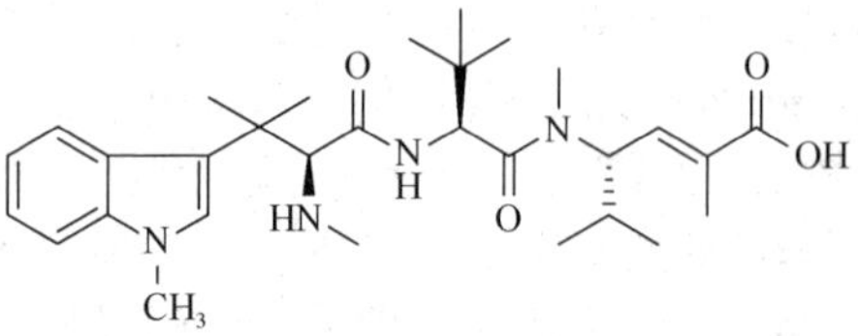

milnamide B

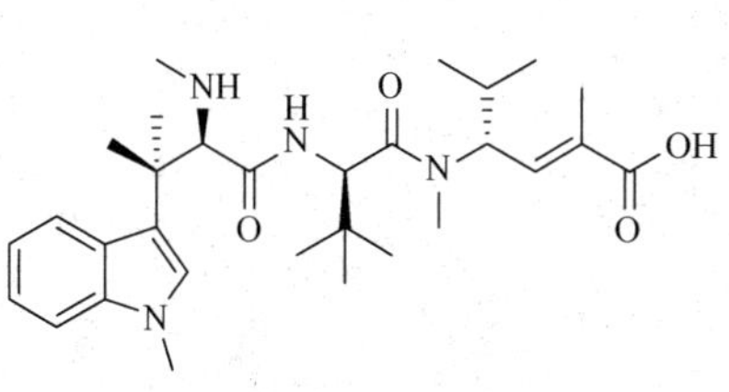

hemiasterlin 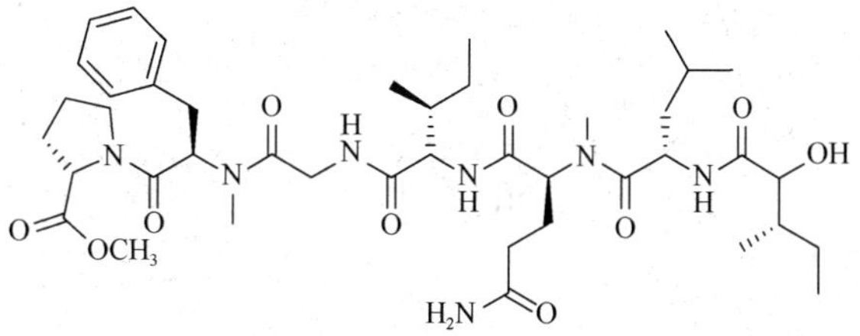　　tasiamide

图 14-14　直链肽类化合物的结构

从海绵 *Latrunculia* sp.中分离得到的线性肽 callipeltin F～I 在 10^{-4}mol/L 时对白念珠菌表现出抗菌活性。从日本海兔 *Dolabella auricularia* 中分离得到的新型细胞毒代谢产物 dolabellin 对 Hela S3 细胞具有细胞毒性，IC_{50} 为 6.1μg/mL。

从中毒者食用的贻贝 *Mytilus edulis* 中分离得到了含有氨基酸骨架的羧酸类成分软骨藻草酸（domoic acid，DA，又称多莫酸）。进一步的调查发现 DA 的最初来源于是贻贝滤食的藻类。药理研究表明其 LD_{50} 约为 10mg/kg BW（小鼠），具有一定兴奋作用及驱虫作用，可作为神经传导研究的工具试剂（图 14-15）。

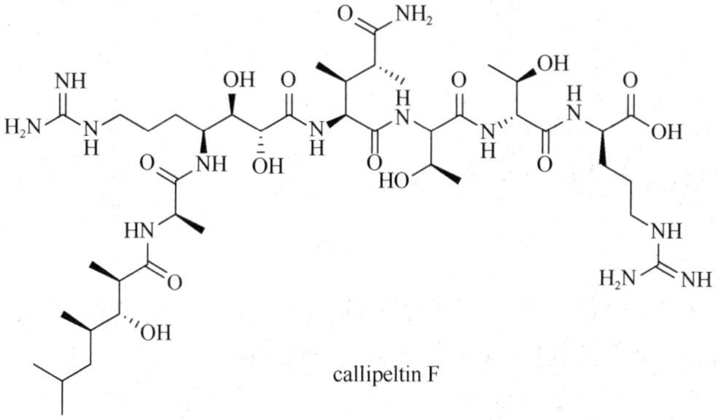

callipeltin F 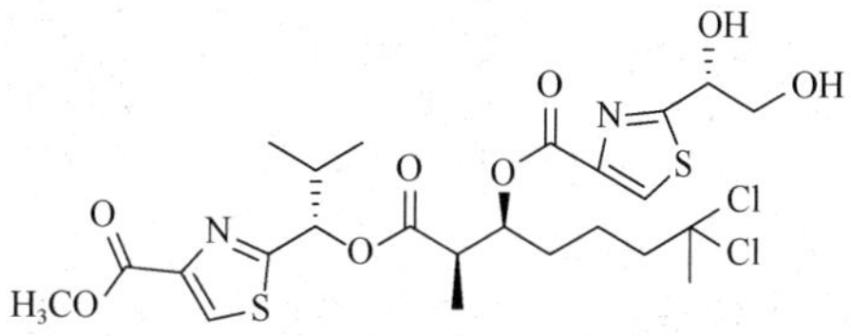　　dolabellin

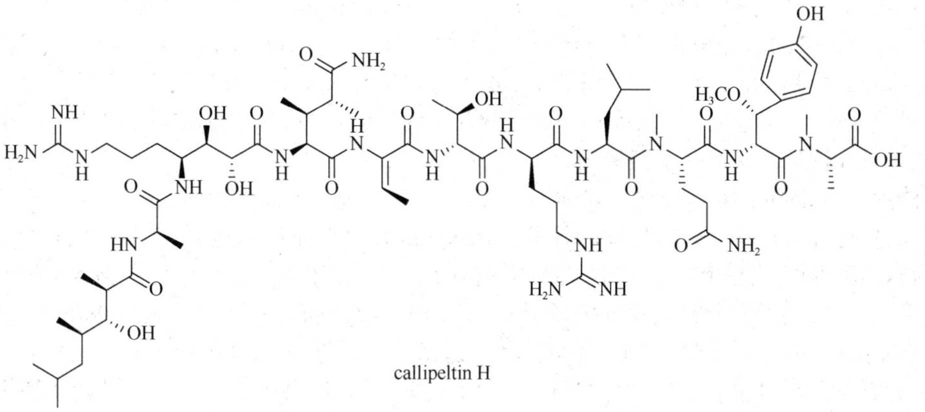

callipeltin H

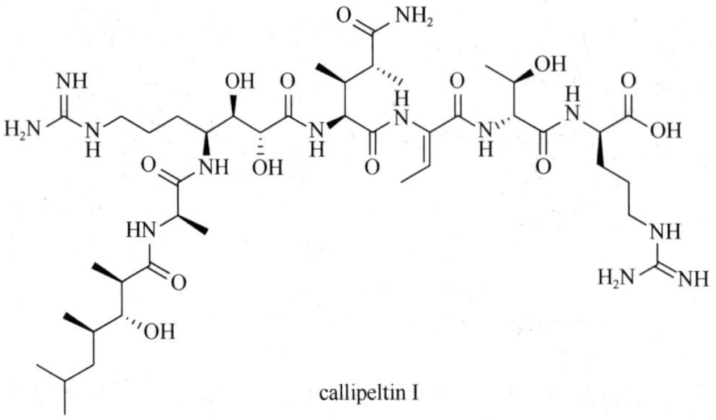

callipeltin I

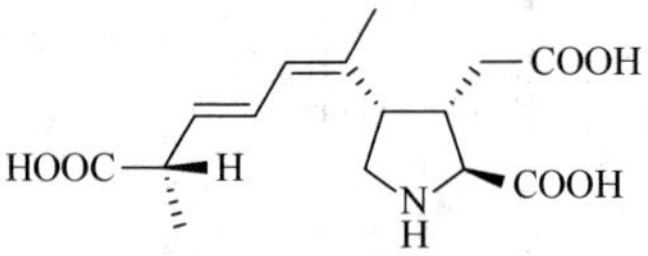

软骨藻草酸

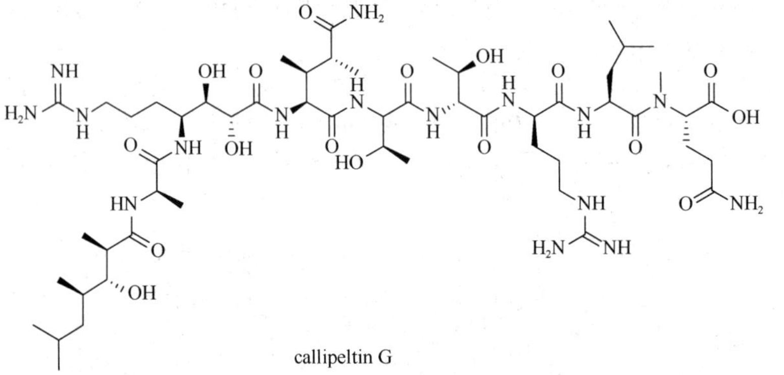

callipeltin G

图 14-15　直链肽类化合物的结构

二、环　　肽

近年来在海洋药物研究中一个值得重视的新进展是海洋环肽的发现,这方面的研究已成为海洋天然药物研究最活跃的领域之一。环肽类化合物根据其成环时氨基酸数量的多寡，分为环二肽、环三肽、环四肽等，环的大小差别较大，但连接方式主要有两种：一种是环中各氨基酸之间完全是由肽键环结而成；另一种是环中含有一个通过酯键连接的氨基酸。海洋环肽的结构特殊，常常具有较强的抗病毒、抗肿瘤、抗菌和酶抑制活性。环肽主要来源于海鞘、海兔及海绵和微藻。

齐考诺肽（SNX-111，Prialt，Ziconotide）是天然芋螺毒素 ω-conotoxin 的等价合成肽类化合物，被开发成镇痛药物 Prialt®，于 2004 年 FDA 批准上市，2005 年 EMA 批准上市。镇痛效果是吗啡的上千倍，但无吗啡的成瘾性，已被推荐作为一线药使用，是第一个海洋来源的肽类药物，也是继吗啡以后临床研究较为彻底的一个镇痛药。

膜海鞘素（didemnin）是一组从加勒比海被囊动物 *Trididemnum solidum* 中分离出来的环肽化合物，它们具有抗病毒和细胞毒活性。其中，didemnin B 对白血病细胞 P388 和黑色素瘤细胞 B16 具有强烈的细胞毒性，还可诱导肿瘤细胞 HL-60 的凋亡，是第一个在美国进入临床研究的海洋天然产物。已经完成人工全合成。脱氢膜海鞘素（dehydrodidemnin B），商品名 Aplidin®，来自地中海海鞘 *Aplidium albicans*，在 2018 年在澳大利亚上市，与地塞米松联合用于对其他疗法治疗失败或有抵抗的复发性或难治性多发性骨髓瘤（MM）患者的治疗；2021 年，西班牙药品和医疗器械管理局（AEMPS）和英国药品和医疗产品监管局（MHRA）批准展开 Aplidin®治疗新冠感染患者的临床试验，研究证明其药效比瑞德昔韦强 27.5 倍。

microsclerodermins A 和 B 是从海绵（*Microscleroderma* sp.）中分离得到的环六肽化合物，它们均能够抑制白念珠菌的生长。cycloxazoline 是从海鞘 *Lissoclinum bitratum* 中得到的环六肽，对人膀胱移行细胞癌细胞 T24 和人胚肺细胞 MRC5C 有细胞毒性，IC_{50} 为 0.5μg/mL。bistratamide C 是从海鞘 *Lissoclinum bistratum* 中得到的环六肽（图 14-16）。

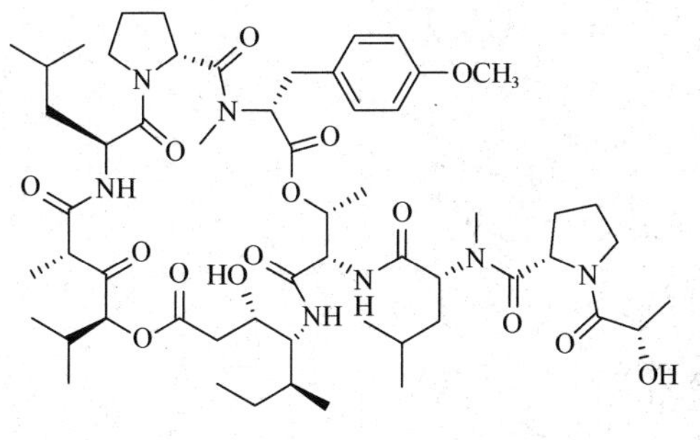

didemnin B 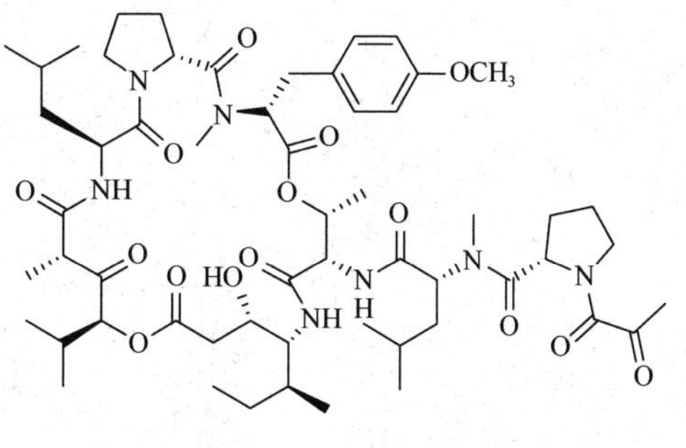　　dehydrodidemnin B

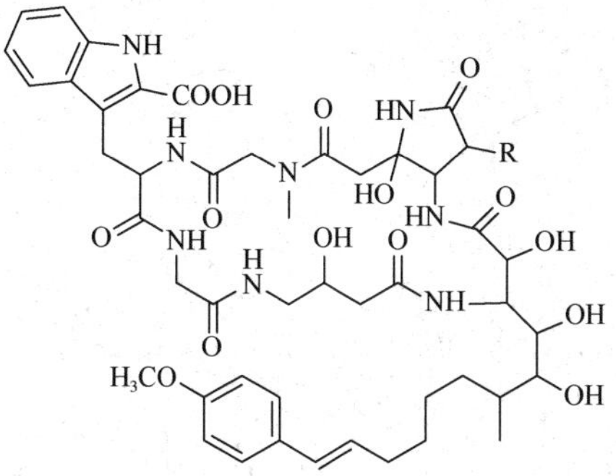

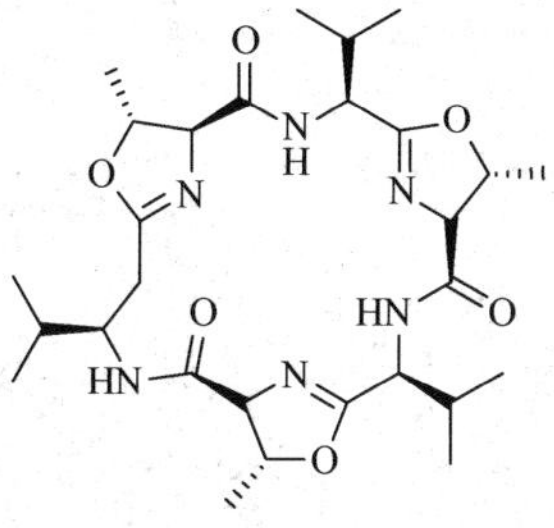

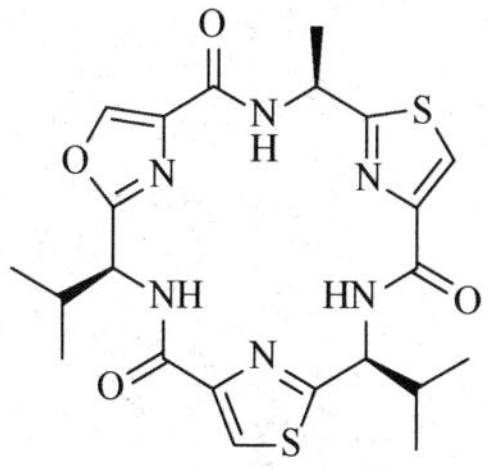

microsclerodermin A　R = OH
microsclerodermin B　R = H　　cycloxazoline　　bistratamide C

图 14-16　环肽类化合物的结构

axinastatin 是从海绵 *Pseudoaxinella massa* 分离得到的一系列的环七肽化合物，其中 axinastatin 1 对鼠白血病 P-388 细胞及人鼻咽癌细胞株 KB 有抑制活性，还具有抗菌活性。axinastatin 2 和 axinastatin 3 对六种人类癌细胞株具有细胞抑制作用，GI_{50} 为 0.35～0.0072μg/mL。Wainunuamide 是从斐济群岛海绵 *Stylotella aurantium* 中分离得到的环七肽，对卵巢癌细胞 A-2780 和白血病细胞 K-562 具有细胞毒活性，ID_{50} 分别为 19.15μg/mL 和 18.3μg/mL。

discodermin A～H 是从海绵 *Discodermia* sp.中分离到的一系列十四肽类化合物，对小鼠白血病细胞 P388 和人类肺癌细胞 A549 具有细胞毒活性，IC_{50} 为 0.02～20μg/mL。此外，discodermin A 对枯草杆菌 *Bacillus subtilis* 和奇异变形菌 *Proteus mirabilis* 也具有抑制作用。

从印尼海鞘 *Diazona* sp.中分离到 diazonamide C～E，对人肺癌细胞 A549、结肠癌细胞 HT-29 和乳腺癌细胞 MDA-MB-231 具有中等强度的细胞毒活性。从海鞘 *Didemnum cuculiferum* 和 *Polusyncrato lithostrotum* 中分离得到 vitilevuamide，对几种人肿瘤细胞均有抑制作用，IC_{50} 为 6～311nmol/L，目前已作为抗肿瘤药物进入临床前研究（图 14-17）。

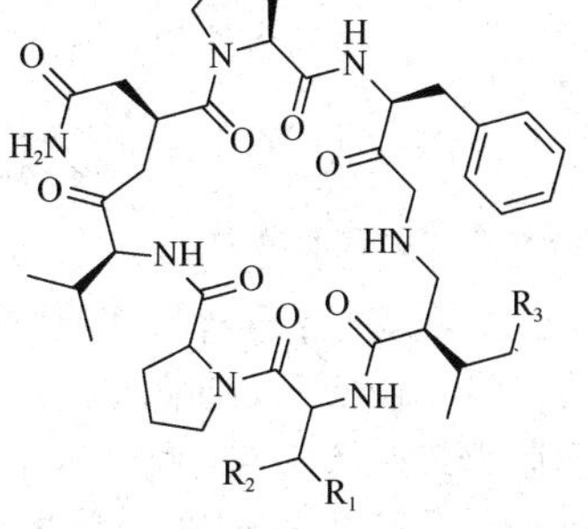

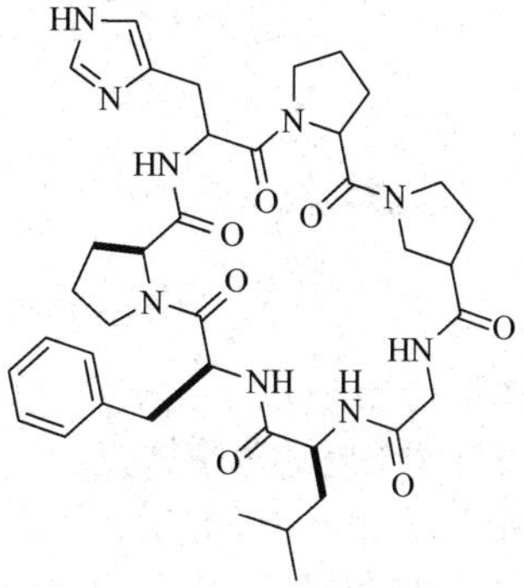

axinastatin 1　$R_1 = R_2 = CH_3, R_3 = H$
axinastatin 2　$R_1 = iPr, R_2 = R_3 = H$
axinastatin 3　$R_1 = iPr, R_2 = H, R_3 = CH_3$　　wainunuamide

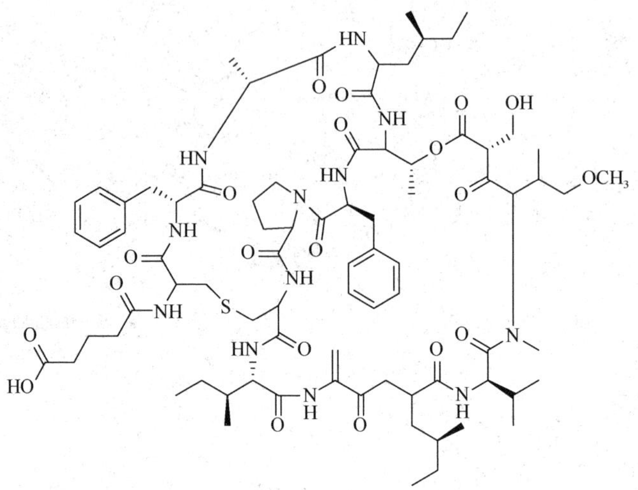

vitilevuamide

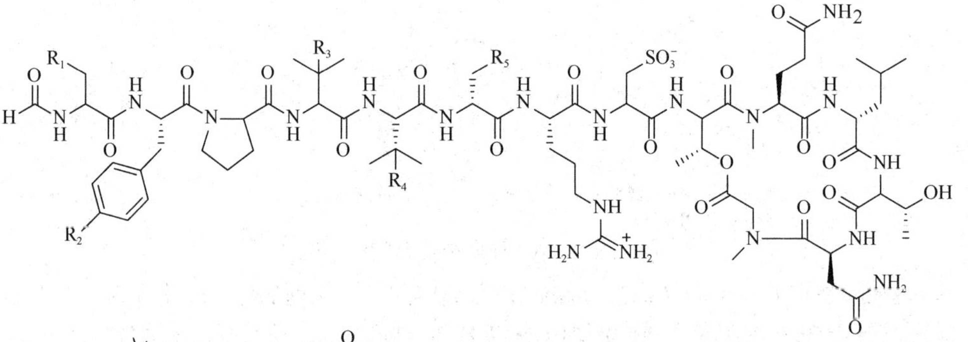

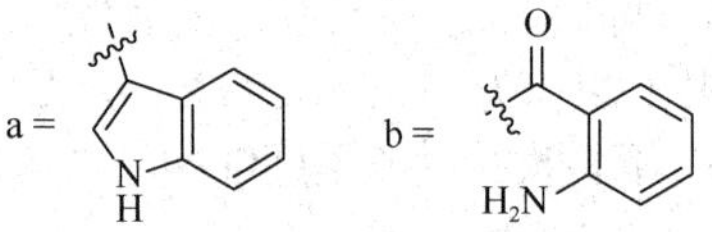

discodermin A　$R_1 = R_2 = H, R_3 = R_4 = CH_3, R_5 = a$
discodermin B　$R_1 = R_2 = R_3 = H, R_4 = CH_3, R_5 = a$
discodermin C　$R_1 = R_2 = R_4 = H, R_3 = CH_3, R_5 = a$
discodermin D　$R_1 = R_2 = R_3 = R_4 = H, R_5 = a$
discodermin E　$R_1 = R_2 = H, R_3 = R_4 = CH_3, R_5 = b$
discodermin F　$R_1 = R_2 = H, R_3 = CH_3, R_4 = CH_2CH_3, R_5 = a$
discodermin G　$R_1 = R_3 = R_4 = CH_3, R_2 = H, R_5 = a$
discodermin H　$R_1 = H, R_2 = OH, R_3 = R_4 = CH_3, R_5 = a$

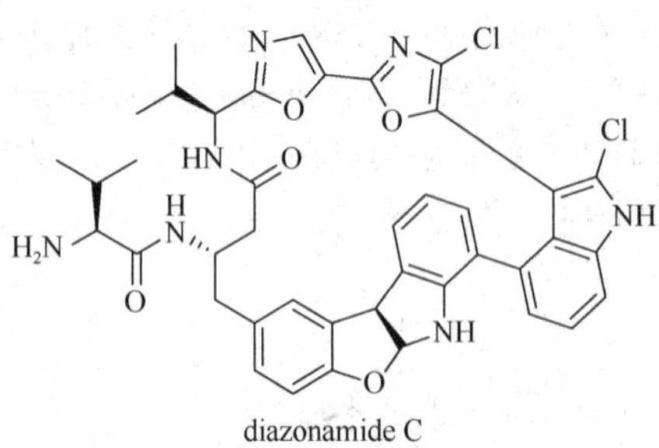

diazonamide C

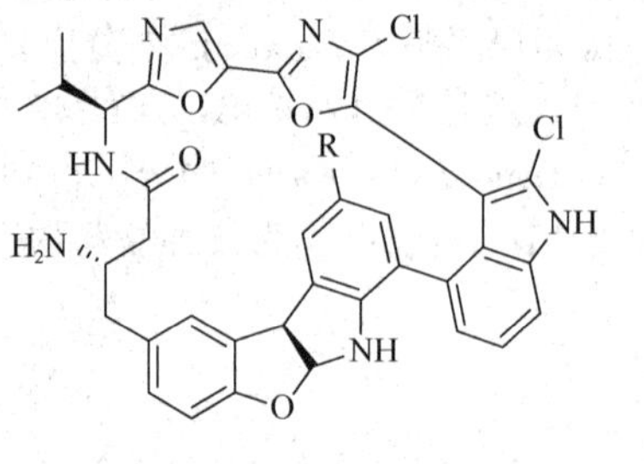

diazonamide D　R = Cl
diazonamide E　R = H

图 14-17　环肽类化合物的结构

从海洋软体动物 *Elysia rufesens* 中分离的 kahalalide F，具有与其他抗肿瘤药不同的作用机制，它选择性地改变肿瘤细胞的溶酶体膜，干扰前列腺、结直肠和肺癌细胞系的溶酶体功能，通过非凋亡机制的细胞死亡程序诱导细胞死亡，而不是阻滞细胞周期和降解 DNA，此外在动物模型中其对肺和乳腺癌也有抗肿瘤活性。并于 2000 年在欧洲投入治疗 AIPC（雄激素非依赖性前列腺癌）的临床研究。从海绵 *Discodermia kiiensis* 中分离得到的 discodermin A 是最早从海绵中分离得到的活性肽类化合物，discodermin 是磷酸酯酶 A2 抑制剂（IC_{50} 为 $3.5\times10^{-7}\sim7.0\times10^{-7}$mol/L），此外，discodermin A 还具有抗炎和抑制肿瘤促进剂活性的作用。

从 *Lyngbya* sp.中分离得到的 ulongamide A 是具有噻唑环的环状肽，在细胞毒性筛选实验中，它们对 KB 和 LoVo 细胞显示有中等强度的细胞毒性，IC_{50} 为 1～5μmol/L。从佛罗里达州采集到的蓝绿海藻 *Symploca* sp.中分离得到的 largazole A 是具有两个噻唑环的环状肽，具有很好的抗肿瘤细胞活性，比抗肿瘤药物紫杉醇阻碍乳腺癌细胞的生长更加明显，且对正常乳腺组织不会产生紫杉醇样的副作用，可能是一个用于治疗乳腺癌的良好候选药物。从印度洋太平洋海域 *Jaspis* sp.属海绵中分离得到的环肽 jaspamide 具有杀伤线虫活性和抗病毒活性，其 EC_{50} 为 0.019μmol/L，可作为抗 HIV-1 的先导化合物。其还能抑制原白血病细胞的自我更新能力，可为严重的脊髓白血病患者提供有效的治疗方法。从菲律宾岛海鞘 *Didemnum mole* 中分离得到的 cyclodidemnamide，结构中含有噻唑环、噻唑啉环和噁唑啉环；体外实验显示其对人结肠癌细胞有细胞毒性活性。从海绵 *Theonella mirabilis* 中分离得到 papuamides A 和 B，具有抗 HIV 活性，它们抑制 HIV-1 感染的人 T 细胞的 EC_{50} 为 3.6ng/mL，且细胞毒性很低（图 14-18）。

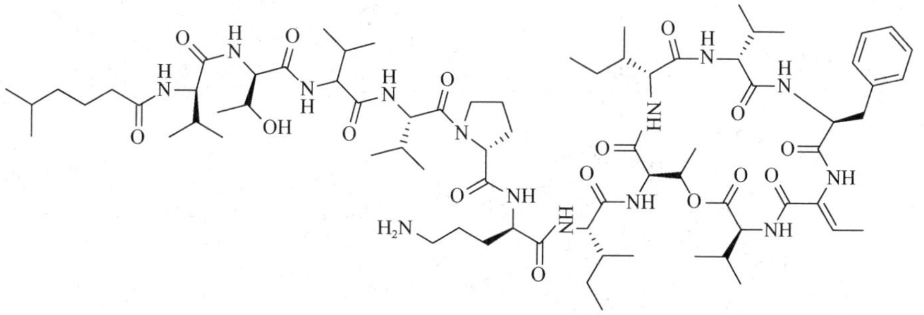

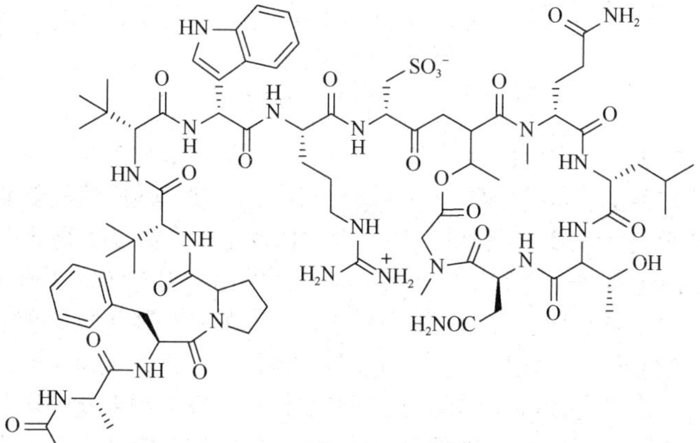

discodermin A

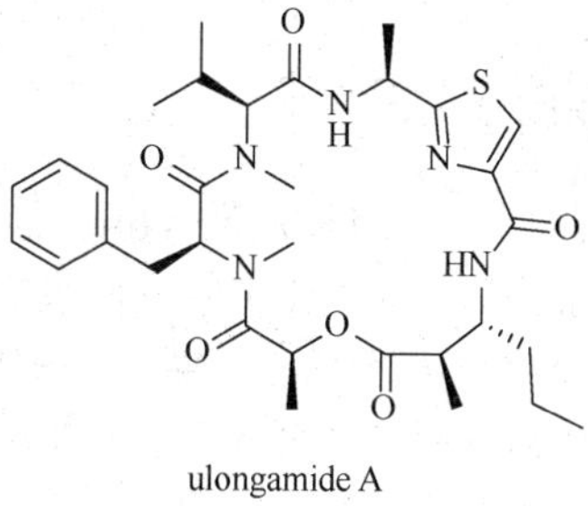

ulongamide A

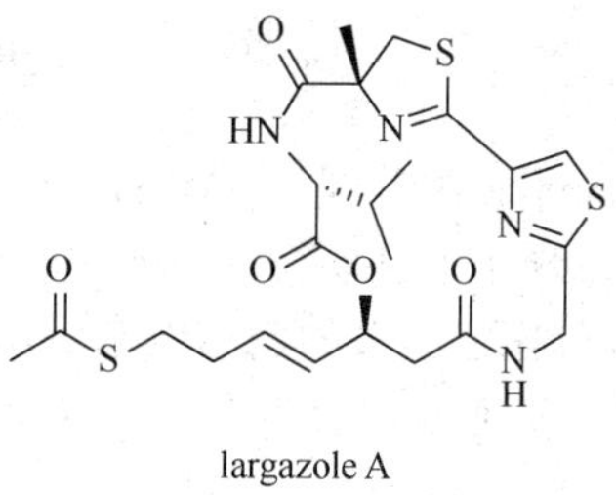

largazole A

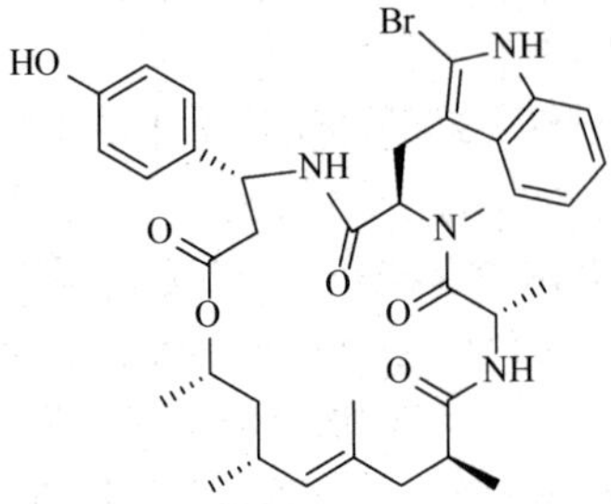

jaspamide

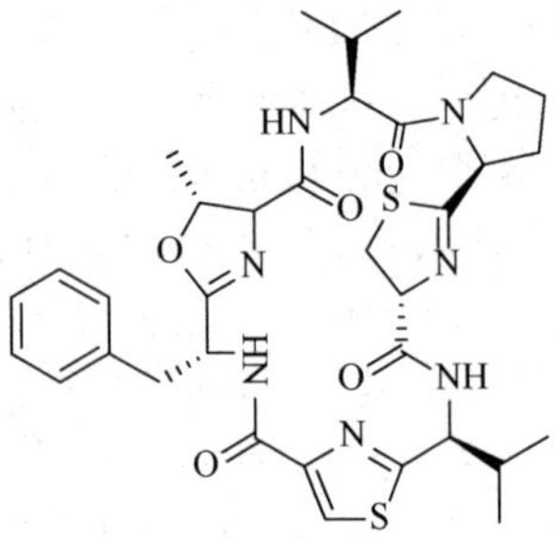

cyclodidemnamide

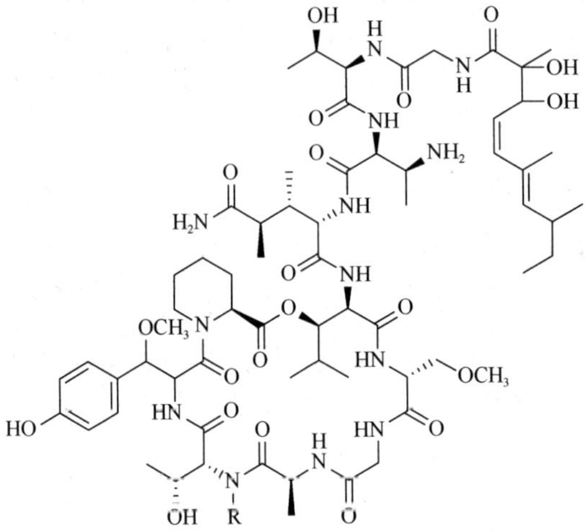

papuamide A　R=CH_3
papuamide B　R=H

图 14-18　环肽类化合物的结构

在过去几十年里，海洋肽类化合物的研究已经发展成为海洋天然产物研究的新领域，随着肽类化合物提取、分离及结构鉴定技术的成熟，一些结构新颖、生理活性广泛的新肽不断被发现，蓝绿藻和海绵是海洋肽类化合物的主要来源材料，从被囊动物及寄生在海洋生物体中的微生物中也发现了大量的肽类化合物。由于海洋生物的特定环境，海洋肽类化合物与陆生动植物肽有很大不同，多为小分子肽，含有丰富的 *D*-氨基酸、羟基酸、新的 *α*-氨基酸、*β*-氨基酸及噁唑环、噻唑环，这大大提高了肽的生物稳定性和生物利用度。生物活性环肽能形成限制性构象，与相应线性肽相比在生物体内具有更好的抗酶解和抗化学降解的能力，尤其是许多含噻唑环和噁唑环的海洋环肽，结构特殊，与迄今所有使用的抗肿瘤药结构类型都不相同，而它们的抗肿瘤活性都更为强大，已构成了一类完全新型的有前途的抗癌物质。

第四节　前列腺素类

前列腺素（prostaglandine，PG）是一类具有 20 个碳的多不饱和脂肪酸（polyunsaturated fatty acid，PUFA）衍生物，最初发现于哺乳动物的精囊中，是哺乳动物和人体中的一种激素，具有强烈生理活性和广谱药理效应，临床已将多种前列腺素试用于催产、人工流产、治疗溃疡病、缓解哮喘、治疗神经衰弱、抗高血压、抗血栓形成等方面。很多前列腺素类化合物因含有五元不饱和戊酮而具有抗肿瘤活性。

最初前列腺素只能从高级哺乳动物体内获得，含量甚微且价格昂贵，结构虽然不复杂，但全合成也甚为困难，限制了对其深入研究。1969 年 Weinheimer 和 Aproggin 从佛罗里达附近柳珊瑚

Plexaura homomalla 中首次分离得到 15-*epi*-PGA2（0.2%）和其甲酯的乙酰化物（1.3%）。从柳珊瑚中发现丰富的前列腺素是海洋天然产物最大的研究成果之一，不但改变了前列腺素研究的被动局面，也促进了海洋次级代谢产物的研究。所有前列腺素类化合物可以看作是前列酸的衍生物，由一个环戊烷与一个七碳侧链和一个八碳侧链组成的 20 个碳的非二萜类化合物，两个侧链可以以 α-或 β-取代基方式连接在五元环上。

迄今为止已从柳珊瑚、软珊瑚、海绵、贻贝、龙虾、海胆、牡蛎、扇贝、红藻等海洋生物中发现 100 多种前列腺素类代谢产物，根据五元环上的取代类型可分为 9 组（PGA-PGI），每一组根据侧链上双键的数目还可进一步分类。哺乳动物中发现的前列腺素在 C-15 位均为 *S* 构型，而海洋动物中发现的前列腺素在 C-15 位绝大多数为 *R* 构型，只有少数为 *S* 构型，这主要是海洋生物中前列腺素类化合物的生物合成途径与哺乳动物中的生物合成途径不同所致。

从日本海洋动物 *Palythoa kochii* 中分得的 PGA2 具有和紫杉醇相同的作用机制即促进微管聚集，但细胞毒性较紫杉醇弱，IC_{50} 为 70μg/mL。

从日本软珊瑚 *Clavularia viridis* 中分离出约 50 种新型的前列腺素衍生物，如 clavulactone Ⅰ和Ⅱ，它们不但有抗炎活性，还有显著的肿瘤细胞选择性和抗有丝分裂活性。clavulactone Ⅰ对 HL-60 细胞的抗有丝分裂活性尤为突出，能抑制 DNA 的合成，ED_{50} 为 0.4μmol/L。clavulactone Ⅱ对 L1210 细胞有良好的细胞毒作用，ED_{50} 为 0.3μg/mL。而后又从同一软珊瑚中分离出 23 个 10 位含有氯、溴和碘的前列腺素衍生物，包括 chlorovulone Ⅰ和Ⅳ、bromovulone Ⅰ和Ⅱ、iodovulone Ⅰ和Ⅱ及它们的 10,11-环氧化的卤代物：10,11-epoxybromovulone Ⅰ和Ⅱ，10,11-epoxyiodovulone Ⅱ等。10 位含有卤素取代的前列腺素衍生物抑制细胞增殖活性增强。

从中国台湾产的八放珊瑚 *Clavularia viridis* 分得 7 个新的前列腺素类化合物，包括卤代物 bromovulone Ⅲ和 iodovulone Ⅲ，其中 bromovulone Ⅲ对前列腺癌 PC-3 和结肠癌细胞 HT29 的 IC_{50} 为 0.5μmol/L。

从八放珊瑚 *Telesto riisei* 中分得的 punaglandin 是一类在 C-12 位有含氧取代、C-10 位有氯取代的前列腺素类化合物，其中 punaglandin-3 对白血病 L1210 细胞增殖有抑制作用，IC_{50} 为 0.02μg/mL，是 clavulone 的 15 倍，几乎与目前使用的最强抗癌药 vincristine、doxorubicin 的活性相当，该类抗肿瘤药有很好的发展潜力。从日本软珊瑚 *Clavularia viridis* 中分得 clavubicyclone，其对乳腺癌 MCF-7 和卵巢癌 OVCAR-3 的细胞增殖有中等强度的抑制作用，IC_{50} 分别为 2.7μg/mL 和 4.5μg/mL。

Tethys 属软体动物是目前唯一含有前列腺素类化合物的软体动物，在地中海的该属动物中均发现了 1,15-内酯化的大环内酯型前列腺素类化合物，如从 *Tethys lmbria* 中分离得到的 PGE3-1,15-lactone-11-acetate 和 PGE2-1,15-lactone。作为防御，软体动物在受到惊扰时会把体内储存的 1,15-内酯化的大环内酯型前列腺素类化合物转化为常规的前列腺素类化合物（图 14-19）。

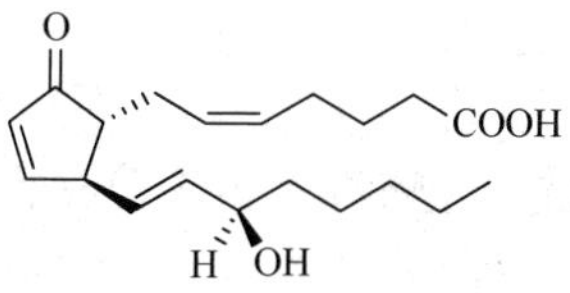

15-*epi*-PGA2 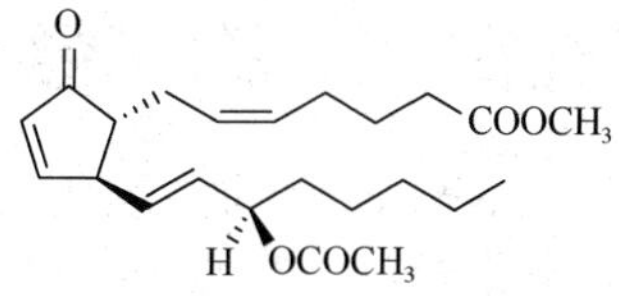　　15-*epi*-PGA2的乙酰化物 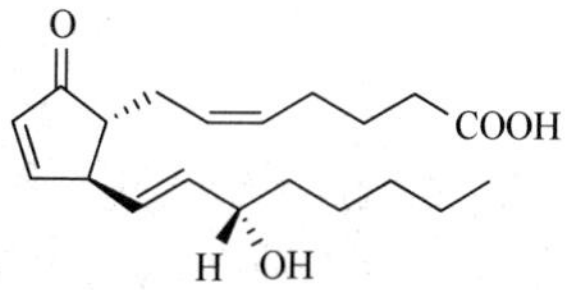　　PGA2

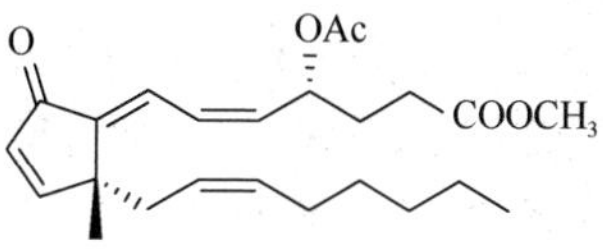

clavulactone Ⅰ 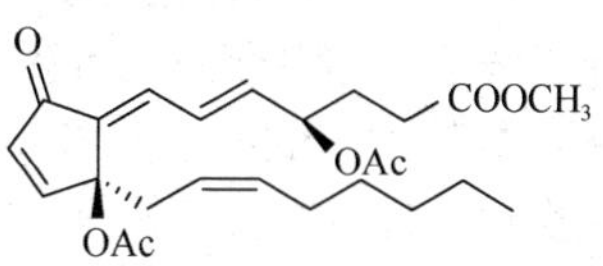　　clavulactone Ⅱ 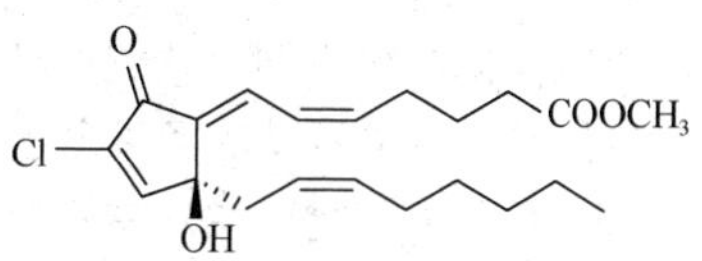　　chlorovulone Ⅰ

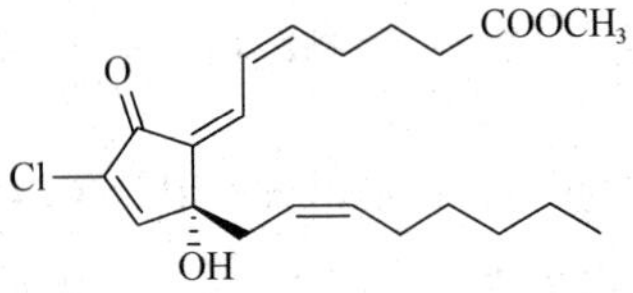

chlorovulone Ⅳ 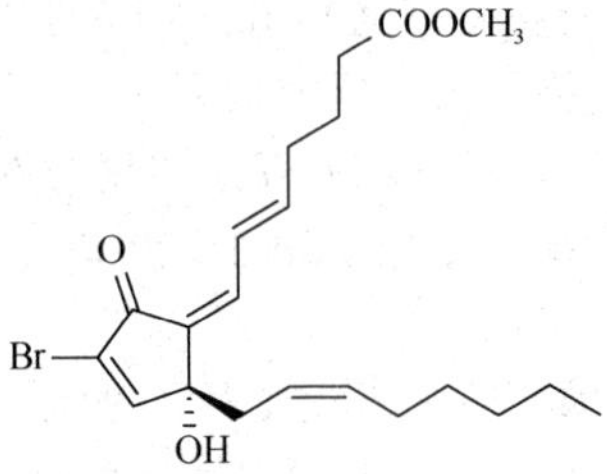　　bromovulone Ⅲ　R = Br　iodovulone Ⅲ　R = I　　bromovulone Ⅰ

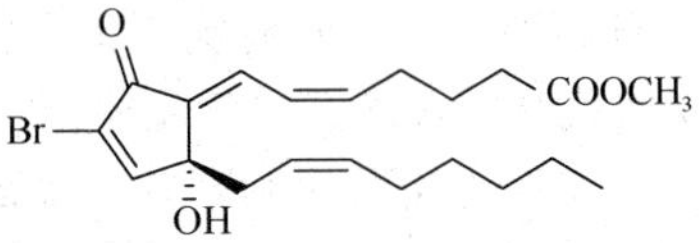

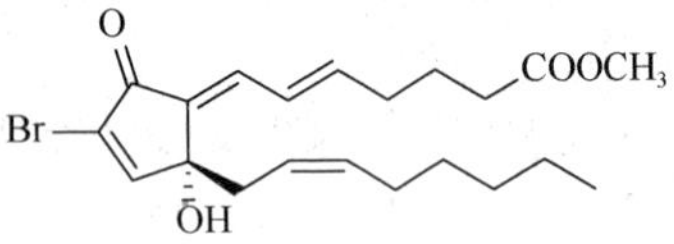

bromovulone Ⅱ 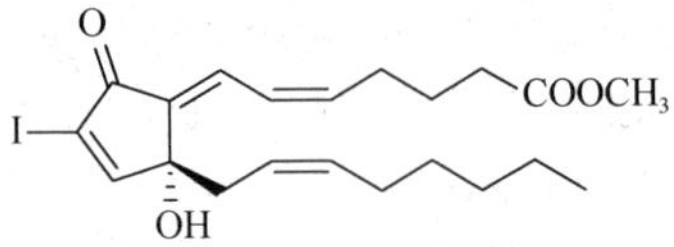　　iodovulone Ⅰ 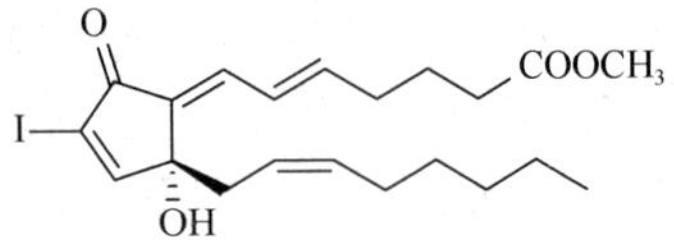　　iodovulone Ⅱ

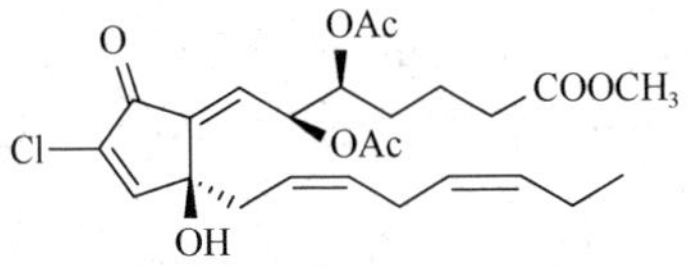

punaglandin-3 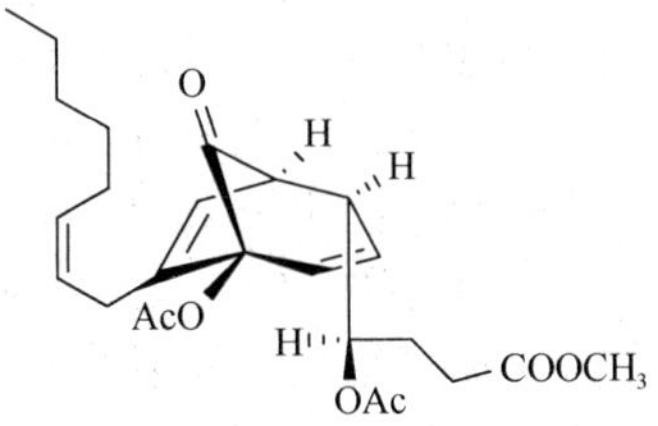　　clavubicyclone

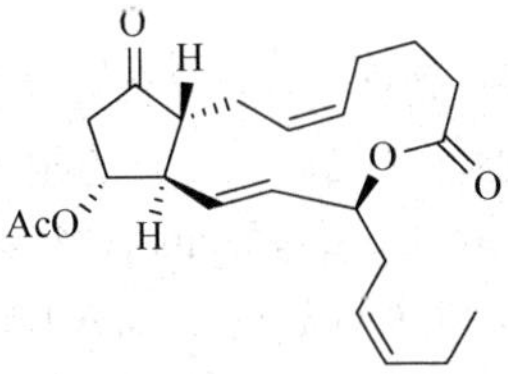

PGE3-1,15-lactone-11-acetate 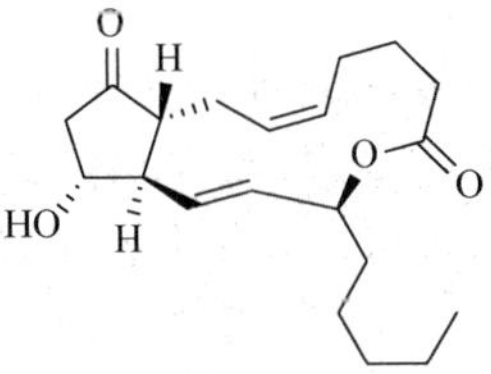　　PGE2-1,15-lactone

图 14-19　前列腺类化合物的结构

前列腺素类化合物主要来自珊瑚特别是软珊瑚、柳珊瑚、少数海藻（如红藻）及个别的软体动物，该类化合物除了有前列腺素样活性外，还表现出一定的抗肿瘤活性，特别是含有五元不饱和戊酮，并有卤素取代的前列腺素类化合物。

第五节　C_{15} 乙酸原类

C_{15} 乙酸原（聚乙酰）类代谢物（C_{15} acetogenin）是一类由乙酸乙酯或乙酰辅酶 A 生物合成的、含有 15 个碳原子的独特非倍半萜类化合物，主要存在于红藻门（*Rhodophyta*）松节藻科（*Rhodomelaceae*）凹顶藻 *Laurencia* 属红藻植物中，从其生源合成过程可以发现，它们是从十六碳-4,7,10,13-四烯酸衍生而来。海洋生物来源的 C_{15} 乙酸原类化合物约有 200 个，与陆生植物来源的 C_{15} 乙酸原类化合物不同，它们的结构中常常含有卤素和氧环，五到十二元环不等，大多数是八元氧环，在自然界罕见的乙炔、乙烯基乙炔、丙二烯等端基侧链在海洋来源 C_{15} 乙酸原类化合物中非常常见，同时含有多个双键或炔烯共轭体系。该类化合物对于松节藻科特别是凹顶藻 *Laurencia* 属红藻有一定的分类学意义。陆生植物来源的 C_{15} 乙酸原类化合物主要来源番荔枝科（*Annonaceae*）植物，常常是 C_{35} 或 C_{37} 并含有醚环，但一般不含卤素。该类化合物主要具有抗细菌、抗真菌、抗病毒和杀虫作用。

一、直链型 C_{15} 乙酸原类

自从第一个直链型C15乙酸原类化合物 6-acetoxy-7-chloro-3*Z*,9*Z*,12*Z*-pentadecatrien-1-yne被发现以来从红藻 *Laurencia* sp.中分离出 11 个该类化合物。如从红藻 *Laurencia okamuria* 中分离的 laurencenyne，从 *L. nipponica* 分离的 *trans*-laurediol 和 *cis*-laurediol 是其他 C_{15} 乙酸原类化合物的前体物。从松节藻科红藻中已经分离出 180 多个含有卤素的 C_{15} 乙酸原类代谢物，主要是含有氯和溴。直链型 C_{15} 乙酸原类化合物大多在 C-6 含有氯原子在 C-7 含有氧，更多的是多在 C-1 和 C-15 含有多个氯原子，以及一个顺式或反式的端基烯炔和 1～2 个双键，如从 *Lyngbya majuscula* 和 *Schizothrix* sp.得到的 taveuniamide J 和 taveuniamide K。但更多的是形成大小不同的环状化合物，包括碳环和氧环化合物（图 14-20）。

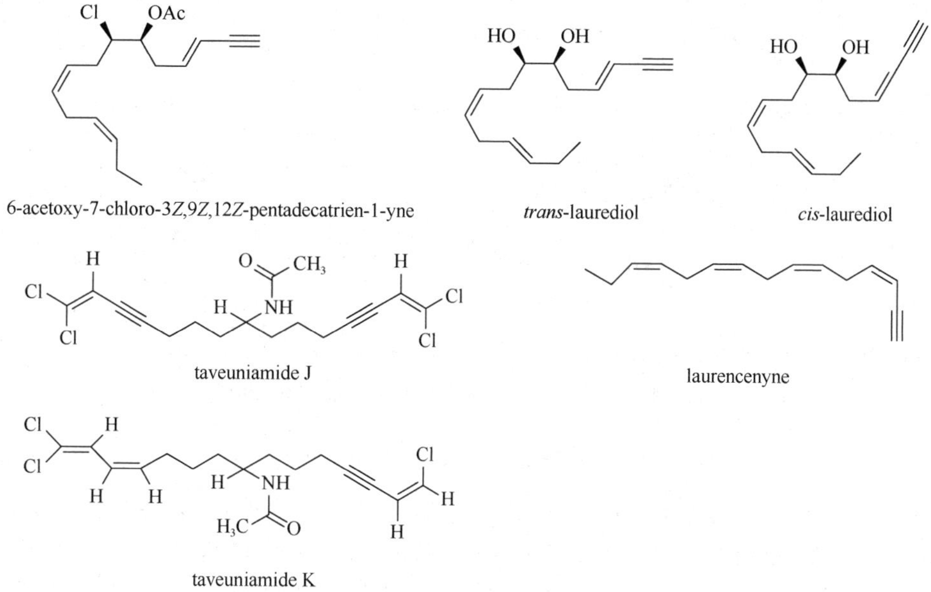

6-acetoxy-7-chloro-3*Z*,9*Z*,12*Z*-pentadecatrien-1-yne　*trans*-laurediol　*cis*-laurediol

taveuniamide J　laurencenyne

taveuniamide K

图 14-20　直链型 C_{15} 乙酸原类化合物的结构

二、含碳环 C_{15} 乙酸原类

海洋中含碳环的 C_{15} 乙酸原类化合物比较少，目前不足 10 个。这类化合物的特点碳链环化形成一个碳环是 maneonene 类，形成两个碳环是 isomaneonene 类。含碳环的 C_{15} 乙酸原类结构末端都是乙基和炔烯基，所有的 maneonene 类都在 C-5 含有氯、C-13 含有溴；所有的 isomaneonene 类都在 C-12、C-13 含有溴（图 14-21）。

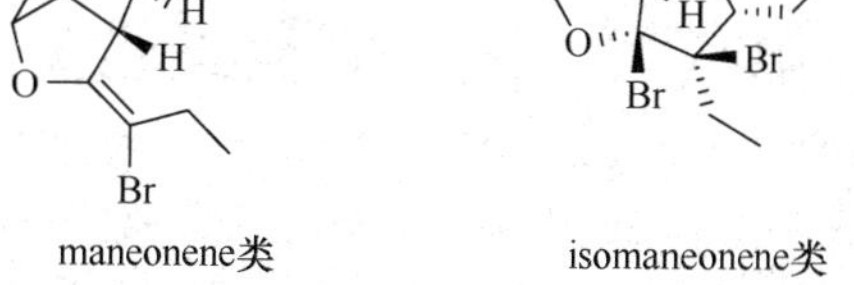

maneonene类　isomaneonene类

图 14-21　含碳环的 C_{15} 乙酸原类化合物的结构

三、含氧环 C_{15} 乙酸原类

含氧环的 C_{15} 乙酸原类含有五到十二元环不等的氧环，最多的是八元氧环。从采于不同海域的

软体动物 *Aplysia dactylomela* 消化腺中分离得到的单环醚和双环醚炔烯类 C_{15} 乙酸原化合物 (–)-dactylyne、(3*E*)-dactylomelyne 和含有偕烯的 dactylallene 是生物自身的化学防御物质，具有鱼毒和拒食活性。从 *L. glandulifera* 中分离得到的(3*Z*,7*R**,9*R**,10*R**,13*R**)-9,10-diacetoxy-6-chlorolauthisa -3, 11-dien-1-yne 对多种细菌如 SA-1199B（NorA）、RN4220（MsrA）、EMRSA-15（mecA）、XU212（TetK）/（mecA）和 ATCC 25923 等具有抑制作用，最低抑制浓度（minimum inhibitory concentration, MIC）在 8～16μg/mL。从 *L. glandulifera* 和 *L. nipponica* 中分离得到的含溴原子 C_{15} 乙酸原类化合物 laureatin 具有杀蚊子幼虫活性（IC_{50}=0.06ppm）（图 14-22）。

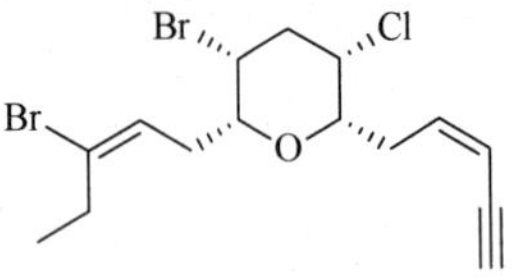

(–)-dactylyne 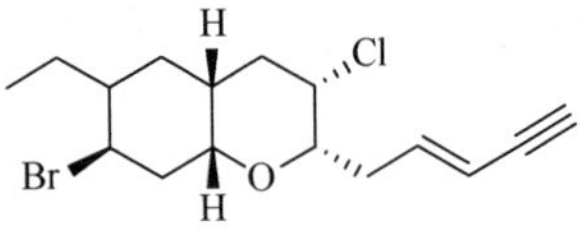　(3*E*)-dactylomelyne 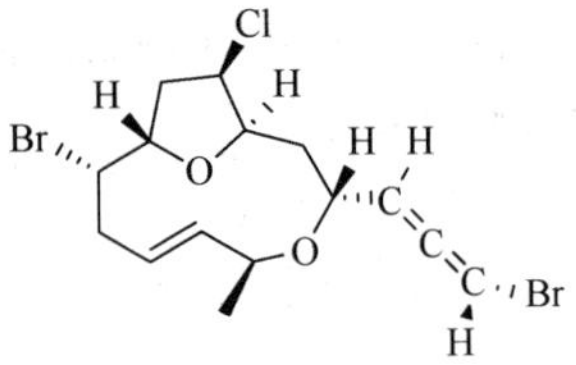　dactylallene

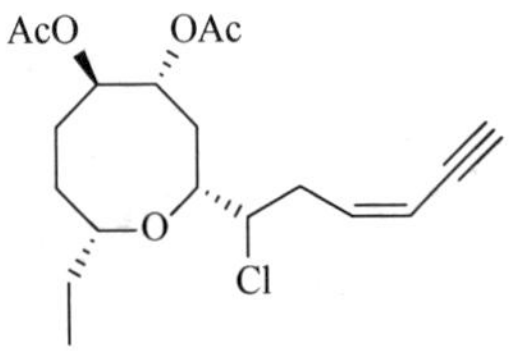

(3*Z*,7*R**,9*R**,10*R**,13*R**)-9,10-diacetoxy-6-chlorolauthisa-3,11-dien-1-yne　laureatin

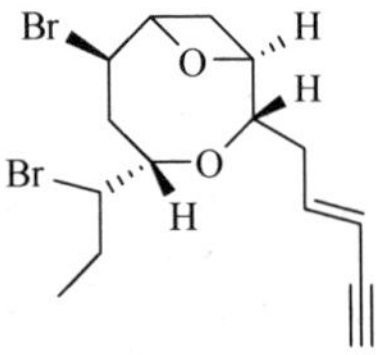

图 14-22　含氧环的 C_{15} 乙酸原类化合物的结构

四、其他类型 C_{15} 乙酸原类

1991 年从红藻 *L. microcladia* 和海绵 *Spongia zimocca* 中分离得到 4 个有分支的 C_{15} 乙酸原类化合物 rogiolenyne A～D，它们的末端都是乙基和顺式炔烯基，并且 C-15 含溴、C-6 含氯，rogiolenyne D 可能是这类化合物的母体化合物。okamuragenin 是从红藻 *Laurencia okamurai*.分离得到的一个罕见的含 12 个碳的乙酸原类化合物（图 14-23）。

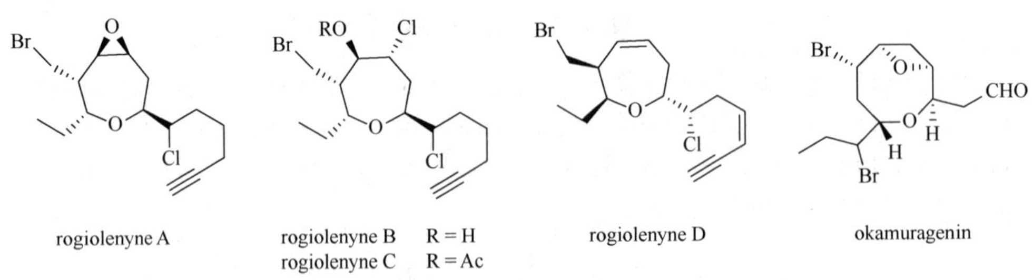

图 14-23　其他类型的 C_{15} 乙酸原类化合物的结构

第六节　生物碱及其他类

案例 14-1　中新社海口 2005 年 1 月 20 日电，海南近日有 30 多人因食用河鲀发生食物中毒，其中 4 人丧生。21 日晚 11 时，儋州市白马井镇 8 名渔民也因食用河鲀发生食物中毒，其中 2 人死亡。

问题：河鲀含有哪类化学成分？结构特点和作用机制是什么？有什么应用？除河鲀之外还有哪些生物含有这类毒性成分？哪些成分可以作为化学武器？

生物碱、萜类和甾醇类化合物是海洋天然产物三大类主要化学成分，其中生物碱类化合物种类繁多、结构多变、生物活性显著，约占海洋天然产物的 15%；萜类化合物数量最多，约占海洋天然产物的 45%。本节对海洋生物中生物活性显著的或特有的生物碱、甾醇类、萜类等化学成分作简要介绍。

视窗 14-1

一、生　物　碱

生物碱（alkaloid）是构成海洋生物的第二大次级代谢产物，主要来自海绵，其次是海鞘和海洋微生物等，大多有抗肿瘤、抗菌、抗病毒、抗炎等活性，而且结构复杂多变，作用机制独特多样，具有广阔的开发前景。

视窗 14-2

从加勒比海红树海鞘（*Ecteinascidia turbinata*）中提取的 Et-743 是复杂的四氢异喹啉大环内酯生物碱，这一家族还包括 Et-597、cyanosafracin 和从蓝海绵 *Cribrochalina spp* 中发现的 cribrostatin 4。Et-743 对晚期软组织癌症如直肠癌、乳腺癌、肺癌、黑色素瘤、前列腺癌等有显著疗效，其商品曲贝替定（trabectedin，Yondelis®，Et-743）于 2007 年被 EMEA 批准用于治疗软组织肉瘤，成为第一个现代海洋药物（图 14-24）。

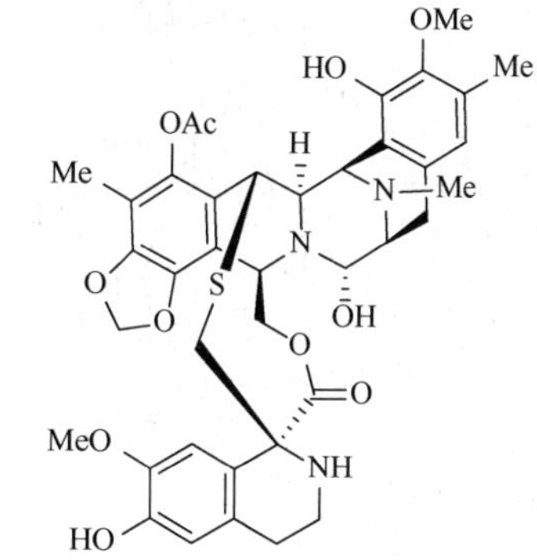

Et-743 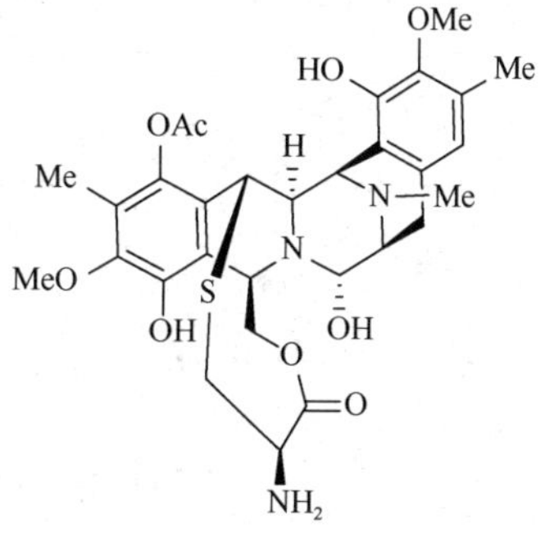　Et-597

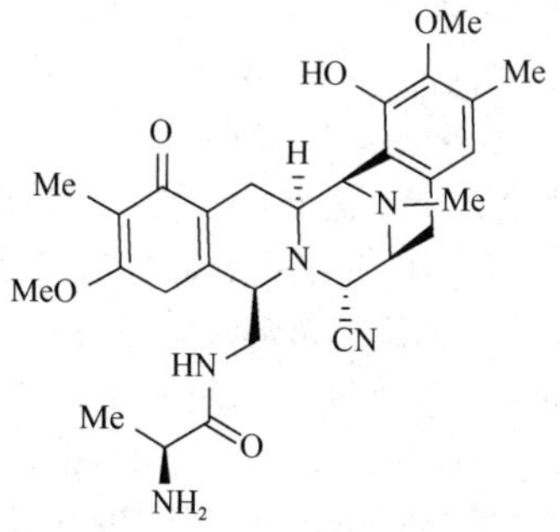

cyanosafracin 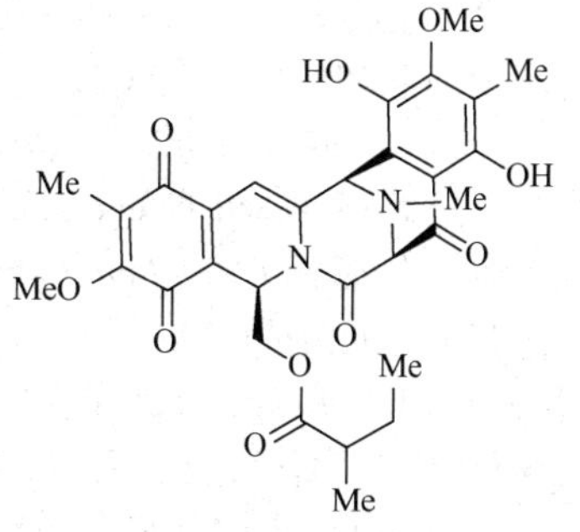　cribrostatin 4

图 14-24　生物碱类化合物的结构

海洋生物中含有大量的含胍基的生物碱（guanidine alkaloid），特殊的结构带来特殊的生物活性。最早在 1909 年把河鲀鱼卵的神经毒性成分命名为河鲀毒素（tetrodotoxin，TTX），1964 年才确定河鲀毒素的结构是一种复杂的笼形原酸酯类生物碱。河鲀毒素结构新颖，在有机溶剂和水中都不溶解，仅溶于乙酸等酸性溶剂，并且在碱性和强酸性溶剂中不稳定，在溶液中以两种平衡体的形式存在。TTX 可来源于多种海洋动物甚至陆生动物，近年从含有河鲀毒素的珊藻、毒蟹、河鲀、毛颚动物等体内和体表分离出一些细菌、放线菌，从中检测到河鲀毒素及类似物，推测河鲀毒素可能最初合成于含毒生物体内共生的微生物，并可能与食物链有关。从日本蝾螈中也分离出了河鲀毒素的衍生物 4-*epi*-TTX、6-*epi*-TTX、11-deoxy-TTX、11-deoxy-4-*epi*-TTX 等。河鲀毒素毒性极大，LD_{50} 为 8.7μg/kg，是氰化钠的 1000 倍。其局部麻醉作用是普鲁卡因的 4000 倍，可用作某些癌症后期的缓解药。TTX 在极低的浓度就能选择性地抑制 Na^+通过神经细胞膜，但允许 K^+通过，是神经生物学和药理学研究极为有用的标准工具药，临床上用于治疗各种神经肌肉痛、创伤及癌痛，肠胃及破伤风痉挛等。TTX 也用于局部麻醉药及神经性汉森（Hansen）型疾病等。石房蛤毒素（saxitoxin，STX）是由石房蛤（*Saxidomus giganteus*）滤食甲藻（*Alexandrium* sp.）和蓝藻（*Gymnodinium* sp.）后在体内蓄积的一种毒素，中毒后产生麻痹性中毒效应，是海洋生物中毒性最强的麻痹性毒素之一，可引起死亡。目前，STX 和 *neo*-STX 约有 28 个，淡水中的蓝绿藻 *A. flos-aquae* 也可产生 STX 和 *neo*-STX。石房蛤毒素也是作用于特殊 Na^+通道和膜通道，已成为显微外科手术的一种辅助物质（图 14-25）。

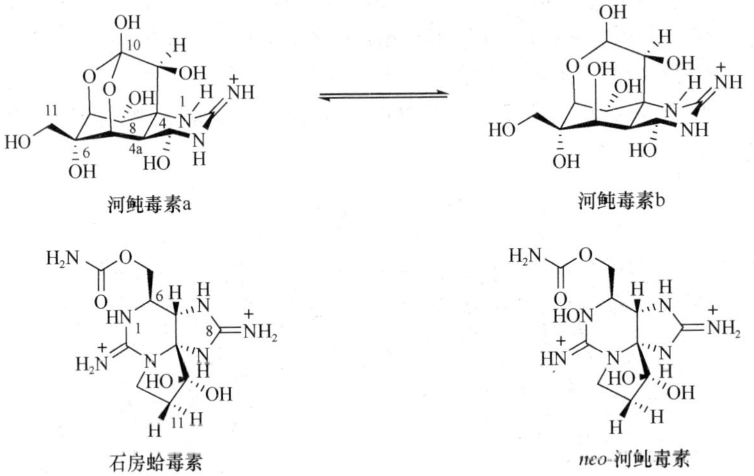

河鲀毒素a　　河鲀毒素b

石房蛤毒素　　*neo*-河鲀毒素

图 14-25　生物碱类化合物的结构（一）

吲哚类生物碱是海洋生物碱的最大类群，约占 1/4，主要存在于海绵、被囊动物、红藻及与其共生的微生物中。吲哚类生物碱在结构上和内源性胺类、神经递质有一定相似性，因而其与不同的 5-羟色胺受体具有一定的亲和作用。溴代的吲哚类生物碱常常有一定的抗病毒活性。1984 年以来陆续从被囊动物 *Eudistoma olivaceum*、*E. glaucus*、*E. fragrum* 和海鞘 *Pseudodistoma aureum*、*Ritterella sigillnoids* 中分离得到约 40 种 eudistomin 类生物碱，这类化合物具有抗肿瘤、抗菌、抗病毒和钙调节素抑制活性。从海鞘 *Lissoclimum fragile* 中分离的 eudistomin U 经初步生物试验表明其能与 DNA 结合并有很强的抗菌活性和抗肿瘤活性。从加勒比海被囊动物 *E. olivaceum* 中分离得到的 eudistomins K 和 L 分别在 0.25μg/disk 和 0.10μg/disk 浓度下即可抑制 HSV-1 生长。Eudistomin K 还可以作为抗肿瘤药物的先导化合物，对 P388 肿瘤细胞的 IC_{50} 为 0.01μg/mL。从海洋放线菌 *Streptomyces staurosporeus* Awaya（AM-2282）分离得到的 staurosporine 对多种肿瘤细胞有抑制作用，对 KB 和 P388 肿瘤细胞的 ED_{50} 分别为 0.0024μg/mL 和＜0.08μg/mL。从十几种海绵中分离出的 80 多种结构独特的 manzamine 类生物碱，这是一类具有独特多环体系的吲哚生物碱 *β*-卡啉化合物（*β*-carboline alkaloid），该类化合物具有广泛的生物活性，以抗癌最为显著，如从 *Halichona* sp.属海绵中分离得到 manzamine A 对 P388 肿瘤细胞的 IC_{50} 为 0.7μg/mL。从海绵、被囊动物、海葵和软体动物中分离出了 70 余个吡啶并吖啶（pyridoacridine）生物碱，这类生物碱以很强的细胞毒性著称，现代生物学评价发现它们还具良好的抗真菌、抗细菌的生理活性，是潜在的抗生素药物的替代物。如从深水海绵 *Dercitus* sp.中得到的 dercitin 对多种肿瘤细胞有抑制作用，并且可以抑制 HSV-1。从海绵等海洋生物分离得到 140 余种含溴的吡咯生物碱（bromopyrrole），如从多种 *Agelas* 属海绵中分离得到的 oroidin，该类化合物多有细胞毒性，有些可作为药理学和生理学研究的工具药。1984 年从印度维萨卡帕特南海岸纽扣珊瑚（*Zoanthus* sp.）分离得到的含 30 个碳的非三萜 zoanthamine

（左安撒明）类生物碱和 norzoanthamine 类生物碱具有抗肿瘤、抗炎和抗骨质疏松作用（图 14-26）。

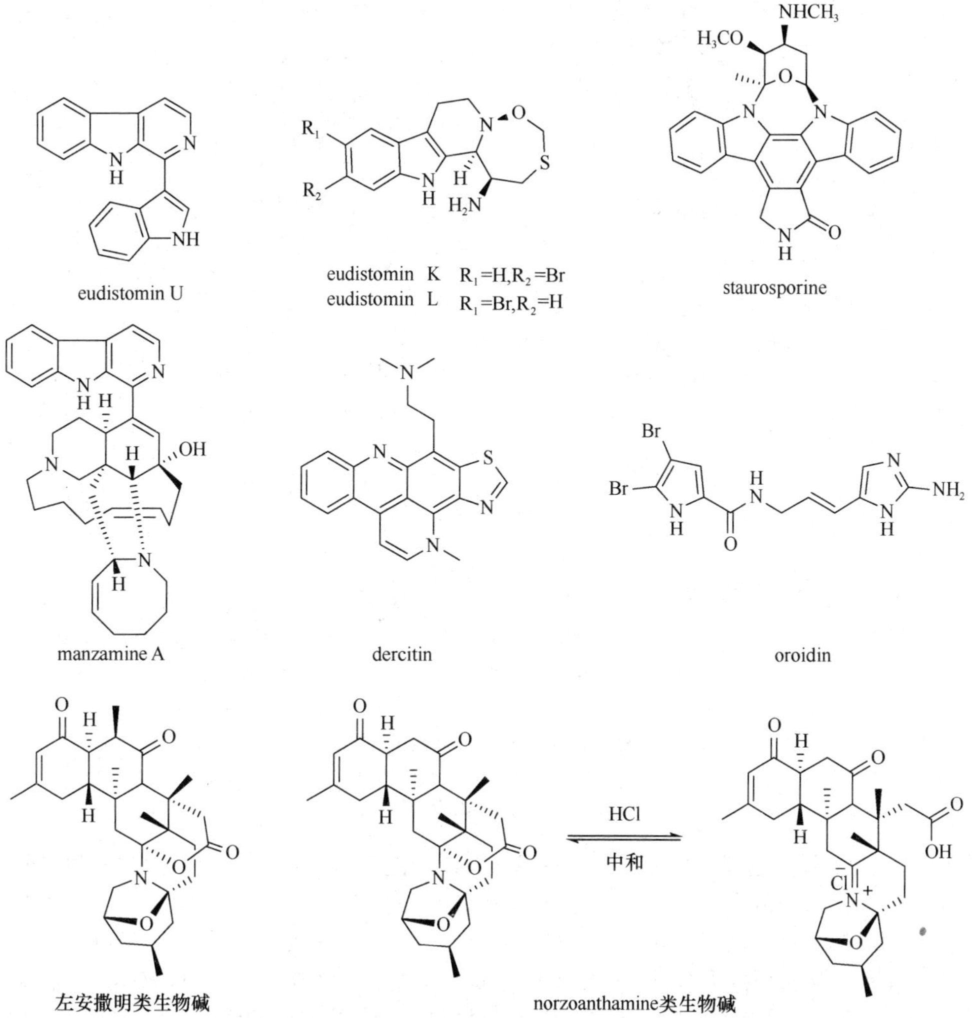

图 14-26 生物碱类化合物的结构（二）

salinosporamide A（marizomib）是从海洋细菌中提取的天然产物，是很好的蛋白酶抑制剂，其作用机制和硼替佐米（bortezomib）类似，作为“孤儿药”已经被 FDA 批准进入恶性胶质瘤和多发性骨髓瘤的临床Ⅰ期研究。其他生物碱还有大环类生物碱，如 halichlorine、甾体生物碱 plakinamine H 及从佛罗里达州采集到的蓝绿海藻中提取并鉴定的肽类生物碱拉格唑拉（largazole），其可以抑制乳癌细胞的生长，效果优于抗肿瘤药紫杉醇（taxol），且还没有伴随 taxol 的副作用（图 14-27）。

海洋生物中除含有结构独特的生物碱外，还含有其他含氮化合物。curacin A 是 1994 年从海洋微生物加勒比海鞘丝藻 *Lyngbya majuscula* 中得到的含有罕见噻唑啉环的代谢产物，该化合物对结肠、肾、乳腺肿瘤细胞有选择性抗增殖和细胞毒作用，并有类似紫杉醇的微管蛋白抑制作用（IC_{50}为 1μmol/L），以 curacin A 为先导化合物已合成了一系列衍生物用于新一代抗肿瘤药物筛选。从海洋鞘丝藻 *Lyngbya majuscule* 中分得的 kalkitoxin 对海虾的 LC_{50}为 170nmol/L，对人结肠癌 HCT-116 细胞的 IC_{50}为 1.0ng/mL，其还是一个电压敏感性钠通道阻滞剂，其 EC_{50}为 1nmol/L（图 14-28）。

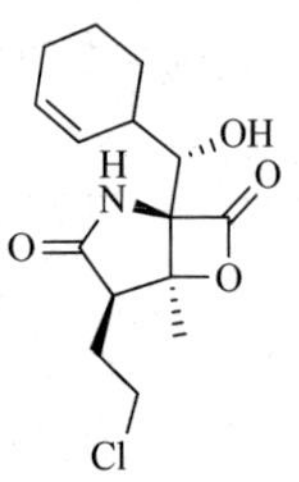

图 14-27 生物碱类化合物的结构（三）

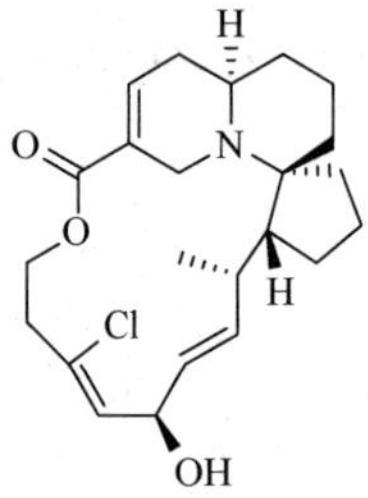

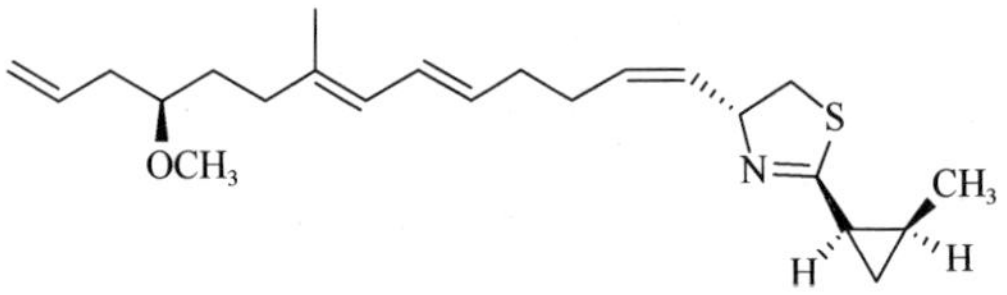

图 14-28 含氮化合物的结构

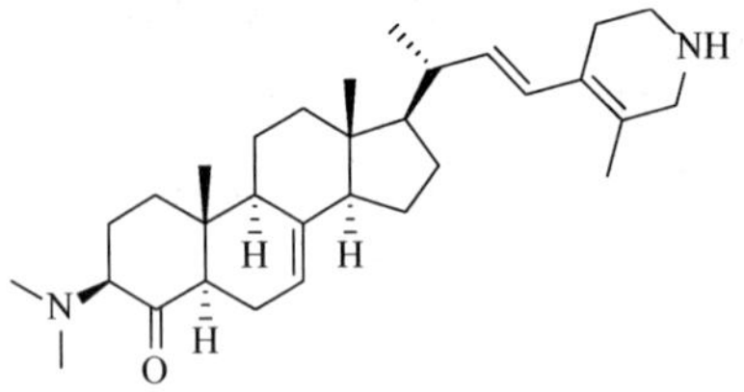

二、甾醇类化合物

甾醇（sterol）是生物膜的重要成分，也是某些激素的前体，1970 年以来海洋甾醇发展迅速。从陆生植物中分离得到的甾醇通常与 β-谷甾醇密切相关，可以用一个基本骨架环戊烷骈多氢菲甾核来表示。而海洋生物中除了甾醇外还含有大量异常甾醇，海洋甾醇类化合物的母核有 60 多种，侧链有 100 多种。异常甾醇大多是在侧链不同位置上烷基化，如在 C-22 和 C-23 位上烷化和氧化，可能有 1～6 个羟基，母核也会发生缩环、开环等变化，母核和侧链的磺酸盐较常见。由于甾醇被认为在构成细胞膜和维持渗透性方面起到重要作用，这些异常甾醇提示了海洋生物细胞膜特殊功能的信息，也反映了海洋环境特点和海洋生物初级代谢与陆地生物间的差别。现已证明在所有生物体中，海绵所含甾体类化合物最具多样化，已有 300 多个，包括罕见的以 C—C 键结合的甾醇二聚体及上述的甾醇二聚体生物碱。珊瑚类和棘皮动物也含有丰富的甾体类化合物，从阿氏辐肛参分离得到的海参素甲（holothurin A）是第一个来源于动物的皂苷。动物界只有海洋棘皮动物含有皂苷，棘皮动物只有海参和海星含有皂苷：海星皂苷（asterosponin）均为甾体皂苷，苷元多为孕甾烷和胆甾烷型；海参皂苷（holothurin）均为羊毛脂烷型三萜皂苷，苷元都是海参烷。海洋甾醇及其皂苷的药理活性包括溶血活性、肿瘤细胞毒性、抗病毒作用、抗革兰氏阳性菌活性、阻断哺乳动物神经肌肉传导作用、ATP 酶抑制作用、抗溃疡作用及抗炎、麻醉和降血压等。

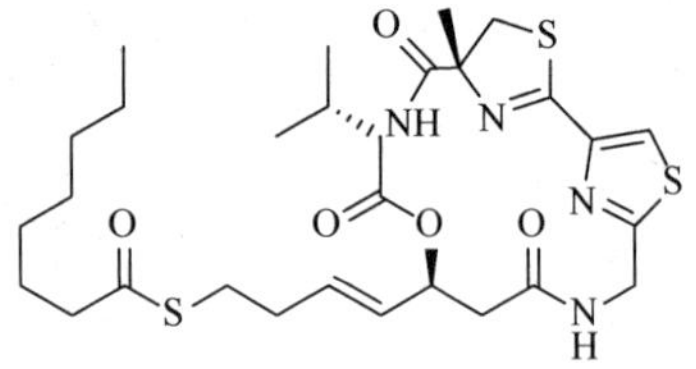

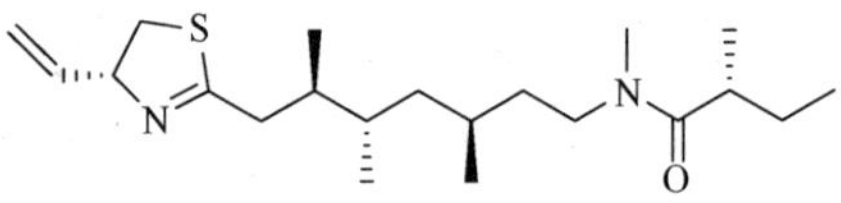

视窗 14-3

角鲨胺（squalamine）是从白斑角鲨 *Squalus acanthias* 的胃和肝脏中分离出的阳离子氨基甾醇类化合物，具有独特的抗肿瘤活性、抗血管生成和广谱抗微生物作用，可抗革兰氏阴性菌、革兰氏阳性菌、真菌及浮游生物，该化合物通过选择性地抑制 H^+/Na^+交换而发挥其抗血管生成作用，它可以降低肿瘤中的血管密度，增加细胞凋亡。目前，角鲨胺作为新生血管抑制剂类抗肿瘤药和铂类抗肿瘤药联合用药治疗非小细胞肺癌、卵巢癌等的Ⅱ期临床试验。从海绵 *Petrosia contignata*（Thiele）中分离得到的 contignasterol 动物实验显示其可抑制组胺的释放，以其为先导化合物的一系列衍生物正在美国进行哮喘、皮肤和眼部感染治疗的Ⅱ期临床试验。很多海洋甾醇的磺酸盐具有抗 HIV 病毒活性，如来源于不同种海绵的 halistanol sulfate 可以完全保护细胞免受 HIV-1 的感染，其 EC_{50} 值为 6μmol/L（图 14-29）。

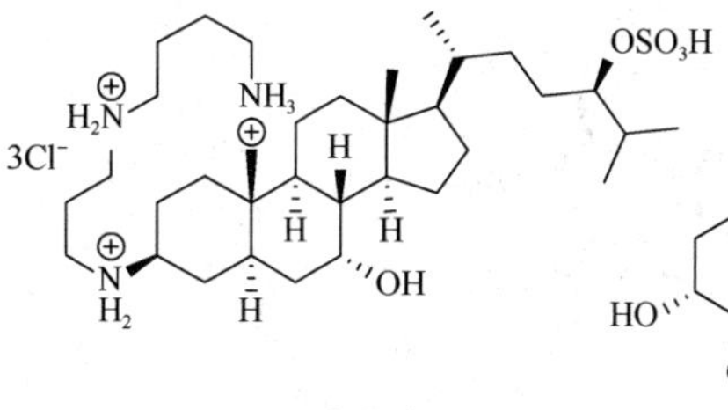

角鲨胺 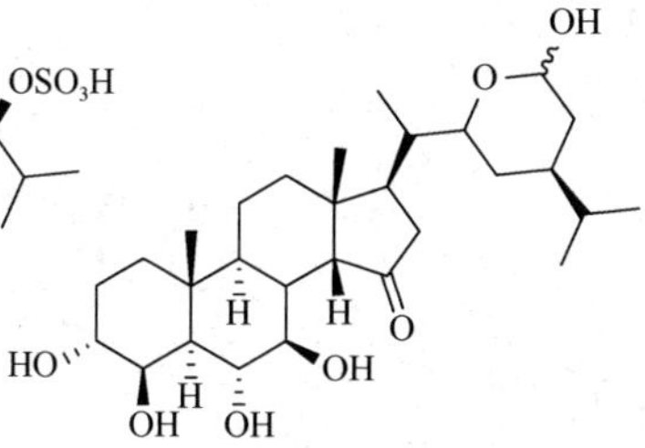　contignasterol 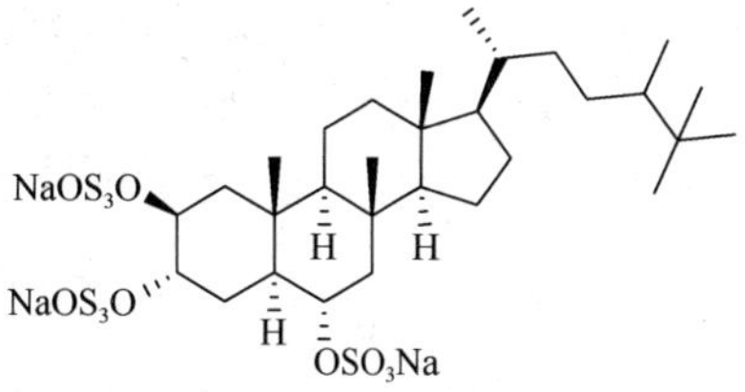　halistanol sulfate

图 14-29　甾醇类化合物的结构（一）

与其他海洋生物相比，海星是多羟基甾醇最丰富的来源，目前从海星中分离出 400 多种多羟基甾醇及其皂苷，它们主要以磺酸盐、葡萄糖或木糖苷的形式或游离的形式存在。海星中的皂苷成分不但具有抗癌、抗菌及抗炎活性，而且还有持续的降压作用，是一类有广泛应用前景的化学成分。如从海星 *Anasterias minuta*（Patagonia）中分离得到的 minutoside A 和 B 具有一定的抗真菌活性。malaitasterol A 是从所罗门群岛附近海绵 *Theonella swinhoei* 中分离的结构独特的 11,12,13,14-双开裂的甾醇，在 10μmol/L 的浓度下能激活孕烷 X 受体（pregnane-X-receptor，PXR）。haplosamate B 则是从菲律宾海域海绵 *Xestospongia* sp.分离的含有罕见氨基磺酸盐和六元醚环的甾醇，具有抗 HIV（IC_{50}=15μg/mL）活性（图 14-30）。

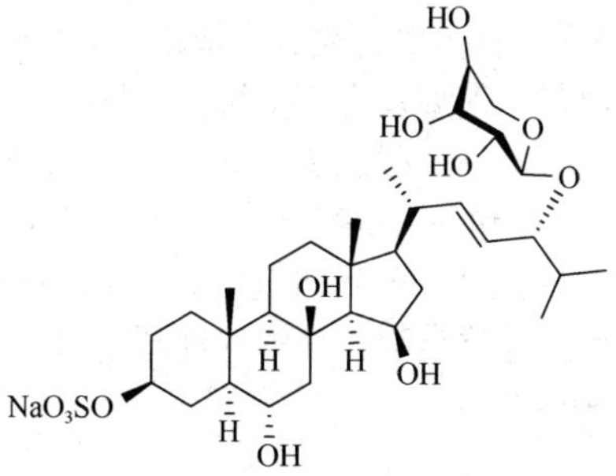

minutoside A 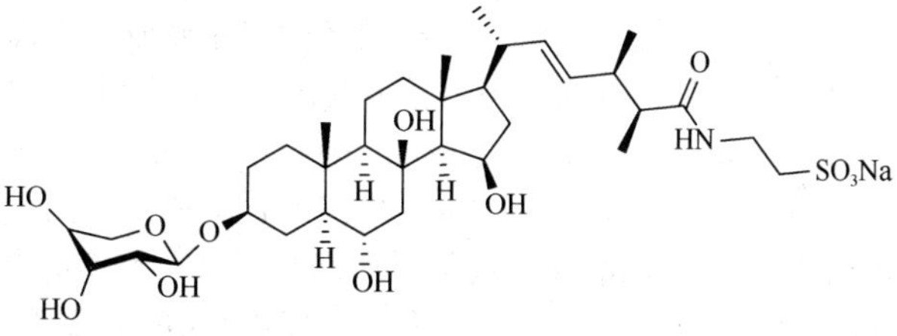　minutoside B

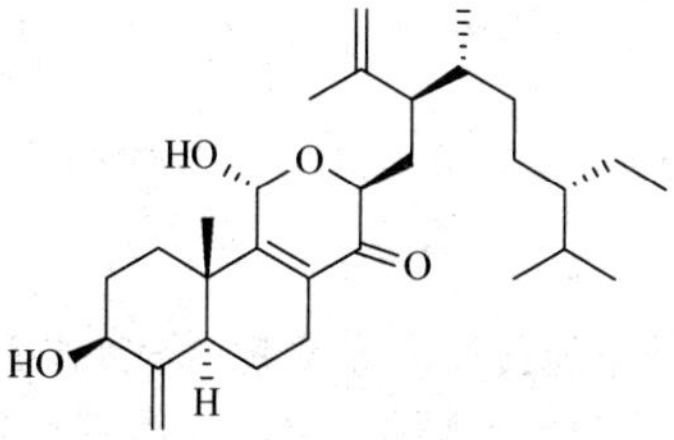

malaitasterol A 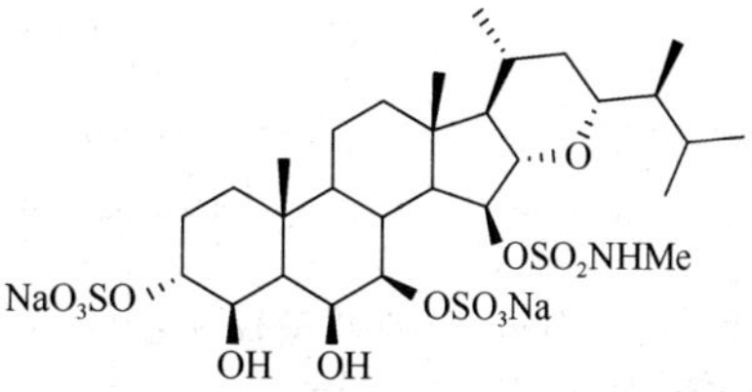　haplosamate B

图 14-30　甾醇类化合物的结构（二）

从印度洋蠕虫 *Cephalodiscus gilchristi* 和海鞘 *Ritterella tokiokal* 中分离得到 30 多个甾醇二聚体生物碱，对多种肿瘤细胞株都具有很强的抑制活性，并且作用机制独特。例如 ritterazine A 对 P388 肿瘤细胞的 IC_{50} 为 0.018ng/mL，cephalostatin 1 是美国 NCI 筛选的抗肿瘤活性最强的天然产物之一（图 14-31）。

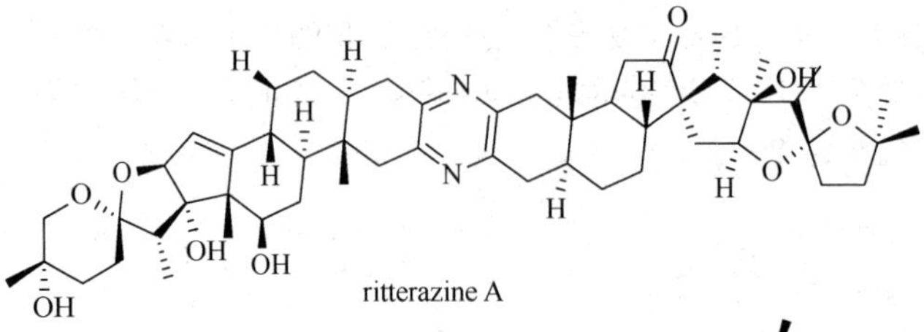

ritterazine A

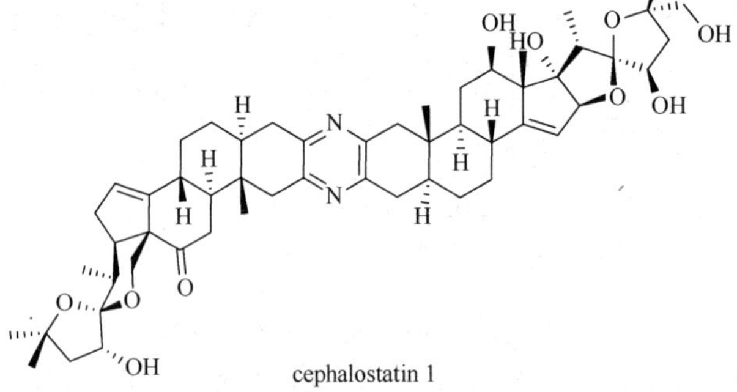

cephalostatin 1

图 14-31 甾醇类化合物的结构（三）

三、萜类化合物

萜类化合物是目前从海洋生物中分离获得最多的化学成分，以倍半萜和二萜居多，三萜化合物不多，主要是前面介绍的聚醚三萜和异臭椿类三萜（isomalabaricane triterpene），另外还有少量的三倍半萜和四萜化合物。海藻和珊瑚是倍半萜的主要来源，其次是真菌和海绵。海洋倍半萜常含有与碳原子共价结合的卤素，此外还含有—NC、—NCS、—NCO、呋喃环官能团等。

1. 单萜 陆生植物通常合成单萜，用于构成挥发油，而海洋生物主要合成分子量较高的单帖类，这些单萜类大多不具有挥发性。红藻等藻类中常常含有卤代单萜，很多具有广谱抗菌活性，因为海兔以海藻为食，所以在海兔中也分离获得多卤代单萜化合物。例如，从红藻 *Plocamium cartilagineum* 中分离获得 anverene，*epi*-plocamene D 和 pyranoid，其中 anverene 和 *epi*-plocamene D 有拒食活性。从红藻 *Portieria hornemanni* 中分离获得 halomon，该化合物具有独特的作用机制，对通常不敏感的癌细胞系具有选择性活性，被美国国家癌症研究所确定为抗癌先导化合物。从海洋红藻中分离的卤代单萜主要集中在 *Plocamiaceae* 科和 *Rhizophyllidaceae* 科（图 14-32）。

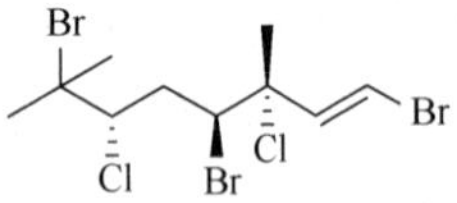

anverene

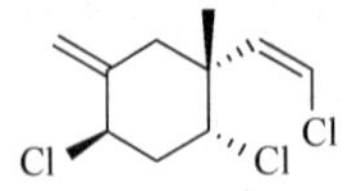

epi-plocamene D

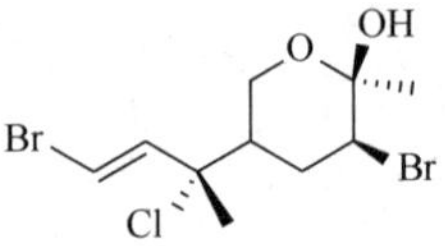

pyranoid

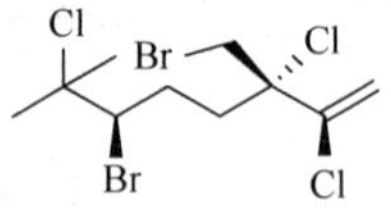

halomon

图 14-32 单萜类化合物结构

2. 倍半萜 海洋中的倍半萜主要来源于红藻等海藻、以海藻为食的海洋动物、海绵和 *Lemnalia* 属珊瑚等。由于海藻生长在高浓度卤离子的环境中，因此海洋中的倍半萜常含有氯、溴或碘等元素。海洋倍半萜的生理活性主要为抗肿瘤、抗菌、抗疟原虫、免疫调节、抗病毒及对昆虫的拒食和杀灭作用。很多含有异氰基倍半萜均有杀疟原虫和抗沉积活性，对来源生物具有保护作用。从海绵 *Acanthella klethra* 中分离得到的 axisonitrile-3 对疟原虫 *Plasmodium falciparum* 的 IC_{50} 为 16.5ng/mL 且没有毒性，可列为新型抗疟药物的先导化合物，其对结核分枝杆菌 *M. tuberculosis* 有抑制活性，MIC 为 2.0μg/mL。从海绵 *Axinyssa contains* 中分离得到的(*E*)-3-isocyanobisabolane-7,10-diene 对盐虾的 LC_{50} 为 0.1μg/mL。从海绵 *Axinyssa aplysinoide* 分离的 axiplyn A、C–E 是含有异氰基的倍半萜，其中 axiplyns A 和 C 对盐虾有毒性，LD_{50} 为 1.5～1.8μg/mL（图 14-33）。

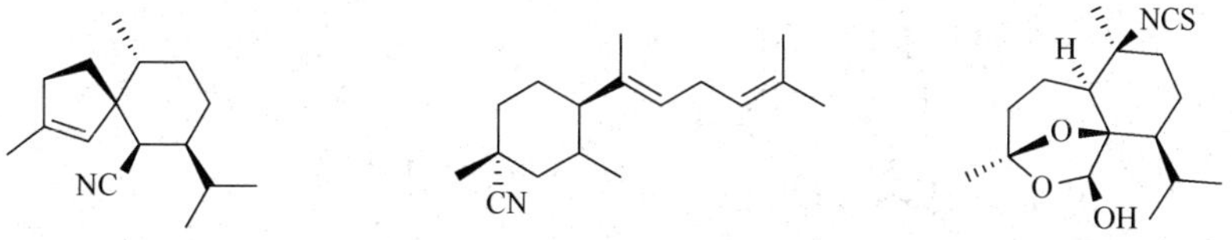

axisonitrile-3　(*E*)-3-isocyanobisabolane-7,10-diene　axiplyn A

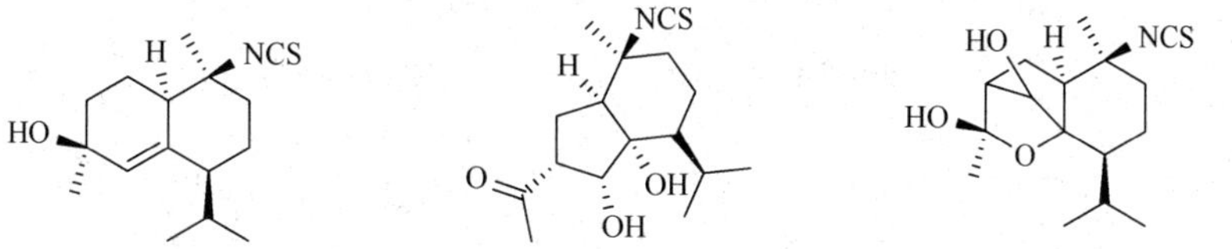

axiplyn C　axiplyn D　axiplyn E

图 14-33　倍半萜类化合物结构

3. 二萜　海洋生物中二萜的类型较多，主要类型有 cembrane、briarane、cladiellane、xenicane、eunicellin、asbestinane、lobane、gersolane、kalihinane、biflorane、dolabellane、dolastane、verticilane、aromadendrane、amphilectane 等。珊瑚中含有丰富的二萜，而海绵中常常含有一些特殊结构的二萜，如从海绵 *Acanthella* sp.中分离得到 40 多个 kalihinane 二萜，大多具有抗微生物、细胞毒性和抗附着活性。kalihinol A 具有抗疟活性，对 *Plasmodium falciparum* 的 EC_{50} 为 1.2×10^{-9}mol/L，且具有很好的选择性；从 *A. cavernosa* 分得的 kalihinene X 具有抗附着活性，可作为天然除垢剂。含有异氰基二萜均有杀疟原虫活性，从海绵 *Plakortis* sp.分离得到的 plakortide 对疟原虫具有显著的抑制作用，IC_{50} 为 0.57μg/mL，diisocyanoadociane 对疟原虫 *P. falciparum* 的 IC_{50} 为 4.9ng/mL（图 14-34）。

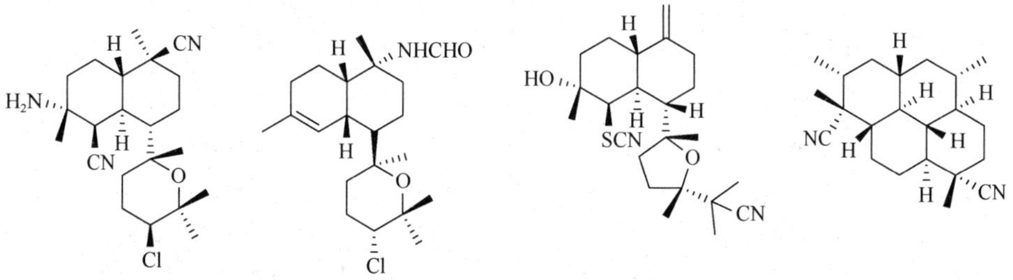

kalihinol A　kalihinene X　plakortide　diisocyanoadociane

图 14-34　二萜类化合物的结构

从海鞘 *Styela plicata* 和 *Lissoclinum* sp.中分离出的 dichlorolissoclimide 和 haterumaimide J 属于 labdane 型二萜生物碱，含有罕见的琥珀酰亚胺片段和氯原子，且都有很强的细胞毒性，其中 dichlorolissoclimide 对 KB 细胞 IC_{50} 为 14ng/mL，dichlorolissoclimide 和 haterumaimide J 对 P388 鼠荷色素瘤细胞 IC_{50} 分别为 1μg/mL 和 0.23ng/mL（图 14-35）。

西松烷型（cembrane）大环二萜是海洋珊瑚中常见的代谢产物，该类化合物不但普遍具有肿瘤细胞毒性，而且大部分具有强的抗炎活性，特别是多氧取代的西松烷二萜。目前从软珊瑚和柳珊瑚中分离出 100 多种西松烷型大环二萜，在海鞘中也偶有发现。例如，从八放珊瑚 *Eunicea mammosa* 中分离得到的 13-*epi*-eupalmerin 对多种肿瘤细胞有抑制活性，包括 A549、H116、PSN1 和 T98G，IC_{50} 为 0.5～5.0mg/mL。从褐藻 *Callophycus serratus* 分得的 bromophycolide H，是一个含有苯甲酰基的溴代的大环内酯二萜，对乳腺癌细胞 DU4475 有很强的抑制作用（IC_{50}=3.88μmol/L）。从不同海域的 *Briareum* 属的珊瑚中分离出数十种 asbestinane 型和数十种 briarane 型二萜，这两类化合物

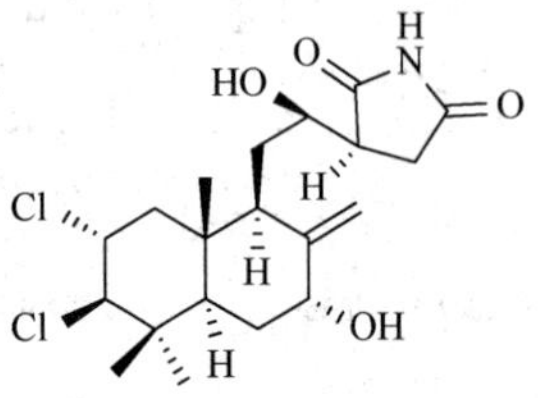

dichlorolissoclimide 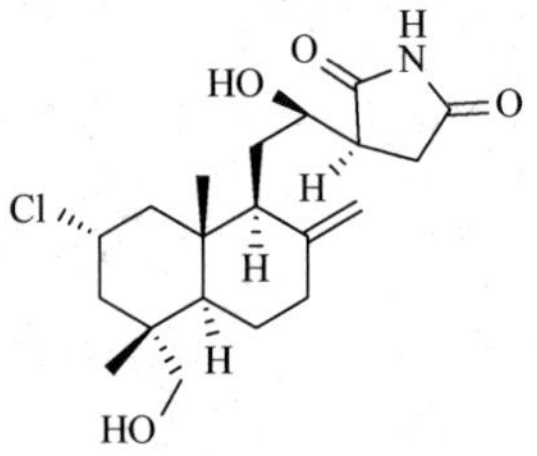 haterumaimide J

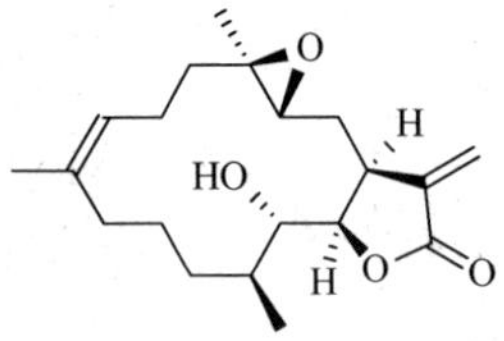

13-*epi*-eupalmerin 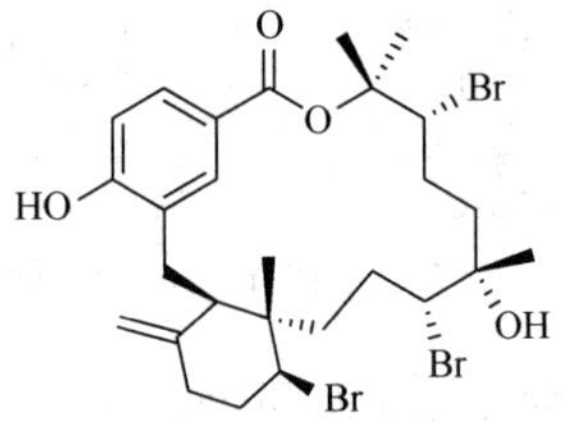 bromophycolide H

图 14-35 二萜类化合物的结构

大多具有选择性肿瘤细胞毒活性，例如从 *B. asbestinum* 中分离得到的 asbestinin A 具有乙酰胆碱拮抗活性，并且对 histamine 也显示拮抗作用。从不同海域的 *B. excavatum* 中分离得到的 excavatolide A 对 KB 细胞有选择性抑制活性，EC_{50} 为 2.5μg/mL，而 excavatolide C 对 P388 肿瘤细胞有显著的细胞毒活性，EC_{50} 为 0.3μg/mL（图 14-36）。

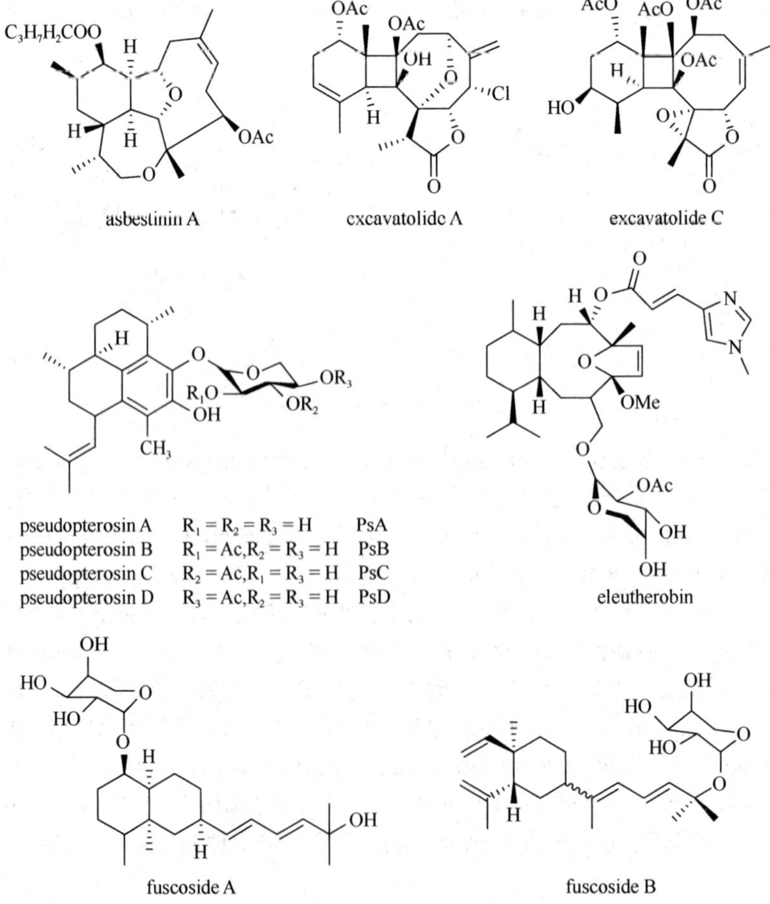

图 14-36 二萜类化合物的结构

二萜糖苷（marine diterpene glycosides，MDG）是海洋萜类化合物比较独特的成分，主要包括eleutherobin、pseudopterosin 和 fuscoside 三类。从巴哈马和佛罗里达群岛柳珊瑚 *Pseudopterogorgia elisabethae* 中得到的 pseudopterosin A～D 具有很好的抗炎活性，属于非甾体抗炎药，被广泛用于化妆品中。eleutherobin 最初从澳大利亚水域的软珊瑚 *Eleutherobia* sp.中发现，而后从加勒比海八放珊瑚中分离获得的 cladiellane 型二萜苷。eleutherobin 具有紫杉烷一样的特殊抗癌机制，对乳腺、肾、卵巢及肺癌细胞有极高的选择性，未来几年有希望发展为抗癌剂，该化合物是目前唯一处于临床研究的抗肿瘤珊瑚代谢产物。从加勒比群岛八放珊瑚 *Eunicea fusca* 分离得到的 fuscoside A 和 B 也具有很好的抗炎活性。从珊瑚 *Eunicea fusca* 中分离得到的 lobane 型二萜阿拉伯苷 fuscoside B 在局部炎症活性实验中具有与吲哚美辛同等强度的抗炎活性，选择性地抑制白三烯的合成，是一个潜在的非甾体抗炎药。

4. 二倍半萜　二倍半萜在自然界中数目不多，它主要存在于海洋生物中，特别是在海绵和海洋微生物中发现的二倍半萜较多，包括线形、单环、二环、三环和四环，1996～2006 年仅从海绵中分离出的呋喃二倍半萜就有 260 多个。例如从海绵 *Luffariella variabilis* 中分离得到的线型二倍半萜 manoalide 具有抗炎活性，manoalide 是第一个选择性作用于磷脂酶 A_2（PLA_2）的活性化合物，已有商品出售作为研究阻断 PLA_2 的常规工具药；并对磷脂酶 C、鸟氨酸脱羧酶、醛糖还原酶等多种酶具有抑制作用，对细胞膜上钙通道也有阻滞作用（图 14-37）。

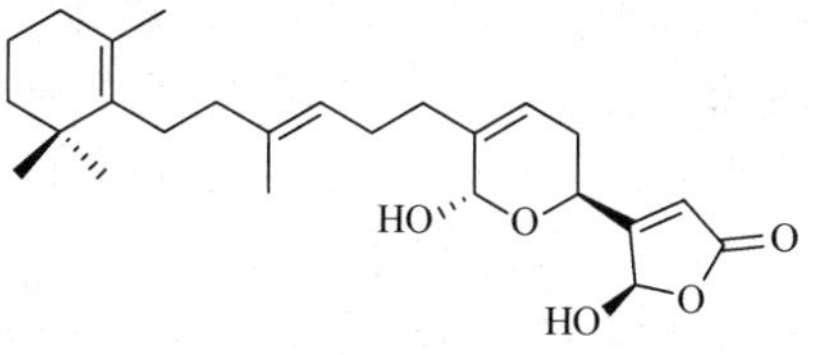

HO　O　O　HO　O

manoalide

图 14-37　二倍半萜化合物结构

5. 三萜及其皂苷（saponin）类化合物　海洋三萜化合物并不太多，主要包括前面介绍的聚醚三萜、海参皂苷和异臭椿类三萜（isomalabaricane triterpene）。俄罗斯科学家从 50 多种可食用海参（holothurians or trepangs）中分离出 100 多种具有生物活性的三萜皂苷，潜在药物“cumaside”就是两种海参皂苷 cucumarioside A_2-2 和 cucumarioside A_2-4 的混合物，cumaside 在很低浓度下具有抗感染、抗辐射、调节动物免疫系统、抑制肿瘤增长等功能，并没有毒性，即将进入临床试验。异臭椿类三萜比较罕见，从 1981 年发现第一个以来，仅在 *Stelletta*、*Jaspis*、*Rhabdastrlla* 和 *Geodia* 四个属的海绵中发现几十个，它们是含有共轭侧链的三环三萜，并在 C-12 位含有羰基。该类化合物光敏性高、稳定性差，在高磁场和常温光照下绝大多数会发生异构，致使分离鉴定难度较大。该类化合物有很好的细胞毒性和抗病毒活性，也是海洋天然产物研究的热点之一。例如，从南中国海海绵 *Jaspis* sp.分离得到的 stellettin A 具有很强的抗肿瘤及抗病毒活性；从南中国海海绵 *Stelletta tenuis* 分离得到 geoditin A 具有很强的抗肿瘤活性（图 14-38）。

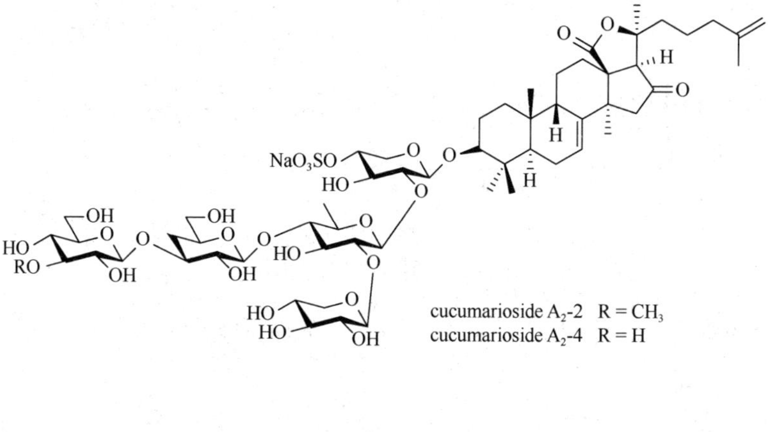

O　O　H　O　H　H　NaO_3SO　O　O　HO　O　OH　OH　O　HO　O　O　O　O　RO　OH　OH　HO　O　O　HO　HO　OH

cucumarioside A_2-2　R = CH_3
cucumarioside A_2-4　R = H

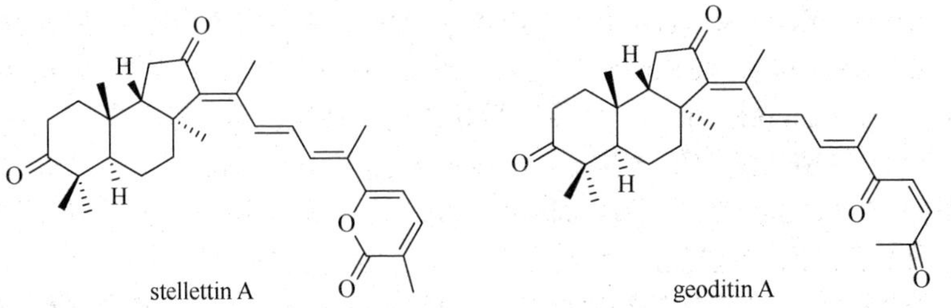

stellettin A　　geoditin A

图 14-38　三萜及其皂苷类化合物结构

除了上述介绍的几类化合物外，海洋生物还产生很多其他类化合物，如三倍半萜、四萜、神经酰胺及其苷类（ceramide，鞘苷类）、过氧化合物、酚类、醌类化合物、烃类、核苷类、多烯类和多炔类、不饱和脂肪酸及其酯类[如二十碳五烯酸（EPA）治疗动脉粥样硬化和脑血栓]、多糖类[如我国开发的藻酸双酯钠（polysaccharide sulfate，PSS）]和褐藻多糖硫酸酯（FPS，按照国家二类新药进入临床研究，商品名“肾海康”）、多硫和环硫醚类、柠檬苦素类（limonoid）等。这其中很多也具有很好的生物活性，如共轭烯二炔（enediyne）类的抗生素 shishijimicin 对 HeLa 癌细胞具有相当大的细胞毒性，其 ED_{50} 仅为 1.8～6.9pmol/L。varicin 是从海藻 *Lissoclinun vareau* 中分离的环状多硫化合物，具有十分显著的抗肿瘤活性，人肠癌试管混合实验发现其活性比已知的治疗药物 5-氟尿嘧啶（5-fluorouracil，5-FU）的细胞毒性高 100 倍。从海绵中分离的 discodermolide 具有紫杉烷一样的抗癌机制，对 P388 细胞的 IC_{50}=0.5μg/mL，对多种人肿瘤细胞有毒性，且有免疫抑制活性，已进入Ⅰ期临床。从冲绳海绵 *Agelas mauritianus* 中分离获得鞘糖苷酯类化合物 agelasphin-7a 等能显著延长荷瘤小鼠的生命周期，以 agelasphin-7a 开发出一类新型抗癌药及免疫激活剂 KRN7000。从冲绳海绵 *Hippospongia* sp.分离得到的化合物 taurospongin A 含有 1 个牛磺酸和 2 个脂肪酸残基，其对 DNA 聚合酶 β 和 HIV-1 RT 有不同程度的抑制作用，IC_{50} 分别为 9.46μmol/L 和 8.78μmol/L，其抑制活性可能与磺酸基团有关（图 14-39）。

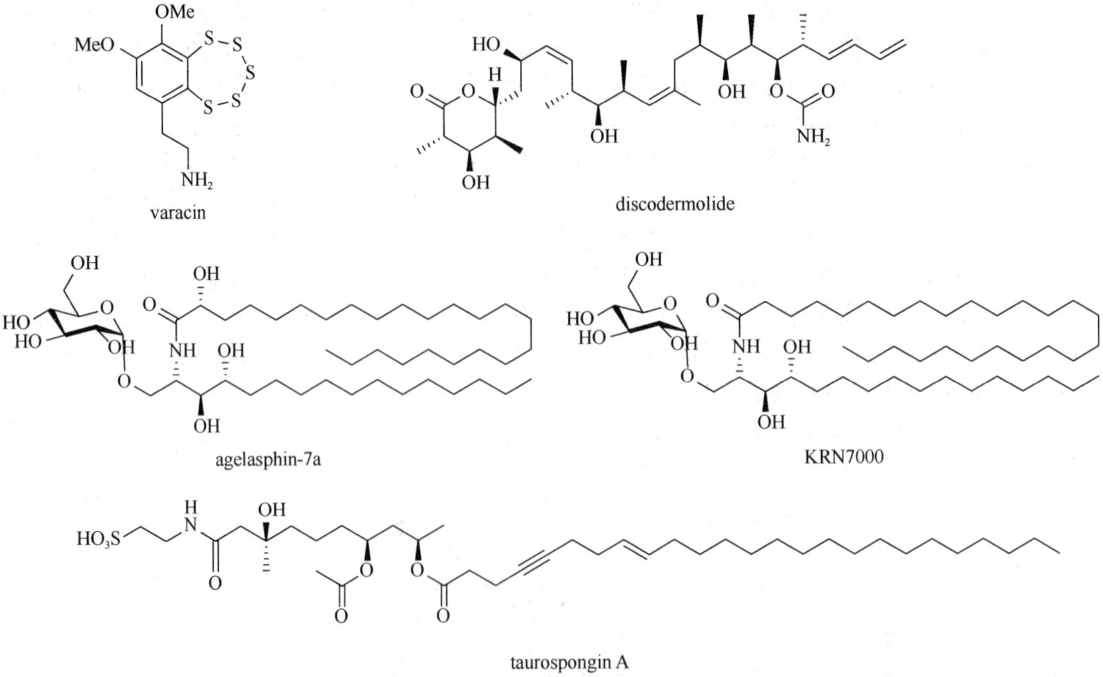

varacin　　discodermolide

agelasphin-7a　　KRN7000

taurospongin A

图 14-39　其他类化合物结构

海洋天然产物新颖、独特的化学结构赋予了它们强大而特殊的生物活性，特别是抗癌、抗病毒、神经心血管等方面更加引人注目。随着科技进步及对海洋天然产物研究的不断深入，海洋天然产物将成为发现具有新颖作用机制的抗肿瘤药和新一代抗生素的最重要来源，越来越多结构独特的海洋天然产物将促进生命科学和有机合成化学等多学科的发展。

第七节　海洋天然产物的生物合成

海洋环境（包括水、盐、压力、温度、光照等）与陆地环境相比有着巨大的差异，导致海洋生物有独特的代谢方式和生化过程，海洋生物产生的大量结构新颖的化合物具有独特而强烈的生物活性，成为海洋药物研究与开发的源泉。海洋天然产物研究的生物范围主要包括海洋微生物、海洋植物和海洋动物三大种群。迄今为止，已从细菌、真菌（海洋微生物），海藻、微藻（海洋植物），海绵、海鞘、软珊瑚、软体动物、棘皮动物、苔藓虫（海洋动物）等各类海洋生物中分离获得了各种结构类型的化合物（表 14-1）。

视窗 14-4

表 14-1　已发现的活性海洋天然产物主要结构类型和生物来源

生物活性	主要结构类型	主要生物来源
抗癌	核苷类、酰胺类、聚醚类、萜类、大环内酯类、肽类	海绵、海鞘、软珊瑚、柳珊瑚、海兔、苔藓虫
抗心血管疾病	萜类、多糖类、高不饱和脂肪酸类、喹啉酮类、生物碱类、肽类、核苷类	海藻、鱼类、海绵、珊瑚
抗病毒	萜类、核苷类、生物碱类、多糖类、杂环类	海绵、珊瑚、海鞘、海藻
抗菌、抗炎	脂肪酸类、糖脂类、丙烯酸类、苯酚类、溴苯酚类、吲哚类、酮类、多糖类、多肽类、*N*-糖苷类、*β*-胡萝卜素类	细菌、真菌、海藻、珊瑚、海绵
镇痛、神经毒（海洋毒素）	氨基酸类、脂肪酸类、生物碱类、皂苷类、萜类、大环内酯类、聚醚类、肽类及蛋白质类	微藻、鱼类、贝类、棘皮动物

一、海洋微生物的生物合成

海洋微生物包括来源于海水、海底沉积物、海洋生物表面和体内的真菌、细菌、放线菌、病毒及某些单细胞藻类（蓝细菌）。菌种绝大多数采自近海海水、沉积物（海泥）等海洋环境，远海或深海样品来源者较少；海洋动物、海藻及红树林植物等大型海洋生物的共附生微生物的研究也备受关注。

海洋微生物天然产物往往具有独特、新颖和复杂的化学结构，蕴含着新颖的代谢途径和生物合成机制。2000 年，莫尔（Moore）研究团队报道了第一例海洋微生物次级代谢产物 enterocin 的生物合成基因簇，随后的 15 年间不断有新的海洋次级代谢产物的生物合成基因簇被发现，目前，已报道了至少 55 种海洋微生物天然产物的生物合成基因簇（表 14-2）。目前已经获得的绝大多数海洋微生物天然产物的生物合成途径仍然基于聚酮合酶（polyketide synthase，PKS）、非核糖体多肽合成酶（nonribosomal peptide synthetase，NRPS）和 PKS-NRPS 杂合途径，部分生物碱类、核苷类和其他类化合物也表现出特有的生物合成途径（表 14-2）。

表 14-2　已报道的海洋微生物天然产物生物合成基因簇

发表年份	化合物名称	产生菌株	化合物类别
2000	enterocin/wailupemycin	*Streptomyces maritimus*	Ⅱ型 PKS
	docosahexaenoic acid	*Moritella marina*	脂肪酸聚酮类
2002	griseorhodin	*Streptomyces* sp.	Ⅱ型 PKS
	barbamide	*Lyngbya majuscula*	PKS-NRPS
	eicosapentaenoic acid	*Photobacterium profundum*	脂肪酸聚酮类

续表

发表年份	化合物名称	产生菌株	化合物类别
2004	curacin A	*Lyngbya majuscula*	PKS-NRPS
	jamaicamide	*lyngbya majuscula*	PKS-NRPS
	lyngbyatoxin	*Lyngbya majuscula*	NRPS
	nodularin	*Nodularia spumigena*	PKS-NRPS
	onnamide/theopedrin	海绵 *Theonella swinhoei* 的共生菌	PKS-NRPS
2005	patellamide	*Prochloron*.spp.	核糖体肽类
2006	thiocoraline	*Micromonospora* sp.	NRPS
2007	sporolide	*Salinispora tropica*	Ⅰ型 PKS
	salinosporamide	*Salinispora tropica*	PKS-NRPS
	bryostatin	苔苏虫 *Bugula neritina* 的共生菌	Ⅰ型 PKS
	hectochlorin	*Lyngbya majuscula*	PKS-NRPS
2008	cyclomarin/cyclomarazme	*Salinispora arenicola*	NRPS
	napyradiomycin	*Streptomyces aculeolatus* CNQ525	糖类
2009	BE-14106	*Streptomyces* sp.	Ⅰ型 PKS
	psymberin	海绵 *Psammocinia aff.bulbosa* 共生菌	PKS-NRPS
2010	TP-1161	*Streptomyces* sp.	核糖体肽类
	notoamide	*Aspergillus* sp. MF297-2	生物碱类
	tirandamycin	*Streptomyces* sp.	PKS-NRPS
	rifamycin/saliniketal	*Salinispora arenicola*	Ⅰ型 PKS
	ML-449	*Streptomyces* sp.	Ⅰ型 PKS
2011	abyssomicin	*Verrucosispora maris* AB-18-032	Ⅰ型 PKS
	lymphostin	*Salinispora* sp.	Ⅰ型 PKS/生物碱类
	reveromycin	*Streptomyces* sp.	Ⅰ型 PKS
2012	methylpendohnycin pendolmycin	*Marinactinospora thermotolerans* SCSIO 00652	NRPS
	A201A	*Marinactinospora thermotolerans* SCSIO 00652	核苷类
	caerulomycin A	*Actinoalloteichus cyanogriseus* WH1-2216-6	PKS-NRPS
	xiamycin A	*Streptomyces* sp. SCSIO 02999	萜类
	marinopyrrole	*Streptomyces* sp. CNQ-418	生物碱类
	didemnin	*Tistrell mobilis* KA081020-065	PKS-NRPS
	merochlorin	*Streptomyces* sp. strain CNH-189	帽类
2013	lobophorin	*Streptomyces* sp. SCSIO 01127	Ⅰ型 PKS
	streptocarbazole	*Streptomyces sanyensis* FMA	生物碱类
	SIA7248	*Streptomyces* sp. A7248	Ⅰ型 PKS
	thalassospiramide	*Thalassospira* sp. CNJ-328	PKS-NRPS
	cyanosporaside	*Salinispora pacifica* CNS-143	Ⅰ型 PKS/烯二炔类
	grincamycin	*Streptomyces lusitanus* SCSIO LR32	Ⅱ型 PKS
	lomaiviticin	*Salinispora tropica* CNB-440	Ⅱ型 PKS
	chlorizidine A	*Streptomyces* sp. CNH-287	生物碱类
	maremycin	*Streptomyces* sp. B9173	生物碱类
	marinacarboline	*Marinactinospora thermotolerans* SCSIO 00652	生物碱类
	kosinostatin	*Micromonospora* sp. TP-A0468	Ⅱ型 PKS-NRPS

续表

发表年份	化合物名称	产生菌株	化合物类别
2014	piericidin Al	*Streptomyces* sp. SCSIO 03032	Ⅰ型 PKS
	taromycin A	*Saccharomonospora* sp. CNQ-490	环酯肽类
	marineosin	*Streptomyces* sp. CNQ-617	Ⅰ型 PKS/生物碱类
	ikarugamycin	*Streptomyces* sp. ZJ306	PKS-NRPS
	tropodithietic acid	*Phaeobacter inhibens* DSM 17395	含硫糖酸类
	JBIR-48	*Streptomyces* sp. SpC080624SC-11	生物碱类
	pentabromopseudilin	*Pseudoalteromonas luteoviolacea* 2tal6	其他

1. 聚酮合酶（PKS）途径　聚酮化合物是以小分子短酸为前体，通过催化功能模块化的 PKS 组装合成。根据 PKS 催化模块是否可以重复利用及不同的催化功能域，可以分为Ⅰ型、Ⅱ型和Ⅲ型 PKS。

Ⅰ型 PKS 通常比较大，是包含多个模块的多功能蛋白，每个模块含有一套独特的、非重复使用的催化功能域，至少包含三个基本的酶结构域，即酰基转移酶（AT）、酮脂酰-酰基载体蛋白质（ACP）合成酶（KS）和 ACP。除此之外，在不同模块中还有脱水酶（DH）、烯醇还原酶（ER）等不同的结构域，由此促进了聚酮类化合物的多样性。Ⅰ型 PKS 主要催化合成大环内酯类、大环内酰胺、聚烯及聚醚类化合物。目前已报道 12 种通过Ⅰ型 PKS 途径合成的海洋微生物次级代谢产物（图 14-40）。

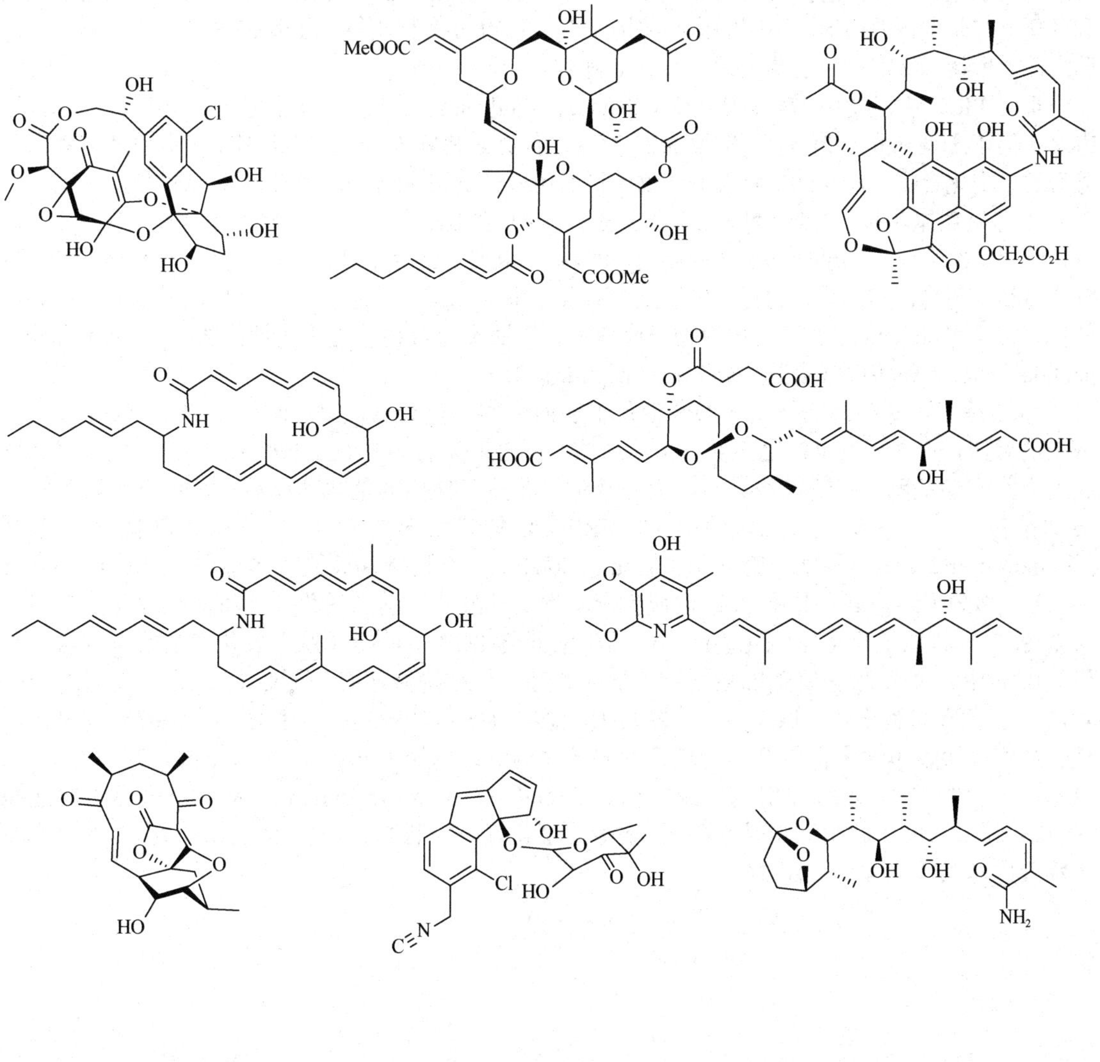

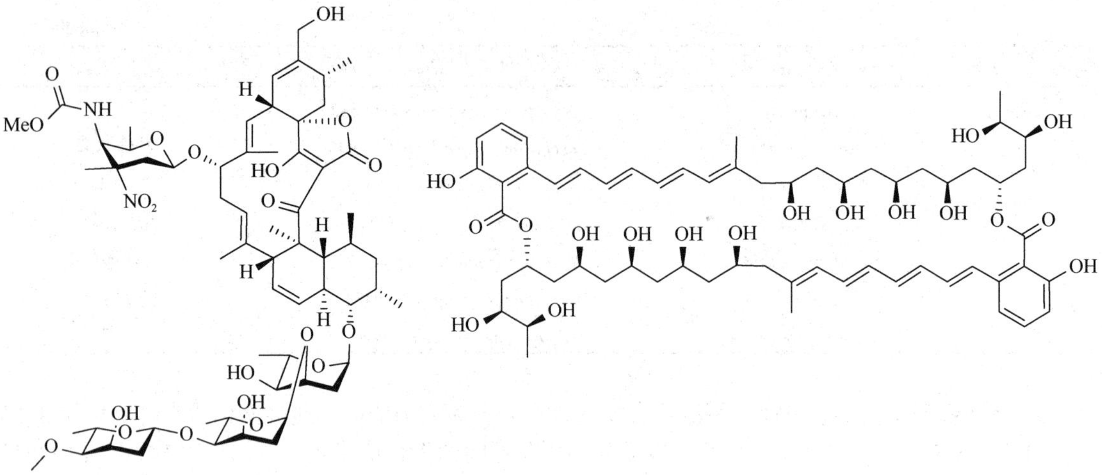

图 14-40 海洋微生物中已获得生物合成基因簇的Ⅰ型 PKS 次级代谢产物

Ⅱ型 PKS 广泛存在于细菌中，是一类多功能的酶复合体，只包含一套可重复使用的结构域，每一结构域在重复的反应步骤中都多次用来催化相同的反应，因而Ⅱ型聚酮化合物的生物合成基因簇相对较小。Ⅱ型 PKS 模块的基本单元是酮合成酶（KSα 和 KSβ，只有 KSα 在缩合中表现出活性）和一个 ACP，其链延伸机制同Ⅰ型 PKS 类似，不同之处在于合成反应完成后，Ⅱ型 PKS 的亚基对合成的聚酮化合物前体的折叠有指导作用。天然合成的Ⅱ型 PKS 产物由于链的长度、酮还原位置和环化上有差别，因而形成不同的核心结构。与Ⅰ型 PKS 产物比较，Ⅱ型 PKS 产物相对较少，目前海洋微生物次级产物中已鉴定的有 6 类（图 14-41）。

Ⅲ型 PKS 以植物中的查耳酮合酶（chaicone synthases）为代表，在微生物中相对较少。Ⅲ型 PKS 不同于Ⅰ型和Ⅱ型 PKS，不需要 ACP 直接催化泛酰辅酶 A 间的缩合反应，生成单环或者双环芳香类聚酮化合物。海洋微生物代谢产物中目前还未见Ⅲ型聚酮化合物的生物合成报道。

2. 非核糖体多肽合成酶（NRPS）合成途径 聚肽类化合物是以氨基酸为前体通过 NRPS 途径或核糖体多肽合成酶（ribosomal peptide synthetase，RPS）途径组装而成的一类天然产物，其中包含许多临床药物，如抗感染的青霉素、万古霉素（vancomycin）、达托霉素（daptomycin）、抗肿瘤的博来霉素（bleomycin）等。从生物合成角度，聚肽类化合物分为非核糖体肽类（nonribosomal peptide，NRP）和核糖体肽类（ribosomal peptide，RP）。

NRP 是以氨基酸为前体由 NRPS 催化组装而成的一类天然产物。非蛋白质氨基酸加上肽链骨架的后修饰赋予了 NRP 化合物丰富的结构多样性和活性多样性。典型的 NRPS 是以模块形式存在的多功能酶，每一模块含有一套独特的、非重复使用的催化功能域，每个模块与聚肽骨架的结构单元一一对应。一个基本的 NRPS 延伸模块至少包括 3 个催化功能域：缩合（condensation，C）结构域、腺苷化（adenylation，A）结构域和肽酰载体蛋白（peptidyl carrier protein，PCP）结构域。其中 A 结构域负责底物氨基酸的识别与活化，并将活化后的氨基酸转移至 PCP 结构域上形成氨酰化硫酯，C 结构域催化 PCP 上的氨（肽）酰化硫酯的氨基与上游模板中 PCP 上的氨酰化硫酯的羧基缩合形成肽键，C 结构域还有一个亚类 Cy，不仅有缩合的功能，还能形成氧化功能域（Ox），将五元环噁唑啉或噻唑啉进一步氧化形成噻唑或噁唑。此外，某些模块还包含其他修饰功能域，如差异异构酶结构域（epimerase domain，E）负责将 *L*-氨基酸转化为 *D*-氨基酸和甲基化酶结构域（methyltransfbrase domain，MT）。最后由硫酯酶（thioesterase，TE）将聚肽链从 PCP 上解离并催化环合。目前，已报道的海洋微生物中 NRPS 生物合成基因簇有 4 类（图 14-42）。

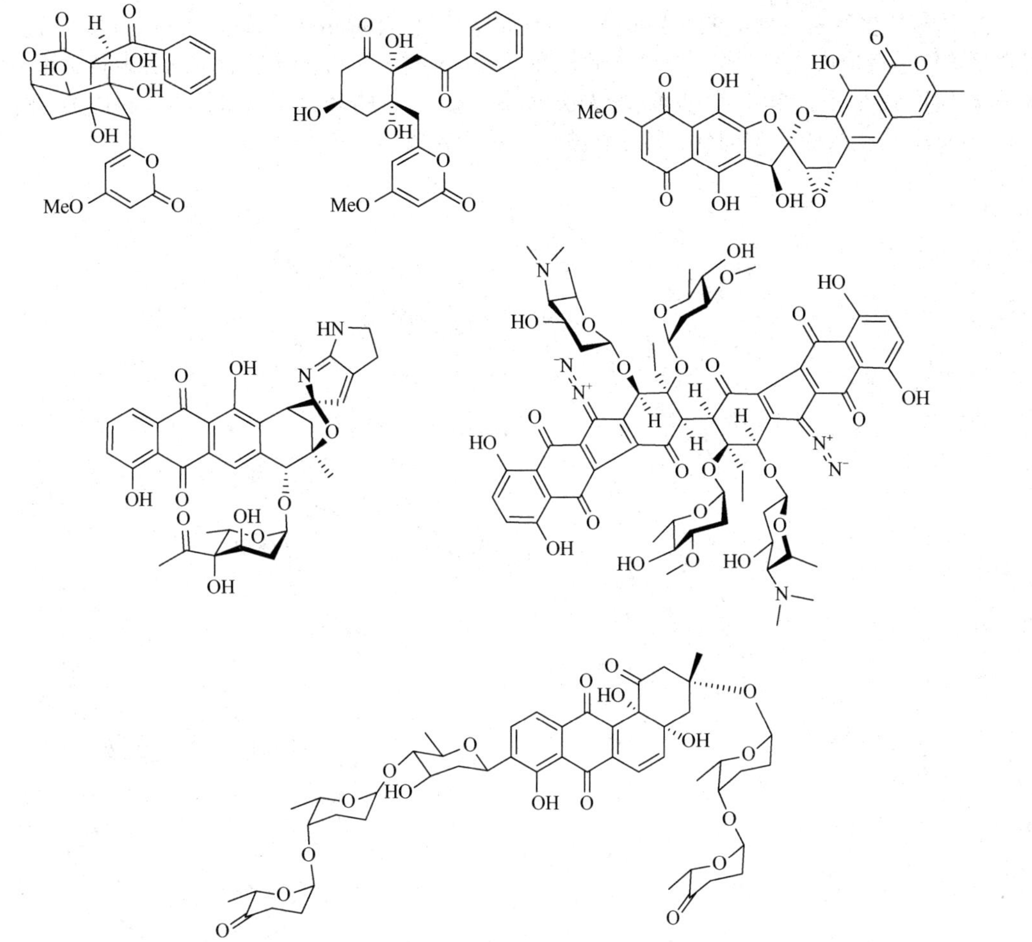

图 14-41　海洋微生物中已获得生物合成基因簇的Ⅱ型 PKS 次级代谢产物

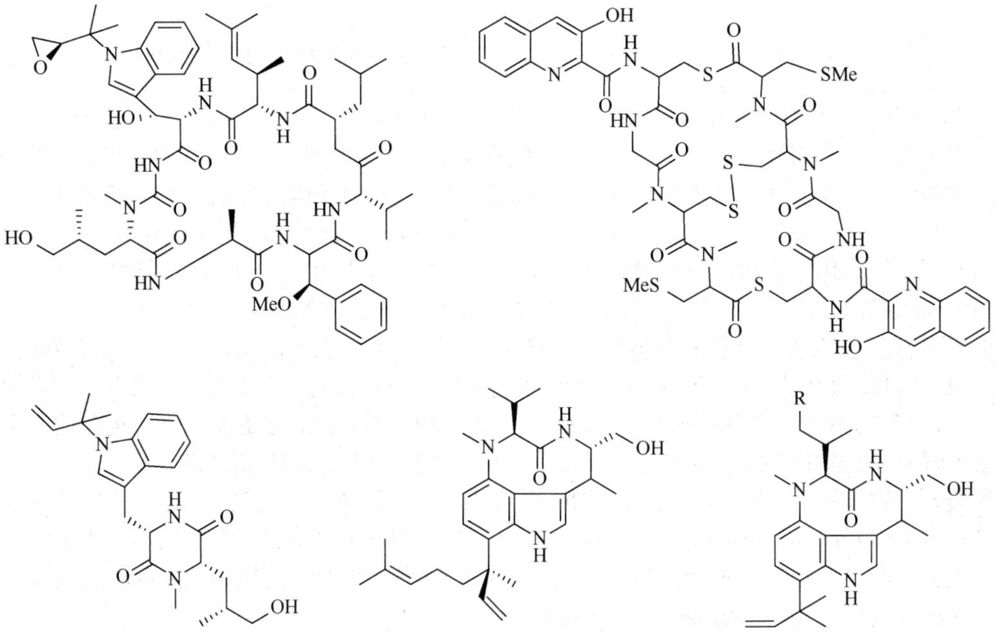

图 14-42　海洋微生物中已获得生物合成基因簇的 NRPS 次级代谢产物

3. 核糖体多肽合成酶（RPS）途径 核糖体肽类化合物先由核糖体合成前导肽，经过一系列翻译后修饰过程形成成熟的次级代谢产物。在过去几年里，RPS 的生物合成研究取得了重大发展，海洋天然产物如由海鞘共生蓝细菌 *Prochloron* sp.产生的环肽 patellamide 和由海洋放线菌 *Nocardiopsis* 产生的硫肽 TP-1161 都是通过 RPS 途径合成的（图 14-43）。

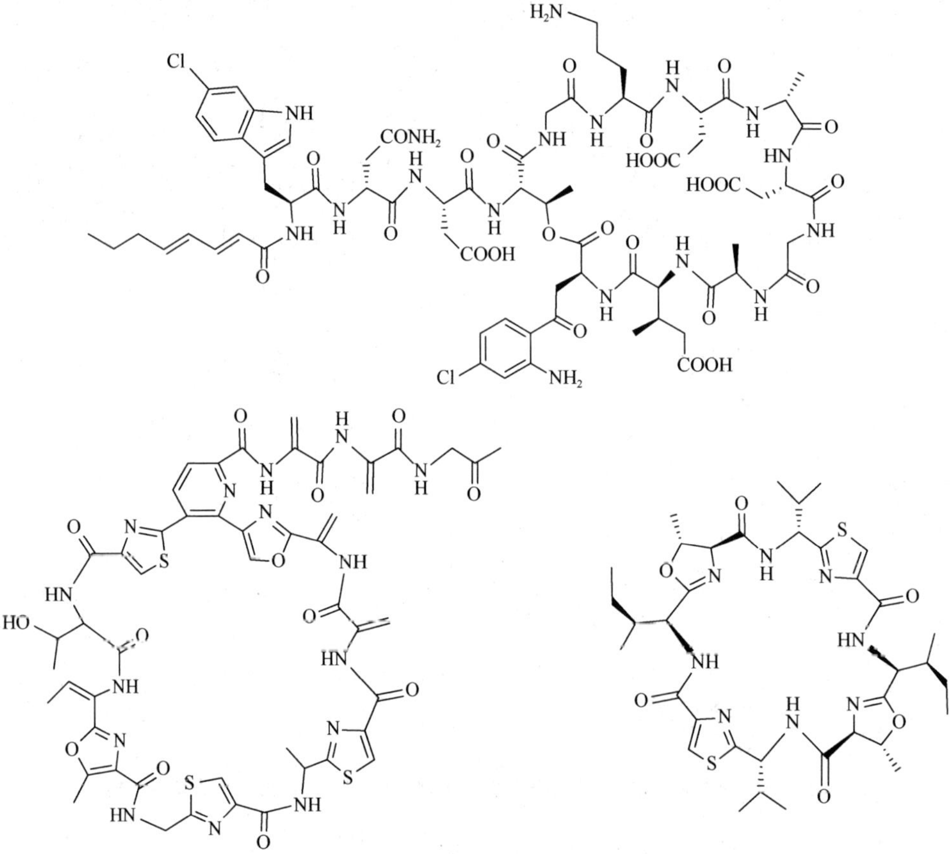

图 14-43 海洋微生物中已获得生物合成基因簇的 RPS 次级代谢产物

4. 聚酮合酶-非核糖体多肽合成酶（PKS-NRPS）杂合途径 从前体角度，Ⅰ型 PKS 和 NRPS 分别是以小分子羧酸和氨基酸为底物通过不断缩合生成聚酮和聚肽；从反应机制角度，二者均是以硫酯为模板，在非重复使用的模块催化下游活化底物对上游中间体的亲核攻击来实现链骨架的延伸。当同时以小分子羧酸和氨基酸为前体，经由 PKS-NRPS 杂合途径，则生成聚酮-聚肽杂合化合物。与聚酮或聚肽化合物相比较，聚酮-聚肽杂合化合物具有更为丰富的结构多样性。为数众多的海洋微生物次级代谢产物都是通过 PKS-NRPS 杂合途径合成的（图 14-44）。

5. 生物碱、核苷类、萜类和其他类合成途径 不同于聚酮和聚肽类化合物，生物碱的生物合成没有明显的规律和模块可遵循。一般来说，生物碱的合成往往起始于氨基酸，或者使用来源于其他途径（如 PKS、NRPS 或者糖类等）的合成单元。生物碱的生物合成通常包含三类典型的反应类型：基于席夫碱（Schiff base）的曼尼希（Mannich）反应，当醛或酮与氨基缩合时，去除一分子水变成席夫碱产物，席夫碱是很强的亲电基团，能吸引任何来源的亲核阳离子，经此途径往往形成具有杂环核骨架的新产物；Pictet-Spengler 缩合反应，当进攻席夫碱的是个分子间的芳香核时，就会形成四氢异喹啉碱或四氢-*β*-咔琳生物碱；酚偶联反应，通常涉及苯丙氨酸或酪氨酸的反应。目前报道生物合成途径的海洋生物碱类化合物有 9 个（图 14-45）。

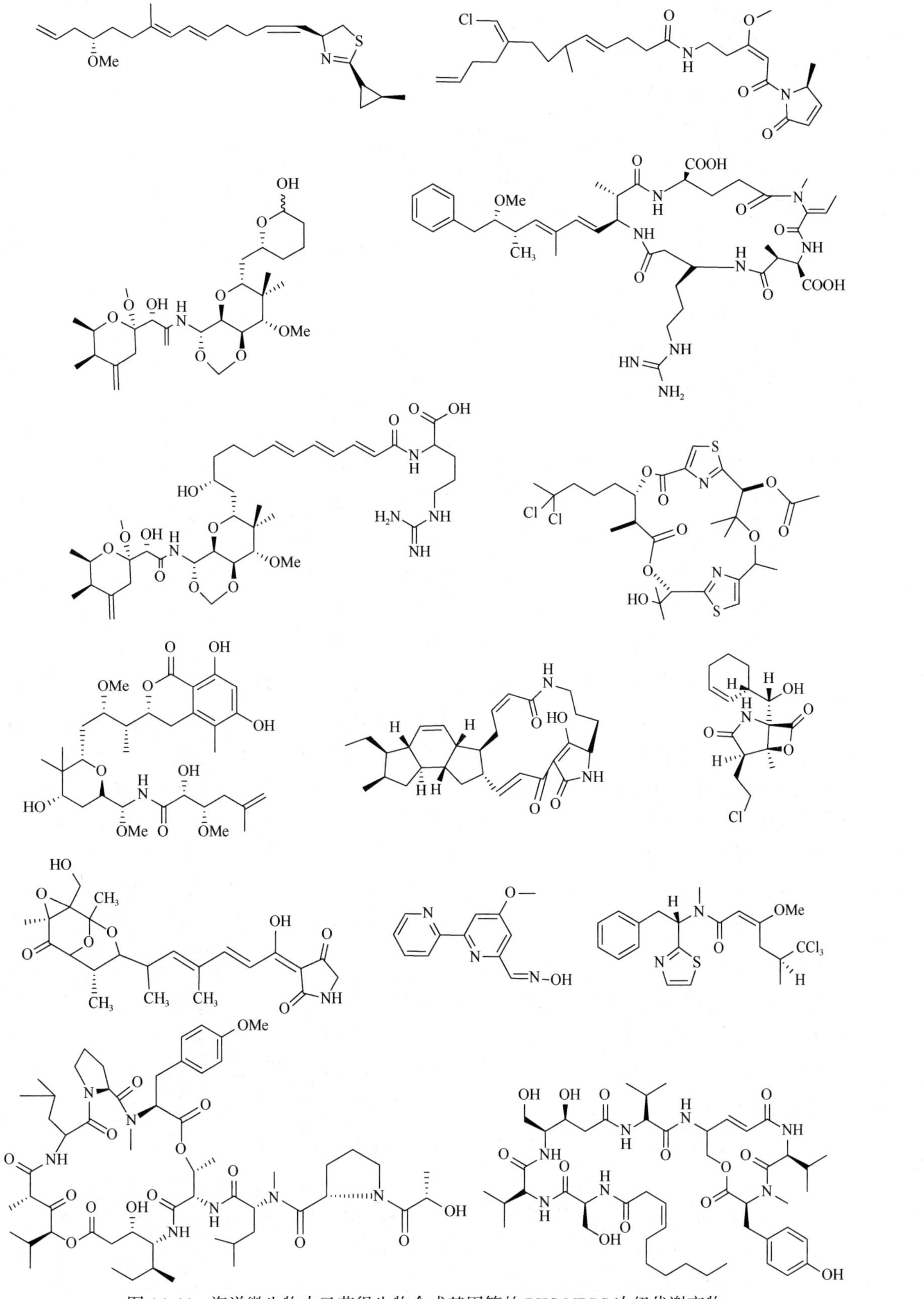

图 14-44　海洋微生物中已获得生物合成基因簇的 PKS-NRPS 次级代谢产物

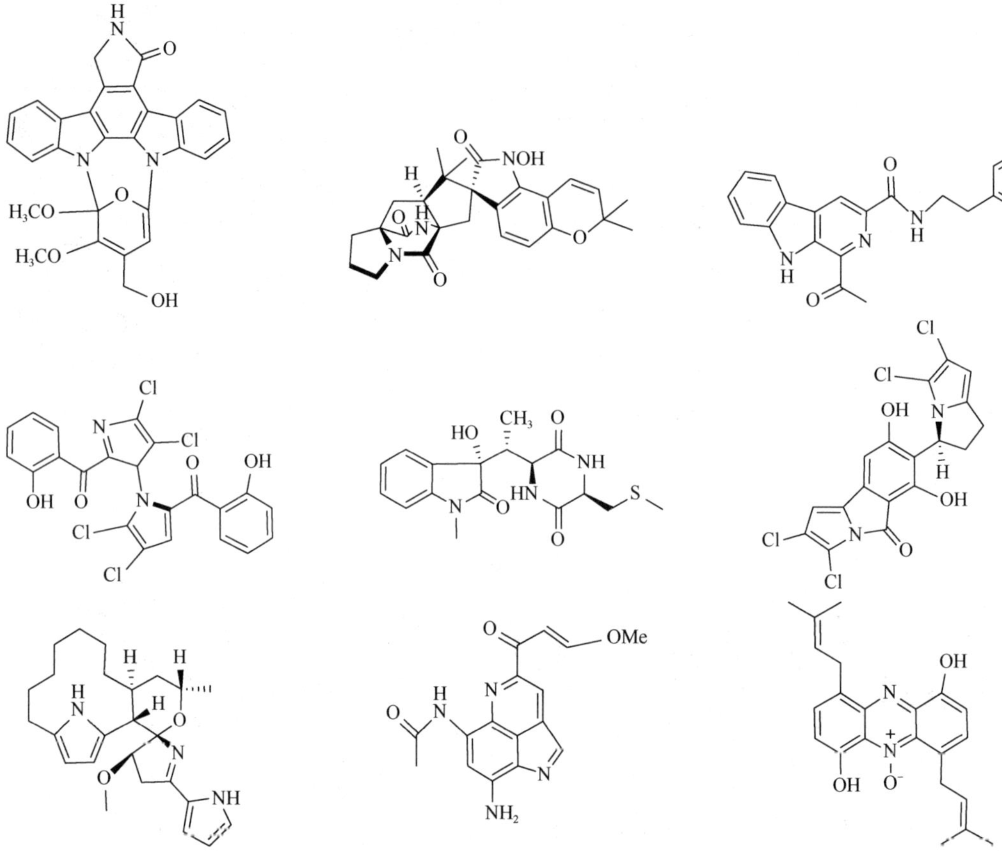

图 14-45 生物合成的海洋生物碱类化合物

核苷类化合物是一类主要由微生物产生，具有广谱生物活性如抗真菌、抗细菌、杀虫、除草、抗肿瘤、抗病毒及免疫抑制和激活作用等。核苷类化合物通常是由核苷或核苷酸经过一系列后修饰形成的结构比较复杂的化合物，在陆生微生物中研究较多，也具有复杂的生物合成多样性。海洋微生物中目前仅有 A201A（图 14-46）的生物合成报道。

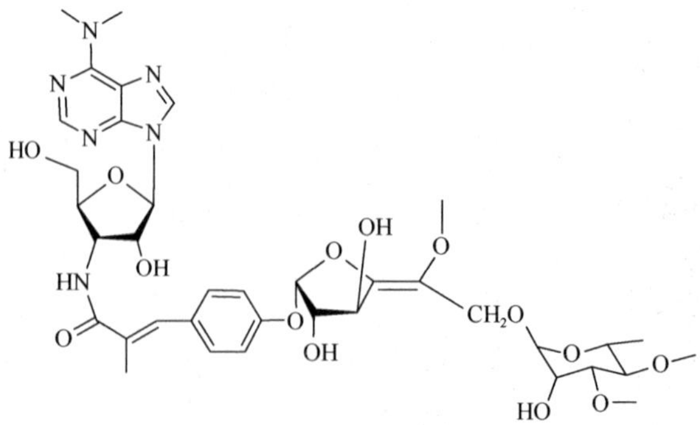

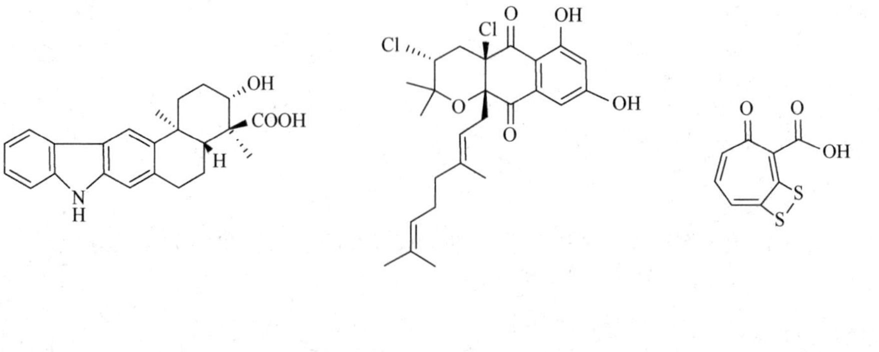

多溴双酚醚和多溴双吡咯

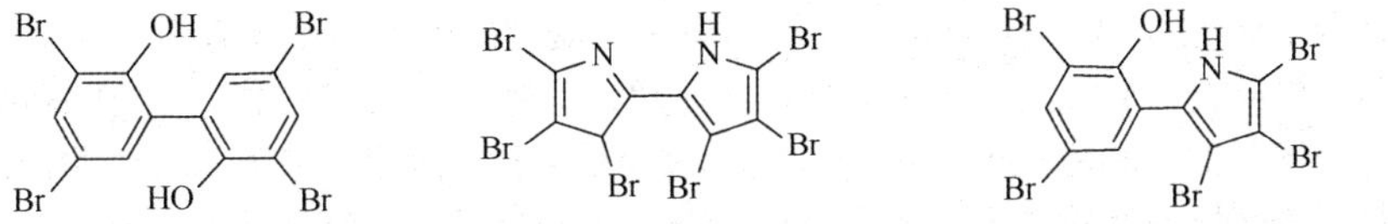

图 14-46　海洋微生物中已获得生物合成基因簇的核苷、糖类及其他类次级代谢产物

萜类化合物是自然界中结构多样性最为丰富的一类化合物，具有多种生物学功能，可作为抗生素、激素、抗肿瘤药物和杀虫剂等应用于医药和农业等领域。糖类主要由植物产生，最近微生物来源的糖类产物的报道也逐渐增多。糖类化合物的基本骨架由异戊二烯单元组成，主要由两条生物合成途径合成，即经典的 MVA 途径和 MEP 途径，形成基本单元异戊烯焦磷酸（IPP）和二甲基烯丙焦磷酸（DMAPP）。异戊二烯单元首尾相连形成线形链，在功能多样的糖类合成酶作用下，通过多种多样的成环方式合成结构多样的萜类产物。目前报道生物合成途径的海洋萜类主要有三种（图 14-46），即 napyradiomycin、xiamycin A 和 merochlorin。除此之外，还有部分海洋微生物天然产物由特殊的生物合成途径构建，如 tropodithietic acid、多溴双酚醚（polybrominated diphenyl ether，PBDE）和多溴双吡咯（polybrominatedbipyrrole）类化合物。

二、海洋植物的生物合成

海洋植物以低等植物海藻为主，海藻约有 3 万多种（中国海域有 2590 多种），包括大型海藻和微型海藻，分别属于蓝藻门、红藻门、金藻门、黄藻门、硅藻门、甲藻门、褐藻门、隐藻门、裸藻门和绿藻门。从海藻中获得了大量的特征性成分，如从红藻中获得了大量的卤代化合物，许多化合物是红藻所特有的；海藻多糖，如褐藻酸、卡拉胶、琼胶等都是海洋中所特有。近年来，大量生源学和生态学研究结果都表明，海洋生物活性物质的初始来源大部分甚至可能全部是来自低等海洋生物和藻类及其共生菌类等。在海洋独特的生态环境中，海藻属于被吞食的弱者。为了对付海洋草食动物的大量吞食以维护自身的生存繁衍，海藻大多能产生一些很有特色的代谢物质，这些活性物质也是新药开发的重要来源。

短链和长链脂肪醛是大型藻类挥发油的重要成分，为藻类提供了独特的香气和风味。长链醛是由高等植物中相应的长链脂肪酸经 α-氧化生成 2-氢过氧酸生物合成的。类似的途径广泛分布在藻类中，在粗细胞粗提物中，长链饱和（C14–C16）和不饱和（C18）脂肪酸被 α-氧化成对应的(*R*)-2-氢过氧酸，对映体过量（>99%）（图 14-47）。在海藻中，短链醛（C6–C10）也是由长链（不饱和）脂肪酸形成的，但这是通过在碳链中间形成过氢化物，然后过氢化物裂解酶对其进行立体定向裂解而形成的。过氧化氢裂合酶被证明广泛分布在海藻中，并显示出具有严格的底物特异性。海洋大型藻类（*U.Pertusa*）也是生物活性卤化天然产物的丰富来源，其中许多来源于脂肪酸、萜类化合物和

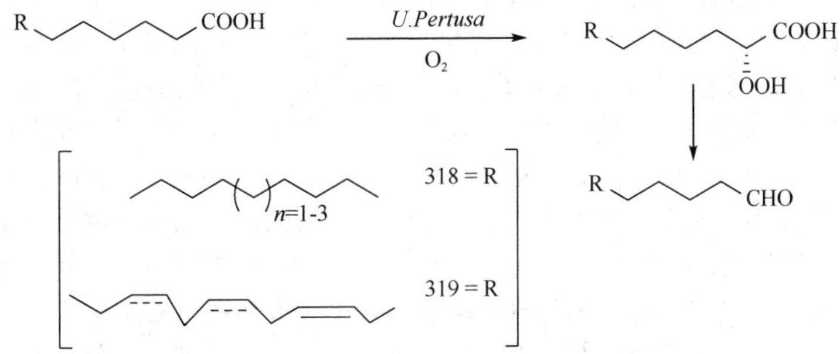

图 14-47　绿藻中相应的(*R*)-2-氢过氧酸生物合成长链脂肪醛

氨基酸前体。卤素的吸收及其在海藻天然产物中的引入主要由钒依赖性卤过氧化物酶控制，这些卤过氧化物酶氧化卤化物，能够产生与富电子有机底物反应的双电子氧化卤素物质。

通常将小于1mm的藻类统称为微型藻类，简称微藻。硅藻和甲藻是海洋中最常见的微藻。海洋微藻种类多、数量大、繁殖快，且都具有光合作用，是海洋生态系统中最主要的初级生产者，在海洋生态系统的物质循环和能量流动中起着极其重要的作用。微藻大多数为单细胞浮游藻类，也有一些固着在岩石等底质或植物体上。为了进行光合作用和生长，微型藻类和大型藻类一样，必须停留在太阳光能够照射到的表层。海洋中的微藻种类目前还不清楚，据估计，仅硅藻就超过10万种。迄今已记录的海洋微藻种类有5000多种，主要包括绿藻门、褐藻门、红藻门、蓝藻门、金藻门、甲藻门、裸藻门、隐藻门等门类，中国已有记录的微藻种类有近2000种。微藻可产生大量的次级代谢产物，已发现的微藻次级代谢产物主要结构类型有生物碱类、大环内酯类、聚醚类、聚酮类、肽类、萜类和脂肪酸等。对微藻次级代谢产物的研究大多集中在腰鞭毛藻和蓝绿藻的有毒代谢产物上，大多数海洋毒素来源于微藻。

三、海洋动物的生物合成

海洋动物特别是海洋无脊椎动物，包括海绵动物、腔肠动物（如珊瑚）、软体动物（如海兔）、苔藓动物、棘皮动物（如海星）、被囊动物（如海鞘）等是海洋天然产物的主要来源。

海洋无脊椎动物天然产物的生物合成起源可能相当复杂。一方面，人们推测海洋无脊椎动物的天然产物在许多情况下（至少部分）来自相关微生物。这种推测主要是因为人们观察到来自海洋无脊椎动物的天然产物与微生物发酵产物具有结构相似性；此外，某种特定天然产物家族在与其不相关的海洋无脊椎动物中的分布或其季节性变化也支持了这一理论。另一方面，从一些无脊椎动物中获取海洋无脊椎动物代谢产物是海洋无脊椎动物用于化学防御生物合成天然产物的另一种常见机制。例如，海洋无脊椎动物海绵固着生长，通常缺乏物理防御能力，在其长期进化过程中发展了化学防御能力，以抵御掠食者及其他固着生物幼体的附着。

第八节　海洋天然产物的研究实例

海洋天然产物往往具有骨架新颖、结构复杂奇特，在海洋生物中含量低等特点，从而给结构解析与确定带来了相当大的困难，其研究进展一度相当缓慢。到了20世纪80年代，现代波谱学、现代色谱学和现代分子生物学技术的迅猛发展，使海洋天然产物研究的高效化、精细化、目标化和生态化成为可能。由此，以生物活性为导向的海洋天然产物成分研究揭开了新的篇章。抗肿瘤药物ecteinascidin 743（Et-743）从发现、研究到上市，历经了现代海洋药物发展的全过程，生动体现了现代科技发展对于生产力的巨大推动作用，成为现代海洋药物研究的成功典范。

一、Et-743的发现

为了应对全球日益激增的癌症患病人数，美国NCI从1955年就开始了一项计划，该计划旨在从天然产物中发现新的抗肿瘤活性成分或先导化合物，并以此进行新型抗肿瘤药的开发，其中对海洋天然产物的生物活性筛选是该计划的重要组成部分。1969年美国国家癌症研究所在对抗肿瘤活性物质进行广泛筛选的过程中，发现海鞘的提取物显示较强的抗肿瘤活性，具体的提取分离流程如下所示：新鲜采集红树海鞘的样品（30.5kg），在采集地速冻，解冻后，粉碎、过滤，固体物用甲醇提取，提取液以甲苯萃取脱脂，水液用二氯甲烷萃取、浓缩回收二氯甲烷，活性跟踪进行柱色谱分离，最后经高效液相色谱纯化得到Et-743（27mg）和Et-729（2.5mg）。由此例可以看出，海洋生物由于其自身特点，在样品采集、前处理、提取与分离等方面都与陆生植物不同：一般使用甲醇或乙醇室温浸泡提取，然后用有机溶剂萃取分成水溶性部位和水不溶性部位，最后在活性跟踪下进行分离。对于一些极性较大的水溶性化学成分需脱盐处理，或离子交换层析等；对于脂溶性成分可用一般方法进行分离，例如经过一至两次萃取除去水溶性成分或脱脂，然后用不同的正相或反相硅胶柱层析、不同类型凝胶层析，以及特殊填料正相和反相高效液相色谱或 MPLC 等分离。

二、Et-743 的结构鉴定

由于当时的技术水平无法满足对活性物质的分离和结构鉴定要求，最终均一无所获。直到 1986 年，伊利诺伊斯大学的莱因哈特（Rinehart）小组从海鞘分离得到 6 个具有显著细胞毒活性的单体成分 Et-729、Et-743、Et-745、Et-759A、Et-759B 和 Et-770，Et 后的数字代表当时经快速原子轰击质谱法（FAB-MS）测得的各化合物的分子量。其中，Et-743 得率最高（约为 0.0001%），其体外对小鼠白血病肿瘤细胞株 L1210 的 IC_{50} 值可达 0.5ng/mL，体内对 P388 白血病小鼠的有效作用浓度可达 15μg/kg，显示出良好的抗肿瘤活性。1990 年，借助现代波谱学技术，特别是 2D-NMR 技术的帮助，Wright 及 Rinehart 两个小组同时确定了 Et-743 分子是一类具有四氢异喹啉骨架的生物碱结构，随后得到了单晶 X 射线衍射法的确认（图 14-48、图 14-49）。FAB-MS/MS 测定，高分辨质谱显示 *m/z* 760.2522 [M–H$^+$]。MS/MS 质谱的信号可以方便质谱碎片的归属，质谱碎片的形成情况见图 14-50。核磁共振信号归属通过测定 1D-NMR 和 2D-NMR 结果确定（表 14-3）。Et-743 的 HMBC 谱可以归属 H 与 C 间的相互关系，确定化合物中碳的连接关系，对进一步确定骨架结构非常重要（图 14-51）。Et-743 结构中含有 11 个氧原子、7 个手性中心、1 个全碳季碳中心，以及 1 个不太稳定的 10 元含硫桥环，这在合成化学中是非常具有挑战性的结构。

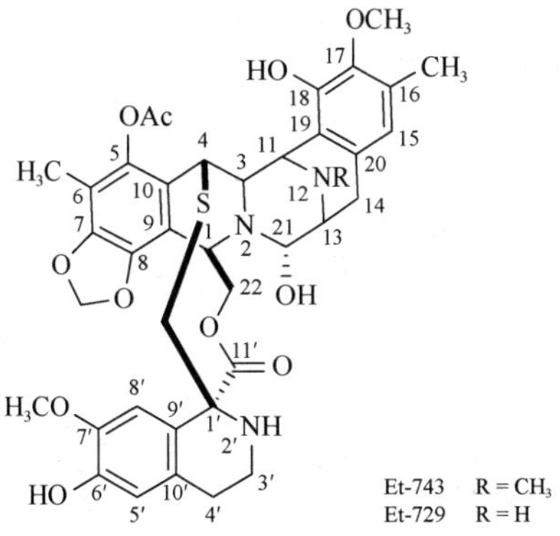

Et-743　R = CH_3
Et-729　R = H

图 14-48　Et-743 的结构

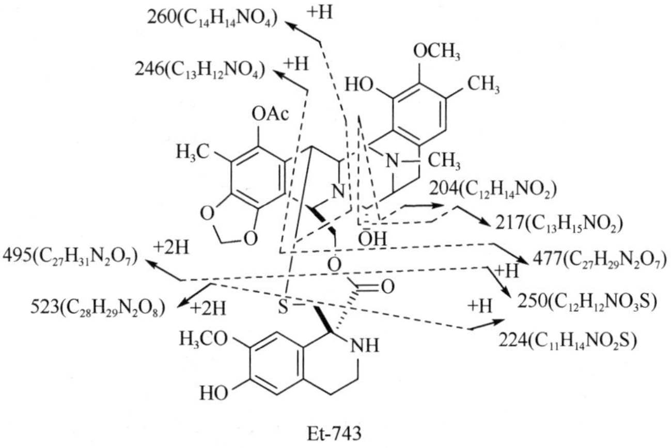

Et-743

图 14-49　Et-743 的质谱信号对应的质谱裂解过程

表 14-3　Et-743 的 ^{1}H-NMR 和 ^{13}C-NMR 信号归属

序号	δ_C	δ_H（J）	序号	δ_C	δ_H（J）
1	56.3，d	4.78，br s	14	24.5，t	2.91，2H，brd（4.5）
3	58.8，d	3.72*	15	120.9，d	6.55 ，s
4	42.7，d	4.58，br s	16	131.2，s	
5	142.2，s		17	145.1 ，s	
6	113.9，s		18	149.8，s	
7	146.5，s		19	119.2，s	
8	141.9，s		20	131.5，s	
9	116.0，s		21	92.1，d	4.26，d（3.0）
10	122.0，s		22	61.2，t	5.14，d（11.0）
11	55.6，d	4.40，br d（3.5）			4.09，dd（11.0，2.0）
13	54.0，d	3.52，br s	OCH_2O	103.1，t	6.07，d（1.0）

续表

序号	δ_C	δ_H（J）	序号	δ_C	δ_H（J）
		5.98，d（1.0）	11′	173.1，s	
1′	65.3，s		12′	43.1，t	3.38，brd（15.5）
3′	40.3.t	3.13，dt（4.0，11.0）			2.05*
		2.77，ddd（3.5，5.5，11.0）	13′		
4′	28.6，t	2.60，ddd（3.5，10.5，16.0）	14′		
		2.42，ddd（3.5，3.5，16.0）	5-OAc（C=O）	169.8，s	
5′	115.6，d			20.5，q	2.29，s
6′	146.4，s		6-CH_3	9.9，q	2.01，s
7′	146.4，s		16-CH_3	16.1，q	2.28，s
8′	111.3，d	6.42，br s	17-OCH_3	60.2，q	3.72，s
9′	125.4，s		7′-CH_3	55.7，q	3.58，s
10′	128.8，s		12 NCH_3	41.1，q	2.23，s

注：根据 COSY 和去耦合谱归属氢信号，^{13}C-NMR 根据 APT、DEPT 归属。测定溶剂为 CD_3OD：$CDCl_3$（3：1）。信号与甲基信号重叠；信号可以互换；化学位移单位为 ppm；耦合常数单位为 Hz

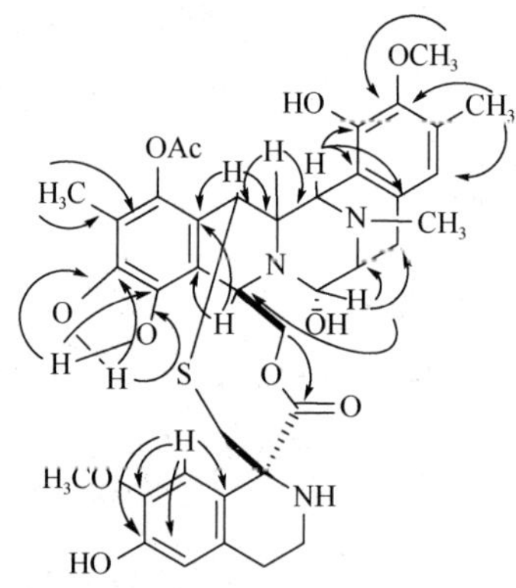

图 14-50 HMBC 确定的 Et-743 结构中 H 与 C 间的相关性

三、Et-743 的药理学研究

Et-743 体外活性测试表明，Et-743 对包括白血病、黑素瘤、宫颈癌、肺癌、乳腺癌、软组织肉瘤、结肠癌、卵巢癌、直肠癌、肾癌、非小细胞肺癌及前列腺癌等肿瘤细胞都显示了良好的抑制活性。其药理活性远远高于目前临床上广泛使用的抗肿瘤药物，如紫杉醇、喜树碱、多柔比星（阿霉素）、丝裂霉素、顺铂、博来霉素及依托泊苷等。通过研究 Et-743 及其衍生物与抗肿瘤活性的关系，发现结构中的关键基团对抗肿瘤的作用至关重要，如 1，4 位的含硫桥环打开不影响抗肿瘤作用，但 4 位的内酯、酰胺结构对抗肿瘤作用非常关键。此外，14 位的取代基 OH 或 CN 被置换，抗肿瘤作用明显下降；18 位的 OH、5 位的乙酰基、7，8 位的亚甲二氧基对发挥抗肿瘤作用都是必需的。以 Et-743 的衍生物 phthalascidin 为例，构效关系说明如图 14-51 所示。

ET-743 的抗肿瘤活性涉及多重作用机制，主要是通过在 DNA 的复制过程中使 DNA 双螺旋小沟处鸟嘌呤的 N-2 烷基化，从而阻断 DNA 的复制和合成，抑制肿瘤细胞分裂生长。另外，Et-743

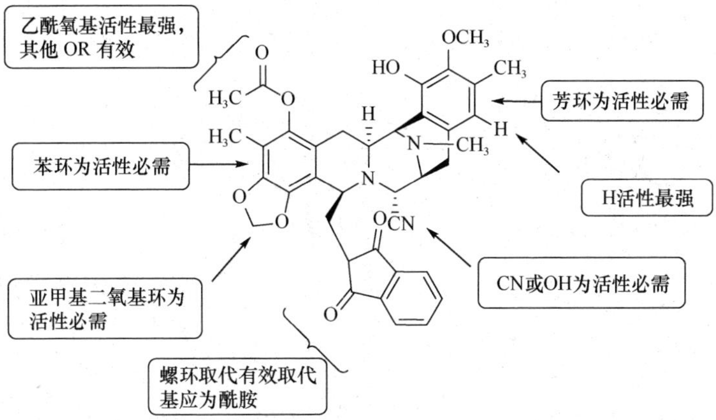

图 14-51　Et-743 衍生物 phthalascidin 的构效关系

的抗肿瘤作用机制还涉及抑制遗传修复途径、干扰细胞周期而导致 p53 依赖性的细胞程序化死亡、扰乱肿瘤细胞微管网络、在 DNA 和拓扑异构酶 I 之间引起交联等。体内研究表明，腹腔及静脉给药时，Et-743 可显著提高多种肿瘤裸鼠模型的生存率，包括白血病、黑素瘤、乳腺癌、非小细胞肺癌、卵巢癌等，疗效具有良好的剂量相关性，未发现药物致死现象。实验表明，间歇治疗效果明显优于分别连续给药治疗，Et-743 对接种顺铂耐药的卵巢癌细胞的裸鼠也显示有效。对于软组织肉瘤，Et-743 的活性作用在 I 期临床试验中就显现出来。在 Et-743 正式用于该组织疾病的试验之前，一项来自 I 期试验和酌情使用 Et-743 的汇总分析，报告 25 例软组织肉瘤患者中有 14 例在使用 Et-743 之后，病情得到了控制。在 II 期临床试验中，Et-743 被用于治疗卵巢癌、直肠癌、乳腺癌、非小细胞肺癌、黑素瘤和间皮瘤等类型的癌症，而治疗效果最显著的是软组织肉瘤、乳腺癌和卵巢癌。在 3 项包括 189 名先前接受过治疗的软组织肉瘤患者的 II 期临床研究数据表明，Et-743 能使 50%患者产生抗癌应答，使其病情稳定，中位生存期为 10.3 个月，19.8%的患者无进展生存中位数为 6 个月，29.3%的患者生存期在 2 年以上。Et-743 对其他化疗药物，如多柔比星和异环磷酰胺无效的患者也有效。Et-743 能被患者很好地耐受，剂量限制毒性（dose-limitingtoxicity，DLT）不累积、可逆和可控，不同于其他细胞毒药物的是其没有心脏和神经毒性，秃头症也很少。其他最新临床数据也证实，Et-743 治疗软组织肉瘤疗效显著，能提高患者的生存率。在 III 期临床试验中，Et-743 被用于治疗软组织肉瘤和卵巢癌。欧盟和美国 FDA 已先后认同 Et-743 是治疗软组织肉瘤和卵巢癌的罕见药物。

四、Et-743 的化学研究

Et-743 在海洋生物海鞘 *Ecteinascidia turbinata* 中量极低，仅百万分之一，为了生产足够的先导化合物 Et-743 以用于临床开发，某公司养殖了 250t 的海鞘 *Ecteinascidia turbinata*，以期从中提取足够的先导化合物，然而复杂的分离和纯化过程导致 Et-743 的产量很低，每吨生物原料只能提取不到 1g。哈佛大学的多雷（Corey）研究小组终于在 1996 年完成了 Et-743 全合成路线，经过 40 多步，总收率低于 0.53%（图 14-52）；2001 年另一研究小组也完成了其全合成，也是经过 40 多步，但总收率提高到 0.78%；2006 年又有 2 个小组完成了其全合成路线，经过 31 步，总收率提高到 1.7%。Et-743 人工全合成尽管已经实现，但成本十分昂贵，研究者不得不寻找其他的解决途径。

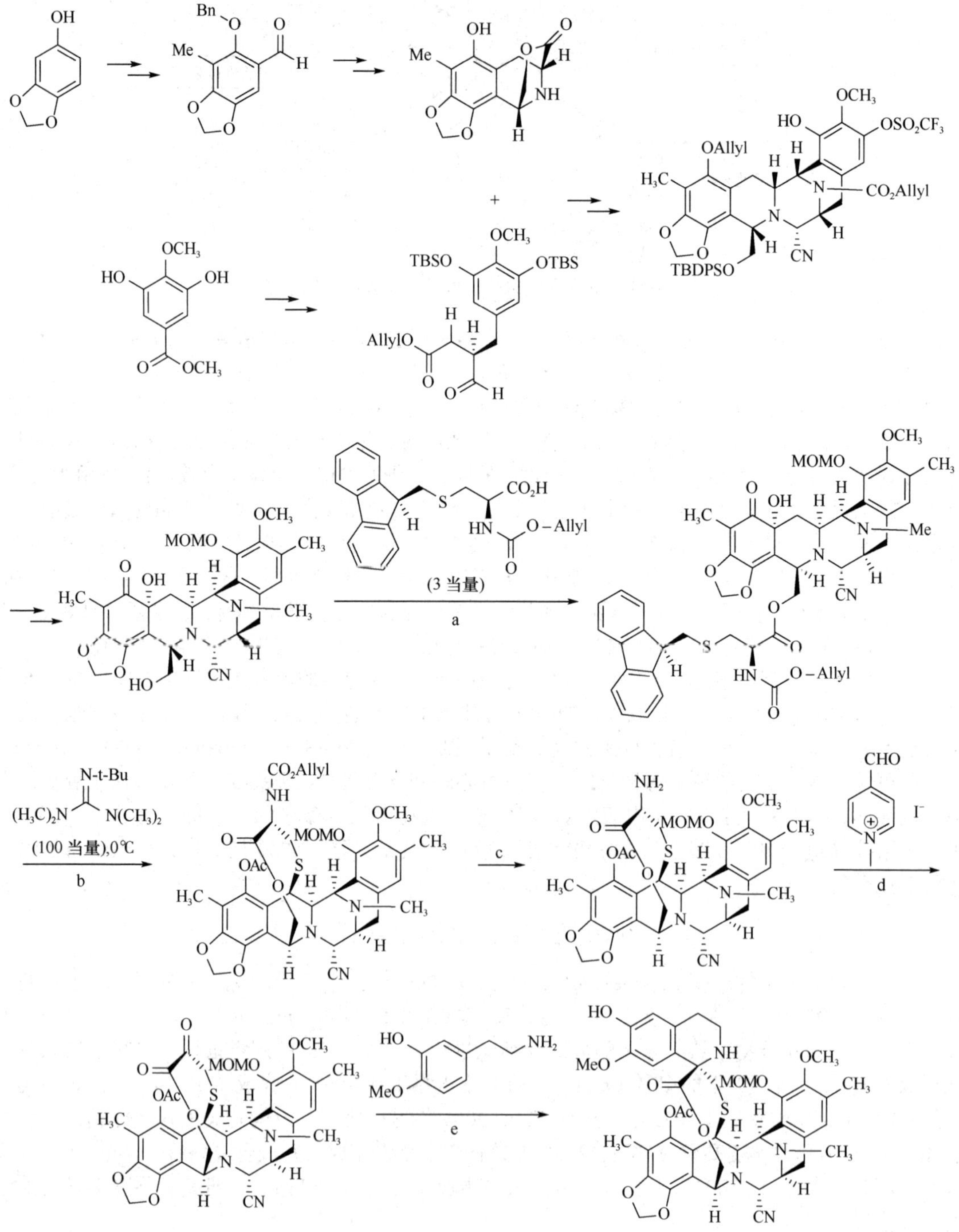

+

(3 当量)

a

N-t-Bu

$(H_3C)_2N$ $N(CH_3)_2$

(100 当量),0℃

b

c

CHO

I^-

d

e

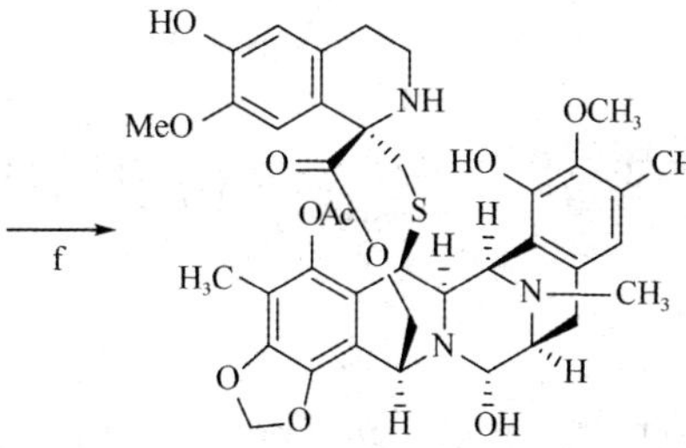

t-743

图 14-52　Corey 团队首次实现 Et-743 的全合成

a：二氯甲烷（DCM），23℃，30min，91%。b：三氟甲磺酸酐（Tf_2O），16 当量（equiv），二甲基亚砜（DMSO），88 当量，−40℃，二异丙基乙胺[(i-Pr)$_2$]，100 当量，0℃，叔丁醇（t-BuOH），61 当量，0℃，乙酸酐（Ac_2O），184 当量，23℃，79%。c：三丁基氢化锡（Bu_3SnH），14 当量，乙酸（AcOH），66 当量，双三苯基膦二氯化钯[$PdCl_2(PPh_3)_2$]，DCM，23℃，15min，84%。d：1,8-二氮杂双环[5.4.0]十一碳-7-烯（DBU），20 当量，二甲基甲酰胺（DMF），20 当量，DCM，23℃，40min。e：硅胶，乙醇（EtOH），58%产率。f：三氟乙酸（CF_3COOH），四氢呋喃（THF），H_2O，硝酸银（$AgNO_3$），H_2O，77%

1999 年，奎瓦斯（Cuevas）开始利用荧光假单胞菌 *Pseudomonas fluorescens* 的生物发酵过程生产抗生素 safracin B，该分子拥有许多 Et-743 的稠环结构，包括稠合哌嗪，但其并不含有十元环且非常不稳定。Cuevas 发现，如果在发酵结束时加入氰化钾（KCN）可以解决该反应的不稳定性并能得到更稳定的 cyanosafracin B。他们以 cyanosafracin B 为起始原料，利用该分子与 Et-743 具有相似的五环骨架和手性中心，进行半合成研究（图 14-53）。通过对分子中相应部位的取代基进行结构修饰，最终得到 Et-743，总收率 0.9%。由于 cyanosafracin B 可以通过发酵的方法由荧光假单胞菌大量获得，从而能够获得足够量的药源供应，2001 年年底，该方法终于实现了工业化。

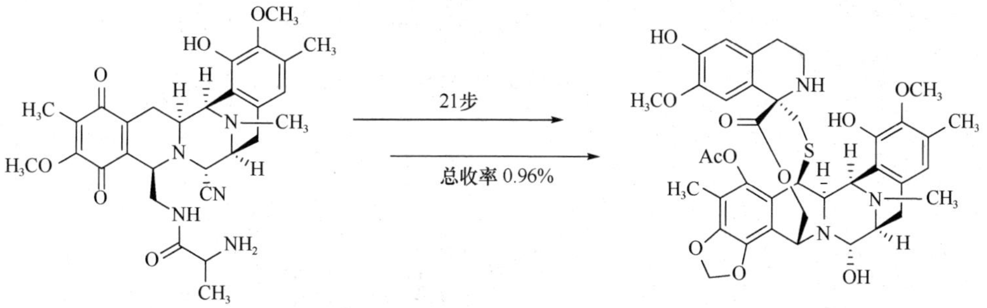

21步　总收率 0.96%

cyanosafracin B　　Et-743

图 14-53　曲贝替定的半合成发酵路线

2001 年 5 月由欧洲药品评估机构（European Commission，EC）批准 Et-743 作为治疗难以控制的软组织肉瘤的罕用药（orphan drug）进入临床研究；2003 年 10 月又批准其作为治疗卵巢癌的孤药；2007 年 9 月欧盟已批准该药（商品名 Yondelis®，曲贝替定）用于晚期软组织肿瘤的治疗，成为第一个现代海洋药物。2009 年欧洲药品评估机构批准 Yondelis®和 DOXIL®/Caelyx®一起用于治疗复发性铂类敏感卵巢癌。2015 年 10 月 23 日，美国 FDA 批准 Yondelis®用于治疗不可切除的或晚期（转移性）脂肪肉瘤和平滑肌肉瘤，软组织肉瘤是一种较罕见的恶性肿瘤，每年有约 5000 人死于此疾病，获批的 2 项适应证是该肿瘤中恶性程度较高的类型，其适应人群是既往接受过蒽环类化疗药物治疗的患者。目前该药已在 80 个国家销售，全球年收入已超过 1 亿美元。

Et-743 独特的化学结构使其产生了异于传统抗肿瘤药物的作用机制，进而具备了独特而突出的抗肿瘤功效。另外，以 Et-743 作为先导化合物得到的类似物同样具有良好的活性并且表现出了与 Et-743 不同的适应证，这也许就是大自然给我们人类的馈赠。

第十五章 微生物天然产物

视窗 15-1

微生物是指难以用肉眼观察到的微小生物，包括细菌、真菌、放线菌、病毒、立克次体、支原体、衣原体及螺旋体八大类。有些微生物是肉眼可见的，如隶属于高等真菌的蘑菇和灵芝等。微生物与人类生活密切相关，广泛应用于医药、食品、工农业、环境保护等诸多领域。现代天然药物化学研究的微生物主要包括真菌、细菌和放线菌。

微生物天然产物一直是药物开发的重要源泉，而且目前仍是结构新颖天然产物的重要来源。微生物天然产物研究起源于 1928 年青霉素（penicillin）的发现，并于 20 世纪 40 年代早期得到迅猛发展。1942 年，从土壤微生物链霉菌中发现链霉素（streptomycin），开启了从微生物中发掘天然产物的时代。1945 年，意大利科学家朱塞佩·布罗楚（Giuseppe Brotzu）从撒丁岛海洋污泥中分离到一株海洋真菌顶头孢霉菌（*Cephalosporium acremonium*），并发现这些真菌分泌出的一些物质可以有效抵抗引起伤寒的伤寒杆菌，牛津大学爱德华·亚伯拉罕（Edward Abraham）从中分离获得若干头孢菌素类化合物，其代表物是头孢菌素 C（cephalosporin C），经水解获得的头孢烯母核成为一系列头孢菌素类抗生素的合成材料。此后，人类从微生物中发现了多种经典药物，如红霉素、制霉菌素、万古霉素、洛伐他汀、雷帕霉素等，上述药物在医疗、健康、农业等领域扮演着重要角色。

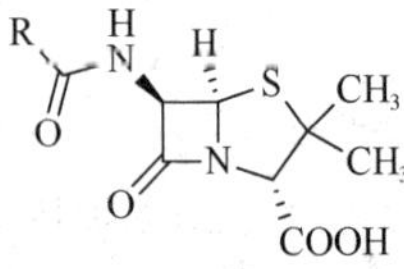

青霉素

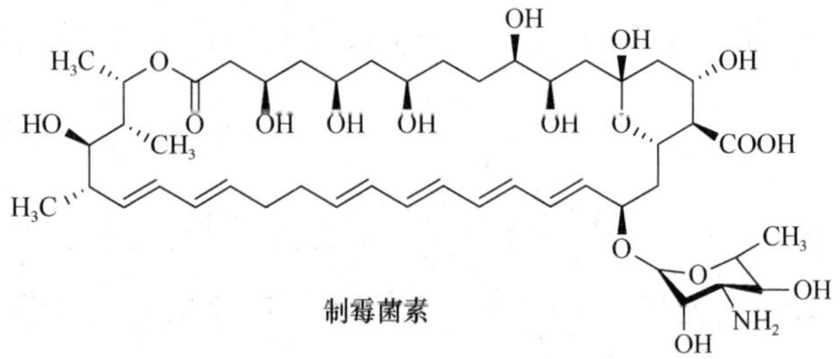

制霉菌素

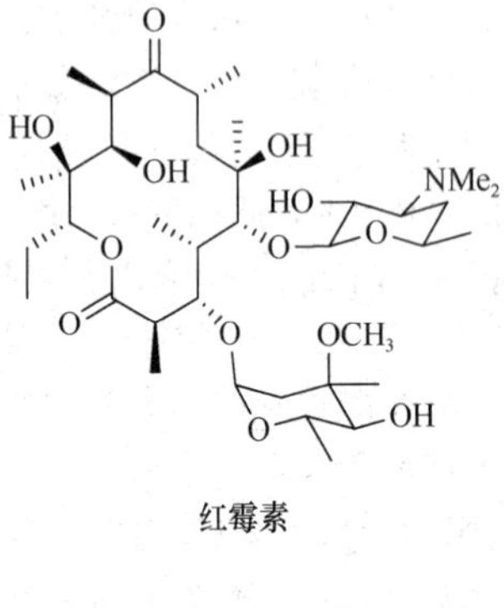

红霉素

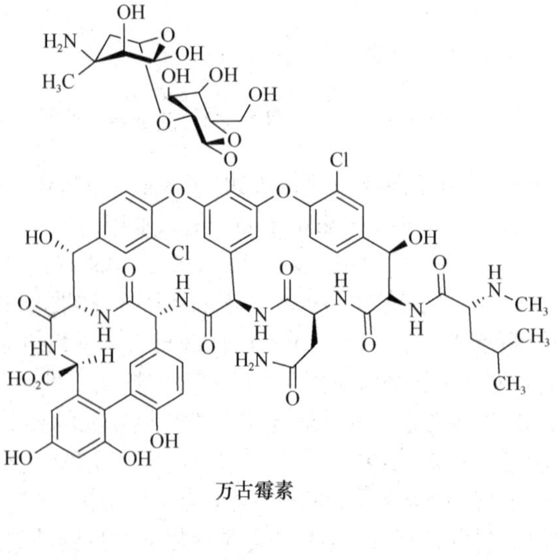

万古霉素

洛伐他汀　　雷帕霉素

第一节　微生物天然产物的结构类型

微生物天然产物结构千差万别，按照化学结构类型分类主要有大环内酯类、酰胺类、香豆素类、萜类（包括含卤素的非挥发性单萜、倍半萜、二萜、二倍半萜、三萜和四萜）、肽类及蛋白质类、苯丙素类、生物碱类等。

1. 大环内酯类化合物（macrolide）　是海洋生物特别是海洋微生物中常见的一大类化合物，它们是由长链脂肪酸形成的含有一个或多个内酯环的化合物，从八元环至六十二元环，大小差别较大。自第一代大环内酯类抗生素红霉素上市以来，由于它的抗菌活性高，而不良反应比氨基糖苷类、四环素类等类型抗生素低，因此在临床上得到广泛的应用。海洋来源的大环内酯类化合物通常有抗肿瘤活性。根据结构类型不同通常可分为以下几类。

（1）简单大环内酯类化合物：尽管简单大环内酯类化合物的环大小不同，但环上只有羟基或烷基取代，且多数只有一个内酯环，为长链脂肪酸形成的内酯。anthracimycin 分离自链霉菌属海洋微生物，是潜在的治疗炭疽和耐甲氧西林金黄色葡萄球菌（MRSA）感染的活性分子。大环内酰亚胺A 则是从深海细菌 C-237 的发酵液中分离得到的。

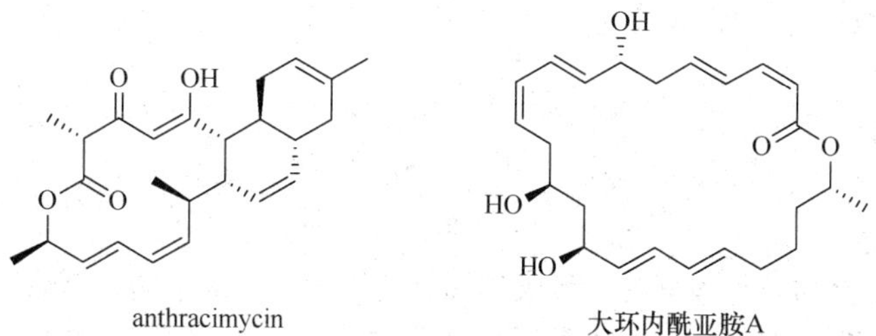

anthracimycin　　大环内酰亚胺A

（2）多聚内酯类：多聚内酯类化合物含有两个或两个以上酯键，大多有抗真菌活性。如从海洋微生物 *Hypoxylon oceanicum*（LL-15G256）中分得的 15G256a-1 和 15G256w 都具有一定的抗真菌

15G256a-1　　15G256w

marinomycin A

活性。从海洋放线菌中分离出的 marinomycin A 具有很好的抗肿瘤活性，并且有一定的抗菌活性。

（3）其他大环内酯类：卵胞素 A 是从一株黏质沙雷菌中分离并鉴定的一种氯化大环内酯。

2. 酰胺类 酰胺类化合物是指氨或胺的氮原子上的氢被酰基取代后生成的化合物。酰胺也可以看作羧酸分子中的羟基被氨基或胺苯基取代后生成的化合物。常见的有甲酰胺（HCO—NH_2）、乙酰胺（CH_3—CO—NH_2）、碳酰胺[CO—$(NH_2)_2$]等。常温时除甲酰胺是液体外其余都是晶体，低级酰胺易溶于水，酰胺类化合物是中性物质，酰胺和水加热煮沸，就发生水解反应，生成羧酸和氨，如果水解时加碱，生成的酸就会变成盐，氨即逸出。具有吡咯并[4,3,2-*de*]喹啉核心结构的含氯化合物属于氨酰胺类天然产物，该类型化合物一般具有优良的抗肿瘤活性，其中 ammosamide A、ammosamide B 以及 ammosalic acid 均是微生物来源的酰胺类天然产物。

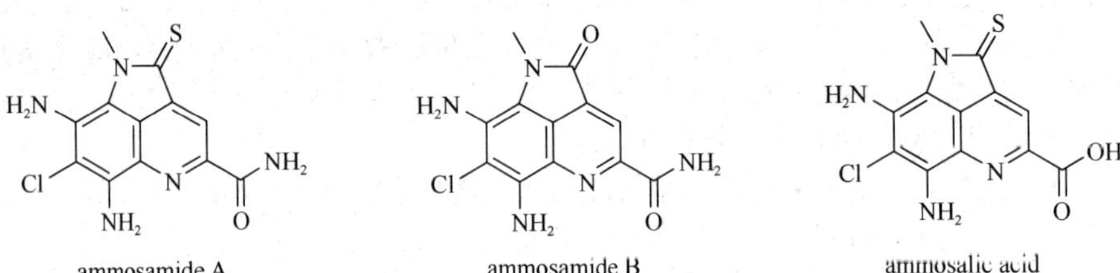

ammosamide A　　ammosamide B　　ammosalic acid

3. 香豆素类 从黄曲霉 *Aspergillus flavus* 中分离到枝孢菌素，其具有抗真菌、抗细菌、杀虫活性和抑制植物生长作用。

枝孢菌素

4. 萜类 萜类化合物通常被称为类异戊二烯，包括单萜、倍半萜、二萜、二倍半萜和三萜等，是种类最多、结构类型最丰富的天然产物。萜类在所有的生命领域中均有证实存在，在植物，真菌和海洋无脊椎动物中含量丰富。萜类化合物是研究最多的天然产物，属于一级代谢或二级代谢的基本产物，包括类固醇（如胆固醇），维生素（A、D 和 K），香精和香料（如薄荷醇，柠檬烯），植物激素和光合色素（如赤霉素和叶绿素）及已知药物（如紫杉醇，青蒿素）等。微生物也是萜类化合物的主要来源之一。

（1）倍半萜类：从青岛海岸海洋沉积物中的链霉菌 M491 中分离到的 T-Muurolol 型倍半萜烯 15-hydroxy-T-muurolol，其对人肿瘤细胞系表现出中等的细胞毒性。

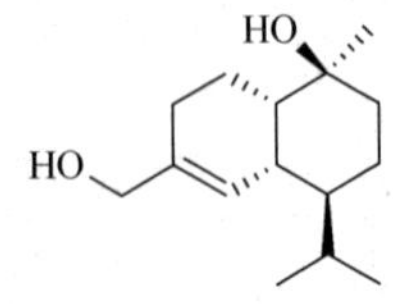

15-hydroxy-T-muurolol

Farneside A 是一种线性倍半萜 6,7-环氧法尼醇衍生物，由链霉菌 sp. CNT-372 产生，该化合物是与核糖二氢脲嘧啶核苷通过醚键连接的倍半萜共轭产物。

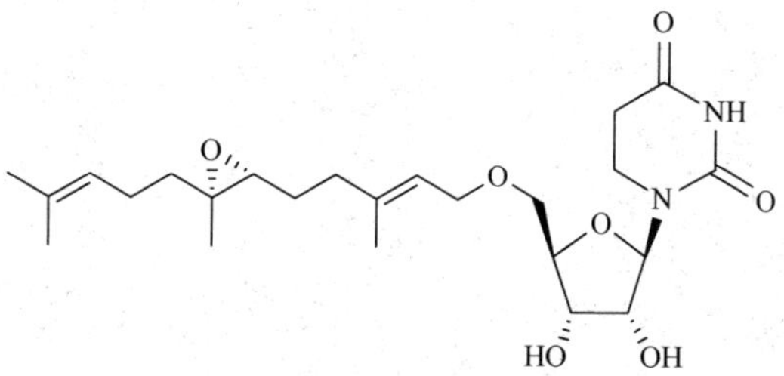

farneside A

（2）二萜：二萜类化合物衍生自香叶基二磷酸，尽管它们已在植物和真菌中进行了广泛研究，但它们在细菌中相对罕见。微单卤烷 B 分离自海洋海鞘来源的放线菌，其对耐甲氧西林金黄色葡萄球菌表现出中等抑菌活性。

Gifhornenolones A 和 B 是从 *Verrucosispora gifhornensis* YM28-088 的发酵液中提取的两种非二萜和二萜类化合物，生物活性研究结果表明，gifhornenolone A 可抑制二氢睾酮与雄激素受体相结合。

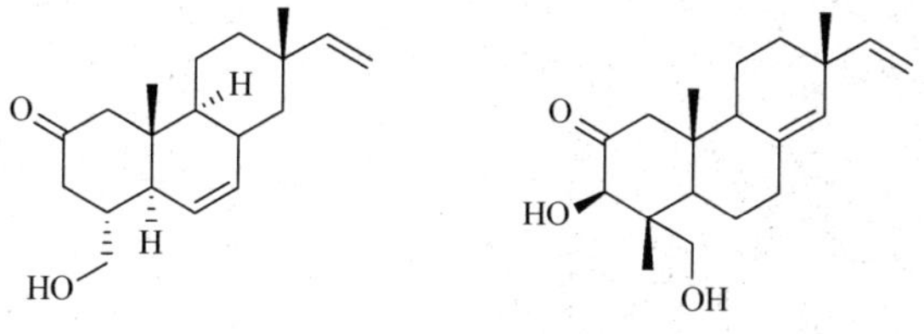

gifhornenolone A　　gifhornenolone B

（3）杂萜：在海洋沉积物中分离得到的链霉菌菌株 CNB-982 可分泌 cyclomarin A，该化合物是一种异戊二烯化的 21 元环七肽生物碱，对癌细胞系表现出强细胞毒性。cyclomarin D 则分离自沙林孢菌，对人结肠腺癌细胞系具有较强的细胞毒性。

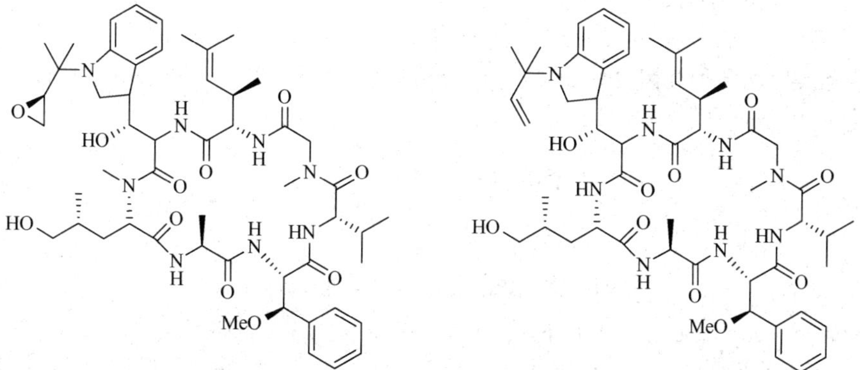

cyclomarin A　　cyclomarin D

5. 肽类及蛋白质类　微生物肽类及蛋白质类主要来源于细菌、真菌及近年来兴起的以基因组挖掘技术为背景的基因工程菌等，其中微生物肽类次级代谢产物是一类重要的天然产物，因含有稀有氨基酸而具有丰富的化学结构和生物活性。自 1948 年发现第一个硫肽类抗生素，微球菌素（micrococcin）开始，迄今已报道了上百种该类抗生素。已经成功临床应用的代表性肽类包括杆菌肽（bacitracin）、棘白菌素（echinocandin）、达托霉素（daptomycin）、多黏菌素（polymyxin）、万古霉素（vancomycin）、博来霉素（bleomycin）和环孢素（cyclosporine）等。

环脂肽 thioamycolamide A～E 分离自稀有放线菌 *Amycolatopsis* sp.26-4，这些肽还包括噻唑啉、硫醚环和脂肪酸等特异的单元。Coprisamide 则是一种含有不寻常单元 β-甲基天冬氨酸和 2,3-二氨基丙酸的七肽，分离自链霉菌 SNU533。

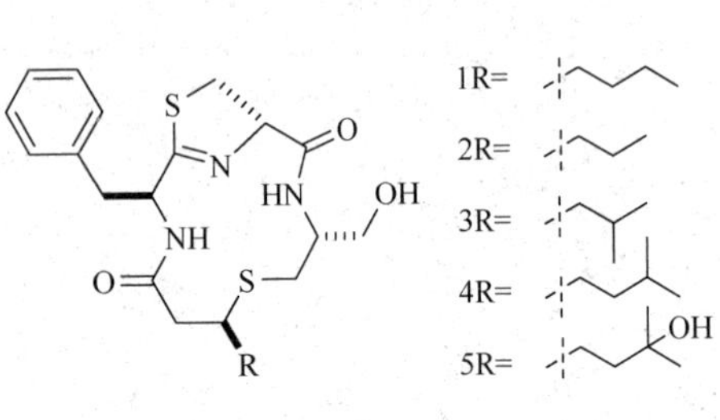

thioamycolamide A~E

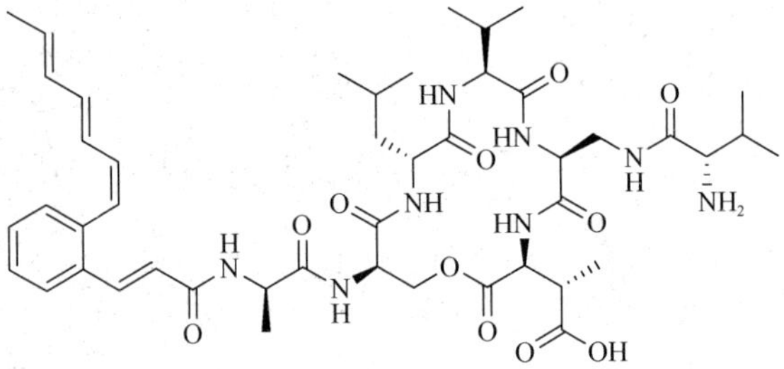

coprisamide

环脂肽 gramillin A 和 B 分离自禾谷镰刀菌，其均具有稠合的双环结构。2,4-二羟基蝶啶嗪肽（lumazine peptide 1～5）分离自黄曲霉 *Aspergillus flavipes* FS888 发酵产物，其中 lumazine peptide 5 是罕见的含有异氰基的天然产物。

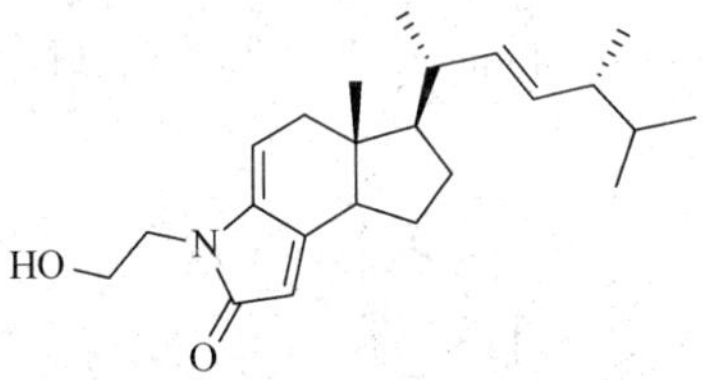

gramillin A

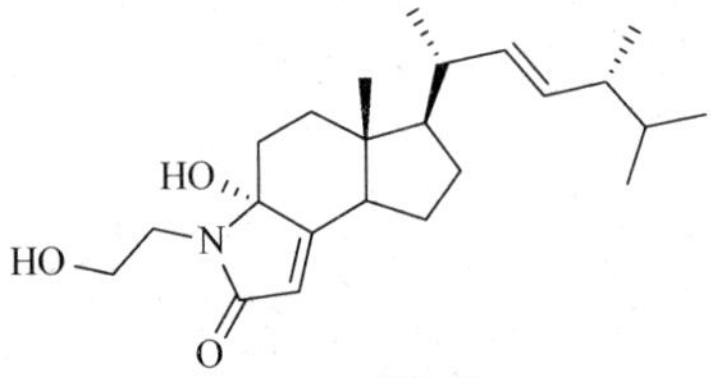

gramillin B

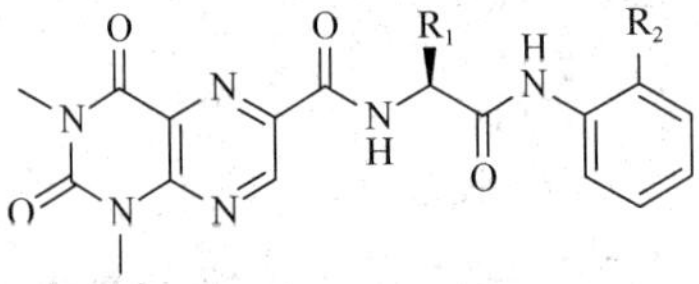

R_1=CH_3 R_2=NC
R_1=CH_3 R_2=COOH
R_1=CH_2OH R_2=COOH
R_1=$CH_2CH_2CONH_2$ R_2=COOH

lumazine peptide 1~4

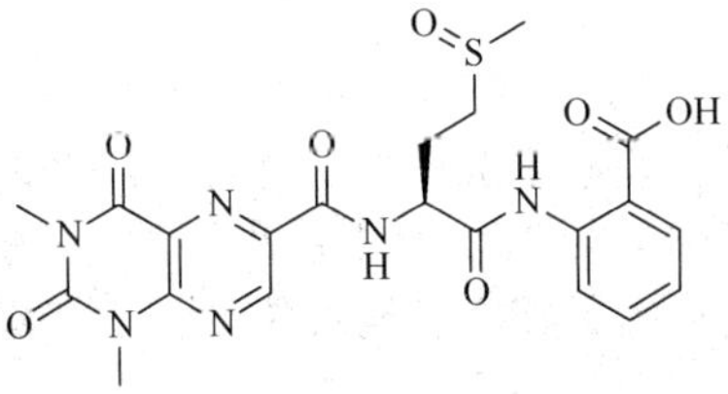

lumazine peptide 5

6. 苯丙素类 从两种红树真菌 *Phomopsis* sp.的共培养中检测到一种香豆素 7-(*γ*,*γ*-二甲基烯丙氧基)-6-羟基-4-甲基香豆素。

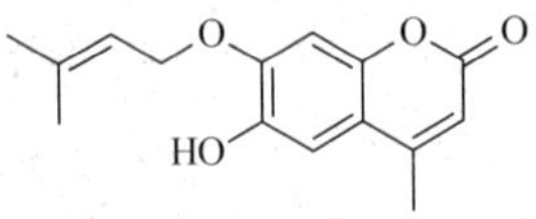

7-(*γ*,*γ*-二甲基烯丙氧基)-6-羟基-4-甲基香豆素

7. 生物碱类 strepchazolin A 和 B 及 chartrenoline 均是从黄曲链霉菌 NA02069 中发现的生物碱，其中 strepchazolin A 不仅对枯草芽孢杆菌具有较弱的抗菌活性，还可抑制乙酰胆碱酯酶，而 strepchazolin B 几乎无活性，而 chartrenoline 对金黄色葡萄球菌、枯草芽孢杆菌、大肠埃希菌和铜绿假单胞菌具有抑菌活性。

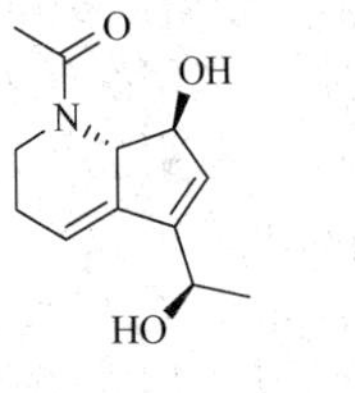

strepchazolin A

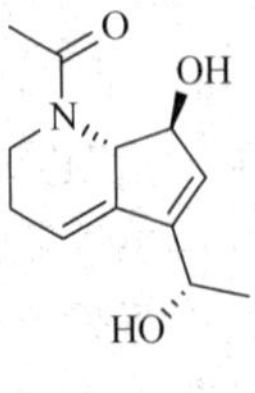

strepchazolin B

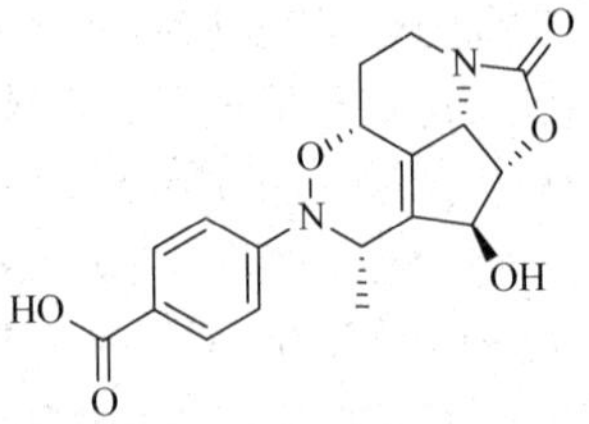

chartrenoline

大多数吡咯类生物碱起源于海绵，但一些放线菌也被发现是新的吡咯的宿主，如 anandin A 和 B 均分离自放线菌。

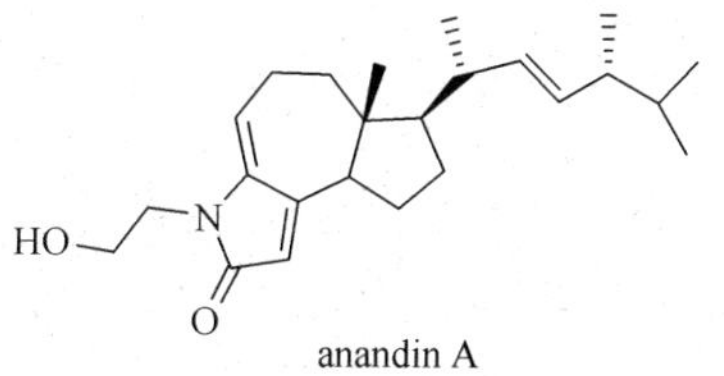

anandin A 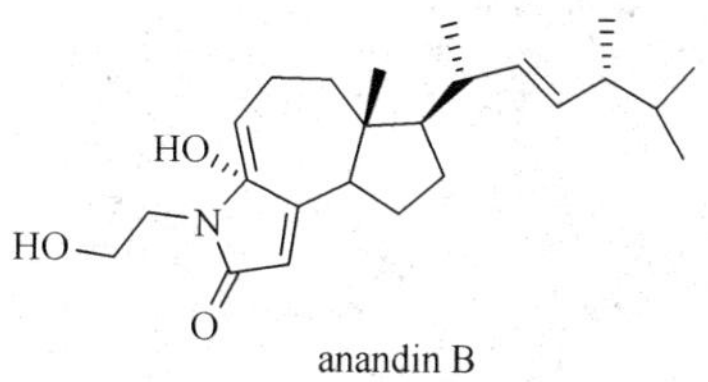　　anandin B

第二节　微生物天然产物的结构鉴定

微生物天然产物复杂多样的结构特点，使其结构鉴定工作往往更具挑战性。与其他来源天然产物相同，综合利用理化性质、色谱行为及波谱学数据等多种分析手段是微生物天然产物结构鉴定的主要方法。

显色反应是判断天然产物结构类型最简便易行的理化鉴别手段，许多微生物天然产物可通过特异的显色反应来初步判断骨架或官能团的类型，如具有胍基的链霉素族化合物其坂口反应呈阳性。

波谱学方法是鉴定有机化合物精确结构的最重要手段，对于微量、结构新颖的天然产物的结构解析更是具有不可替代的作用。同一类型的天然产物通常具有共同的波谱学特征。如在红外光谱中，微生物天然产物中的大环内酯类化合物能够在 1740～1720cm^{-1} 观察到酯和内酯羰基的伸缩振动峰；β-内酰胺类抗生素可在 1780～1750cm^{-1} 处看到由内酰胺羰基引起的特征吸收峰。相对于紫外光谱、红外光谱而言，核磁共振与质谱在微生物天然产物的结构解析中发挥着更为重要的作用，举例分析如下。

从雷公藤（*Tripterygium Wilfordii* Hook. f.）内生真菌 *Talaromyces amestolkiae* CS-O-1 中分离得到一杂萜类化合物 chrodrimanin T（图 15-1，表 15-1）。该化合物为白色粉末状固体，高分辨质谱（HRESIMS）给出 *m/z*: 517.2472[M+HCOO]$^-$（计算得到 $C_{28}H_{37}O_9$；517.2443）和 *m/z* 473.2512[M+H]$^+$（计算得到 $C_{27}H_{37}O_7$；473.2539）的准分子离子峰，确定其分子式为 $C_{27}H_{36}O_7$。化合物 chrodrimanin T 的 ^{1}H-NMR 谱（图 15-2）可以推断出 6 个甲基氢信号[δ_H 0.89ppm（3H，s，H-13），0.95ppm（3H，s，H-14），1.21ppm（3H，s，H-15），1.28ppm（3H，s，H-12），1.56ppm（3H，d，*J*=6.1Hz，H-9′），2.07ppm（3H，s，H-17）]，1 个烯氢信号[δ_H 6.32ppm （1H，s，H-5′）]，3 个连氧次甲基的质子信号[δ_H 4.07ppm（1H，d，*J*=8.4Hz，H-7），4.48ppm（1H，dd，*J*=5.0 & 12.1Hz，H-3），4.65ppm（1H，m，H-8′）]和 1 个酚羟基上的活泼氢信号[δ_H 11.07ppm（1H，s，4′-OH）]。

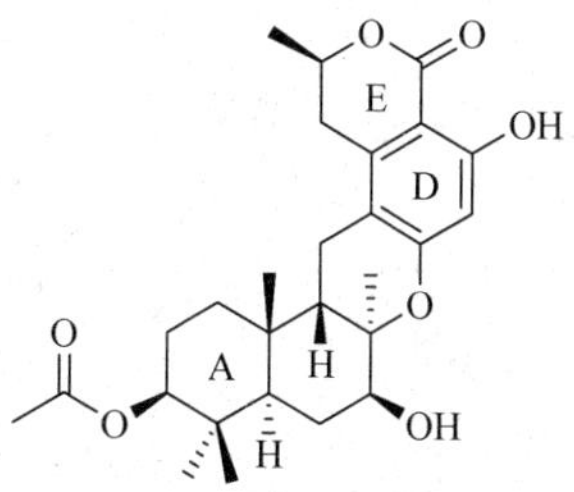

图 15-1　化合物 chrodrimanin T 的结构式

表 15-1　化合物 chrodrimanin T 的核磁共振数据（$CDCl_3$）

序号	δ_H（ppm，*J*）	δ_C	序号	δ_H（ppm，*J*）	δ_C
1	1.59，m	33.9	7	4.07，d （8.4）	72.7
2	1.72，m 1.78，m	24.6	8		79.6
3	4.48，dd （5.0，12.1）	80.5	9	2.10，dd （5.3，13.4）	43.1
4		38.3	10		35.9
5	1.44，d （13.1）	44.5	11	2.46，m	20.6
6	1.68，m 2.21，m	26.5	12	1.28，s	21.9

续表

序号	δ_H（ppm，J）	δ_C	序号	δ_H（ppm，J）	δ_C
13	0.89，s	28.8	4′		162.4
14	0.95，s	16.8	5′	6.32，s	103.5
15	1.21，s	24.3	6′		159.4
16		171.2	7′	2.86，d（16.5） 2.70，m	31.9
17	2.07	21.4	8′	4.65，m	74.9
1′		111.4	9′	1.56，d（6.1）	21.1
2′		139.4	10′		170.2
3′		102.2	4′-OH	11.08，s	

注：化学位移单位为 ppm，耦合常数单位为 Hz

分析该化合物的 ^{13}C-NMR（图 15-3）和 HSQC（图 15-4）图谱信号，可以进一步得知该化合物有 6 个 sp^3 甲基，5 个 sp^3 亚甲基，6 个次甲基（包括 3 个 sp^3 连氧次甲基和 1 个 sp^2 芳香碳），10 个季碳（包括 5 个 sp^2 芳香碳和 2 个 sp^2 酯羰基碳）。

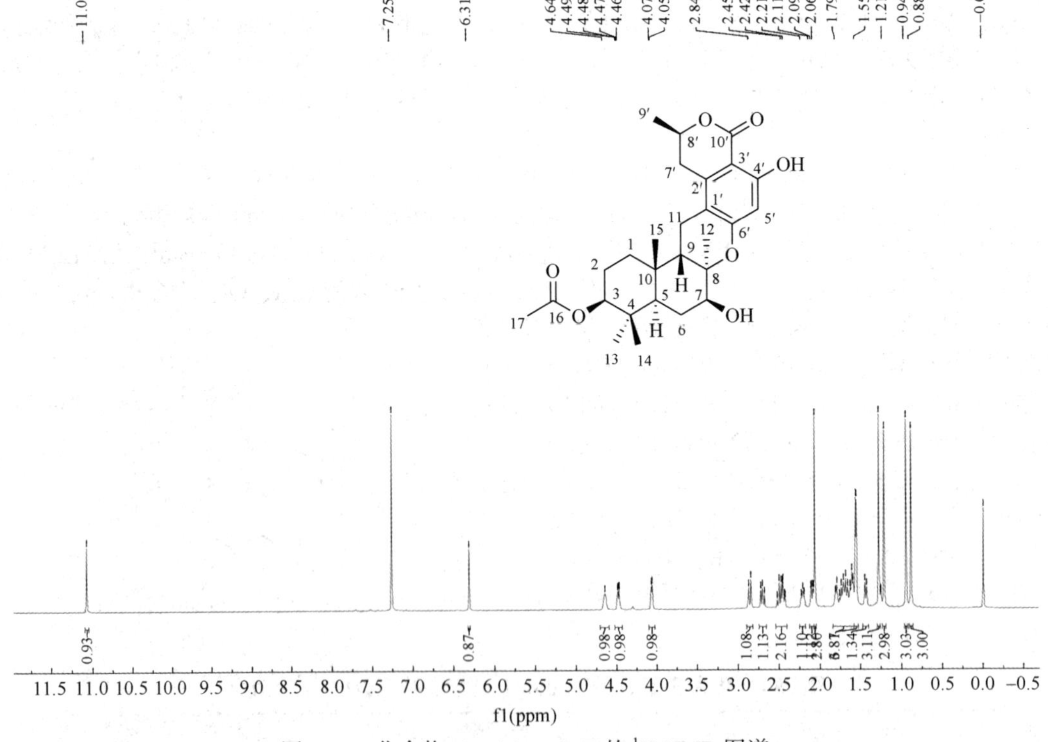

图 15-2 化合物 chrodrimanin T 的 ^{1}H-NMR 图谱

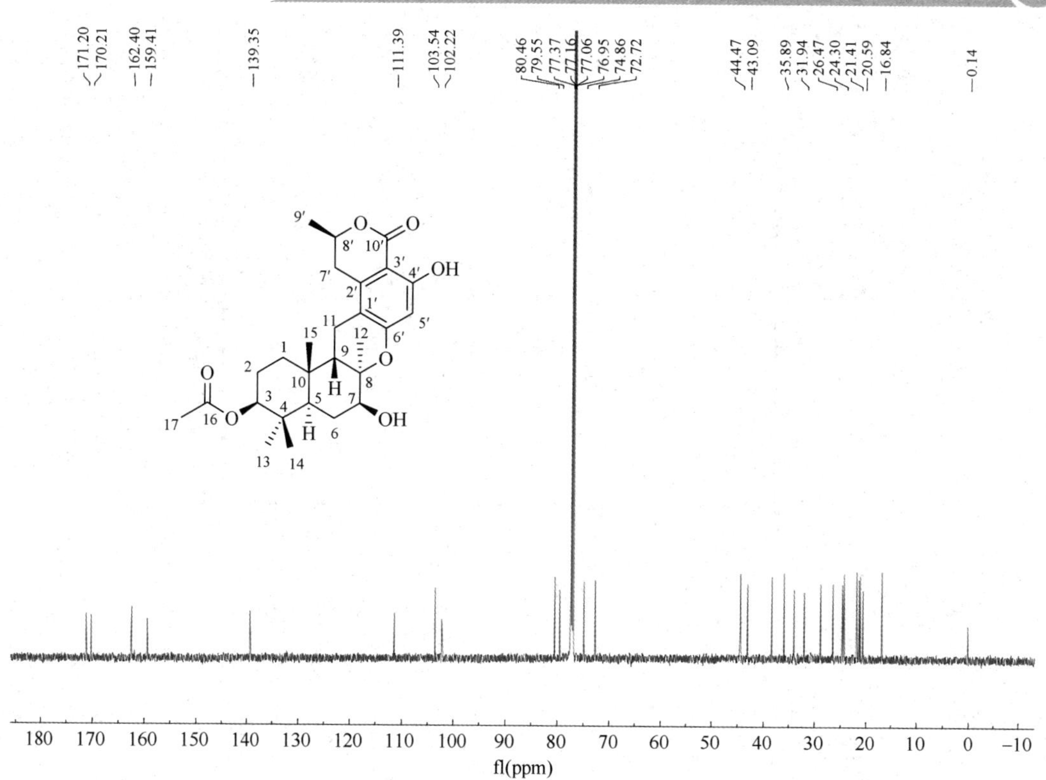

图 15-3　化合物 chrodrimanin T 的 ^{13}C-NMR 图谱

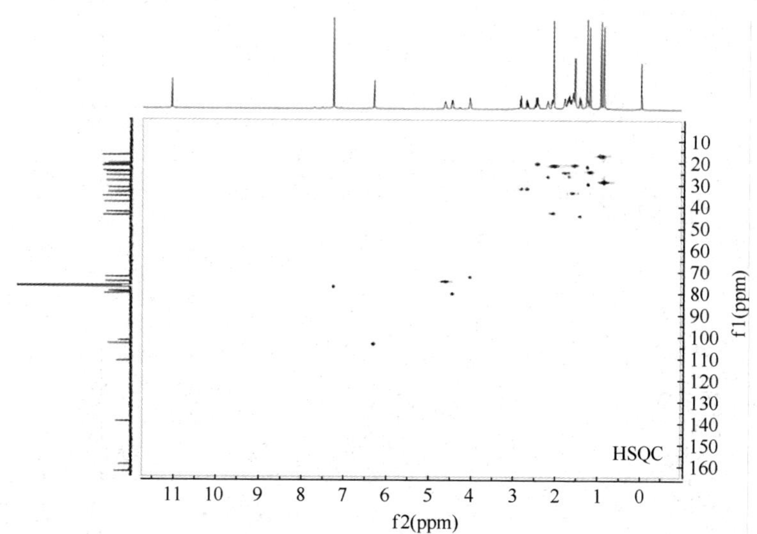

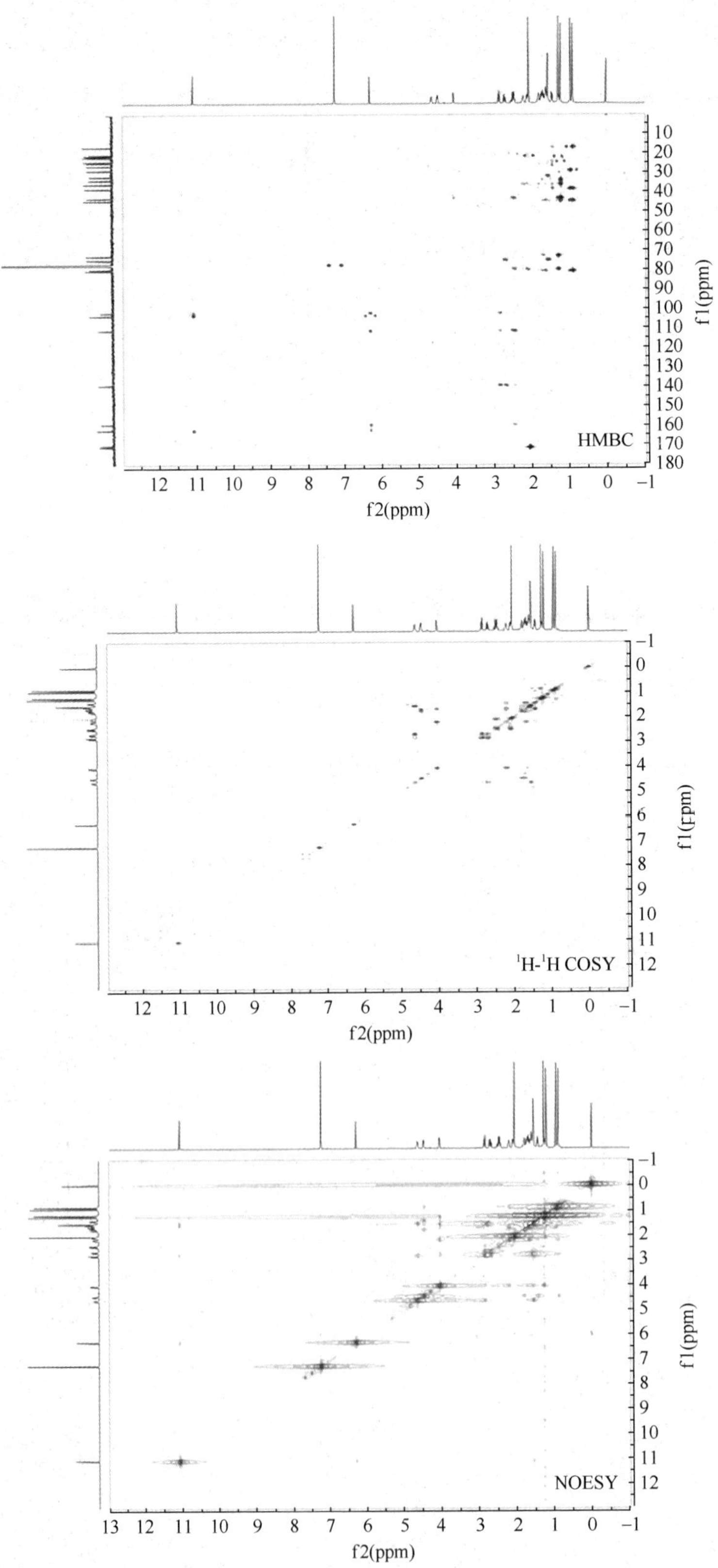

图 15-4 化合物 chrodrimanin T 的 HSQC、HMBC、^{1}H–^{1}H COSY 及 NOESY 图谱

通过分析该化合物的 $^1H-^1H$ COSY 和 HMBC 谱（图 15-4）可以进一步确证其平面结构。例如，在 HMBC 图谱中给出 H-13（δ_H 0.89ppm）与 C-4（δ_C 38.3ppm，季碳）、C-5（δ_C 44.5ppm）、C-3（δ_C 80.5ppm）、C-14（δ_C 28.8ppm）的相关信号，同时也给出 H-14（δ_H 0.95ppm）与 C-4、C-5、C-3、C-13（δ_C 16.8ppm）的相关信号，证明 13-CH_3 与 14-CH_3 为连接在 C-4 上的偕甲基；根据 H-15（δ_H 1.21ppm）与 C-1（δ_C 33.9ppm）、C-5、C-9（δ_C 38.3ppm）、C-10（δ_C 35.9ppm，季碳）的相关信号，结合 $^1H-^1H$ COSY 谱中给出的 H-2（δ_H 1.72ppm，1.78ppm）与 H-3（δ_H 4.48ppm）的相关信号及 HMBC 中 H-2 与 C-1、C-3、C-4、C-10 的相关信号，推测出结构中的 A 环结构。以此类推，化合物的平面结构可以得到完全确证，而化合物的相对构型可以通过 NOESY 图谱（图 15-4）进一步分析得到。

第三节　微生物天然产物的生物活性

微生物天然产物的生物活性主要包括抗菌、抗病毒、免疫调节活性、心血管调节活性及抗肿瘤活性等。

一、抗菌活性

抗菌活性是微生物天然产物最重要的生物活性。据统计，已知微生物活性代谢产物中的 60%表现出抗微生物活性（包括抗细菌、抗真菌和抗原虫活性）。其中的 66%表现出抗革兰氏阳性菌活性，30%表现出抗革兰氏阴性菌活性，34%表现出抗真菌活性。

微生物天然产物的抗菌活性主要包括抗细菌和抗真菌活性。其作用机制：①抑制细菌细胞壁的合成，如青霉素类、头孢菌素类、万古霉素等；②改变胞质膜的通透性，如抗革兰氏阴性菌的多黏菌素类及抗真菌的两性霉素 B 等；③抑制蛋白质的合成，如氨基糖苷类、四环素类、氯霉素等；④影响核酸和叶酸代谢，如利福霉素等。除传统的在临床上广泛应用的明星化合物外，人们从更广泛来源于微生物的天然产物中陆续发现了具有显著抗菌活性的化合物。例如，疏螺旋体素（borrelidin，又称抗包柔氏螺旋体素）是从娄彻氏链霉菌 *Streptomyces rochei* 中分离得到的，具有环戊烷羧酸内酯环和氰基共轭二烯结构的十八元大环内酯类化合物。borrelidin 可通过抑制 t-RNA 合成酶，使蛋白质合成受阻，进而导致细胞生长停滞而发挥良好的抗真菌作用。

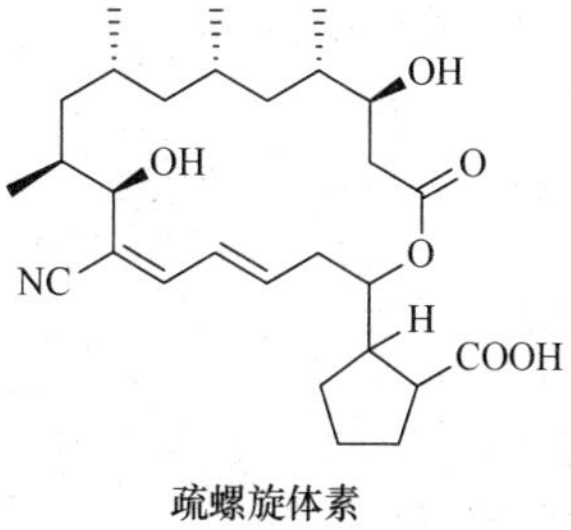

疏螺旋体素

二、抗病毒活性

微生物天然产物是抗病毒药物的重要来源之一。代表性化合物如直接来源于链霉菌的具有抗单纯疱疹病毒作用的阿糖腺苷，间接来源的如利巴韦林（ribavirin，病毒唑）。利巴韦林作为一种广谱抗病毒药物，已广泛应用于临床，是以放线菌代谢产物吡唑呋喃菌素（pyrazofurin）和间型霉素（formycin）为先导，经结构改造获得的一种核苷类化合物。此外，人们从微生物天然产物中陆续发现了众多具有显著抗病毒作用的化合物。例如，有研究者从红树林来源耐酸性真菌 *Penicillium comemberti* OUCMDZ-1492 中分离得到的吲哚-二萜类化合物 21-isopentenylpaxilline 和 paxilline，表现出较强的抗 H1N1 活性，EC_{50} 值分别为 6.6μmol/L 和 17.7μmol/L。

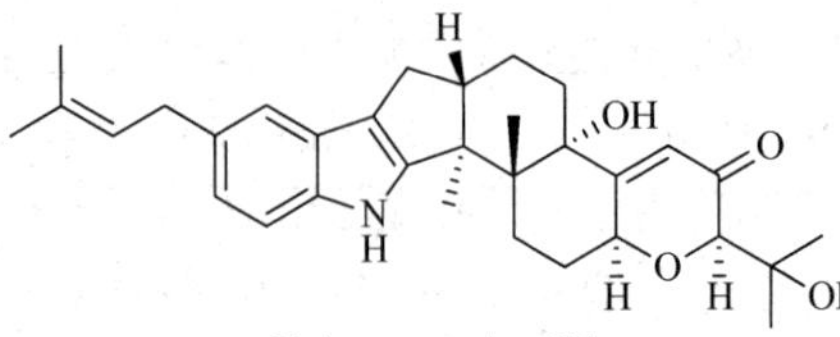

21-isopentenylpaxilline

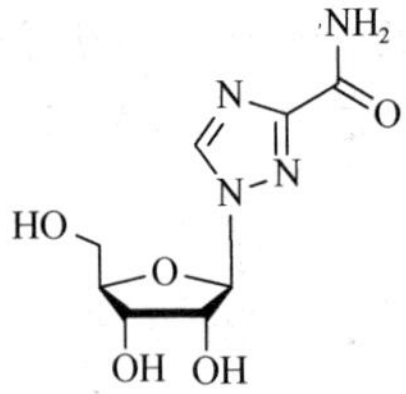

利巴韦林 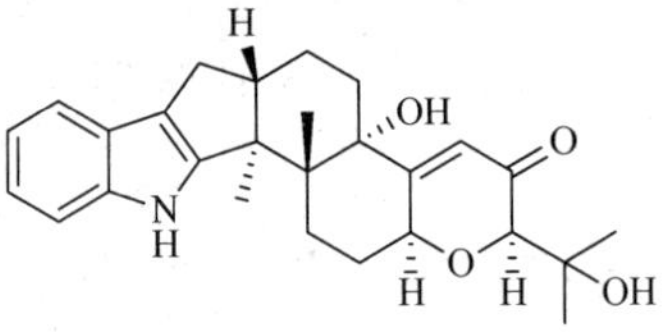　　paxilline

三、免疫调节活性

微生物来源的环孢素 A 作为免疫抑制剂成功应用于临床器官移植后，从微生物天然产物中寻找免疫抑制活性物质就受到了各国研究者的极大关注，一系列重要的免疫抑制活性化合物被陆续发现。到目前为止，具有免疫抑制活性的微生物天然产物主要集中在肽类、大环内酯类及一些其他结构类型的化合物。代表性化合物包括环孢素 A～D、FK-506、雷帕霉素、依维莫司等。

此外，一些作用靶点独特、结构类型新颖的免疫抑制剂也在不断被发现，如刀豆霉素（concanamycin）是基纳什（Kinashi）等从淀粉酶产色链霉菌中分离得到的一系列十八元大环内酯类化合物，主要包括刀豆霉素 A、B、C 三种衍生物。其对 PWM 和 MLR 引起的淋巴增殖有一定的抑制作用，对 Na^+,K^+-ATP 酶也有抑制活性。进一步研究表明，刀豆霉素 B 对Ⅱ型 MHC 分子的抗原也有抑制作用，可以减弱机体对异体抗原的免疫应答，因而可以在移植排斥反应中起到治疗作用。

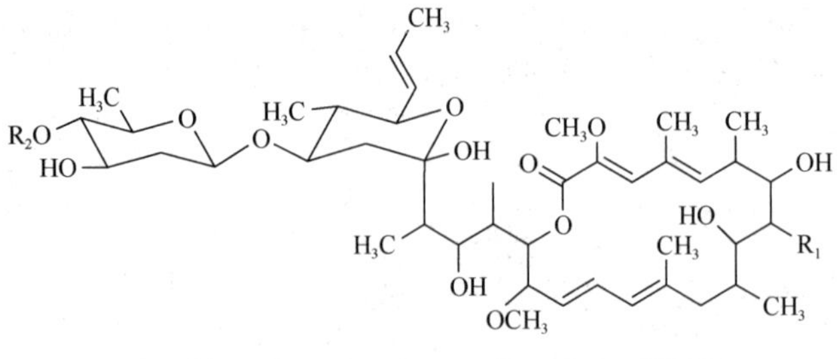

刀豆霉素A (concanamycin A)　$R_1=CH_2CH_3$, $R_2=CONH_2$
刀豆霉素B (concanamycin B)　$R_1=CH_3$, $R_2=CONH_2$
刀豆霉素C (concanamycin C)　$R_1=CH_2CH_3$, $R_2=H$

与免疫抑制剂相比，微生物天然产物中发现的免疫增强剂数量较少。其中的代表性化合物乌苯美司（ubenimex，又名苯丁抑制素，bestatin）分离自橄榄网状链霉菌 *Streptomyces olivoreticuli* 的发酵产物，是一种氨肽酶 B 和亮氨酸氨肽酶抑制剂，同时具有较强的免疫增强作用，对多种肿瘤患者具有免疫治疗作用。乌苯美司可增强细胞介导的免疫性，促进抗体形成；同时能够激活巨噬细胞，刺激体内脾细胞中 T 细胞的增殖。该化合物还可诱导腹膜巨噬细胞产生 IL-1，提高 Con A 或 PHA 刺激脾细胞产生 IL-2 的能力，并能够促进细胞分裂素如集落刺激因子和巨噬细胞刺激因子的产生。乌苯美司在临床上常与化疗剂联合使用，能够增强化疗剂的抗肿瘤效果，显著延长多种肿瘤患者的生存期。

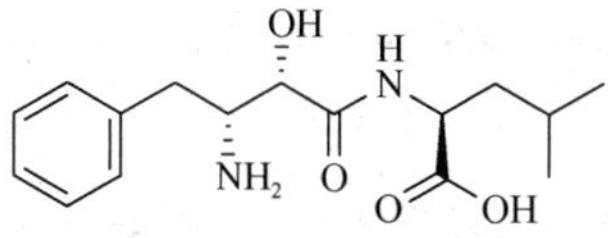

乌苯美司

四、心血管调节活性

从微生物来源的天然产物中已经发现了多种胆固醇生物合成酶抑制剂，如 HMG-CoA 合成酶抑制剂、HMG-CoA 还原酶抑制剂、鲨烯合成酶抑制剂等，特别是以他汀类药物为代表的 HMG-CoA 还原酶抑制剂，已成为临床上非常重要的高脂血症治疗药物，如洛伐他汀、美伐他汀、普伐他汀、辛伐他汀等。

角鲨烯合成酶在胆固醇生物合成途径中处于关键位置，其抑制剂的发现是降血脂药物研发的重要方向之一。葛兰素史克公司的泰特（Tait）利用 ^{14}C 标记的 FPP 作为底物，筛选到一株茎点霉 *Phoma* sp.中产生一系列的角鲨烯合成酶抑制剂，将其命名为抑鲨烯菌素 squalestatin Ⅰ～Ⅲ。

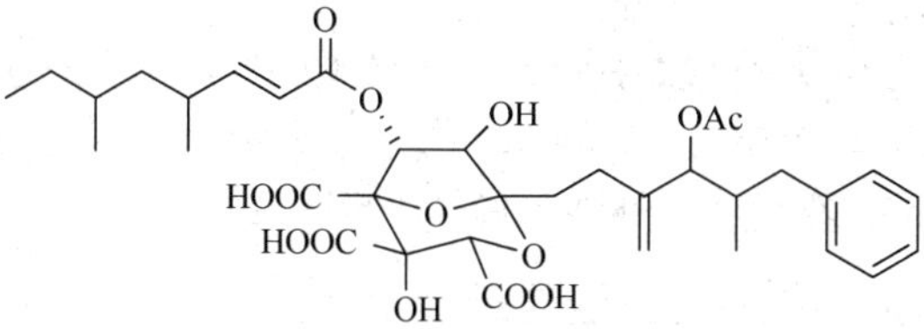

抑鲨烯菌素Ⅰ

五、抗肿瘤活性

多柔比星、丝裂霉素、博来霉素、放线菌素 D、柔红霉素、平阳霉素等微生物天然产物已成为常用的肿瘤治疗药物，在临床的肿瘤化疗中发挥着十分重要的作用。其他具有抗肿瘤活性的微生物天然产物也不断被发现，包括大环内酯类、萜类、生物碱类、肽类及香豆素类等化合物结构类型。例如，从链霉菌 *Streptomyces nivens* 发酵液中分离得到的氨基香豆素类化合物——新生霉素（novobiocin）是疏水的 DNA 螺旋酶抑制剂，可通过干扰 DNA 正常的螺旋化状态而发挥抗肿瘤作用，同时也能通过与其他药物联合用药来逆转肿瘤耐药；从海洋放线菌 *Salinispora tropica* 中分离得到的次级代谢产物 salinosporamide A 可通过抑制蛋白酶体活性而抗肿瘤，在治疗多发性骨髓瘤方面具有较好的药物开发前景。

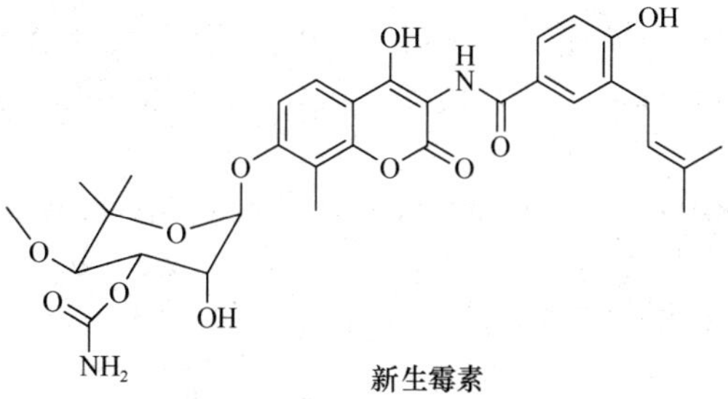

新生霉素 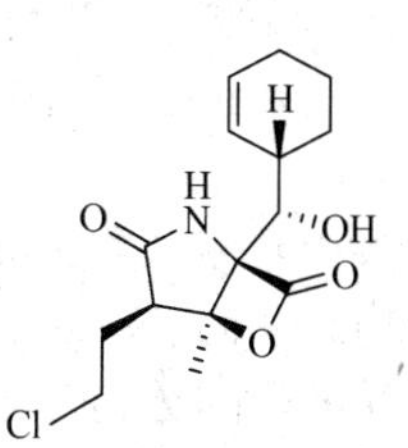　　salinosporamide A

第四节　微生物天然产物的生物合成

微生物通过初级代谢和次级代谢生物合成多种多样的代谢产物。初级代谢产物为微生物生长繁殖所必需的物质或与能量代谢有关的物质，如氨基酸、辅酶、醇类等。次级代谢由初级代谢衍生而来，其代谢产物与微生物的基本生命活动无关，是活性微生物天然产物的主要来源，如氨基糖苷类、肽类等。

探究微生物次级代谢产物的生物合成机制，运用合成生物学方法实现复杂天然产物类药物的发现及高效创制，是解决天然药物研究中传统的提取分离与化学合成所面临的瓶颈问题的理想途径，也是深度挖掘与合理开发微生物资源宝库的有效手段。

一、微生物天然产物生物合成的主要特点

（1）微生物的发酵过程一般分为菌丝生长期和次级代谢产物合成期。生长期微生物以初级代谢产物为营养物质进行细胞繁殖，当主要营养物质耗尽，菌丝生长受到限制时，开始转入后期的次级代谢产物合成。

（2）微生物次级代谢产物的生物合成酶在培养、发酵过程中形成较晚，在次级代谢产物达到一定浓度时，酶的合成又会受到抑制。因此，次级代谢合成酶总体发挥效能的时间很短。

（3）微生物中参与次级代谢的酶系通常是一种多酶复合体，这种复合体形式可以避免次级代谢产物中间体在酶系中扩散而影响生物合成速度。

（4）微生物次级代谢的生物合成酶系对底物专一性的要求并不强，因此，通常合成的并不是单一组分，而是一系列结构相似的次级代谢产物。这也说明了为什么微生物次级代谢产物的种类会因外部环境或培养条件的改变而表现出多样性。

（5）微生物次级代谢产物生物合成酶只有存在于细胞的特定位置时才能合成相应的次级代谢产物，如肽类抗生素——杆菌肽 A 的合成酶形成于细胞质，但只有附着在细胞膜上才能合成相应的化合物。而这种酶在胞内的位置可能与细胞对自身产物的抗性有关。

二、微生物天然产物的生物合成途径

微生物天然产物虽然种类繁多、结构复杂，但都是由乙酸、莽草酸、甲羟戊酸、氨基酸等少数前体物质经过几条主要的次级代谢途径生物合成的。微生物次级代谢产物合成基因具有成簇分布的特点，因此，与植物相比，探究其基因功能与生物合成路径要相对容易且研究得也更为普遍。到目前为止，研究较为深入的微生物次级代谢产物生物合成途径主要有聚酮（polyketide，PK）途径、非核糖体多肽（non-ribosome peptide，NRP）途径、甲羟戊酸途径及核糖体合成和翻译后修饰肽类（ribosomally synthesized and post-translationally modified peptide，RiPP）途径等。下面重点介绍聚酮和非核糖体肽类两种生物合成途径。

（一）聚酮途径

聚酮类化合物是结构与功能最为多样化的天然产物类型之一。其生物合成途径可概括为短链的酰基单元（乙酸酯、丙酸酯或丙二酸酯等）通过连续的 Claisen 缩合反应形成一定长度的聚酮链骨架，然后经过环化、芳香化、糖基化等反应而形成一系列化合物。聚酮类化合物可分为芳香聚酮和复合聚酮两大类，主要包括蒽醌类、四环素类、大环内酯类、安沙类、聚醚类、他汀类、烯二炔类等类型化合物。

聚酮类化合物由聚酮合酶（polyketide biosynthase，PKS）催化合成。PKS 是一种复杂的多酶体系，根据其结构与催化途径的不同，大致可分为 3 种类型，即Ⅰ型 PKS、Ⅱ型 PKS 和Ⅲ型 PKS。其中，微生物来源的聚酮类化合物主要由Ⅰ型和Ⅱ型 PKS 催化合成，Ⅲ型 PKS 为查耳酮型聚酮合酶，主要存在于植物界。

Ⅰ型 PKS 又称模块型 PKS，它由若干多功能的多肽组成，每个多肽上都具有独特的非重复使用的催化结构域。每个结构域只参与整个聚酮链生合成中的一步生化反应，参与一轮聚酮生物合成反应的所有结构域被称为一个合成酶单位（synthase unit，SU），即一个模块。每个模块中的结构域均呈线性排列，按顺序催化一轮聚酮链的延伸及还原。Ⅰ型 PKS 主要由酰基转移酶（acyltransferase，AT）、酰基载体蛋白质（acyl carrier protein，ACP）、酮基合成酶（ketosynthase，KS）、脱水酶（dehydratase，DH）、烯醇还原酶（enoyl reductase，ER）和酮基还原酶（ketoreductase，KR）等结构域组成。Ⅰ型 PKS 催化的聚酮生物合成途径中，首先由 AT 选择特定的酰基辅酶 A，

通过 ACP 传递到 KS 的活性位点上完成缩合反应，组装后的中间产物再不断进入下一个模块，完成进一步的缩合，使聚酮链得到延伸。在这一过程中，聚酮中间体会在 DH、ER、KR 等的作用下，发生脱水、还原等反应，直至合成终点。然后在硫酯酶（thioesterase，TE）的作用下，聚酮产物从 PKS 上释放出来。红霉素 A 的生物合成是典型的Ⅰ型 PKS 催化下的聚酮类生物合成，其合成途径见图 15-5。

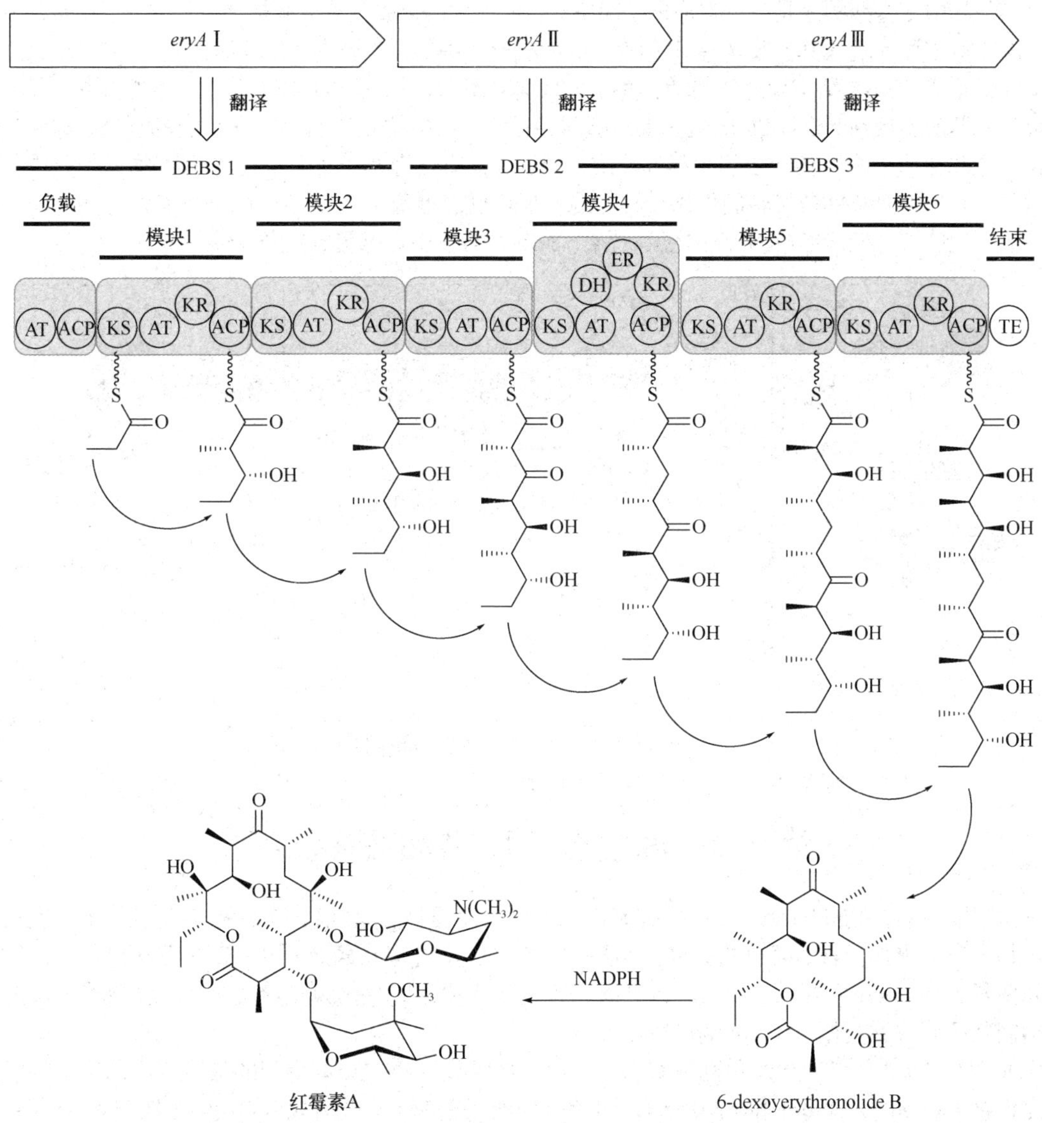

图 15-5 红霉素 A 的生物合成途径

Ⅱ型 PKS 又称迭代型 PKS，是一个多酶复合体（至少包括 KS 和 ACP），能够通过一套可重复使用的结构域多次催化相同的反应。Ⅱ型 PKS 的起始单元一般为乙酰辅酶 A，而催化链的延长主要以丙二酸单酰辅酶 A 为底物。在起始单元和延伸单元选择方面变化较小，而其终产物的结构多样性主要来自于聚酮合成后的修饰步骤。芳香类化合物是Ⅱ型 PKS 合成的常见化合物类型。

（二）非核糖体多肽途径

自然界中，在核糖体内由基因编码合成，是人们通常所知的肽类及蛋白质的生物合成方式。然而，在微生物的次级代谢产物中很多肽类化合物是在酶的调控下由氨基酸缩合而成的，这一类酶系被称为非核糖体多肽合成酶（NRPS），所对应催化生物合成的次级代谢产物为 NRP 化合物。

NRPS 是一类模块化的大型多功能酶系，包括起始模块、延伸模块和终止模块三个主要的基础模块。每个模块又可分为不同的催化结构域，主要有腺苷化结构域（adenylation domain，A domain）、缩合结构域（condensation domain，C domain）和肽酰基载体蛋白（peptide carrier protiein，PCP）等。NRPS 可通过流水线式的装配机制进行 NRP 的生物合成，并且具有一个显著特点，即催化功能域的顺序与产物中氨基酸顺序是一一对应的。NRPS 的主要生物合成步骤可概括如下：第一，在起始模块中，PCP 被磷酸泛酰巯基乙胺转移酶（PPT transferase，PPTase）识别，从非激活态（apo）变为激活态（holo）；第二，A 结构域选择与活化特定的底物氨基酸，并在 ATP 的参与下进行腺苷化；第三，腺苷化氨基酸连接到 holo-PCP 的巯基上；第四，延伸模块中的 C 结构域催化肽链的延伸，即催化腺苷化的氨基酸与下游氨基酸之间肽键的形成；第五，一些氨基酸会经历化学结构修饰，如异构化；第六，PCP 上的全长肽链经转脂作用转移至终止模块的硫酯酶（TE）结构域；第七，TE 可以水解、还原或环化肽链，最终形成 NRP 的核心骨架。NRPS 的生物合成机制见图 15-6。

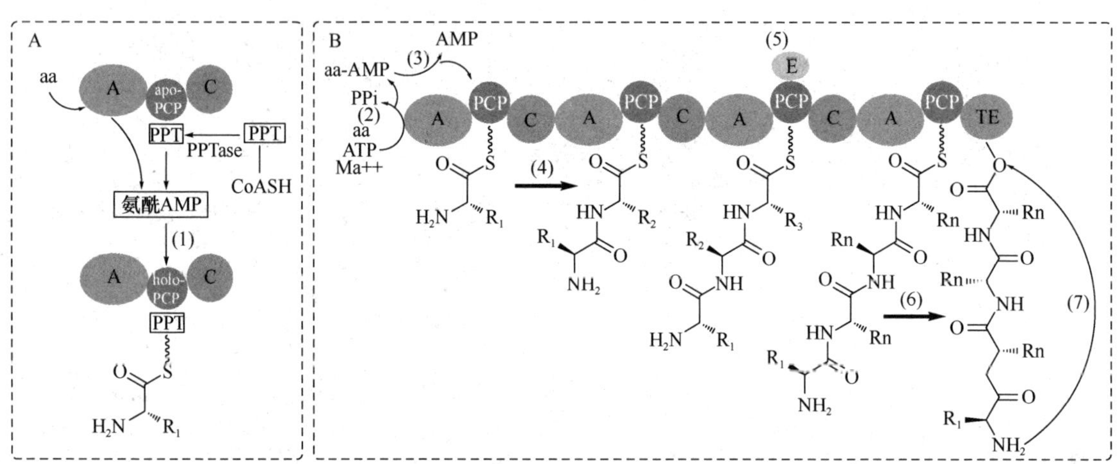

图 15-6 NRPS 的生物合成机制

A. 起始模块的活化；B. 底物氨基酸的腺苷化，肽链的延伸、异构化，终止模块肽链的环化与释放

第五节 微生物天然产物的研究实例

微生物天然产物是临床应用免疫抑制剂的重要来源，科研工作者也不断致力于从微生物次级代谢产物中发现更加低毒、高效的免疫抑制药物，为广大患者解除病痛。本节以真菌次级代谢产物多球壳菌素（myriocin）为例，介绍其从分离、鉴定到活性评价及作为先导化合物开发成为上市的免疫抑制剂新药芬戈莫德（fingolimod）的研发历程。

20 世纪 70 年代初，意大利科学家相继报道了从嗜热真菌中分离得到的具有抗真菌活性的次级代谢产物 thermozymocidin 和 myriocin，两个组分被证实为同一化合物。20 世纪 80 年代末，日本科学家藤田在对真菌辛莱克虫草（*Cordyceps sinclairii*）及其近亲冬虫夏草（*Cordyceps sinensis*）来源微生物次级代谢产物免疫抑制活性的研究过程中，发现真菌辛克莱束孢（*Isaria sinclairii* ATCC24400）发酵产物的免疫抑制活性最为显著。接下来，藤田等采用异基因小鼠混合淋巴细胞反应（MLR）评价免疫抑制作用的活性导向分离方式，从 *I. sinclairii* ATCC24400 的发酵滤液中分离得到编号为 ISP-Ⅰ的化合物，经鉴定为多球壳菌素（myriocin）。免疫抑制活性的药效学评价结果显示 ISP-Ⅰ体外活性是环孢素 A（CsA）的 5～10 倍，体内活性是 CsA 的 10～100 倍。但成药性评价结果显示 ISP-Ⅰ的毒性比 CsA 大 100 倍，且溶解度低，成药性差，同时手性碳原子较多，需进一步结构改造。

藤田等通过对天然来源的 ISP-Ⅰ的同系物及合成的系列衍生物进行构效关系研究，探讨了结构中 3 位–OH、4 位–OH、6,7 位双键、2 位手性碳的构型、14 位羰基、脂肪链长度与免疫抑制活性及毒性的关系，筛选出了先导化合物。接下来，对先导化合物的进一步结构优化过程中，首先，确定了亲脂部分是否引入苯环，引入苯环后苯环与亲水部分之间碳链的长度，苯环右侧脂肪链的长度，苯环右侧苄位是否衍生化，苯环取代基位置等因素与免疫抑制活性及毒性的关系。然后，对先导化合物的亲水部分进行结构改造，探究了羟甲基的衍生化或去除，苯环右侧苄位引入氧原子同时改造羟甲基等情况下所生成的结构修饰产物的免疫抑制活性变化情况。最终确定候选药物为 FTY720，并进入临床研究。2010 年 9 月，芬戈莫德（fingolimod，商品名 Gilenya）作为第一个用于治疗多发性硬化症（MS）的口服药物获得美国 FDA 批准上市。

ISP-Ⅰ (多球壳菌素; myriocin, thermozymodidin)

一、提取与分离

活性导向分离 ISP-Ⅰ的提取分离流程见图 15-7。

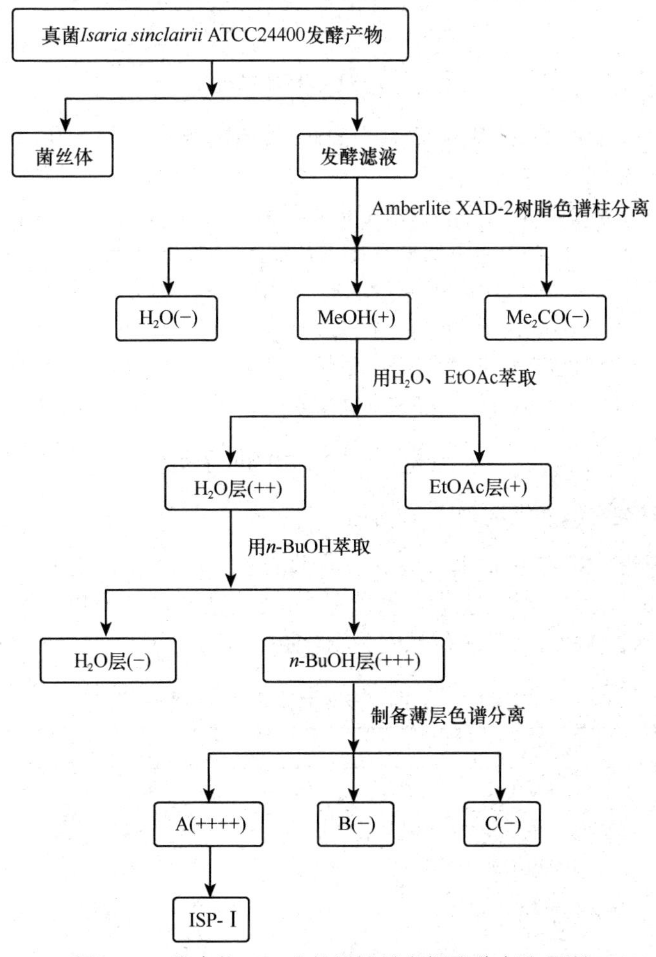

图 15-7　化合物 ISP-Ⅰ的活性导向提取分离流程图

二、结构鉴定

20世纪70年代初，研究人员首先应用核磁共振、质谱及化学反应确定了多球壳菌素的平面结构。此后，应用X射线分析与不对称合成确定了多球壳菌素的绝对构型。1994年，通过理化性质，以及旋光 HREI-MS、FAB-MS、IR、^{1}H-NMR 等波谱数据确定化合物 ISP-Ⅰ与多球壳菌素。进入21世纪，在进行 myriocin 的化学全合成研究过程中又进一步完善了该化合物的旋光及 ^{13}C-NMR 数据。下面为 ISP-Ⅰ的主要理化性质和波谱数据:

白色结晶（MeOH–$CHCl_3$–hexane），R_f=0.38（1∶3∶10 H_2O–MeOH–$CHCl_3$，下层）；熔点为168.4～170.1°C；$[\alpha]_D^{24.0}$ +5.1（c 0.18，甲醇）；FAB-MS m/z: 402 $[M+H]^+$； HREI-MS m/z: 383.2666 $[M-H_2O]^+$（计算得到 $C_{21}H_{37}NO_5$ 383.2667）。IR（KBr）：970，1410，1470，1520，1570，1640，1710，2855，2930，3210，3340cm^{-1}。^{1}H-NMR（300MHz，CD_3OD）δ（ppm）: 0.89（3H，t，J=6.6Hz），1.21～1.39（12H，m），1.52（4H，m，J=7.0Hz），1.99（2H，dd，J=6.5Hz & 6.5Hz），2.26（2H，dd，J=6.8Hz & 6.8Hz），2.43（4H，t，J=7.3Hz），3.75（1H，s），3.81（1H，t，J=6.8Hz），3.84（1H，d，J=11.0Hz），3.98（1H，d，J=11.0Hz），5.37（1H，dt，J=14.7Hz & 6.8Hz），5.52（1H，dt，J=14.7Hz & 6.5Hz）。^{13}C-NMR（75MHz，CD_3OD）δ（ppm）：14.4，23.6，24.9，30.0，30.1，30.2，30.4，32.8，33.7，33.8，38.7，43.4，43.5，65.1，70.3，71.3，73.6，126.8，134.7，173.5，214.3。

三、免疫抑制活性

研究人员以临床应用的免疫抑制剂 CsA 为阳性药，通过体外、体内实验对 ISP-Ⅰ进行免疫抑制活性评价。

1. 体外实验 以异基因小鼠混合淋巴细胞反应（MLR）为评价方法，得出 ISP-Ⅰ和 CsA 的 IC_{50} 分别为 0.0055μg/mL 和 0.03μg/mL，表明 ISP-Ⅰ的活性为 CsA 的 5 倍以上。

2. 体内实验 选取 BALB/c 小鼠为实验动物，采用腹腔注射方式给药，评价 T 淋巴细胞依赖性抗体反应活性，当 ISP-Ⅰ和 CsA 给药剂量分别为 3mg/kg 和 30mg/kg 时，抑制率均可以达到 93%；采用口服给药方式，评价细胞毒性 T 细胞反应活性，当 ISP-Ⅰ和 CsA 给药剂量分别为 0.3mg/kg 和 3mg/kg 时，抑制率分别达到 50.9%和 59.5%。结果表明，ISP-Ⅰ的体内活性为 CsA 的 10～100 倍。

四、先导化合物的筛选

（一）构效关系研究与药效团的确定

藤田等在分离获得 ISP-Ⅰ的同时，在相关真菌的发酵产物中也得到该化合物的一系列同系物——myriocin D、E、F、G，对上述化合物采用 MLR 方法测试 T 淋巴细胞抑制活性，确定 C-3 位、C-4 位—OH 与活性无关，C-6,7 位双键为活性必需基团，其结果见表 15-2。

表 15-2 ISP-Ⅰ及其同系物的活性数据

化合物	C-3 位	C-4 位	C-6,7 位	IC_{50}（nmol/L）
ISP-Ⅰ	—OH [a]	—OH	C═C	8
mycesterincin D	—OH [a]	—H	C═C	16
mycesterincin E	—OH [b]	—H	C═C	13
mycesterincin F	—OH [a]	—H	C—C	120
mycesterincin G	—OH [b]	—H	C—C	370

注：[a]–OH 的相对构型相同；[b]–OH 的相对构型相同

为进一步确定 C-1 位羧基、C-2 位碳原子的手性及 C-14 位羰基与活性的关系，设计系列化合物 1～4，采用体外 MLR 方法测试 T 淋巴细胞抑制率，体内大鼠皮移植后存活时间来评价其抑制活性与毒性。实验结果见表 15-3、15-4。

表 15-3　ISP-Ⅰ与衍生物 1～4 的体外活性数据

化合物	C-1 位	C-14 位	IC_{50}（nmol/L）
ISP-Ⅰ	—COOH	—CO—	3.0
1	—COOH	—CH_2—	1.2
2	—COOH	—CHOH	6.3
3	—CH_2OH	—CHOH	4.7
4	—CH_2OH	—CH_2—	56

表 15-4　ISP-Ⅰ与衍生物 1～4 的体内活性与毒性数据

化合物	MST±SD/天 i. p.（mg/kg）							
	0.1	0.3	1	3	10	20	30	100
ISP-Ⅰ	9.2±0.8	11.0±0.5	中毒					
1	9.0±1.0	10.6±0.8	中毒					
2	7.6±0.5	9.6±0.9	中毒					
3			8.2±0.4	9.2±0.4	11.8±0.8	13.4±1.1	中毒	
4			8.2±0.8	9.2±0.8	14.0±0.7	16.6±1.1	中毒	
CsA			7.6±0.9	10.8±0.4	15.2±0.8	—	19.4±1.1	中毒

综合实验结果，确定该化合物活性所必需的基本结构如下图所示。

（二）脂肪链的链长与活性关系

研究人员为评价脂肪链的长度对于活性的影响，设计合成了脂肪链不同长度的一系列衍生物，采用体外 MLR 方法测试 T 淋巴细胞抑制率，体内大鼠皮移植后存活时间来评价抑制活性与毒性。综合实验结果，确定脂肪碳链长度为 14 个碳时为最佳。最后，确定先导化合物的结构如下图所示。

五、候选药物的确定

先导化合物由亲水和亲脂两部分组成，分别对两部分进行修饰改造。

（一）亲脂部分改造

研究人员在保证脂肪碳链长度为 14 个碳的同时，用对位取代苯环替代双键，并使其处于脂肪链的不同位置，来设计一系列结构修饰产物。体外 MLR 方法活性筛选结果显示苯环与亲水部分间隔 2 个碳原子时活性明显强于先导化合物。实验结果见表 15-5。

表 15-5 合成衍生物 5～12 的体外活性数据

化合物	*m*	*n*	IC_{50}（nmol/L）	化合物	*m*	*n*	IC_{50}（nmol/L）
先导化合物			0.3	9	4	6	＞3
5	0	10	0.3	10	6	4	0.3
6	1	9	＞3	11	8	2	＞3
7	2	8	0.03	12	10	0	0.3
8	3	7	＞3	CsA			＞30

接下来在探究苯环右侧脂肪链的长度与活性的关系时，通过体内、体外实验证实苯环右侧脂肪链碳数仍为 8 时（即脂肪链总碳数为 14）活性最优。然后，对苯环右侧的苄位进行结构改造，合成系列衍生物，评价结果表明苯环右侧苄位的改造不利于化合物的减毒增效。在评价苯环上取代基位置与活性的关系时，确定对位取代活性最高，邻位、间位取代活性消失。实验结果见表 15-6～表 15-9。

表 15-6 合成衍生物 13～19 的体外活性数据

化合物	*m*	*n*	IC_{50}（nmol/L）	化合物	*m*	*n*	IC_{50}（nmol/L）
先导化合物			0.3	16	2	11	0.1
7			0.03	17	2	12	0.1
13	2	7	0.1	18	2	13	0.03
14	2	9	0.03	19	2	14	1
15	2	10	0.1	CsA			＞30

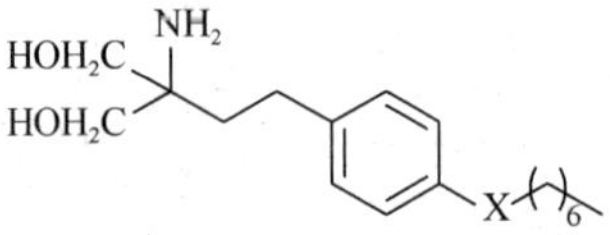

表 15-7 合成衍生物 20～25 的体外活性数据

化合物	*X*	IC_{50}（nmol/L）	化合物	*X*	IC_{50}（nmol/L）
先导化合物		0.3	22	—C═NOH	0.1
7	—CH_2—	0.03	23	—O—	0.1
20	—CO—	0.1	24	—S—	0.03
21	—CHOH	0.03	25	—NH_3	1
			CsA		＞30

表 15-8 部分化合物大鼠皮移植存活时间与给药剂量关系

化合物	MST±SD[a]（天）						
	0.1[b]	0.3[b]	1[b]	3[b]	10[b]	30[b]	100[b]
先导化合物	10.3±1.0	13.6±1.1	24.4±4.3	36.4±4.0	46.4±8.3	52.2±10.2	中毒
14		23.0±3.9	32.0±1.5	中毒			
20	19.8±1.3	25.5±1.7	32.5±1.2	中毒			
23	15.0±1.1	23.5±1.6	33.8±0.5	39.5±1.6	中毒		
24	22.3±2.2	36.0±1.5	44.5±2.0	中毒			
CsA			8.5±0.6 ns[c]	10.3±1.0	13.5±0.6	20.5±1.7	中毒

注：a. 灌胃给药，n=4～5，P＜0.5，U 检验；b. mg/kg；c. 中毒

HOH$_2$C NH$_2$ HOH$_2$C R

表 15-9　苯环取代基位置与体外活性关系

化合物	R	IC_{50}（nmol/L）	化合物	R	IC_{50}（nmol/L）
先导化合物		0.3	26	o–C_8H_{17}	＞3
7	p–C_8H_{17}	0.03	27	m–C_8H_{17}	＞3
			CsA		＞30

（二）亲水部分改造

接下来，研究人员对化合物亲水部分进行结构优化，证明羟甲基的替换或去除都会使活性降低。如果将苯环右侧苄位引入氧原子，同时对羟甲基进行结构改造，其结果也不利于化合物的活性保持。实验结果见表 15-10。

表 15-10　合成衍生物 38～48 的体外免疫抑制活性数据表

化合物	R	X	IC_{50}（nmol/L）	化合物	R	X	IC_{50}（nmol/L）
7	—CH_2OH	—CH_2—	0.024	43	–*iso*-Pr	—O—	4.5
23	—COOH	—O—	0.014	44	–n-Pr	—O—	7.3
38	—COOH	—CH_2—	＞10	45	–n-Bu	—O—	＞10
39	—H	—CH_2—	＞10	46	—$(CH_2)_2OH$	—O—	0.055
40	—CH_3	—O—	0.016	47	—$(CH_2)_2OH$	—CH_2—	0.12
41	—C_2H_5	—O—	0.044	48	—$(CH_2)_2OH$	—CH_2—	0.021
42	Allyl	—O—	3.1	CsA			＞30

经上述过程优化获得的化合物 FTY720 作为候选药物，进入了下一步的临床研究。最终该化合物成功上市，被命名为芬戈莫德（Fingolimod），成为了新一代的免疫抑制药物。

HOH$_2$C NH$_2$ · HCl HOH$_2$C

(FTY720)

芬戈莫德

第十六章 天然药物新药研究与开发

学习目标

1. **掌握** 天然药物有效成分和衍生物新药的研究方法。
2. **熟悉** 中药有效部位（群）及中药复方制剂新药的研究途径。
3. **了解** 中药和天然药物注册分类。

案例 16-1 **新药研究与开发——钓鱼**

上海中药创新研究中心原主任惠永正曾形象地把“新药研究与开发”比喻为“一个钓鱼过程”。过去新药研究只注意钓鱼工具，而不太注意“鱼”在哪里?目前，现代科学技术已经将“鱼钩”发展得很完善，但钓鱼要有所收获，关键还是要寻找到一个好鱼塘，天然药物/中药就是一个最好的鱼塘。

如果将以前那种对上万个化合物进行随机高通量筛选比作是在太平洋钓鱼的话；那么如今，在核心、活性化合物数据库基础上有的放矢，就如同在优质鱼塘里捕捞。

问题：1. “鱼”在哪儿?

2. 为什么说天然药物/中药是一个最好的鱼塘?

3. 想一想药理模型是不是如同一张捞鱼大网?

进入 21 世纪，一方面，随着社会的发展，人类疾病谱已悄然发生改变，医疗模式已由单纯的疾病治疗转变为预防、保健、治疗、康复相结合的模式，各种替代医学和传统医学正发挥着越来越重要的作用。另一方面，化学合成药物对人体有不良反应，易产生抗药性和耐药性，并诱发越来越明显的药源性疾病。再加上人类生存环境的不断恶化，目前“回归自然”的呼声越来越高，天然药物（natural medicine）备受青睐。据统计，1981～2019 年全球上市的 1880 多种小分子药品中，其中 3.8%的为完全的天然产物（如从土曲霉培养液中分离到的洛伐他汀），另有 46%为天然产物衍生物、天然产物类似物或天然植物成分。我国多年来研究成功的新药 90%以上与天然产物有关，如 20 世纪 60～70 年代研制出的青蒿素、2022 年批准上市的淫羊藿素软胶囊和广金钱草总黄酮胶囊等。由此可见，天然产物在新药研究开发中占有重要地位。

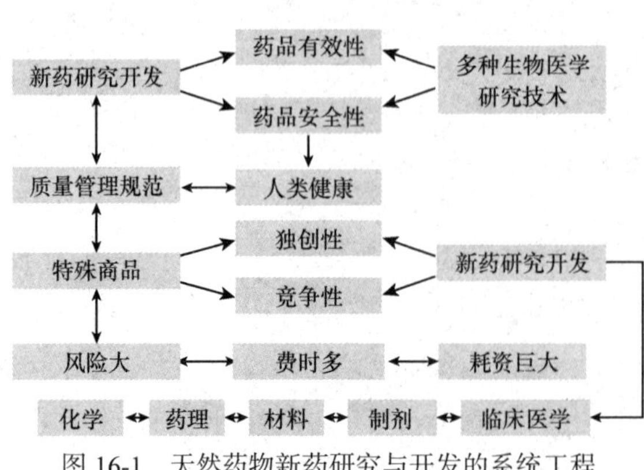

图 16-1 天然药物新药研究与开发的系统工程

天然药物新药研发是制药工业生存和发展的基石和杠杆，同时也是一项大投入、长周期、高风险、多学科、复杂的高技术密集型系统工程（图 16-1）。

案例 16-2 天然药物是指在现代医药理论指导下使用的天然药用物质及其制剂。中药是指在我国中医药理论指导下使用的药用物质及其制剂。天然药物与中药的区别见下。

名称	理论体系	治病原理	临床应用	研究方法
天然药物	现代医药理论	利用有效成分对致病因素进行对抗治疗，作用靶点相对集中，具有微观优势	以单体或成分群制成制剂，用于现代医学临床“病”的治疗	探明天然药物有效成分及其药效作用机制，质量控制和评价体系较严格
中药	中医药理论	遵循中医药的传统理论，采用个体化用药，具有宏观优势	复方配伍入药，用于中医临床“证”的治疗	整体和微观相结合，对中药进行化学、药理学和质量评价等研究

问题：如何理解天然药物与中药既有联系又有区别？

一、我国中药和天然药物注册分类

根据国家《药品注册管理办法》（2020 年）第四条，中药注册按照中药创新药、中药改良型新药、古代经典名方中药复方制剂、同名同方药等进行分类。天然药物参照中药注册分类（见国家药品监督管理局公告 2020 年第 68 号通告附件）。

二、国外对天然药物管理状况

为了对新药进行管理，许多国家都对其含义和范畴做了明确的法律界定。欧盟各国除了英国、荷兰两国外，德国、法国及意大利等国均将天然植物药作为处方药或非处方（OTC）药物进行管制。德国在天然植物药的管理方面走在了世界前列，其卫生部于 1978 年设立 E 委员会，由该委员会编制的各个植物药专论，这实际上构成了德国国家植物药药典。所有德国销售的植物药必须符合该专论的规定。长期以来，美国 FDA 不承认包括中药在内的天然植物药是药品。但在医疗保健巨额开支的压力下，1994 年美国国会通过了《膳食补充剂健康教育法》，将包括中药在内的天然植物药列为膳食补充剂，即其是介于食品与药品之间的一种特殊产品，虽然不能标明具体适应证，但可以注明其保健作用。2000 年美国政府决定成立“白宫补充和替代医学政策委员会”，以深入讨论补充替代医学的政策方针，发掘其潜在价值。2002 年该委员会在向总统和国会所递交的正式报告中，首次把“中国传统医学”明确地列入补充替代医学范畴。近年来，FDA 加强了天然植物药的法规管理，2003 年对膳食补充剂实行 GMP 管理，制定了严格的生产和标签标准。不久前，美国 FDA 在网上公布了《植物药研制指导原则》。对植物药的技术要求有别于化学药，这主要表现在：临床前研究技术标准的相对宽松；药动学试验的灵活性处理；植物药复方制剂的特殊性对待；药学技术要求的灵活性处理；药理毒理学技术要求标准的降低等。

视窗 16-1

日本中草药产品虽深受我国传统文化的影响，但是日本并未废除对汉方医药的禁令，除已批准的 210 方剂外，日本厚生省对新增汉方药的审批异常严格，以等同于化学合成新药的方法对待汉方药，严重阻碍了汉方药的发展。近年来，日本政府对健康食品的管制已明显趋于缓和，如取消了剂型的限制，放宽了可以用于健康食品的各类天然植物药的管制等。日本已于 2005 年推出新的《药事法》，基本的原则是“规制缓和”，实行“原卖责任制”，对药品生产、流通的管理办法进一步向欧美靠拢，放松以往过于严格的限制。

第一节　天然药物有效成分新药研究与开发

一、研 发 现 状

1. 优势　目前在我国使用的药物中，合成药和抗生素多以仿制为主，据估计现有合成药 97%以上为仿制品，因此创新的合成药和抗生素十分受到重视，但跻身国际行列还需一段时间。然而从我国现阶段国情出发，应优先发展天然药物已取得共识。因为我国有着开发天然药物有效成分新药的先天优势：①具有一定的新药开发基础。我国天然药物种类繁多（为有效成分新药发现提供了丰富的资源），又有利用中草药的悠久历史和丰富经验，且这些经验有文字记载。②国际市场对我国天然药物的需求较大。据世界卫生组织估计，目前全球八成人口在使用或曾经使用过各种不同的传统医药治病保健，而传统医药一般都是以天然药物资源为主要材料。③海洋生物药用资源丰富。海洋生物生长环境特殊，其遗传代谢有特异的变化，可产生结构新颖的活性物质（具有结构多样性），当今海洋生物已成为国内外新药研究开发的热点领域，而我国对海洋生物药用资源的开发研究才刚刚开始，前景广阔；④政策支持逐步规范。中国自加入世界贸易组织以来把中医药产业视为了最具竞争力的产业之一。2002年国家制定的《中药现代化发展纲要》中提出了 2002～2010 年我国中药现代化的指导思想，加快了我国天然药物资源开发利用的步伐。2022 年 3 月，国务院办公厅印发《“十四五”中医药发展规划》，明确了“十四五”时期中医药发展目标和主要任务，对“十四五”时期中医药工作进行全面部署，其中明确，到 2025 年，中医药健康服务能力明显增强，中医药高质量发展政策和体系进一步完善，中医药振兴发展取得积极成效，在健康中国建设中的独特优势得到充分发挥。

有效成分新药系指对天然药物和中药(包括文献古籍记载的单味中药及其复方、民族民间药物、临床名方和名优中成药)进行系统的活性成分研究，发现具有临床使用价值的活性化合物，再进行系统的药效、药代、安全性和临床评价，研发而成的单体化合物新药。根据法规规定，单体化合物的含量必须大于 90%。

近一个世纪以来，随着现代分离技术和基于结构鉴定的光谱技术及活性检测技术的飞速发展，我国从天然药物中发现新单体、新活性成分的速度大大提高。例如，从天然药物或传统中药中发现了麻黄素、小檗碱、青蒿素、芦丁、五味子甲素、四氢帕马丁（延胡索乙素）、川芎嗪、青藤碱、甘草酸、甘露寡糖二酸和环维黄杨星 D 等至今仍在临床一线使用的药物；从民间草药中也发现了石杉碱甲、丁苯酞、胡椒碱、灯盏乙素、山栀苷甲酯、8-*O*-乙酰山栀苷甲酯、胡黄连苷、蟾毒灵、三氧化二砷、雷公藤甲素和乙素等药物或国际上关注的活性成分。即使在化学和生物学得到快速发展的今天，从天然药物和中药中发现活性成分、先导化合物及创新药物（如淫羊藿素，是从传统中药淫羊藿中提取经酶解获得单体化合物）仍然不失为一条成功率较高的快捷途径。基于天然药物有效成分的新药研究与开发的程序见图 16-2。

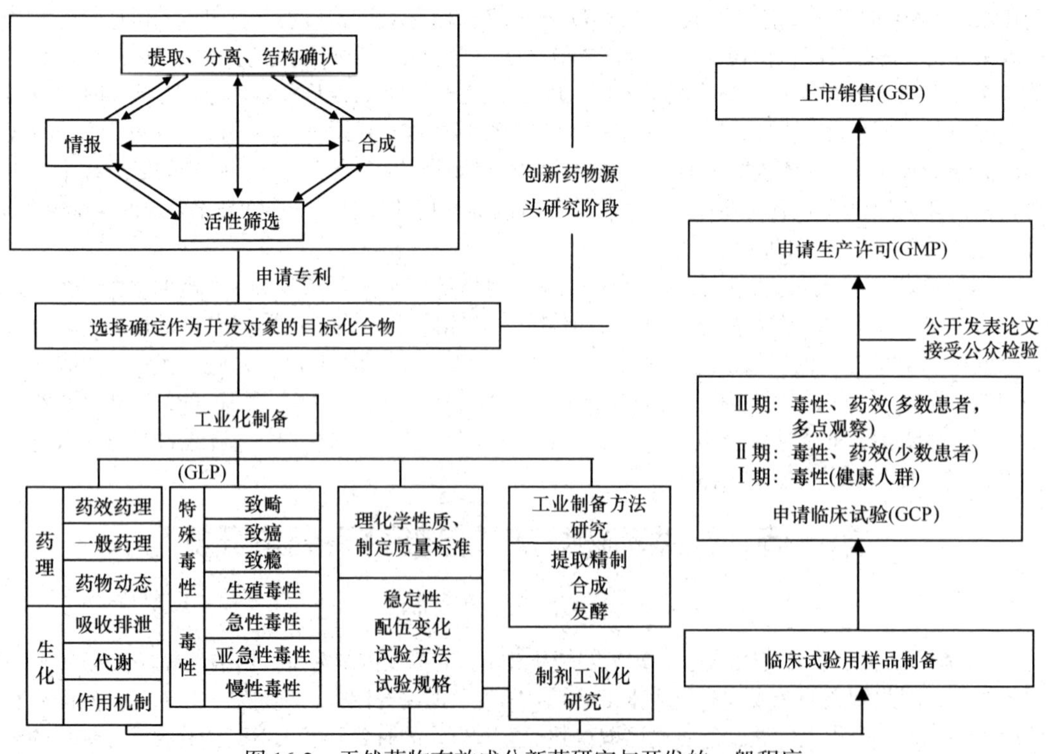

图 16-2 天然药物有效成分新药研究与开发的一般程序

2. 面临挑战 由于中药和天然药物主要来源于植物和动物，其所含成分与人类食物中所含成分的结构类型相似，人类在长期的进化过程中对这些成分形成了吸收抵抗或快速代谢的能力，因此，中药和天然药物成分普遍存在着生物利用度低或体内易于代谢等问题，这也是近年来一些相关新药退审的重要原因。

结构复杂而多样的天然产物是新药发现的重要宝库。为了克服有限的自然资源，科学家近两个世纪一直不断尝试人工合成天然产物。虽然化学全合成已经取得了巨大成就，众多高度复杂的天然产物已经被有机化学家成功制备，但本领域仍存在诸多挑战性问题，例如化学反应中涉及昂贵的化学试剂、苛刻的反应条件、难控的立体选择性、冗长的合成路线及较低的总收率等。随着分子印迹技术、生物技术和有机合成新技术的发展，越来越多天然药物实现了人工制备。

二、研 发 方 法

（一）微量活性成分分离富集方法

天然药物活性成分（active constituent）是指药材中代表其功效的化学成分，其特点是含量低，难于富集；另外体系复杂，大分子和小分子、生命和非生命物质共存，尤其是存在结构相近的异构体，分离纯化难度大。传统的提取分离方法，如溶剂粗提、大孔吸附树脂吸附和硅胶柱色谱等，都不具备分子结构的选择性，往往在分离过程中会造成一些活性成分的丢失，特别是高活性微量成分的丢失而被漏筛，这样就有可能错过发现新药的机会。因此，发展针对天然活性成分的高选择性和高亲和力的分离纯化方法，在天然药物研究与开发等方面具有紧迫的需求。

1. 分子印迹方法 以骆驼蓬种籽中抗肿瘤化合物哈尔明及哈马灵的结构类似物哈尔满作为模板，用非共价键法制备了对哈尔明及哈马灵具有强亲和性的分子印迹聚合物（molecular imprinted polymer，MIP），此 MIP 作为液相色谱固定相与大气压电离飞行时间质谱联用，直接分离鉴定了草药骆驼蓬种籽甲醇粗提物中所含的哈尔明及哈马灵两种微量抗肿瘤活性成分。以尼古丁为模板分子制备了 MIP 作固定相萃取材料，对尼古丁及其氧化产物进行了纯化，再用离线高效液相色谱测定，对于检测的 3 种化合物：尼古丁、可替宁、*β*-烟碱烯，当用 MIP 除去干扰物后，三种检测物显示了高回收率；当用 C_{18} 柱进行纯化时，仅检出了尼古丁；无纯化步骤时，一种化合物也检测不到。以中药活性成分为模板制备 MIP，并以此作为固相萃取填料，用于中草药及大鼠血浆中目标化合物的分离提取。通过种子诱导、溶胶-凝胶和热裂解等方法，合成对薯蓣皂苷元分子具有高选择性、高分离能力的分子印迹纳米硅胶，填充到固相萃取柱中，从薯蓣总皂苷水解液中分离得到高纯度薯蓣皂苷元等。

视窗 16-2

总之，MIP 具有高选择性、高分离效率，独特的化学、物理稳定性，制备简单，可重复使用等特点，因此，受到了众多研究人员的重视，相信 MIP 在天然药物微量活性成分分离等方面将发挥越来越重要的作用。

2. 生物技术方法 天然药物中微量高活性成分的研究开发一直是困扰医药产业界的核心问题。目前，随着生物学、生物化学和生物工程学的发展，利用现代生物技术促使天然药物中高含量成分转化成微量高活性成分的例子越来越多。

（1）微生物转化法：成本低、副产物少、应用广泛。喜树果中含有喜树碱等多种结构类似的生物碱，喜树碱和羟基喜树碱为抗肿瘤药，其中 10-羟基喜树碱疗效好、毒性低，较为常用，但在该植物中 10-羟基喜树碱含量约为十万分之二，近期发现多种微生物（无毒黄曲霉菌株 T-419、毛霉和禾谷镰刀菌等）能定向地将含量较高的喜树碱转化成 10-羟基喜树碱，如无毒黄曲霉菌株 T-419 能将喜树碱转化为 10-羟基喜树碱，实际得率提高到喜树碱投料量的 1/10。

各种人参皂苷在人参属植物中含量不同，并且具有不同的药理功能。有些人参皂苷含量较高，如 Rb_1 和 Rg_1，而另外一些人参皂苷含量甚微，为稀有人参皂苷，如 Rh_1、Rh_2、Rh_3 和 Rg_3 等。研究发现小型丝状真菌黑曲霉（*Aspergillus niger* 3.1858）和蓝色犁头霉（*Absidia coerulea* 3.3538）具

有将 Rg_1 转化为 Rh_1 的能力，转化率为 80.9%。

紫杉醇是从红豆杉属植物中提取出的二萜类生物碱化合物，具有较好的抗肿瘤活性，可用于乳腺癌、宫颈癌、卵巢癌和肺癌等的治疗，是临床上使用最广泛的抗肿瘤药之一。由于紫杉醇含量低（从 36 棵 60～100 年生大树的树皮中可提取到约 1g 紫杉醇），研究人员利用微生物技术转化生成紫杉醇，解决紫杉醇产量低的问题；研究人员从白色类诺卡氏菌（*Nocardioides albus* SC13911）、黄色类诺卡氏菌（*N. luteus* SC13912）、莫拉氏菌（*Moraxella* sp.）三种微生物中分离出 C-13 侧链水解酶、C-10 脱乙酰酶、C-7 木糖苷酶三种酶，分别将红豆杉中的数种紫杉烷（baccatin Ⅲ、10-deacetyl taxol、7-xylosyl taxol、7-xylosyl-10-deacetyl taxol、cephalomannie 等）的 13、10 及 7 位进行水解，得到较多单一的 10-deacetyl baccatin Ⅲ作为紫杉醇合成的前体，再利用化学反应，连接上 13 位的侧链，即可得到紫杉醇。

（2）植物细胞组织培养：是指从植物体上取下部分的组织或细胞，于无菌条件下利用人工培养基维持其生长，可以大量繁殖或生产某些天然药物活性成分。红豆杉细胞培养条件与红豆杉整株的生理环境存在较大差异，适宜的培养条件是提高紫杉醇产量的关键因素。1991 年美国科研人员通过液体悬浮培养生产紫杉醇获得成功；研究发现，悬浮培养红豆杉细胞时，搅拌产生的剪切力会影响紫杉醇和巴卡亭Ⅲ的产量，因此利用气升式发酵罐进行培养较为理想。温度和光照对紫杉醇产量也有显著影响，24℃时红豆杉细胞的生长速度最快，29℃时紫杉醇的合成量最多；黑暗条件下悬浮培养的红豆杉细胞的生长速度和紫杉醇产量较有光照时显著提高。

日本海洋生物研究公司以单细胞杜氏盐生藻 *Dunaliella salina* 生产 *β*-胡萝卜素；日本三井石化公司利用紫草细胞生产红色萘醌类的染料紫草素（shikonin），可用作口红原料和治疗痔疮；1964 年上海植物生理研究所首先成功地进行了人参的组织培养，随后我国和其他国家的科研人员又将人参的组织培养过渡到工业化生产。目前人参的 10L 体积的大规模培养在我国已实现，对其培养细胞进行化学成分和药理活性比较分析，表明与种植人参无明显差异；此外还有研究人员采用植物细胞组织培养生产出天麻素、小檗碱、红景天苷、穿心莲内酯、黄酮类和醌类等化合物，故通过植物细胞组织培养方式来大量生产天然药物活性成分，是一种可靠、有效的方法。

（3）生物合成：丹参酮（tanshinone）是一类松香烷二萜化合物，来源于传统中药材丹参（*Salvia miltiorrhiza*）。丹参酮是丹参酮 $Ⅱ_A$、丹参酮 $Ⅱ_B$、丹参酮 Ⅰ 及隐丹参酮等一类化合物的总称，目前临床上主要用于治疗心血管疾病。目前丹参酮主要从植物丹参中提取，但丹参生长周期长，丹参酮提取步骤复杂，因而影响了对它的进一步开发。

丹参酮的生物合成通常经历 3 个阶段：①异戊烯焦磷酸（IPP）及其异构体二甲基烯丙焦磷酸（DMAPP）的生成；②萜类化合物前体牻牛儿基焦磷酸（geranyl diphosphate，GPP）、法尼基焦磷酸（FPP）和双（牻牛儿基）焦磷酸（GGPP）等的生成；③萜类合酶环化及 CYP450 等的修饰。丹参酮的前体 IPP 和 DMAPP 分别来源于甲羟戊酸途径和 MEP 途径，其中 MEP 途径被认为是丹参酮 C5 前体的主要来源。丹参酮的前体 GGPP 先经科巴基焦磷酸合酶（copalyl diphosphate synthase，CPS）的催化生成科巴基焦磷酸（copalyl diphosphate，CPP），然后 CPP 在类贝壳杉烯合酶（kaurene synthase-like，KSL）的催化下生成次丹参酮二烯（miltiradiene），需要经过两步反应。次丹参酮二烯后续再经过杂环化、芳香化和去甲基化等形成相应的丹参酮类化合物。CYP76AH1 是丹参酮生物合成途径下游中一个非常重要的酶，催化次丹参酮二烯生成铁锈醇（ferruginol）。另外还有两个参与丹参酮生物合成 CYP450 酶 CYP76AH3 和 CYP76AK1。其中，CYP76AH3 催化铁锈醇生成 11-羟基铁锈醇（11-hydroxy ferruginol）、柳杉酚（sugiol）和 11-羟基柳杉酚（11-hydroxy sugiol），CYP76AK1 催化 11-羟基铁锈醇和 11-羟基柳杉酚生成 11,20-二羟基铁锈醇（11,20-dihydroxy ferruginol）和 11,20-二羟基柳杉酚（11,20-dihydroxy sugiol），随后经过未知酶的催化生成丹参酮类化合物（图 16-3）。

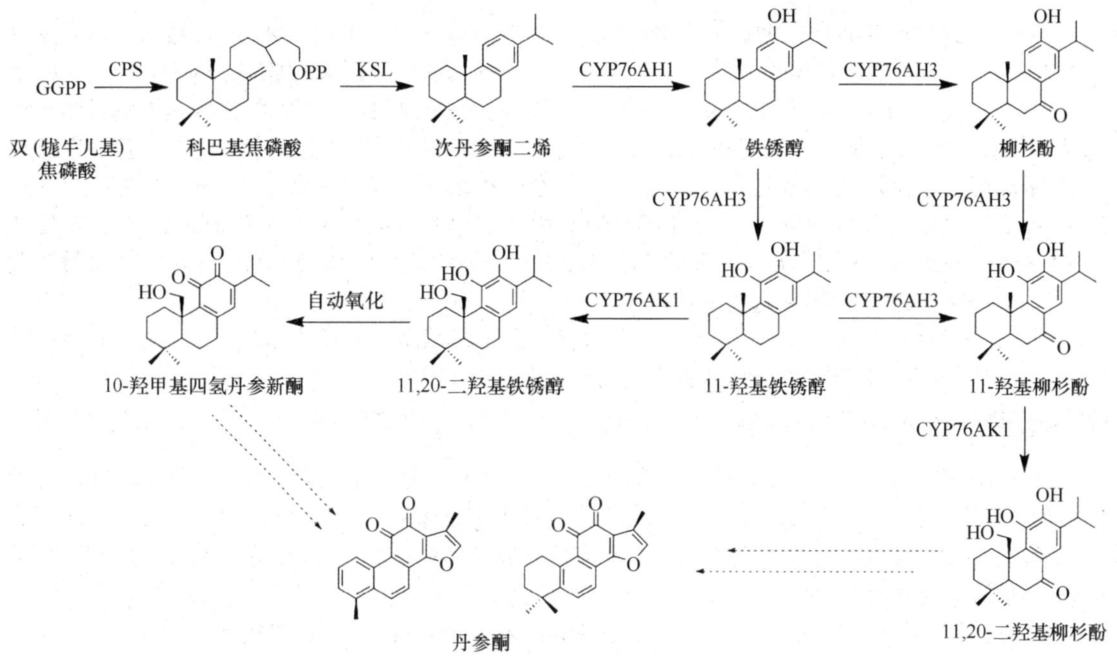

图 16-3　丹参酮生物合成途径

如通过使用模块化途径工程方法在酿酒酵母中组装了次丹参酮二烯的合成途径，并预测和分析了柯巴基焦磷酸合酶（CPS）和类贝壳杉烯合酶（KSL）之间的分子相互作用，构建了 CPS 和 KSL 融合蛋白，使它们的活性位点紧密相邻，同时将牻牛儿基焦磷酸环化酶（GGPPS）和 ERG20 融合，最终使次丹参酮二烯产量提高至 365mg/L。过表达 FPPS 和内源性 GGPPS 的融合蛋白及来源于嗜酸硫杆菌的异源 GGPPS 基因，增加流向 FPP 和 GGPP 的碳流量，同时过表达基因 *tHMGR-UPC2.1*，再通过补料分批培养使次丹参酮二烯的产量提高至 488mg/L。通过构建高产 GGPP 的底盘细胞，筛选并利用来源于毛喉鞘蕊花的基因 *CfTPS1* 和来源于丹参的基因 *SmKSL1* 以提高次丹参酮二烯的产量，又通过融合 *CfTPS1* 和 *SmKSL1* 及蛋白截短的蛋白质工程策略进一步提高了次丹参酮二烯的产量，最终其摇瓶水平产量达到 550.7mg/L，5L 发酵罐水平产量达到 3.5g/L。利用酿酒酵母异源表达丹参酮生物合成途径中所需要的酶，构建了产铁锈醇的酵母工程菌，产量为 10.5mg/L。

生物合成的最大优势是可以完成一些困难的合成步骤，如抗肿瘤药紫杉醇和长春新碱都可以用此法合成出来。此法不仅可行，而且作为一个新的方法可弥补现行有机合成的不足。

（4）微生物发酵和酶法：微生物及酶作为生物催化剂，具有很高的催化功能、底物特异性和反应特异性。近年来，微生物及酶催化反应越来越多地被有机化学家作为一种手段用于天然药物有效成分合成。①青蒿素是植物青蒿产生的一种倍半萜烯酯类内过氧化物，是目前治疗疟疾的特效药。青蒿素的生产依赖于植物提取，且来源主要依赖于中国，给中国带来了巨大的原料供应压力。为了克服有限的自然资源，人们一直不断尝试生物发酵生产青蒿素，2012 年美国某公司通过菌株改良和发酵工艺优化，使青蒿素前体紫穗槐二烯（amorpha-4,11-diene）的发酵水平达到 40g/L，目前发酵法生产青蒿素前体青蒿酸的水平已达到 25g/L。2012 年年底法国的赛诺菲公司利用美国授权的酵母工程菌发酵生产青蒿酸（青蒿素前体），数量已经达到了非常惊人的地步，已生产出 39t，转化为青蒿素后相当于 4000 万份抗疟药；2014 年底将生产出 60t，转化为青蒿素后相当于 6000 万份抗疟药。②人参皂苷 Rh_2 是人参、三七和西洋参等名贵中药材中珍稀活性成分，具有抗癌、提高人体免疫力等重要药理活性。然而人参皂苷 Rh_2 在源植物中含量极低，传统的获取方式有较大的局限性。研究发现可应用合成生物学技术开发酿酒酵母细胞工厂来低成本发酵生产人参皂苷 Rh_2，首先以高产原人参二醇（protopanaxadiol，PPD）的菌株 LPTA 为底盘菌，将三七来源的 3 位糖基转移酶基因 Pn1-31，与酵母 UDP-葡萄糖供给模块基因：磷酸葡萄糖变位酶 1（PGM1）、α-磷酸葡萄糖变位酶（PGM2）和尿苷二磷酸葡萄糖焦磷酸化酶（UGP1）一同插入酵母染色体的 EGH1 位点，成功获得生产 17.10mg/g 人参皂苷 Rh_2 的工程菌 LPTARH2。通过对菌株的代谢物检测，显示目标产物人参皂苷 Rh_2 的合成前体 PPD 存在大量积累。为进一步提高工程菌人参皂苷 Rh_2 的产量，研究对 UDP-葡萄糖供给模块及人参皂苷 Rh_2 合成模块进行强化，构建出人参皂苷 Rh_2 摇瓶产量可达 36.26mg/g，含量占酵母细胞干重的 3.63%的工程菌株 LPTA-RH2-T，相较于最初改造的菌株 LPTA-RH2，最终人参皂苷 Rh_2 的产量提升了 112.11%，转化效率提升 65.14%。为进一步获得产业级人参皂苷 Rh_2 细胞工厂提供重要基础。

因此，正确利用现代生物技术不仅可以解决天然药物研究和产业开发中的重要难题，而且更重要的是可以降低成本，减少对自然资源和生态环境的破坏。

（二）天然药物有机合成新策略

显然，用传统的方法，单从自然界获取纯化的天然产物已远远不能满足今天人类医药产业对天然药物的需求。必须开发新的工业规模的有机合成技术，如基于组合化学的方法、多样性导向合成方法等。这些方法实际上是结合了天然生产和有机合成来获取新的化合物，它们都以天然产物为基础来得到新的高活性化合物。

1. 基于组合化学的方法 组合化学（combinatorial chemistry）是一种快速合成大量结构各异化合物的技术，它可将天然产物核心结构（已知具有生物活性）作为支架来合成新的化合物库（这些化合物比完全合成更有可能具有生物活性）。例如，采用固相法合成了分别用生物素（biotin）和 ^{125}I 标记的 *D*-Ala-*D*-Lactate 和 *D*-Ala-*D*-Ala 探针化合物以及 18 个结构限定性的多肽和多肽衍生物化学库，并建立了“一珠一化合物”组合正交筛选实验方法。结果发现一个新的体外抑制低水平万古霉素耐药菌（*Enterococcus faecalis*，ATCC 51299，MIC 为 17.5mg/L）的化合物（图 16-4）。该化合物对万古霉素敏感菌菌株（*Staphylococcus aureus*，ATCC 25923）的抑制活性为 MIC 为 6.25mg/L。

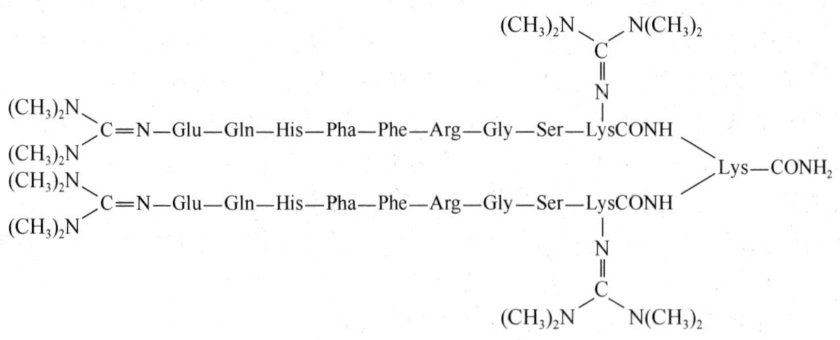

图 16-4 体外抑制万古霉素耐药菌新化合物结构

2. 多样性导向合成方法 天然先导化合物是许多创新药物的分子基础，然而经典的天然先导化合物发现模式存在制备周期长、活性化合物发现率低等问题。天然产物的定向合成适用于单个先导化合物的全合成，虽解决了先导化合物制备困难的问题，却难以满足化合物库的需求。因此，天然药物的研究与开发重心逐渐从开始的“合成单一天然产物”转移到“结构多样性的类天然产物”的导向合成，简称多样性导向合成（diversity-oriented synthesis，DOS）。特别是在新药研究领域，结构多样性的小分子化合物可以提供增加探寻一个宽范围生物靶标的机会，所以近年来结构多样性导向合成迅速成为新的合成目标。

分泌途径抑制剂 secramine A 发现就是其中一个典型的例子。雪花莲胺（galanthamine）是一种已知的乙酰胆碱酯酶抑制剂，为了进一步发掘其核心骨架中蕴含的活性信息，首先用生物模拟 DOS 方法构筑了雪花莲胺分子的对映异构核心骨架 2，随后对其进行了 DOS 方法衍生（图 16-5），在 4 个部位分别发生：①光延（Mitsunobu）反应；②共轭加成反应；③乙酰化反应；④亚胺形成反应。

共构建了含有 2527 个分子的化合物库，通过细胞表型的筛选方法发现了一种新的分泌途径（指细胞通过高尔基体将蛋白从内质网转移到质膜的过程）抑制剂 secramine A（在 2μmol/L 时有效），而天然产物雪花莲胺在高达 100μmol/L 时对分泌途径并不起作用。

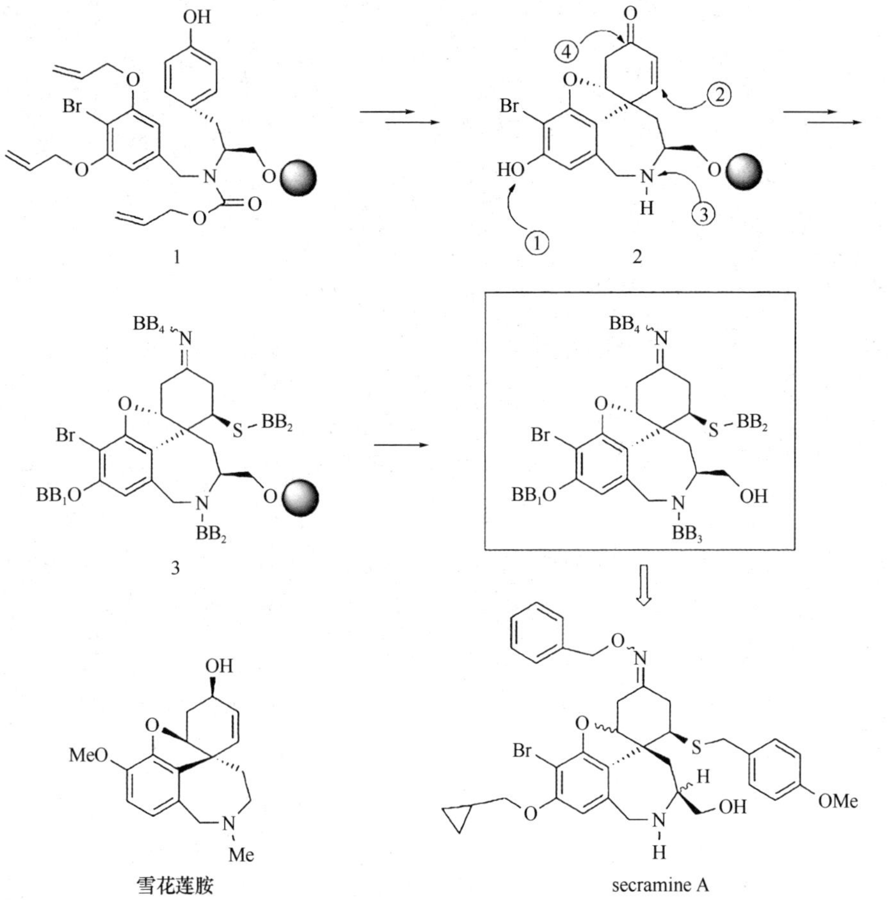

图 16-5　雪花莲胺四环骨架化合物库的建立和分泌途径抑制剂及高尔基-质膜运输抑制剂 secramine A 的发现

3. 化学-酶法交叉全合成方法　由于生物酶对底物的专一性要求非常高，所以天然产物分子骨架的衍生拓展性较差。在这些方面，化学合成可以发挥重要的互补优势，因而利用生物与化学交叉融合策略制备天然产物逐渐引起关注，成为天然产物及其衍生物全合成的另一个新趋势。

鬼臼毒素（podophyllotoxin）及衍生物因其所特有的抗肿瘤、抗病毒等生物活性而备受关注。鬼臼毒素的传统来源为植物提取，受限于植物生长缓慢，同时过度开采带来环境破坏等不利因素，不能满足人类需要。近年来利用化学-酶法交叉全合成鬼臼毒素取得了显著进展。首先利用金属锌促进胡椒醛与烯丙基溴化物反应制得高烯丙醇中间体，并在铑催化剂作用下合成消旋的羟化亚太因（*rac*-hydroxyyatein），再用 2-ODD-PH 酶催化环化，通过动力学拆分以 39%收率及 95% ee 对映选择性得到鬼臼毒素的差向异构体，最后经化学法反转 C-7 位点上的羟基手性获得鬼臼毒素（图 16-6a）。同时发展了手性底物转化的合成路线，第一步采用化学缩合反应制得亚太因，第二步借助 2-ODD-PH 酶催化亚太因进行环合反应，获得鬼臼毒素前体，第三步通过化学法在 C-7 位点进行羟基化反应，从而合成终产物鬼臼毒素，其分离收率达到 58%（图 16-6b）。与化学全合成方法相比，上述两条化学-生物融合策略在收率及立体控制上均有明显提升，有望实现鬼臼毒素规模化全合成。

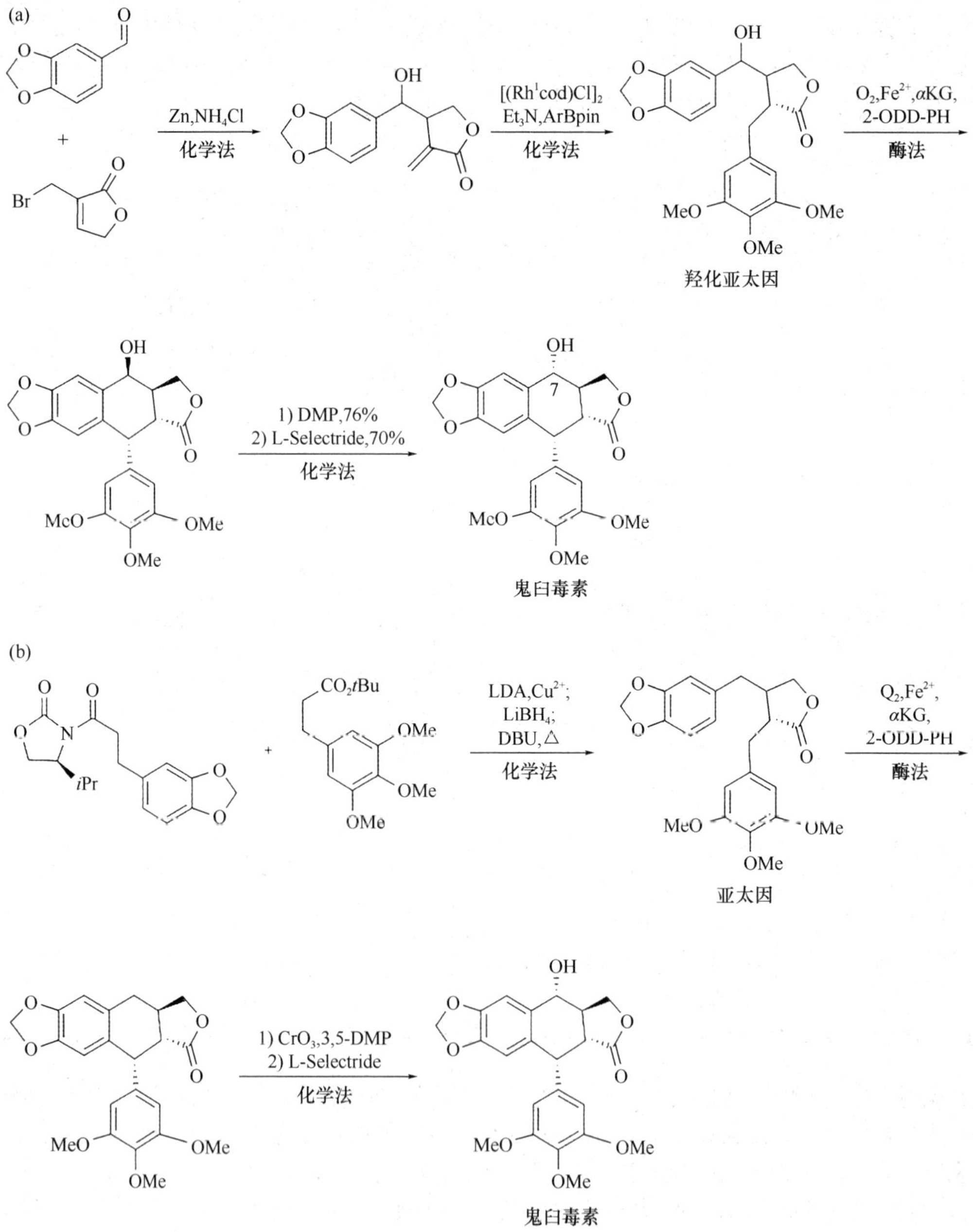

(a)

Zn,NH$_4$Cl 化学法

[(Rh^{1}cod)Cl]$_2$ Et$_3$N,ArBpin 化学法

羟化亚太因

O$_2$,Fe^{2+},αKG, 2-ODD-PH 酶法

1) DMP,76% 2) L-Selectride,70% 化学法

鬼臼毒素

(b)

LDA,Cu^{2+}; LiBH$_4$; DBU,△ 化学法

亚太因

O$_2$,Fe^{2+}, αKG, 2-ODD-PH 酶法

1) CrO$_3$,3,5-DMP 2) L-Selectride 化学法

鬼臼毒素

图 16-6 鬼臼毒素的两种化学-酶法合成途径

4. 仿生全合成策略 天然药物通常具有复杂、独特的化学结构和重要的生理/药理活性，是生命进化和自身调节过程的重要物质基础。运用仿生学的原理，通过模仿天然产物的生源合成途径关键步骤的化学仿生合成是具有重要科学意义的研究方向。尽管生物合成反应大都是在酶的催化下进行的，但采用化学方法模仿这些反应时，可以在无酶或模拟酶条件下进行。利用仿生合成的策略可以简化合成步骤，提高合成效率。

青蒿素是一种内含过氧桥环的天然倍半萜类内酯化合物，分子中包含有七个手性中心，并且过氧桥构成了[1,2,4]-三噁烷的新颖结构单元，由此可以想象其合成难度之大。二氢青蒿酸（dihydroartemisinic acid）是青蒿素生源合成的重要中间体，因此，许多天然药物化学家利用仿生合成的策略来合成这个关键中间体实现青蒿素的仿生全合成。如从(–)-异胡薄荷醇出发，经过多步转化得到了二氢青蒿酸从而实现了青蒿素的仿生合成（图 16-7）。

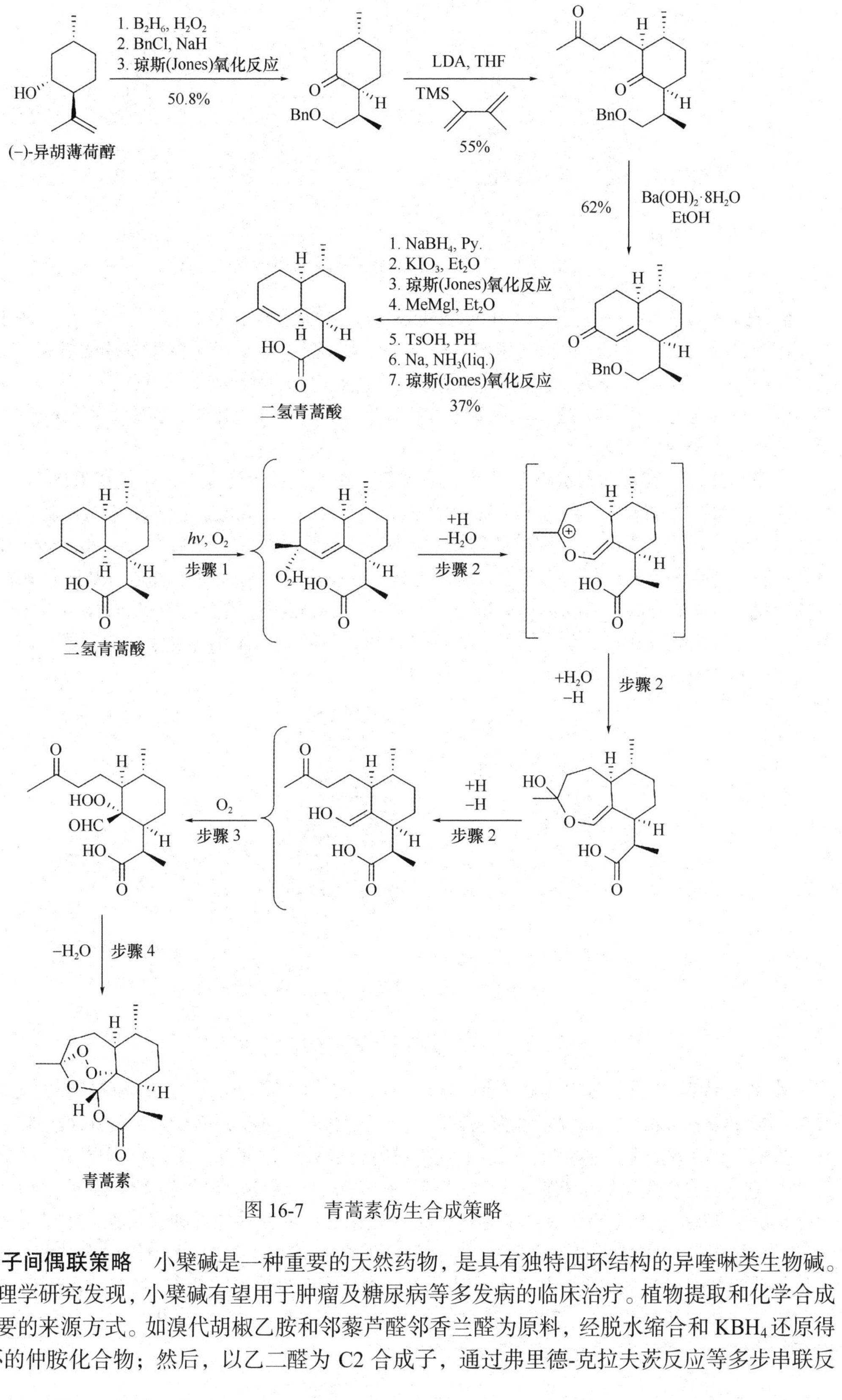

(−)-异胡薄荷醇

1. B_2H_6, H_2O_2
2. BnCl, NaH
3. 琼斯(Jones)氧化反应
50.8%

LDA, THF
TMS
55%

62%
$Ba(OH)_2 \cdot 8H_2O$
EtOH

1. $NaBH_4$, Py.
2. KIO_3, Et_2O
3. 琼斯(Jones)氧化反应
4. MeMgI, Et_2O
5. TsOH, PH
6. Na, NH_3(liq.)
7. 琼斯(Jones)氧化反应
37%

二氢青蒿酸

$h\nu$, O_2
步骤 1

+H
$-H_2O$
步骤 2

$+H_2O$
−H
步骤 2

+H
−H
步骤 2

O_2
步骤 3

$-H_2O$
步骤 4

青蒿素

图 16-7　青蒿素仿生合成策略

5. 分子间偶联策略　小檗碱是一种重要的天然药物，是具有独特四环结构的异喹啉类生物碱。近年来药理学研究发现，小檗碱有望用于肿瘤及糖尿病等多发病的临床治疗。植物提取和化学合成是其最主要的来源方式。如溴代胡椒乙胺和邻藜芦醛邻香兰醛为原料，经脱水缩合和 KBH_4 还原得到 A/D 环的仲胺化合物；然后，以乙二醛为 C2 合成子，通过弗里德-克拉夫茨反应等多步串联反应（即分子间偶联反应），同时构建 B/C 环，完成小檗碱的全合成（图 16-8）。

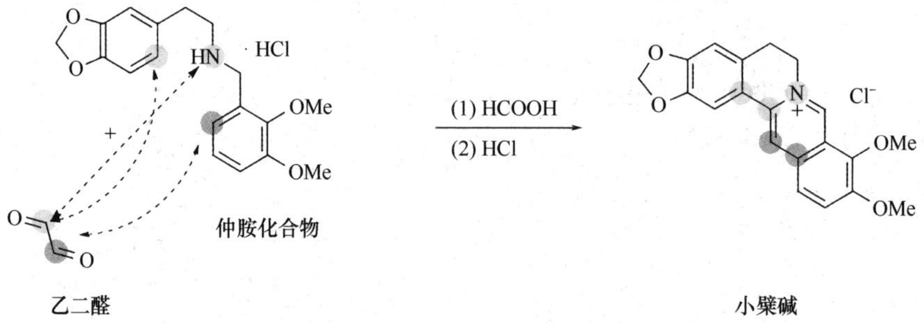

(1) HCOOH
(2) HCl

仲胺化合物

乙二醛

小檗碱

图 16-8　基于分子间偶联策略的小檗碱全合成

6. 流动化学策略　流动化学（flow chemistry）又称连续流或柱塞流化学，是一种在连续流动的流体中进行的化学反应。反应物被泵入一个混合装置中，然后流至温度受控的管路、管道或者微结构反应器中直至反应完成。该策略创新地将传统独立分开的合成操作过程整合起来，加快了合成的速度，尤其是能进行危险的、不易实现的反应条件，对于绿色化学、实验室和规模化生产自动化领域具有非常重要的意义。

迄今为止，合成青蒿素价格昂贵且工序复杂，并且青蒿所含青蒿素含量在 0.001%～0.8%。然而青蒿还能够产生青蒿酸——提取 1kg 青蒿素会产生 10kg 青蒿酸。目前由于将其转化为青蒿素成本过高，因此这些青蒿酸往往都被处理掉了。如今，德国化学家泽贝格尔（Seeberger）和莱韦斯克（Lévesque）使用流动化学策略解决了这一问题。通过用光源包裹这根管道，戏剧性地增加了活性氧的产量。首先，青蒿酸被还原为左旋二氢青蒿酸；随后这种产物与氧一道被泵入管道，并在那里混合；光照会活化其中的氧，进而产生青蒿酸前体；再向该前体化合物中添加三氟乙酸，最终产生青蒿素（图 16-9），经提纯后，其产量可达 40%。

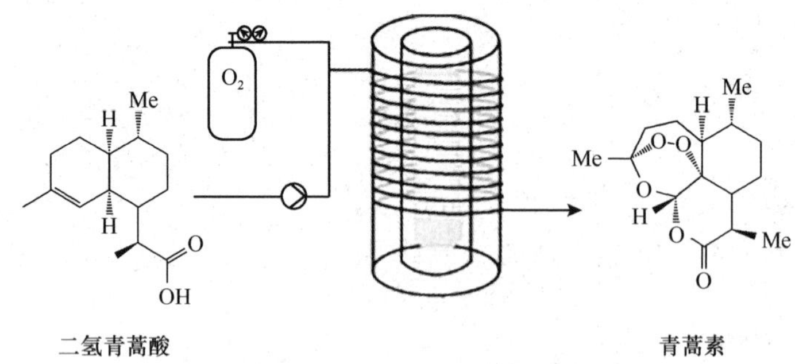

图 16-9　基于流动化学策略的青蒿素合成

三、紫杉醇研究与开发实例

1. 研究背景　1962 年巴克利（Barclay）博士在位于华盛顿的一个国家森林公园海拔 1500 英尺（1 英尺=0.3048m）处发现了鲜为人知的太平洋紫杉（*Taxus brevifolia* Nutt.）并采集了树枝、树叶和果实，然后把采集的样品送到美国 NCI 进行提取和活性筛选，发现紫杉提取物对 KB 细胞有毒性，进一步的重复实验证实此提取物具有抗肿瘤活性，最终分离得到了紫杉醇，该药物于 1992 年底被美国 FDA 批准上市，其是继多柔比星和顺铂之后最成功的抗肿瘤药物。由于紫杉醇对癌症尤其是对乳腺癌和卵巢癌的神奇疗效、独特的抗癌机制、新颖的结构及有限的自然资源，从而引起全世界药物学家的极大兴趣。下面通过对含紫杉醇植物在自然界的分布、提取分离纯化、结构鉴定、药理活性、作用机制/靶点，药动、毒理等新药发现与评价全链条的分析与思考，期望为我国的天然药物研究与开发带来一些思路或启示。

2. 含紫杉醇植物在自然界的分布　紫杉醇是从植物紫杉中发现的一个具有复杂结构的天然有机化合物。植物紫杉又名红豆杉，为红豆杉科红豆杉属常绿灌木或乔木植物，在地球上已有 250 多万年的历史。野生紫杉生长对生态环境要求甚高、生长地域窄小、对气候条件要求严格，全世界仅有 7 种，主要零散分布在北半球，所以在自然条件下紫杉生长速度缓慢、再生能力差，一般成树要生长 100～250 年，在世界范围内还没有形成大规模的自然生紫杉林。抗肿瘤药紫杉醇在紫杉树皮中的含量平均约为万分之一点五。早期紫杉醇的市场供应主要靠从紫杉树皮中提取分离，大量开采已严重威胁到紫杉物种的生存。目前紫杉已成为世界上公认的濒临灭绝的珍稀植物，联合国已明令禁止采伐，同时中国也将其列为一级珍稀濒危保护植物。

3. 提取分离纯化生产工艺　红豆杉树皮荫干，磨碎，过 60 目筛，称取 500kg，装入 $3m^3$ 中药提取罐，加入 1200L 95%乙醇，搅拌下 24h 内提取 5 次，合并乙醇提取液，40℃下减压至干，得乙醇提取物 A；将 A 用水 500L 和二氯甲烷 1000L 充分搅拌混合，静置，收集二氯甲烷层，再用 500L 二氯甲烷重复萃取 3 次，合并二氯甲烷液，抽滤，减压蒸干，得二氯甲烷提取物 B；将 B 溶解于乙酸乙酯-甲醇（3∶1）600L，加入 200kg 新鲜硅藻土（Celite 545），搅拌，减压除去溶剂，使其成为可流动的粉末，将粉末装入内径 35cm 快速色谱柱，在约 980.665kPa/cm 压力下，先用已烷 880L 洗涤，后用二氯甲烷 480L 洗脱，收集二氯甲烷洗脱液，减压至干，得二氯甲烷洗脱物 C；将 C 溶于 50L 乙酸乙酯，上中压快速色谱柱（填料：Merck 硅胶 60），在 1180kPa 压力下，用已烷-丙酮（75∶25～55∶45）梯度洗脱（洗脱速度 100mL/min），收集的各组分，TLC 检识（5%甲醇-三氯甲烷开展，以茴香醛-硫酸作为显色剂），混合组分中显示蓝灰色斑点的为紫杉醇-cephalomannine；进一步采用制备型高效液相色谱仪[色谱柱：40mm×280mm，填料 C_{18}，10～20μm，120g。流动相：乙腈-水（20∶80～80∶20）梯度洗脱，流量 10mL/min。检测波长：227nm]分离该混合组分中的紫杉醇和 cephalomannine，收集乙腈-水（50∶50）含紫杉醇的组分，减压至干，用含水甲醇重结晶 2 次，得无色结晶固体产物紫杉醇纯品。

4. 结构鉴定　熔点为 212～214℃；旋光度 α 为–49°（三氯甲烷，1%）；红外光谱（KBr，cm^{-1}）：3450～3000（OH, NH），1730（酯），1710（酮），1660（酰胺）。^{1}H-NMR（$CDCl_3$/DMSO，ppm）：1.18（s，6H），1.65（s，3H），1.89（s，3H），2.18（s，3H），2.38（s，3H），3.81（t，1H），4.65（m，1H），4.92（d，1H），5.65（t，1H），6.20（m，1H），6.28（s，1H），7.22～8.25（m，15H），与文献值相符。

到了 20 世纪 70 年代初，微量分离纯化技术以及确定分子结构的核磁技术、质谱技术及单晶 X 射线衍射技术等开始成熟应用，终于在 1971 年确定了紫杉醇的化学结构。

紫杉醇的分子式为 $C_{17}H_{51}NO_{14}$，分子量为 853.92Da，分子由三个碳骨架环及一个含氧四元环骈联在一起构成母核，母核上还连接一个带有酰胺基团的苯丙酸酯侧链，分子中还包括十一个手性碳等不对称因素，是一个结构相当复杂的天然有机化合物。紫杉醇的化学结构见图 16-10。

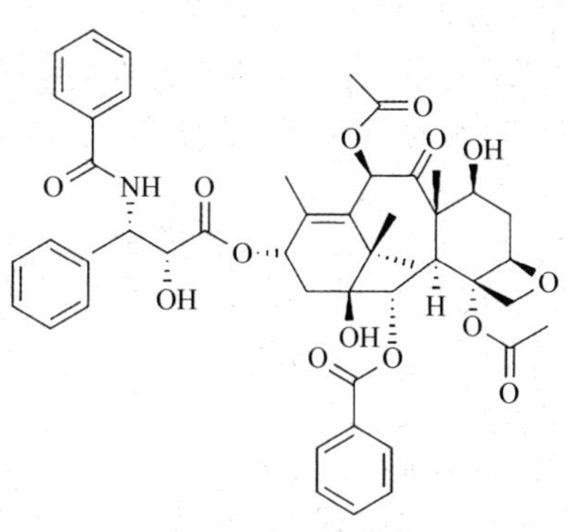

图 16-10　紫杉醇结构式

5. 药理活性 1975～1976 年通过药理实验证明紫杉醇在 pmol/L 的浓度下对 B-16 黑色素瘤及多种肿瘤细胞具有很强的生长抑制作用。体内试验中，紫杉醇对移植的动物源肿瘤 B_{16}、Lewis 肺癌、P_{388} 和 C_{38} 等都有较强的生长抑制作用；对多种异种移植的人源肿瘤（乳腺癌、肺癌及结肠癌）等也有较强活性，是多年来发现的最强抗肿瘤天然产物。

6. 作用机制 紫杉醇的作用机制独特且十分复杂，现在普遍认同的主要如下。第一，微管解聚相关机制。紫杉醇主要作用于微管蛋白/微管系统。微管是指由微管蛋白亚基组装而成的管状结构，是所有真核细胞中构成细胞骨架的成分，也是细胞分裂过程中组成纺锤体的重要成分。紫杉醇通过结合游离微管蛋白而诱导和促进微管蛋白装配成稳定微管，同时使微管束不能与微管组织中心互相连接，并抑制已形成微管的解聚，打破了微管和微管蛋白之间的生理平衡，从而使纺锤体无法形成，致使癌细胞周期阻滞，导致有丝分裂异常或中断细胞无法正常分裂，最终死亡。第二，免疫机制。紫杉醇与细菌性脂多糖（LPS）有相似作用，能激活巨噬细胞，导致肿瘤坏死因子 TFN-α 受体的减少及 TFN-α 的释放，对肿瘤细胞起杀伤或抑制作用。第三，诱导细胞凋亡。紫杉醇可作用于细胞凋亡受体途径的 Fas/FasL 通路，或激活半胱氨酸-天冬氨酸蛋白酶家族，诱导细胞凋亡。第四，抑制肿瘤细胞迁移。用紫杉醇处理过的鼠成纤维细胞只能产生扁平足状突起和丝状假足，不能移动。

7. 构效关系 到目前为止，人们已经从红豆杉属植物中分离得到紫杉类化合物三百多个，大多具有三环或四环骨架，属二萜类化合物，少数化合物含有 N 侧链。

（1）C-13 位侧链的化学结构对抗肿瘤活性的影响：紫杉醇分子中的 C-13 侧链本身并无活性，但对于整个紫杉醇分子却是活性必要基团。将 C-13 位构型由 α 改为 β，则活性下降为原先 1/20；若侧链与 C-14 位连接，则细胞毒作用较紫杉醇降低为原先的 1/10。C-2′（R）和 C-3′（S）是活性的必需构型，同时 C-2′位的游离羟基也是必要的。C-2′羟基被 β-氨丙基或琥珀酸酰基取代，则水溶性增强，但活性下降；用叔丁基二甲基硅保护 C-2′羟基，或使侧链另一部分的酰胺环合成唑啉酮，则其失去活性；C-3′苯基若被甲基取代则活性降低为原先 1/19；C-3′羟基若被 NH_2 基取代，活性消失。C-13 侧链的自由度很大，它是决定药物分子与微管蛋白有效结合的重要因素之一。研究证实，消除 4-OAc、3′-Ph 和 2-OBz 中的任何一个基团，其活性都显著降低，说明疏水基团是发挥药效的必要部分。在人体内（相当于极性环境中）紫杉醇及其类似物分子中的 C-13 侧链、4-OAc、3′-Ph 和 2-OBz 基组成疏水区，疏水区形成"伞型腔穴"，成为紫杉醇与微管蛋白有效结合的位点，处于蛋白质的核心位置；而由 C-3′苯基和 C-2′羟基经肽末端以及蛋白质的极性功能团部分与 C-2′羟基之间直接作用稳定了药物-蛋白质络合物；亲水区则位于结合位点的外面，接近于水介质，所以，C-3′或 C-2′连接的官能团是影响分子性质，如水溶性、电离常数等的重要因素，也是药效团的必要组成部分。

（2）2-OBz 对抗肿瘤活性的影响：大量的研究证实，去掉 2-OBz 后，紫杉醇的活性基本丧失。当苯基换成对位苯基取代时，活性显著降低。

（3）C-4、C-5、C-20 位上的 β 氧杂环丁基对抗肿瘤活性的影响：研究表明，当四元氧环打开，形成 D 裂环紫杉醇时，其细胞毒作用和稳定微管活性丧失。当四元氧环打开后与 2α-OH 形成具有 5-OH 基的呋喃环时，活性显著降低。

（4）7-β-OH 对抗肿瘤活性的影响：7-β-OH 的乙酰化物、木糖苷产物和差向异构体的活性均不及紫杉醇；C-7 位与 C-19 甲基形成环丙烷，则活性仅为紫杉醇的 1/2；若 7-β-OH 氧化成酮，或将 C-7 和 C-2′羟基同时氧化成酮，则活性显著降低；但 C-7 位去羟基后，其体外活性是紫杉醇的 40 倍。

（5）10-乙酰氧基对抗肿瘤活性的影响：研究者分别合成了 10-去乙酰氧基紫杉醇和 10-去乙酰氧基紫杉醚，并发现 10-去乙酰氧基紫杉醇对促进微管聚合速度比紫杉醇快，但抑制人结肠癌细胞活性与紫杉醇相当；而 10-去乙酰氧基紫杉醚比紫杉醚活性高 300 倍。研究证明，紫杉醇的 10-乙酰氧基水解为 10-羟基对活性无大影响。

8. 药效学　在体外实验中，紫杉醇常常在低于患者的血清所能达到的浓度时，对人的卵巢癌、乳腺癌、宫颈癌、胰腺癌、前列腺癌、头颈癌、肠癌、胃癌、膀胱癌、肺癌、脑部肿瘤、子宫内膜癌、黑色素瘤、肝癌和白血病细胞系有细胞毒作用，增加暴露于紫杉醇的时间可增加该药的活性。对紫杉醇耐药的机制尚未充分研究，但是编码磷酸化的膜糖蛋白（p170）的多药耐药基因（*mdr-1*）的表达增加，以及 α 或 β 微管蛋白的改变是潜在原因。临床应用的紫杉醇制剂的溶剂为聚氧乙烯化蓖麻油（聚烃氧基 35 蓖麻油），可逆转某些细胞系对紫杉醇的耐受性。

9. 药动学　紫杉醇在 6h 或 24h 的输注过程中，血药浓度增加；输注一旦停止，血药浓度即开始下降。紫杉醇的药动学行为似乎不是线性的。给予紫杉醇 135～350mg/m^2 产生的平均稳态血药浓度（0.20～8.54mg/L）高于体外产生药效作用的浓度（至少 85.4μg/L）。紫杉醇从血浆中清除迅速，清除经历了一个延长的时期（4.3～49.76h），并广泛与蛋白结合（88%～98%）。该药的表观分布容积大，并与给药剂量有关。紫杉醇的 $T_{1/2}$ 个体差异很大，$T_{1/2\alpha}$ 为 0.04～0.52h，$T_{1/2\beta}$ 为 3.8～16.5h，而且与剂量无关。该药不易穿透人的血脑屏障。

腹腔注射紫杉醇 25～175mg/m^2，30～60min 后，出现 16～277mg/L 的腹膜峰浓度，但腹膜的清除较慢[平均清除率为 0.42L/（m^2・d），$T_{1/2}$ 为 73.4h]，腹膜暴露于紫杉醇比全身暴露于紫杉醇要高 336～2890 倍。静脉注射 15～275mg/m^2 紫杉醇 3～24h 后，平均总体清除范围为 8.04～23.55L/（m^2・h），与剂量无关。肝代谢和胆汁的清除是紫杉醇清除的主要途径。紫杉醇从尿清除很少（＜16%）。儿童的紫杉醇药动学性质与成人似乎无差别。

10. 临床试验与应用

（1）临床试验：1982 年Ⅰ期临床试验开始，1989 年完成Ⅱ期临床试验，1990 年进入Ⅲ期临床试验，并证实了对卵巢癌和乳腺癌的疗效。1992 年 12 月 29 日美国 FDA 和加拿大政府正式批准紫杉醇用于治疗卵巢癌，1993 年 12 月批准用于治疗乳腺癌。1993 年 11 月该产品在法国被批准上市。随后，陆续在瑞典、奥地利、丹麦、德国、卢森堡、希腊、比利时、葡萄牙、南非、新西兰、以色列、俄罗斯、西班牙、瑞士、澳大利亚、荷兰、挪威、英国和巴西等国家上市。目前，紫杉醇已经成为全世界癌症治疗药物中被人们广泛认可的有效治疗药物。

（2）疗效及适应证：紫杉醇对癌症治疗的总效率高达 75%，主要用于治疗晚期乳腺癌、肺癌、卵巢癌及头颈部癌、软组织癌和消化道癌等。

（3）不良反应：用紫杉醇治疗的有些患者出现严重的急性过敏反应，使必要的治疗受到干扰或停止治疗。事先使用地塞米松和组胺 H_1、H_2 受体拮抗剂后，这些反应的发生率可降低至 50%以下。

11. 用紫杉醇制成的抗肿瘤药物

（1）国外已上市制剂：①泰素（Taxol）：第一个批准上市；②新复方紫杉醇制剂：用于治疗晚期乳腺癌、半全身（癌细胞）扩散症；③Paxene；④Taxoter；⑤Anzatax。

（2）国内主要制剂：①紫素：中国第一个国产紫杉醇注射液，二类新药；②特素：二类新药。③紫杉醇注射液：二类新药；④紫藤素紫杉醇注射液；⑤紫烷素注射液；⑥达克素片和达克素胶囊：广谱抗癌药，用于治疗乳腺癌、卵巢癌和其他细小病毒炎症；⑦复方红豆杉胶囊：利用吸附提取和分散制剂等技术研制的纯中药，用于中晚期癌症的治疗；⑧特素；⑨紫杉醇针剂；⑩复方红豆杉胶囊；⑪注射用紫杉醇脂质体；⑫注射用紫杉醇聚合物胶束；⑬注射用紫杉醇（白蛋白结合型）。

第二节　天然药物有效成分衍生物新药研究与开发

一、制备天然药物有效成分衍生物必要性

从天然药物中分离出的化学成分有成千上万种，但能开发成新药的成分却寥寥无几。大部分天然药物成分不能开发成新药的主要原因要么是毒性太大，要么是活性不够高或者生物利用度低，若以这些天然药物有效成分为先导化合物通过结构修饰制备衍生物来提高活性、降低毒性、增加稳定

视窗 16-3

性和改善生物利用度等，就有可能开发成新药。因此，建立在已知天然药物有效成分上的结构修饰是非常必要的。

二、研究方法

天然药物有效成分结构修饰、改造和构效关系研究是通过化学和生物学等方法对天然药物有效成分的结构进行衍生化、转化/简化和活性测定，确定其结构中的活性和毒性部位及官能团，经过优化使其毒性降低、活性和生物利用度提高，在应用中更加安全有效。

1. 改善药物的吸收性能 改善药物吸收的性能是提高药物生物利用度的关键，而药物的吸收性能与其脂溶性和水溶性有密切的关系，当两者的比例适当时，才有利于吸收。一般情况下，药物的作用强度与其血药浓度呈正比。为提高药物的作用强度，就必须提高其血药浓度。将药物的结构进行修饰，成为无生物活性的前药，当药物前体运转到作用部位时，转化为母体药物，发挥其药效。这样，提高药物前体的血药浓度，即可提高作用部位的母体药物浓度，使活性增加，而不显示副作

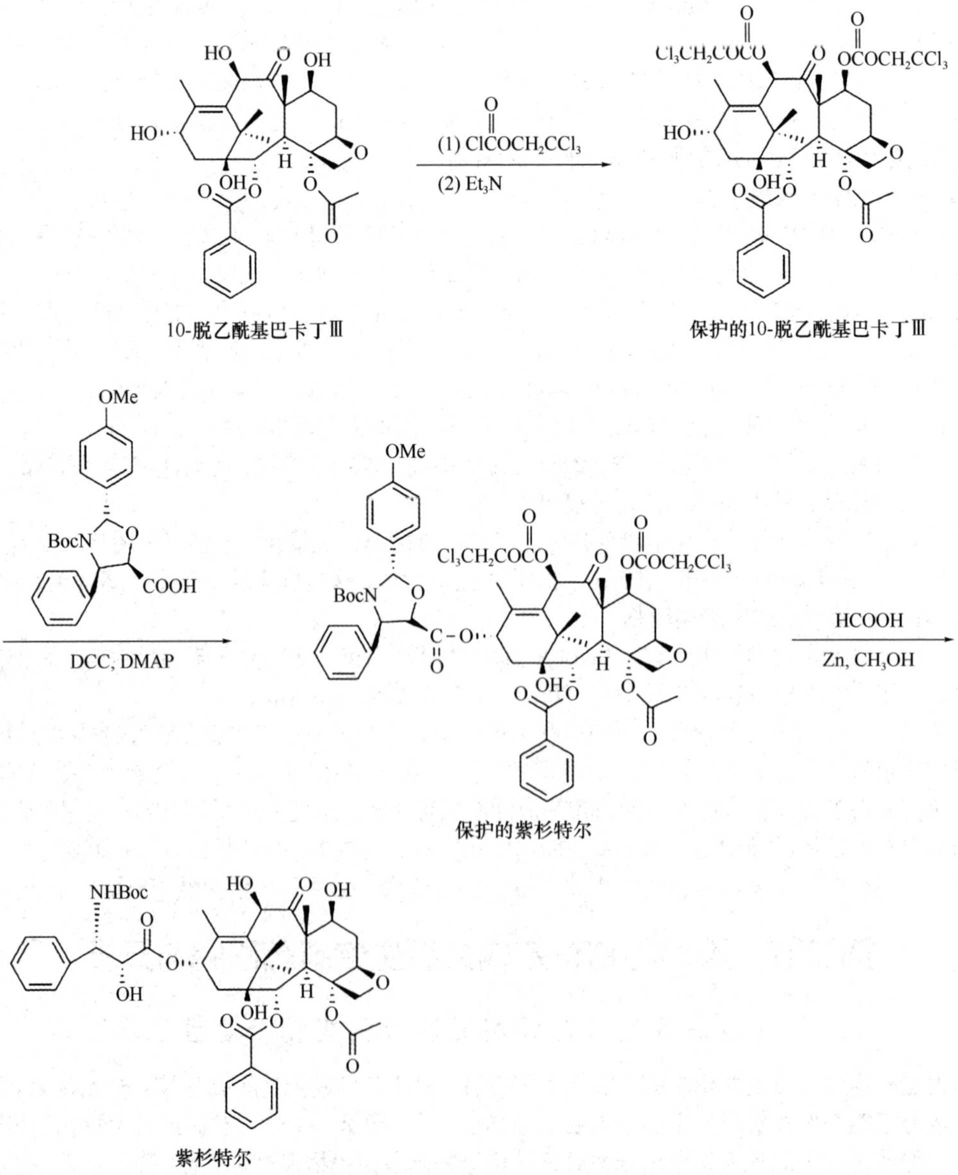

10-脱乙酰基巴卡丁Ⅲ

(1) $ClCOCH_2CCl_3$

(2) Et_3N

保护的10-脱乙酰基巴卡丁Ⅲ

DCC, DMAP

保护的紫杉特尔

HCOOH

Zn, CH_3OH

紫杉特尔

图 16-11 紫杉特尔化学合成路线

用或较低副作用。紫杉醇是从红豆杉树皮中提取分离出来的二萜化合物，存在水溶性差、对某些癌症无效和易产生多药耐受性等缺点，在对其进行构效关系和结构修饰优化研究，以求寻找高效低毒、抗瘤谱广、综合性能好又不依赖自然资源的第二代紫杉醇类抗癌药具有重要临床价值。多烯紫杉醇（紫杉特尔，Taxotere®）就是通过对紫杉醇进行结构改造最成功的代表，其是 10-脱乙酰基巴卡丁Ⅲ的衍生物，水溶性比紫杉醇强 10 倍，将适当保护的 10-脱乙酰基巴卡丁Ⅲ与全合成的具有活性的侧链连接，然后去保护而生成结晶的多烯紫杉醇（图 16-11），具有较强的诱导微管聚合的功能，在敏感细胞中抑制微管解聚的作用为紫杉醇的 2 倍。

2. 延长药物的作用时间　主要是减慢药物的代谢速度和排泄速率，延长药物的半衰期，增加药物在组织内的停留时间。这种修饰方法对于需要长期服药的患者，或服药比较困难的患者，以及慢性病患者的药物治疗带来很大的方便。如丙酸睾酮是针对睾酮结构中 17 位羟基易氧化的特点，将该羟基用丙酸酯化后得到的药物。丙酸睾酮可制成油溶液经肌内注射给药，有长效作用，进入体内后逐渐水解释放出睾酮而起作用。

3. 增加药物对特定部位作用的选择性　通过适当的结构修饰能够选择性地将药物转运和浓集到作用部位，减少在其他组织或非作用部位的分布，不仅能增加药效而且能降低药物的不良反应。例如，长春碱（vinblastine）和长春新碱（vincristine）均是从夹竹桃科植物长春花中分离得到的双分子吲哚生物碱，它们可使细胞有丝分裂停止于中期。长春碱和长春新碱因神经毒性而限制临床应用，所以对它们进行了一系列结构修饰。在众多的衍生物中，长春地辛（vindesine）是一个比较典型的代表。临床研究表明长春地辛对成年非淋巴细胞白血病和儿童急性淋巴细胞白血病有显著疗效，且神经毒性要比长春碱和长春新碱低。长春瑞滨（vinorelbine）是新的半合成的长春花生物碱，能有效抑制乳腺癌和非小细胞肺癌。长春瑞滨通过肝脏代谢，经粪便排出，具有很高的亲脂性，与长春花类其他药物相比，它对特定部位作用的选择性非常高。

4. 降低药物的不良反应　喜树碱是从珙桐科植物喜树中分离得到的喹啉类生物碱（水溶性差），进入临床后，喜树碱在治疗胃癌、直肠结肠癌、肝癌、白血病等恶性肿瘤有较好疗效，但它有骨髓抑制、出血性膀胱炎及腹泻等严重的不良反应。结合喜树碱的结构，将其制成羟基喜树碱的钠盐，溶于水，只需前者剂量，即可达到同样疗效，且副作用少，但在胃中易转变为不溶性游离碱。进一步在羟基喜树碱分子中的 C-9 位上引入二甲胺甲基后，再制成盐酸盐，即 9-二甲胺甲基-10-羟基喜树碱（图 16-12），它易溶于水，抗肿瘤活性明显高于前两者，从而使喜树碱类药物的临床应用前景大为改观。

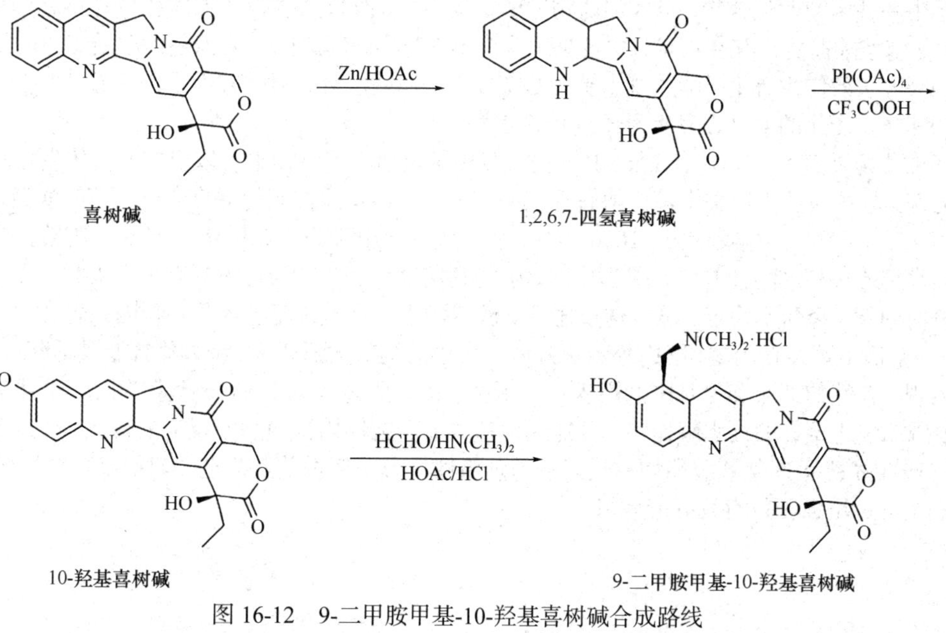

喜树碱 —— Zn/HOAc → 1,2,6,7-四氢喜树碱 —— $Pb(OAc)_4$ / CF_3COOH →

10-羟基喜树碱 —— $HCHO/HN(CH_3)_2$ / HOAc/HCl → 9-二甲胺甲基-10-羟基喜树碱（$N(CH_3)_2 \cdot HCl$）

图 16-12　9-二甲胺甲基-10-羟基喜树碱合成路线

5. 提高药物的稳定性 有的药物还原性较强，储存过程中不稳定，易氧化分解失效。维生素C具烯二醇结构，还原性强，在存放过程中，极易受空气氧化失效。经修饰为苯甲酸维生素C酯，活性与维生素C相等，稳定性提高，其水溶液也相当稳定。

6. 改善药物的溶解性能 药物发挥药效的重要前提是首先药物要到达作用部位，并有一定的浓度。而对于一些水不溶性药物，由于在水溶液中溶解度低，不仅影响到其在体内的转运过程和作用部位的有效浓度，而且还影响剂型的制备和使用。例如，双氢青蒿素（dihydroartemisinin）的抗疟活性强于青蒿素（artemisinin），但水溶性低，不利于注射应用，将其制成青蒿琥酯（artesunate），利用琥珀酸具有双羧酸官能团，一个羧基与双氢青蒿素形成单酯，另一个游离羧基可形成钠盐来增加水溶性，不仅可以制成注射剂，而且还提高了生物利用度，临床用于治疗各种疟疾。

7. 简化先导化合物结构 简化先导化合物结构再全合成制备，为解决复杂天然产物药物开发中的资源供应提供新的途径。如艾瑞布林（eribulin）是由海洋天然产物软海绵素B（halichondrin B，HB）经过结构简化得到一种抗肿瘤化合物。2010年11月FDA批准它用于治疗转移性乳腺癌，2016年1月批准治疗脂肪肉瘤。

由于HB在日本海绵中含量极低（0.021ppm），美国科学家尝试在浅海种植扁毛海绵属海绵（*Lissodendoryx* sp.），种植成功后，从1000kg的海绵*Lissodendoryx* sp.中仅提取到310mg的HB，因此通过种植也不能达到HB的药物开发需求。哈佛大学科研人员系统地研究了HB的全合成，由于结构的复杂性，他们采取了由简到繁的汇聚式合成策略，将HB化解成几个片段，片段上预留出功能基，以备连接成目标分子。一些片段还做了结构变换或简化，以合成改造物或简化物。对合成的中间体进行活性测试，发现HB的右边部分大环内酯结构1是其活性片段，而左半部分的聚醚片段可进行结构简化。后续对化合物1中的二氧杂十氢化萘片段继续简化得到了活性更强、更具柔性的化合物3。同时，为了提高大环内酯结构的血浆稳定性，将酯键生物等排为酰胺键或醚键，发现活性大幅度降低；而等排为酮羰基得到的化合物艾瑞布林（图16-13），其表现出优良的活性、代谢稳定性和水溶性。

8. 设计前药 前药设计中，有一类水溶性前药，主要通过改善化合物的脂水分配系数，达到提高生物利用度、降低不良反应的目的。其中被广泛应用的有琥珀酸酯、磷酸酯及氨基酸酯。琥珀酸酯、磷酸酯的前药设计在药物改造中，经常遇到，不再赘述。氨基酸酯是近来较新的前药设计，氨基酸为一种两亲性化合物，引入到药物分子结构中，可改善药物的亲水性和与胃肠道黏膜的亲和性。但氨基酸酯前药也存在不足，主要是水溶液不够稳定，其原因一方面是由于质子化的氨基具有很强的吸电子效应，活化了酯羰基，易受OH^-攻击，使酯水解；另一方面是由于邻近氨基，包括质子化的和非质子化的氨基，发生分子内催化水解。

环维黄杨星D（cyclovirobuxine D）是从黄杨科植物小叶黄杨中提取得到的甾体生物碱，对治疗冠心病、心绞痛及心律失常等心血管疾病确有疗效，为我国首创的治疗心脑血管疾病新药。商品名为黄杨宁，已被《中国药典》（2000年版）首次收入。由于环维黄杨星D具有心脏蓄积及肝肾毒性，同时它还具有水溶性差、口服起效慢、生物利用度低、在胃肠道内具有多个吸收位点、血药浓度达峰时间长、释药不稳定、难以透过血脑屏障等缺点，对于重度患者和吞咽困难患者的治疗比较受限。为解决上述存在问题，国内外专家开展了大量的构效关系研究、结构修饰及其前药设计探索。研究发现，在酯的部分和氨基之间引入一个苯基，使之成为*N*-取代的胺甲基苯甲酸酯（图16-14），这样，既能阻止氨基的促水解作用，又能保留这类前药在体内快速酶促反应的特点。通过药理分析证明，环维黄杨星D氨基酸酯均有较好的药理活性，说明通过前药改造，对提高环维黄杨星D的生物利用度、增强药效有较好的效果。

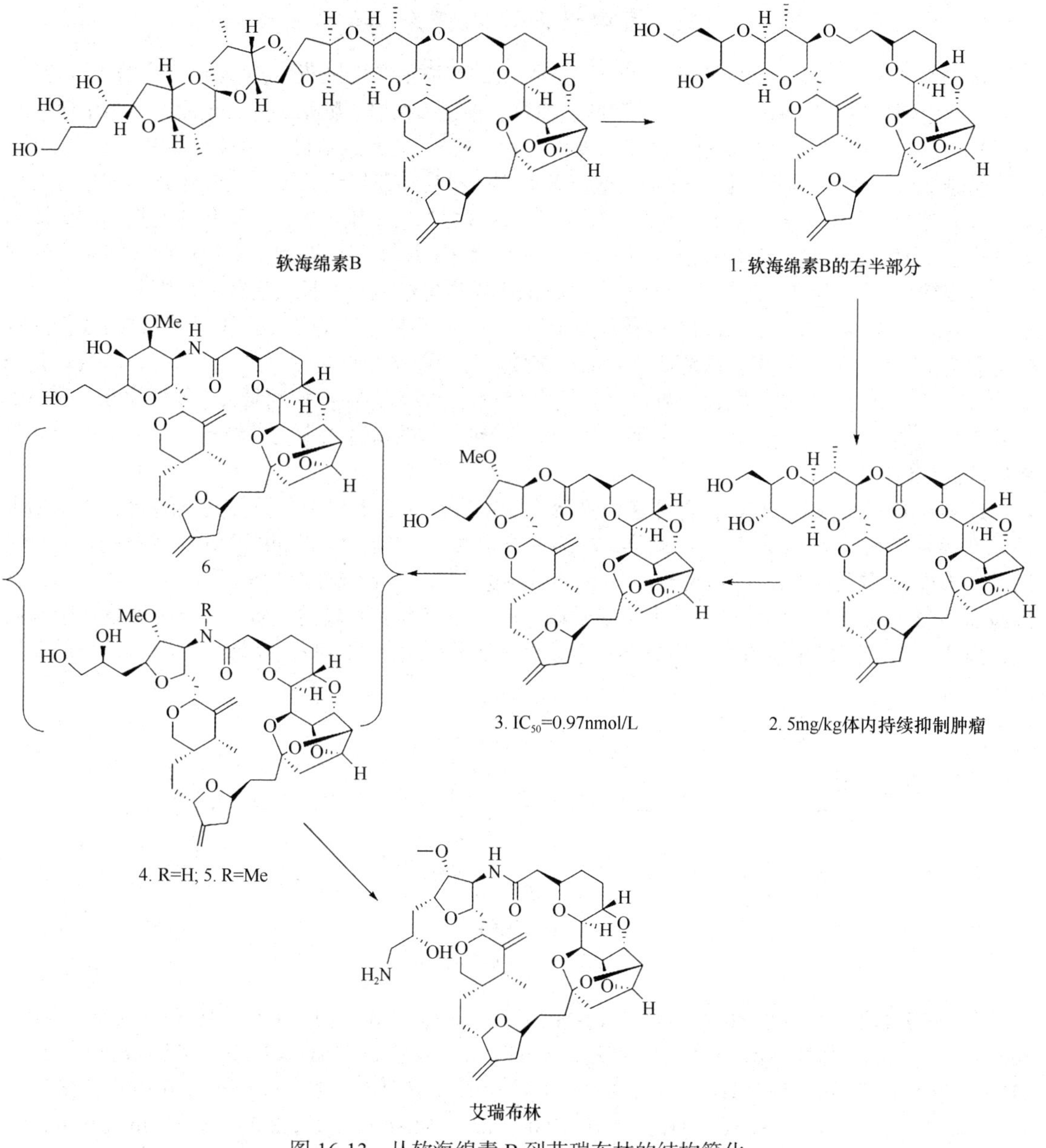

软海绵素B

1. 软海绵素B的右半部分

6

4. R=H; 5. R=Me

3. IC_{50}=0.97nmol/L

2. 5mg/kg体内持续抑制肿瘤

艾瑞布林

图 16-13　从软海绵素 B 到艾瑞布林的结构简化

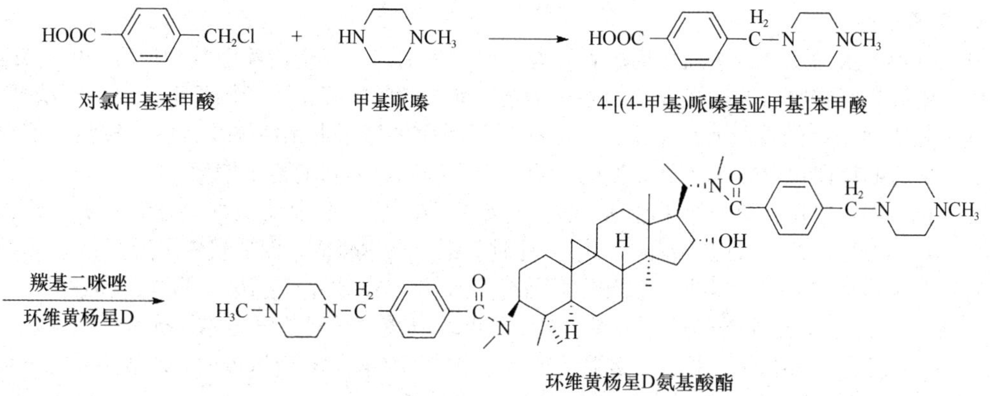

对氯甲基苯甲酸　　甲基哌嗪　　4-[(4-甲基)哌嗪基亚甲基]苯甲酸

羰基二咪唑

环维黄杨星D

环维黄杨星D氨基酸酯

图 16-14　环维黄杨星 D 氨基酸酯合成路线

三、蒿甲醚研究与开发实例

1. 研究背景 20 世纪 60 年代初，由于引发疟疾的疟原虫产生抗药性，全球疟疾疫情难以控制。许多人染上疟疾后，出现高热、头痛、呕吐、惊厥、昏迷、抽搐、脑水肿，直至死亡。为了研制新药挽救生命，1967 年，我国秘密开展了一项代号为“523”的紧急项目。1969 年 1 月，年仅 39 岁的屠呦呦加入“523”项目，被任命为中医研究院中药抗疟科研组组长。屠呦呦在翻阅古籍《肘后备急方》时，“青蒿一握，以水二升渍，绞取汁，尽服之”给了她灵感。在这句话的启迪下，屠呦呦创建了低温提取青蒿抗疟有效部位新方法。1971 年 10 月 4 日，获得了对鼠疟原虫抑制率达到 100%的青蒿乙醚提取物。1972 年 11 月 8 日，屠呦呦课题组从青蒿抗疟有效部位中分离提纯得到了抗疟有效单体——青蒿素。1973 年 9 月至 10 月，单体青蒿素首次临床试用，胶囊剂对 3 例间日疟患者全部有效，证实青蒿素就是青蒿的抗疟有效成分。青蒿素的发现，改写了只有含氮杂环化合物才具有抗疟活性的历史，挽救了数百万人的生命。但青蒿素存在治疗剂量大、复发率高、水油中溶解度小等缺点，20 世纪 70 年代后期，“523”科研人员改造青蒿素化学结构，合成了抗疟功效更好的蒿甲醚等新药。

2. 蒿甲醚的合成 将 100g 青蒿素纯品溶于 2500mL 无水甲醇中，搅拌充分溶解后降温加入还原剂硼氢化钠，反应 2h 后 TLC 测样，反应完全保温 2h，加入约 25mL 高氯酸后测 pH 为 1～2 后，在 10℃左右反应 8h，TLC 测样反应完全后再保温 1h，加入碳酸氢钠中和至 pH 为 6～7，开始减压回收至剩余部分甲醇后，加水析出黏体，用丙酮溶解去除盐类杂质后，减压回收掉全部丙酮，经乙醇水溶液二次结晶烘干后得到白色晶体（*β*-蒿甲醚）约 49g，收率约为 47%。合成路线见图 16-15。

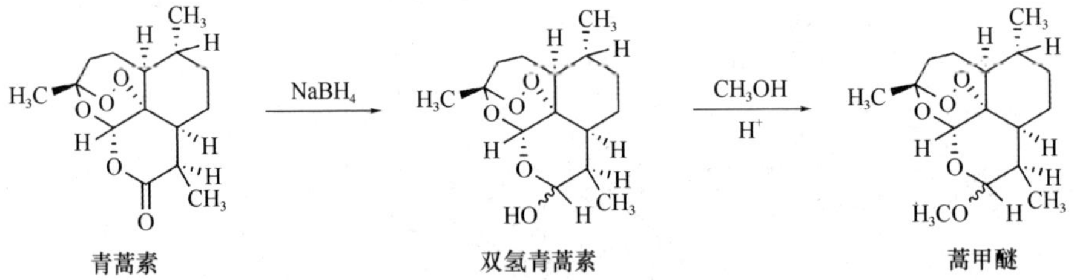

青蒿素 —($NaBH_4$)→ 双氢青蒿素 —(CH_3OH, H^+)→ 蒿甲醚

图 16-15 蒿甲醚合成路线

3. 结构鉴定 熔点为 86.5～88℃。EI-MS（*m/z*）：266 $[M–OCH_3–H]^+$。^{1}H-NMR（600MHz，MeOD）*δ*（ppm）：0.86（d，*J*=5.4Hz，3H），0.95（d，*J*=4.5Hz，3H），1.01～1.04（m，*J*=2.5Hz，1H），1.36～1.39（m，*J*=5.5Hz，2H），1.46～1.49（m，*J*=5.3Hz，2H），1.67～1.76（m，*J*=8.7Hz，2H），1.87～1.92（m，*J*=8.3Hz，1H），2.01～2.06（m，*J*=8.1Hz，1H），2.24～2.35（m，*J*=10.2Hz，2H），4.42（d，*J*=6.9Hz，1H）。

4. 药理活性

（1）抗疟原虫作用：给予间日疟患者复方蒿甲醚片治疗，并于治疗前及治疗后 5h、12h、24h 分别以大劣按蚊叮咬吸血导致感染，结果显示给药前按蚊的唾腺子孢子阳性率较高，而给药后 5h 仅有极少数吸血按蚊的胃壁卵囊呈阳性，给药后患者血内疟原虫无性体及有性体较治疗前显著减少，提示复方蒿甲醚可迅速杀灭红内期间日疟原虫，抑制蚊体内的孢子增殖。

（2）抗弓形虫作用：研究结果显示，感染弓形虫后的第 1 日血清中可检测出 CAg，未治疗组兔血清 CAg 于感染后第 4 日开始升高，第 7 日时急剧上升达峰值，而后较快下降至低水平，30 日时仅有部分兔血清 CAg 开始转阴；蒿甲醚治疗组兔血清 CAg 水平于感染后第 4 日即达峰值，随后迅速下降，7～23 日相继全部转阴。采用大鼠肾细胞培养技术观察蒿甲醚体外抗弓形虫速殖子的作用效果，结果发现当蒿甲醚水平高于蒿甲醚抗弓形虫作用的最低有效浓度时，光学显微镜下可观察到虫体变形，胞质内出现空泡和颗粒，提示蒿甲醚具有杀虫效果。

5. 作用机制　青蒿素类药物的抗疟作用是通过影响疟原虫的膜系结构和线粒体，核膜和内网质出现肿胀和排列紊乱，阻断原虫摄取营养而导致氨基酸饥饿，同时迅速形成自噬泡并不断排出体外，原虫损失胞质而死。从化学和生化机制分析，认为是通过血红蛋白的 Fe^{2+} 介导，发生过氧键的裂解，产生自由基而起作用。原虫裂殖子进入红细胞，小滋养体的血红蛋白酶催化血红蛋白释放出血红素和 Fe^{2+}，青蒿素在 Fe^{2+} 催化下过氧键裂解，生成氧和碳自由基，这些活性中间体抑制了消化液泡的生物膜和半胱氨酸蛋白酶。

青蒿素的作用靶标是抑制了疟原虫钙 ATP 蛋白 6（plasmodium falciparum calcium ATPase 6，PfATP6），PfATP6 是 SERCA 类型的酶蛋白，它通过消耗 ATP 来调节疟原虫细胞质内钙离子浓度，保持钙水平的稳态。青蒿素类药物抑制 PfATP6，从而引发疟原虫细胞质内钙离子浓度上升，起到杀灭疟原虫作用。

6. 药动学　蒿甲醚一般为片剂和肌内注射剂，口服比肌内注射吸收更快，但吸收不完全，口服给药的生物利用度为肌内注射的 43.2%。蒿甲醚注射剂作为油溶剂，因其吸收速度慢，药物暴露时间延长，其毒性反应与青蒿琥酯等水溶性药物相比被延迟和降低。蒿甲醚与体外培养的人血浆蛋白结合率是 95.4%，口服消除半衰期较短，为 2～5h，口服后迅速转化成其活性代谢产物双氢青蒿素，达峰时间的中位数为 6h，30min 内在血浆中就可以检测出来。蒿甲醚在正常人体内的药动学研究显示：肌内注射蒿甲醚油剂 3.2mg/kg、6.0mg/kg 和 10.0mg/kg 后，达峰时间分别为（4.1±0.7）h、（9.0±4.2）h、（7.3±0.4）h，平均滞留时间分别为（10.2±0.8）h、（15.6±3.8）h 和（19.0±5.8）h，半衰期分别为（7.1±0.5）h、（10.9±2.6）h 和（13.2±4.1）h，结果表明蒿甲醚油剂经肌内注射后在体内存留时间较长。健康马来西亚人口服蒿甲醚 200mg 的药动学研究显示：蒿甲醚达峰时间为（1.88±0.21）h，平均消除半衰期为（2.00±0.59）h。越南重症疟疾患者肌注蒿甲醚（3.2mg/kg 首日，而后 1.6mg/kg 每日）的药动学研究显示：蒿甲醚达峰时间为 10h。

7. 毒性作用

（1）一般毒性：大鼠单次肌内注射给予油溶蒿甲醚 75mg/kg 和 125mg/kg 未见明显的行为异常，但可见脑组织的病理损伤，25mg/kg 和溶剂对照组未见任何毒性效应。而油溶蒿甲醚 25mg/kg 连续给药 7 日时，水迷宫检测能发现异常，呈迟发性加重。犬肌内注射给予蒿甲醚 20mg/kg 连续 8 日能引起进行性神经损伤和死亡（5/6），而 10mg/kg 连续给药 28 日未见明显异常。对恒河猴 8～24mg/（kg·d）连续给药 14 日均可见神经病理损伤。临床抗疟疾治疗的人用剂量为 2～10mg/kg 连续给药 3～5 日，而动物毒性试验的给药浓度为 12.5～600mg/（kg·d），相对而言，动物毒性反应严重性与超过人用剂量百倍的给药量是有关系的，但种属差异也明显存在。

（2）靶器官毒性：近年来，已开展的体外细胞实验和体内实验（小鼠、大鼠、兔、犬和猴等）对青蒿素的毒性特点进行了深入研究，涵盖了多个种属和多个剂量和多种给药途径，发现青蒿素能导致神经毒性、胚胎毒性、遗传毒性、血液、免疫毒性、心脏毒性、肾毒性和变态反应等多种毒性效应。

（3）毒性作用机制：目前认为其毒性可能与以下机制有关。①结构中的内过氧桥能被还原型血红素或亚铁激活，形成具有细胞毒性的碳中心自由基，通过其烷化作用破坏组织细胞的特定靶点，杀灭寄生虫（药效作用），或靶向线粒体、内质网和吞饮泡的细胞器、细胞内多种蛋白、钙离子依赖性 ATP 酶等，影响细胞功能（毒性作用）；②一些研究认为毒性也可能与活性氧导致的胞质流动（cytokinesis）、提高氧化应激水平和内质网应激反应有关；③影响免疫系统功能，如抑制一氧化氮合成、抑制 NF-κB 生成、降低血清肿瘤坏死因子浓度等；④影响细胞周期，包括改变细胞周期依赖性激酶或细胞周期蛋白等，如干扰红细胞的生成；⑤直接或间接损伤 DNA，导致 DNA 断裂（遗传毒性）。

8. 临床研究　入组患者体重在 5～15kg，患者接受 3mg/kg 蒿甲醚舌下含服或 20mg/kg 奎宁静脉注射（随后每 8h 静脉注射奎宁 10mg/kg）。第一组，31 名儿童随机分组，舌下含服蒿甲醚（n=16）或静脉注射奎宁（n=15）；第二组，151 名儿童随机分组，舌下含蒿甲醚（n=77）或静脉注射奎宁

（n=74）。研究的主要终点是第一次给药后 24h 寄生虫计数下降不小于 90%，其他研究终点是临床疗效和原虫转阴时间等。在第一组中，舌下含服蒿甲醚和静脉注射奎宁治疗第一次给药后 24h 寄生虫计数下降不小于 90%的百分比分别为 93.3%（14/15）和 66.7%（10/15）；在第一组中，舌下含服蒿甲醚和静脉注射奎宁治疗在第一次给药后 24h 寄生虫计数下降不小于 90%的百分比分别为 94.3%（66/70）和 39.4%（28/71）。同时，舌下含服蒿甲醚组在原虫转阴时间方面明显优于静脉注射奎宁组，且局部耐受性良好，临床疗效好。

9. 蒿甲醚及其他青蒿素类药物上市品种 目前临床上使用的蒿甲醚剂型主要是片剂、栓剂胶囊剂和注射液，其他青蒿素类药物有青蒿素、双氢青蒿素、青蒿琥酯和蒿乙醚（表 16-1）。

表 16-1 青蒿素类药物上市品种

药品名称	研发单位	上市时间	上市国家	上市剂型
青蒿素	中国中医科学院中药研究所	1986 年	中国	片剂/栓剂
双氢青蒿素	中国中医科学院中药研究所	1992 年	中国	片剂/栓剂
蒿甲醚	中国科学院上海药物研究所	1987 年	中国	片剂/栓剂/注射液
青蒿琥酯	桂林制药厂	1987 年	中国	片剂/栓剂/注射液
蒿乙醚	Dutch company ARTECEF BV.	2000 年	荷兰	注射液

有代表性的固定配伍制剂有如下。

（1）复方蒿甲醚片，每片含蒿甲醚 20mg、本芴醇 120mg。

（2）青蒿琥酯阿莫地喹片，每片含青蒿琥酯和盐酸阿莫地喹分别为 100mg 和 270mg，或青蒿琥酯 50mg，盐酸阿莫地喹 135mg，或青蒿琥酯 25mg，盐酸阿莫地喹 67.5mg 三种规格。

（3）青蒿素哌喹片，每片含青蒿素和哌喹分别为 31.25mg 和 187.5mg，或青蒿素 62.5mg，哌喹 375mg 两种规格。

（4）双氢青蒿素哌喹片，每片含双氢青蒿素 40mg、磷酸哌喹 320mg。

（5）复方双氢青蒿素片，每片含双氢青蒿素 32mg、磷酸哌喹 320mg、甲氧苄啶 90mg。

（6）复方磷酸萘酚喹片，含青蒿素和磷酸萘酚喹分别为 125mg 和 50mg，或青蒿素 250mg，磷酸萘酚喹 100mg 两种规格。

视窗 16-4

第三节 中药有效部位（群）新药研究与开发

一、研究现状

1. 优势 中药有效部位（active extract）是指从单味中药材或饮片中提取得到的具有生理活性的一类或几类化学成分（一组或几组结构相近的有效成分）的混合物。一般中药有效部位要求标准是：提取物中某一类有效成分的可控量达 50%以上（注射剂级别一般要求 80%以上），其中至少有一个有效成分或指标成分需进行含量测定，而且这一个或几个已知化学成分被认为是已知的有效成分。如某中药复方提取物中的黄酮类化学成分含量为总提取物的 56%，其有效成分芦丁的含量为总提取物的 13%，则该提取物可被认为是该中药复方的有效部位。中药有效部位群即是几个中药有效部位的集合。其标准是：中药复方的提取物中，某几类化学成分的可控总量达 50%以上，这几类化学成分中均至少各有一个有效成分或指标成分需进行含量测定，而且这一类或几类已知化学成分被认为是已知有效成分。如某中药复方提取物中的黄酮类化学成分含量为总提取物的 23%，该提取物中含有效成分芦丁的含量为总提取物的 5%；生物碱类化合物的含量为总提取物的 15%，其有效成分盐酸小檗碱的含量为总提取物的 3%；皂苷类化合物的含量为总提取物的 19%，其有效成分甘草酸的含量为总提取物的 6%；这三类有效成分含量的总和为 57%，且各有效部位均有有效成分或有效成分的含量测定，则该提取物可被认为是该中药复方的有效部位群。以上 2 种提取物制成的中药新药即为有效部位（群）新药。

“有效部位（群）”概念在现代“精确思维模式”与中医药传统的“模糊思维模式”之间找到了一个恰当的平衡点，搭起了一个由传统理论通向现代中药的桥梁。这一概念的提出给中药新药研究指出了一条清晰明确、切实可行的新途径。有效部位（群）新药研究与开发具有如下优势：

（1）符合中医药应用的传统理论：“整体观念”和“辨证论治”是中医药理论的基本特征。中医用药非常注重“整体观念”“辨证论治”，即多种药效物质的配伍应用，从宏观上、整体上来调整机体的阴阳平衡，避免“头痛医头、脚痛医脚”的对标治疗。有效部位（群）中药及复方虽然进行现代研究经过了“去粗取精、去伪存真”的过程，但中药的性、味、归经及功效没有改变，方剂的配伍仍然符合“君、臣、佐、使”的配伍理论，其应用仍然是在中医药传统理论指导下的应用，仍然可对“证”治疗。因此，有效部位（群）中药及复方仍然符合中医药应用的传统理论。

（2）符合中药及复方“多组分、多靶点、多效应”的现代理论：有效部位（群）中药及复方含有一个或多个有效部位，每个有效部位都含有十几种乃至几十种有效成分，且仍然可对“证”治疗，因此，符合中药及复方“多组分、多靶点、多效应“的现代理论。

（3）有利于阐释中药及复方作用的物质基础和作用机制：有效部位（群）提取物中的药效物质的含量之和占总成分的 50%以上，化学成分类型及各有效部位的成分含量基本清楚。在此基础上进行药效物质的作用机制研究，基本能够阐释清楚是什么物质在中药及复方中起治疗作用及这些物质是怎样在起治疗作用。因此，有效部位（群）研究可以做到“两个基本讲清”，即讲清是什么物质在起作用，这些物质如何起作用。

（4）有效部位（群）中药及复方质量更为稳定可控：有效部位（群）经过“去粗取精、去伪存真”的过程，杂质含量较少，有效成分含量较高，质量标准对有效物质控制的针对性较强，既要控制各有效部位的含量，又要控制各有效部位中主要有效成分的含量。因此，有效部位（群）中药及复方的质量较传统中药及复方更为稳定、可控，大大提高中药的作用强度、临床疗效以及质量控制水平，推动中药占领更大国内医药市场和走向国际主流医药市场。

（5）节省药材资源：科学研究证明，中药及复方中起治疗作用的物质并非仅是其中的一两个单体成分，而是其中的某一类或几类成分，而每一类成分都含有十几种、几十种化学物质。如果仅仅从中药中提取出某一两个单体成分开发为新药，而其他成分弃之不用，将会造成药材资源的极大浪费。因此，有效部位（群）中药及复方能够避免此种浪费，从而节省药材资源。

（6）疗效更优，不良反应更低：有效部位（群）中药及复方经过“去粗取精、去伪存真”的过程，去除了中药及复方中的无效甚至有害成分，使其疗效更为突出，不良反应更低。

（7）从有效部位（群）中药及复方中寻找有效单体更为直接：有效部位（群）本身就是有效成分的集合体，含有的杂质成分较少。从有效部位（群）即有效成分的集合体中寻找新的前体化合物将更为直接、简便快捷，与从原植物中寻找前体化合物相比针对性更强，更易寻找新的前体化合物，从而减少了新药研发工作的盲目性。

总之，既保持中药多成分整体作用，又体现中药现代化研究成果的有效部位（群）新药的发现和研发已成为中药创新药物研发的重要方向。三七总皂苷（注射用血栓通）、人参总皂苷、薯蓣总皂苷（地奥心血康胶囊）、蒺藜总皂苷、银杏叶提取物、银杏叶总内酯、雷公藤提取物、黄芩提取物、苁蓉总苷、丹参总酚酸及其盐、红花总黄色素、黄芪多糖、香菇多糖、桑枝总生物碱片[近10年来首个获批上市的抗糖尿病中药新药、黄蜀葵花总黄酮口腔贴片（本品种由单一植物黄蜀葵花总黄酮提取物制成，2022 年 NMPA 批准 1.2 类中药创新药，用于心脾积热所致轻型复发性口腔溃疡（轻型复发性阿弗他溃疡患者的治疗）]和广金钱草总黄酮胶囊（本品从广金钱草中提取得到的总黄酮类成分，2022 年 NMPA 批准 1.2 类中药创新药，可用于输尿管结石湿热蕴结证患者的治疗）等一批有效部位（群）新药的注册上市并产生巨大的经济效益，即说明有效部位新药拥有的巨大发展潜力。

2. 面临挑战　目前开发的中药有效部位（群）新药，对有效成分的确证方法一般是以文献报道为主，没有将中药新药中的一类或几类化学成分的混合体单独提取出来进行药效试验，证明该一类或几类化学成分混合体是有效的。更没有将几类化学成分的混合体继续分离，分别证明其各自的有效性，以及各类化学成分混合后作用强度的变化情况等。因此，中药有效部位（群）的概念实际上是一个较为笼统的概念。中药有效部位（群）只是用化学方法进行含量测定得到的一个结果，或者说中药有效部位（群）不一定是真正的有效成分组成的有效部位（群），或真正产生药效的有效部位（群）。

另外，有效部位（群）新药缺乏筛选和新药发现的过程。对于有效部位（群）新药，主要是通过现代药理活性筛选发现的新药，其有效部位（群）的筛选非常重要，这也是国际上一贯推行的作为药物尽可能采用活性最强、毒性最小的药用物质的原则，所以药物筛选是新药发现的最重要的环节。而目前申报的多数有效部位（群）新药是直接以文献作为线索进入研发的新药，其本身没有新药筛选的过程。因此，一些新药，尤其是有效部位新药的退审，主要是缺乏有效部位（群）确定的依据。因此，今后在筛选和确定有效部位方面应注意以下几个方面研究方法。

二、研究方法

中药有效部位（群）新药研究开发的基本原则：①应在中医药理论指导下，结合中药药性和功效采用适宜的现代药效学方法研究筛选确定；②在所选的功效方面与原药材相比较应具有明显的优势；③活性成分组成相对明确，通常是一类化学成分组合物，如总黄酮、总皂苷、总生物碱、总有机酸和总多糖等，且可测成分含量一般大于总提取物的 50%；④制备工艺应符合生产实际需要，且生产成本与所获得的有效部位（群）及其疗效应相适宜；⑤复方有效部位（群）应进行组方配伍研究，同时在混合有效部位（群）组分中能够建立不同有效部位（群）的质量控制方法。

中药活性的传统鉴别手段主要是形态学、组织学、细胞遗传学和化学方法等。但中药有效部位既包含有效成分，又含有未阐明的活性成分，而运用现代技术手段既能确定中药有效部位的药效物质基础，又能明确中药其他部位的药效物质基础。

1. 基于体内生理功能筛选中药有效部位 由于中药的复杂性及现代研究手段的局限性，目前尚无法全面概括中药的化学成分，而有效部位研究能在一定程度上明确中药发挥药效的物质基础。多指标分析体内代谢及生理功能也是追踪筛选中药有效部位的方法之一。例如，通过测定血瘀模型大鼠血液流变学、凝血功能等指标，发现丹参不同有效部位均能改善血瘀大鼠血液流变学及凝血功能，以丹参总酚酸和丹参总酮联合使用效果最优。

2. 基于成分敲出技术筛选中药有效部位 中药成分敲出（撤出）技术，即研究中如果去除某一部分或某一味药后对药效影响很大，表明该成分或药味是发挥药效的关键成分；反之，表明该成分或药味可用其他类似药物替代，或与其他组分不产生协同作用。例如，通过动物实验验证葛根抗腹泻组分为葛根素、大豆苷、大豆苷元及 3′-羟基葛根素，其有效组分抗腹泻的标准物质与葛根具有等效性，并且发现葛根、葛根有效组分及经方均可有效抑制番泻叶引起的小鼠腹泻频次，同时发现葛根芩连汤组与去葛根芩连汤组疗效有显著差异，表明葛根活性成分与葛根在组方中具有相同作用。

3. 基于谱-效关系筛选中药有效部位 中药谱-效研究过程是先通过合适的化学分析手段最大程度表征中药的化学信息，将中药指纹图谱中化学信息与体内外药效结果结合起来，采用合适的数据处理技术将“谱”与“效”联系起来，找出与药效活性相关的有效部位或有效部位群，常用于中药物质基础研究。将黄芪指纹图谱与小鼠利尿药效相关联进行比较，筛选出黄芪乙酸乙酯部位为有效部位，乙酸乙酯部位利尿作用是其所有化学成分共同作用的结果，且该部位富含中等极性的黄酮类化合物，能显著提高小鼠排尿量，其指纹图谱与利尿作用有一定对应关系。

4. 基于体外模型细胞膜亲和色谱筛选中药有效部位 生物色谱技术作为一种新型的技术用于中药活性部位的筛选，主要包括分子生物色谱和细胞膜色谱，是通过药物与大分子蛋白或细胞相互作用，达到分离、纯化和筛选活性的目的。例如，利用细胞膜色谱法并结合离体药理实验，对四物汤进行拆方分析，发现川芎醇提后乙酸乙酯萃取部位是川芎发挥药效有效部位，在此基础上建立了以川芎有效部位为基础的高效毛细管色谱指纹图谱分析方法和高效液相色谱指纹图谱分析方法。体外细胞膜色谱法能快速有效地对中药有效部位和活性成分进行初步筛选，为中药高通量筛选提供途径；与分子生物色谱相比，更具有整体性，更能体现中药成分的复杂性。

5. 基于网络药理学研究中药有效部位　近年来，网络药理学成为中药研究热点，其系统性和整体性为中药活性成分筛选研究提供新思路。网络药理学是在“疾病-基因-靶点-药物”的基础上，采用网络拓扑分析方法预测药物发挥药效的活性成分，常用的网络药理学数据库有中医药整合药理学研究平台（TCMIP）、中医药系统药理学数据库分析平台（TCMSP）和中医药数据库（TCMD）等。其中，TCMSP 是在中药系统药理学框架基础上，建立的中药系统药理数据库与分析平台，将中药活性部位、药物靶点、相关疾病可视化，自动建立中药活性物质、药物靶点和目标疾病的网络分析，为阐明中药靶点网络、发现中药关键活性物质提供了基础，并得到广泛运用。

6. 基于功能蛋白质组学技术筛选中药有效部位　活性蛋白组学技术是研究复杂蛋白质组中酶活性的技术，是使用基于活性的化学探针将特定酶的活性形式可视化，确定中药活性成分在细胞内的蛋白质靶点。近年来，越来越多中药活性小分子探针被合成。例如，通过对黄酮类化合物黄芩苷进行定量化学蛋白质组学分析，合成基于黄芩苷活性的探针，确定肉碱棕榈转移酶 1 是黄芩苷的关键靶点，而黄芩苷能显著降低脂质累积，有效改善因饮食诱导的肥胖及肝脏脂肪变性相关症状。

案例 16-3　　**挥发油可以作为新的有效部位吗？**

挥发油是存在于植物中的一类具有挥发性、可随水蒸气蒸馏出来的油状液体的总称。有挥发油成分的植物在分布很广，尤其在菊科、芸香科、姜科等科属中较为常见。一般情况下，挥发油所含的化学成分比较复杂，可由十几种到一百多种成分组成。挥发油中的成分按结构可分为含氮含硫化合物、脂肪族直链化合物、芳香族化合物、萜类化合物等大类。作为中药产生作用的重要物质基础，挥发油所含成分中有的具有明确的生物活性，这些成分的研究对于保证相关药品的安全性、有效性及质量可控性具有重要的意义。但目前以挥发油为有效部位申报新药仍存在如下问题。

（1）直接将挥发油作为有效部位不符合法规的要求。

（2）直接将挥发油作为有效部位，难以保证药品的安全性及有效性。

（3）直接将挥发油作为有效部位，不利于保证不同批次药品质量的相对稳定。

（4）挥发油成分复杂，大多数挥发油中具有生物活性的同类成分的含量往往低于挥发油总量的 50%，需要进一步纯化才能达到有效部位的要求。

（5）由于挥发油中所含有效部位的结构（如萜类）中经常缺少发色团、助色团，难以直接用比色法对其所含有效的大类成分总量进行测定，同时，由于结构中经常缺少活泼基团，也难以利用化学反应后生成物的特性进行大类成分的含量测定。

案例分析：

（1）荆芥挥发油中胡薄荷酮、薄荷酮类成分的含量大于 50%，可以将荆芥挥发油视为提取物，而荆芥萜类含氧化合物作为有效部位。

（2）细辛挥发油中，黄樟醚为可疑致癌物，而甲基丁香酚和榄香烯为镇痛有效成分。显然，若将挥发油作为有效部位看待，将难以保证药品的安全性及有效性。

（3）樟科樟属植物的树皮中多含桂皮醛，而叶主要含丁香酚，根则含樟脑。同一植物的相同药用部分不同采收期所含挥发油的成分也不完全一致。

问题：挥发油提取物≠挥发油有效部位，对吗？

7. 基于肠道菌群技术筛选中药有效部位 近年来，肠道菌群逐渐成为中药活性成分的研究热点。中药通过口服进入消化道，一部分直接通过胃黏膜吸收入血，另一部分生物利用度较低的部分未经上消化道吸收，通过小肠到达大肠，与肠道菌群接触并发生相互作用，中药有效部位成分不仅能改变肠道菌群代谢，且被肠道菌群转化或代谢。例如，通过对模型小鼠粪便样品中细菌 16S rRNA 进行测序分析，发现不易吸收入血的异喹啉类生物碱小檗碱能参与肠道菌群支链氨基酸的合成与代谢，改善胰岛素抵抗，并且能降低模型小鼠及糖尿病患者血清肠道菌群支链氨基酸水平。

三、银杏叶提取物研究与开发实例

1. 研究背景 银杏（*Ginkgo biloba*）为落叶乔木，裸子植物，雌雄异株，单科单属；叶片成扇，线段二裂或呈波状缺刻，二叉状脉序。它是世界上干果珍品，也是我国特有的珍稀树种，其一身是宝，叶、皮、根、果皆能入药，具有很高的食用价值、药用价值、经济价值、生态价值和观赏价值，对人类健康有神奇功效。

银杏叶的化学成分较为复杂。主要有黄酮类、萜类、酚类及生物碱等。主要活性成分是黄酮类化合物，包括黄酮、黄酮醇、苷类、儿茶素和双黄酮等六类。活性成分萜类主要是倍半萜和二萜，包括白果内脂，银杏内脂 A、B、C、M 等。

药理研究表明，银杏叶具有抗氧化、清除体内自由基、抗血小板激活因子、降低血液黏度、改善微循环、改善记忆力、增加脑血流量、保护脑微血管平滑肌细胞、减轻脑损伤、对胃黏膜的保护作用、提高神经可塑性、改善神经退行性疾病、抗辐射作用等药理作用。银杏的主要适应证为间歇性跛行等外周血管性疾病与大脑功能不全。

银杏作为天然药物研究与开发的热点之一，并受到特殊重视，主要归因于：①作为侏罗纪的遗存植物“活化石”，它保持了 1.5 亿年前的生态特征，银杏树的生命力特别强，被誉为长寿树，它的近缘植物在古代有 50 多种，均于第 4 纪冰川期灭绝，因此，成为一科一属的特殊植物；②从化学角度看，其中重要的有效成分银杏内酯，迄今尚未发现存在于其他任何植物中，更重要的是银杏具有独特的生理作用和治疗价值。银杏叶作为药用，首先是银杏叶提取物（GBE）的使用。2001 年，世界卫生组织宣称银杏叶提取物（EGb761）是治疗、预防心脑血管等疾病的首选药品。

2. 制备方法 银杏叶提取物的制备通常使用的溶剂是乙醇水溶液。银杏叶提取物中白果内酯和银杏内酯比例为 1∶2 时具有最好的抗血栓作用。由于该比例受提取工艺影响，适宜的工艺十分重要。研究发现适宜的操作条件为乙醇质量分数 50%～70%，液固比 5.6～7.3mL/g，提取时间 2.2～3h。

（1）新型溶剂体系提取方法：①离子液体作为新型溶剂体系，可用于银杏叶中萜烯三内酯的提取。如采用离子液体 1-丁基-3-甲基咪唑氯化物/甲醇（质量比 1∶1）在 80℃下提取，所得银杏内酯的得率为 0.14%，比使用甲醇提取的得率高 1.4 倍。②低共熔溶剂具有绿色环保的特点，采用低共熔溶剂/水混合物可从银杏叶中提取黄酮。采用含质量分数 40%水的氯化胆碱/乙酰丙酸作为溶剂，液固比 10∶1（体积质量比），温度 50℃，搅拌转速 150r/min，时间 15min，一次可从银杏叶粉中提取 87%的银杏黄酮；采用苹果酸-氯化胆碱（1∶1）和甘油-脯氨酸-蔗糖（1∶1∶1）可以从银杏叶制备提取物，提取物得率较高，且产物中不含有毒物质银杏酸，当用含水率为 20%的低共熔溶剂时产物银杏内酯的得率最高；采用含质量分数 50%水的低共熔溶剂 NGG 50（木糖醇、乙醇酸和 1,5-戊二酸以 1∶3∶1 的物质的量比混合）作为溶剂，从银杏叶中提取了 5 种芳香酸，包括莽草酸（SA）、6-羟基犬尿嘧啶酸（6-HKA）、原儿茶酸（PA）、没食子酸（GAA）和对羟基苯甲酸（PHBA），最高得率分别为 94.15mg/g、332.69μg/g、25.90μg/g、429.89μg/g 和 67.94μg/g。

（2）提取技术：一些新的辅助提取技术，如超声、γ 辐射等，也可用于提取物的制备，以提高分离的效率。有研究建立了基于酶解的聚异戊二烯醇超声提取方法，最佳条件为酶量 0.5g（纤维素酶与果胶酶的质量比为 1∶2，酶活力为 60U/mg），酶解 pH 为 4.5，超声波温度 45℃，在此条件下聚异戊二烯醇的得率为 0.80%，比石油醚提取得率高 69.70%；所得组分聚异戊二烯醇质量分数可超过 99%，对 DPPH、ABTS、超氧阴离子、羟基自由基抑制作用的 IC_{50} 分别为 236.9μg/mL、76.84μg/mL、80.23μg/mL、113.9μg/mL。采用多种分析方法对抽提前后银杏叶进行了分析，发现超声处理后黄酮、可溶性蛋白质、可溶性总糖和蛋白质含量均明显降低，而索氏抽提后聚戊烯醇和粗脂肪含量明显降低，Py-GC-MS 分析表明，超声处理后碳含量小于 12 的小分子裂解产物从原料的 54.00%降至 8.34%。另有研究开发了超声波辅助酶法提取结合大孔树脂纯化提取银杏叶废渣中黄酮和银杏内酯的方法，最佳的超声辅助酶法提取条件为超声功率 218W、乙醇质量分数 68%、纤维素酶用量 8.4mg、超声温度 40℃、时间 20min、pH 5.0、样品粒径 40 目，在此条件下黄酮得率 0.74%，银杏内酯得率 0.42%，进一步纯化后总黄酮质量分数达 25.36%，银杏内酯质量分数达 12.43%，烷基酚质量分数为 0.003%，符合《中国药典》要求。有研究报道了 γ 辐射对银杏叶酚类化合物的影响，发现在最高剂量（10kGy）的照射下，可以保证产品的除菌和除污性能，同时提高酚类化合物在甲醇/水中的提取率。

（3）纯化方法：有研究建立了一种连续色谱系统分离富集银杏叶提取物的有效方法，筛选出最佳的大孔树脂，采用装载、洗涤、解吸、再生和平衡操作，获得了银杏叶提取物，其中黄酮和内酯的回收率分别达到 91.26%和 81.21%。该方法具有处理时间短、溶剂消耗低的特点，与传统大孔树脂法相比，可实现自动操作，树脂利用率高，加工时间短。采用 D101、D201、AB-8、HPD400、D301 和 D311 6 种大孔树脂从银杏叶提取物中富集和纯化总银杏黄酮 *O*-糖苷[TGF、含槲皮素（Ⅰ）、山柰酚（Ⅱ）、异鼠李素（Ⅲ）]。发现 AB-8 树脂对这 3 种银杏黄酮类 *O*-糖苷具有最好的吸附和解吸能力，采用 AB-8 树脂梯度洗脱处理后，3 种主要银杏黄酮 *O*-糖苷（Ⅰ、Ⅱ、Ⅲ）的含量分别从提取物中的 8.93%、9.88%、6.11%提高到产物的 30.12%、35.21%、14.14%，回收率分别为 88.76%、93.78%、60.90%。采用 DEAE 琼脂糖快流速柱和葡聚糖凝胶 G-100 柱从银杏叶酶解液中分离了 3 种高纯度多糖（GBP11、GBP22、GBP33），这些多糖对 DPPH、ABTS 和超氧阴离子均具有较强的自由基清除活性。

（4）银杏叶提取物（EGb761）的制备：EGb761 的提取工艺在欧洲已获得永久性专利，主要是以丙酮-水为起始溶剂粗提取，再经脱脂、除去银杏酚酸、原花青素、双黄酮、富集萜类内酯、富集黄酮醇类等 15 道工序，制成提取物。提取物与原药材（银杏叶）之比平均为 50∶1。

3. 检测方法、指纹图谱与质量标准

（1）检测方法：银杏叶提取物化学成分多，且成分的含量较低，传统的反相液相色谱法不足以满足质量控制的需要。采用离线亲水相互作用×反相二维液相色谱（HILIC×RP 2D-LC）系统结合二极管阵列检测（DAD）和四极杆飞行时间质谱（qTOF-MS）可以全面分析提取物的化学成分。在优化了 2D-LC 的色谱柱和流动相后，以乙腈/水/甲酸作为流动相，以 Waters XBridge 酰胺柱为第一维分离，之后利用 Agilent Zorbax XDB-C18 柱，用甲醇甲酸为流动相进一步分离，总共检测到 125 种化合物，通过 qTOF-MS 分析初步表征了 104 种化合物的结构。有研究报道了串联四极杆/飞行质谱（LC-Q-TOF/MS）超高效液相色谱法对银杏叶提取物的分析。样品采用 70%甲醇提取，所得提取物的一部分用酸水解。样品的色谱分析在 C_{18} 分析柱（3.0mm×150mm，2.7μm）上进行，采用甲醇和含 0.01%甲酸的水进行梯度洗脱，流速 0.5mL/min。在负离子模式 ESI 中进行质谱分析，通过与化合物的分子质量比较，确定银杏叶提取物的成分。该方法分析银杏叶提取物具有时间短的特点。银杏叶提取物中含有多种黄酮类化合物，研究黄酮的定量方法至关重要。有学者开发了一种半定量的方法，该方法基于黄酮类化合物在固定波长下具有几乎相等的分子吸收系数，并对 20 批银杏叶提取物进行 HPLC-UV/DAD/MS 指纹分析，发现在 240～280nm 处的类黄酮吸收适合半定量分析，最后确定半定量在 254nm 下进行，该方法可以用于综合分析银杏叶提取物中的黄酮。

（2）指纹图谱

1）供试品制备

A. 原料供试品溶液制备：取银杏叶浸膏 80mg，用甲醇 5mL 溶解，经 0.45μm 的微孔滤膜，滤液为原料用银杏浸膏溶液。

B. 注射剂的供试品溶液制备：取供试品 4 支，内容物浓缩至 4mL，通过孔径 0.45μm 的微孔滤膜，滤液为供试品溶液。

C. 口服液的供试品溶液制备：取供试品 2mL，加甲醇至 5mL，通过孔径 0.45μm 的微孔滤膜，滤液为供试品溶液。

D. 片剂供试品溶液制备：取供试品 2 片，研细，加甲醇 5mL，超声萃取 15min，过滤，滤液通过孔径 0.45μm 的微孔滤膜，滤液为供试品溶液。

2）HPLC 分析条件：HP Spherisorb ODS-2（4mm×250mm，5μm）色谱柱，流动相：A 相为水-乙腈-异丙醇（体积比 1000：200：30）；B 相为水-乙腈-异丙醇（体积比 1000：470：50）。流动相 A、B 中分别加入 4.92g、6.08g 柠檬酸。线性梯度洗脱，0min：100% A；25min：100%B；流速 1.0mL/min，检测波长 250nm，柱温 25℃，进样体积 10μL。

3）数据分析：以德国 Schwabe 药厂的银杏叶标准提取物（EGb761）的指纹图谱为参照标准图谱，可以较清楚地辨认出 21 个色谱峰（图 16-16）。将此 21 个峰分为 5 区：1～7 号峰为第Ⅰ区[保留时间 t 在 2～7min，以芦丁峰（8 号峰）相对保留时间为 1，则此区的相对保留时间为 0.25～0.85]；8～10 号峰为第Ⅱ区[t 在 7.5～9min，相对保留时间为 1～1.15]；11～14 号峰为第Ⅲ区[t 在 9～12min，相对保留时间为 1.2～1.5]；15～17 号峰为第Ⅳ区[t 在 12～18.5min，相对保留时间 1.6～2.3]；18～21 号峰为第Ⅴ区（t 在 19～23min，相对保留时间 2.45～3.00）。8 号峰为芦丁，16 号峰为苷 A，17 号峰为苷 B。以纵坐标刻度度量峰的高度，作为“表观丰度”，观察指纹图谱中各特征峰之间的大小、顺序和相互的比例关系，以辨认银杏叶提取物指纹图谱的整体“面貌”（图 16-16）。5 个区的峰数构成 7+3+4+3+4，其中第Ⅱ区的 8 号峰即芦丁峰最强，以此为参照峰，其峰面积作为 100，则 12 号峰约为 75，3 号、7 号、13 号峰为 50～60，1 号、16 号峰约为 40，17 号峰约为 33，9 号、10 号、11 号、14 号、15 号为 20～30，2 号、4 号、6 号、21 号峰为 10～20，5 号、18 号、19 号、20 号峰约 10 以下。即主要特征峰为 1 号、3 号、7 号、8 号、12 号、13 号、16 号、17 号；其中 8 号峰（芦丁）、16 号峰（苷 A）、17 号峰（苷 B）为主要特征峰，即在色谱指纹图中必须出现（图 16-16）。

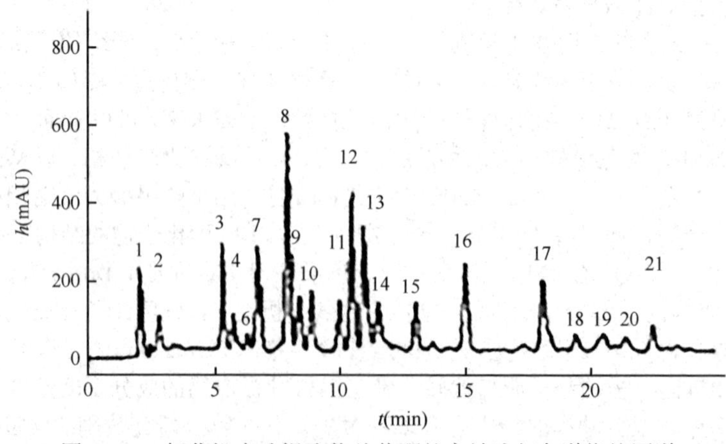

图 16-16 标化银杏叶提取物总黄酮的高效液相色谱指纹图谱

由获得的所有指纹图谱中随机选取银杏叶药材、银杏叶提取物及银杏叶制剂（片剂、口服滴剂、颗粒剂及注射剂）样品的图谱比较，可以看出它们之间的相似性非常良好，说明银杏叶所含的黄酮醇苷类代谢成分分布及比例很稳定（图 16-17）。

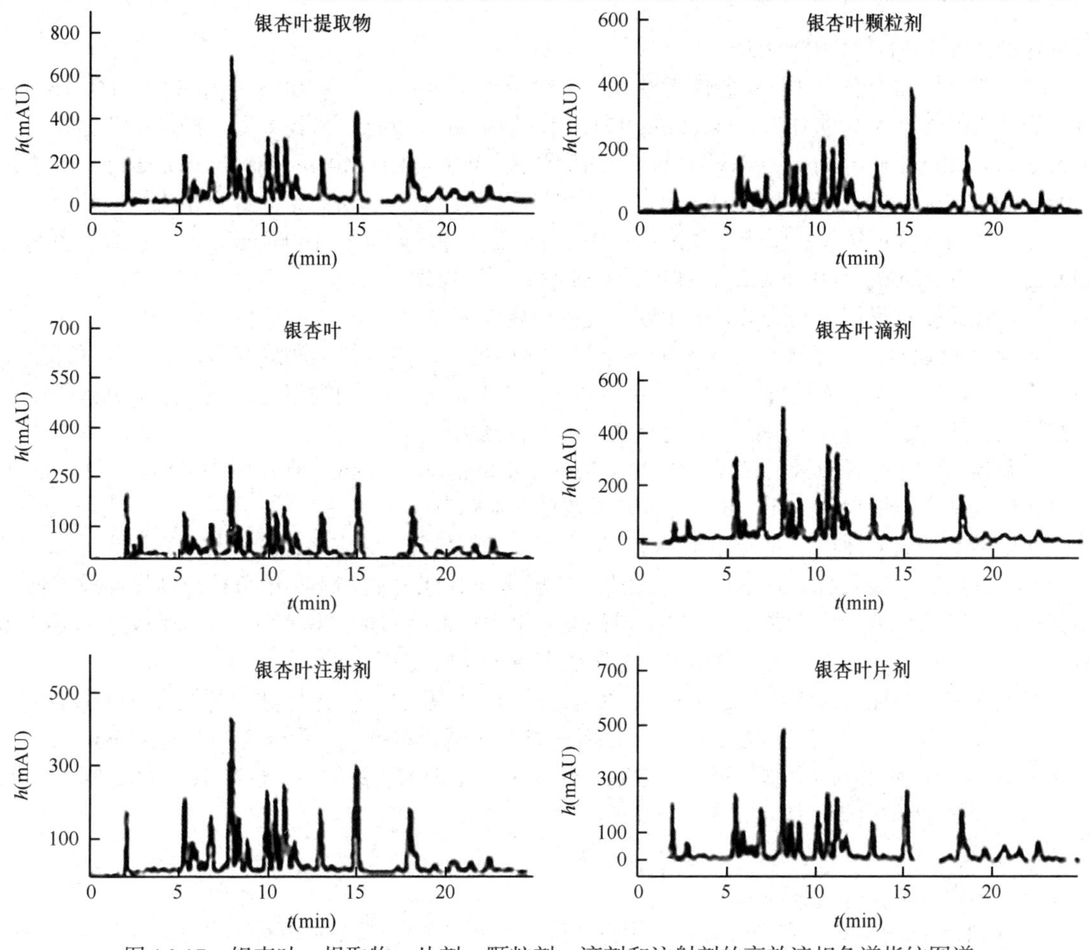

图 16-17　银杏叶、提取物、片剂、颗粒剂、滴剂和注射剂的高效液相色谱指纹图谱

（3）EGb761 的质量标准：①提取浓缩比例 50∶1；②含 24%银杏总黄酮，其中包含槲皮素及山萘酚（内含少量异鼠李素）；③含 6%萜类，其中包含 3.1%的银杏内酯 A、B、C、J 及 2.9%的白果内酯；④银杏酸含量＜5μg/g。

4. 药理作用　银杏叶提取物（EGb761）对整个血管树（动脉、毛细血管、静脉）具有调节作用。可刺激内皮衍生血管舒张因子的分泌，EGb761 可消除动脉痉挛，对小动脉血管有扩张作用；相反，对静脉血管有收缩作用。它能调节因体位改变而引起的静脉容量变化，降低毛细血管的高渗透性并增强毛细血管的耐受力。EGb761 在脑水平和外周均有强力抗水肿作用，保护血-脑和血-视网膜屏障。而且对许多由病理现象所引起的血清蛋白水解作用的升高具有较强的抑制作用。EGb761 可改善血小板和红细胞高凝状态的流变学以及微循环凝血过程的流变学。其特性基于对膜的稳定作用，干扰前列腺素代谢，抑制某些活性物质（组织胺、缓激肽等）以及对血小板激活因子的抑制作用。EGb761 对细胞代谢，特别是脑神经和神经感觉细胞代谢具有保护作用。在动物实验中，这种保护作用可体现在提高细胞存活率，增加皮层细胞的 ATP 水平，以及改善葡萄糖和氧的摄取。EGb761 参与神经递质的释放、再摄取和分解代谢（去甲肾上腺素、多巴胺、乙酰胆碱等）或干扰这些物质与膜受体的结合能力。EGb761 对细胞膜自由基和脂质过氧化物的产生具有较强的拮抗作用，这与其某些药理作用是相关的。

5. 毒性研究

（1）急性毒性：小鼠口服给药的 LD_{50} 为 7.725g/kg，腹腔给药的 LD_{50} 为 1.900g/kg，静脉注射给药的 LD_{50} 为 1.100g/kg；大鼠口服给药的 LD_{50}＞10.000g/kg，腹腔给药的 LD_{50} 为 2.100g/kg，静

脉注射给药的 LD_{50} 为 1.100g/kg。

（2）亚急性和慢性毒性：亚急性毒性，每天给予大鼠剂量为 15～100mg/kg，口服给药 12 周；每天静脉注射给予犬剂量为 7.5～30mg/kg 或肌内注射剂量 5mg/kg，给药 8 周。慢性毒性，每天给予大鼠和犬 20～100mg/kg，逐渐增加剂量，给予大鼠 300mg/kg、400mg/kg 和 500mg/kg，给予犬 300mg/kg 和 400mg/kg，口服给药 6 个月。组织学、生化和血液学研究结果都显示毒性很低。

（3）生殖毒性：每天口服给予大鼠剂量 100mg/kg、400mg/kg 和 1600mg/kg，口服给予兔剂量 100mg/kg、300mg/kg 和 900mg/kg，研究结果证明无生殖毒性。

（4）致突变致癌：研究结果显示无致突变或致癌作用。

6. 临床药动学 由于银杏提取物中含有多种活性物质，因此很难评定其药动学，但可评定其相互作用（协同，添加或拮抗等作用），因为不同化合物可通过不同机制在人体多个部位起作用。有些研究已评定了银杏叶提取物（或化合物）的药物动力学。

在两名健康志愿者中，已发现 LI1370（50mg、100mg 与 300mg）在小肠中被吸收，2～3h 达血浆峰值，其半衰期为 2～4h。摄入后 24h 可恢复至基础值。

在鼠中证实放射性标记的 EGb761 药动学为二室模型特征，并有一级相，其半衰期为 4.5h，至少 60%可被吸收。摄入后 1.5h 血中特异性活性达高峰，于 3h 在胃与小肠中可检出特异性放射性最高值，表明胃与小肠是其吸收部位。腺体与神经元组织以及眼对标记物有很高的亲和力。口服 72h 后 38%从呼气中排出，22%从尿中排出，29%从粪便中排出。

在人体实验中证实口服 80mg EGb761 以后，银杏三内酯 A（半衰期 4h）与银杏三内酯 B（半衰期 6h）的绝对生物利用度均在 80%以上，而银杏三内酯 C 很低。口服银杏提取物 120mg 后，银杏新内酯（半衰期 3h）的生物利用度为 70%。从尿中排出未改变的银杏三内酯 A 与 B 分别为 70% 与 50%，而银杏新内酯约为 30%。

7. 临床应用

（1）国外主要银杏叶制剂适应证

1）金纳多注射液：注射液每支含有银杏叶提取物 17.5mg，其中银杏黄酮苷 4.2mg；片剂每片含有银杏叶提取物 40mg，其中银杏黄酮苷 9.6mg，萜类内酯 2.4mg。其适应证主要用于脑部、周围血流循环障碍。①急慢性脑功能不全及其后遗症：脑卒中、注意力不集中、记忆力衰退、痴呆。②耳部血流及神经障碍：耳鸣、眩晕、听力减退、耳迷路综合征。③眼部血流及神经障碍：糖尿病引起的视网膜病变及神经障碍、老年性黄斑变性、视物模糊、慢性青光眼。④周围循环障碍：各种周围动脉闭塞症、间歇性跛行、手脚麻痹冰冷、四肢酸痛。

2）达纳康：口服，每日 3 次，每次 1 片（40mg）。适应证：①老年人慢性神经感觉和认知的病理性缺陷的症状治疗（不包括阿尔茨海默病和其他痴呆）；②下肢慢性阻塞性动脉病的间歇性跛行（2 期）的症状治疗；③改善雷诺现象。血管性原因所致视力下降和视野损害的辅助性治疗和血管性原因所致听力下降和眩晕综合征和（或）耳鸣的辅助性治疗。

（2）国产银杏叶制剂适应证

1）银杏叶片：每片含银杏叶提取物 80mg（含总黄酮醇苷 19.2mg，萜类内酯 4.8mg）。适应证：脑卒中、稳定性心绞痛、脑梗死、胸痹心痛、冠心病、心绞痛、胸痹。功能主治：活血化瘀通络，用于瘀血阻络引起的胸痹、心痛、脑卒中、半身不遂、舌强语謇；冠心病稳定型心绞痛、脑梗死见上述证候者。

2）舒血宁注射液：每支 2mL，折合银杏叶提取物为 7.0mg（含总黄酮醇苷 1.68mg，银杏叶内酯 0.28mg）。适应证：扩张血管、改善微循环，用于缺血性心脑血管疾病、冠心病、心绞痛、脑栓塞、脑血管痉挛等。功能主治同上述国产银杏叶片。

（3）不良反应：计算机检索 pubmed、embase、考兰特图书馆（the Cochrane Library）、CNKI、VIP 和万方医学 2006.1～2018.4 公开发表的有关银杏叶提取物的随机对照研究。筛选文献、提取数据并评价方法学质量后，采用 revman 5.3 软件进行荟萃分析。同时将纳入的研究按不同适应证、给药途径和疗程分为 3 个亚组分析。发现最终纳入 32 篇文献，共纳入研究患者 2876 例，其中银杏叶提取物制剂使用者（治疗组）共 1431 例，对照组 1445 例。荟萃分析结果显示，相对危险度为 0.69，95%可信区间[0.56，0.85]，治疗组不良反应发生率（9.36%）低于对照组（13.43%），差异明显（$P<0.01$）。亚组分析显示：在脑血管系统疾病组、神经精神系统疾病组、口服组、静脉滴注组、使用疗程≤2 周组和＞4 周组这几个亚组中，治疗组患者不良反应发生率均低于对照组（$P<0.05$）。因此，银杏叶提取物制剂是一种较为安全的药物。在治疗脑血管系统及神经精神系统疾病时，银杏叶提取物制剂的安全性较高。对于特殊人群，给药途径的选择需尤为谨慎。用药过程中应关注患者适应证、合并用药、体质状况、年龄等因素，保障合理用药。

8. 银杏叶制剂

（1）口服制剂：根据 NMPA 官网数据显示，银杏叶口服制剂国产药品包括银杏叶滴丸、银杏叶颗粒、银杏叶软胶囊、银杏叶胶囊、银杏露、银杏叶片、银杏叶滴剂、银杏叶口服液、银杏叶分散片、银杏酮酯滴丸、银杏酮酯颗粒、银杏酮酯片、银杏酮酯分散片、复方银杏叶颗粒、复方银杏通脉口服液、银杏茶颗粒、银杏洋参颗粒、银杏洋参胶囊和银杏蜜环口服溶液。片剂、分散片、软胶囊、胶囊、颗粒和丸剂的规格是含总黄酮醇苷 19.2mg、萜类内酯 4.8mg 或含总黄酮醇苷 9.6mg，萜类内酯 2.4mg。

（2）银杏叶注射剂：舒血宁注射液[每支装 2mL 或 5mL，5mL 折合银杏叶提取物为 17.5mg（含总黄酮醇苷 4.2mg，含银杏内酯 0.70mg）]、银杏叶提取物注射液[每支含有银杏叶提取物 17.5mg（含银杏黄酮苷 4.2mg）]、银杏内酯注射液（每支装 2mL，含萜类内酯 10mg）、银杏二萜内酯葡胺注射液（每支装 5mL，含银杏二萜内酯 25mg）、银杏达莫注射液[银杏叶提取物与双嘧达莫混合制成的注射液，5mL 或 10mL；含银杏总黄酮 0.90～1.10mg/mL，含双嘧达莫（$C_{24}H_{40}N_8O_4$）0.36～0.44mg/mL]。

9. 银杏叶创新药物和缓释制剂研发进展 银杏酮酯（原料药）系国家二类新药，优质规范的提取物成为银杏叶提取物的引领者。其主要用于血瘀型胸痹（冠心病心绞痛）及血瘀型轻度脑动脉硬化引起的眩晕。

注射剂的申报主要集中在 2002 年及以后，考虑到银杏叶中活性成分黄酮醇香豆酸酯和乙酰化的花色素类等黄酮易氧化和水解，所以研发以冻干制剂为主。银杏内酯 B 及其注射液一类新药开发有望获批。该类新药注册体现了银杏叶产品开发的高水准与创新水平。银杏内酯及银杏内酯 B 注射剂作为第 3 代银杏产品取代第 2 代产品舒血宁将是大趋势。

银杏叶提取物制剂作为治疗心脑血管疾病的药物，需要长期服用，目前开发的口服制剂，给药间隔时间短，有效血药浓度波动大，而缓释制剂可延长服药时间，减少服药次数，降低药物的不良反应，增加患者顺应性，使人体获得平衡的有效治疗血药浓度，使治疗效果稳定。银杏叶缓释制剂的研发是银杏叶提取物剂型的创新。

视窗 16-5

针对银杏内酯主要活性成分溶解度差、半衰期短等问题，目前主要研制的银杏内酯的新剂型有滴丸，无菌（冻干）粉针，胶囊，纳米粒，缓、控释制剂以及固体分散体等。2016 年，江苏一公司先后研究出了多种银杏内酯制剂，有银杏内酯 K 热熔挤出胶囊、银杏内酯K滴丸以及银杏内酯B无定形固体分散体等。成都一公司近年将银杏内酯与其他药物组合制成各种制剂，发挥药物间协同增效作用。例如银杏内酯 B 和 Xa 因子抑制剂的药物组合物，抑制血小板聚集的效果优良，不易产生耐受性，副作用小，临床应用前景优良。2017 年，合肥一公司公开了一种银杏内酯双层控释片，释药性能优异，使银杏内酯中复杂成分同步缓慢释放，减少患者给药次数，提高依从性，其中银杏内酯A和银杏内酯B的总量不低于 70%。与目前市售银杏内酯注射液相比，新型制剂的生物利用度明显提高，药物的刺激性降低，不良反应减少，载药量增加，并提高患者用药顺应性。随着研究者们的不断探索与药剂学技术的不断发展，将会有更多新型的银杏内酯制剂进入临床，提高患者的获益程度。

第四节　中药复方制剂新药研究与开发

一、研究现状

1. 优势

（1）完整的中医药理论和丰富的临床实践：中医药是中华民族长期与疾病斗争的智慧结晶，具有完整的理论体系（已有2000年以上历史）和丰富的临床实践，为中华民族的繁衍生息和繁荣昌盛作出了巨大的贡献。上千种常用中药和浩瀚的古今方剂（古方、经验方和民间方）都是临床长期实践的产物，具有确切的疗效和较高的安全性，是中药创新药物发现不可多得的资源。在中医药理论指导下进行合理组方，更为中药创新药的发现提供了广阔的空间。

（2）丰富的民族药和民间药：我国为多民族国家，很多少数民族生活在偏远的山区，其疾病的治疗基本上靠当地的名医和草药，形成了很多特色的民族药。民族药主要包括藏药、蒙药、维药和傣药。我国地域广阔，地理环境复杂，很多山区和偏远地区的人民治疗疾病也基本上靠当地的祖传名医草药，形成很多特色的民间药物。与民族药物相似，民间药物也多数口耳相传。口耳相传药物的特点是处方较小或单方、药效强、起效快、有毒或峻烈药物的大量使用。据不完全统计，我国有民族药和民间药近万种，加上灵活变化的方剂，为创新药物的发现提供了非常丰富的资源。

（3）2021～2022年NMPA批准的中药复方制剂新药

1）益气通窍丸：具有益气固表，散风通窍的功效，适用于治疗季节性过敏性鼻炎中医辨证属肺脾气虚证。本品为黄芪、防风等14种药味组成的原6类中药新约复方制剂，在中医临床经验方基础上研制而成。

2）益肾养心安神片：功能主治为益肾、养心、安神，适用于治疗失眠症中医辨证属心血亏虚、肾精不足证，症见失眠、多梦、心悸、神疲乏力、健忘、头晕、腰膝酸软等，舌淡红苔薄白，脉沉细或细弱。本品为炒酸枣仁、制何首乌等10种药味组成的原6类中药新药复方制剂，在中医临床经验方基础上研制而成。

3）银翘清热片：功能主治为辛凉解表，清热解毒，适用于治疗外感风热型普通感冒，症见发热、咽痛、恶风、鼻塞、流涕、头痛、全身酸痛、汗出、咳嗽、口干，舌红、脉数。本品为金银花、葛根等9种药味组成的1.1类中药创新药，在中医临床经验方基础上研制而成。

4）玄七健骨片：具有活血舒筋，通脉止痛，补肾健骨的功效，适用于治疗轻中度膝骨关节炎中医辨证属筋脉瘀滞证。本品为延胡索、全蝎等11种药味组成的1.1类中药创新药，基于中医临床经验方基础上研制而成。

5）芪蛭益肾胶囊：具有益气养阴，化瘀通络的功效，适用于治疗早期糖尿病肾病气阴两虚证。本品为黄芪、地黄等10种药味组成的1.1类中药创新药，基于中医临床经验方基础上研制而成。

6）坤心宁颗粒：具有温阳养阴，益肾平肝的功效，适用于治疗女性更年期综合征中医辨证属肾阴阳两虚证。本品为地黄、石决明等7种药味组成的1.1类中药创新药，基于中医临床经验方基础上研制而成。

7）虎贞清风胶囊：具有清热利湿，化瘀利浊，滋补肝肾的功效，适用于治疗轻中度急性痛风性关节炎中医辨证属湿热蕴结证。本品为虎杖、车前草等4种药味组成的1.1类中药创新药，在中医临床经验方基础上研制而成。

8）解郁除烦胶囊：具有解郁化痰、清热除烦的功效，适用于治疗轻、中度抑郁症中医辨证属气郁痰阻、郁火内扰证。本品种为栀子、姜厚朴等8种药味组成的1.1类中药创新药，在中医临床经验方基础上进行研制，处方根据中医经典著作《金匮要略》记载的半夏厚朴汤和《伤寒论》记载的栀子厚朴汤化裁而成。

9）七蕊胃舒胶囊：具有活血化瘀，燥湿止痛的功效，适用于治疗轻中度慢性非萎缩性胃炎伴糜烂湿热瘀阻证所致的胃脘疼痛。本品为三七、枯矾等4种药味组成的1.1类中药创新药，在医疗机构制剂基础上研制而成。

10）参葛补肾胶囊：具有益气、养阴、补肾的功效，用于治疗轻、中度抑郁症中医辨证属气阴两虚、肾气不足证。本品种为中药1.1类创新药，由太子参、葛根、淫羊藿3种药味组成，其在改善轻、中度抑郁症临床症状等方面有疗效。

11）芪胶调经颗粒：具有益气补血、止血调经的功效，用于治疗上环所致经期延长中医辨证属气血两虚证。本品种为中药新复方制剂，由黄芪、阿胶、党参、白芍等9种药味组成，其对经期、月经色质的恢复及气血两虚证引起的神疲乏力、头晕眼花、少腹坠胀等症状具有改善作用。

12）苓桂术甘颗粒：具有温阳化饮、健脾利湿的功效，用于中阳不足之痰饮，症见胸胁支满，目眩心悸，短气而咳，舌苔白滑、脉弦滑。本品种由茯苓、桂枝、白术、甘草4种药味组成，是首个按古代经典名方目录管理批准上市的中药复方制剂。

2. 存在问题

（1）立题依据不充分：随着我国新药研发的不断发展和药品审评的逐步严格，立题依据已成为新药能否通过审评的重要因素之一。中药复方制剂新药，处方多数来源于临床，其研发是一个从临床到实验室，再返回到临床的过程。但是长期以来申报的中药复方制剂新药，其立题依据中多数仅说明处方来源于某某医生或某某医院，缺乏临床试验数据，更不要说规范化的临床研究资料，因此，尽管是临床处方，但仍然存在立题依据不足的问题。

（2）安全性基础研究滞后：总体来说，中药普遍安全性较高。但随着炮制、配伍及制剂技术的改变，安全性问题也发生变化；另外也有一些中药，由于其含量较高，在体内的暴露量也易达到较高的水平，长期用药易出现肝脏或肾脏等脏器毒性。因此，目前对中药毒性物质基础、配伍与毒性、炮制与毒性、制剂与毒性等安全性基础研究滞后问题，需要进一步强化。

（3）资源和环境约束：随着国内外中药需求快速增长，药材资源的约束成为一个主要问题。几千年来中药都是靠野生，但目前供不应求，濒危药材、动物药材和人工种植等问题凸显。此外，环境污染问题，对中药材质量会产生不良影响。因此，需要加强管理办法和技术手段的革新。

（4）药效物质和作用机制尚不十分清楚：由于中药复方制剂所含化学成分复杂，其药效物质和作用机制尚不十分清楚，给中药复方制剂新药的研制带来了很大的困难（如质量控制、疗效稳定性及制剂水平等）。在中药复方制剂新药研发过程中，由于缺乏能够反映中医“证”病理生理特点的动物模型，所以基于“证”的药效评价难以开展。另外，由于粗制剂的原因，不适合进行细胞和分子水平的研究，因此开展其深入作用靶点及作用机制研究均较为困难。

（5）难以通过优效性评价：按照现代医学指标进行评价，多数中药的作用相对较弱、起效缓慢，故临床疗效采用优效性评价，很难得到满意的结果，加之目前申报生产的中药新药，其临床试验多数是按照非劣效性设计的，因此，近年来多数中药新药在申报生产时不能通过。

3. 面临挑战　随着全球经济一体化进程的加快，中国医药市场融入国际医药大市场的广度和深度将进一步加剧，将面临强大跨国医药集团的激烈竞争及日本、韩国、印度等亚洲国家传统医药产品和德国、法国等欧洲国家植物药的巨大冲击；我国生产的众多传统中药产品由于尚不能符合国际医药市场的标准和要求，目前仅占3%的国际市场销售份额。在复方药物研发方面，中药有丰富经验和深厚积淀，跨国制药集团已陆续介入到中药研发领域。过去十多年间，近20家世界最大的跨国药业公司在植物药方面的科研支出年均增幅达 22%以上，先后在中国建立研发中心，筹划进军中医药产业的战略布局，这带来了新技术、新理念，也带来了新的挑战。

二、研究途径

1. 基于经典名方的中药创新药研发　经典名方（如六味地黄丸系列、大活络丸、逍遥丸系列、大承气系列、小金丸、石斛夜光丸、安宫牛黄丸、生脉系列、云南白药系列和漳州片仔癀系列等）

是祖国医药留给现代人类的宝贵遗产，以其确切的疗效和较高的安全性，数百年、数千年传承，经久不衰。对经典名方进行传承和创新，既是人类健康事业的需要，也是我们的责任。

为了提升基于经典名方的创新药物的研发水平，应该对其药效物质、体内过程和作用机制进行深入研究，在此基础上，建立先进的提取和精制工艺，国际水平的质量标准，将其研制成为工艺和制剂先进、服用剂量小、疗效确切、安全性高、药效物质基本明确、作用机制基本清楚、质量稳定可控的现代中药。具体研发思路如下。

（1）不要将方剂拆开，而应将其作为一个整体进行研究。

（2）所选方剂研究对象，其临床功效及安全性的普遍适用性已经按照现代循证医学原则进行的临床试验得到了确认。

（3）在上述基础上，组织中/西医临床医生、生物学家、药理学家和化学家共同研讨，选择引进或者建立公认可以正确表达其临床功效的动物模型或者活性筛选体系，力求在动物模型上可以表达其主要临床功效。

（4）在上述动物模型或者活性筛选体系指引下，对有效方剂进行分离及活性筛选，确认其活性部位。

（5）采用化学-生物学结合方法，对确认的活性部位进行活性成分的追踪分离，直到分离纯化获得纯化合物，进行结构鉴定。要特别关注可吸收入血的成分或其代谢产物，以利找到真正的活性成分，即采用血清药物化学方法进行研究。

（6）采用多种靶标/模型/活性筛选评价体系，对分离得到的化学成分进行活性筛选与评价，探讨其作用机理，结合结构-活性相关性的比较研究，选定可以用作质量监控的指标成分/群。

（7）在进行量效关系比较研究的基础上，对有效、安全的多个批号药品中的指标成分/群，制定指标成分/群有效剂量的波动范围，以确保方剂产品的有效性。

（8）若在研究过程中发现毒性作用，宜结合临床应用过程中的不良反应，建立适当的不良反应评价体系，进行毒性作用成分的追踪分离，直到获得毒性作用成分，鉴定它们的结构。对毒性作用成分进行结构-毒性作用相关性的比较研究，选定指标性的毒性作用成分。在此基础上测定多批安全有效产品的毒性作用成分的含量，制订其波动范围，以确保产品的安全性。

2. 基于名优中成药的二次开发研究 名优中成药在临床长期使用，具有确切的疗效和很高的知名度。但目前市场上的多数名优中成药都是早年开发的产品，其生产工艺落后、服用剂量大、质量控制水平低、基础研究和规范化临床研究严重缺乏，严重影响了名优中成药的临床使用和市场进一步开拓。对名优中成药进行系统的物质基础和作用机制研究，在此基础上，将名优中成药研制成为药效物质和作用机制清楚、剂型先进、服用剂量小、质量稳定可控的现代中药，既降低研发风险，又易于开拓市场，是名优中成药再创新（二次开发）的主要途径，也是创新药物发现的重要途径。

（1）中药二次开发的概念与内涵：中药二次开发（secondary development of TCM）是在有较好的临床基础和药学基础的前提下，吸收现代有关学科提供的新理论、新观念、新技术、临床研究和方剂研究的最新成果，对已有中成药产品内在的或外延的质量再开发，以便得到更加安全有效并适合市场需求的新药。中药的二次开发可分为两种表现形式，一种为“外延型开发”，其主要是制药工艺和剂型标准的现代化。另外一种为“内涵型开发”，是以中医理论为基础，并在中医理论指导下的中药新药开发研究，通过药效物质基础研究、药理、药性和配伍研究等，对中药进行科学阐述。它通过对复方中药的药效物质的提取、分离、鉴定，分析这些药效物质的作用机制及其这些作用之间的关系，以及药效物质的最佳配伍和配比。

（2）中药二次开发的策略

1）开发对象的选择：目前，我国中药新产品开发同质化现象比较严重，这样开发没有多少实际意义，既造成了资源的浪费，又使产品不得不面临市场的激烈竞争。因此开发对象应选择那些疗效明显、有一定市场基础的产品，这样产品才能快速进入市场，达到抢占市场的目的。同时可从相对于化学合成药更有治疗优势的一些重大疾病、疑难疾病和慢性病入手，如恶性肿瘤、糖尿病、心脑血管病等。例如，清开灵注射液以往在治疗脑血管病、上呼吸道感染、肝病、小儿疾病及其他多种疾病等皆取得了良好疗效，但其应用广而不精，且不良反应较严重。所以二次开发就针对这些特点，力图对其功能和运用进行细化，并把消除不良反应作为重点。

2）重视复方二类新药的开发：中医药防病治病的手段之一是中药复方，它是几千年来临床经验的积累和总结。中药复方的应用，是中医临床辨证论治用药的主要形式。其配伍的科学性和临床的有效性早已为世界所公认，很多疗效卓著的复方制剂被制成成方制剂而被广泛应用。而复方二类新药除具有安全、有效的优点之外，其有效成分明确，有利于质量标准的控制。应当注重并结合现代科学技术和手段揭示中药复方的复杂变化与药效变化之间的规律，在有效中药复方的基础上，以现代科学技术手段结合中医药理论，发现新的高效药物或新的用途。

3）中药基础的研究：长期以来，我国在中药基础研究方面相对落后，以致中药的科技含量过低，产品安全性和有效性缺乏科学规范的数据，致使难以得到发达国家医药界的认同，这对我国中药产业实现现代化和走向世界是很不利的。中药基础研究可以从本质上说明中药的特性和安全有效，它包括中药材资源的开发、保护及栽培，中药饮片的炮制加工，中药质量控制方法及中药药效物质基础的研究，中药药理作用和作用机制，中药药性理论及中药方剂配伍规律的研究等基础性研究工作。例如，某制药公司就对其生产的桂枝茯苓胶囊从药材、半成品、成品的指纹图谱标准进行研究和工艺优选工作，完善了相关药理毒理等实验研究，已被美国 FDA 批准进入Ⅱ期临床试验。

4）生产工艺的革新：目前由于中药生产工艺的落后，严重影响和制约中药的竞争力，所以对中药工艺进行革新是中药二次开发必不可少的一步。其中包括中药提取、分离、浓缩、干燥技术的改革、新剂型的应用、新型辅料的研制及质量控制等多方面。例如，在安宫牛黄丸基础上开发形成的清开灵注射液，经过 20 多年的临床应用，证明是非常成功的，目前仍是中医治疗临床急症的常用药品，成为这类研发的典型代表。

总之，中药二次开发是一项系统工程，其中涉及多个环节，如中药材资源的开发、保护及栽培、中药饮片的炮制加工、中成药的生产等。它既需要充分的基础研究工作的支持，又需要严格可行的标准规范的约束，还需要有符合标准规范条件的单位进行验证和评价。因此，中药二次开发的前景可谓任重道远。

（3）中药二次开发的案例：在中药复方的二次开发中取得了显著成绩，如双黄连粉针、六味地黄口服液、复方丹参滴丸、地奥心血康、元胡止痛颗粒、全芪降糖片和片仔癀等。尤其是“复方丹参滴丸”（丹参素、三七皂苷和冰片）和银杏制剂“银杏灵”（银杏黄酮和银杏内酯）已于 1997 和 1998 年分别通过 FDA 的新药临床申请，其中“复方丹参滴丸”2016 年 12 月通过了美国Ⅲ期临床认证，为中药走向世界实现了历史性的突破。

3. 临床有效方剂的新药转化　2024 年 8 月 29 日，国家卫生健康委发布《2023 年我国卫生健康事业发展统计公报》。2023 年，全国中医类医疗卫生机构总数达 92531 个，全国中医药卫生人员总数达 104.5 万人。特别是拥有大批具有长期临床经验的知名中医师，他们在长期的临床实践中积累了大量的具有确切疗效的临床方剂，对这些临床方剂，特别是具有一定前期研究基础和临床研究数据的医院制剂进行转化，将其研制成为新药，是我国中药创新药物研发的重要源泉。知名中成药清开灵注射液、复方丹参系列、尪痹系列、脑心通和通心络胶囊等都来源于临床方剂。

三、复方丹参滴丸研究与开发实例

1. 研究背景　复方丹参片是由丹参浸膏、三七、冰片组成。主要用于冠心病、胸闷和心绞痛的治疗。但存在片剂服用量大、崩解度差、生物利用度低、制剂工艺落后及无完善的质量标准（而且冰片含量高对胃刺激大）等问题，许多生产厂家、科研单位、医院制剂室纷纷对片剂进行二次开发。通过二次开发研究，复方丹参滴丸除继承了复方丹参片的全部优点外，还有剂型先进，生物利用度高，并集速效、高效、长效于一身，无胃刺激等优点。自 1993 年年底取得新药证书以来，复方丹参滴丸越来越受到医学专家及患者的认可与高度评价，取得了显著的社会及经济双重效益。

2. 制备工艺 原料药采用丹参 55.8g、三七 3.4g、冰片 0.8g。

用乙醇提取丹参和三七，得到丹参和三七的乙醇提取液，用纱布将此提取液过滤，收集滤液。滤液用截留分子量为 6000Da 的二醋酸纤维素膜进行超滤，过滤方式采用错流过滤。超滤工艺的操作条件：超滤的进液口压力为 0.1MPa，超滤的出液口压力比进液口压力低 0.5kPa。超滤初期采用较低压力，然后慢慢升压；在超滤过程中，采用周期性压力波动，压力波动差为 0.1MPa。料液流速为 1.0m/s，超滤过程中，采用周期性流量波动以便在膜通道内产生脉动流或不稳定流，流速波动差为 1.0m/s，在超滤系统中间歇通入氮气，形成气液脉冲流，周期为 0.5h 通气一次，每次 1min。料液温度为 15℃，当料液原液被浓缩 1/15 时，再加水或烯醇溶液超滤 1 次，料液的 pH 控制在 5。反冲洗压力为 0.15MPa，反冲洗周期为 0.5h、反冲洗时间为 1min。当将超滤组件并联使用交替反冲的方法时，其中一套或几套进行正常的超滤并分流出一部分滤液来反冲另一套或几套组件的超滤膜，间隔一段时间后交换进行，工作 10min，反冲 30s。化学清洗周期为 0.5 月，化学清洗药剂为 0.5%～4.0%氢氧化钠、1.5%氢氧化钠和 2%次氯酸钠的混合溶液，pH 10～12，清洗工作压力为 0.05MPa。在用化学清洗剂清洗之后，再用水冲洗至近中性。

将所述的超滤液浓缩得到相对密度为 1.35～1.39（55℃）的浸膏。取浸膏和冰片，与聚乙二醇-6000 18g 混合均匀，加热至温度 85℃，化料 20～120min 后，移至罐温保持在 85～90℃的滴丸机滴罐中。药液滴至 7～8℃液体石蜡中，取出滴丸，除油，筛网选丸，制成 1000 粒滴丸，即得。

3. 指纹图谱 中药指纹图谱是指某种中药材或中成药中所共有的、具有特征性的某类或数类成分的色谱或光谱的图谱。在现阶段中药的有效成分绝大多数没有明确的情况下，中药指纹图谱对于有效控制中药材或中成药的质量具有重要的意义。日本汉方药主要生产企业在 20 世纪 80 年代就已经在企业内部采用高效液相指纹图谱控制质量。德国、法国在对银杏叶提取物联合开发的过程中，发现银杏叶提取物的医疗作用是提取物所得物质群的整体作用结果，而对这样一个整体的质量控制，亦采用高效液相指纹图谱方法。美国 FDA 近年制定的植物草药指南中已经明确把指纹图谱作为混合物质群的质量控制方法。随着研究的深入，人们发现，作为中医理论的实践产物，中药，尤其是复方中药，其中所含的任一成分都不能代表其整体疗效。人们逐渐认识到，现行的参照化学合成药质量控制模式的质量标准不能恰当地反映中药内在的质量。从发展趋势看，从现行的质量控制模式向一种综合的、宏观的、可量化的鉴别与主要有效成分含量测定结合已是发展的趋势。

复方丹参滴丸是由丹参、三七为主要原料制成的滴丸制剂，临床上用于治疗心脑血管疾病、冠心病、心绞痛、心肌缺血、微循环障碍所导致的各类疾病等，其治疗效果已经得到临床的验证，而是否能够保证药物的质量以及复方丹参滴丸中有效成分的含量，是决定复方丹参滴丸疗效的基础。如果用一二种丹参的活性成分来说明复方丹参滴丸的内在质量，具有一定的片面性，更不用说无药效的指标成分了。要控制复方丹参滴丸的功效，只针对其一、二个化学成分进行表征和控制是不够的，必须对它的物质群整体予以控制。所以，除了“微观分析”外，还应该用某种“宏观分析”方法，从整体上有效地表征中药质量。指纹图谱作为中草药及其提取物质量控制方法，目前已经成为国际共识。

（1）复方丹参滴丸丹参组分指纹图谱

1）供试品制备

复方丹参滴丸供试品的制备：取各批次复方丹参滴丸 10 粒，精密称定，置 10mL 容量瓶中，加蒸馏水超声 15min，溶解，定容，过滤，即得。

复方丹参滴丸中间体供试品的制备：取各批次丹参三七浸膏 0.1g，精密称定，置 10mL 容量瓶中，加蒸馏水超声 15min，溶解，定容，过滤，即得。

丹参药材供试品的制备：取丹参药材（粉碎）2.5g，置烧瓶中，加 50mL 水，加热回流 1.5h，放冷，收集回流液。将残渣中再加 50mL 水，加热回流 1h，放冷，收集回流液。合并两煎回流液于 100mL 容量瓶中，定容，过滤，即得。

2）高效液相色谱分析条件：Agilent ZoRBAx SB-C_{18}（4.6mm×250mm，5μm）色谱柱，流动相：A 相为 0.02%的磷酸水溶液；B 相为 80%乙腈 0.02%的磷酸水溶液。流速 1.0mL/min，检测波长 280nm，柱温 30℃，进样体积 10μL。

色谱流动相洗脱梯度如表 16-2。

表 16-2　丹参组分洗脱梯度

保留时间（min）	流动相 A（*V/V*）	流动相 B（*V/V*）
0	90%	10%
8	78%	22%
15	74%	26%
55	48%	52%

成分名称见表 16-3。

表 16-3　丹参组分成分名称

峰 1	峰 2	峰 3	峰 4
丹参素	原儿茶醛	异紫草酸 A	异紫草酸 B
峰 5	峰 6	峰 7	峰 8
丹酚酸 D	迷迭香酸	丹酚酸 B	丹酚酸 A

3）数据分析：丹参药材指纹图谱部分见表 16-4。

表 16-4　丹参药材指纹图谱

峰号	平均保留时间（mm）	保留时间 RSD（%）	平均峰面积	峰面积 RSD（%）	单峰占总峰面积的百分比（%）
1	5.99	0.45	784.93	7.34	5.04
2	9.85	0.47	916.57	6.06	5.88
3	20.13	0.46	778.87	8.78	5.00
4	22.37	0.77	1165.13	7.60	7.48
5	23.49	0.45	1076.7	3.70	6.91
6	24.51	0.46	802.43	8.21	5.15
7	27.26	0.44	9017.8	10.82	57.89
8	29.71	0.32	539.37	13.30	3.46
9	30.68	0.29	496.67	15.23	3.19

丹参药材中丹参组分化学成分吸收峰有 9 个，其中单峰面积超过总峰面积 2%的吸收峰有 9 个，单峰面积超过总峰面积 5%的吸收峰有 7 个，单峰面积超过总峰面积 10%的吸收峰有 1 个（图 16-18）。

共计对 200 余批复方丹参浸膏（中间体）分别进行丹参指纹图谱分析，其相似度均在 90%以上。现将图谱的保留时间、峰面积的平均值以及 RSD 值汇总如下：

复方丹参滴丸中间体指纹图谱部分见表 16-5。

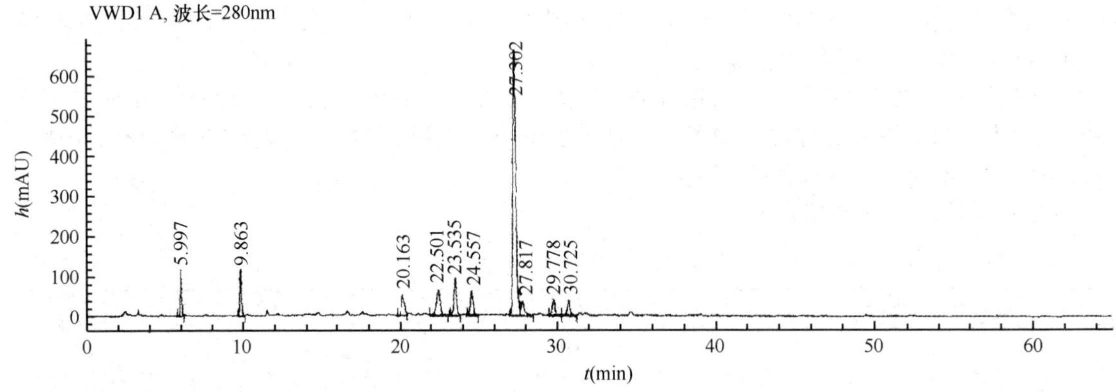

图 16-18 丹参药材的高效液相色谱指纹图谱

表 16-5 复方丹参滴丸中间体指纹图谱

峰号	平均保留时间（min）	保留时间 RSD（%）	平均峰面积	峰面积 RSD（%）	单峰占总峰面积的百分比（%）
1	6.12	0.83	2554.6	10.68	18.19
2	10.00	0.77	4438.6	14.63	31.61
3	15.96	0.58	740.16	13.18	5.27
4	17.89	1.17	667.68	13.47	4.75
5	20.27	2.94	654.73	15.01	4.66
6	23.83	0.88	1140.51	16.45	8.12
7	27.67	0.61	880.14	11.49	6.27
8	30.93	0.47	2965.29	10.21	21.12

所述指纹图谱中，复方丹参滴丸中间体中丹参组分化学成分吸收峰有 8 个，其中单峰面积超过总峰面积 2%的吸收峰有 8 个，单峰面积超过总峰面积 5%的吸收峰有 6 个，单峰面积超过总峰面积 10%的吸收峰有 3 个（图 16-19）。

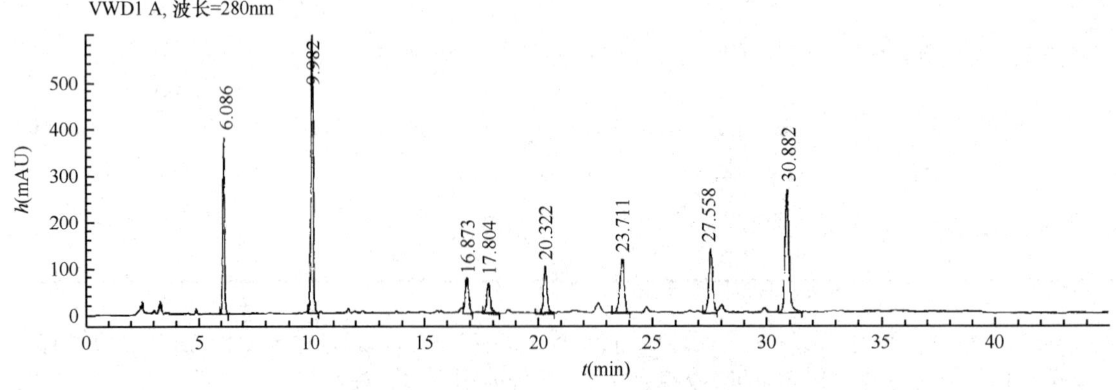

图 16-19 复方丹参滴丸中间体中丹参的高效液相色谱指纹图谱

共计对 200 余批复方丹参滴丸分别进行丹参指纹图谱分析，其相似度均在 90%以上。现将图谱的平均保留时间、平均峰面积的平均值以及 RSD 值汇总如下：

复方丹参滴丸指纹图谱部分见表 16-6。

表 16-6 复方丹参滴丸中丹参的指纹图谱

峰号	平均保留时间（min）	保留时间 RSD（%）	平均峰面积	峰面积 RSD（%）	单峰占总峰面积的百分比（%）
1	6.04	0.31	1627.92	5.91	20.80
2	9.9	0.25	2575.54	13.53	32.90
3	16.89	0.61	366.89	10.92	4.69
4	17.84	0.7	381.4	13.81	4.87
5	20.31	0.96	186.08	12.04	2.38
6	23.74	0.76	555.35	10.48	7.09
7	27.73	0.5	281.91	18.08	3.60
8	31.02	1.18	1852.33	14.84	23.66

所述指纹图谱中，复方丹参滴丸中丹参组分化学成分吸收峰有 8 个，其中单峰面积超过总峰面积 10%的吸收峰有 3 个，单峰面积超过总峰面积 5%的吸收峰有 4 个，单峰面积超过总峰面积 2%的吸收峰有 8 个（图 16-20）。

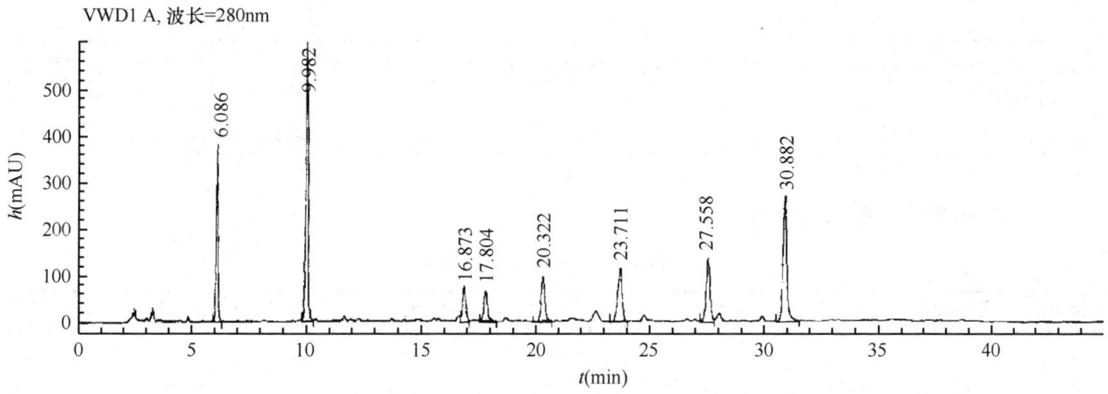

图 16-20 复方丹参滴丸中丹参的高效液相色谱指纹图谱

（2）复方丹参滴丸三七组分指纹图谱

1）供试品制备

A. 复方丹参滴丸供试品的制备：称各批次复方丹参滴丸 1.0g，溶于 10mL 4%氨水，超声溶解，过 0.45μm 滤膜，取 5mL 滤液过 C_{18} 小柱（500mg 填料），20mL 水洗，收集甲醇洗脱液于 5mL 容量瓶，定容，离心备用。平行 2 份，进样量 20μL。

B. 复方丹参滴丸中间体供试品的制备：称各批次丹参三七浸膏 0.2g，溶于 10mL 4%氨水，超声溶解，过 0.45μm 滤膜，取 5mL 滤液过 C_{18} 小柱，先用 15mL 20%甲醇和 4%氨水溶液洗，再用 20mL 水洗，收集甲醇洗脱液于 5mL 容量瓶，定容，离心备用。平行 2 份，进样量 20μL。

C. 三七药材供试品的制备：称取药材 2.5g 于回流瓶中，加入蒸馏水 50mL，回流 1.5h，过滤，滤渣中加入 50mL 蒸馏水，回流 1h，合并滤液，定溶于 100mL 容量瓶中，离心过滤，备用。平行 2 份，进样量 10μL。

2）高效液相色谱分析条件：Agilent SB-C_{18} 分析柱（4.6mm×250mm，Zorbax SB USCL010304）；流动相：A 相为 0.01%（*V*/*V*）冰醋酸水溶液，B 相为含 0.01%冰醋酸的乙腈溶液。流速 0.8mL/min；检测波长 203nm；柱温 30℃。

梯度洗脱程序如表 16-7。

表 16-7　复方丹参滴丸三七组分梯度洗脱程序

保留时间（min）	流动相 A（V/V）	流动相 B（V/V）
0	80%	20%
15	65%	35%
25	65%	35%
40	57%	43%
50	57%	43%
65	42%	58%
75	25%	75%

复方丹参滴丸三七指纹图谱成分名称见表 16-8。

表 16-8　三七指纹图谱成分名称

峰 1	峰 2	峰 3	峰 4	峰 5	峰 6	峰 7
三七皂苷 R_1	人参皂苷 R_e+R_{g1}	人参皂苷 R_{b1}	人参皂苷 R_2	人参皂苷 R_{h1}	人参皂苷 $R_{2hliso.}$（F1）	人参皂苷 R_d
峰 8	**峰 9**	**峰 10**	**峰 11**	**峰 12**	**峰 13**	**峰 14**
三七皂苷 R_1-H_2O	三七皂苷 R_2-H_2O	人参皂苷 R_{g6}/F4	人参皂苷 R_{k3}/ R_{h4}（R_{k3}）	人参皂苷 R_{k3}/R_{h4}（R_{h4}）	人参皂苷 R_{k1}/R_{g5}（R_{k1}）	人参皂苷 R_{k1}/R_{g5}（R_{g5}）

三七药材指纹图谱部分见表 16-9。

表 16-9　三七药材指纹图谱

峰号	平均保留时间（min）	保留时间 RSD（%）	平均峰面积	峰面积 RSD（%）	单峰占总峰面积的百分比（%）
1	10.81	0.06	539.57	17.73	10.49
2	12.03	0.02	2482.50	8.74	48.27
3	20.16	0.11	1514.5	12.02	29.45
4	23.04	0.07	250.63	18.25	4.87
5	28.42	0.27	356.20	15.30	6.93

所述指纹图谱中，三七药材供试品的组分化学成分吸收峰有 5 个，其中单峰面积超过总峰面积 2%的吸收峰有 5 个，单峰面积超过总峰面积 5%的吸收峰有 4 个，单峰面积超过总峰面积 10%的吸收峰有 3 个（图 16-21）。

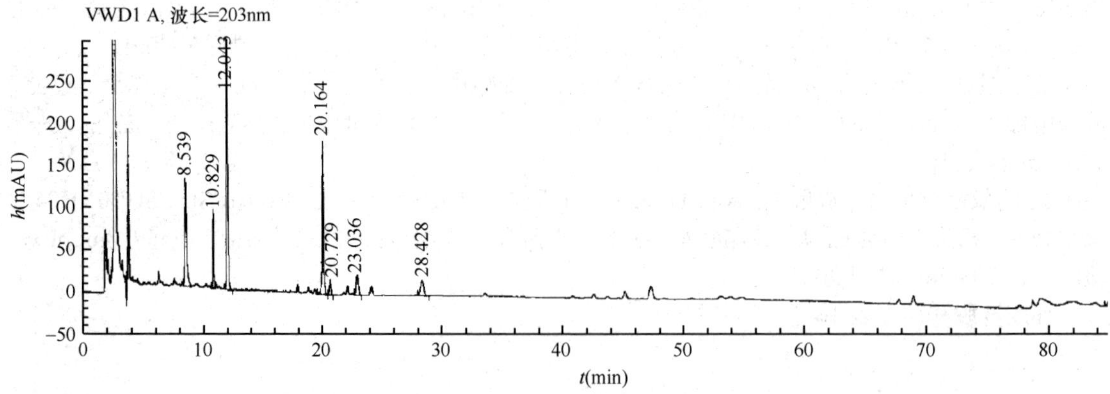

图 16-21　三七药材的高效液相色谱指纹图谱

共计对 200 余批复方丹参滴丸中间体（丹参三七浸膏）进行三七指纹图谱分析，其相似度均在90%以上。现将图谱的保留时间、峰面积的平均值以及 RSD 值汇总如下。

复方丹参滴丸中间体（丹参三七浸膏）指纹图谱部分见表 16-10。

复方丹参滴丸中间体中三七组分化学成分吸收峰有 12 个，其中单峰面积超过总峰面积 2%的吸收峰有 11 个，单峰面积超过总峰面积 5%的吸收峰有 4 个，单峰面积超过总峰面积 10%的吸收峰有 2 个（图 16-22）。

表 16-10　复方丹参滴丸中间体三七组分指纹图谱

峰号	平均保留时间（min）	保留时间 RSD（%）	平均峰面积	峰面积 RSD（%）	单峰占总峰面积的百分比（%）
1	10.85	0.08	557.29	15.67	5.36
2	12.1	0.06	2728.83	16.66	26.23
3	20.33	0.08	3704.31	14.15	35.61
4	20.86	0.07	272.69	12.54	2.62
5	23.28	0.08	369.12	21.52	3.55
6	24.48	0.08	190.23	17.45	1.83
7	28.82	1.36	289.16	17.71	2.78
8	42.93	0.07	239.14	18.84	2.30
9	45.66	0.06	445.17	19.56	4.28
10	47.85	0.06	723.59	14.24	6.96
11	68.17	0.03	407.66	10.86	3.92
12	69.4	0.03	476.31	15.46	4.58

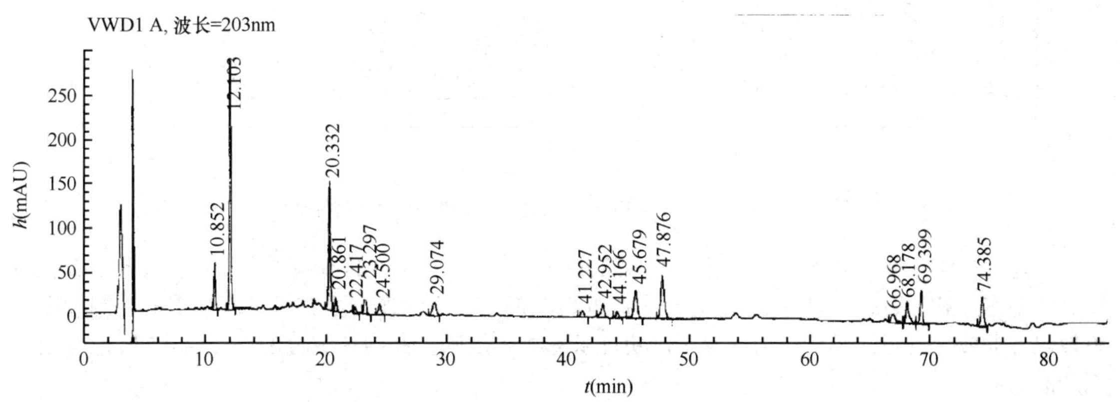

图 16-22　复方丹参滴丸中间体中三七的高效液相色谱指纹图谱

共计对 200 余批复方丹参滴丸进行三七指纹图谱分析，其相似度均在 90%以上。现将图谱的保留时间、峰面积的平均值及 RSD 值汇总如下：

复方丹参滴丸三七指纹图谱部分见表 16-11。

表 16-11　复方丹参滴丸三七指纹图谱

峰号	平均保留时间（min）	保留时间 RSD（%）	平均峰面积	峰面积 RSD（%）	单峰占总峰面积的百分比（%）
1	10.87	0.45	506.92	13.03	4.27
2	12.12	0.34	2723.73	12.11	22.93
3	20.34	0.23	1684.49	18.95	14.18
4	20.86	0.16	231.84	18.99	1.95

续表

峰号	平均保留时间（min）	保留时间 RSD（%）	平均峰面积	峰面积 RSD（%）	单峰占总峰面积的百分比（%）
5	23.29	0.25	565.78	13.8	4.76
6	24.48	0.28	309.39	18.98	2.60
7	29	0.62	345.32	14.28	2.91
8	41.21	0.25	436.06	10.88	3.67
9	42.94	0.21	665.38	11.82	5.60
10	44.16	0.21	472.84	14.59	3.98
11	45.68	0.23	947.39	16.06	7.97
12	47.88	0.25	1547.8	13.25	13.03
13	68.21	0.13	622.91	10.39	5.24
14	69.43	0.12	820.24	12.93	6.90

所述指纹图谱中，复方丹参滴丸中三七组分化学成分吸收峰有 14 个，其中单峰面积超过总峰面积 2%的吸收峰有 13 个，单峰面积超过总峰面积 5%的吸收峰有 7 个，单峰面积超过总峰面积 10%的吸收峰有 3 个（图 16-23）。

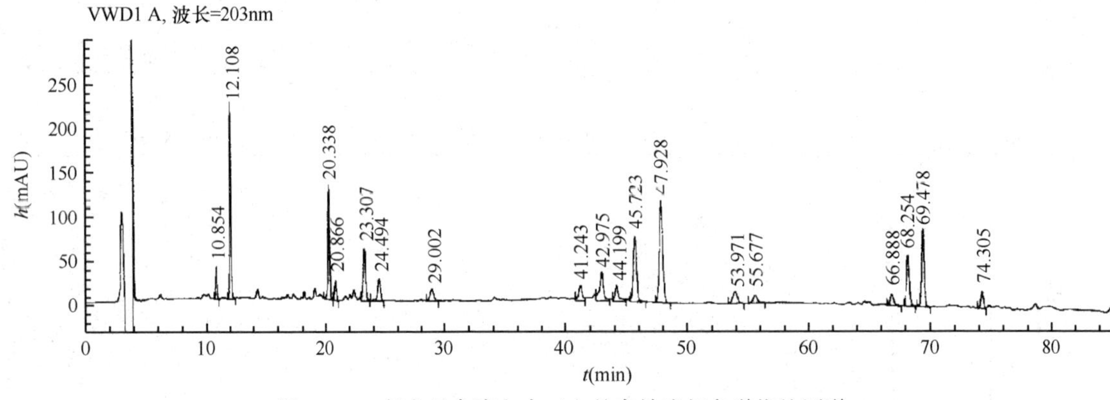

图 16-23　复方丹参滴丸中三七的高效液相色谱指纹图谱

上述通过测定复方丹参滴丸、复方丹参滴丸中间体、三七药材的指纹图谱发现，三者中吸收峰数量并不完全相同，说明采用测定复方丹参滴丸产品的指纹图谱作为复方丹参滴丸质量控制标准比单独以三七成分的指纹图谱作为质量标准更能够客观地反映产品内在成分的有无与含量，以全面控制产品的质量。

4. 质量标志物　2015 年 9 月，在数十年研究基础上，刘昌孝院士提出了“中药质量标志物”（quality marker，Q-Marker）的新概念和研究理论，明确了质量标志物的基本条件：①存在于中药材和中药产品中固有的次级代谢物，或加工制备过程中形成的化学物质；②来源于某药材（饮片）特有的而不是来源于其他药材的化学物质；③有明确的化学结构和生物活性；④可以进行定性鉴别和定量测定的物质；⑤按中医配伍组成的方剂“君”药首选原则，兼顾“臣”“佐”“使”药的代表性物质。中药质量标志物概念的提出，针对中药生物属性、制造过程及配伍理论等中医药体系的自身特点，整合多学科知识，提出核心质量概念，以此统领中药质量研究，进一步密切中药有效性-物质基础-质量控制标志性成分的关联度；所建立的思维模式和研究方法着眼于全过程的物质基础的特有、差异、动态变化和质量的传递性、溯源性，有利于建立中药全程质量控制及质量溯源体系。实现了中药质量控制理论、思路和方法的质的飞跃。

基于 Q-marker 理念，刘昌孝院士等从化学成分的角度对复方丹参滴丸中君药丹参的质量标志物进行了深入探讨。具体方法：采用 UPLC 法对丹参药材和复方丹参滴丸中主要的丹酚酸类成分进行测定，并模拟复方丹参滴丸提取工艺，对紫草酸和丹酚酸 B、E、T、U 这 5 个丹酚酸类成分的转化进行研究。发现在丹参药材中，主要有 2 个丹酚酸类成分，即丹酚酸 B（占总酚酸比例>90%）和迷迭香酸（>5%）；而在复方丹参滴丸中，主要有 8 个丹酚酸类成分，即丹参素，原儿茶醛，迷迭香酸和丹酚酸 A、B、D、T、U，其中丹参素、原儿茶醛含量相对较高。在提取加工中，紫草酸和丹酚酸 B、E、T、U 能转化生成分子量相对较小的丹酚酸类成分，而丹参素、原儿茶醛是主要的终产物。因此，丹参药材可选择丹酚酸 B 作为水溶性丹酚酸类成分的质量标志物，而丹参药材在制备复方丹参滴丸的过程中，丹酚酸类成分发生了化学转化，产生了 8 个主要的丹酚酸类成分，并以其中的丹参素和原儿茶醛的含量最高，又因丹参素具有种属来源特异性。综上所述，从化学成分层面上，复方丹参滴丸选择丹参素作为君药丹参的质量标志物科学合理。

5. 作用机制　复方丹参滴丸有着十分复杂的作用机制，比较典型的作用机制主要有以下几点。

（1）抑制内皮素（endothelin-1，ET-1）基因的表达：ET-1 作为缩血管活性物质，是目前作用最强，且效果持续最久的一种，尤其是冠脉对其反应极为敏感。研究发现，与健康人群比较，冠心病心绞痛患者体内的 ET-1 mRNA 表达更为显著，说明冠心病心绞痛患者血管内皮细胞大量表达 ET-1，这可能参与了心绞痛的发生与发展。利用复方丹参滴丸治疗冠心病心绞痛，不仅可改善心肌缺血，还可抑制 ET-1 基因的表达，促进内皮细胞中的 ET-1 含量不断下降，最终恢复正常水平。

（2）阻断钙通道：丹参中的丹参酮被证实有良好的钙拮抗作用，可阻断钙通道，实现扩血管的效果。研究证实，丹参酮 $Ⅱ_A$ 磺酸钠能阻断红细胞膜上的电压依赖型钙通道，从而对外钙内流达到良好的抑制效果，在扩血管中发挥主要作用。同时，丹参酮 $Ⅱ_A$ 磺酸钠对静息状态下的红细胞游离钙水平也有很好的降低作用。

（3）拮抗自由基损伤作用：冠心病患者有明显的心肌缺血与缺氧症状，导致血清超氧化物歧化酶（superoxide dismutase，SOD）活性明显增强，同时细胞外 SOD 活性明显降低，最终出现氧自由基含量升高，血浆脂质过氧化物（lipid peroxide，LPO）过剩。利用复方丹参滴丸治疗冠心病，测定患者血浆 LPO 水平，发现治疗后 LPO 水平明显下降，同时 SOD 活性则明显增高，说明该药物可作为外源性氧自由基清除剂。其原因在于，丹参中的丹参素与维生素 E 等可增强 SOD 活性，维生素 E 还是有效的抗氧化剂，一方面能分解过氧化物，避免对细胞膜脂质过氧化破坏，另一方面微量元素（如硒）可加强维生素 E 的抗氧化效果。SOD 消耗减少，活性增强，而总体抗氧化作用升高，最终促使丙二醛生成减少，从而达到有效地保护组织抗氧化效果。

（4）减轻缺血再灌注损伤：动物实验发现，急性心肌缺血-再灌注损伤时，心肌细胞的凋亡会明显增强，此时心肌细胞的 *bax* 与 *bcl-2* 基因可能参与了缺血、再灌注的调控，对心肌细胞的凋亡有促进作用；复方丹参滴丸中的丹参素能有效抑制 *bax* 基因的表达，从而延缓或避免心肌细胞的凋亡，在缺血再灌注损伤中起到对心肌细胞的保护作用。

（5）改善左室舒张功能不全：复方丹参滴丸对左室舒张功能有改善作用，主要包括：①可降血脂、软化血管及抗动脉硬化；②对冠脉血管有扩张作用，使得血管阻力明显下降，增强了冠脉的血流，使得心肌收缩及耗氧量明显减少，促使血液黏度下降，血小板聚集性减轻，最终提高了心肌的供血能力；③通过负性肌力作用与降压作用，使得心肌的顺应性明显增强；④对心肌缺血缺氧时发生的过氧化损伤有对抗效果，从而保护了细胞膜，减轻了心肌的僵硬程度。

6. 网络药理学及分子对接技术　通过中药系统网络药理学数据库与分析平台检索复方丹参滴丸的活性成分，利用 GeneCards、Disgnet 和 TTD 数据库检索心绞痛疾病相关靶点，通过 String 数据库和 Metascape 开放平台对复方丹参滴丸与心绞痛的交集靶点进行京都基因与基因组百科全书通路富集分析及基因本体论（gene ontology，GO）注释。采用 SYBYL2.1 软件的 Surflex-Dock 模块对筛选的核心成分和核心靶点进行分子对接。结果从复方丹参滴丸中筛选出 76 种活性化合物，涉及 500 个潜在靶点。复方丹参滴丸成分靶点与心绞痛疾病靶点取交集，共获得 457 个交集靶点；复方丹参滴丸治疗心绞痛作用靶标的蛋白相互作用网络中共包含 158 个节点，其中重要的靶点有

STAT3、TP53、AKT1、JUN、MAPK1 和 HSP90AA1 等。复方丹参滴丸通过调控炎症反应、凋亡信号通路和积极调节细胞迁移等 GO 生物过程，参与流体剪切应力与动脉粥样硬化、PI3K/Akt 信号通路、MAPK 信号通路、HIF-1 信号通路、TNF 信号通路和 IL-17 信号通路等信号通路，发挥治疗心绞痛的作用。分子对接结果表明筛选得到的活性成分与靶点有较强的结合。综上所述，该研究通过网络药理学和分子对接的研究方法初步筛选了复方丹参滴丸治疗心绞痛的核心靶点和核心成分，初步阐明了涉及的主要生物过程及信号通路，从理论上验证了复方丹参滴丸是通过多靶点、多成分和多通路的共同作用来发挥疗效的。

7. 血清药理学和血清药物化学 血清药理学（serum pharmacology）是 20 世纪 80 年代由日本学者田代真一提出的新概念。它是研究口服中药被机体吸收入血成分的药理作用的一种体外实验方法，是将受试中药经口给予实验动物，然后采集血液，分离含药血清并将其作为药源再加入离体反应系统中，研究其药理作用。在此基础上，王喜军等人在中药领域展开了深入研究，创立了中药血清药物化学。

中药血清药物化学（serum pharmacochemistry of TCM）是以中药口服给药后血清为样品，按传统药物化学相同的研究方法，综合应用多种现代技术，从血清中分离、鉴定移行成分，研究血清中移行成分与传统疗效的相关性，阐明体内直接作用物质代谢及体内动态的一门科学。

目前，关于复方丹参滴丸化学成分和质量控制的研究已有大量报道，但其药效物质基础仍不明确，对于这个含有成百上千种成分的中药复方而言，能被吸收入血的才有可能是真正发挥作用的。因此，研究复方丹参滴丸口服给药后血液中代谢产物，是阐明其活性物质基础，以及其配伍原理和作用机制的重要环节。

有研究者以 H_2O_2 诱导的 HepG2 细胞为模型，考察了复方丹参滴丸单次和多次大鼠给药后的血清药理学研究。结果发现单次给药的血清在 4h、6h、8h 这三个时间点有显著性差异，有清除氧自由基，保护细胞的作用；多次给药的血清 2h、4h、6h、8h 这四个时间点有显著性差异，作用效果要比单次的强一倍。因为多次给药更能模拟出人体用药的真实性和科学性，因此更具有参考价值。

采用柱切换高效液相色谱技术对人血清中的丹参素及其代谢产物进行富集和分离，同时利用对电喷雾离子阱多级质谱负离子模式进行结构分析。一级流动相为甲醇-水（30∶70，*V*/*V*），流速 0.8mL/min；二级流动相为甲醇-水-甲酸铵（15∶84.5∶0.5，*V*/*V*/*V*），流速 0.2mL/min；在人血清中检测到丹参素及其代谢产物乙酰化的丹参素（*m*/*z* 240.2）。

采用大鼠灌胃给予药物混悬液（68.58mg/mL），每天 1 次，连续 21 天，最后 1 次给药后于 0h、0.25h、0.5h、1h、1.5h、2h、3h、4h、6h、8h、10h、12h、24h 各取血 0.4mL，通过 UPLC-qTOF/MS 进行分析[Poroshell 120 SB-C_{18} 色谱柱（2.1mm×100mm，2.7μm）；流动相乙腈-水（含 0.1%甲酸）；柱温 35℃；体积流量 0.2mL/min]。结果共检测出 85 个代谢产物，其中 3 个为首次报道，15 个结构得到确认，负离子模式下有 59 个，主要为酚酸类、三萜皂苷类，代谢途径包括甲基化、羟基化、水解、去羟基化、葡糖醛酸化和硫酸酯化等；正离子模式下有 26 个，主要为丹参酮类，代谢途径包括甲羟基化、呋喃环裂解、加氢还原、甲氧基化、葡糖醛酸化和硫酸酯化等，该研究较全面地分析了复方丹参滴丸入血成分及其代谢产物，可为相关药理学和毒理学研究奠定基础。

8. 临床应用 通过分析复方丹参滴丸的作用机制可知，该药物在治疗心脑血管疾病中疗效较好，且在具体的临床应用中，不仅局限于心脑血管疾病的治疗，在其他疾病的治疗中也被证实具有不错的效果。

（1）治疗冠心病心绞痛：国内报道，120 多例冠心病患者选择复方丹参滴丸治疗四周评价疗效，显示总有效率在 92%以上，心电图总有效率也达到 60%，可见该药物对缓解冠心病心绞痛的症状有良好的应用价值，同时还可降低心绞痛发作频率，缩短发作时间，改善心电图指标。

（2）治疗慢性肝病纤维化：肝纤维化是慢性肝炎向肝硬化转变的过程，会出现细胞外基质生成与降解紊乱，治疗该病的关键在于促胶原降解。复方丹参滴丸对肝细胞膜有保护作用，可减少肝细胞的坏死，减轻肝纤维化，促进已形成的胶原纤维降解，从而避免肝硬化发生。

（3）治疗肺心病：复方丹参滴丸作为有效的活血化瘀药物，在肺心病中也有良好的应用价值，可活血消火与宁心安神。有报道对收治的 60 例慢性肺心病患者研究发现，在常规治疗基础上予以复方丹参滴丸治疗，每天 3 次，治疗 1 个月后评估疗效，发现治疗总有效率高达 95%，且未出现任何 1 例严重不良反应，患者的肾功能也正常。

（4）治疗皮肤病：是复方丹参滴丸比较新颖的治疗方案，不仅能用于色素性紫癜性皮肤病治疗，也能用于小儿川崎病。

9. 复方丹参制剂　NMPA 官网数据显示，复方丹参制剂包括复方丹参片、复方丹参含片、复方丹参颗粒、复方丹参胶囊、复方丹参喷雾剂、复方丹参软胶囊、复方丹参口服液、复方丹参丸、复方丹参丸（浓缩丸）、复方丹参滴丸和复方丹参肠溶胶囊。

视窗 16-6

参考文献

杜冠华, 2018. 天然小分子药物. 北京: 人民卫生出版社.
华会明, 娄红祥, 2022. 天然药物化学. 8 版. 北京: 人民卫生出版社.
黄静, 袁叶飞, 2018. 天然药物化学. 北京: 科学出版社.
孔令义, 2021. 高等天然药物化学. 北京: 人民卫生出版社.
孔令义, 2015. 天然药物化学. 2 版. 北京: 中国医药科技出版社.
匡海学, 2017. 中药化学. 3 版. 北京: 中国中医药出版社.
裴月湖, 娄红祥, 2016. 天然药物化学. 7 版. 北京: 人民卫生出版社.
阮汉利, 张宇, 2021. 天然药物化学. 2 版. 北京: 中国医药科技出版社.
杨世林, 严春艳, 2017. 天然药物化学(案例版). 2 版. 北京: 科学出版社.